BIBLIOTHEK von COLER-von SCHJERNING.
BAND XI. DRITTE AUFLAGE.

Die experimentelle
Diagnostik, Serumtherapie und Prophylaxe
der Infektionskrankheiten.

Von

Prof. Dr. E. 
Oberstabsarzt a.

Dritte Auflage.

Mit 2 lithographischen Tafeln und 4 Abbildungen im Text.

Springer-Verlag Berlin Heidelberg GmbH
1914

ISBN 978-3-662-34348-7   ISBN 978-3-662-34619-8 (eBook)
DOI 10.1007/978-3-662-34619-8

Additional material to this book can be downloaded from http://extras.springer.com

Vorwort zur ersten Auflage.

Die vorliegende Schrift, mit welcher es dem Verfasser gestattet war, sich als ein geringes Zeichen der nie verlöschenden Dankbarkeit und Verehrung, die er Sr. Exzellenz, dem Generalstabsarzt der Armee, Herrn Prof. Dr. von Coler schuldet, an der „Bibliothek von Coler" zu beteiligen, kann leider dem unvergeßlichen Chef des Preußischen Militär-Medizinalwesens nicht mehr überreicht werden. Möge sie als würdig befunden werden, einen kleinen Baustein des Denkmals zu bilden, welches durch die „Bibliothek von Coler" nunmehr zur Erinnerung an den Mann errichtet wird, welchem die Sanitätsoffiziere nicht nur Preußens, sondern ganz Deutschlands für alle Zeiten als dem Vorbild ihres Strebens nach ärztlichen und militärischen Tugenden nachzueifern bemüht sein werden.

Das Buch wendet sich in erster Linie an die Sanitätsoffiziere. Es beabsichtigt, das in die Erinnerung zurückzurufen, was in den bakteriologischen Kursen gelehrt, und was für den Arzt, der in der Praxis mit den durch die Bakteriologie ermittelten Tatsachen zu arbeiten hat, gewissermaßen den eisernen Bestand seines bakteriologischen Wissens darstellt.

So ist in den einzelnen Kapiteln zunächst ein kurzer Abriß der wichtigsten, für die Diagnostik besonders in Betracht kommenden morphologischen, kulturellen und biologischen Eigenschaften der spezifischen Mikroorganismen gegeben. Es sind dann die Methoden, welche sich für die experimentelle Diagnostik, soweit diese im bakteriologischen Laboratorium zur Ausführung kommt, bewährt haben, besprochen. Eine Darstellung aller nur möglichen Kulturverfahren ist unterblieben, da dies den Zwecken des Buches nicht entsprechen würde. Es erschien auch bei dem Leserkreis, an den das Buch sich wendet, unnötig, etwa Rezepte für die Anfertigung der gebräuchlichen Nährböden und Farblösungen zu geben, während die der selteneren Nährmedien usw. erörtert wird.

In den von der Serumtherapie behandelten Abschnitten ist alles Theoretische, für die Praxis noch nicht nutzbar Gemachte im allgemeinen fortgelassen. Um hier nicht große Lücken aufzuweisen, mußte die Serumtherapie auch dort besprochen werden, wo sie versucht worden ist, aber keinen Erfolg gehabt hat und oft auch nicht haben konnte. Mit einer freimütigen Kritik glaubte aber der Verfasser nicht zurückhalten zu dürfen.

Die Prophylaxe ist, soweit sie sich als eine spezifische darstellt oder wenigstens auf der speziellen Parasitologie der einzelnen Kapitel beruht, eingehend behandelt worden. Die allgemeine hygienische Prophylaxe konnte nur in ihren Grundzügen zur Besprechung kommen.

Die Literatur, welche direkt benutzt wurde, ist mitgeteilt. Umfassende Literaturangaben finden sich in den diesbezüglichen Lehrbüchern, so vornehmlich Baumgarten, Pathologische Mykologie, Weichselbaum, Parasitologie, Derselbe, Epidemiologie, und Dieudonné, Schutzimpfung und Serumtherapie.

Frankfurt a. M., Oktober 1901.

Marx.

Vorwort zur dritten Auflage.

In dritter Auflage erscheint das Buch nicht nur in einem neuen Gewand, sondern auch von Grund auf umgearbeitet. Die Fortschritte der Bakteriologie in den seit der zweiten Auflage verflossenen 7 Jahren waren so außerordentlich groß, daß ich mich zu einer völligen Umarbeitung entschließen mußte. Wenn so auch eigentlich ein neues Buch vorliegt, so habe ich mich bemüht, den Charakter des Buches nicht zu verändern, das nicht im entferntesten etwa den Anspruch macht, ein Handbuch zu ersetzen, sondern das von dem Praktiker für den Praktiker geschrieben ist. Wenn ich aus diesem Grunde vieles fortgelassen habe, so soll damit durchaus nicht etwa immer ein Werturteil abgegeben werden. Es gibt viele Wege, die nach Rom führen, der eine wählt diesen, der andere jenen, aber jeder wird den wählen, von dem er sicher weiß, daß er ihn zum Ziel führt.

Manches ist anders eingeteilt, manches ist auch als besonderes Kapitel neu hinzugekommen, so das Kapitel über Poliomyelitis und über Pyocyancusinfektionen. Manches, auch Neues, ist nur recht kurz dargestellt. So glaubte ich besonders bei mehr tropischen Krankheiten (z. B. Trypanosis) mich kurz fassen zu sollen und nur so viel zu geben, wie für das allgemeine Verständnis nötig ist. Wer sich mit Tropenkrankheiten beschäftigen will, soll zu den Büchern greifen, die für den Tropenarzt geschrieben sind.

Der Nährbodendarstellung ist diesmal größerer Raum gewidmet worden. Die Rezepte der einzelnen Spezialnährböden sind dort, wo sie in erster Linie angewandt werden, gegeben. Im Sachregister sind unter dem Stichwort Nährböden alle Nährböden, mehr als 50 an der Zahl, aufgeführt, so daß ein sofortiges Finden jederzeit möglich ist.

Die Literatur ist so weit angegeben, wie sie benutzt ist, so daß auch der, der weiter in die Materie eindringen will, zu seinem Recht kommt. Ich habe mich stets bemüht, wenn irgend angängig, nur dem Praktiker leicht zugängliche Zeitschriften zu zitieren. Im übrigen verweise ich auf die neuste Auflage des Kolle-Wassermannschen Handbuches, die ausführliche Literaturangaben bis etwa 1912 bringt.

Frankfurt a. M., Juli 1914.

Marx.

Nachtrag bei der Korrektur. Der Ausbruch des Krieges verhinderte die Herstellung eines ganz detaillierten Sachregisters, doch ist es noch gelungen, das Wesentliche im Register aufzuführen, ganz besonders hoffe ich, daß das Stichwort „Nährböden" keine Lücke aufweist. Sollten vereinzelte Seitenzahlen nicht stimmen, so bitte ich berücksichtigen zu wollen, daß eine Durchprüfung nicht mehr möglich war.

Darmstadt, den 7. August 1914.

Marx.

Inhaltsverzeichnis.

I. Kapitel.

Grundbegriffe der Immunität und Nomenklatur.

Die folgenden Zeilen bezwecken, in kurzen Worten die Grundbegriffe der Immunität, soweit sie bei der praktischen Diagnostik und bei der Therapie gebraucht werden, zu erläutern, und dann vor allem in die komplizierte Nomenklatur einzuführen. Infolgedessen ist fast alles nur theoretisch Wichtige garnicht oder nur ganz kurz berücksichtigt worden.

Immunität ist ein Zustand, und zwar ein Zustand, in dem, vom praktischen Standpunkt ausgedrückt, ein Organismus bei dem Eindringen von schädlichen lebenden oder toten Organismen oder gewissen toxischen Eiweißstoffen oder Eiweißderivaten anders reagiert, als es der Regel entspricht, und zwar in der Weise von der Regel abweichend, daß er in dem normalen Ablauf seiner Funktionen trotz Berührung mit solchen Schädlichkeiten nicht offensichtlich alteriert wird. Dies ist der Fall beim Bestehen einer kompletten Immunität; entsprechend dem Grade der Immunität bestehen Übergänge von voller Refraktion bis zur fast normalen Empfindlichkeit.

Immunität kann angeboren oder erworben sein. Angeboren ist z. B. die Unempfindlichkeit des Igels gegen Schlangengift, erworben ist die des alten Imkers gegen Bienenstiche, oder des Menschen, der eine natürliche Pockeninfektion überstanden hat, gegen Pocken.

Immunität ist eine natürliche Reaktion des Körpers auf das Eindringen von gewissen Organismen und Stoffen; diese Reaktionsänderung richtet sich nur gegen die Elemente, die in den Körper eingedrungen waren: Gesetz der Spezifität. Nur diese Spezifität gestattet die Verwendung der Immunitätsreaktionen für die Diagnostik. Die Fähigkeit seinen Reaktionsmodus zu ändern ist für den Organismus nicht durch eine einmalige Reaktionsänderung erschöpft, sie kann sich beliebig oft in immer derselben spezifischen Weise gegen andere Stoffe wiederholen.

Beim Immunisieren, d. h. bei dem planmäßigen Zuführen der Stoffe, gegen die Immunität erzielt werden soll, kann unter Umständen das Gegenteil von dem eintreten, was man erwartet hat, also nicht eine Erhöhung der Widerstandsfähigkeit, Immunität, sondern eine Überempfindlichkeit, Anaphylaxie. Die durch diese Zustandsänderung bedingten Reaktionen werden meist nicht als Reaktionen der Immunität, sondern der Allergie bezeichnet, während viele beides als besondere Spezialformen der Allergie auffassen. Aber auch diese durch Anaphylaxie bedingten allergetischen Reaktionen sind so spezifisch, daß auch sie für die praktische Diagnostik ausgedehnte Verwendung finden.

Diese Änderungen der Reaktionsfähigkeit des Organismus, sei es im Sinne der Immunität oder Anaphylaxie, sind durch das Auftreten bestimmter spezifischer Körper im Serum charakterisiert.

Die Durchforschung des Immunitätsgebietes hatte sehr bald zur Erkenntnis geführt, daß ganz analoge Körper, wie sie im Serum nach der Immunisierung mit Noxen (Bakterien, Toxine) auftreten, auch durch Behandlung mit ganz indifferenten Eiweißstoffen (z. B. Hühnereiweiß, Pflanzeneiweiß, Blut usw.), wenn diese nur nicht auf dem Wege des Verdauungstraktus, sondern parenteral gegeben werden, erzeugt werden können.

Diese Erkenntnis war zunächst durch das Ausschalten des lebenden Organismus als Prüfstein ermöglicht, d. h. durch den von Ehrlich für das Studium der Toxine und Antitoxine eingeführten Reagenzglasversuch. Der Reagenzglasversuch spielt nunmehr für das ganze Gebiet der Immunitätsuntersuchungen die ausschlaggebende Rolle.

Die Voraussetzung der Heranziehung des Reagenzglasversuches in dem Maße, wie es heute in der Praxis geschieht, war die Erforschung der Vorgänge, die sich bei der Immunisierung im Organismus abspielen, und die Zergliederung des Immunisierungsvorganges in die einzelnen Reaktionsmöglichkeiten, d. h. in Feststellung und Erforschung der Produkte, die bei der Immunitätsreaktion gebildet werden können. Dieser Forschung waren die Wege gewiesen, als durch v. Behring, Roux, Ehrlich und R. Pfeiffer gezeigt worden war, daß nicht die Körperzellen als solche (Makrophagen Metschnikoffs) diese Reaktionen bedingen, sondern, daß das Essentielle eine irgendwie bedingte Veränderung des Blutplasmas ist, und daß dieses mit Hilfe dieser reaktiven neuen in ihm vorhandenen Körper den Kampf gegen geformte und ungeformte Eindringlinge aufnimmt und allein oder mit Hilfe von Zellen zu Ende führt. Da so nur die Durchforschung des Serums immunisierter Individuen nach allen nur denkbaren Richtungen ein weiteres Eindringen in das Immunitätsgebiet geben konnte und auch gegeben hat, entstand dann im Laufe der Zeit ein Wissensgebiet von ungeahnter Ausdehnung, die Serologie, von der uns im folgenden die Gebiete, die wir für die Praxis direkt brauchen, kurz beschäftigen werden.

Die Grundlage für unsere Betrachtung gibt die **Ehrlichsche Seitenkettentheorie.**

Stoffe, die auf dem Wege einer Immunisierung Reaktionsprodukte im Serum zu erzeugen vermögen, nennt man Antigene. Die Reaktionsprodukte werden unter dem Namen Anti- oder Immunkörper, bzw. Anti- oder Immunstoffe zusammengefaßt.

Die Immunkörper sind nun ihrem Wesen nach äußerst verschiedenartig. Sie sind vor allem abhängig von den Antigenen, so erzeugen z. B. Zellantigene prinzipiell verschiedene Antigene wie Giftantigene.

Die wichtigsten Immunstoffe, die wir erzeugen und näher kennen, sind die Antitoxine, die bakteriolytischen (bakteriziden) und zytolytischen Immunkörper (Ambozeptoren), die Agglutinine, Koaguline und Präzipitine und die bakteriotropen Immunstoffe (Opsonine).

Will man sich die Wirkungsweise der einzelnen Immunkörper verständlich machen, so muß man zunächst ihre Bildung im Körper und die Konstitution der Immunkörper verstehen. Erst das Verständnis der Konstitution erklärt uns ihre Wirkungsweise und läßt ein zweckmäßiges Arbeiten mit ihnen zu.

Ehrlich ist der Ansicht, daß jede Zelle aus einem Leistungskern und einer großen Anzahl von Fangarmen, Rezeptoren, besteht, die eine außerordentlich wichtige Aufgabe in der Ökonomie des Zellleibes haben. Diese Rezeptoren sind auf chemische Gruppen gewisser Nährstoffe eingestellt, sie besitzen zu ihnen eine hohe Affinität. Kommt nun ein Nahrungsmolekül mit passender Gruppe an die Zelle, so wird es vom Rezeptor eingefangen und ist so für die Zelle nutzbar gemacht. Jeder solcher Zellrezeptor besitzt demnach eine fangende, haptophore Gruppe, und ebenso muß jedes Nahrungsmolekül, das mit solchen Rezeptoren in Verbindung treten kann, eine passende haptophore Gruppe haben.

Antitoxine.

Stellen wir uns nun an Stelle des Nahrungsmoleküls ein Giftmolekül vor. Alle Gifte nämlich, mit denen wir immunisieren können, nur solche Gifte sind Toxine, sind hochkomplizierte Verbindungen pflanzlicher und tierischer Zellen, so daß schon daraus geschlossen werden kann, daß sie den Nahrungsmolekülen nahestehen. Wir sehen nun, daß z. B. bakterielle Gifte sich an Zellen verankern, denn sie zerstören sie. Sie müssen also eine haptophore Gruppe haben, die auch spezifisch auf gewisse Zellrezeptoren eingestellt sein muß, denn nicht eine jede Zelle wird vom Gift ergriffen, sondern es sind stets nur bestimmte Zellgruppen, die eine Affinität zum Gift haben. Hätte aber das Giftmolekül nur eine haptophore Gruppe, so würde es sich vom Nahrungsmolekül in nichts unterscheiden. Da es nun aber die Zellen schädigt, ja selbst zerstört, muß es notwendigerweise noch eine toxophore Gruppe haben. Ist das Molekül mit Hilfe seiner haptophoren Gruppe an einen Zellrezeptor verankert, so ist damit die toxophore Gruppe an die Zelle gefesselt und kann ihre Wirkung entfalten. Da der Zelle nun eine recht erhebliche Widerstandsfähigkeit gegen schädigende Einflüsse zuerkannt werden muß, wie die Erfahrung des praktischen Lebens schon lehrt, so ist es nicht verwunderlich, daß die Besetzung von Rezeptoren mit Toxinmolekül eine verschiedene Wirkung hat. In erster Linie wird sie sich nach der Menge des Giftes und seiner physiologischen Wirkung richten, d. h. die Besetzung der Rezeptoren kann den Zelltod veranlassen, oder sie kann die Zelle mehr oder weniger schwer schädigen. Für die Immunisierung kann natürlich nur eine Besetzung in Betracht kommen, die eine gewisse Schädigung der Zelle mit sich bringt, die aber die Zelle so erhält, daß sie sich regenerieren kann.

Was ist nun die Folge der Besetzung von Zellrezeptoren durch Toxinmolekül? Diese Rezeptoren sind ihrer physiologischen Wirkung entzogen. Die Zelle muß also Hunger leiden, wenn sie den Schaden nicht repariert. Ist sie kräftig genug, so wird sie mit dieser Rezeptorenbesetzung fertig werden, indem sie (Ehrlich überträgt das Weigertsche Gesetz der Überkompensation auf die Zelle) in der Weise reagiert, daß sie das Fehlende im Überschuß produziert, d. h. sie wird, wenn z. B. 3 Rezeptoren besetzt waren, dafür 30 neue hervorbringen. Da diese nicht an der Zelle bleiben können, so stößt sich der Überschuß ab und kommt in die Blutbahn. Wir finden nun in der Blutbahn Rezeptoren, die eine haptophore Gruppe haben, die genau auf die haptophore Gruppe des Giftes, das s. Z. die Zellrezeptoren besetzt hat, paßt. Injiziere ich jetzt dasselbe Gift, oder kommt dies sonstwie in den Körper, so wird es zunächst auf die im Blut schwimmenden Rezeptoren stoßen und sich mit diesen vereinigen. Eine Vereinigung der Rezeptoren im Blut mit dem Giftmolekül macht aber dies unschädlich, wie der Reagenzglasversuch zeigt, bei dem man Serum von Tieren, die solche Rezeptoren im Blut haben, mit

Abbildung 1.

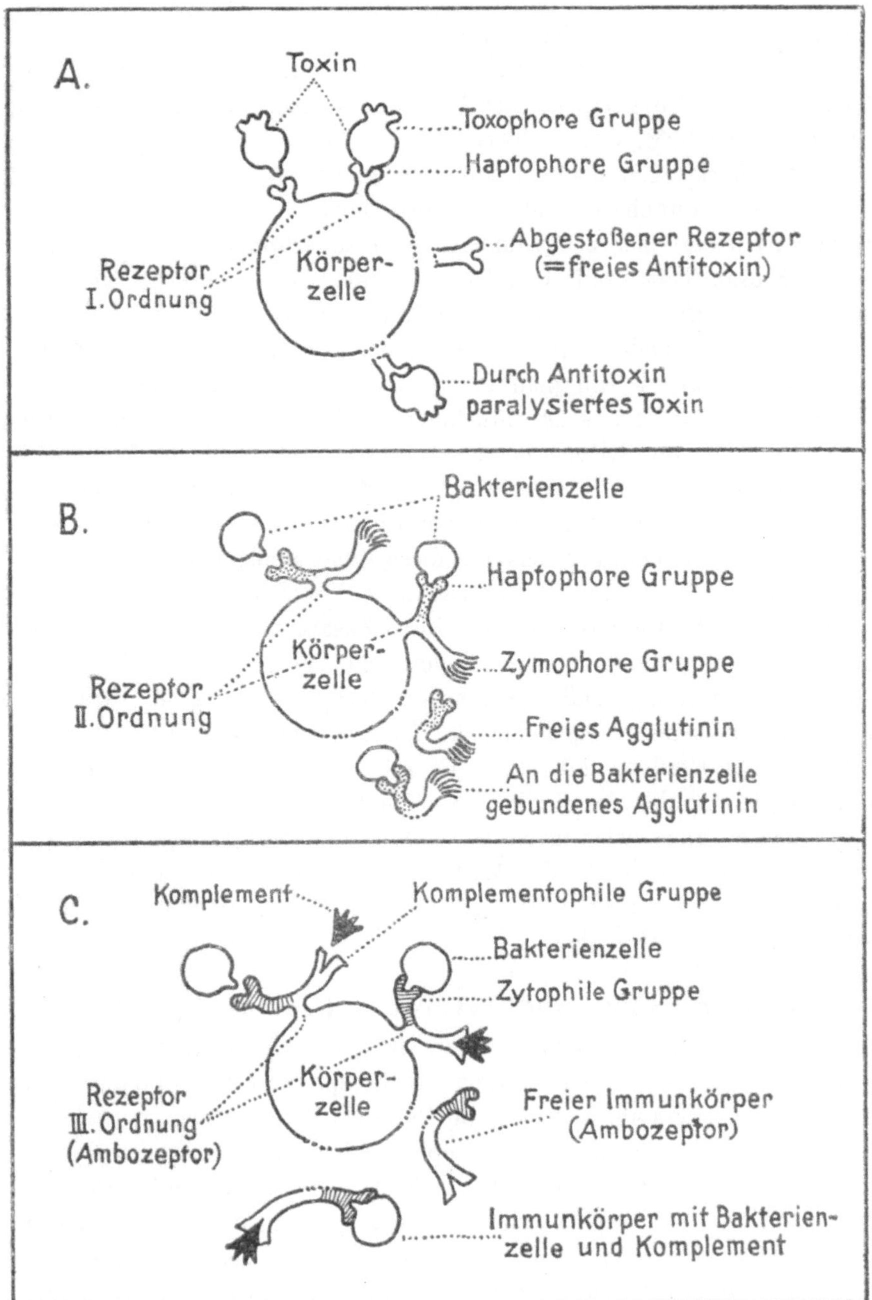

Entnommen von Hetsch, Immunität und Immunisierung in Lehrbuch der Militärhygiene. Bd. IV. S. 133. Bibliothek v. Coler-v. Schjerning. Bd. XXXIV. 1912.

Gift zusammen mischt. Ein solches Gemisch erweist sich bei richtigem Verhältnis von Serum und Gift als neutral. Da so die Rezeptoren Toxin zu neutralisieren vermögen, so nennt man sie Antitoxine. Es ist also demnach dieselbe Zellgruppe einerseits Ursache der Vergiftung, andererseits auch wieder Ursache der Heilung bzw. des Schutzes.

Es erübrigt nun noch, den Beweis zu liefern, daß tatsächlich die Toxine eine haptophore und eine toxophore Gruppe haben. Dieser Beweis ist leicht im Froschtetanusversuch zu erbringen. Injiziert man einem Frosch Tetanusgift und hält ihn kühl, so bleibt das Tier gesund. Das Gift ist aus dem Kreislauf verschwunden, aber es ist nicht zerstört, sondern an die Zellen des Gehirns und Rückenmarks gebunden, denn, sobald man den Frosch bei 30° hält, bekommt er Tetanus. Es ist daraus zu entnehmen, daß die Bindung der haptophoren Gruppe des Giftes in der Kälte erfolgt, daß die toxophore aber erst bei höheren Temperaturen in Wirkung zu treten vermag. Diese Rezeptoren nennt Ehrlich Rezeptoren I. Ordnung.

Das Experimentum crucis für diese Anschauungen Ehrlichs war der bekannte Wassermann-Takakische Versuch, in dem gezeigt wurde, daß eine Tetanusgiftlösung durch Zusatz von Meerschweinchengehirnbrei entgiftet wird. Das Experiment bestätigte also die Ehrlichsche Forderung, daß die sessilen Rezeptoren auch im Reagenzglas Giftbindungsvermögen haben. Durch weitere Versuche konnte dann gezeigt werden, daß sich die giftneutralisierende Wirkung des Gehirnbreis mit der des Antitoxins einfach summiert.

Für die Praxis wichtig ist es, daß für die Beziehungen von Toxin und Antitoxin das Gesetz der Multipla gilt, d. h. wenn x Toxin durch y Antitoxin abgesättigt wird, so werden auch 10 x Toxin durch 10 y Antitoxin neutralisiert.

Bakteriolysine und Zytolysine (Ambozeptoren).

Wenden wir uns nun zu den Bakteriolysinen und Zytolysinen. Hier ist die Konstitution eine kompliziertere. Verankert sich z. B. ein Choleravibrio bzw. ein Bestandteil desselben mit seiner haptophoren Gruppe an die haptophore Gruppe eines Zellrezeptors, so wäre damit nichts Wesentliches erreicht. Er soll aufgelöst werden. Dies kann die Zelle nur dadurch erreichen, daß sie dem Blut einen fermentartig wirkenden Körper entnimmt, der nun vermittels des Zellrezeptors auf den verankerten Choleravibrio zu wirken imstande ist. Dieser fermentartige Stoff wird Komplement (auch Alexin) genannt. Ein Zellrezeptor, der diese Funktion hat, muß also 1. eine zytophile (haptophore) Gruppe haben und 2. eine komplementophile. Der Vorgang der Besetzung und Losstoßung der Rezeptoren spielt sich natürlich genau in derselben Weise ab, wie der der Losstoßung der antitoxisch wirkenden Rezeptoren. Es kreisen dann hier im Blut diese sogenannten Ambozeptoren, d. h. Rezeptoren, die aus einer auf eine bestimmte Zelle (Bakterienzelle, Blutzelle usw.) eingestellten, also spezifisch wirkenden zytophilen Gruppe und einer komplementophilen bestehen. Wenn nun auch die komplementophile Gruppe nicht spezifisch ist, so sind die einzelnen komplementophilen Gruppen zum Teil doch recht verschieden von einander. Es gibt nach den Untersuchungen von Ehrlich und Morgenroth vor allem sehr viele verschiedene Komplemente, die durchaus nicht auf jede komplementophile Gruppe passen. Dies ist ein Umstand, der, wie wir noch sehen werden, praktisch von großer Bedeutung ist. Rezeptoren dieser Art nennt Ehrlich Rezeptoren III. Ordnung.

Das Komplement selbst besteht wieder aus 2 Gruppen, der haptophoren, die sich an die komplementophile des Ambozeptors verankert, und der zymotoxischen, die die Auflösung bewirkt. Die Komplemente befinden sich jederzeit aber in sehr verschiedenen Mengen im normalen Körper. Es sind sehr labile Körper, die aus dem Serum nach kurzem Erwärmen auf 56°, nach Stehenlassen oder nach Zusatz von Desinfizientien verschwinden. Sie unterscheiden sich dadurch von den Rezeptoren, die diese Eingriffe meist gut überstehen.

In der Diagnostik kommen die Bakteriolysine in dem so wichtigen Pfeifferschen Versuch in Betracht. Dieser besteht darin, daß, wenn man Ambozeptor mit den dazugehörenden lebenden Bakterien zusammen einem Meerschweinchen in die Bauchhöhle injiziert, die Bakterien unter Zerfall und Granulabildung in der freien Bauchhöhle aufgelöst werden. Alle Einzelheiten der Technik des Pfeifferschen Versuchs sind dort, wo er am meisten angewandt wird, d. h. im Kapitel „Cholera" (S. 35) dargestellt.

Hierher gehören natürlich auch die Hämolysine, die in der diagnostischen Praxis bei der sogenannten Komplementverankerung oder Komplementablenkung viel angewandt werden. Die Hämolysine sind Ambozeptoren, die ihr spezifisches Antigen, d. h. die Blutkörperchen von der Tierart, die zu ihrer Herstellung gedient haben, aufzulösen imstande sind.

Das Prinzip der Komplementablenkung ist folgendes. Wird zu einem Antigen, z. B. einem Bazillus oder dem Extrakt eines Bazillus, ein Ambozeptor hinzugesetzt und zwar ein Ambozeptor, der durch das im Versuch stehende Bakterium erzeugt war, so verankert sich natürlich dieser Ambozeptor mit diesem zu ihm passenden Antigen. Fügt man nun Komplement, d. h. frisches Meerschweinchenserum, hinzu, so bindet sich dieses an die komplementophile Gruppe des Ambozeptors. Man bedarf nun weiter ein hämolytisches System, d. h. einen Ambozeptor, der durch Immunisieren mit Erythrozyten (meist durch Immunisieren von Kaninchen mit Hammelblutkörperchen) gewonnen war, und die dazu gehörigen roten Blutkörperchen. Man bringt dann zweitens diese beiden Quotienten in einer solchen Mischung zusammen, daß nach Zusatz von Komplement eine restlose Lösung der roten Blutkörperchen eintreten muß, und läßt Ambozeptor und Blutkörperchen Zeit zur Bindung. Ist nun bei der vorher angesetzten ersten Mischung Antigen + Ambozeptor + Komplement die Bindung vollendet, und setzt man nun das hämolytische System (rote Blutkörperchen + Ambozeptor) zu, so bleibt die Hämolyse aus, da das Komplement, falls es nicht in der ersten Mischung im Überschuß zugegeben war, bereits gebunden ist, also für das hämolytische System nicht mehr zur Verfügung steht. War dagegen im ersten Bindungsversuch z. B. kein Antigen vorhanden, so ist die Verankerung des Komplements ausgeblieben, es geht nun nach Zusatz des hämolytischen Systems an die komplementophile Gruppe dieses Ambozeptors und bewirkt somit die Lösung der roten Blutkörperchen.

Auf diese Weise kann ich also zwei Fragen entscheiden. Wir wollen annehmen, daß ich einen Ambozeptor gegen ein bestimmtes Bakterium (er kann sich natürlich auch gegen jeden beliebigen anderen Stoff richten, mit dem Ambozeptoren erzeugt werden können) besitze. Will ich nun prüfen, ob zu untersuchendes Material wirklich das zu diesem Ambozeptor passende Antigen enthält, so brauche ich nur den Ambozeptor mit dem fraglichen Stoff zu vereinigen und Komplement hinzuzugeben. Tritt dann bei späterem Zusatz des hämolytischen Systems Lösung, wie in den Kontrollen, d. h. beim hämolytischen System nur mit Komplement, ein, so war in dem Untersuchungsmaterial kein Antigen vorhanden. Sonst wäre die Verankerung des Komplements erfolgt und die Hämolyse entweder ganz ausgeblieben oder wenigstens wesentlich verringert.

Der andere Fall ist der, daß ich ein bestimmtes Antigen habe und nun prüfen will, ob sich in irgendeinem Serum der dazu passende Ambozeptor vorfindet, ein Beweis dafür, daß das betreffende Individuum in seinem Körper das Antigen hat oder wenigstens gehabt hat. Hier beweist natürlich das Ausbleiben der Komplementverankerung, d. h. der kompletten Lösung meines hämolytischen Systems, daß der vermutete Ambozeptor im Serum fehlte, daß also der Organismus entweder nichts mit dem Antigen zu tun gehabt hat, oder daß er, was auch vorkommt, es ist bei den einzelnen Krankheiten verschieden, keinen für diese Reaktion brauchbaren Ambozeptor gebildet hat. Ich sage keinen für diese Reaktion brauchbaren Ambozeptor, denn es sind daran Zweifel entstanden, ob die hier in Betracht kommenden Ambozeptoren absolut identisch mit den gewöhnlichen bakteriolytischen sind.

Alle diese Reaktionen sind äußerst subtil und erfordern eine große Anzahl von Vorversuchen und Kontrollen. In Bezug auf alle diese Einzelheiten verweise ich auf die Darstellung der Wassermannschen Reaktion (S. 367), die auf diesem Prinzip der Komplementverankerung beruht. Hier sei nur noch folgendes bemerkt. In der Regel kann man die Bakterien so, wie sie sind, nicht für diese Versuche benutzen, sondern man muß sich aus ihnen einen Extrakt, entsprechend dem v. Wassermannschen syphilitischen Leberextrakt, darstellen. Die Methoden dafür sind viele. Sehr beliebt ist die **Extraktdarstellung nach Uhlenhuth** mit Hilfe von Antiformin.

Je zwei 24 stündige üppige Schrägagarkulturen werden in 5 ccm NaCl-Lösung abgeschwemmt und bis zu einem Gehalt von 5% mit Antiformin versetzt. Nachdem diese 5 proz. Antiforminlösung klar geworden ist, wird sie mit 10 proz. Schwefelsäure bzw. Natronlauge neutralisiert; das Chlor wird durch 10 proz. Natriumsulfitlösung entfernt. Als Indikatoren dienen Lackmuspapier und Jodkalium-Stärke-Papier, das sich bei Anwesenheit von Chlor dunkelblau färbt. Nach Entfernung des Chlors ist die Reaktion, die wieder leicht sauer geworden sein kann, nochmals zu prüfen und eventuell nochmals zu neutralisieren. Die Extrakte werden dann durch Phenolzusatz (im Verhältnis 1 : 10 einer 5 proz. Phenollösung) konserviert.

Agglutinine, Koaguline, Präzipitine.

Die **Agglutinine, Koaguline** und **Präzipitine** muß man sich in folgender Weise konstituiert denken. Die Zellrezeptoren, denen losgestoßen diese Wirkung zukommt, bestehen natürlich auch aus einer **haptophoren Gruppe**, aber ihre Wirkungsmöglichkeit ist nicht wie bei den Zytolysinen abhängig von einem im Blut sich vorfindenden Körper, dem Komplement, sondern sie sind als solche wirksam, d. h. sie müssen demnach eine **koagulierende, agglutinierende** oder **präzipitierende (zymophore) Gruppe** an und für sich schon besitzen. Diese Rezeptoren werden als **Rezeptoren II. Ordnung** bezeichnet. Es braucht wohl nicht noch besonders erwähnt zu werden, daß naturgemäß die haptophore Gruppe eine streng spezifische ist.

In der **diagnostischen Praxis** haben wir es fast nur mit den Agglutininen zu tun, d. h. Stoffen, die Bakterien aus homogenen Suspensionen, und zwar lebende wie tote, zu Häufchen verklumpen, die dann, dem Gesetz der Schwere folgend, bei erloschener Beweglichkeit beweglicher Arten, auf den Boden der Flüssigkeit, in der sie sich befinden, sinken. Am Krankenbett werden sie vornehmlich in der sogenannten **Widalschen Reaktion** benutzt.

Fast jedes Serum besitzt **Normalagglutinine** gegen die meisten Bakterien. Diese nicht spezifischen Agglutinine stören die Agglutination als diagnostische Reaktion nicht, da sie nur bis zu ganz bestimmten Serumverdünnungen infolge ihrer geringen Konzentration wirksam sein können. Es ist natürlich nötig gewesen, die Verdünnungen festzustellen, in denen solche nicht spezifischen Reaktionen den einzelnen Bakterienarten gegenüber auftreten können. Die Einzelheiten dieser fast wichtigsten Methode sind bei der Agglutinationsreaktion der Cholera (S. 34) auseinandergesetzt.

Die **Präzipitine** und **Koaguline** werden in der diagnostischen Praxis am Krankenbett kaum verwandt. Sie sind von außerordent-

lich großer Bedeutung für den forensischen Nachweis der Herkunft
von Blutproben und, da sie jedes Eiweiß spezifisch anzeigen, für Feststellungen, z. B. was für Fleischarten in Wurstproben oder Pflanzenmehle in Handelsmehlen sind. Die Veterinärmedizin verwendet sie
vorzüglich bei der Milzbranddiagnose. Sie rufen mit dem Antigen
in klaren Lösungen zusammengebracht eine auf Eiweißfällung beruhende
Trübung an der Berührungstelle hervor. Ich möchte hier aber noch
auf den eminenten wissenschaftlichen Wert hinweisen, den diese
biologischen Eiweißuntersuchungen für das Problem der Abstammungslehre haben.

Opsonine und Bakteriotropine.

Im Serum finden sich Stoffe, die sich mit Bakterien verankern
und diese dadurch in einen solchen Zustand versetzen, daß sie nunmehr von Leukozyten gefressen werden können. Über die Konstitution dieser Stoffe ist Näheres nicht bekannt. Wright fand, daß diese
von ihm als Opsonine bezeichneten Körper durch Erwärmen auf
60° zerstört werden. Neufeld fand, daß die im Immuntier auftretenden Opsonine, die er Bakteriotropine nannte, erheblich
thermoresistenter sind.

Manche Forscher nehmen an, daß diese Opsonine dadurch wirken,
daß sie die Bailschen Aggressine, d. h. Stoffe, die von den Bakterien im Körper des Tieres ausgehen und dessen keimvernichtende
Kräfte lähmen, vernichten und so die Freßtätigkeit einleiten und ermöglichen.

Es sei hier bemerkt, daß die schönen Untersuchungen Bails und
seiner Schüler über Aggressine und Antiaggressine als Tatsachen überall bestätigt worden sind, daß nur viele diese Versuche
anders deuten und besondere Aggressine ablehnen.

In der Diagnostik finden die Opsonine heute wohl kaum noch
Anwendung, auch wohl kaum noch, wie es früher viel geschah, bei
Vakzinationen, wo ihr Steigen oder Sinken den Indikator für das
therapeutische Handeln abgeben sollte.

Im Prinzip werden diese Untersuchungen wie folgt ausgeführt. In einer
Kapillare, die etwa 2—3 cm vom Ende ab eine Marke trägt, wird aufgesogen (und
zwar immer bis zur Marke) zunächst das zu prüfende Patientenserum, dann saugt
man etwas Luft an, und nun folgt die Blutaufschwemmung (normales Blut in
1,5 proz. Natriumzitratlösung aufgefangen, auszentrifugiert, mehrmals mit NaCl-
Lösung gewaschen, zuletzt der größte Teil der Kochsalzlösung abgegossen und
die Blutkörperchen gut durchgeschüttelt), dann wieder Luft und zuletzt die betreffende Bakterienaufschwemmung. Nun wird ausgeblasen, gemischt, wieder aufgesogen, die Kapillare zugeschmolzen und 20—30 Minuten im Brutschrank ge-

halten. Dann wird die Kapillare eröffnet, es werden Ausstriche gemacht. Nach Fixierung mit gesättigter Sublimatlösung wird gefärbt. Es wird festgestellt, wieviel Bakterien durchschnittlich ein Leukozyt enthält (Auszählung von 100 Leukozyten) und dieser Wert mit dem bei Kontrollzählung des Serums dreier gesunder Individuen erhaltenen Wert verglichen. Der opsonische Index ist der Quotient aus der phagozytischen Zahl des Patienten durch die normale phagozytische Zahl.

Will man tierische Leukozyten für opsonische Untersuchungen benutzen, so gewinnt man dieselben am besten dadurch, daß man eine dünne Aufschwemmung von Aleuronatmehl in die Pleura- oder Bauchhöhle eines Kaninchens oder anderen Tieres injiziert und das Tier am nächsten Tage tötet. Man erhält dann äußerst leukozytenreiche Exsudate.

Anaphylaxie.

Anaphylaxie bedeutet, daß ein Organismus, der einem immunisatorischen Reiz ein- oder auch mehrmal ausgesetzt war, auf eine weitere Injektion viel schneller und stärker reagiert, als ein noch unbehandelter Organismus. Die Anaphylaxie kann bei Immunisierung mit jedem Stoff, an sich giftig oder ungiftig, auftreten. Sie ist eine Immunitätserscheinung und tritt als solche auch nicht sofort nach der ersten, die Überempfindlichkeit auslösenden Injektion auf, sondern erst nach einer Reihe von Tagen (8—10), um dann oft für Lebensdauer bestehen zu bleiben. Am markantesten äußert sich dieser Zustand beim Meerschweinchen. Ist dieses mit geringen Mengen Pferdeeiweiß z. B. einmal behandelt und folgt dann nach etwa 14 Tagen eine geringe Reinjektion intravenös, so geht das Tier unter Krämpfen im anaphylaktischen Shock zugrunde. Mit dem Serum überempfindlicher Tiere kann die Überempfindlichkeit auf andere Tiere übertragen werden.

In der diagnostischen Praxis wird die Überempfindlichkeit vor allem bei der Tuberkulin- und Luetinreaktion angewandt.

Durch die beim Menschen als Serumkrankheit bekannten unangenehmen, aber anscheinend nie tödlichen Erscheinungen, macht sie sich in der Serumbehandlung bemerkbar und erfordert eine gewisse Vorsicht bei Reinjektionen mit Serum von derselben Tierart.

Immunität für Therapie und Prophylaxe.

Wenn die Aufgabe gestellt ist, einen Menschen zu immunisieren, so kann dies entweder in der Weise geschehen, daß ich ihn mit Toxin, Bakterienzellen usw. behandele, oder daß ich ihm Sera gebe, die bereits Schutzstoffe enthalten. Die erstere Art der Immunisierung nennt man aktive, die zweite passive Immunisierung. Die aktive Immuni-

sierung ist naturgemäß stets mit einer mehr oder weniger starken
Reaktion verbunden, da ja der Mensch durch den Eingriff gezwungen
wird, Zellrezeptoren neu zu bilden und loszustoßen. Eine Immunität,
die aber auf diese Weise erzielt wird, ist dafür im allgemeinen eine
recht langdauernde. Auch wenn Immunstoffe sich längst nicht mehr
im Blut nachweisen lassen, besteht noch Immunität. Es kann wohl
nicht geleugnet werden, daß für das Zustandekommen der Immunität
nicht nur die losgestoßenen Rezeptoren eine Rolle spielen, sondern ich
möchte glauben, daß der Zustand der Zellen in manchen Fällen
mindestens ebenso wichtig ist, und daß oft diese vollständig
refraktär sind.

Gebe ich einem Menschen fertige Immunstoffe, d. h. spritze ich
das Serum eines immunisierten Tieres ein, das solche Stoffe reichlich
enthält, so habe ich eine sofortige Immunität ohne jede Reaktion des
Körpers erreicht, aber eine Immunität, die sehr bald schwindet.
Sobald das injizierte Serum aus dem Körper eliminiert ist, ist auch
der Impfschutz vorbei.

Wie steht es nun mit der Anwendung solcher Sera zu
Heilzwecken?

Sehr einfach ist die Wirkung, wenn es sich um Rezeptoren
I. Ordnung, also um Antitoxine handelt. Da die injizierten Rezeptoren
frei im Blut kreisen, werden sie mit bakteriellen Giften, die in den
Körper gelangt sind, in Berührung kommen. Treffen sie nun das
Toxin, auf das sie eingestellt sind, so werden sie sich sofort mit der
haptophoren Gruppe dieses Giftes vereinigen, und damit hat das Gift
aufgehört, als solches zu existieren. Kreisen im Blut dagegen Ambozeptoren, so werden diese sich zwar auch zunächst an etwa vorhandene
Bakterien, auf die sie eingestellt sind, binden; damit ist nun noch nichts
Wesentliches geleistet, denn die Bakterienzelle ist damit noch nicht
vernichtet. Dies kann erst dadurch geschehen, daß an die komplementophile Gruppe Komplement gebunden wird. Wie schon erwähnt
ist, sind aber die Komplemente erstens sehr verschieden, so daß sich
nur bestimmte mit einem bestimmten Ambozeptor vereinigen können,
und dann sind sie sehr labil. Wir können sicher sein, daß sie in
Seris, die zu Heilzwecken verwendet werden sollen, stets längst zugrunde gegangen sind, so daß also die passenden Komplemente vom
Körper dessen geliefert werden müssen, der die Injektion zu Heilzwecken bekommt.

Es besteht also ein außerordentlicher Unterschied bei der therapeutischen Anwendung von antitoxischen und bakteriziden Heilseris.
Im ersten Falle injiziert man mit dem Serum einen Stoff, der so, wie

er ist, ein Heilmittel darstellt. Es ist nur nötig, daß sich Toxin und Antitoxin im richtigen Verhältnis in der Blutbahn begegnen, damit sofort ein Erfolg erzielt wird, denn alles Toxin, das kreist, ist neutralisiert, und damit ist das Blut des Kranken entgiftet. Irgendwelche Anforderungen an den Körper des Kranken werden dabei überhaupt nicht gestellt.

Ganz anders ist es, wenn man ein Serum injiziert, das die Bakterien vernichten soll. Hier werden Rezeptoren injiziert, die erst durch den Zutritt von Komplement in Wirkung treten können, d. h. der Kranke muß sich dies Serum, wie man sagt, erst selbst aktivieren. Die Frage ist nun immer die, ob denn zunächst der Körper passendes Komplement überhaupt zu liefern imstande ist und dann, ob solches auch in genügenden Mengen geliefert werden kann, um alle Ambozeptoren, die sich mit Bakterien verankert haben, auch zu aktivieren. Beides braucht nicht der Fall zu sein. Dann kann der Fall eintreten, daß im Verhältnis zum vorhandenen Komplement zu viel Ambozeptoren gegeben sind und nun das Komplement auch an Ambozeptoren geht, deren zytophile Gruppe nicht besetzt ist, so daß der aus dieser Komplementablenkung resultierende Komplementschwund ein Abtöten der Bakterien nicht zuläßt.

Nun aber noch eine weitere wichtige Frage. Ist denn die Auflösung der Bakterien identisch mit Heilung? Auch dies muß verneint werden. Die Tötung des Organismus erfolgt durch die meisten Bakterien nicht durch ein schrankenloses Wuchern, sondern durch Gifte. Diese sind aber nicht in allen Fällen sezernierte Toxine, sondern es sind, wie es R. Pfeiffer als erster für die Cholera lehrte, Stoffe, die in der Bakterienzelle selbst sich befinden, Endotoxine, die gerade erst bei der Auflösung der Bakterien frei werden, so daß eine rapide Auflösung großer Bakterienmengen schädigen kann.

Für die Prophylaxe ist dann schließlich auch die aktive und passive Immunität und die Kombination beider, die Simultanmethode, von grosser Bedeutung, da Immunität das Ziel aller Schutzimpfungen ist. Die Unterschiede von aktiver und passiver Immunität sind gerade für die Schutzimpfungen sehr evident. Während die passive Immunität nur einen zwar gleich eintretenden, aber, wie gesagt, sehr passageren Schutz gewähren kann, da dieser erloschen ist, wenn in wenigen Tagen (3—20 Tage) mit dem Ausscheiden des meist artfremden Eiweißes des Serumspenders auch alle Schutzstoffe ausgeschieden sind, ist der durch aktive Immunisierung erzielte Schutz oft ein sehr dauerhafter. Bei Immunisierung mit Antigen oder mit Antigen und Antikörper kombiniert werden eben die natürlichen Verhältnisse, wie sie nach Überstehen der Krankheit eintreten, nachgeahmt. Bei den verschiedenen Methoden der Schutzimpfung werden wir noch auf die Einzelheiten dieser Verfahren näher einzugehen haben.

Dieser kurze Überblick möge genügen, um zu zeigen, daß die Kenntnis der Vorgänge bei der Bildung der Schutzstoffe und deren Konstitution nicht nur ein theoretisches, sondern auch ein außerordentliches praktisches Interesse hat.

Literatur.

Ich verzichte auf die Anführung einzelner Literaturbeläge und verweise auf die einschlägigen Abhandlungen in Kolle-Wassermann, Handbuch der pathogenen Mikroorganismen (G. Fischer, Jena), ferner auf die ausgezeichneten Werke von Dieudonné, Immunität und Schutzimpfung (Ambrosius Barth, Leipzig) und Müller, Vorlesungen über Infektion und Immunität (G. Fischer, Jena) und vor allem auch auf die Festschrift zu Ehrlichs 60. Geburtstag: Paul Ehrlich, Eine Darstellung seines wissenschaftlichen Wirkens (G. Fischer, Jena). 1914.

II. Kapitel.

Cholera.

Der Erreger der Cholera wurde im Jahre 1883 won Robert Koch entdeckt, der ihn in Aegyten aus den Dejekten von Cholerakranken und dem Darm von Choleraleichen züchtete und dann in Indien außer im Menschen auch in dem Wasser eines Tankes wiederfand, dessen Genuß sicher zahlreiche Choleraerkrankungen verursacht hatte. Er gehört zu der Gruppe der Vibrionen, ist im Gegensatz zu vielen anderen Vibrionen mit einer einzigen endständigen Geißel ausgerüstet und lebhaft beweglich. Im Präparat erscheint er verschieden stark gekrümmt, meist ausgesprochen kommaförmig. Gelegentlich legen sich zwei Vibrionen zusammen und zwar in der Weise, daß eine S-ähnliche Figur entsteht. Die Bildung von Fäden, aus zahlreichen Gliedern bestehend, ist nichts Ungewöhnliches. Kolle macht. mit Recht darauf aufmerksam, daß die Größe und Krümmung der Vibrionen bei einzelnen Stämmen außerordentlich variiert, und daß gelegentlich echte Cholerastämme gefunden werden, deren Individuen nahezu gestreckt sind.

Diese für die Mehrzahl der Stämme charakteristische Krümmung geht übrigens bei Kulturen, die jahrelang im Laboratorium fortgezüchtet worden sind, häufig vollständig verloren. Meist ist durch Tierpassagen (Meerschweinchen) wenigstens einigermaßen die typische Form wieder herzustellen. Diese Veränderung ist selbstverständlich nicht als Pleomorphismus oder Mutation aufzufassen, sondern ist ausschließlich ein Degenerationszeichen. Dieses Verhalten ist aber zu beachten, um nicht in den Irrtum zu verfallen, daß eine solche, z. B. zu Testzwecken aus einem Laboratorium erhaltene Kultur nicht Cholera sei. Der Nachweis der Choleranatur einer solchen degenerierten Kultur läßt sich, wie wir weiter unten sehen werden, mit Hilfe der Immunitätsreaktionen leicht erbringen.

Für die experimentelle Diagnostik kommt diese Streckung der einzelnen Individuen nur selten in Betracht, da frisch aus dem Darm gezüchtete Vibrionen in der Regel die typische Kommaform haben.

Die Choleravibrionen färben sich gut mit allen Anilinfarben; am meisten empfiehlt sich (übrigens auch für fast alle anderen Bakterien) die Pfeiffersche Lösung (Karbolfuchsin verdünnt etwa 1 : 10). Nach Gram sind sie nicht färbbar.

In seinen **Anforderungen an künstliche Nährböden** ist der Choleravibrio sehr bescheiden, er wächst überall, wenn ihm nur genügend Alkali geboten wird. Auf diesen Punkt ist die Bereitung von Choleranährböden stets zu achten; ein guter Choleranährboden muß stark alkalisch sein.

Am charakteristischsten ist das Wachstum auf der Gelatineplatte. Dort erscheinen nach 24 stündigem Aufenthalt bei 22 ° kleine, stark lichtbrechende Kolonien, an denen man bei Betrachtung mit der schwachen Vergrößerung des Mikroskopes erkennt, daß sie nicht mit scharfem Rand vom Nährboden abgesetzt sind, sondern eine gewellte und zackige Begrenzungslinie haben. Die Struktur der Kolonie ist grobkörnig und macht, wie R. Koch so treffend vergleicht, den Eindruck, als ob sie über und über mit Glassplitterchen bestreut sei. Nach 48 Stunden ist das Aussehen der Kolonien, abgesehen von der erheblichen Größenzunahme, noch ziemlich das gleiche. Dann stellt sich die Verflüssigung der Gelatine ein. Die Kolonie ist nun von einem hellen Saum, der oft feine Spitzen aufweist, der Verflüssigungszone, umgeben; die dunkler gewordene Kolonie, die einen leicht rehbraunen Ton angenommen hat, ist eingesunken. Das Peptonisierungsvermögen der Cholera ist verhältnismäßig gering, so daß bei einigermaßen mäßiger Zahl der Kolonien es nicht zu einer Verflüssigung der ganzen Platte kommt.

Infolge dieses geringen Verflüssigungsvermögens differiert auch das Wachstum der Cholera im Gelatinestich von manchen anderen Vibrionen. Bei der Cholera kommt es zur Bildung eines Trichters, der, von der Oberfläche beginnend, sich langsam in die Tiefe senkt (man erhält den Eindruck einer auf dem Stich schwebenden Luftblase), während bei dem Vibrio Deneke und Finkler-Prior z. B. eine Verflüssigung längs des ganzen Impfstichs eintritt.

Das oben beschriebene Aussehen der Kolonien auf der Gelatineplatte ist aber doch nicht ein so unfehlbares Unterscheidungsmerkmal. Kolle und Gottschlich wiesen darauf hin, daß neben den typischen hellen, stark lichtbrechenden Kolonien schon nach wenigen Überimpfungen mehr bräunliche Kolonien auftreten („Typus hell" und „Typus trüb"). Je älter die Kulturen werden, um so mehr überwiegen in der Regel die bräunlichen Kolonien, und manche alte Laboratoriumskultur bildet überhaupt nur noch diesen Typus. Auch das Peptonisierungsvermögen bleibt nicht unverändert und kann bei alten Kulturen ganz verloren gehen.

Das Aussehen der Kolonien auf Agar ist an und für sich wenig charakteristisch, doch immerhin so, daß es einen guten Kontrast gegen die auf der Platte in der Regel mit konkurrierenden Kolonien aus der Coli-Gruppe bildet. Die 18—24stündige Kolonie auf der Agarplatte hat ein hellgraues, bei durchfallendem Licht bläuliches, transparentes Aussehen. Sie steht also im starken Kontrast zu den weißen undurchsichtigen Kolonien des Bacterium Coli und dessen Verwandten. Allerdings konnte als erster Kolle zeigen, daß auch auf der Agarplatte neben den hellen Kolonien gelbweiße Kolonien wachsen, die dem Coli-Typus sich nähern. Auf dem Agarstrich wachsen anfangs zarte bläulichweiße, dann üppige, saftige, grauweiße Beläge. Differentialdiagnostisch wichtig ist noch, daß Cholerakulturen niemals im Dunkeln leuchten.

Besonders wichtig ist das Wachstum auf Peptonwasser (1 $\%$ Pepton, 0,5 $\%$ Kochsalz). Infolge eines außerordentlich großen Sauerstoffbedürfnisses sammeln sich die Vibrionen sehr zahlreich an der Oberfläche des Röhrchens an, hier eine Kahmhaut bildend. Diese Erscheinung, die in der Bouillon nicht so schön zum Ausdruck kommt, ist, wie noch besprochen werden wird, für die experimentelle Diagnostik nutzbar gemacht worden.

Schon hier sei auf die Versuche zur Herstellung von Elektiv-Nährböden, zu denen im gewissen Sinne ja auch das gewöhnliche Peptonwasser zu zählen ist, hingewiesen, von denen der Dieudonnésche Blutalkaliagar und dessen Variationen weiter unten in ihrer großen Bedeutung für die praktische Choleradiagnostik gewürdigt werden sollen.

Die wichtigsten **chemischen Leistungen** des Vibrio cholerae bestehen, abgesehen von dem Peptonisierungsvermögen, in seiner Fähigkeit, Nitrat in Nitrit zu reduzieren und Indol zu bilden. Setzt man demgemäß einer Peptonkultur nitritfreie Schwefelsäure hinzu, so tritt die bekannte rote Nitroso-Indolfarbe in intensiver Weise auf. Es empfiehlt sich, um stets sicher zu sein, daß auch genügend Nitrat in dem Peptonwasser zur Verfügung gestanden hat, nach dem Vorgange von Petri von vornherein 0,01 % Nitrat (nach Wölfel 0,075 %, vgl. S. 27) dem Nährboden hinzuzufügen, man ist so unter allen Umständen sicher, eine typische Nitroso-Indolreaktion, wenn es sich eben um Cholera handelte, zu bekommen.

Die Resistenz der Choleravibrionen ist im allgemeinen keine sehr große; sie sind sehr empfindlich gegen höhere Temperaturen, Austrocknen, Desinfizientien und Säuren. So genügen z. B. schon ganz geringe Spuren von Schwefelsäure (0,03 %), um sie in wenigen Minuten zu töten, und im normal sauren Magen (0,2 % HCl) gehen sie in 40—60 Minuten zugrunde, aber flüssige Speisen verlassen schon vorher den Magen (Stern).

Praktisch wichtig ist die von Gosio nachgewiesene Empfindlichkeit der Vibrionen gegen Glyzerin, da dieses oft bei Cholera sicca gegeben wird, um Stuhlentleerungen für die bakteriologische Untersuchung zu erzielen. Fäulnisbakterien überwuchern die Cholerabakterien im allgemeinen recht schnell; so gehen sie, wie R. Koch zeigte, in der Berliner Kanaljauche in 27 Stunden zugrunde. Die ursprünglichen Ansichten über die Kurzlebigkeit der Vibrionen in Fäkalien scheint aber einer Revision unterworfen werden zu müssen. Abel und Claussen hatten seiner Zeit gefunden, daß die Lebensdauer in den von ihnen untersuchten 31 Stühlen im allgemeinen nur 1—3 Tage betrug und nur ausnahmsweise eine Lebensdauer bis zu 29 Tagen beobachtet werden konnte. Filow konnte später nachweisen, daß in in Flaschen aufbewahrten Stühlen, die so vor Eintrocknen geschützt waren, noch nach 3 Monaten lebensfähige Cholerakeime zu finden waren. Sehr empfindlich sind die Vibrionen gegen Kälte. Brehme fand 57 Tage bei — 16° gehaltene Cholerakeime noch am Leben. Innerhalb 32 Stunden brachte er sie 40 mal von einer Temperatur von +15° auf — 15°, und dann waren wenigstens noch einige Keime am Leben. Unter Umständen kann die Kälte überhaupt als konservierendes Moment sich erweisen. Christian bestätigte zwar, daß im reinen gefrorenen Wasser die Vibrionen in wenigen Tagen absterben, fand aber, daß sie im Eis nicht so leicht zugrunde gehen, wenn sie mit suspendierten Partikelchen zusammen eingefroren sind. Über 4 Monate bleiben sie unter diesen Verhältnissen, die denen der Wirklichkeit (Schlammpartikelchen) am nächsten kommen, am Leben.

Im Wasser finden die Vibrionen günstige Bedingungen. 1 bis 2 Wochen ist dort die gewöhnliche Lebensdauer, in einem Fall konnten Stutzer und Burri sogar eine Lebensdauer von 21 Tagen feststellen.

Interessant und für die Prophylaxe nicht unwichtig sind die Untersuchungen von Friedrich, der sich der Mühe unterzog, zu ermitteln, wie lange sich Vibrionen auf Nahrungs- und Genußmitteln halten können.

Die Lebensdauer auf Früchten und Gemüsen ist abhängig von der Feuchtigkeit; sobald diese Substrate trocken werden, sterben die Vibrionen ab. Die günstigsten Lebensbedingungen bieten flüssige Nahrungs- und Genußmittel dar. So können Choleravibrionen vor allem in steriler Milch 10 Tage, in nichtsteriler 1—2 Tage leben. Da der Vibrio die Milch nicht immer zur Gerinnung bringt, braucht er die Genießbarkeit der Milch auch nicht unter allen Umständen sinnfällig zu verändern. In $1\,^0/_0$ Tee lebt er 8 Tage, in $4\,^0/_0$ jedoch nur 1 Stunde, in $6\,^0/_0$ Kaffee geht er nach 2 Stunden zugrunde, bei Milchzusatz aber erst nach 8 Stunden. Die kürzeste Lebensdauer hat er im Wein, nach 5—20 Minuten ist er vernichtet, während er sich im Bier bis zu 3 Stunden am Leben zu erhalten vermag.

Von großer praktischer Bedeutung ist die Frage, wie lange sich denn die Choleravibrionen im Darm des Menschen, also besonders des Rekonvaleszenten, lebend erhalten können. Kolle konnte zeigen, daß unter 50 Rekonvaleszenten nur bei 2 die Vibrionen nach weniger als einer Woche verschwunden waren. Meist wurden mehrere Wochen hindurch bis zu 48 Tagen in maximo Cholerabakterien gefunden. Bei diesbezüglichen Untersuchungen ist zu beachten, daß nicht zu selten an einzelnen Tagen keine Vibrionen nachzuweisen sind, die sich in der Folgezeit wieder reichlich in den Entleerungen einstellen. In jüngster Zeit wird von Babes auf Grund seiner Untersuchungen bei der rumänischen Armee 1913 behauptet, daß im allgemeinen die Vibrionen sehr schnell ausgeschieden werden. In der Regel seien sie nur noch 5 Tage nach Genesung im Darm zu finden, nur einmal unter Tausenden von Fällen hat er sie noch nach 14 Tagen gefunden.

Die **Pathogenität der Choleravibrionen für Tiere** ist im allgemeinen keine bedeutende. Spontane Erkrankungen an Cholera kommen überhaupt nicht vor, künstlich lassen sich die meisten Tierspezies infizieren bzw. vergiften. Das klassische Tier für das Choleraexperiment ist, besonders durch die Arbeiten von R. Pfeiffer und seinen Schülern, das Meerschweinchen geworden. Zunächst gelang es R. Koch, beim Meerschweinchen durch eine Infektion per os choleraähnliche Erkrankungen hervorzurufen.

Dies ist aber nur nach Innehalten gewisser Kautelen zu erreichen, und zwar ist der Mageninhalt zu alkalisieren durch Einflößen von 5 ccm einer 5proz. Sodalösung mittels Schlundsonde (elastischer Katheter); gleichzeitig ist durch intraperitoneale Injektion von Opiumtinktur (1 ccm anf 200 g Tier) der Darm ruhig zu stellen.

Der gebräuchlichste, für das Experiment fast einzig und allein in Betracht kommende Infektionsmodus ist die intraperitoneale Injektion. Nach

R. Pfeiffer führt man dieselbe am besten in der Weise aus, daß man die Spritze mit einer abgestumpften Kanüle versieht, die man nach einem kleinen Einschnitt in die Bauchhaut, ohne sich der Gefahr einer Darmverletzung auszusetzen, wenn man nur die Gegend des Dickdarms vermeidet (beste Injektionsstelle 2 Querfinger unter Processus xiphoideus), in die Bauchhöhle hineinstößt. Bei einer virulenten Kultur und der nötigen Bakteriendose tritt der Tod bei dieser Infektion innerhalb der ersten 24 Stunden ein. Schon wenige Stunden nach der Infektion sinkt die Temperatur bis auf 30° herab, das Tier fühlt sich kalt an, es tritt allgemeine Prostration und schließlich Kollaps ein. War die infizierende Kulturmenge nahe der Dosis letalis minima, so finden sich nur in dem entzündlichen Peritonealexsudat mäßig zahlreiche Vibrionen, während eine Allgemeininfektion nicht stattgefunden hat. Bei massigen Dosen kommt es auch zu einer Cholerasepsis. Erscheinungen, die an die menschliche Cholera erinnern, sind auf diesem Wege nicht zu erzielen.

Letztere sind wenigstens bis zu einem gewissen Grade einmal auf dem schon erwähnten Wege der ursprünglich Koch schen Infektion zu erhalten, dann aber auch bei jungen, noch saugenden Tieren (Katzen und Kaninchen) durch Fütterung (Metschnikoff, Isaeff, Kolle, Schoffer u. a.).

Schließlich gelingt es auch noch an jungen Kaninchen, wie es z. B. Kolle und Isaeff ausführten, durch intravenöse Injektion ein der menschlichen Cholera ähnliches Krankheitsbild hervorzurufen. Die Tiere, welche die ersten 18 Stunden überstanden haben, bekommen Durchfälle und sterben an choleraähnlichen Erscheinungen. Der Darm ist gerötet, stellenweise seines Epithels beraubt und enthält massenhaft Vibrionen, die in den Organen und im Blut meist nicht zu finden sind. Dieser Uebertritt von Vibrionen in den Darm erfolgt nur nach intravenöser, niemals nach subkutaner oder intraperitonealer Infektion.

Die Virulenz der Cholerastämme ist nicht eine gleiche, vor allem aber nicht die der Laboratoriumskulturen, die mit der Zeit völlig unvirulent werden. So ist z. B. die Cholera Calcutta, die von R. Koch im Jahre 1883 in Indien gezüchtete Cholerakultur, selbst in den größten Dosen nicht mehr imstande, Tiere durch Bakterienwucherung zu töten. Von einem Stamm mit normaler Virulenz, wie sie R. Pfeiffer für seine noch zu besprechenden Versuche verlangt, tötet $^1/_{10}$ einer 2 mg fassenden Öse (R. Pfeiffers Normalöse) einer 18 Stunden bei 37° gewachsenen Agarkultur ein Meerschweinchen von etwa 200 g innerhalb 24 Stunden. Dieser Grad der Virulenz ist für frisch aus dem Darm gezüchtete Kulturen der gewöhnliche, doch kommen auch hier erhebliche Schwankungen vor. So zeigte Kolle, daß sich bei 60 frischen Kulturen die Dosis letalis minima zwischen $^1/_2$ und $^1/_{20}$ · Öse bewegte.

Da die menschliche Cholera, vor allem im Stadium algidum, durchaus unter dem Bild einer schweren Vergiftung verläuft, konnte es an Versuchen nicht fehlen, diese für die Therapie besonders in der Ära der spezifischen Therapie so wichtigen Frage der Giftbildung zu lösen. Anfangs glaubte man an ein spezifisches **Choleragift**, dann verwarf man ein solches völlig unter dem Einfluß der Arbeiten von R. Pfeiffer und seinen Schülern. Aber die Frage sollte nicht zur Ruhe kommen, die Arbeiten von Kraus über die Bildung spezifischer Hämotoxine durch die Cholerabazillen stellte dies Gebiet der Choleraforschung wieder in den Vordergrund des Interesses. Völlig gelöst ist das Rätsel der Cholera auch wohl heute noch nicht, doch eine kurze historische Darstellung der Giftlehren wird die Schwankungen der Meinungen und das sicher Feststehende am Besten erkennen lassen.

Im Anfang des Studiums der Cholera nahm man also an, daß der Choleravibrio so, wie z. B. der Diphtheriebazillus ein Gift sezerniert. Dieser Auffassung widersprach R. Pfeiffer mit den triftigsten Gründen. R. Pfeiffer nahm an, daß einzig und allein der Vibrio selbst giftig ist, daß also in seinem Protoplasma das Choleragift sich befindet. Da in Kulturen ständig Individuen zugrunde gehen, welche zerfallen und ausgelaugt werden, so muß sich naturgemäß in flüssigen Kulturen älteren Datums auch stets eine gewisse Menge Gift nachweisen lassen. Für diese Anschauung, die also kein sezerniertes, sondern ein dem Zellleib anhaftendes Gift, ein Endotoxin, annimmt, brachte R. Pfeiffer absolut schlagende Beweise.

Injiziert man einem Meerschweinchen eine Öse abgetöteter Kultur intraperitoneal, so bleibt das Tier völlig gesund. An 2 Ösen erkrankt es zunächst genau in derselben Weise, wie ein mit lebenden Vibrionen infiziertes Tier, d. h. es treten derselbe starke Temperaturabfall und die schweren Vergiftungserscheinungen ein, das Tier erholt sich aber bald wieder. Schließlich, nach 3 Ösen, ist das Tier rettungslos verloren, es geht unter dem für die intraperitoneale Infektion typischen Krankheitsbilde zugrunde.

Der Auffassung von R. Pfeiffer sind dann v. Behring, Ransom, Metschnikoff, Roux und Taurelli-Salembini und Collina entgegengetreten, welche tatsächlich giftige Stoffwechselprodukte nachgewiesen haben wollten. Zwingende Beweise für ihre Anschauungen sind von diesen Autoren nicht erbracht, und es muß die Möglichkeit eines Irrtums oder einer anderen Deutung ihrer Experimente offen gehalten werden.

Seiner Auffassung gemäß erklärte darum R. Pfeiffer das Zustandekommen der Intoxikation bei der menschlichen Cholera in folgender Weise: Durch das Wachstum der Choleravibrionen in dem Darm kommt es in den meisten Fällen zu einer schweren, bis zur Nekrose führenden Schädigung des Epithels. Ist die schützende Epitheldecke defekt geworden, so ist die Möglichkeit der Toxinresorption gegeben. Bleibt ein Epitheldefekt aus, so leben die Vibrionen im Darm, ohne den Wirt weiter zu schädigen. Daß dies vorkommt, ist eine genügend bekannte Tatsache, und es spielen derartig Infizierte, welche massenhaft Vibrionen mit dem Stuhl entleeren, für die Verschleppung der Cholera eine bedeutungsvolle Rolle. Ein weiterer Beweis für die Richtigkeit der Anschauung R. Pfeiffers kann darin erblickt werden, daß das Blut von Cholerakranken im Stadium algidum toxisch auf Tiere wirkt, eine Tatsache, die den logischen Folgerungen aus der R. Pfeifferschen Theorie entspricht. Bosk, der sich genauer mit dieser von R. Pfeiffer gefundenen Tatsache beschäftigte, zeigte, daß normales Menschenserum erst in Dosen von 15 ccm pro Kilogramm Tier bei Kaninchen tödliche Vergiftung hervorruft, aber das Serum von derartigen Cholerakranken schon in Dosen von 3,6 bis 4,5 ccm pro 1 kg Tier Kaninchen unter denselben Erscheinungen tötet, wie Cholerakulturfiltrate.

1906 hatte nun E. Gottschlich in El Tor bei Mekkapilgern, die z. T. an Dysenterie litten, 38 Vibrionenstämme isoliert, von denen 6 sich in serologischer Hinsicht wie echte Cholera verhielten. Kraus und Pribram fanden, daß diese Stämme in Bouillonkultur ein Hämatoxin und ein akut wirkendes Toxin produzierten. Entsprechend früheren Untersuchungen (1903 und 1905) fanden diese Autoren bei Cholerakulturen von Epidemien auch jetzt niemals das Hämatoxin und auch nicht das eigentümliche, ganz akut wirkende Toxin der El Tor-Stämme. Wohl aber behaupteten sie, daß alle echten Choleravibrionen ein Toxin sezernierten, das Meerschweinchen intraperitoneal injiziert in Dosen von 1 bis 2 ccm unter den charakteristischen Zeichen der Choleravergiftung tötet. Kraus sah dementsprechend auch die Cholera als Toxikose an, die durch lösliche sezernierte Choleratoxine ausgelöst wird.

Das Vorkommen solcher akut wirkenden Toxine bei Choleraähnlichen wurde allgemein bestätigt, die schwach wirkenden löslichen Gifte der echten Cholerabazillen wurden aber von der großen Mehrzahl der Forscher (z. B. Pfeiffer und Kolle) für identisch mit den Pfeifferschen Endotoxinen erklärt.

Es ist unzweifelhaft, daß Kraus und andere gegen diese giftigen Stoffe in Kulturfiltraten mit Erfolg immunisiert haben, und damit ist meines Erachtens der Beweis erbracht, daß gegen echte Endotoxine immunisiert werden kann, wenn auch nur in recht unvollkommener Weise. Daß es sich aber bei diesen „Choleragiften“ nicht um Gifte handelt, die den uns bekannten sezernierten Giften gleich zu setzen sind, ist auch durch diese Untersuchungen bewiesen. Alle echten, d. h. sezernierten, Toxine folgen dem Ehrllchschen Gesetz der Multipla, d. h. wenn x Toxin durch y Antitoxin neutralisiert wird, dann werden auch 10 x Toxin durch 10 y Antitoxin neutralisiert. Der Beweis für die Anwendungsmöglichkeit dieses Gesetzes, von dem es offensichtlich keine Ausnahmen gibt, ist aber meines Erachtens weder von Kraus noch von anderen, ich nenne nur Huntemüller, erbracht worden. (Vgl. auch Serumtherapie der Cholera, S. 39.)

Solche Antiendotoxine sind aber auch auf andere Weise zu

erhalten, so durch Vorbehandlung mit Nukleoproteinen, ,die nach Lutig und Galeotti oder variierenden Methoden (z. B. Krawkow) dargestellt werden, mit denen wir uns bei der Serumgewinnung noch zu beschäftigen haben werden. Diese Nukleoproteine sind z. T. hoch toxisch, ohne deshalb Toxine in dem wahren Sinne des Wortes, also giftige Sekrete der Mikroben zu sein. Auch durch Auspressen (Hahn-Buchner), durch Autolyse, besonders nach dem Verfahren von Hahn und durch Zertrümmern in flüssiger Luft und Extrahieren (Mcfadyen) lassen sich unter Umständen relativ wirksame Endotoxine erhalten.

Um nun noch kurz auf die Hämotoxine zurückzukommen, so hatten schon 1903 und 1905 Kraus und Pribram empfohlen, die Blutplatte (Ziegen- oder Hammelblut) für die Differentialdiagnose der nicht lösenden echten Cholerastämme von Choleraähnlichen zu verwenden. Schon damals widersprachen dieser Lehre Meinecke, Schottmüller, Praussnitz und andere. Jetzt ist ganz sicher bewiesen, daß 1. auch echte Cholerastämme häufig hämolysieren; 2. daß das Hämolysierungsvermögen bei demselben Stamm außerordentlich schwankt. Da es also inkonstant und von vielen z. T. noch nicht geklärten Momenten abhängig ist, so ist es für die Differentialdiagnose oder Abtrennung von Unterarten nicht zu verwerten. Wie sehr das Blutlösungsvermögen schwankt, zeigen unter anderem so recht die Untersuchungen von Baerthlein, der bei der Prüfung von 10 echten Cholerastämmen fand, daß auf der Platte 4, im flüssigen Medium dagegen 9 hämolysierten. Außerdem ist zu erwähnen, daß ein Immunserum, das gegen das Hämotoxin des einen Stammes schützt, auch ebenso gegen Hämolysine von anderen Stämmen wirksam ist, mithin nicht spezifisch sein kann.

Die aus den Studien über Choleravibrio resultierende Anschauung, daß der Krankheitsprozeß durch die Toxizität des Choleravibrio selbst bedingt sei, bekämpft in letzter Zeit wieder Emmerich mit großer Energie. Bereits 1893 hatte Emmerich in Gemeinschaft mit Tsuboi die Behauptung aufgestellt, daß der Symptomenkomplex der Cholera eine Nitritvergiftung sei. Emmerich, bekanntlich einer der wenigen Vorkämpfer der Pettenkoferschen Bodentheorie, behauptet jetzt, daß der Choleravibrio als solcher zwar eine Erkrankung machen könne, aber stets nur eine leichte Cholera und nicht die schwere, tödliche Krankheit, da im Darm eine Verminderung seiner giftbildenden Fähigkeiten stattfindet. Erst im geeigneten Boden gewinnt er all seine chemisch-biologischen Kräfte. Der so präparierte Vibrio wirkt durch sein starkes Nitrierungsvermögen deletär. Da er die mit der Nahrung eingeführten Nitrate zu Nitriten reduziert, ist das Endprodukt seines Stoffwechsels Salpetrige Säure. Diese in großen Mengen gebildet, verätzt in großer Ausdehnung die Darmschleimhaut, dringt in den Körper und erzeugt eine Vergiftung mit Salpetriger Säure id est den Choleraanfall. Demgemäß finden sich mit Hilfe des Griesschen Reagens im Erbrochenen, im Reiswasserstuhl und im Harn große Mengen von Salpetriger Säure, wie auf seine Veranlassung vielfach nachgewiesen worden ist. Hymans van dem Bergh und Grutterink machen darauf aufmerksam, daß das Griessche Reagens ohne weiteres aus Nitriten Salpetrige Säure frei macht, und weisen daraufhin, daß v. Stühlern das gemacht hat, was Emmerich unterlassen hat, nämlich Kontrolluntersuchungen bei anderen Krankheiten. v. Stühlern fand nun zwar im Erbrochenen bei 37 Cholerakranken in 32 Fällen die Griessche Reaktion positiv, aber ebenso auch 13 mal unter 20 Fällen von Appendizitis, Carcinoma ventriculi, Peritonitis, Alkoholismus und Gastroenteritis acuta, ferner finden sich bei Hyperazidität in der Regel Nitrite.

Wenn so vielleicht auch die reduzierende Wirkung des Vibrio auf die mit der Nahrung eingeführten Nitrate nicht ohne Bedeutung für den Verlauf der Erkrankung ist, so können immerhin auch diese interessanten Untersuchungen Emmerichs nicht die Lehre erschüttern, daß der Choleraanfall selbst ein Produkt der Wirkung giftiger Substanzen des Choleravibrio ist und chemische Vorgänge der geschilderten Art nur eine Nebenrolle spielen können.

Wo finden sich nun im **cholerakranken Menschen** die Vibrionen? Während man bis vor kurzem noch glaubte, daß sie immer nur im Darm zu finden sind, haben jetzt Untersuchungen von Kulescha und von Sewastianöff ergeben, daß sie unter Umständen auch in der Galle (anscheinend konstant) und im Blut und damit in allen Organen gefunden werden können, ja Sewastianoff hat sie bei 31 Cholerakranken 6mal im Harn nachgewiesen. Letzteres könnte unter Umständen für die Prophylaxe von Bedeutung sein.

Als Untersuchungsmaterial zur Feststellung der bakteriologischen Diagnose der Cholera kommt aber fast ausschließlich der Darminhalt bzw. die Stuhlentleerungen in betracht. Die Untersuchung des Erbrochenen auf Choleravibrionen empfiehlt sich nicht, da hier das Vorkommen von Cholerabakterien ein enorm seltenes ist (Beck, Kossel).

Als Grundlage für die **Untersuchung von Cholerastühlen** dienen die von R. Koch aufgestellten Leitsätze. Durch Erlaß des Ministers der geistlichen, Unterrichts- und Medizinalangelegenheiten vom 6. 11. 02, 12. 9. 04 und 21. 3. 07 ist eine Anweisung gegeben, die für die preußischen Untersuchungsämter bindend ist, wohl aber auch sonst vielfach angewandt werden wird. Wie weit neue Untersuchungsmethoden (Elektivnährböden) heranzuziehen sind, werden wir später sehen. Als erste Regel gilt es, um sicher zu sein, etwa vorhandene Vibrionen nachweisen zu können, schnell und möglichst frische Stühle zu untersuchen, da unter Umständen, wie Abel und Claussen zeigten, die Vibrionen binnen kurzer Zeit im Darminhalt zugrunde gehen. Die Untersuchung besteht in der Erhebung des mikroskopischen Befundes und in der Anlage von Kulturen.

Zum Zweck der Anfertigung des mikroskopischen Präparates

schwemmt man sich, wenn es sich nicht um einen typischen wässerigen Stuhl handelt, etwas Stuhl in Wasser auf und fischt Schleimflöckchen. Diese werden ausgestrichen und mit verdünntem Karbolfuchsin gefärbt. Findet man nun in diesen Präparaten eine Reinkultur von Vibrionen, und haben diese auch noch die von R. Koch beschriebene charakteristische Anordnung wie die Fische in einem Fischzug, d. h. alle nach einer Richtung gerichtet, so liegt wahrscheinlich Cholera vor.

Aber das sei besonders betont, die Diagnose nur auf Grund des mikroskopischen Nachweises ist nie statthaft. Ganz besonders wichtig ist natürlich die Diagnose des ersten Falles, da die Diagnose Cholera schwere Konsequenzen nach sich zieht (Ausführung prohibitiver Maßnahmen, Verseuchterklärung von Häfen usw.).

Die Anweisung bestimmt im einzelnen folgendes:

Anleitung für die bakteriologische Feststellung der Cholerafälle.

I. Untersuchungsverfahren.

1. Mikroskopische Untersuchung.
   a) von Ausstrichpräparaten (wenn möglich von Schleimflocken). Färbung mit verdünnter Karbolfuchsinlösung (1 : 9),
   b) eines hängenden Tropfens, anzulegen mit Peptonlösung, sofort und nach halbstündigem Verweilen im Brutschrank bei 37° frisch und gefärbt zu untersuchen.

2. Gelatineplatten.
   Menge der Aussaat eine Öse (womöglich eine Schleimflocke), zu den Verdünnungen je drei Ösen. Zwei Serien zu je drei Platten anlegen, nach 18 stündigem Verweilen im Brutschrank bei 22° bei schwacher Vergrößerung zu untersuchen, Klatsch- bzw. Ausstrichpräparate und Reinkulturen herstellen.
   (Wegen Zubereitung der Gelatine s. Anhang Nr. 1).

3. Agarplatten[1]).
   Menge der Aussaat eine Öse, mit welcher die Oberflächen von 3 Platten bestrichen werden. Zur größeren Sicherheit ist diese Aussaat doppelt anzulegen. Es kann auch statt dessen so verfahren werden, daß eine Öse des Aussaatmaterials in 5 ccm Fleischbrühe verteilt und hiervon je eine Öse auf je eine Platte übertragen wird; in diesem Falle genügen drei Platten. Nach 12—18 stündigem Verweilen im Brutschrank bei 37° untersuchen wie bei 2.
   (Wegen Zubereitung des Agar s. Anhang Nr. 2.)

4. Anreicherung mit Peptonlösung.
   a) In Röhrchen von je 10 ccm Inhalt. Menge der Aussaat eine Öse, Zahl der Röhrchen 6; nach 6-, 12- und 24 stündigem Verweilen im Brutschrank bei 37° mikroskopisch zu untersuchen; bei Entnahme der Probe darf das

---

1) Die Agarplatten müssen, ehe sie geimpft werden, eine halbe Stunde bei 37° im Brutschrank mit der Fläche nach unten offen gehalten werden.

Röhrchen nicht geschüttelt werden; von einem Röhrchen, welches am meisten verdächtig ist, Cholerabakterien zu enthalten, werden für die weitere Untersuchung mit je einer von der Oberfläche der Flüssigkeit entnommenen Öse drei Peptonröhrchen geimpft und je eine Serie Gelatine- und Agarplatten angelegt. Die Peptonröhrchen sind vor der Impfung im Brutschrank bei 37^0 vorzuwärmen.

b) Im Kölbchen mit 50 ccm Peptonlösung. Menge der Aussaat 1 ccm Kot, Zahl der Kölbchen 1; nach 6-, 12- und 24stündigem Verweilen im Brutschrank bei 37^0 zu untersuchen wie zu a.

(Wegen Zubereitung der Peptonlösung s. Anhang Nr. 3.)

5. Anlegung von Reinkulturen.

Dasselbe erfolgt in der bekannten Weise am besten von der Agarplatte aus, durch Fischen und Anlegen von Gelatinestichkulturen auf schräg erstarrtem Agar.

6. Prüfung der Reinkulturen.

a) durch Prüfung der Agglutinierbarkeit (s. Anhang Nr. 4).

b) durch den Pfeifferschen Versuch (s. Anhang Nr. 5).

II. Gang der Untersuchung.

1. Bei dem ersten Krankheitsfall an einem Ort.

Es sind sämtliche Verfahren anzuwenden, und zwar in folgender Reihenfolge: 1. Impfung der Peptonröhrchen, 2. Herstellung der mikroskopischen Präparate, 3. Anfertigung von Gelatine- und Agarplatten, 4. Untersuchung der mikroskopischen Präparate, 5. Herstellung von Reinkulturen, 6. Prüfung derselben vermittels des Agglutinations-, sowie des Pfeifferschen Versuchs.

2. Bei den weiteren Krankheitsfällen ist ebenso wie bei den ersten Fällen zu verfahren, jedoch sind statt sechs nur drei Peptonröhrchen, statt je zwei nur je eine Serie der Gelatine- und Agarplatten, statt letzterer event. auch Röhrchen mit schräg erstarrtem Agar zu impfen. Prüfung der verdächtigen Kolonien vermittelst des Agglutinationsversuchs.

3. Bei Ansteckungsverdächtigen und bei Genesenen.

Die mikroskopische Untersuchung fällt fort, falls nicht die Ausleerungen choleraartig sind. Statt der sechs Peptonröhrchen ein Peptonkölbchen (s. I 4b). Von da aus Anlegen je einer Serie Gelatine- und Agarplatten. Prüfung der verdächtigen Kolonien vermittelst des Agglutinationsversuchs. Sonst wie bei 2.

4. Wasseruntersuchung.

Mindestens 1 Liter des zu untersuchenden Wassers wird mit 1 Kölbchen (100 ccm) der Peptonstammlösung versetzt und gründlich durchgeschüttelt, dann in Kölbchen zu je 100 ccm verteilt und nach 8- und 12stündigem Verweilen im Brutschrank bei 37^0 in der Weise untersucht, daß mit Tröpfchen, welche aus der obersten Schicht entnommen sind, mikroskopische Präparate und von denjenigen Kölbchen, an dessen Oberfläche nach Ausweis des mikroskopischen Präparats die meisten Vibrionen vorhanden sind, Peptonröhrchen, Gelatine- und Agarplatten angelegt und wie bei 1 weiter untersucht werden. Zur Prüfung der Reinkulturen Agglutinations- und Pfeifferscher Versuch.

III. Beurteilung des Befundes[1]).

Zu II. 1. (Bei den ersten Krankheitsfällen.)

Die Diagnose Cholera ist erst dann als sicher anzusehen, wenn sämtliche Untersuchungsmethoden ein positives Ergebnis haben, wichtig ist namentlich eine hohe Agglutinierbarkeit (s. Anhang 4b) und der positive Ausfall des Pfeifferschen Versuchs. Ergibt sich bei der mikroskopischen Untersuchung eine Reinkultur von Vibrionen in der charakteristischen Anordnung, und finden sich auf der Gelatineplatte Kolonien von typischem Aussehen, so kann die vorläufige Diagnose Cholera gestellt, vor Abgabe der endgültigen Diagnose muß aber das Ergebnis der ganzen Untersuchung abgewartet werden.

Zu II. 2. (Bei den weiteren Krankheitsfällen.)

Die Diagnose Cholera kann gestellt werden, wenn die mikroskopische Untersuchung, die Untersuchung der Kolonien in Gelatine und auf Agar und der Agglutinationsversuch im hängenden Tropfen positiv ausgefallen sind. Gibt die Agglutinationsprobe im hängenden Tropfen nicht völlig einwandsfreie Resultate, so ist die quantitative Bestimmnng der Agglutinierbarkeit vorzunehmen, sobald eine Reinkultur von der verdächtigen Kolonie gewonnen worden ist.

Zu II. 3. (Bei Ansteckungsverdächtigen und bei Genesenen.)

Cholera ist bei Ansteckungsverdächtigen als nicht vorhanden anzusehen, wenn bei zwei durch einen Tag von einander getrennten Untersuchungen des Stuhlganges keine Cholerabakterien gefunden worden sind. Genesene sind als nicht mehr ansteckungsfähig anzusehen, wenn dieselbe Untersuchung an drei durch je einen Tag getrennten Tagen negativ ausgefallen ist.

Zu II. 4. (Wasser.)

Etwa im Wasser nachgewiesene Vibrionen sind nur dann als Cholerabakterien anzusprechen, wenn die Agglutinierbarkeit eine entsprechende Höhe hat und der Pfeiffersche Versuch positiv ausgefallen ist.

IV. Feststellung abgelaufener Cholerafälle.

Abgelaufene choleraverdächtige Krankheitsfälle lassen sich feststellen durch Untersuchung des Blutserums der Erkrankten. Aus dem vermittelst Schröpfkopfs oder Venenpunktion am Vorderarm gewonnenen Blut stellt man mindestens 1 ccm Serum her und macht damit verschiedene abgestufte Verdünnungen mit 0,8 proz. Kochsalzlösung behufs Prüfung auf agglutinierende Eigenschaften gegenüber einer bekannten frischen Cholerakultur und behufs Anstellung des Pfeifferschen Versuchs (s. Anhang Nr. 5).

---

1) In allen Fällen, in denen bei der Untersuchung der Verdacht entsteht, daß aus irgend einer Veranlassung, z. B. infolge von Zusatz eines Desinfektionsmittels, das Untersuchungsmaterial nicht einwandfrei ist, muß sofort telegraphisch neues Material eingefordert werden.

Anhang.

1. **Bereitung der Gelatine.**

   a) Herstellung von Fleischwasserpeptonbrühe: $^1/_2$ kg in Stücken gekauftes und im Laboratorium zerkleinertes fettfreies Rindfleisch wird mit 1 Liter Wasser angesetzt, 24 Stunden lang in der Kälte oder 1 Stunde lang bei 37° digeriert und durch ein Seihtuch gepreßt. Von diesem Fleischwasser wird 1 Liter mit 10 g Peptonum siccum Witte und 5 g Kochsalz versetzt, $^1/_2$ Stunde lang gekocht, mit Sodalösung alkalisch gemacht, $^3/_4$ Stunden lang gekocht und filtriert.

   b) Herstellung der Gelatine: Zu 1 Liter Fleischwasserpeptonbrühe werden 100 g Gelatine zugesetzt, bei gelinder Wärme gelöst, alkalisch gemacht — die erforderliche Alkaleszenz wird erreicht, wenn nach Herstellung des Lackmusneutralpunktes auf 100 ccm Gelatine 3 ccm einer 10 proz. Lösung von krystallisiertem kohlensaurem Natron zugesetzt werden —, $^3/_4$ Stunden lang in strömendem Dampf erhitzt und filtriert.

2. **Bereitung des Agars.**

   a) Herstellung von Fleischwasserpeptonbrühe: wie zu 1a.

   b) Herstellung des Agars: Zu 1 Liter Fleischwasserpeptonbrühe werden 30 g Agar hinzugesetzt, alkalisiert wie bei 1b, entsprechend lange gekocht und filtriert.

3. **Bereitung der Peptonlösung.**

   a) Herstellung der Stammlösung: In 1 Liter destilliertem sterilisiertem Wasser werden 100 g Peptonum siccum Witte, 100 g Kochsalz, 1 g Kaliumnitrat (nach Wölfel besser 0,75 g. Der Verf.) und 2 g kristallisiertes kohlensaures Natron in der Wärme gelöst, die Lösung wird filtriert, in Kölbchen zu je 100 ccm abgefüllt und sterilisiert.

   b) Herstellung der Peptonlösung: Von der vorstehenden Stammlösung wird eine Verdünnung von 1 × 9 Wasser hergestellt und zu je 10 ccm in Röhrchen und zu je 50 ccm in Kölbchen abgefüllt und sterilisiert.

4. **Agglutinationsversuch** ⎫
   　　　　　　　　　　　　　　⎬ s. Seite 34 und 35.
5. **Pfeifferscher Versuch** ⎭

Dieses Schema wird auch noch jetzt nach 13 Jahren immer die Grundlage einer jeden Choleradiagnostik sein, aber immerhin haben neuere Untersuchungen manches vereinfacht und vervollkommnet.

Zunächst kann die besonders für kleine und fliegende Laboratorien umständliche Darstellung des Agars durch den Marxschen Ragitagar (Merck-Darmstadt) ersetzt werden, der sich, wie Sparmberg und Amako mitteilten, grade hier bei über 3000 Stuhluntersuchungen und auch zur Herstellung des Dieudonnéschen Nährbodens bewährt hat.

Auf Heims Untersuchungen weiterbauend, ist Dieudonné mit seinem Blutalkaliagar dem so lange erstrebten Ziel zum mindesten sehr nahe gekommen, einen Nährboden zu konstruieren, der so elektiv für Choleravibrionen ist, daß im großen und ganzen nur diese und nicht auch die anderen Stuhlbakterien auf ihm zum Wachsen kommen.

Die Darstellung des Blutalkaliagars ist recht einfach.

In sterilem Gefäß aufgefangenes Rinderblut wird durch Schütteln mit Glasperlen oder Stahlspänen (Parquettspäne) defibriniert und nach Zusatz einer gleichen Menge Normalkalilauge $^1/_2$ Stunde in strömendem Dampf sterilisiert. Diese fast unbegrenzt haltbare Blutalkalilösung wird nach Bedarf neutralem Nähragar oder Ragitagar im Verhältnis 3:7 zugesetzt. Mit der Mischung werden Platten gegossen, die $^1/_2$ Stunde bei 60° getrocknet werden. Die Platten müssen dann mindestens 24 Stunden bei Zimmertemperatur stehen, damit die ziemlich große Menge des sich abspaltenden Ammoniaks, die das Wachstum des Choleravibrio stören würde, verdampfen kann.

Die Untersuchungen mit dem Dieudonnéschen Blutalkaliagar sind allseits so günstig ausgefallen, daß er heut unbedingt bei der Untersuchung von Stuhl auf Choleravibrionen herangezogen werden muß. Die Vibrionen bilden auf diesem Nährboden große kreisrunde, im durchfallenden Licht glashelle und im auffallenden Licht graue Kolonien mit glatten Rändern. Selbstverständlich müssen die auf diesem Nährhoden als Vibrionen erkannten Kolonien mit Hilfe der spezifischen Reaktionen (s. S. 34, 35) weiter untersucht werden, da der Nährboden zwar Coli fast absolut hemmt, dagegen allen Choleraähnlichen in gleicher Weise, wie Cholera, günstige Wachstumsbedingungen bietet. Laubenheimer machte darauf aufmerksam, daß die Agglutinabilität der Choleravibrionen auf dem Blutalkaliagar leidet, was zu berücksichtigen ist.

Da der Nährboden immerhin etwas umständlich zu bereiten ist, vor allem da er frisches defibriniertes Blut verlangt und erst nach 24stündigem Stehen zu gebrauchen ist, hat es nicht an vielen Versuchen gefehlt, ihn zu modifizieren.

Die zahlreichen Modifikationen des Dieudonnéschen Nährbodens brachten aber teils keine Vorteile, teils wurden solche der Darstellung durch schlechtere Resultate im Gebrauch wieder aufgewogen. Die einzige Ausnahme scheint mir die Modifikation Kabeshimas zu machen, die sich — Nachprüfungen liegen hierüber in deutschen Zeitschriften nicht vor — in den letzten Jahren in Japan ganz ausgezeichnet bewährt hat. Die Vorschrift für Kabeshimas Blutalkaliagar ist folgende:

80 ccm im Dampftopf aufgeschmolzener neutraler 3proz. Agar werden im Erlenmeyer-Kölbchen mit 10 ccm 18proz. Sodalösung versetzt. Die Mischung wird 10 Minuten gekocht. Nach Abkühlen auf 50° werden 3 g Hämoglobinextrakt Pfeuffer, gelöst in 10 ccm 0,85proz. Kochsalzlösung, zugesetzt. Nach gutem Mengen wird in 7 Petrischälchen ausgegossen, die bis zum Erstarren offen bleiben. Um das Kondenswasser zu entfernen, kommen die Schälchen noch für 30 Minuten (Deckel nach unten) in den Brütschrank und sind dann sofort gebrauchsfertig.

Untersuchungsmethode: Stuhl wird mit etwa 50 ccm Peptonwasser

verdünnt. Auf jede Platte kommt eine Öse. Es werden dann zunächst 10 etwa
2 cm von einander entfernte Striche angelegt und dann eben so viel sich kreuzende.
Nach 12—15 Stunden bei 37⁰ werden die verdächtigen Kolonien gefischt. Die
Cholerakolonien sind dann 1—3 mm groß, halbkugelförmig, durchsichtig, bei auffallendem Licht feucht und grauweiß erscheinend. Nach 30 Stunden erreichen sie
eine Größe von 6—7 mm.

Vergleichende Untersuchungen Kabeshimas — bei echter Cholera und
nicht etwa mit künstlichen Cholerastühlen — ergaben, daß sowohl in 68 mit
Dieudonnéschem Agar, wie in 112 mit Kabeshimas Agar untersuchten Fällen
stets Cholera nachgewiesen werden konnte, aber auf der Kabeshima-Modifikation
waren in 93,7 % der Fälle nur Choleravibrionen gewachsen, während auf dem
Dieudonnéschen Originalagar eine sofortige Reinkultur nur in 78 % erreicht war.

Aber auch der beste Elektionährboden macht nicht etwa die
Peptonanreicherung überflüssig; das Peptonanreicherungsver-
fahren ist stets unter allen Umständen in der beschriebenen
Weise anzusetzen.

Eine weitere Verbesserung der Choleradiagnostik bedeutet der
Vorschlag von Teruuchi und Hida das Witte-Pepton durch ein nach
besonderer Methode dargestelltes Kaseintrypsinpepton (Merck-
Darmstadt) zu ersetzen. Witte-Pepton begünstigt auch in stark alkalischer Lösung das Bakterienwachstum fast allgemein, während ein stark
alkalisches mit Kaseintrypsinpepton dargestelltes Peptonwasser zwar
ein vorzügliches Nährmedium für Choleravibrionen ist, aber Coli fast
vollständig hemmt. In den japanischen Epidemien hat man daher in
Tokio für die Choleradiagnostik die Peptonröhrchen in letzter Zeit
vorteilhaft mit diesem Teruuchischen Pepton hergestellt.

Für die Färbetechnik sei noch auf folgendes aufmerksam
gemacht: Alle Präparate aus Peptonröhrchen geben auf dem Deckglas
sehr störende Niederschläge. Diese lassen sich bei Vorbehandlung
nach Böhme, $^{1}/_{2}$—1 Minute mit verdünnter Jodtinkturlösung (1 g Jod-
tinktur + 9 g Alkohol 96%) vermeiden.

Bei der Versendung von choleraverdächtigem Material
an Zentralstellen zwecks bakteriologischer Untersuchung muß
zunächst stets die überaus große Empfindlichkeit der Choleravibrionen
gegen Säuren und Desinfizientien berücksichtigt werden. Man soll
deshalb die Herrichtung solchen Materials zum Versand schon aus
diesem Grunde niemals Untergeordneten überlassen, denen oft das
Verständnis für diesen besonderen Zweck abgeht, und die in bester
Absicht auch solches Material vorschriftsmäßig desinfizieren. Da solche
Fälle zahlreich vorgekommen sind, scheint es wohl angebracht, besonders
darauf hinzuweisen. Handelt es sich um Stuhl, so ist derselbe am besten
in Flaschen, welche absolut dicht zu verschließen sind, zu füllen.

Womöglich soll die Versendung in den Sommermonaten stets in Eispackungen geschehen, dies ist ja leicht auszuführen, indem die Flasche in eine mit Eis gefüllte tierische Blase und diese in eine Blechkiste gesteckt wird. Unter allen Umständen ist für möglichst schnellen Transport zu sorgen und darauf zu achten, daß nicht durch zeitlich unzweckmäßige Aufgabe an der Post das Untersuchungsmaterial bis zum Versand lange in den warmen Räumen des Postgebäudes zu lagern hat. Handelt es sich um Leichenmaterial, so ist ein Stück Dünndarm abzubinden und einzusenden. Stets ist dann in der von Günther betonten Weise vorzugehen, daß unter allen Umständen gleich an Ort und Stelle Trockenpräparate angefertigt werden. Sind keine Deckgläschen oder Objektträger vorhanden, so wird das Material auf irgendwelchem Glas, zerbrochenen Fensterscheibe oder sonst etwas, aufgestrichen, nachdem es lufttrocken geworden ist, in Papier gewickelt und mitgeschickt. Da unter Umständen schon das mikroskopische Bild die Diagnose nahezu sichern kann, ist dies Verfahren sehr wichtig. Die Stunden, die zwischen Obduktion und Untersuchung liegen, können das bakteriologische Bild ganz erheblich verschoben haben, so daß sich in einem Präparat die vorher anscheinend in Reinkultur vorhandenen Vibrionen kaum noch finden lassen.

Der bereits oben erwähnte Ministerialerlaß gibt auch eine Anweisung über diese Punkte. Die Bestimmungen lauten wie folgt:

Anweisung zur Entnahme und Versendung choleraverdächtiger Untersuchungsobjekte.

A. Entnahme des Materials.

a) Vom Lebenden.

Ausleerungen: Etwa 50 ccm der Ausleerungen[1]) werden ohne Zusatz eines Antiseptikums oder auch nur von Wasser aufgefangen. Gleichzeitig wird auf eine Anzahl Deckgläschen — von jeder Probe 6 — je ein kleines Tröpfchen der Ausleerungen, womöglich ein Schleimflöckchen, gebracht, mit einer Skalpellspitze fein verteilt und dann mit der bestrichenen Seite nach oben zum Trocknen hingelegt (Ausstrichpräparate). Endlich empfiehlt es sich, gleich an Ort und Stelle 3 schräg erstarrte Agarröhrchen (ein Original und 2 Verdünnungen) mit einer Öse des Darminhalts oberflächlich zu impfen und mitzusenden. Die hierzu erforderlichen Agarröhrchen sind von der nächsten Untersuchungsstelle zu beziehen.

Wäschestücke: Frisch mit Ausleerung beschmutzte Wäschestücke werden wie Proben von Ausleerungen behandelt.

Blut: Handelt es sich um nachträgliche Feststellung eines abgelaufenen choleraverdächtigen Falles, so kann diese durch Untersuchung einer Blutprobe vermittelst des Pfeifferschen Versuchs und der Agglutinationsprobe geschehen. Man entnimmt mindestens 3 ccm Blut durch Venenpunktion am Vorderarm oder sterilen

---

1) Ist keine freiwillige Stuhlentleerung zu erhalten, so ist dieselbe durch Einführung von Glyzerin zu bewirken. — Ich verweise hier auf die Untersuchungen Gosios (S. 17) über die vibrionentötende Wirkung des Glyzerins, die dies Verfahren als nicht unbedenklich erscheinen läßt.

Schröpfkopf und sendet es in einem sterilen zugeschmolzenen Reagensglase ein.
Scheidet sich das Serum rasch ab, so kann demselben zur besseren Konservierung
0,5°/₀ Phenol hinzugefügt werden.

b) Von der Leiche.

Die Obduktion der Leiche ist sobald als möglich nach dem Tode auszuführen und in der Regel auf die Eröffnung der Bauchhöhle und Herausnahme von
3 Dünndarmschlingen zu beschränken. Zu entnehmen und einzusenden sind
3 doppelt unterbundene 15 cm lange Stücke, und zwar aus dem mittleren Teile
des Ileum, etwa 2 m oberhalb sowie unmittelbar oberhalb der Ileocökalklappe. Besonders wertvoll ist das letztbezeichnete Stück, welches daher bei der Sendung
niemals fehlen sollte.

B. Auswahl und Behandlung der zur Aufnahme des Materials bestimmten Gefäße.

Am geeignetsten sind starkwandige Pulvergläser mit eingeschliffenem
Glasstöpsel und weitem Halse, in Ermangelung derselben Gläser mit glattem
zylindrischen Halse, welche mit gut passenden, frisch ausgekochten Korken zu verschließen sind.

Die Gläser müssen vor dem Gebrauche frisch ausgekocht, dürfen dagegen
nicht mit einer Desinfektionsflüssigkeit ausgespült werden.

Nach der Aufnahme des Materials sind die Gläser sicher zu verschließen
und ist der Stopfen mit Pergamentpapier zu überbinden; auch ist an jedem Glase
ein Zettel, der genaue Angaben über den Inhalt unter Bezeichnung der Person,
von welcher es stammt, und der Zeit der Entnahme (Tag und Stunde) enthält,
fest aufzukleben oder sicher anzubinden.

C. Verpackung und Versendung.

In eine Sendung dürfen immer nur Untersuchungsmaterialien von einem
Kranken bzw. einer Leiche gepackt werden. Ein Schein ist beizulegen, auf dem
anzugeben sind: die einzelnen Bestandteile der Sendung, Name, Alter, Geschlecht
des Kranken bzw. der Leiche, Tag und Ort der Erkrankung, Heimats- bzw. Her-
kunftsort der von auswärts zugereisten Personen, Krankheitsform, Tag und Stunde
der Erkrankung bzw. des Todes.

Zum Verpacken dürfen nur feste Kisten — keine Zigarrenkisten, Papp-
schachteln u. dgl. — benutzt werden. Deckgläschen werden in Fließpapier eingeschlagen und mit Watte in einem leeren Deckglasschächtelchen fest verpackt.
Die Gläser und Schächtelchen sind in den Kisten mittels Holzwolle, Heu, Stroh,
Watte u. dgl. so zu verpacken, daß sie unbeweglich liegen und nicht an einander
stoßen.

Die Sendung muß mit starkem Bindfaden umschnürt, versiegelt und mit der
deutlich geschriebenen Adresse der Untersuchungsstelle sowie mit dem Vermerke:
„Vorsicht" versehen werden.

Bei Beförderungen durch die Post ist die Sendung als „dringendes Packet"
aufzugeben und der Untersuchungsstelle, an welche sie gerichtet ist, telegraphisch
anzukündigen.

Bei der Entnahme, Verpackung und Versendung des Materials ist jeder un-
nütze Zeitverlust zu vermeiden, da sonst das Ergebnis der Untersuchung in Frage
gestellt werden würde.

Die **Differentialdiagnostik der Choleravibrionen durch die Immunitätsreaktionen,** auf welche schon mehrfach hingewiesen wurde, ist von so fundamentaler Bedeutung geworden, nicht nur für dieses Gebiet, sondern für die ganze moderne Serodiagnostik und für die Immunitätslehre, daß es notwendig erscheint, dieselbe ausführlich zu behandeln.

Bei der Besprechung der kulturellen Eigentümlichkeit der Choleravibrionen ist erörtert worden, daß sie besondere Wachstumseigentümlichkeiten haben, und daß sie chemische Leistungen auszuüben imstande sind, die manchen Vibrionen nicht zukommen, ebenso wie ihre Tierpathogenität sie von vielen unterscheidet. Aber je mehr Vibrionen gefunden wurden, um so schwieriger, ja manchmal fast unmöglich war es, sich auf Grund dieser Kriterien mit absoluter Sicherheit über die Natur der gefundenen Vibrionen zu äußern. Erst durch die aus dem Jahre 1894 und später stammenden Arbeiten von R. Pfeiffer und seiner Schüler Isaeff und Kolle über Choleraimmunität ist die Grundlage für eine einwandsfreie Choleradiagnostik geschaffen worden.

Die Tatsache, daß gegen Cholera Tiere, besonders auch Meerschweinchen, verhältnismäßig leicht zu immunisieren sind, war durch die Arbeiten von Brieger, v. Wassermann und R. Pfeiffer seit Anfang der 90er Jahre bekannt. Es genügt zu diesem Zwecke, Meerschweinchen 1 Öse durch Chloroformdämpfe abgetöteter Cholerakultur intraperitoneal zu injizieren. Unbekannt waren bis zu den weiteren Arbeiten R. Pfeiffers die Vorgänge geblieben, die in dem immunisierten Tier bei der Vernichtung der eingeführten Vibrionen sich abspielten. Pfeiffer studierte dieses bis dahin dunkle Gebiet, indem er das Geschick der in die Bauchhöhle eines immunisierten Meerschweinchens eingeführten Vibrionen verfolgte. Zu diesem Zweck wurde in der schon beschriebenen Weise zunächst dem Immuntier Kultur intraperitoneal injiziert und dann später durch Einstoßen einer Glaskapillare an der Injektionsstelle (Isaeff) in die Bauchhöhle Exsudat entnommen. Im hängenden Tropfen erhält man dann ein Bild von dem, was aus den eingeführten Mikroben geworden ist.

Betrachten wir zunächst die Vorgänge, die sich in der Peritonealhöhle eines normalen Meerschweinchens nach der Injektion von $^1/_{10}$ Normalöse einer 18 stündigen vollvirulenten Kultur abspielen. Entnimmt man einem solchen Tier 20 Minuten nach der Kulturinjektion Exsudat, so sieht man, daß sich sehr zahlreiche, äußerst bewegliche Vibrionen im Tropfen befinden. Es muß bereits zu einer erheblichen Vermehrung gekommen sein. Die Vermehrung nimmt noch zu, und nach 40 und 60 Minuten wimmelt es geradezu von Vibrionen. Die Obduktion der prompt sterbenden Tiere läßt in der Bauchhöhle ein zähes, fadenziehendes, entzündliches Exsudat mit enormen Mengen von Cholerabakterien vorfinden.

Ganz anders ist das Bild, welches das Peritonealexsudat eines Immuntieres darbietet, das mit einer ganzen Öse infiziert worden war. Je nach dem Immunitätsgrad finden sich 20 Minuten nach der Infektion nur noch wenige bewegliche und viel unbewegliche oder nur unbewegliche Vibrionen oder schließlich gar keine mehr vor. An Stelle der Vibrionen sind zahlreiche kleine, stark lichtbrechende, zum Teil noch bewegliche Kügelchen, die Granula R. Pfeiffers, getreten. Diese sind die Reste der zerfallenen Vibrionen, die schließlich innerhalb 40—60 Minuten völlig aufgelöst werden. Durch Exsudatentnahme kann man sich jeder Zeit von dem Fortgang des Kampfes des Organismus mit den Vibrionen überzeugen. Dieser merkwürdige Vorgang der Auflösung der Vibrionen durch die zellfreien Säfte des Peritoneums der immunen Tiere, das Pfeiffersche Phänomen, ist ein spezifischer Vorgang, d. h. ein Choleraimmuntier vermag nur Choleravibrionen aufzulösen, während es nicht imstande ist, andere pathogene Vibrionen anzugreifen. Es ist also das Pfeiffersche Phänomen eine Reaktion, die uns gestattet, mit Sicherheit festzustellen, ob eine virulente Vibrionenkultur Cholera ist oder nicht.

Sehr erleichtert und zum Allgemeingut aller bakteriologischen Laboratorien ist das Pfeiffersche Phänomen dadurch geworden, daß, wie R. Pfeiffer zeigte, das Serum choleraimmuner Tiere mit Vibrionen in die Bauchhöhle eines normalen Meerschweinchens gebracht, genau dieselben Erscheinungen, Lähmung der Vibrionen, Zerfall in Granula und Auflösung der letzteren, wie sie in der Bauchhöhle des Immuntieres auftreten, hervorruft.

Gruber, Durham und R. Pfeiffer konstatierten dann unabhängig und nahezu gleichzeitig, daß dem Choleraimmunserum noch eine weitere Wirkung im Reagenzglas zukommt, nämlich die Fähigkeit, suspendierte Bakterien zu lähmen, zu verklumpen und aus dem Medium auszufällen. Dieser als Agglutination bezeichnete Vorgang ist von einer außerordentlichen Bedeutung für die Diagnostik, ganz besonders die des Typhus, geworden. Durch die umfassenden Untersuchungen von Kolle und dessen Mitarbeitern hat sich ergeben, daß auch dieser Vorgang für Choleravibrionen ein absolut spezifischer ist, d. h., wenn ich ein hochwertiges Immunserum benutze, so bin ich sicher, daß ich mit diesem in genügender Verdünnung ausschließlich Choleravibrionen zu agglutinieren imstande bin. Alle anderen Vibrionen, wenn sie in kultureller Beziehung dem Erreger der echten Cholera noch so nahe stehen, werden niemals durch ein Choleraimmunserum

beeinflußt, ebenso wie nicht umgekehrt Choleravibrionen durch ein
Serum verklumpt werden, das mit einem anderen Vibrio gewonnen
ist. So ist in diesem Falle die Agglutination in ihrer diagnostischen
Bedeutung dem Pfeifferschen Versuch gleich zu stellen, trotzdem
wird man in allen Fällen, wo es irgend angeht, auch diesen, so
überaus wichtigen Versuch anstellen, wie es ja auch die Vorschrift
verlangt.

Es ist unter allen Umständen daran fest zu halten, daß
die Diagnose Cholera nur auf Grund einwandsfrei aus-
geführter Immunitätsreaktionen zu stellen ist.

Für die Ausführung der Agglutination und des Pfeifferschen
Versuches gibt der erwähnte Erlaß folgende Vorschriften:

4. Agglutinationsversuch.

(Das hierzu erforderliche Testserum ist aus dem Königlichen Institut für
Infektionskrankheiten zu Berlin zu beziehen.)

a) im hängenden Tropfen (in 0,8proz. Kochsalzlösung) bei schwacher Vergrößerung. Es muß mit dem spezifischen Serum in zwei verschiedenen
Konzentrationen sofort, spätestens aber während eines 20 Minuten langen
Verweilens im Brutschrank bei 37° deutliche Häufchenbildung eintreten.
Zur Kontrolle ist ein Präparat mit einer 10mal so starken Konzentration
von normalem Serum derselben Tierart, von welcher das Testserum
stammt, herzustellen und zu untersuchen. Bei dieser Untersuchungsmethode ist zu berücksichtigen, daß es Vibrionenarten gibt, welche sich
im hängenden Tropfen so schwer verreiben lassen, daß leicht Häufchenbildung vorgetäuscht wird.

b) Quantitative Bestimmung der Agglutinierbarkeit. Mit dem
Testserum werden durch Vermischen mit 0,8proz. (behufs völliger
Klärung zweimal durch gehärtete Filter filtrierter) Kochsalzlösung Verdünnungen im Verhältnis von 1 : 50, 1 : 100, 1 : 500, 1 : 1000 und
1 : 2000 hergestellt. Von diesen Verdünnungen wird je 1 ccm in Reagensröhrchen gegeben, und je eine Öse der zu prüfenden Agarkultur darin
verrieben und durch Schütteln gleichmäßig verteilt. Nach einstündigem
Verweilen im Brutschrank bei 37° werden die Röhrchen herausgenommen
und besichtigt, und zwar am besten so, daß man sie schräg hält und
von unten nach oben mit dem von der Zimmerdecke reflektierten Tageslicht bei schwacher Lupenvergrößerung betrachtet. Der Ausfall des Versuchs ist nur dann als positiv anzusehen, wenn unzweifelhafte Häufchenbildung (Agglutination) erfolgt ist.

Bei jeder Untersuchung müssen Kontrollversuche angestellt werden,
und zwar:

1. mit der verdächtigen Kultur und mit normalem Serum derselben Tierart, aber in 10fach stärkerer Konzentration;
2. mit derselben Kultur und mit der Verdünnungsflüssigkeit;
3. mit einer bekannten Cholerakultur von gleichem Alter wie die zu
untersuchende Kultur, und mit dem Testserum.

5. Pfeifferscher Versuch.

Für die Anstellung des Pfeifferschen Versuchs ist Kaninchenserum zu benutzen. Die im folgenden gemachten Zahlenangaben beziehen sich nur auf dieses Serum. Dasselbe muß möglichst hochwertig sein, mindestens sollen 0,0002 g des Serums genügen, um bei Injektion von einer Öse (1 Öse = 2 mg) einer 18stündigen Choleraagarkultur von konstanter Virulenz und 1 ccm Nährbouillon die Cholerabakterien innerhalb einer Stunde in der Bauchhöhle des Meerschweinchens zur Auflösung unter Körnchenbildung zu bringen, d. h. das Serum muß mindestens einen Titer von 0,0002 g haben.

Zur Ausführung des Pfeifferschen Versuchs sind 4 Meerschweinchen von je 200 g Gewicht erforderlich.

Tier A erhält das Fünffache der Titerdosis, also 1 mg von einem Serum mit Titer 1:5000.

Tier B erhält das Zehnfache der Titerdosis, also 2 mg von einem Serum mit Titer 1:5000.

Tier C dient als Kontrolltier und enthält das 50fache der Titerdosis, also 10 mg von normalem Serum derselben Tierart, von welcher das bei Tier A und B benutzte Serum stammt.

Sämtliche Tiere erhalten diese Serumdosen gemischt mit je einer Öse der zu untersuchenden, 18 Stunden bis 37° auf Agar gezüchteten Kultur in 1 ccm Fleischbrühe (nicht in Kochsalz- oder Peptonlösung) mit stumpfer Kanüle in die Bauchhöhle eingespritzt.

Tier D erhält nur 1 Öse der zu untersuchenden Kultur in die Bauchhöhle zum Nachweis, ob die Kultur für Meerschweinchen virulent ist.

Zur Einspritzung benutzt man eine Hohlnadel mit abgestumpfter Spitze. Die Einspritzung in die Bauchhöhle geschieht nach Durchschneidung der äußeren Haut; es kann dann mit Leichtigkeit die Hohlnadel in den Bauchraum eingestoßen werden. Die Entnahme der Peritonealflüssigkeit zur mikroskopischen Untersuchung im hängenden Tropfen erfolgt vermittels Haarröhrchen gleichfalls an dieser Stelle. Die Betrachtung der Flüssigkeit geschieht im hängenden Tropfen bei starker Vergrößerung, und zwar sofort nach der Einspritzung, 20 Minuten und 1 Stunde nach derselben.

Bei Tier A und B muß nach 20 Minuten, spätestens nach 1 Stunde typische Körnchenbildung oder Auflösung der Vibrionen erfolgt sein, während bei Tier C und D eine große Menge lebhaft beweglicher und in ihrer Form gut erhaltener Vibrionen vorhanden sein muß. Damit ist die Diagnose gesichert.

Behufs Feststellung abgelaufener Cholerafälle ist der Pfeiffersche Versuch in folgender Weise anzustellen:

Es werden Verdünnungen des Serums des verdächtigen Menschen mit 20, 100 und 500 Teilen der Fleischbrühe hergestellt und davon je 1 ccm mit je einer Öse einer 18stündigen Agarkultur virulenter Choleravibrionen vermischt, je einem Meerschweinchen von 200 g Gewicht in die Bauchhöhle eingespritzt. Ein Kontrolltier erhält 1 Öse der gleichen Kultur ohne Serum in 1 ccm Fleischbrühe aufgeschwemmt in die Bauchhöhle eingespritzt.

Bei positivem Ausfall der Reaktion nach 20 bzw. 60 Minuten ist anzunehmen, daß der betreffende Mensch, von welchem das Serum stammt, die Cholera überstanden hat.

3 *

Diesen exakten Vorschriften seien noch einige Erläuterungen, zunächst für den Pfeifferschen Versuch hinzugefügt. Das erste Erfordernis hierfür ist natürlich ein hochwertiges Immunserum. Für die amtliche Choleradiagnostik ist mit Recht gefordert, daß dies von einem Institut, das im staatlichen Auftrage ein solches herstellt, bezogen sein muß, denn so ist die höchste Garantie geboten, daß nicht etwa infolge einer Verwechselung mit einem Choleraähnlichen an Stelle von echter Cholera immunisiert worden ist. Will man sich jedoch für eigene Versuche ein solches herstellen, so ist dies sehr einfach.

Es genügt einem Kaninchen von etwa 2000 g 3 abgetötete Choleraagarkulturen (mit Kochsalzlösung abgeschwemmt und 1 Stunde bei 60° im Wasserbad gehalten) subkutan zu injizieren. Nach 8—10 Tagen liefert ein solches Tier fast stets ein hochwertiges Immunserum, und selten ist eine zweite Injektion nötig (Marx). Merten und dann Friedberger zeigten, daß man auch mit sehr kleinen Dosen ($^1/_5$ Öse subkutan und bis $^1/_{1000}$ Öse intravenös) Sera erzielen kann, die recht hochwertig sind, wenn auch nicht so wie mit der ersten Methode. Mit 0,5 $^0/_0$ Phenol versetzt, ist ein solches Serum unbegrenzt haltbar. Es ist nicht angängig, reines Phenol zuzusetzen, da dies Eiweißfällungen hervorruft, sondern man benutzt entweder die 5 proz. wässrige Phenollösung oder noch besser eine 10 proz. Karbolglyzerinlösung (10 Karbol, 20 Glyzerin, 70 Aqua dest.). Soll dies Serum zu diagnostischen Zwecken dienen, so ist es notwendig, genau den bakteriziden Titer des Serums zu ermitteln, d. h. festzustellen, welche geringste Menge Serum noch ausreicht, eine Öse virulenter Kultur in dem Meerschweinchenperitoneum aufzulösen.

Man geht dazu zweckmäßig in folgender Weise vor: Von dem Serum wird eine Verdünnung 1:10 mit Nährbouillon hergestellt und durch weitere Verdünnung 1:10 die Verdünnungen 1:100, 1:1000 usw. Für die Injektionen gilt es als Grundregel, daß die injizierte Flüssigkeitsmenge stets 1 ccm ist. Die Kulturmenge, die der Injektionsflüssigkeit beigemengt wird, beträgt stets 1 Öse einer vollvirulenten Kultur, also die 10 fach tödliche Dosis. Man injiziert zunächst 2 Tiere und zwar das eine mit 1 ccm der Verdünnung 1:100 = 10 mg Serum und das andere mit 1 ccm 1:1000 = 1 mg Serum. Außerdem ist stets ein Kontrolltier anzusetzen mit $^1/_{10}$ Öse Kultur (1 ccm einer Aufschwemmung von 1 Öse Kultur in 10 ccm Kochsalzlösung). Sind nach 20 Minuten zahlreiche bewegliche Vibrionen in dem Exsudat dieses Tieres enthalten, so ist die Kultur virulent, und man kann zur Untersuchung der anderen Tiere schreiten. 10 mg Serum werden meist ausgereicht haben, um alle Vibrionen aufzulösen. Je nachdem nun der Befund bei dem mit 1 mg Serum behandelten Tier ist, ob viel bewegliche Vibrionen und nur spärliche Granula oder umgekehrt, läßt sich meist schon nach 20 Minuten sagen, ob der Titer zwischen 10 mg und 1 mg liegt, oder ob noch kleinere Mengen als 1 mg zur Auflösung der Vibrionen ausreichen werden. Spätestens nach 40 Minuten ist diese Frage entschieden, und man wird dann in der feineren Einstellung fortfahren können. Der Obduktionsbefund am nächsten Tage bzw. das Überleben bestätigt die durch die Exsudatentnahme erhobenen Befunde. Bemerkt sei, daß gelegentlich bei einem Tier, welches stirbt, keine Vibrionen in der Bauchhöhle post mortem gefunden werden. Die Serumdose, welche dieses Tier erhalten hat, war groß genug, um schließlich, aber erst nach 1—2 Stunden, die Vibrionen zu vernichten. Mittlerweile hatten sich aber dieselben erheblich vermehrt, und die Summe des

Leibesinhalts der abgetöteten Vibrionen überstieg nunmehr die Dosis Choleraendotoxin, welche vertragen werden konnte. Diejenige kleinste Serummenge, welche ausreicht, die Vibrionen abzutöten und das Tier am Leben zu erhalten, nennt R. Pfeiffer den Titer des Serums.

Handelt es sich um die Prüfung einer choleraverdächtigen Kultur, die virulent ist, so ist dies mit Hilfe des Pfeifferschen Phänomens eine überaus einfache Sache.

Man verfährt dann ganz genau nach der amtlichen Vorschrift (S. 34 und 35). Es ist durchaus notwendig, sich immer, wie dort angegeben ist, an die Titerdose zu halten und diesen Wert den Reaktionen zugrunde zu legen. Man muß sich immer vor Augen halten, daß alle Immunitätsreaktionen solche auf das Eiweißmolekül oder, anders ausgedrückt, den Rezeptorenapparat der Zelle sind. Es ist nun ohne weiteres klar, daß in jeder einzelnen Zelle außer den arteigenen, nur für die Art spezifischen Eiweißstoffen notwendigerweise eine Summe von Stoffen vorhanden ist, die als atavistische Reste aus der Ahnenreihe der Aszendenz mitgeschleppt werden, und daß so jede Spezifität theoretisch immer, oft aber auch praktisch ihre Grenzen haben muß. Wer sich das immer vor Augen hält, wird niemals in den Fehler verfallen, eine Reaktion, wie die Pfeiffersche, mit Serumdosen anzusetzen, die in gar keinem Verhältnis zu dem Titer stehen, und sich so der Gefahr aussetzen, daß neben Artreaktionen weitgehende Verwandtschaftsreaktionen überhaupt in die Erscheinung treten können. Ebenso darf nie die Kontrolle mit normalem Serum ausgelassen werden, da es nie ausgeschlossen sein kann, daß nicht schon das normale Serum Rezeptoren hat, die auf die Rezeptoren des zu prüfenden Stammes passen.

Langwieriger ist die Ermittelung auf diesem Wege, wenn der zu prüfende Stamm nicht virulent ist. Allerdings tritt dies bei frisch aus dem Stuhl oder Darm gezüchteten Vibrionen überaus selten ein, wohl aber kommt dies häufiger vor, wenn es sich um Kulturen handelt, die z. B. aus dem Wasser stammen, oder wenn es gilt, ältere Laboratoriumskulturen zu identifizieren.

In solchem Falle muß man sich entweder mit der Agglutinationsprobe begnügen, oder man ist gezwungen, einen Umweg einzuschlagen, der meist zum Ziel führt. In der Regel gelingt es mit unvirulenten Kulturen ebenso gut wie mit virulenten zu immunisieren. Man wird also versuchen, am Kaninchen mit der zu prüfenden Kultur ein Immunserum herzustellen und dann dies auf echte virulente Cholera einwirken lassen. Schützt das Serum in erheblichen Verdünnungen, 10 mg und darunter, so ist der zur Immunisierung benutzte Stamm mit Sicherheit Cholera gewesen. Nur ganz ausnahmsweise wird dies nicht gehen; so berichtet Haendel, daß eine 20 Jahre alte Cholerakultur wohl imstande war, die Antikörper des Serums im Reagenzglasversuch an sich zu binden, aber bei der Immunisierung in den gebräuchlichen Dosen absolut keine Immunstoffe produzierte.

Es sei aus historischem und theoretischem Interesse zu dem Pfeifferschen Phänomen noch bemerkt, daß Bordet zeigte, daß dem Choleraimmunserum auch im Reagenzglas vibrionenauflösende Wirkung zukommt, allerdings nur dann, wenn es ganz frisch ist, oder wenn frisches Serum zugefügt wird. Pfeiffer erklärte diesen Versuch und die Wirkung des Choleraimmunserums überhaupt, gestützt auf zahlreiche Experimente damals so, daß das Choleraimmunserum in einer aktiven und inaktiven Form vorkäme. Die aktive ist labil, leicht zerstörbar (z. B. durch 1- bis 2stündiges Erwärmen auf 58°) und geht dann in die sehr stabile inaktive über. Durch den Kontakt mit dem Peritonéalexsudat oder mit ganz frischem Serum erfolgt die Aktivierung des inaktiv gewordenen Serums, und es ist nun fähig, Vibrionen aufzulösen, d. h. eine Fermentwirkung auszuüben. Diese R. Pfeifferschen Entdeckungen gaben die Grundlage ab für die späteren theoretischen Untersuchungen über Immunität, wie sie vorzüglich von Bordet, Ehrlich und Morgenroth betrieben wurden. Was nach den Ehrlichschen Anschauungen als Ambozeptor bezeichnet wird, entspricht der inaktiven Form des Immunserums von R. Pfeiffer. Dieser stabile Immunkörper wird nach Ehrlich und Morgenroth durch das labile Komplement erst wirksam, entsprechend R. Pfeiffers aktiver Form des Immunserums.

Für die Agglutinationsprüfung sei noch besonders darauf hingewiesen, daß sehr junge Kulturen spontan im Kochsalzwasser ausgeflockt werden (Friedberger und Luerßen). Ebenso ist bei der Cholerareaktion nicht angängig, wie es beim Typhus mit bestem Erfolg geschieht, sich durch Formol abgetöteter Kulturen zu bedienen und sich so eine immer bereite Choleravibrionenaufschwemmung herzustellen. Tote Vibrionen sind viel schwerer agglutinabel als lebende. Auch Bouillonkulturen sind nicht zweckmäßig und haben sich nicht bewährt. Nur wer sich an die Pfeiffer-Kolleschen Vorschriften des Ministerialerlasses hält, wird sichere Resultate erzielen.

Wie aus den letzten Sätzen der zitierten Anweisung sich ergab, kommen auch dem Serum von Menschen, die Cholera überstanden haben, die Eigenschaften des Immunserums zu. Die erste diesbezügliche Mitteilung rührt von Lazarus her, der „antitoxische", d. h. schützende Eigenschaften bei dem Serum von Rekonvaleszenten beobachtet hatte. Diese spezifischen Veränderungen des Serums stellen sich erst in der Rekonvaleszenz ein. Sie gestatten so noch oft später einen Krankheitsfall zu bestimmen. Ganz besonders für Forschungen nach dem Ursprung von einer Infektion ist solche nachträgliche Feststellung oft von außerordentlicher Bedeutung.

Zu verwerten ist hier aber nur ein positiver Befund, denn Svenson konnte anläßlich der russischen Choleraepidemie 1907 und 1908 zeigen, daß Agglutinine nur in $^1/_3$ der untersuchten Fälle auftreten, während Bakteriolysine häufiger gefunden wurden (bei 27 Untersuchten 24mal).

Ehe wir dies Gebiet verlassen, seien noch einige allgemeine Worte über das durch Behandlung mit abgetöteten Cholerakulturen gewonnene Choleraimmunserum und die Grenzen seiner Wirksamkeit gestattet. Den Mechanismus seiner Wirkung haben wir an der Hand der R. Pfeifferschen Versuche besprochen. Es unterscheidet sich durch diese seine bakterienauflösende Kraft fundamental von manchen anderen Seris, so z. B. von dem Diphtherie- und Tetanusserum. Diese beiden letzteren Sera sind imstande, das spezifische Gift unschädlich zu machen, beeinflussen aber nicht im geringsten die Bakterien selbst, es sind also antitoxisch wirkende Sera. Dem besprochenen Choleraimmunserum kommt nun keine Spur einer antitoxischen oder besser antiendotoxischen Wirksamkeit zu, wie dies R. Pfeiffer unwiderleglich bewiesen hat; es wirkt nur bakterizid. So schützt das Serum nicht gegen die tödliche Dosis abgetöteter Vibrionen, und wir haben schon gesehen, daß der Schutz gegen lebende Vibrionen nur dann eintritt, wenn die eingeführten Vibrionen sich nicht, ehe sie abgetötet werden, so vermehrt haben, daß die Summe der frei werdenden Endotoxine die tödliche Dosis erreicht.

Eine rationelle **Serumtherapie der Cholera** mit einem bakteriziden Immunserum war von vornherein recht aussichtslos, da eine erfolgreiche Einwirkung auf die im Darm lebenden Vibrionen, soweit sie nicht gerade die Epitheldecke durchdrungen hatten, von vornherein ausgeschlossen war. Aussicht auf Erfolg konnte nur ein Serum haben, das neben anderen Eigenschaften vor allem eine ausgesprochene Wirkung gegen die Toxine bzw. Endotoxine entfalten konnte. Zurzeit gibt es nun mehrere Präparate, die auf die Erfüllung dieser Forderung Anspruch machen und auch in der Therapie angewandt worden sind.

Zunächst wäre das Serum von Kraus zu nennen. Es wird dargestellt durch Immunisieren mit den akuten Giften der El Tor-Vibrionen und soll ein Universalantitoxin gegen alle Gifte der Vibrionen sein, nicht nur gegen die Gifte der El Tor-Bazillen. Pfeiffer und Friedberg bestätigten die antitoxische Wirkung dem akuten Toxin gegenüber, zeigten aber, daß es im Tierversuch (und zwar im Meerschweinchen, nicht in der ganz ungeeigneten Maus, die für Cholera nicht genügend empfänglich ist, und die Kraus wählte, da die Versuche am Meerschweinchen eben nicht gingen) nicht anders wirkt wie ein normales bakterizides Immunserum. Der Endeffekt quoad sanationem und quoad vitam ist ausschließlich von den gleichzeitig im Serum vorhandenen bakteriziden Immunstoffen abhängig, nämlich davon, ob diese die Vibrionen abtöten, ehe die Summe ihrer Leibessubstanz die tödliche Giftdosis ist. Neben dem zufällig von dem El Tor-Vibrio gebildeten akuten Toxin besteht das bekannte und für den Verlauf der Infektion nach Ausschaltung des akuten Toxins durch das Kraussche Antitoxin ausschlaggebende Endotoxin. Die Resultate in der Praxis der Behandlung Cholerakranker lauten dahin, daß das Kraussche Serum sicher unschädlich ist, aber einen wirklichen Heilerfolg kann man wohl bei einigermaßen gestellten Forderungen nicht anerkennen.

Ferner wurden in letzter Zeit Sera gebraucht, die das Institut Pasteur nach dem Vorgehen von Roux, Metschnikoff und Salimbeni darstellt (Serum von Salimbeni), dieses Serum wird durch Immunisieren mit „löslichen Toxinen" gewonnen. Schurupow gewinnt ein Heilserum durch Behandlung mit giftigen Nukleoproteïden, den von Lustig und Galeotti gewiesenen Wegen im großen und ganzen folgend. Dann gibt es Sera, die mit Endotoxinen gewonnen sind, die durch Aufschließen der Bakterienzelle nach Mcfadyen (Zerreiben in flüssiger Luft) hergestellt werden, und schließlich sei noch das Berner Choleraserum (Kolle, Carrière und Tomarkin) erwähnt. Hier ist versucht worden, da doch vielleicht, jeder der beim Immunisieren auftretenden Faktoren wirksam ist, alles in ein solches Serum hineinzubringen. So wird das Serum gewonnen durch Immunisieren mit lebenden und abgetöteten Kulturen (subkutan und intravenös), dann durch Behandlung mit aufgeschlossenen Zellen (nach Galeotti und nach Mcfadyen) und schließlich werden noch die Sera zweier Tierarten (Pferd und Ziege) gemischt. Jedenfalls erscheint ein solches im wahren Sinne des Wortes polyvalentes Serum wohl am meisten für die Versuche am Krankenbett geeignet (Serum des Sächsischen Serumwerkes, Dresden).

Aber auch von all diesen Seris läßt sich zurzeit nur sagen, daß sie sicher unschädlich sind, sichere Heilerfolge sind noch zu beweisen. Oft liegen zu kleine Zahlen vor oder nur die Angaben, daß der subjektive Eindruck ein günstiger war. Immerhin muß man das zugeben, daß alles, was bekannt geworden ist, ermutigt, die Serumtherapie der Cholera weiter zu verfolgen.

Die **prophylaktischen Maßnahmen** gegen alle Infektionskrankheiten, mögen sie nun heißen, wie sie wollen, bestehen in erster Linie darin, daß es versucht werden muß, die Ausbreitung des spezifischen Virus zu verhindern und dieses, wo es den Körper verläßt, sofort zu vernichten. Die Vorbedingung für einen solchen Kampf ist darum fast in allen Fällen in der Möglichkeit zu suchen, eine frühzeitige bakteriologische Diagnose stellen zu können. Nur dadurch ist es möglich, den Infektionsträger rechtzeitig als solchen zu erkennen, um dann die notwendigen Maßnahmen treffen zu können, um eine Verschleppung und Verstreuung von Krankheitskeimen zu verhindern. Die zweite Bedingung für die Bekämpfung dieser Seuchen ist in den

Maßnahmen zu suchen, welche verhüten sollen, daß pathogene Mikroorganismen, welche trotz aller Vorsicht unvernichtet und lebenskräftig den Kranken verlassen haben, sich ausbreiten und dann neue Infektionen hervorrufen können.

Erweitert wurde dann die Rubrik der Infektionsverbreiter durch die Feststellung, daß nicht nur Kranke und Genesene, sondern auch ganz Gesunde (Friedbergers Cholerazwischenträger) oft massenhaft Vibrionen ausscheiden können.

Dies ist in letzter Zeit von Babes auf Grund seiner Untersuchungen bei der rumänischen Epidemie 1913 bestritten worden. Ich werde im folgenden mich an die bisher übliche Auffassung in diesen Fragen halten, die die offizielle ist und den amtlichen Bekämpfungsmaßnahmen zugrunde liegt. Weiter unten werde ich dann die Resultate der Erfahrungen von Babes, die vieles umstoßen würden, für sich darstellen.

Auf diesen beiden Punkten, der frühzeitigen Erkennung und Unschädlichmachung der ersten Fälle und den allgemeinen hygienischen Maßnahmen zur Verhütung einer Verschleppung basiert die von R. Koch inaugurierte Choleraprophylaxe, welche so glänzende Früchte getragen hat, und die in ihren Prinzipien für die Seuchenbekämpfung überhaupt vorbildlich geworden ist. Erst in dritter Linie kommen Maßnahmen in Betracht, welche eine Immunisierung, also eine Schutzimpfung, als prophylaktisches Mittel ins Auge fassen. Eine solche ist dann gerechtfertigt, wenn wir, wie bei den Pocken, es mit einem uns unbekannten und unfaßbaren Erreger zu tun haben, und für Seuchen mit bekanntem Erreger dann, wenn durch besondere Umstände eine rationelle Prophylaxe nicht im vollen Umfange angewendet werden kann.

Die Ausführung der prophylaktischen Vorschriften Kochs setzt, abgesehen von der Kenntnis des Ausscheidungsorts der Erreger der Cholera, ein Punkt, der schon oben erörtert worden ist, auch die der Eintrittspforten und des Verbreitungsmodus voraus.

Die Eintrittspforte ist bei der Cholera ausschließlich der Mund.

Die Verbreitung der Cholera erfolgt vorzüglich auf zwei Wegen. Einmal kann eine Erkrankung auf eine Kontaktinfektion zurückgeführt werden, sei es direkt durch Berührung mit dem Kranken oder Bazillenträger, sei es indirekt bei Personen, die mit der Wäsche, Kleidungsstücken usw. solcher Personen in Berührung kamen. Sehr oft erfolgt die Verschleppung durch infiziertes Wasser. Die Verbreitung durch Nahrungsmittel läßt sich stets in eine dieser Rubriken einfügen. Schließlich sei auf die Möglichkeit der Verbreitung der Cholera durch Insekten, besonders Fliegen, hingewiesen. Sawtschenko fütterte Fliegen mit Reinkulturen von Cholera und zeigte, daß dieselben 1—3—4 Tage Vibrionen in ihrem Darm enthielten und mit ihren Exkrementen entleerten.

Mc Kaig hatte diesen Verbreitungsmodus ziemlich sichergestellt. Er beobachtete in Indien, daß Kranke und deren Dejekte völlig von Fliegen bedeckt waren, daß aber solche ebenso massenhaft auf der Nahrung saßen, die für Gesunde bestimmt war. Mc Kaig glaubt für einige Fälle eine solche Infektion mit Sicherheit annehmen zu müssen. Nach den Erfahrungen, die bei der Verbreitung des Typhus gemacht sind, ist dies auch sehr wahrscheinlich.

Was die Kontaktinfektion anbetrifft, so findet die Verbreitung hauptsächlich durch Bazillenträger und dann Leichtkranke statt, bei welchen die Diagnose noch nicht gestellt ist, die aber bei völligem oder leidlichem Wohlbefinden erhebliche Mengen Vibrionen entleeren. Auf diese Weise erfolgt die Einschleppung auf dem Seewege und zwischen räumlich weit getrennten Orten. Ungleich wichtiger und gefährlicher ist die Verbreitung der Cholera durch das Wasser, da dies der Weg ist, auf welchem es zu einer ausgedehnten Verseuchung von großen Landstrecken kommt. Während bei der ersten Art der Verschleppung die Krankheitsfälle erst durch fortgesetzte Ansteckung sich allmählich mehren, dafür aber eine große Menge von schwer nachzuweisenden Herden gebildet werden können, entstehen im letzteren Fall explosionsartig Massenepidemien, wie es die jüngste Hamburger Epidemie treffend illustriert hat. Das Wasser kann als Oberflächenwasser leicht infiziert werden, als Grundwasser schwerer, aber auch, sobald die Brunnen, wie es leider oft der Fall ist, nicht zweckmäßig angelegt sind, oder Gesteinsspalten bestehen, die das direkte Eindringen von Oberflächenwasser in den Grundwasserstrom gestatten. In das Oberflächenwasser gelangen vielfach die Fäkalien der Städte, ferner Spül- und Waschwasser, und direkt werden in dasselbe die Dejekte von Flößern und Schiffern entleert.

Die Erfahrungen, die bei der rumänischen Choleraepidemie 1913 von Babes gesammelt worden sind, weichen, wie schon erwähnt, in manchen Punkten von dem bisher Angenommenen ab.

Man legte gerade in letzter Zeit, entsprechend den Verhältnissen des Typhus, auf gesunde Bazillenträger und zwar solche, die noch lange in der Rekonvaleszenz solche ausschieden oder, die überhaupt, ohne nennenswert krank gewesen zu sein, zu solchen geworden waren, großen Wert. Die Erfahrungen in Rumänien haben dies nun nicht bestätigt. Nach Babes schwinden in der Regel beim Kranken innerhalb 3—5 Tagen die Bazillen völlig, und Ausscheidungen bis zu 14 Tagen sind schon große Ausnahmen. Die Meinung über die große Anzahl von Bazillenträgern, die in jeder Choleraepidemie entstehen, beruht auf mangelhaften Untersuchungen. In Rumänien war Gelegenheit, die Resultate von Laboratorien, die die Diagnose auf Grund der spezifischen Diagnostik und solchen, die sich mit der

einfachen bakteriologischen Untersuchung für diese Nachuntersuchungen begnügten,
zu vergleichen. Die letzteren fanden $30\,^0/_0$ Bazillenträger, während bei serologischer Kontrolle eines jeden Befundes bei Tausenden von Untersuchungen nicht
ein einziger Bazillenträger gefunden wurde. Wurden in Isolierungslagern Bazillen
im Stuhl von Gesunden festgestellt, so waren diese innerhalb 24—48 Stunden Cholerakranke. Es ergab sich so, daß die Inkubationszeit der Cholera recht kurz, 15 bis
48 Stunden, ist und nur ausnahmsweise bis zu 5 Tagen geht. (Dies entspricht
übrigens den älteren Anschauungen. Vgl. z. B. H a e s e r, Geschichte der Medizin,
III, 1882: „In der Regel beschränkt sich die Inkubationszeit auf Stunden, höchstens
auf Tage. Die Angaben über weit längere Angaben der Inkubation betreffen wahrscheinlich Fälle, in denen die Infektion durch das an verschlossenen Kleidern usw.
haftende Gift bewirkt wurde.") Wenn nun so praktisch die bisher angenommenen
Bazillenträger für die Verschleppung der Cholera keine Rolle spielen konnten, da
es eben solche nicht gibt, mußte noch die Frage gelöst werden, wie es denn
möglich war, daß unbestreitbar von Leuten, die 14 Tage vorher in Choleragegenden
gewesen waren, Cholera verschleppt werden konnte. Durch epidemiologische Erhebungen wurde festgestellt, daß diese Leute zwar nicht mit ihren Dejekten, aber
mit ihren Effekten (Wäsche in erster Linie) den Cholerakeim nach dem heimat-
lichen Ort gebracht hatten (Porteurs externes).

Zur Abwehr gegen die Choleragefahr werden internationale
und lokale Maßnahmen getroffen. Erstere basieren auf der „Internationalen Übereinkunft zu Paris, betr. Pest, Cholera und Gelbfieber
vom 3. Dezember 1903." Die Übereinkunft ist von Deutschland,
Österreich-Ungarn, Belgien, Brasilien, Ägypten, den Vereinigten Staaten
von Amerika, Frankreich, Großbritannien, Italien, Luxemburg, Monte-
negro, den Niederlanden, Persien, Rumänien, Rußland und der Schweiz
ratifiziert worden. Da die Mehrzahl der Maßregeln sich auf die Pest
bezieht, ist ein ausführlicher Auszug des Textes der Übereinkunft dort
abgedruckt (S. 113) unter Berücksichtigung auch der wichtigsten auf
Cholera bezüglichen Vorschriften. Hier seien nur einzelne Punkte
hervorgehoben:

1. Jede Regierung ist verpflichtet, den übrigen Regierungen von dem ersten
Auftreten festgestellter Cholerafälle sofort Nachricht zu geben.

2. Von der Einfuhr können nur ausgeschlossen werden Leibwäsche, Hadern
und Lumpen.

3. Desinfiziert sollen in allen Fällen werden schmutzige Wäsche, alte und
getragene Kleidungsstücke und Umzugsgut, falls dieselben aus einem choleraver-
verseuchten Bezirk stammen.

4. Landquarantänen sollen nicht mehr errichtet werden. (Ausnahmen bestehen für die Mekkapilger.) Nur die an Cholera oder choleraverdächtigen Erscheinungen Erkrankten dürfen zurückgehalten werden. Im übrigen sollen die
Reisenden untersucht werden und, wenn sie aus einem verseuchten Ort stammen,
einer fünftägigen Überwachung an ihrem Reiseziel unterworfen werden.

5. Behandlung der Schiffe. Als verseucht gilt ein Schiff, welches Cholera
an Bord hat, oder auf welchem in den letzten 7 Tagen ein Cholerafall vorgekommen
war. Verdächtig ist ein Schiff, das Cholera an Bord gehabt, jedoch nicht in den

letzten 7 Tagen. Rein ist ein Schiff, das, wenn es auch aus einem verseuchten Hafen kommt, Cholera nicht an Bord gehabt hat. Die Besatzung und die Passagiere eines verseuchten Schiffes werden, wenn angängig, sofort ausgeschifft und einer Beobachtung nicht länger als 5 Tage unterworfen. Kranke werden sofort ausgeschifft und isoliert. Schmutzige Wäsche, Bekleidungsgegenstände usw. werden desinfiziert, ebenso auch das Schiff (Auspumpen des Kielwassers, Ersatz des Trinkwassers). Bei verdächtigen Schiffen findet eine ärztliche Revision statt, ferner Desinfektion der Wäsche und Bekleidungsgegenstände, falls dieselben nach Ansicht der Hafenpolizei mit Cholera in Berührung gekommen sind, und event. Desinfektion des Schiffes. Reine Schiffe werden sofort zum freien Verkehr zugelassen.

Nach Mitteilungen von Murillo sollen übrigens Vorgänge im Juni 1911 auf dem Schiff des Herzogs der Abruzzen in New York gezeigt haben, daß die Inkubation 7 Tage betragen kann. Die Hafenbehörden in New York sollen daraufhin die Quarantänezeit auf 10 Tage für Cholera festgesetzt haben.

Sicher ist jedenfalls, daß eine sich bis auf 7 Tage und darüber ausdehnende Inkubationszeit, wenn sie überhaupt vorkommt, so selten ist, daß sie kaum eine Rolle spielen kann. Wie kurz hingegen bei genügender Infektion die Inkubation ist, bewies ein Fall von Laboratoriumsinfektion mit cholerabazillenhaltigem Wasser (Zlatogoroff), wo die Inkubation präzis mit 58 Stunden festgestellt werden konnte, eine Feststellung, mit der auch die erwähnten Befunde von Babes (meist 15—48 Stunden Inkubationszeit) übereinstimmen.

Die in Deutschland selbst zu treffenden Maßnahmen regeln sich nach dem Gesetz betreffend die Bekämpfung gemeingefährlicher Krankheiten vom 30. Juni 1900 (Reichsseuchengesetz). Die Anweisung zur Bekämpfung der Cholera vom 28. Januar 1904 führt die Einzelheiten aus.

Im folgenden sei eine kurze Inhaltsangabe der wichtigsten Paragraphen gegeben.

I. Vorbeugungsmaßregeln.

§ 2. Überwachung des Trink- und Wirtschaftswassers.

§ 3. Schmutzwässer sind möglichst unterirdisch abzuführen, Hausmüll regelmäßig zu beseitigen.

§ 4. Die Gemeinden haben die Pflicht gesundheitliche Mißstände zu beseitigen.

§ 5. Beaufsichtigung des Verkehrs mit Nahrungs- und Genußmitteln.

§ 6. Es sind Gesundheitskommissionen an von der Cholera bedrohten oder ergriffenen Orten zu errichten, diese helfen auch bei der Durchführung der behördlichen Maßnahmen und Ermittlung unbekannter Krankheitsfälle.

§ 7. Es sind Desinfektionsanstalten zu errichten.

§ 8. Aus Choleraorten Zugereiste werden schonend bis zu 5 Tagen nach dem Verlassen des Choleraortes beobachtet, eventuell Stuhluntersuchungen. Verschärfung bei Obdachlosen. Auswanderer dürfen nur an bestimmten Stellen Grenzorte passieren.

II. Anzeigepflicht.

§ 9. Erkrankung, Tod und Verdacht ist meldepflichtig.

§ 10. Meldepflichtige.

III. Ermittlung der Krankheit.

§ 12. Pflicht der Polizei und des beamteten Arztes: Nachforschung nach der Ansteckungsquelle.

§ 13. Der beamtete Arzt kann Zutritt zum Kranken und zur Leiche verlangen. Sektion kann angeordnet werden.

§ 14. Verdächtige Fälle gelten in Bezug auf die Maßnahmen zunächst als Cholera.

§ 16. Die bakteriologische Feststellung erfolgt in dazu bestimmten Anstalten.

IV. Maßregeln gegen die Verbreitung der Krankheit.

§ 17. Kranke, Verdächtige, Bazillenträger sind abzusondern, eventuell in ein Krankenhaus zu überführen.

§ 18. Ansteckungsverdächtige Personen, z. B. aus der Wohnungsgemeinschaft eines Kranken, sind 5 Tage zu beobachten (ohne Aufenthaltsbeschränkung, eventuell Mitteilung an Polizeibehörde des aufgesuchten Ortes) oder abzusondern.

§ 20. Räumung einzelner Wohnungen oder Häuser seitens der Gesunden kann angeordnet werden.

§ 21. Zur Fortschaffung von Kranken usw. dürfen öffentliche Beförderungsmittel nicht benutzt werden.

§ 22. Behandlung der Leichen (dichte Särge), Tücher mit desinfizierenden Flüssigkeiten, sofortiges Schließen des Sarges.

§ 27. Kinder aus Cholerahäusern dürfen nicht die Schule besuchen.

§ 28. In einem Cholerahaus befindliche Betriebe des Nahrungsmittelgewerbes können beschränkt oder geschlossen werden.

§ 29. Die Ausfuhr von Milch, gebrauchter Leibwäsche, alten und getragenen Kleidungsstücken, gebrauchtem Bettzeug, Hadern und Lumpen ist zu verbieten. Einfuhrverbot gegen Waren aus dem Inland ist nicht statthaft. Maßregeln für den Eisenbahnverkehr.

§ 31. Die Benutzung von Brunnen, Teichen, Seen, Wasserläufen, Wasserleitungen, Badeanstalten usw. kann verboten oder beschränkt werden.

§ 32. Schiffahrt und Flößerei kann polizeilich überwacht werden.

Zu diesen Vorschriften wäre noch folgendes hinzuzufügen. Da die Cholera hauptsächlich auf dem Wasserwege eingeschleppt wird, wird stets eine Überwachung der in Betracht kommenden Kanäle und Flußläufe sofort errichtet. Überwachungsstationen, ausgerüstet mit fliegenden Laboratorien, sind den bakteriologisch geschulten Ärzten des Überwachungsdienstes beigegeben. Von den Ärzten wird die gesamte Schiffahrtsbevölkerung dauernd kontrolliert und werden eventuell die Dejekte der Kranken oder Verdächtigen untersucht. Ebenso kontrollieren diese Überwachungsstationen das Trinkwasser und sorgen durch Belehrung nach Möglichkeit dafür, daß die Schiffer und Flößer sich ihr Wasser nur an bezeichneten Stellen holen und nicht Flußwasser schöpfen. Das Kaiserliche Gesundheitsamt hat für die Schiffer ein Merkblatt zusammengestellt. Die Anlage 9 der Anweisung enthält die Grundsätze für die Überwachung der Binnenschiffahrt und dieses Merkblatt.

Grundsätzlich wird der Eisenbahnverkehr nicht eingeschränkt, doch hat das Personal nach Anlage 10 der Anweisung zu verfahren und Verdächtige und Erkrankte dem Arzt zuzuführen. Gepäck wird nur auf ärztliche Anordnung desinfiziert. Briefe und Korrespondenzen, Drucksachen, Bücher, Zeitungen und Geschäftspapiere unterliegen keiner Desinfektion (Anlage 10 der Anweisung).

Der Kreis der Verdächtigen ist nach dem heutigen Stand unserer Kenntnisse außerordentlich weit zu ziehen, da jeder Mensch zum mindesten aus der Umgebung eines Kranken Cholerazwischenträger sein kann. Infolgedessen ist in allen Fällen, auch beim besten Wohlbefinden, die Stuhluntersuchung durchzuführen. Ansteckungsverdächtige sind nach zweimaligem negativen Ausfall der Stuhluntersuchung nicht weiter abzusondern, sondern nur noch 5 Tage ohne Aufenthaltsbeschränkung zu beobachten. Bazillenträger und Genesene sind erst dann unverdächtig und von der Absonderung zu befreien, wenn dreimal im Stuhl keine Vibrionen mehr gefunden worden sind.

Die Erfolge einer nach diesen Grundsätzen durchgeführten Prophylaxe haben sich in dem Cholerajahr 1892—93 und dann 1905 aufs Beste gezeigt. Deutschland blieb trotz schwerster Bedrohung, abgesehen von Hamburg, von einer allgemeinen Verseuchung und überhaupt von einer größeren Epidemie verschont.

Für die besonderen Verhältnisse der Armee liegt im Frieden manches in prophylaktischer Beziehung erheblich günstiger, als für die Zivilbevölkerung. So ist zunächst die Frage der Trinkwasserversorgung meist schon an und für sich besser geregelt durch den Besitz guter und richtig angelegter Brunnen bei nicht einwandsfreier Zentralwasserversorgung der Garnison. Dann ist es auch unschwer, gegebene Vorschriften durchzuführen, wie z. B., daß nur abgekochtes Wasser zur Verwendung kommen soll. Was diesen Punkt anbetrifft, so haben übrigens die Erfahrungen von 1892—93 gezeigt, daß monatelang der Genuß von abgekochtem Wasser, dem etwas Tee oder Kaffee zugesetzt ist, ausgezeichnet vertragen wird. Auch die Kontrolle der Nahrungs- und Genußmittel (vor allem der Milch und künstlichen Mineralwässer) läßt sich streng durchführen. Schließlich ist unter allen Umständen eine allgemeine Isolierung möglich. So sind denn in dem Cholerajahr 1892—93 auch nur 22 Cholerafälle, von denen 13 letal verliefen, in der ganzen deutschen Armee vorgekommen, und 1905 konnten die Herbstübungen des XVII. Armeekorps im Weichselgebiet in einer Gegend ausgeführt werden, in der an verschiedenen Orten Cholera vorgekommen war, ohne daß auch nur ein Fall unter den Truppen auftrat.

Die Bedeutung guter hygienischer Bedingungen, besonders der guten Trinkwasserversorgung, beweist als ein klassisches Beispiel in den Annalen der Choleraepidemiologie das Verhalten der Truppen, welche im August 1892 beim Ausbruch der Cholera in Hamburg lagen. Schumburg schreibt darüber wie folgt:

„Als am 19. 8. die ersten Cholerafälle die große Handelsstadt in Aufregung versetzten, war die Kaserne von dem zum Manöver ausgerückten 76. Regiment geräumt. Dagegen hatten darin seit dem 11. und 12. August das zweite und der größte Teil des ersten Bataillons des Infanterie-Regiments Herzog von Holstein (Holsteinisches Nr. 85) Unterkunft gefunden; der übrige Teil des Regiments lag in Bürgerquatieren. 18 Soldaten erkiankten an Cholera; von diesen hatten 17 in Bürgerquatieren gewohnt, nur ein Gefreiter W. vom 2. Bataillon hatte zwar sein Quartier in der Kaserne, jedoch in der Stadt verkehrt. Der Gefreite war der einzige Cholerakranke unter den Kasernierten."

Die Ursache dieser anscheinenden Immunität lag ausschließlich darin, daß die Kaserne über 2 tadellose Brunnen verfügte und so das damals miserable Hamburger Leitungswasser niemals genossen zu werden brauchte.

Die Maßnahmen, wie sie im speziellen getroffen werden müssen zur Verhütung der Einschleppung oder der Weiterverbreitung der Cholera in der Armee, sind in geradezu mustergültiger Weise niedergelegt in den „Maßnahmen gegen die Verbreitung der Cholera", wie sie in der Anlage zur kriegsministeriellen Verfügung vom 6. 8. 92, No. 14/8, 92 M.-A., nebst den am 22. 8. 93, No. 856/8, 93 M.-A., erlassenen ergänzenden Bestimmungen gegeben sind. Die genaue Befolgung dieser Vorschriften bietet die beste Sicherheit, daß auch aus späteren Epidemien zum mindesten in Friedenszeiten die Armee ohne nennenswerte Verluste hervorgehen wird.

Wenden wir uns nun zur spezifischen Prophylaxe, wie sie die **Schutzimpfung gegen Cholera** darstellt.

Die ersten Schutzimpfungen gegen Cholera durch Einspritzung von Choleravibrionen rühren von Ferrán aus dem Jahre 1885 her. Da Ferrán mit Bouillonkulturen arbeitete, die er direkt aus Cholerastühlen gezüchtet hatte, also sicher nicht mit Reinkulturen, da ferner keine oder doch nur sehr mangelhafte Statistiken über seine Impferfolge existieren, ist eine genaue Besprechung der Ferránschen Methode und Erfolge überflüssig. Daß diese aber durchaus nicht schlecht gewesen waren, zeigen die Einzelheiten, die er in einer kürzlichen Erwiderung auf Angriffe Metschnikoffs gegen die Choleraschutzimpfung gibt. Er führt zahlreiche Beispiele an, in denen in Familien, Anstalten, Häusern usw. alle Geimpften gesund blieben und nur die Nichtgeimpften erkrankten. Von ganz besonderem Interesse für den Arzt wird es sein, daß er unter anderem berichtet, daß er von den 13 Choleraärzten in dem Bezirk von Alberique 11 impfte, die alle gesund blieben, während die beiden ungeimpften erkrankten und starben. Jedenfalls muß Ferrán als der Mann bezeichnet werden, der zu allererst eine Choleraschutzimpfung im großen Maßstabe durchführte, und dem so die Priorität für den Gedanken der Choleraschutzimpfung zukommt.

Der Begründer einer praktisch verwertbaren und im großen Maßstab angewandten Schutzimpfung ist Haffkine. Da die Methode Haffkines wissenschaftlich erst in exakter Weise durch die Untersuchungen Kolles begründet wurde, sei es gestattet, von dem historischen Gang abweichend, zunächst auf diese Untersuchungen und die daraus resultierende Methode der Schutzimpfung einzugehen.

In dem Serum von Tieren, die mit Cholerakulturen behandelt werden, treten, wie besprochen, sogenannte Antikörper auf, d. h. Stoffe, welche die Vibrionen zu lähmen und vor allem abzutöten imstande sind. Tiere, deren Serum diese spezifische Veränderung angenommen hat, sind immun. Dieselben Stoffe sahen wir im Blut von Rekonvaleszenten auftreten. Dafür, daß diese Stoffe als Schutzstoffe angesprochen werden müssen, sprach die längst bekannte Tatsache der längere Zeit anhaltenden Immunität nach Überstehen eines Choleraanfalles. Es lag nun nahe, festzustellen, ob nicht Menschen, die mit abgetöteten Kulturen behandelt würden, gleichfalls mit Bildung dieser spezifischen Schutzstoffe reagierten, also als künstlich immun gemacht zu betrachten seien. Da nun kein Unterschied zwischen dem erreichten Immunitätsgrad, d. h. der Höhe des bakteriziden Titers der Sera bei Tieren ist, die mit lebenden oder abgetöteten Bazillen behandelt wurden, so schien es Kolle a priori mehr angebracht, für die Schutzimpfung des Menschen nur abgetötete Kulturen zu verwenden.

Die theoretischen Voraussetzungen Kolles erwiesen sich als richtig, und es läßt sich durch subkutane Injektion von abgetöteten Choleravibrionen beim Menschen ein sehr hoher Immunitätsgrad bzw. bakterizider Titer des Serums erzielen. Die dazu ausreichende Menge ist sehr geringfügig, denn 2 mg erwiesen sich als genügend. Während das Serum eines Menschen vor der Inokulation nicht einmal in der Dosis von 0,5 ccm ausreicht, um ein Meerschweinchen gegen 1 Öse Kultur zu schützen, steigt nach der Impfung der bakterizide Titer des Serums auf Werte, die um 3 mg liegen. Die Immunität, welche durch diese Schutzimpfung erzielt wird, ist eine langdauernde; noch nach einem Jahre konnte Kolle unveränderten Fortbestand der bakteriziden Kräfte des Serums der von ihm geimpften Personen nachweisen.

Letztere Angabe bedarf allerdings vielleicht einer Einschränkung, da Barykin zeigte, daß bei Leuten, die mit den jetzt üblichen höhern Dosen, und zwar 4—4,5 ccm geimpft waren, die Antikörper am reichlichsten nach 14 Tagen vorhanden waren und dann nach 7—9 Monaten nicht mehr nachgewiesen werden konnten. Einmal Geimpfte bilden übrigens nach den Untersuchungen Barykins ganz besonders energisch wieder Antikörper.

Die Impfstoffgewinnung ist nach Kolle folgende:

Der Rasen einer gutbewachsenen Choleraagarkultur wiegt rund 20 mg. Werden also die Bakterien mit 10 ccm Kochsalzlösung abgeschwemmt, so enthält jedes Kubikzentimeter die Impfdosis von 2 mg. Die Aufschwemmung wird durch einstündiges Erwärmen auf 58^0 sterilisiert und der Impfstoff ist fertig. Ein Zusatz von $0,5\ ^0/_0$ Phenol gestattet, ohne die Wirksamkeit auch nur im Geringsten zu beeinflussen, dauernde Konservierung (vgl. S. 53 das Verfahren von Babes für eine Massendarstellung des Impfstoffes). Nach subkutaner Injektion des Impfstoffes stellt sich nach wenigen Stunden am Ort der Einspritzung ein mehr oder weniger stark entzündliches und schmerzhaftes Ödem ein. Die Temperatur beginnt zu steigen, und es treten Kopfschmerzen hinzu. Nach 1—2 Tagen sind diese Reaktionen abgelaufen. Nach 4 Tagen lassen sich oft schon die ersten Immunstoffe nachweisen, die am 12. Tage nach der Injektion ihren Höhepunkt erreicht haben.

Abweichend, aber, wie wir sehen werden, doch wohl nur äußerlich, von der Kolleschen Methode ist die Schutzimpfung Haffkines.

Zunächst verwendet Haffkine lebende Kultur, und dieser Umstand bringt ihn dazu, sich in der Ausführung seiner Impfung noch von gewissen anderen Erwägungen beeinflussen zu lassen. Haffkine sah, daß hochvirulente Cholerakulturen bei Versuchstieren nach subkutaner Injektion Nekrose hervorrufen. In ihrer Virulenz abgeschwächte waren dazu nicht imstande. Er hielt es infolgedessen nicht für angängig, von vornherein mit hochvirulenten Kulturen zu arbeiten, aber andererseits war er auch der Ansicht, daß der durch eine Schutzimpfung erzielte Effekt minderwertig sein würde, wenn dieselbe nicht mit hochvirulenten Kulturen ausgeführt würde. Er wurde auf diese Weise dazu geführt, in zwei Sitzungen zu impfen, zunächst mit abgeschwächten und dann mit virulenten Kulturen.

Die Abschwächung erzielte er dadurch, daß er Kulturen bei 39^0 und unter beständigem Luftdurchtritt wachsen ließ. Die Virulenzsteigerung nahm er in der üblichen Weise durch Tierpassagen (Impfung von Peritoneum auf Peritoneum beim Meerschweinchen) vor. Die Virulenz wurde so hoch getrieben, daß die Meerschweinchen 6 bis 8 Stunden nach intraperitonealer Infektion zugrunde gingen. Ein solches maximales Virus nannte er in Analogie zur Pasteurschen Tollwutschutzimpfung Virus fixe.

Tatsächlich scheinen die Haffkineschen Theorien nicht haltbar zu sein, denn Kolle zeigte durch das Experiment, daß beim Meerschweinchen durch eine einmalige Impfung mit einer mäßig virulenten Kultur gerade derselbe Erfolg zu erzielen sei, wie mit dem komplizierten Haffkineschen Verfahren. Daß Haffkine auch dort, wo er wohl aus äußeren Gründen nur einmal und nur mit den abgeschwächten Kulturen behandelte, wie weiter unten gezeigt werden wird, gute Erfolge erzielte, ist ein fernerer Beweis dafür, daß eine einmalige Impfung schon hohen, wenn auch, wie jetzt fast allgemein angenommen, nicht absoluten Schutz verleiht.

Sei dem nun, wie es wolle, jedenfalls ist das Haffkinesche Verfahren in praxi in großem Maßstabe und mit Erfolg angewendet worden. Die Methode ist selbstverständlich an sich ungefährlich, da die lebend injizierten Vibrionen sicher gleich zugrunde gehen. Es tritt doch selbst nach intravenöser Injektion von lebenden Choleravibrionen beim Menschen weder Cholera auf, noch können Vibrionen in den Ausscheidungen nachgewiesen werden (Nicolle, Connor und Conseil).

Die Ausführung der Impfung ist kurz folgende: In der ersten Sitzung wird nach den ursprünglichen Vorschriften von Haffkine Erwachsenen $1/10$, Kindern $1/20$ und Säuglingen $1/100$ Teil einer abgeschwächten, mit gekochtem Wasser abgeschwemmten Kultur (weak virus), gegeben. Nach 5 oder mehr Tagen wird mit der hochvirulenten Kultur (virus fixe oder strong virus) geimpft. War das Fieber nur mäßig hoch, so wird wieder dieselbe Dosis wie bei der ersten Injektion, sonst $2/3$ derselben verabfolgt. Die Dosen sind später verschiedentlich verändert. Als größte Dosen benutzt Haffkine Mengen zwischen $1/6-1/4$ Kultur, höhere Dosen rufen bedrohliche Erscheinungen hervor. Die subjektiven und objektiven Symptome entsprechen den durch die Injektion von abgetöteten Vibrionen hervorgerufenen.

Bis zum Jahre 1895 wurden 42179 Menschen von Haffkine in Indien geimpft. Die Beurteilung der Impferfolge ist natürlich eine äußerst schwierige, besonders bei Massenimpfungen in Städten. Naturgemäß werden sich hauptsächlich die intelligenteren und besseren Teile der Bevölkerung einer Impfung unterziehen. Die auf der niedrigsten sozialen Stufe Lebenden, die der Infektion am meisten ausgesetzt sind, werden sich meist auch nicht impfen lassen. Auf diese Weise gibt die Statistik der Erfolge leicht ein ganz verkehrtes Bild, und es ist die geringere Mortalität der Geimpften durchaus nicht immer auf die Schutzimpfung zu beziehen.

Im folgenden sollen deshalb nur zwei kleine Statistiken gegeben werden, bei welchen diese Fehler wohl ausgeschlossen sind.

Tabelle I zeigt den Verlauf der Cholera auf Teeplantagen der Landschaft Cachar bei Geimpften und Ungeimpften. Da Powel sagt, daß es sich hier um Arbeiter handelt, welche genau den gleichen Lebensbedingungen ausgesetzt waren, so scheint diese Tabelle I, welche zu erläutern überflüssig ist, für die Impfung zu sprechen.

Von ganz besonderem Wert für die Beurteilung einer prophylaktischen Maßnahme ist der Erfolg oder Nichterfolg der in dem Bestand eines Truppenkörpers mit einer solchen erzielt wird, denn hier haben wir tatsächlich die allergrößte Gleichmäßigkeit der Lebensbedingungen. Tabelle II gibt einen Überblick über Impferfolge bei einigen britischen Truppen.

Tabelle II ist von ganz besonderem Interesse, weil die Zeit zwischen Impfung und Choleraausbruch bei den einzelnen Truppenteilen erheblich variiert. In

Tabelle I.

Resultate der Choleraschutzimpfung Haffkines in Cachar.
Anfang Februar bis Ende März 1895.

Plantage	Ungeimpft			Geimpft		
	Bevölkerung	Cholera		Bevölkerung	Cholera	
		Fälle	Tod		Fälle	Tod
Kalain	1609	29	11	607	2	1
Karkuri	147	9	5	377	0	0
	1756	38	16	984	2	1
Vom 16. IV. bis 28. V. 95.						
Kalain	1105	4	3	1140	0	0
Karkuri	190	3	1	420	1?	1?
Degubber	225	2	0	392	0	0
	1520	9	4	1952	1?	1?

Nach Powell, Ind. med. Gazette. Vol. 30.

Tabelle II.

Resultate der Choleraschutzimpfung Haffkines bei britischen Truppen
1894 und 1895.

Truppenteil bzw. Garnison	Art der Schutzimpfung	Zeit zwischen Schutzimpfung und Ausbruch der Cholela	Ungeimpft			Geimpft		
			Mannschaftszahl	Cholera		Mannschaftszahl	Cholera	
				Fälle	Tod		Fälle	Tod
II. Bataillon Manchester Regiment, Dinapore	1. Vaccin	2—6 Tage	729	6 (0,82 %)	3 (0,41 %)	193	0	0
Garnison Cawnpore	1. Vaccin } kleine 2. „ } Dosen	3 Monate	797	19 (2,38 %)	13 (1,63 %)	75	0	0
East Lancashire Regiment, Lucknow	1. Vaccin } kleine 2. „ } Dosen	14—15 Monate	640	120 (18,75 %)	79 (12,37 %)	133	18 (13,53 %)	13 (9,77 %)

Zusammengestellt nach Haffkine. Brit. med. Journ. 1895.

Dinapore, wo die Cholera 2—6 Tage nach der Impfung ausbrach, macht sich der
Schutz der Geimpften deutlich geltend, allerdings war die ganze Epidemie eine
ausnehmend leichte. Besonders sei hervorgehoben, daß hier nur mit dem ersten
schwachen Impfstoff geimpft worden war. Daß nach 3 Monaten noch ein vollkommener Impfschutz besteht, beweist der Verlauf der Cholera unter den Truppen
in Cawnpore, denn auch hier erkrankte keiner der Geimpften. In der letzten
Kategorie sind die Impferfolge beim East Lancashire-Regiment wiedergegeben.
Wir sehen, daß 14—15 Monate zwar nicht ein völliger, aber immerhin noch ein

erheblicher Impfschutz besteht; denn der Prozentsatz der Erkrankung bleibt hinter den entsprechenden Zahlen bei den Ungeimpften erheblich zurück.

Die erste Schutzimpfung mit dem Kolleschen Impfstoff im großen Stil ist in Japan während der Choleraepidemie von 1902 von Murata im Regierungsbezirk Hiogo ausgeführt worden.

Die Choleraepidemie herrschte vom 31. Juli bis 23. Dezember 1902. Es kamen im ganzen 1299 Erkrankungen vor mit 902 Todesfällen (73,3 $\%$). Am 5. August wurden die Schutzimpfungen begonnen, anfangs genau nach Kolle mit 2 mg Bakterien, d. h. 1 ccm, dann wurde die Dosis verdoppelt, da unter den mit 1 ccm Geimpften noch Fälle vorkamen. Die Dosis von 2 ccm = 4 mg war unter allen Umständen ausreichend, denn von den so Geimpften ist kein einziger erkrankt. Im einzelnen sind die Impfresultate in Tabelle III wiedergegeben.

Tabelle III.

Resultate der Choleraschutzimpfung nach Kolle im Regierungsbezirk Hiogo. August bis Dezember 1902.

Städte und Kreise	Ungeimpft			Geimpft		
	Bevölkerung	Cholera		Bevölkerung	Cholera	
		Fälle	Tod		Fälle	Tod
Stadt Kobe	244 081	753	559	14 959	20	6
„ Himeji	28 695	15	15	2 596	0	0
Kreis Kawabe	66 205	88	61	8 142	7	5
„ Muko	80 775	62	48	2 440	0	0
„ Akashi	60 126	52	45	9 300	3	2
„ Kako	54 895	10	5	2 730	1	0
„ Innami	49 952	8	6	657	0	0
„ Shikama	90 588	48	35	3 100	2	2
„ Ibo	86 033	1	1	9 590	3	1
„ Higami	74 472	1	1	3 173	0	0
„ Tsuna	89 463	49	41	19 578	11	4
Summe . .	825 287	1 152	863	77 907	47	20
Prozentsatz . .		0,13 $\%$[1]	75 $\%$[2]		0,06 $\%$[1]	42,5 $\%$[2]

1) Der Prozentsatz der Cholerafälle zur Bevölkerung (Morbidität).
2) Der Prozentsatz der Todesfälle zu den Erkrankten (Mortalität).

Nach Murata, Zbl. f. Bakt. 35. 1904. S. 606.

Murata führt mehrere einzelne Beispiele an, die in trefflichster Weise die Wirkung der Schutzimpfung erweisen, da der Einwand des Zufälligen sicher hinfällig ist. So sei nur folgendes erwähnt:

„In einem beschränkten Lokal der Stadt Sumoto wurde die Impfung an dem gesamten Personal (100) ausgeführt. Nur einer verweigerte sie; dieser allein erkrankte nachher an Cholera."

Sehr merkwürdig erscheint noch folgendes. Wie aus dieser Statistik hervorgeht, war die Mortalität der Geimpften und trotzdem Erkrankten ganz auffallend gering im Vergleich zu der Mortalität der ungeimpft Erkrankten. Das entspricht durchaus den Erfahrungen, die bei der Typhus- und Pestschutzimpfung gemacht sind. Bei der

Haffkineschen Schutzimpfung scheint dies nun in der Regel nicht
der Fall zu sein, wie Friedberger an der Hand einer von Haffkine
(Brit. med. journ. 1899) selbst angelegten Zusammenstellung zeigt.

Tabelle IV.

	Nichtgeimpfte		Geimpfte	
	Fälle	Tod	Fälle	Tod
Kulilager an der Eisenahn Assam-Birmanil	33	29	4	4
Gefängnis von Darbhanga	11	11	5	3
„ „ Gaya	20	10	8	5
Teeplantagen von Assam	198	124	27	14
II. Bataillon East Lancashire - Reg. Lucknow	120[1]	79	18	13

1) Die Friedbergersche Zahl 200 ist wohl ein Irrtum. Vgl. Tabelle II.
Entnommen aus Friedberger, Die Methoden der Schutzimpfung gegen Cholera usw.
Hb. d. Technik u. Methodik d. Immun.Forsch. 1. 1907. S. 706.

Ganz treffliche Dienste scheint auch die Kollesche Impfung
während der russischen Epidemien 1908/09 geleistet zu haben. Man
hat sich dort übrigens im allgemeinen nicht mit einer einzigen Injektion begnügt, sondern meist zweimal geimpft. Es berichtet Swierer
über 53 162 Impfungen bei 28 996 Personen mit einer Morbidität von
0,013 %. Instruktiver ist wohl die Mitteilung von Liebermann, da
es sich bei seinen Impflingen um das Personal der Nobelschen Naphta-
gesellschaft handelte, das in den Lebensbedingungen und Infektionsmöglichkeiten relativ gleich gestellt war. Liebermann zählt unter
590, zum Teil übrigens dreimal Geimpften, eine Morbidität von 0,17 %
während unter den 2390 Ungeimpften 18 = 0,75 % erkrankten.

Schließlich seien dann noch die guten Erfolge erwähnt, die mit
der Kolleschen Impfung während der Balkanepidemie 1913 erzielt worden sind. Ausführlicher hat darüber Babes[1] berichtet, der
gleichzeitig eine Reihe von Tatsachen mitteilt, die für die Ausführung
der Schutzimpfung von großer Bedeutung sind.

Zunächst die Herstellung des Impfstoffes. Bei einer plötzlich
einbrechenden Epidemie wird es meist nicht möglich sein, von Schräg-
agarröhrchen genügende Mengen des Impfstoffes herzustellen. Babes
überzog, um dies zu ermöglichen, 1—5-Literkolben innen mit einer
Agarschicht und züchtete auf dieser riesigen Oberfläche. Er gewann
auf diese Weise in 24 Stunden 300—1000 ccm Impfstoff. Die Resultate waren auch bei gleicher Ausführung der Impfung nicht immer

1) Anmerkung bei der Korrektur. Vgl. die ausführlichen Darlegungen:
Babes, Studien über Cholerabekämpfung. Zschr. f. Hyg. 47. 1914. S. 501 ff.

gleich. Der Grund ist der, daß nicht jeder Stamm das gleiche immunisatorische Vermögen hat. Dann gibt es Stämme, die sehr stark lokal reizen, ohne daß damit etwa ein besonderes Immunisierungsvermögen Hand in Hand geht. Es sind daher für die Schutzimpfung Stämme auszusuchen, die maximal immunisieren und minimal reizen. Eine einmalige Injektion ist stets ungenügend. Nach der ersten Injektion kommt es am 1. und 2. Tag zu einer negativen Phase, d. h. einem Zustand der erhöhten Empfänglichkeit, dann erst bildet sich eine schwache Immunität aus. Erst nach der zweiten Injektion, die auch wieder von einem Absinken der Immunität gefolgt ist, tritt eine hohe und dauernde Immunität ein. Die zweite Injektion soll 6—8 Tage nach der ersten ausgeführt werden. Zahlreiche Mitteilungen erläutern den ungenügenden Schutz einer Injektion, die Gefahr der negativen Phase und die sichere Wirkung einer zweimaligen Impfung.

Eine zweimalige Impfung empfiehlt jetzt auch Kolle, dessen Impfstoff vom Sächsischen Serumwerk Dresden bezogen werden kann.

Schließlich sei noch zu erwähnen, daß zunächst Galeotti, dem Schmitz folgte, den Versuch machte, sich nach Art des Lustig-Galeottischen Pestimpfstoffes ein Nukleoproteid aus Choleravibrionen durch Auflösen in Kalilauge und Ausfällen mit Essigsäure (s. S. 155) darzustellen. Diesem Choleranukleoproteid kommen im Tierexperiment ganz vorzügliche immunisierende Wirkungen zu. Besonders wichtig ist der schnelle Eintritt der Immunität. Schon innerhalb der ersten 24 Stunden ist Immunität vorhanden, die je nach der Quantität des injizierten Impfstoffes mehrere Monate dauert. In der Praxis sind Versuche noch nicht gemacht worden.

In jüngster Zeit hat übrigens Galeotti sein Verfahren etwa modifiziert. Es ist ihm gelungen, aus sehr virulenten Kulturen Endotoxine zu gewinnen, die in wenigen Milligrammen Kaninchen, intravenös injiziert, töten, und mit denen er erfolgreich immunisieren konnte.

Auf die Versuche, mit Vibrionenfiltraten und Extrakten zu immunisieren, sei hier nicht weiter eingegangen. Es sind dieselben Verfahren, die auch zur Herstellung von Typhusimpfstoffen empfohlen worden sind. Dort sind sie auch besprochen, da sie als Typhusimpfstoffe von verschiedenen Seiten nachgeprüft worden sind.

Die angeführten Beispiele der Erfolge der Choleraschutzimpfungen zeigen, daß der Wert und die Bedeutung dieser Schutzimpfung nicht angezweifelt werden kann. Selbstverständlich darf nun die Prophylaxe sich nicht damit beruhigen, daß wir ein solches Schutzmittel haben. In erster Linie müssen und sollen es immer rein hygienische Maßnahmen sein, die der Krankheit vorbeugen oder ihr Einhalt gebieten. Aber das muß heute gefordert werden, daß alle Personen, die berufsmäßig mit Cholerakranken in Berührung kommen, wie Ärzte und Krankenpfleger, sich zwangsmäßig einer zweimaligen Impfung zu unterziehen haben, da von hier eine unabsehbare Quelle der Choleraverbreitung immer ausgehen kann.

Von besonderer Bedeutung ist dann noch die Choleraschutzimpfung für die Armee. Im Krieg und auch im Ausland können und werden Situationen eintreten, in denen alle hygienischen Forderungen zum großen Teil sicher unerfüllbare Wünsche bleiben; dann ist es gut, noch einen so eminenten Schutzfaktor zu besitzen, wie ihn die Choleraschutzimpfung darstellt.

Literatur.

Abel und Claussen, Zbl. f. Bakt. 17. 1895. — Babes, Bulletin de l'Académie de Méd. 20. 1. 1914. — Baerthlein, Arbeit. a. d. Kais. G. A. 36. 1911. — Barykin, Ref. M.m.W. 1910. — Böhme, D.m.W. 1905. — Bordet, Ann. Past. 1895. — Bosc, Ebendaselbst. 1895. — Behring und Ransom, D.m.W. 1895. — Carrière und Tomarkin, Zschr. f. Immun.Forsch. 4. 1909. — Christian, Arch. f. Hyg. 60. 1907. — Collina, La clin. med. ital. 1902. Ref. Zbl. f. Bakt. 33. 1903. — Das Auftreten der Cholera im Deutschen Reich während des Jahres 1893. Arbeit. a. d. Kais. G. A. 11. 1894. — Dieudonné, M.m.W. 1909. — Derselbe und Baerthlein, Ebendaselbst. 1912. — Dunbar, B.kl.W. 1905. — Emmerich, M.m.W. 1909 u. 1911. — Derselbe, Arch. f. Hyg. 76. 1912. — Derselbe und Tsuboi, Ebendaselbst. 1893. — Derselbe und Jusbaschian, Arch. f. Hyg. 76. 1912. — Ferrán, Comptes rend. de l'Acad. 101. 1895. — Derselbe, B.kl.W. 1912. — Filow, Ref. M.m.W. 1910. — Friedberger, von Leyden Festschr. 2. 1902. S. 435. — Derselbe, Zbl. f. Bakt. 40. 1906. — Derselbe, Hb. d. Technik u. Methodik d. Immun.Forsch. 1. 1907. — Derselbe und Luerssen, D.m.W. 1905. — Friedrich, Arbeit. a. d. Kais. G. A. 8. 1893. — Galeotti, Zbl. f. Bakt. 67. 1912. — Gosio, M.m.W. 1912. — Gruber und Durham, M.m.W. 1896. — Haendel, Arbeit. a. d. Kais. G. A. 30. 1909. — Haffkine, Le Bulletin méd. 1892. — Derselbe, Semaine méd. 1892. — Derselbe, Brit. med. Journ. 1895. — Derselbe, Zbl. f. Bakt. 19. 1896. — Derselbe und Hankin, Ind. med. Gaz. 1894. — Hankin, Brit. med. Journ. 1892. — Hetsch, Choleraimmunität in Kolle-Wassermann Hb. d. pathogen. Mikroorganismen (2). 4. 1912. — Hirschbruch und Schwer, Zbl. f. Bakt. 34 u. 36. 1904. — Huntemüller, Zschr. f. Hyg. 68. 1911. — Hymans van den Bergh und Grutterink, B.kl.W. 1910. — Issaeff und Kolle, Zschr. f. Hyg. 18. 1894. — Kabeshima, Zbl. f. Bakt. 70. 1913. — Koch, D.m.W. 1883 u. 1884. — Derselbe, Zschr. f. Hyg. 14. 1893. — Derselbe und Gaffky, Arbeit. a. d. Kais. G. A. 3. 1887. — Kolle, Zschr. f. Hyg. 16 u. 18. 1894. — Derselbe, Zbl. f. Bakt. 19. 1896. — Derselbe, Klin. Jb. 11. 1903. — Derselbe, D.m.W. 1909. — Derselbe und Gotschlich, unter Mitarbeit von Hetsch, Lentz und Otto, Zschr. f. Hyg. 44. 1903. — Derselbe und Schürmann, Cholera asiatica in Kolle-Wassermann Hb. d. pathogen. Mikroorganismen (2). 4. 1912. — Kraus, W.kl.W. 1903, 1905, 1906, 1909. — Derselbe, Zbl. f. Bakt. Ref. 38. 1906. — Derselbe und Přibram, W.kl.W. 1905; Zbl. f. Bakt. 41. 1906. — Krawkow, Ref. M.m.W. 1909. — Kulescha, Ref.

M.m.W. 1910. — Laubenheimer, Zbl. f. Bakt. 52. 1909. — Lazarus, B.kl.W. 1892. — Liebermann, Ref. M.m.W. 1909. — Mc Kaig, Edinburgh Medical Journal. 1902. — Marx, M.m.W. 1910. — Meinicke, Zschr. f. Hyg. 50. 1905. — Merten, D.m.W. 1901. — Metschnikoff, Roux et Taurelli-Salimbeni, Ann. Past. 10. 1896. — Murata, Zbl. f. Bakt. 35. 1904. — Murillo, Ref. M.m.W. 1911. — Nicolle, Connor und Conseil, Académ. d. sciences. 24. 7. 1912. — Petri, Arbeit. a. d. Kais. G. A. 6. 1890. — Pfeiffer, R., Zschr. f. Hyg. 11. 1892. 18. 1894. 19. u. 20. 1895. — Derselbe, Zbl. f. Bakt. 18. 1896. — Derselbe, D.m.W. 1896. — Derselbe und Isaeff, Zschr. f. Hyg. 17. 1894. — Derselbe und Kolle, D.m.W. 1896. — Derselbe und Friedberger, Zbl. f. Bakt. 47. 1908. — Derselbe und Marx, Zschr. f. Hyg. 27. 1898. — Derselbe und Vagedes, Zbl. f. Bakt. 19. 1895. — Derselbe und Wassermann, Zschr. f. Hyg. 14. 1893. — Powel, Ind. med. Gazette. 30. 1895. — Prausnitz, Zschr. f. Hyg. 43. 1903. — Derselbe, B.kl.W. 1905; M.m.W. 1905. — Sawtschenko, Zbl. f. Bakt. 12. 1892. — Schmitz. Zschr. f. Hyg. 52. 1905. — Schoffer, Arbeit. a. d. Kais. G. A. 11. 1895. — Schottmüller, Diskussion mit Prausnitz. M.m.W. 1905. — Schumburg, Veröffentl. a. d. Geb. d. Mil.-Sanitätswes. H. 8. 1894. — Schurupow, Zbl. f. Bakt. 49. 1909. — Sewastianoff, Zschr. f. Hyg. 65. 1910. — Simmonds, D.m.W. 1892. — Simpson, Brit. med. journ. 1895. — Sparmberg und Amako, Zbl. f. Bakt. 56. 1910. — Stern, Zbl. f. Bakt 47. 1909. — Stutzer und Burri, Zschr. f. Hyg. 14. 1893. — Svenson, Zschr. f. Hyg. 64. 1909. — Swierew, Ref. M.m.W. 1910. — Teruuchi und Hida, Zbl. f. Bakt. 63. 1912. — Wassermann, Zschr. f. Hyg. 14. 1893. — William, Zschr. f. Hyg. 15. 1893. — Wölfel, Zschr. f. Hyg. 70. 1902. — Zlatogoroff, B.kl.W. 1909.

III. Kapitel.

Typhus.

Der **Typhusbazillus** ist im Jahre 1881 von R. Koch und von Eberth entdeckt und im Jahre 1886 von Gaffky kultiviert und genauer studiert worden. Er ist ein kurzes, rundes Stäbchen mit abgerundeten Enden. Dasselbe ist lebhaft beweglich und trägt auf den Seiten und den Enden im ganzen 8—12 Geißeln. Die Typhusbazillen färben sich gut mit allen Anilinfarben. Nach Gram entfärben sie sich.

Es sei gleich hier bemerkt, daß sich diese und die folgenden Schilderungen auf die typischen Typhusbazillen beziehen. Die Untersuchungen der letzten Jahre haben gezeigt, daß es offenbar eine ganze Reihe von Stämmen gibt, die in dem einen oder anderen Punkt abweichen, die aber trotzdem durchaus als Typhusbazillen angesprochen werden müssen. Man darf nie vergessen, daß die Bakterien keine Briefmarken, sondern Familien und Arten des Pflanzenreichs sind, die notwendigerweise variieren müssen. Alle Stämme sind schließlich das

Produkt ihrer Entwickelung, sowohl in der Ahnenreihe, die eben aus ihnen den jetzt bestehenden Arttypus geschaffen hat, wie auch der eigenen Entwicklung des in einer Kultur gerade vorliegenden Stammes einer bestimmten Art, der wieder seine individuelle Entwicklung durchgemacht hat. Mutation und Anpassung spielt im Bakterienleben, wie überhaupt in dem der Pflanze, eine ganz bedeutende Rolle. Gerade die Typhus-Koligruppe scheint nun, wie es die ersten diesbezüglichen Arbeiten von Neisser und Massini zeigten, außerordentlich leicht zu mutieren. Es kann hier auf all' diese Beobachtungen nicht näher eingegangen werden. Wir können uns aber daher nicht wundern, wenn uns Vertreter dieser Arten in die Hände kommen, die in der einen oder anderen Beziehung von dem normalen Typus etwas abweichen. In der Regel wird das serologische Verhalten hier sicheren Aufschluß geben, doch auch hier kommen Abweichungen vor. Immerhin sind diese atypischen Stämme nicht so häufig, daß sie als eine große diagnostische Schwierigkeit bezeichnet werden können. Die große Mehrzahl der Typhusstämme weist auch alle Artmerkmale auf. Man muß aus der leichten Variabilität bei dieser großen Gruppe aber den praktischen Schluß ziehen, daß es eben notwendig ist, sich nicht etwa mit einem Merkmal zu begnügen, sondern daß die Diagnose Typhus nur dann gerechtfertigt ist, wenn eine wirkliche Durchprüfung des zu untersuchenden Stammes stattgefunden hat.

Das **Wachstum** auf den gebräuchlichsten Nährböden ist durchweg ein sehr gutes. Auf der Agarplatte werden bläuliche durchscheinende runde Kolonien gebildet. Auf dem Agarstrich entstehen weißliche, saftige, aber immer noch etwas durchscheinende feuchte Beläge. Auf der Gelatineplatte wachsen oberflächlich die bekannten schönen weinblattartigen bläulichen Kolonien, die sich ganz besonders durch eine zarte und feine Rippenbildung auszeichnen, aber keine Furchung aufweisen. In niedrigprozentiger Gelatine wächst der Typhus zu nicht scharf umrandeten Kolonien aus, die zahlreiche eigenartige Fortsätze aussenden. Auf Kartoffel ist das Wachstum der Typhusbazillen fast stets ein äußerst charakteristisches. Es entstehen ganz dünne, zarte, mit bloßem Auge nicht sichtbare Beläge, deren Anwesenheit sich meist erst bei Berührung mit der Nadel durch Entstehen eines Schleimfadens bemerkbar macht. Bouillon wird von den Typhusbazillen gleichmäßig getrübt.

Von größter Wichtigkeit für die Differentialdiagnose sind die **chemischen Leistungen,** vor allem das Verhalten gegen Kohlehydrate. So wird Milchzucker niemals vom Typhusbazillus angegriffen, während er unter Säurebildung, aber stets ohne Gasbildung, z. B. Traubenzucker, Lävulose, Galaktose und Mannit zersetzt. Ferner bringt er Milch nicht zur Gerinnung, säuert schwach Lackmusmolke ohne Trübung, bildet Indol und gibt Proteinochromreaktion.

Indolreaktion: Man fügt zu 10 ccm Bouillon- oder Peptonkultur 1 ccm 0,02proz. Kalium- oder Natriumnitritlösung und dann einige Tropfen konzentrierter Schwefelsäure hinzu. Bei Anwesenheit von Indol tritt Rotfärbung auf. Mit Amylalkohol läßt sich der rote Farbstoff ausschütteln.

Sehr empfehlenswert ist auch das Verfahren von Böhme, der sich der Ehrlichschen Indolreaktion bediente.

Folgende Stammlösungen werden vorrätig gehalten:

1. Paradimethylamidobenzaldehyd. 4
   Alkohol (90proz.) 380
   Salzsäure (konzentrierte) 80
2. Kaliumpersulfat in gesättigter, wässriger Lösung (als Oxydationsmittel).

Zu 10 ccm Bouillonkultur werden 5 ccm der Lösung 1, dann 5 ccm der Lösung 2 zugesetzt und gut geschüttelt. Ist viel Indol vorhanden, tritt sofort, bei weniger in wenigen Minuten intensive Rotfärbung auf. Der Farbstoff kann durch Amylalkohol ausgezogen werden. Eine Beobachtungsdauer von 5 Minuten genügt in allen Fällen.

Proteinochromreaktion: Proteinochrom ist die Verbindung eines noch unbekannten Eiweißzerfallproduktes mit Chlor oder Brom. Nach Erdmann und Winternitz führt man die Reaktion wie folgt aus: Eine 5proz. Peptonbouillonkultur wird schwach gesäuert. Unter Umschütteln werden einige Tropfen frischen Chlorwassers zugesetzt. Es entsteht bei Anwesenheit des gesuchten Zerfallsproduktes eine zart rosa oder karmoisinrote Färbung. Das Chlorwasser wird am besten durch Übergießen von Chlorkalk mit Salzsäure dargestellt. Es hält sich dunkel und gut verschlossen etwa 8 Tage.

Für **Tiere** ist unter natürlichen Verhältnissen offenbar der Typhusbazillus nicht **pathogen.**

Eine künstliche Infektion durch Verfüttern ist Grünbaum bei Schimpansen gelungen. Er erhielt, wenn auch nicht in allen Fällen, das klinische und pathologisch-anatomische Bild des Abdominaltyphus. Auch Metschnikoff und Besredka haben bei Schimpansen durch Verfütterung von Passagekulturen ein dem Typhus entsprechendes Krankheitsbild erzeugt. Salus ist dies bei Nachuntersuchungen nicht gelungen.

Im übrigen lassen sich alle Tiere durch Injektion virulenter Typhusbazillen töten. Es kommt dabei zu einer echten Sepsis (Petruschky), aber die Todesursache ist offenbar eine Intoxikation.

So entsteht denn auch hier die Frage nach dem **Gift** des Typhusbazillus, die nicht etwa nur theoretisch, sondern auch praktisch von großem Interesse ist; denn tötet der Typhusbazillus nicht durch ein Endotoxin, sondern ein sezerniertes Gift, so wäre eine Serumtherapie als aussichtsreicher zu bezeichnen.

Pfeiffer konnte nun feststellen, daß unbestreitbar auch bei der experimentellen Typhusintoxikation, ganz analog wie bei der Cholera, Endotoxine in Betracht kommen. Mcfadyen hat dann wohl als erster durch Zertrümmern der Bazillen in seinem Apparat mit flüssiger Luft Endotoxine direkt dargestellt. Von anderer Seite wurde dann wieder dem Typhusbazillus die Fähigkeit der Giftproduktion zugesprochen, so zunächst von Kraus und v. Stenitzer, die unter bestimmten Bedingungen aus Kulturfiltraten Gifte erhielten, die Kaninchen intravenös in Dosen von 0,5—3,0 ccm in 5—24 Stunden töteten. Arima will dann die Gifte des Typhusbazillus in 2 Gifte zerlegen, nämlich in ein in relativ kurzer Zeit produziertes Gift, das Ektotoxin, das sich mit Kochsalzlösung durch Mazerieren gewinnen läßt, und das eigentliche Endotoxin, das aus den mechanisch zerkleinerten Bazillenleibern gewonnen wird. Beide Gifte verhalten sich im Experiment zwar verschieden, sind aber u. a. für Kaninchen tödlich. Das Ektotoxin wirkt vorwiegend lähmend, während das Endotoxin die charakteristischen Darmveränderungen, intravenös oder stomachal verabfolgt, erzeugt. Alles in allem scheint es so, daß der Typhusbazillus zwar auch ein Gift in geringem Grade sezerniert, daß dies aber (ähnliche Verhältnisse werden wir bei der Dysenterie finden) für die menschliche Pathologie praktisch keine Rolle spielt, sondern daß hier die Krankheitserscheinungen ausschließlich durch ein echtes Endotoxin bedingt sind.

Die **Widerstandsfähigkeit** der Typhusbazillen gegen Desinfizientien ist eine sehr geringe, sonst zeichnen sich aber die Typhusbazillen durch eine sehr große Lebensfähigkeit aus.

Gegen Eintrocknen verhalten sich die Typhusbazillen, wenn sie nur nicht gerade dem direkten Sonnenlicht ausgesetzt werden, sehr resistent und bleiben, wie Uffelmann zeigte, wochenlang am Leben. Von anderer Seite ist dem allerdings widersprochen worden und wird angenommen, daß ein gewisser Grad von Feuchtigkeit doch vorhanden sein muß, wenn Typhusbazillen sich lange halten sollen. Ist dieser aber vorhanden, so ist die Lebensfähigkeit des Typhusbazillus außerhalb des Körpers eine sehr lange.

So zeigte Pfuhl, daß sich aus Gartenerde bei genügender Feuchthaltung Typhusbazillen noch nach drei Monaten herauszüchten lassen. Von ganz besonders epidemiologischem Interesse sind die Untersuchungen von Levy und Kayser über die Lebensdauer von Typhusbazillen, die mit dem Stuhl entleert werden. Fäzes von Thyphuskranken kamen undesinfiziert in eine Abortgrube. Sie blieben dort 5 Wintermonate und wurden dann als Dünger auf einen Lehmboden gegossen. 15 Tage blieben sie dort bei Wintertemperatur und konnten nun noch wiedergewonnen werden. Daß aus einem so gedüngten Boden Pflanzen an ihren Blättern und Stengeln Bazillen mit an die Oberfläche bringen können, die so fest an den Pflanzenteilen haften, daß sie durch Abwaschen nicht entfernt werden können, hatten Wurtz und Bourges (zitiert nach Levy und Kayser) gezeigt. Daß sich aber Typhusbazillen in der Erde nicht nur einige Monate, sondern bis zu 11 Monaten halten können, zeigte Bobston. Martini fand Typhusbazillen in zugeschmolzenen Agarröhrchen noch nach 3 Jahren lebensfähig.

Die Haltbarkeit der Typhusbazillen im Wasser ist relativ gering, 2 Monate in Flußwasser und 3—5 Wochen in sterilem Wasser. Im

Schlamm dagegen scheinen sich die Bazillen besser zu halten, ein Punkt, der bei der Untersuchung von Brunnenwasser nicht übersehen werden darf. Sicher nachgewiesen ist durch Tavel ein mehrere Monate langes Bestehen von Typhusbazillen in dem Schlamm eines blinden Wasserleitungsstranges.

Die in feinsten Tröpfchen verspritzten Typhusbazillen gehen nach Kirstein in 24 Stunden zugrunde.

Wärme tötet sie leicht ab. Bassenge berichtet, daß mit Typhusbazillen infizierte Milch durch 5 Minuten langes Erwärmen auf 65° sterilisiert wird. Sonst gehen sie nach diesem Autor in der Milch nicht durch Überwuchern durch andere Mikroben, sondern durch Säurebildung zugrunde. Sobald ein Säuregrad von 0,3—0,4% 24 Stunden einwirkt, sind die Typhusbazillen der Milch abgetötet. Beim Zentrifugieren der Milch für Rahmgewinnung gehen sie übrigens fast sämtlich in den Rahm über.

Die Widerstandsfähigkeit gegen Kälte ist enorm. Nach Brehme waren Bazillen, die 140 Tage bei Frosttemperatur gehalten waren, noch am Leben. Taute er Typhusbazillen, die bei — 15° gehalten worden waren, auf, und brachte er sie auf + 15° und wiederholte diesen Vorgang innerhalb 32 Stunden 40 mal, so waren noch immer einige Individuen am Leben. Mcfadyen und Roland zeigten gar, daß Typhusbazillen bei — 19° 6 Monate am Leben bleiben konnten.

Die größte Lebensdauer haben aber die Typhusbazillen im menschlichen Organismus und zwar in der Gallenblase. Der Fall von v. Dungern, der Typhusbazillen noch $14^1/_2$ Jahre nach überstandenem Typhus in der Gallenblase fand, schien anfangs ein extremer, ein Unikum zu sein. Zahlreiche Untersuchungen haben es jetzt sicher gemacht, daß die sogenannten Bazillenträger, mit denen wir uns weiter unten noch beschäftigen werden, fast alle ihr Typhusbazillendepot in der Gallenblase und den Gallengängen haben, und daß dort die Bazillen sogar Jahrzehnte existieren und von dort zur Ausscheidung kommen können. Viele Erkrankungen der Gallenblase, insbesondere auch Gallensteinbildung, sind auf solche Typhusinfektionen der Gallenblase zurückzuführen. Auch bei Kaninchen gehen nach intravenöser Injektion die Typhusbazillen in die Gallenblase über und können dort noch lange Zeit (120 Tage) nachgewiesen werden (Forster und Kayser).

Wie ist denn nun die **Verbreitung der Typhusbazillen im menschlichen Körper?** Die anfängliche Annahme, daß es sich beim Typhus um eine reine Darmkrankheit handelt, daß nur dort die Bakterien ihren Sitz haben, ist schon lange verlassen. Immer mehr und mehr trat es klar zutage, daß der Typhus sich nicht nur im Darm abspielt, sondern, daß stets septikämische Prozesse vorhanden sind. Die Untersuchungen von Neuhaus und später von Neufeld zeigten, daß in den Roseolen stets Typhusbazillen zu finden sind. Dann waren es vor allem die Untersuchungen von Castellani, von Schottmüller und von Auerbach und Unger, die zeigten, daß sich im kreisenden Blut, wie bei jeder Sepsis, die spezifischen Bazillen finden. Es werden dann auch pneumonische Prozesse (v. Stühlern) durch Typhusbazillen veranlaßt, und sie finden sich auch im Brochialschleim (Edel). Jehle konnte sogar in 30 Proben von 23 Fällen von Pneumonie und Bronchitis Typhusbazillen finden. Auch echte Meningitis typhosa mit Bazillen in der Zerebrospinalflüssigkeit wird beobachtet (Stühmer, Nieter u. a.). Die schon 1886 von Hueppe und Seitz entdeckte, später von Petruschky vor allem epidemiologisch gewürdigte Tatsache, daß Typhusbazillen durch den Urin ausgeschieden werden können, und das geschieht bald in einem Drittel der Fälle, kann da auch nicht weiter wundernehmen. Wie vielen anderen Mikroben, kommt auch den Typhusbazillen die Fähigkeit zu, Eiterungen hervorzurufen, und sie sind so als Erreger von eitrigen Pleuritiden und mannigfacher Abszesse bekannt geworden. Jede Eiterung im Anschluß an einen Typhus muß den Verdacht eines typhösen Abszesses erwecken! Bennecke fand sie in einer Thrombose der Femoralis. Jores beschreibt reine Typhussepsis ohne Darmbeteiligung.

Die **bakteriologische Diagnostik des Typhus**, wenigstens durch Nachweis der Typhusbazillen, gelingt vor allem aus den Fäzes auch heute noch nicht ohne weiteres in allen Fällen. Wenn wir auch noch nicht im Besitz eines wirklich absolut einwandsfreien Anreicherungsverfahrens sind, so ist doch die Technik auch hier so vorgeschritten, daß die Aussichten sich erheblich verbessert haben.

Alle diese Verfahren haben entweder den Zweck, die Typhusbazillen anzureichern, oder die konkurrierenden Bakterien, vor allem also Bacterium coli, zu unterdrücken. Ferner benutzen sie das verschiedene Verhalten der Vertreter der Typhus-Coli-Gruppe gegen Zuckerarten, um dem Nährboden zugesetzte Farbstoffe zu verändern, so daß die Farbreaktion zunächst auf der Platte typhusverdächtige Kolonien erkennen läßt. Bei der weiteren Untersuchung wird dann wieder das verschiedene Verhalten gegen Zuckerarten der Prüfung zugrunde gelegt, und schließlich folgt dann die Prüfung der verdächtigen Kultur mit Hilfe der serologischen Methoden. Ich möchte hier nochmals darauf hinweisen, daß infolge der Variabilität in dieser ganzen Gruppe die Diagnose Typhus nur dann gerechtfertigt ist, wenn eine wirkliche Durchprüfung des verdächtigen Stammes stattgefunden hat. Stämme verschiedener Herkunft (Ditthorn), ja sogar aus derselben Leiche und denselben Organen (Raubitschek und Natonek) verhalten sich in einigen Punkten oft recht verschieden, aber immer wird sich, von ganz seltenen Ausnahmen abgesehen, soviel herausschälen lassen, daß ein Stamm, der Typhus ist, auf Grund der Reaktionen als sicherer Typhus erkannt werden kann.

Die Zahl der Mikroorganismen, die in Betracht kommen, ist eine sehr große, und sie vermehrt sich noch beständig.

Es sollen hier nur diejenigen **Mikroben** genannt werden, die sicher botanisch gute Arten sind, und **die** infolge der pathogenen Wirkung oft klinisch **Typhus vortäuschen** und dadurch bei gleichzeitiger morphologischer und kultureller Ähnlichkeit mit dem Typhus öfter zu Zweifel Anlaß geben. Alle zu nennen würde zu weit führen, ist auch nicht nötig, da es keinen Mikroben gibt, der in allen Dingen in seinen chemischen Leistungen dem Typhus gleichkommt.

Nach einer Tabelle von Krenker und anderen Arbeiten ist die nachstehende Übersicht zusammengestellt, die besser, als viele Worte, einen Überblick über die differentialdiagnostisch wichtigen Punkte der biologisch-chemischen Diagnostik des Typhusbazillus und verwandter Mikroben gibt.

Es sei hier hervorgehoben, daß Bacterium coli durchaus nicht immer einer der harmlosen, ja notwendigen Darmbewohner ist, sondern daß in vielen Fällen dem Bacterium coli, oder wohl besser gesagt, einigen Stämmen des Bacterium coli, starke pathogene Wirkungen zukommen. Allerdings ist es zweifelhaft, ob es Stämme gibt, die primär Colitis hervorrufen können, doch gibt es sicher solche, die später bei schwersten Kolitiden die Heilung verhindern. Ferner ist es sicher, daß Bacterium coli Eiterungen zu erzeugen vermag. Ganz besonders häufig tritt Bacterium coli uns als Erreger der Cystitis entgegen. Bei Darmerkrankungen, besonders chronischen Fällen, werden meist atypische Stämme, die z. B. auf Endoplatte weiß wachsen, gefunden.

Der Bacillus faecalis alcaligenes (Petruschky) ist wahrscheinlich unter Umständen auch pathogen (Neufeld, Fürth). Neben dem typischen Alkaligenes kommen noch eine Reihe anderer Alkalibildner im Stuhle vor, die sich aber sämtlich durch die Alkalibildung in der Lackmusmolke sofort vom Typhus unterscheiden lassen.

Glaser und Hachla fanden, daß auf dem Dieudonnéschen

Blutalkaliagar sich der Alkaligenes wie Cholera verhält, also durch diesen Nährboden sofort vom Typhus unterschieden werden kann.

Ferner sind hier in Betracht zu ziehen Bakterium Paratyphus A und B, die Gruppe der Dysenteriebazillen und die der Nahrungsmittelvergifter, Mikroben, die in den betreffenden Kapiteln näher besprochen werden, hier aber in die differentialdiagnostische Übersicht aufgenommen worden sind.

Die differential-diagnostischen besonderen Nährböden.

1. Milch. Kuh- oder Ziegenmilch in Reagenzgläser gefüllt, wird dreimal 20 Minuten im Dampfkochtopf sterilisiert. Man tut gut, die Milch zu entrahmen.

2. Zuckeragar. Zusatz von 0,5 $\%$ Trauben- oder Milchzucker zum gewöhnlichen Agar, einfüllen etwa 10 cm hoch. Impfung am besten nach Verflüssigung, auch mit Stich angängig. Bei starker Gasbildung wird die Agarsäule zerrissen und unter Umständen aus den Röhrchen herausgetrieben. Gasbildung kann auch in Zuckerbouillon, die in Gärungsröhrchen gefüllt ist, festgestellt werden.

3. Neutralrotagar (Rothberger, modifiziert von Schäffler). Zu 100 ccm Agar mit etwa 0,3 $\%$ Traubenzucker werden 1 ccm konzentrierte, wässerige Neutralrotlösung zugesetzt. Einfüllung 10 ccm Impfung mit Stich oder besser nach Verflüssigung (Schüttelkultur). Oldekop fand, daß die charakteristische Reaktion in einem halbstarren Agar schneller eintritt. Der meist angewandte Oldekopsche Agar wird aus Fleischbrühe mit 2proz. Pepton, der 0,3 $\%$ Agar und 0,15 $\%$ Traubenzucker zugesetzt ist, hergestellt. Neutralrotzusatz wie bei Schäffler.

4. Lackmusmolke. Am besten von Kahlbaum, Berlin, fertig beziehen. Will nan sie, wovon abzuraten ist, selbst darstellen, so lautet die Vorschrift Petruschkys wie folgt:

Man fällt aus erwärmter Milch mit Hilfe von verdünnter Salzsäure das Kasein aus. Der Niederschlag wird abfiltriert, das Filtrat neutralisiert und nach mehrstündigem Kochen bis zum Klarwerden filtriert. Man setzt dann soviel sterile Lackmustinktur hinzu, bis ein violetter Farbenton sich eingestellt hat, und füllt in Röhrchen.

Da der verschiedene Grad der Rotfärbung bis zu einem gewissen Grade auch stets von der Menge der Lackmustinktur abhängig ist, empfiehlt es sich bei differentialdiagnostischen Untersuchungen, stets Röhrchen mit Originalkulturen von Coli, Typhus usw. zu beimpfen; ein Vergleich zwischen der Farbennuance des Röhrchens, welches mit der zu bestimmenden Kultur beimpft war, mit den Kontrollröhrchen und einem unbeimpften schützt absolut vor jedem Irrtum, event. kommt, falls noch Zweifel bestehen, die Titration mit normaler Natronlauge bis zum Auftreten des Farbentons der ungeimpften Röhrchen in Betracht. Typhus produziert in neutraler Molke nur so viel Säure, daß 2—3 Vol. Proz. $\frac{1}{10}$ Normalnatronlauge zur Neutralisation ausreichen, während die von Bacterium coli produzierte Säure erst von 7—8 Vol. Proz. neutralisiert wird.

5. Barsikows Nährböden bestehen aus Zucker und Nutrose ana 1,0, Kochsalz 0,5, Lackmustinktur 10,0, Aqua destillata ad 100. Es werden zunächst Nutrose und Kochsalz in Wasser gelöst und 1 Stunde im Dampfkochtopf sterilisiert,

Tabelle V.

| | Beweglichkeit | Gelatineplatte, Oberflächenkolonie | Bouillon | Milch | Barsikowsche Nährböden | | Traubenzuckeragar |
					a) Nutrose + Traubenzucker	b) Nutrose + Milchzucker	
B. coli	gering	irisierende Kolonie mit blattartig gewelltem Rand	diffuse Trübung	Gerinnung	Säure, Gerinnung 1. Tag	Säure, Gerinnung	Gas
B. enteritidis Gärtner	lebhaft	fast farblos, grobe Körnung der Kolonien	Trübung mit späterer Häutchenbildung	do.	do.	unverändert	do.
B. paratyphi B.	„	weißliche, dicke, runde Kolonien	diffuse Trübung	keine Gerinnung, Milch wird allmählich durchscheinend u. alkalisch	do.	do.	do.
B. paratyphi A.	„	farblose, runde Kolonien ohne Furchung	do.	keine Gerinnung, geringe Säurebild.	Säure, Gerinnung 3.—10. Tag	do.	do.
B. typhi	„	zarte, gelappte, weinblattförmige, durchscheinende Kolonien, ohne Furchung	do.	do.	Säure, Gerinnung 3.—21. Tag	do.	kein Gas
B. dysenteriae (Shiga)	unbeweglich	weinblattähnliche Ausbreitung, leichte Körnung der Kolonien	do.	keine Gerinnung	Säure	do.	do.
B. faecale alcaligen.	lebhaft	wie B. typhi	do.	do.	unverändert	do.	do.

dann wird der Zucker (Trauben- bzw. Milchzucker) zugesetzt, in Reagenzgläser gefüllt und $^1/_4$ Stunde sterilisiert.

6. v. Drigalski-Conradis Lackmusagar, berechnet auf 2 Liter.

I. Bereitung des Agar. 3 Pfd. fettfreies Pferdefleisch werden fein gehackt, mit 2 Liter Wasser übergossen und bis zum nächsten Tage stehen gelassen (im Eisschrank).

Tabelle V.

Lackmusmannit-nutroselösung	Neutralrot-agar	Lack-mus-molke	Conradi-Drigalski-Platte	Endo-platte	Löfflers Grünlösungen		Indolreaktion	Proteinchrom-reaktion
					I. Milchzucker + Trauben-zucker	II. Milch-zucker		
rot, Gas	Entfär-bung, Fluor-escenz, Gas	stark sauer trübe	rote Kolo-nien, Nähr-boden ge-rötet	strahlend rote Kolo-nien, Nähr-boden ge-rötet	Lebhafte Gä-rung, Nutrose ausgefällt, klebt in schmutzigen Streifen an der Wand, zum Teil mit Gasblasen mit nach oben gerissen	vergärt, blaue mit Gasblasen angefüllte, stark verfärbte Flüssigkeit	pos.	neg.
do.	do.	anfangs sauer später alkalisch (mitunter entfärbt)	blaue Kolonien	farblose Kolonien		do.	neg.	pos.
do.	do.	klar, sauer, nach der zweiten Woche alkalisch	do.	do.	do.	stark entfärbt	„	„
rot	do.	klar, sauer	do.	do.	do.	do.	„	„
do.	unver-ändert	klar, schwach sauer	do.	do.	in toto ge-ronnen, darüber klare grüne Flüssig-keit	fast unver-ändert	„	„
blau	do.	klar, sauer	do.	do.	—	—	„	„
do.	do.	alkalisch	stark blaue Kolonien	do.	—	—	„	„

Das Fleischwasser wird sodann — am besten mit einer Fleischpresse — ab-gepreßt und nach Zusatz von

$$1\ ^0/_0 = 20{,}0\ \text{g Pepton. sicc. Witte,}$$
$$1\ ^0/_0 = 20{,}0\ \text{g Nutrose,}$$
$$0{,}5\ ^0/_0 = 10{,}0\ \text{g Kochsalz}$$

eine Stunde lang gekocht.

Diese Brühe wird durch Leinwand filtriert und mit $3\,^0/_0 = 60{,}0$ g Agar (zerkleinerter Stangenagar) während drei Stunden im Dampftopf gekocht, darauf im Dampftopf filtriert.

Dieser Agar kann übrigens auch durch Ragitagar ersetzt werden.

II. Milchzucker-Lackmuslösung. 300,0 ccm (15 $^0/_0$) Lackmuslösung von Kahlbaum-Berlin werden 10 Minuten lang gekocht, darauf 3,0 g Milchzucker hinzugefügt und abermals 15 Minuten lang gekocht.

III. Mischung. Die heiße Milchzucker-Lösung (II) wird zu der heißen Agarmasse (I) zugesetzt und die rot gewordene Mischung mit 10proz. Sodalösung bis zu schwach alkalischer Reaktion alkalisiert.

Die Alkalisierung geschieht am besten bei Tage mit dem in dem Nährboden enthaltenen Lackmus als Indikator. Die Farbenprüfung gelingt leicht in dem schräg geneigten Kolbenhals gegen einen weißen Untergrund. Abends Alkalisierung mit Hilfe von Phenolphthaleinpapier.

Zu dem schwach alkalischen Nährboden werden 6,0 ccm einer sterilen warmen 10proz. Sodalösung und 20,0 ccm einer frischen Lösung von 0,1 g Kristallviolett O chemisch rein — Höchst — in 100,0 Aq. dest. steril. hinzugefügt.

Der Nährboden wird in Mengen von etwa 200,0 ccm in Erlenmayersche Kölbchen abgefüllt und kann so wochenlang aufbewahrt werden.

    7. Endos Fuchsinagar. Der Nährboden besteht aus
          100 ccm neutralisiertem Agar-Nährboden (3 $^0/_0$),
          10 g chemisch reinem Milchzucker,
          5 ccm alkoholischer Fuchsinlösung,
          25 ccm 10proz. Natriumsulfitlösung,
          10 ccm 10proz. Sodalösung.

Dieser Nährboden wird folgendermaßen zubereitet: Man setzt zu 500 g zerhacktem Rindfleisch 1 Liter Wasser, 10 g Pepton, 5 g Kochsalz und 30 g Agar, kocht gut, filtriert, neutralisiert und fügt nochmals 10 ccm einer 10proz. Sodalösung hinzu, um zu alkalisieren. Dann kommen Milchzucker und Fuchsinlösung zu, wodurch der Nährboden rot gefärbt wird; danach wird Natriumsulfitlösung zugesetzt, wodurch sich der Nährboden allmählich entfärbt, aber erst dann ganz farblos wird, wenn der Agar erstarrt ist. Der Nährboden hält sich wochenlang gut, wenn er dunkel (ich wickle ihn in das schwarze Papier der photographischen Platten) aufbewahrt wird.

Einfacher und bequemer macht man Endo-Agar mit Hilfe der von mir angegebenen Endo-Tabletten (Merck-Darmstadt). Zu 100 ccm eines neutralen oder schwach alkalischen Agars wird eine Tablette zugesetzt, die in wenigen Minuten zerfallen und gelöst ist. Es werden dann in der üblichen Weise Platten gegossen. Die ursprünglich für Ragitagar berechneten Tabletten können, wie die Erfahrung gezeigt hat, bei jedem Agar, eventuell nach vorhergehender Reaktionsänderung, Verwendung finden.

    8. Lackmusmannitnutroselösung nach Hetsch. „10g Nutrose werden mit 5 g Kochsalz und 1 l Aqua dest. zusammen 2 Stunden gekocht. Des weiteren werden 50 g Lackmuslösung zusammen mit 20 g Mannit 10 Minuten lang gekocht. Nachdem beide Lösungen auf etwa 50⁰ abgekühlt sind, werden sie mit einander gut gemischt und in sterile Reagenzgläser gefüllt, welche sogleich noch einmal $^1/_4$ Stunde lang im Dampftopf sterilisiert werden." Der Nährboden wird zum Gebrauch in sterile Gärungskölbchen gefüllt.

9. **Löfflers Grünlösungen.** Grünlösung I: 2 % Pepton und 1 % Nutrose in 100 ccm Aqua dest. gelöst, werden mit 1,06 Normal-Kalilauge alkalisiert. Dann 5 % Milchzucker und 1 % Traubenzucker zugegeben. Nach kurzem Aufkochen werden den Lösungen, sobald sie auf Handwärme abgekühlt sind, 5 ccm 2 % Malachit-Grünlösung zugesetzt. 5—10 ccm werden dann abgefüllt. — Grünlösung II: Genau wie I, doch ohne Traubenzucker und mit 1,5 Alkali.

10. **Malachitgrünagar nach Lentz und Tietz.** Kolle-Hetsch geben folgende Vorschrift: „3 Pfund fettfreies Rindfleisch werden fein gehackt und mit 2 Liter Wasser während 16 Stunden mazeriert. Das Fleischwasser wird abgepreßt, eine halbe Stunde gekocht, filtriert; darauf werden 3 % Agar hinzugefügt und 3 Stunden gekocht; alsdann wird zu dem Agar 1 % Pepton, 0,5 % Kochsalz und 1 % Nutrose (diese kann auch fehlen), in $1/4$ Liter kalten Wassers unter leichtem Anwärmen gelöst, hinzugefügt, bis zum Lackmusneutralpunkt mit Sodalösung alkalisiert, 1 Stunde gekocht und durch Leinwand filtriert. Der nun fertige Agar reagiert deutlich sauer; er wird jetzt auf kleine, 200—300 ccm haltende Kolben gefüllt, die, wenn sie aufbewahrt werden sollen, in gewöhnlicher Weise dreimal sterilisiert werden. — Kurze Zeit vor dem Gebrauche werden bestimmte Mengen dieses Agars verflüssigt und auf einen Alkaleszenzgrad gebracht, welcher 1,8 % Normalnatronlauge unter dem Phenolphthaleinneutralpunkt entspricht, falls keine Nutrose zugesetzt war, bzw. 3,5 % Normalnatronlauge beim Nutrosezusatz. Auf 100 ccm des heißen Agars wird 1 ccm einer Lösung von Malachitgrün I (Höchst), 1:60 Aqua dest. zugefügt und gut vermischt. Der nunmehr fertige Nährboden wird zu Platten ausgegossen." Die Typhusbazillen wachsen als feinste Kolonien. (Gebrauchsanweisung s. S. 71.)

Gaethgens und Brückner geben einen Zusatz von 0,55 % einer 0,5 proz. alkoholischen Malachitgrünlösung (Malachitgrünkristalle rein) und stellen nach der Vorschrift Klingers den Säuregrad des Agars so ein, daß der Agar eine Reaktion von 1 proz. Normalnatronlauge unter dem Phenolphthaleinpunkt hat.

11. **Koffeinanreicherungsverfahren von Ficker und Hoffmann.** Lehmann und Neumann geben folgende Vorschrift:

1. „Fleischwasserstammlösung: Fleischwasser mit 6 % Pepton-Witte + 0,5 % NaCl. Von der zur Neutralisierung notwendigen Normal-NaOH (Phenolphthalein) sind 38,64 % über den Neutralpunkt hinaus zuzusetzen.

2. Anreicherungslösung: In 100 g Stammlösung kommen nach dem Sterilisieren 105 ccm einer 1,2 proz. Koffeinlösung und 1,4 proz. Kristallviolettlösung.

3. Stuhleinsaat: Wenn der Stuhl dünnflüssig ist, dann 0,8—0,9 in die Anreicherungslösung, nachdem der Stuhl etwas abgesetzt hat; ist der Stuhl dick, wird er mit der doppelten bzw. dreifachen Menge 1,20 proz. Koffeinlösung angerieben und dann 0,8—0,9 der Anreicherungsflüssigkeit zugefügt.

4. Typhusbazillennachweis: Nach 13 Stunden umgeschütteltes Einsaatmaterial auf 6 bzw., falls nicht viel Bakterien angereichert sind, auf 7 Drigalskischalen verstreichen unter Zugabe von 0,1—0,3 Anreicherungslösung."

Methoden des Bazillennachweises im Menschen und dessen Exkreten.

Die Methode, Typhusbazillen intra vitam aus der Milz durch Punktion derselben zu erhalten, muß unter allen Umständen verworfen werden. Es gibt heute nur noch wenige Ärzte, die einen so schweren

Eingriff für gerechtfertigt halten und ausführen. Für die Gewinnung aus der Leiche bleibt dagegen die Milz nach wie vor der beste und sicherste Fundort.

Am Lebenden lassen sich Typhusbazillen am sichersten und einfachsten aus dem Blut nachweisen. Hier sind sie noch sicherer zu gewinnen wie aus den Roseolen, die früher in erster Linie für die Untersuchung in Betracht kamen.

Die Roseolauntersuchungen sind bereits 1886 durch Neuhaus eingeführt worden. Neufeld hat dann die Methodik ausgearbeitet und allgemein verbreitet. Er zeigte, daß die Ursache des Mißerfolges mancher Nachuntersucher darin lag, daß Roseolenblut und noch dazu oft auf feste Nährböden verimpft worden war. Die Bazillen sitzen aber, wie es E. Fraenkel anatomisch nachwies, in den Lymphspalten der Roseolen, und das Serum wirkt außerhalb des Körpers keimabtötend. Neufeld schneidet deshalb die Roseolaflecken nach Desinfektion mit Alkohol an und kratzt den Gewebssaft heraus und bringt ihn in Bouillon. Schmiedicke verfährt noch praktischer, indem er die Haut schichtweise mit einer sterilen Impffeder abkratzt und diese in Bouillon bringt. Goßner stichelt mit sterilen Streichholzspitzen, schneidet diese mit einer sterilen Schere ab und läßt sie in Bouillon fallen. Sind frische Roseolen vorhanden, so führt diese Methode in 24 Stunden zum Ziel.

Die Resultate nach diesem Verfahren sind bei Benutzung geeigneter, d. h. frischer Roseolen ausgezeichnet; so hatte Neufeld bei 14 untersuchten Fällen 13 mal und Polacco und Gemelli unter 50 Fällen in allen Fällen Erfolg gehabt.

Die Untersuchung des zirkulierenden Blutes ist aber während der ersten Krankheitswoche ganz entschieden bei weitem die beste.

Castellani und Schottmüller, dann Auerbach und Unger haben die Methoden für die Untersuchung ausgearbeitet. Schottmüller entnimmt aus der Vene Blut, mischt 6 ccm flüssigen, 45° warmen Agars mit 2—3 ccm Blut und gießt dann Platten. Die Typhuskolonien wachsen allerdings oft erst nach 48 Stunden aus. Die Resultate waren von 50 Untersuchungen 38 positive. Castellani und Auerbach und Unger mischen Blut mit Bouillon.

Eine weitere wesentliche Verbesserung erfuhr die Blutuntersuchung durch die Methode der Gallenanreicherung. Conradi fand, daß sich die Typhusbazillen des Blutes außerhalb des Körpers in Galle bzw. in Galle, der Glyzerin und Pepton zugesetzt ist, sehr gut halten und sich in ihr vermehren. Es gelingt so, vereinzelte Bazillen, die auf der Platte nicht zum Wachstum kommen, durch Einbringen in Galle und Halten im Brutschrank zur Vermehrung zu bringen. Streicht man nach 24 Stunden auf Platten aus, so ist es ein Leichtes, eine Reinkultur zu gewinnen. Daß Galle ohne jeden Zusatz genügt, zeigte Kayser, der die Brauchbarkeit der Conradischen Gallenanreicherungsmethode des Blutes durch zahlreiche Untersuchungen erhärtete. Meyerstein bedient sich an Stelle der Galle einer Lösung von Gallensalzen in Glyzerin (zu beziehen von C. A. F. Kahlbaum), von der einige Tropfen auf 1—2 ccm Blut zugesetzt werden.

Nach 12 Stunden bei 37^0 ist in Gallenröhrchen die Anreicherung oft eine so bedeutende, daß die Typhusbazillen schon im Ausstrichpräparat nachgewiesen werden können.

Kayser beschickt Reagenzröhrchen mit je 5 ccm Rindergalle und sterilisiert. In die sterile Galle werden 2—5 ccm Blut hineingegeben. Die Röhrchen kommen bis zu 20 Stunden in 37^0, es wird nun auf Endo- bzw. Drigalski-Conradi-Platten ausgestrichen. Bleiben die Platten steril, so wird nach weiteren 24 Stunden (man beläßt die Gallenröhrchen im Brütschrank) der Ausstrich nochmals wiederholt. Die Methode eignet sich außerordentlich gut auch zum Versenden von Blut zur Untersuchung. Kayser veranlaßte die Firma E. Merck-Darmstadt, fertige sterile Gallenröhrchen in den Handel zu bringen. In der ersten Krankheitswoche kommt man auf diese Weise bis zu $100\,^0/_0$ Fällen mit Bazillennachweis.

Wiens will an Stelle der Galleröhrchen mit Pepton-Dextrose-Röhrchen ($10\,^0/_0$ Pepton $+$ $1\,^0/_0$ Dextrose, leicht alkalisch) ebenso gute Resultate erzielt haben.

Daß es auch noch gelingt, aus Blutgerinnseln Typhusbazillen zu züchten, zeigten zunächst Müller und Gräf. Sie empfahlen, den Blutkuchen zu zerquetschen und auf Endo- usw. Platten auszustreichen. Das Verfahren empfiehlt sich, wenn eingesandtes Blut zur Widalreaktion zur Verfügung steht, und man nicht in der Lage ist, selbst eine Kultur mit frischem Blute anzusetzen.

Fornet zeigte, daß man noch bessere Resultate erhält, wenn man das Gerinnsel in Galle bringt, dann über Nacht im Brütschrank läßt und nun erst ausstreicht. Conradi geht jetzt in folgender Weise vor:

Man hält sich Gallenröhrchen vorrätig (5 ccm Rindergalle mit $10\,^0/_0$ Pepton und $10\,^0/_0$ Glyzerin, 2 Stunden im strömenden Dampf sterilisiert). Conradi zeigte, daß durch Anreicherung in diesem Medium von Blutgerinnseln, die aus 0,05—0,2 ccm Blut entstanden waren, und von denen nach der Gallenanreicherung später 0,1—1 ccm auf die Platten übertragen wurden, von 56 Fällen in 24 Fällen Typhus bzw. Paratyphus nachgewiesen werden konnte. Bei der Anwendung von größeren Mengen Blutgerinnseln wären zweifellos die Erfolge noch günstiger gewesen. Es ist ihm durchaus beizustimmen, wenn er verlangt, daß bei Einsendung von Blut zur Serumreaktion das Gerinnsel in allen Fällen in dieser Weise weiter verarbeitet werden soll.

Kirstein baute die Untersuchung des Blutkuchens mit Hilfe der Gallenmethode noch insofern weiter aus, als er den Blutkuchen gleichzeitig durch Trypsin verdaute. Offenbar werden so noch bessere Resultate erzielt.

Kirstein bringt den Blutkuchen in 5 ccm sterilisierter Rindergalle, der je nach der Größe des Blutkuchens 0,1—0,3 ccm konzentrierte Trypsin-Glyzerinlösung zugegeben werden. Die Lösung ist als Trypsinsolution nach Kirstein von Grübler zu beziehen. Will man sie selbst herstellen, so werden 2 g Trypsin. sicc. Grübler mit 10 ccm Glyzerin versetzt und unter öfterem Schütteln 8 Tage bei 37° gehalten. Während eines Aufenthaltes von 8—12 Wochen im Eisschrank tritt Sterilisierung der Lösung ein, der dann noch 0,1 ccm einer 10proz. sterilen Sodalösung auf je 10 ccm zugesetzt werden.

Die Stuhluntersuchung bietet auch jetzt noch immer Schwierigkeiten und die Methoden sind nicht so, daß es in allen Fällen von Typhus gelingt, Typhusbazillen nachzuweisen. So konnte doch ein so geübter Untersucher wie Klinger nur bei 68 % der Erkrankten Bazillen im Stuhl nachweisen. Gaethgens und Brückner gelang der Nachweis in der 1. bis 2. Krankheitswoche in über 50 % und in der 3. Woche in über 75 %, im Durchschnitt also entsprechend Klinger.

Die Zahl der für den Typhusnachweis angegebenen Nährböden ist eine ganz außerordentliche, und sie wächst noch beständig. Für die Praxis ist es daher wünschenswert, eine Auswahl zu treffen und sich an ein bestimmtes Schema zu halten, das eine relativ sichere und leichte Arbeit gestattet. Von diesem Gesichtspunkte aus sei im folgenden die Stuhluntersuchung besprochen. Inbezug auf die Darstellung der zu erwähnenden Nährböden verweise ich auf die zusammenfassende Darstellung auf S. 63.

Nicht ohne Bedeutung ist die Koffeinanreicherung nach Hoffmann und Ficker, die aber als solche heut bei Stuhluntersuchungen wohl kaum noch gehandhabt wird, während das Koffein im Zusammenhang mit anderen Nährböden vielfach angewandt wird.

Die klassischen Nährböden sind aber auch heute noch der Lackmus-Nutrose-Agar von Drigalski und Conradi und der Endosche Fuchsinagar. Diese beiden im Verein mit dem Malachitgrün Löfflers in Form des Lentz-Tietzschen Anreicherungsverfahrens sind für den Praktiker zur Zeit wohl am meisten zu empfehlen, noch mehr wie der gleichfalls viel gebrauchte Padlewskische Malachitgrün-Galle-Nährboden.

Auf allen Typhusnährböden wird der Stuhl am besten mit dem rechtwinklig gebogenen Glasspatel (v. Drigalski-Conradi) oder der Kuppe eines sterilen Reagensglases (Neißer) verrieben. War der Stuhl fest, so muß er durch Verreiben mit Kochsalslösung dünnflüssig gemacht werden. Es kommt ein Tröpfchen bzw. eine Öse auf die erste Platte. Diese wird mit dem Glasspatel so bearbeitet, daß sie ordentlich poliert wird, dann wird in derselben Weise mit dem Spatel Platte 2 und 3 bearbeitet. Es empfiehlt sich, recht große Platten zu nehmen.

Diese Plattenverfahren werden häufig nach Lentz und Tietz mit Vorkultur und Malachitgrünagar kombiniert. Daß Malachitgrün in gewissen Konzentrationen für Coli stark hemmend wirkt, während es Typhus wenig tangiert und bei einem Gemisch von Coli und Typhus so das Wachstum der Typhusbazillen begünstigt, wissen wir durch die Untersuchungen Löfflers.

Lentz und Tietz verreiben Stuhl mit der doppelten Menge Kochsalzlösung zu einer gleichmäßigen dünnbreiigen Masse. 0,1—0,2 ccm werden dann zunächst auf einer Malachitgrünplatte und dann auf zwei Drigalski-Conradi- oder Endoplatten verrieben. Finden sich nach 20 Stunden auf der Lackmus- oder Endoplatte keine Typhusbazillen, sind auch auf der Malachitgrünplatte solche nicht nachzuweisen, so wird diese mit 2 ccm Bouillon abgeschwemmt. Von der Abschwemmung werden 1—2 Ösen auf zwei Lackmusagar- oder Endoagarplatten ausgestrichen.

Was nun die Brauchbarkeit des Drigalski-Conradischen Lackmus-Nutrose-Agars und des Endoschen Fuchsinagars anbetrifft, so ziehe ich den Endoagar vor. Dieser leistet mindestens dasselbe wie der Lackmus-Nutrose-Agar, wie ich in vergleichenden Untersuchungen zeigen konnte; er ist dabei viel einfacher herzustellen (besonders mit Hilfe der von mir angegebenen Endo-Tabellen) viel billiger und gestattet auch das Abstechen beim Lampenlicht. (Vgl. z. B. auch Herberich und die Berichte über die Tagung der freien Vereinigung für Mikrobiologie, Juni 1906.)

Kolonien, die nach Wachstum und Farbenreaktion verdächtig sind, werden abgestochen. Vielfach wird empfohlen, mit dem Rest der Kolonie gleich eine orientierende Agglutination im hängenden Tropfen in der Weise vorzunehmen, daß eine Nadelspitze Kultur mit einem Tropfen Serumverdünnung verrieben wird. Dies hat wenig Zweck, da gerade die Kulturen von den Fuchsin- oder Lackmusplatten oft sehr schlecht oder gar nicht agglutinieren, während sie auf Agar umgestochen wieder agglutinabel werden. Die Diagnose kann dies Verfahren auch nicht fördern, da unter allen Umständen erst eine Reinkultur zu gewinnen ist und diese geprüft werden muß.

Sehr praktisch ist es, den Abstich zur Reinkultur in Traubenzuckeragar (verflüssigt und auf 40° abgekühlt) vorzunehmen, da man auf diese Weise gleich die Gärungsprobe anstellt. Vergärt eine Kultur unter Gasbildung, so ist es ohne weiteres klar, daß es sich nicht um Typhus handeln kann, möglicherweise allerdings um Paratyphus. Da Paratyphus nur Traubenzucker aber nicht Milchzucker vergärt, zieht man zweckmäßig auch diesen zur orientierenden Prüfung mit heran (Methode s. S. 118). Für die definitive Bezeichnung einer Kultur als Typhus ist es notwendig, daß sie sich nicht nur dem Serum gegenüber, sondern auch in ihren biologischen Leistungen wie Typhus verhält. Die Agglutinationsreaktion kann negativ ausfallen. Frisch aus dem Menschen gezüchtete Stämme sind oft sehr resistent, ja es gibt solche, welche überhaupt nicht zu agglutinieren sind (Friedberger und Morechi).

Die Ursachen für das Mißlingen des Bazillennachweises im Stuhl auch bei sicherem Typhus liegen nun durchaus nicht etwa nur in der Unvollkommenheit der Methoden, sondern vor allem auch darin, daß auch beim Typhuskranken der Stuhl nicht gleichmäßig mit Typhusbazillen durchsetzt ist. Bei der Untersuchung von Bazillenträgern kommt dann noch hinzu, daß die Ausscheidung durchaus nicht ständig erfolgt, sondern typhushaltige Stuhlportionen mit solchen, die sicher frei von Bazillen sind, alternieren.

Für den Typhusbazillennachweis bei Bazillenträgern gibt Weber ein Verfahren an (Nachprüfungen sind mir nicht bekannt), das sehr einleuchtend erscheint. Bekanntlich ist die Galle der Sitz der Bazillen bei Bazillenträgern. Weber gab in solchem Fall ein Ölfrühstück von 200 g und heberte nach $^1/_2$ Stunde aus. In der Regel gelingt es so, Galle in den Magen überzuleiten. Das Ausgeheberte scheidet dann eine obere ölige Schicht und eine untere wässrige galliggefärbte Schicht ab, die bei Bazillenträgern enorme Mengen Bazillen enthält.

Die Gewinnung der Typhusbazillen aus dem Urin macht meist keine Schwierigkeiten. Der Urin (Sediment) wird auf Endo- oder Drigalski-Conradiplatten ausgestrichen wie Stuhl. Oft sind die Typhusbazillen in solchem Maße vorhanden, daß der Urin einer Bouillonkultur entspricht, so daß man gleich mit dem Urin eine Agglutinationsprobe anstellen kann.

Verfeinerte Untersuchungsmethoden sollen allerdings ergeben, daß die Bazillenausscheidung noch viel häufiger ist, als man auf Grund der bisherigen Untersuchungen annahm. Schneider bediente sich des Hesseschen Verfahrens. Er verrieb 0,1 g Kieselgur in 100 g Wasser und saugte diese Suspension durch den Filter, der sich so mit einem feinen Kieselgurmantel bedeckt. In diesem bleiben bei Filtration des Urins die Bazillen stecken. Durch einen Rückstoß wird der Mantel abgeschleudert. Die Untersuchung von 15 Urinen ergab bei gewöhnlicher Untersuchung des Sediments 3mal Typhusbazillen, während im Filtrat 12mal Bazillen gefunden wurden.

Methoden des Bazillennachweises im Wasser.

Die Wasseruntersuchung bietet noch immer erhebliche Schwierigkeiten, da die Typhusbazillen, wenn in dem zu untersuchenden Wasser überhaupt noch vorhanden, so sicherlich nur in geringer Zahl existieren. Trotzdem ist es Kübler und Neufeld zuerst und dann noch vielen anderen Autoren mit einfachsten Mitteln durch direkte Aussaat gelungen, hin und wieder Typhusbazillen aus Wasser zu züchten.

Aussichtsvoller und richtiger ist es, große Mengen Wasser zu untersuchen. Der Weg dazu ist der, daß es versucht wird, die Bazillen aus dem Wasser auszufällen, oder daß man das ganze Wasser bebrütet, aber durch Zusätze möglichst günstige Bedingungen für Typhusbazillen und schlechtere für die übrigen Mikroben erzeugt usw. (Ich verweise Interessenten auf die vollständige Übersicht in der In.-Dis. von Herbst.)

Die wichtigsten Ausfällmethoden sind folgende:

1. **Ausfällung nach Schüder-Vallet.**
Notwendig sind 3 sterile Lösungen:

     a) 7,75 proz. Lösung von Natriumhyposulfit,

     b) 10 proz. Lösung von Bleinitrat,

     c) 100 proz. Lösung von Natriumhyposulfit.

Das zu untersuchende Wasser wird in einen oder mehrere hohe Meßzylinder von je 1 l gegossen. Zu je 1 l Wasser kommen 10 ccm der Lösung a unter tüchtigem Umrühren. Dann kommen zu jedem Liter 20 ccm der Lösung b. Die Mischung bleibt 20—24 Stunden im Dunkeln stehen, die Flüssigkeit wird vorsichtig vom Bodensatz abgegossen. Der Bodensatz wird mit 7 ccm der Lösung c versetzt, gut umgerührt und in ein Reagenzglas gegossen. Bis auf einige unlösliche Reste, die sich zu Boden senken, tritt Lösung ein. Von der klaren Lösung werden 0,2 bis 0,5 ccm auf Endo- oder Drigalski-Conradiplatten verarbeitet und ebenso etwas vom Bodensatz.

2. **Ausfällen nach Brógós-Feistmantel.** Es müssen zwei sterilisierte Lösungen bereit sein und zwar 10 % Alaun und 10 % Soda in destilliertem Wasser. „Das zu untersuchende Wasser wird in Mengen von je 1 l in hohe Maßgläser gegossen. Zu je 1 l Wasser kommen 10 ccm der Sodalösung und davon unter tüchtigem Umrühren 5 ccm (das Maßgefäß muß frei von Soda sein) der Alaunlösung. Dann wird die Wasserprobe für 2—3 Stunden ins Dunkle gestellt. Nach Ablauf dieser Zeit hat sich der flockige Niederschlag als Bodensatz (etwa 80—100 ccm) abgelagert. Man dekantiert die überstehende klare Flüssigkeit, gießt den Bodensatz in einen etwa 100 ccm fassenden, kleinen Meßzylinder und läßt denselben bei Zimmertemperatur im Dunklen stehen. In dem kleinen Zylinder hat sich nach etwa 2 Stunden der Bodensatz auf etwa 30 ccm konzentriert. Man dekantiert wieder und verimpft den Bodensatz auf Endosche oder auch auf Conradi-Drigalskische Nährböden.“

3. **Ausfällen nach O. Müller.** Zu 3 l Wasser werden 5 ccm Liq. ferri oxychlorat. zugesetzt (ein vorheriges Alkalisieren ist nicht nötig). Der entstehende Niederschlag wird auf einem Filter gesammelt und ungelöst auf Drigalski-Conradi- bzw. Endoplatten übertragen. Diese Methode soll z. Zt. die beste sein, die einfachste ist sie jedenfalls.

4. **Ausfällen nach Herbst.** 2 l Wasser werden 10 ccm Wasser einer 10 proz. Lösung der offizinellen essigsauren Tonerdelösung zugesetzt, dann so viel Lakmustinktur (Kubel-Tiemann), daß die Flüssigkeit etwas violett erscheint. Mit einer 20 proz. Ammoniaklösung wird nun die Tonerde gefällt. Nach 5 Stunden

hat sich die Tonerde genügend gesetzt. Es wird von der die Suspension enthaltenden Flüssigkeit je 1 ccm auf Drigalskiplatten verarbeitet.

Dann suchte man die fällende Wirkung des Immunserums für den Typhusnachweis im Wasser nutzbar zu machen. Eine solche Methode ist die

5. Ausfällung nach Schepilewsky (modifizierte ursprüngliche Methode von Windelbandt):

10—20 ccm Wasser kommen zu 50 ccm Bouillon in ein Kölbchen und werden 24 Stunden bei 37⁰ bebrütet. Dann Filtration der Bouillon durch leichtes Wattefilter in Probierglas, das kegelartig ausgezogen ist. Zusatz von stark agglutinierendem Serum, 2—3 Stunden Brutschrank, bis Sedimentation sich zeigt, eventuell ganz leichtes Zentrifugieren. Entfernen der Flüssigkeit durch Umkippen, Aufnahme des Sediments mit Kochsalzlösung, Zertrümmern der Haufen durch Schütteln mit Glasperlen und Verarbeiten zur Kultur (Endo oder Drigalski-Conradi).

Feistmantel modifizierte dieses Verfahren dahin, daß er 1—2 l des zu untersuchenden Wassers durch eine dichte Kerze (Chamberlandkerze F: für invisibles Virus undurchlässig) filtriert. Dann wird das Innere der Kerze, die fast alle Keime zurückgehalten hat, mit 4—5 ccm 0,85proz. Kochsalzlösung gut durchgeschüttelt. Die so entstandene Bakterienemulsion wird in zwei sterilisierte Zentrifugenröhrchen verteilt und es wird agglutinierendes Serum zugefügt. Nach 1 Stunde bei 37⁰ wird zentrifugiert und das Sediment zu Platten verarbeitet.

6. Als das modernste Verfahren ist das von Volpino und Cler zu erwähnen, die sich der Komplementablenkung bedienen.

Im Versuch konnten die Autoren noch 0,002 mg Typhusbazillensubstanz nachweisen. Für Wasseruntersuchungen muß entweder das zu untersuchende Wasser eingedampft werden oder bei Untersuchungen von Wasserleitungen ist 24 Stunden Wasser durch eine Chamberlandkerze zu schicken und dann die Oberfläche der Kerze abzukratzen. Nachdem im Vorversuch nachgewiesen ist, daß dies Material frei ist von hämolytischen und antikomplementären Eigenschaften, soll mit ihm der Ablenkungsversuch in der üblichen Weise angesetzt werden.

Rösler konnte die Untersuchungen nicht bestätigen und erreichte mit der Komplementablenkung nicht mehr als mit den üblichen Plattenverfahren. Immerhin kann dies daran gelegen haben, daß das Immunserum Volpinos und Clers anders gewesen war.

Spezifische Diagnostik.

Bakteriolysine und Agglutinine.

Die Serodiagnostik fußt auf den experimentell erzeugten Immunitätsreaktionen. Wie für die Identifizierung von Choleravibrionen das Verhalten dem Immunserum gegenüber von ausschlaggebender Wichtigkeit ist, so liegen in gleicher Weise auch die Verhältnisse beim Typhus. Durch die Immunisierung eines Tieres mit Typhusbazillen gelingt es, ein Serum zu erzeugen, welches bakterizid und agglutinierend wirkt. Für die Identifizierung einer Kultur können wir uns natürlich beider Eigenschaften bedienen, im allgemeinen begnügt man sich aber mit der Anstellung des Agglutinationsversuches. Die Versuchsanordnung usw. werden weiter unten besprochen werden.

Die Gewinnung eines hochwertigen Immunserums ist hier erheblich schwieriger als bei der Cholera, und offenbar ist von ein und derselben Tierspezies nicht jedes Tier in gleich gutem Maße zur Produktion eines Immunserums befähigt. Bakterizide Sera vom Titer 0,01 und darunter erhält man fast stets bei Kaninchen durch Injektion von großen Mengen abgetöteter Kulturen (5 durch 1 stündiges Erwärmen auf 60⁰ abgetötete Agarkulturen und darüber, eine Dose, die eventuell nach 8—10 Tagen nochmals zu wiederholen ist). Das beste bakterizide Immunserum darzustellen, gelang mir an Hunden; es lassen sich da Sera vom Titer 1 mg allerdings erst nach längerer Behandlung erzeugen. Die Typhusimmunsera vom Pferde werden fabrikationsmäßig dargestellt (z. B. E. Merck-Darmstadt, Tavel in Bern, Sächsisches Serumwerk in Dresden usw.) und sind im Handel zu beziehen. Der bakterizide Titer dieser Sera ist jedoch meist kein erheblicher, während dagegen der agglutinierende Wert derselben ein ganz hervorragender, bis 1—20000 und darüber ist, so daß sich diese Sera für die Agglutinationsreaktion ganz ausgezeichnet eignen. Einen besonderen Vorteil scheint dieses Pferdeimmunserum dadurch vor anderen Immunsera zu haben, daß die agglutinierenden Substanzen desselben äußerst haltbar sind, während ich bei Immunseris von Hunden, Ziegen, Kaninchen und Menschen oft beobachtete, daß die Stoffe binnen wenigen Tagen aus dem zur Konservierung karbolisierten Serum vollständig verschwanden, während die bakteriziden unverändert blieben.

Gute agglutinierende Sera erhält man am Kaninchen durch eine längere Immunisierung. Man beginnt mit ½ Öse abgetöteter (1 Stunde 60⁰) Typhuskultur intravenös, 1 Öse, dann 2 Ösen usw. Man überzeugte sich von Zeit zu Zeit durch Blutentnahme aus der Ohrvene, ob agglutinierende Substanzen aufgetreten sind, und ob diese auch gehörig steigen. Ist der Wert hoch genug, mindestens aber 1 : 1000, dann entnimmt man Blut aus der Karotis.

Besitzt man ein überaus hochwertiges agglutinierendes Serum, so empfiehlt es sich, um nicht Material zu verschwenden, dasselbe mit Glyzerinkochsalzwasser (etwa 66⁰/₀ Glyzerin und 33⁰/₀ 0,85 proz. Kochsalzlösung) in einem bestimmten Verhältnis, z. B. zu einer 1 proz. Lösung zu verdünnen und zu konservieren.

Jakobsthal empfahl agglutinierende und präzipitierende Sera durch Antrocknen an Fließpapier zu konservieren. Die Firma Merck bringt nach diesem Verfahren hergestellte Serumpapiere, die ich sehr empfehle, in den Handel (sie gibt übrigens auch agglutinierende Sera in Pulverform ab). Von den hier in betracht kommenden Seris sind Serum für Typhus, Paratyphus A, B, Coli, Dysenterie (Shiga und Flexner) erhältlich. Ein Streifen Papier kommt in eine vorgeschriebene Menge 0,5 proz. Phenollösung, und man erhält dann eine Serumlösung von einem bestimmten Titer.

Für die Serodiagnostik des Typhus kommt die **Pfeiffersche Reaktion** überhaupt nicht in betracht, sie hat aber ein hohes wissenschaftliches Interesse. Da hier einige von der Cholerareaktion abweichende Punkte zu beachten sind, so ist wohl auch eine kurze Schilderung hier gerechtfertigt.

Die Ausführung der Pfeifferschen Reaktion findet im Prinzip in derselben Weise statt wie bei der Cholera. Auch hier entscheidet das Auftreten des

Pfeifferschen Phänomens, d. h. die Auflösung der virulenten Typhusbazillen, die in mindestens 10fach tödlicher Dosis gleichzeitig mit einer ausreichenden Menge Typhusimmunserum (niemals jedoch mehr wie 0,05 ccm Serum wegen bakterizider Wirkung normaler Sera!) in die Bauchhöhle eines Meerschweinchens eingeführt waren und dann das Lebenbleiben der mit Immunserum behandelten und das Sterben der Kontrolltiere.

Auch mit dem wirksamsten Immunserum verläuft aber die Reaktion langsamer als bei Choleraversuchen. Vor 30 Minuten nach der Einspritzung Exsudat zu nehmen, ist ganz zwecklos, da doch nichts zu erkennen ist, oft ist aber noch nach Stunden die Granulabildung eine so unvollkommene, daß es nicht möglich ist, ein sicheres Urteil abzugeben. Andererseits findet man oft eine Zeitlang keine oder wenigstens nur ganz vereinzelte Typhusbazillen in dem Peritonealexsudat, während sie später wieder massenhaft vorhanden sind und das Tier zugrunde geht. Man wird beim Typhus also gut tun, wenigstens in den meisten Fällen, erst den Ausfall des Experiments am nächsten Tage abzuwarten, ehe man ein sicheres Urteil fällt, so daß schließlich nur der Tod oder das Ueberleben entscheidet. Das Gewicht der Meerschweinchen soll nicht unter 300 g betragen, da kleinere Tiere gegen das Gift der Leibessubstanz der Typhusbazillen sehr empfindlich sind. Antitoxische Wirkungen kommen aber den durch Immunisieren mit Bazillen gewonnenen Seris nicht zu.

Von der größten Bedeutung ist dagegen die **Agglutination** und zwar einmal zur Feststellung, ob eine verdächtige Kultur Typhus ist und dann als sogenannte Widalsche Reaktion zur Feststellung der eventuellen Infektion eines Kranken oder sonst wie Verdächtigen.

Was die Agglutinationsprüfung zur Identifizierung einer Kultur anbetrifft, so ist dazu vor allem ein hochwertiges Serum nötig, das mit einem geeigneten Stamm erzeugt ist, d. h. mit einem Stamm, der nicht infolge schlechter Entwicklung seines Rezeptorenapparates ein Serum liefert, das andere Stämme nur ungenügend verklumpen kann. Dann muß natürlich der Titer des Serums bekannt sein.

Jede zu prüfende Kultur ist bis zur Grenze ihrer Agglutinierbarkeit auszutitrieren. Allerdings gelingt es, wie schon erwähnt, manchmal nicht, frisch gezüchtete Stämme bis zur vollen Titergrenze zu agglutinieren, kommen doch sogar gelegentlich, aber sehr selten, überhaupt unagglutinable Stämme vor. Gar nicht so selten besteht bei niedrigen Verdünnungen eine Hemmung der Agglutination, während stärkere Verdünnungen entsprechend dem Titer prompt agglutinieren, alles Gründe, die die volle Austitrierung verlangen.

Die Ausführung der Reaktion erfolgt entweder mit lebenden Kulturen (18stündiger Agarkultur, nicht Bouillonkultur), mit abgetöteter Kultur (Formalinbouillon oder Formalinagarkultur) oder mit dem Fickerschen Diagnostikum.

Die Reaktion mit lebender Kultur wird genau in derselben Weise ausgeführt wie die Choleraagglutination (S. 34). Es ist aber zu beachten, daß die Reaktion oft nicht in zwei Stunden abläuft, da es eben sehr resistente Typhusstämme gibt. Es ist dann noch eine Untersuchung nach vier oder mehr Stunden bis zu 24 Stunden nötig. Die Kulturen müssen dann bei Zimmertemperatur gehalten werden, um ein Auswachsen zu verhindern.

Beschleunigen läßt sich übrigens die Reaktion, oder besser die Diagnostik, nach Gaethgens durch Auszentrifugieren. Etwa 10 Minuten nach dem Ansetzen wird zentrifugiert: Ist die Reaktion negativ, so finden sich die Bazillen als kleiner Bodensatz, im anderen Falle ist der ganze Boden mit einem schleimigen Belag bedeckt.

Auch hier sei wieder daran erinnert, daß die Beurteilung des Eintretens der Agglutination durch Betrachtung mit dem bloßen Auge, der Lupe oder höchstens einer schwachen Vergrößerung (Leitz Obj. 3, Ok. 1) zu erfolgen hat. Man bediene sich der Immersion nur dann, wenn es darauf ankommt, festzustellen, ob ein Serum noch Spuren von Agglutininen enthält. Das kommt aber nur für rein wissenschaftliche, nie für praktische Zwecke in Betracht.

Sehr empfehlenswert ist es, sich nach dem Vorgang von M. Neißer Bouillonkulturen zu bedienen, die durch Formolzusatz sterilisiert sind. Die Darstellung dieser Testflüssigkeit beschreibt Pröscher wie folgt:

„Wir verwenden dazu eine Typhusbouillonkultur, welche nach eintägigem Wachstum bei 37⁰ durch Zugabe von 1 Teil 40proz. Formalins auf 100 Teile Typhusbouillon abgetötet wird. Die Formalintyphusbouillon bleibt in einem hohen Maßzylinder 2 Tage bei 37⁰. Dabei bildet sich ein Bodensatz von Teilen, die bei der Agglutinationsprüfung nur störend sein würden. Es wird deshalb die Formalinbouillon von diesem Bodensatz abgegossen und diese abgegossene Formalinbouillon hält sich im Eisschrank wochenlang gebrauchsfähig, nur muß sie vor jedem Gebrauch umgeschüttelt werden." Auch ein eintägiges Absetzenlassen ist genügend.

Von dieser Testflüssigkeit wird zu je 0,5 ccm Serumverdünnung 0,5 ccm zugesetzt. Hat man also Serum-Verdünnungen 1 : 20, 1 : 40 usw. in je 0,5 ccm Flüssigkeit, so entstehen durch den Zusatz der Testflüssigkeit endgiltige Verdünnungen von 1 : 40, 1 : 80 usw. Zweckmäßig ist es, diese Mischungen in Farbklötzchen (Blockschälchen) zu gießen (M. Neißer). Man kann, falls die makroskopische Betrachtung nicht bereits Klarheit gibt, die Farbklötzchen zur Untersuchung mit schwacher Vergrößerung direkt unter das Mikroskop stellen.

Sievert glaubte Bouillonkulturen unter allen Umständen, also auch formalinisierte, verwerfen zu müssen und stellte sich mit Kochsalzwasser Agarabschwemmungen von bestimmter Konzentration her, die dann einen Zusatz von 1 ⁰/₀ Formalin erhielten.

Das erwähnte Fickersche Diagnostikum ist eine aus den Typhusbazillen gewonnene Flüssigkeit, in der durch agglutinierende Sera spezifische Fällungen hervorgerufen werden.

Es hat sich gut bewährt und kommt besonders für kleine Laboratorien in Betracht, die nicht in der Lage sind, sich lebende Kulturen vorrätig zu halten oder

Formalinkulturen darzustellen. Als Nachteil wäre zu nennen, daß nach den vergleichenden Untersuchungen von Selter das Diagnostikum zwar auf der Höhe der Erkrankung prompt reagiert, daß aber die Bazillenagglutination etwas früher eintritt und länger anhält. Als Vorzug ist zu nennen, daß auch in den Tropen das Diagnostikum sich brauchbar erhält (Eichler). Über die Anwendung unterrichtet die von der Firma Merck dem Diagnostikum beigegebene Gebrauchsanweisung.

Serodiagnostik am Krankenbett.
1. Widalsche Reaktion.

Da nun während der Erkrankung eines Menschen an Typhus es in der Regel zur Bildung derselben Stoffe kommt, die im immunisierten Tiere auftreten, so werden die oben beschriebenen Methoden der Identifizierung eines Mikroben mit einem spezifischen künstlich hergestellten Immunserum auch in der Weise angewandt werden können, daß es versucht wird, festzustellen, ob in dem Serum eines Kranken, Verdächtigen oder Rekonvaleszenten sich analoge, auf Typhusbazillen gerichtete Stoffe vorfinden. Daß sie in dem Serum eines Menschen, der nie mit Typhus in Berührung gekommen war, mit noch zu erwähnenden Ausnahmen immer vermißt werden, ist sicher, so daß der Nachweis solcher Stoffe unter Umständen ohne weiteres einen bindenden Schluß auf die Art der vorliegenden bzw. überstandenen Infektion gestattet.

Es sei erwähnt, daß Grünbaum, ein Schüler Grubers, auf dessen Veranlassung als Erster an zwei Kranken der Nothnagelschen Klinik feststellte, daß Agglutinationsreaktion im Serum Kranker beobachtet wird. Gruber teilt diese Tatsache auf dem XIV. Kongreß für innere Medizin am 9. April 1896 mit. Widal beschäftigte sich dann weiter mit dieser Frage und konnte bald an einem großen Material zeigen, daß oft schon am 6. Krankheitstage Agglutinine im Blut vorhanden sind. Es ist dann fälschlich diese Reaktion selbst, welche von Gruber, Durham und R. Peiffer stammt, unter dem Namen Widalsche Reaktion bekannt geworden und unter diesem Namen jetzt allgemein gebräuchlich.

Die Widalsche Reaktion ist heutzutage für die Typhusdiagnostik von der allergrößten Wichtigkeit geworden, da in fast allen Fällen von Typhus Agglutinine im Blut gefunden werden im Gegensatz zu den bakteriziden Stoffen, die weit öfter fehlen. Da, wie wir sahen, der Bazillennachweis durchaus nicht in allen Fällen, ganz besonders nicht aus dem Stuhl glückt, so ist die Untersuchung des Blutes auf Typhusagglutinine bei typhusverdächtigen Erkrankungen die wichtigste Untersuchungsmethode.

Wie steht es nun mit der Zuverlässigkeit dieser Probe? Bereits weiter oben haben wir die Ausführung der Agglutinationsreaktion besprochen. Genau wie mit einem Immunserum wird mit dem Krankenserum verfahren. Zur Agglutination wird man stets eine gut agglutinierende Kultur nehmen und sich vor der Benutzung unbekannter Stämme hüten, da diese, wie besprochen, schwer agglutinierbaren Rassen angehören können.

Da der Rezeptorenapparat der einzelnen Typhusstämme recht verschieden sein kann, und damit natürlich auch die Zusammensetzung der Reaktionsprodukte im Serum des Infizierten schwankt, so ist zuerst von Falta und Noeggerath für die Widalsche Reaktion die Anwendung· von Mischkulturen vorgeschlagen worden, ein Verfahren, mit dem Hilgermann, der es weiter ausbaute, sehr gute Resultate erzielt hat.

Dann ist festgestellt, daß es Sera gibt (selten!), die in ihrer Wirkung noch nicht ganz aufgeklärte Hemmungsstoffe enthalten. Wir werden dadurch zu demselben Verfahren gezwungen, wie bei schwer agglutinierbaren Kulturen, wir müssen die normale Beobachtungsdauer von 2 Stunden bis auf event. 24 Stunden ausdehnen. Die Proben müssen dann, was nochmals betont werden soll, bei Zimmertemperatur stehen, wenigstens, wenn man mit lebenden Bazillen arbeitet, um ein Auswachsen hintanzuhalten. Der geringste Grad der als wirksam zu betrachtenden Serumverdünnungen, der allenfalls ein positives Urteil gestattet, ist 1 : 50, besser aber 1 : 100. Im ersteren Fall muß aber die Reaktion eine vollständige sein, d. h. es muß mit dem bloßen Auge eine vollständige Verklumpung und demnach Klärung der Flüssigkeit festgestellt werden. Ist dies nicht der Fall, zeigt erst die schwache Vergrößerung kleine Häufchen, so ist der Fall wohl verdächtig, aber nicht mehr. Ist es ein Typhus, so können wir mit Sicherheit auf eine Zunahme der Agglutinine rechnen, werden also nach einigen Tagen wieder Blut entnehmen und müssen dann höhere Werte finden. Man muß unter allen Umständen außer den Verdünnungen 1:50 und 1:100 mindestens noch 1:200 ansetzen, besser geht man noch weiter.

Berechtigt unter allen Umständen der positive Ausfall der Agglutinationsprobe mit Typhusbazillen zur Diagnose Typhus?

Diese Frage muß in dieser Form verneint werden, denn wir finden solche bei Ikterischen (vgl. Köhler) in einer nicht ganz kleinen Zahl der Fälle. Möglich ist es, daß es sich hier in der Mehrzahl der Fälle um Bazillenträger handelt, die noch Typhusbazillen in ihrer Galle haben. Immer ist dies aber sicher nicht der Fall. Besteht Ikterus, so ist demnach auf die Widalsche Reaktion, wenn sie nicht sehr hoch ist, kein Wert zu legen. Dann ist, allerdings nie die Verdünnung 1:100 überschreitend, bei Tuberkulösen Typhusagglutination beobachtet worden (Krenker).

Dann die Spezifität. Die Widalsche Reaktion ist eine biologische Reaktion, durch die festgestellt wird, ob in einem Serum Stoffe vorhanden sind, die als Reaktionsprodukte gegen bestimmte Bestandteile der Typhusbazillen gebildet sind. Da nun, wie schon wiederholt ausgeführt wurde, notwendigerweise auch für die Bazillen eine genetische Entwicklung angenommen werden muß, so würde es vom biologischen Standpunkte aus unverständlich sein, wenn nicht eine große Zahl der heute lebenden Bakterien nahestehende Arten haben, die sich aus einer gemeinsamen Stammform entwickelt haben, so daß verschiedene Arten noch Träger partieller gleicher Bestandteile sind, während der größte Teil der Zellbestandteile different ist. Wenn ich nun ein Tier mit Typhusbazillen immunisiere, so ist zu erwarten, daß unter den Stoffen, die ich gewinne, solche sind, die nur gegen arteigentümliche Bestandteile des Typhusbazillus gerichtet sind, aber wenn der Typhusbazillus genetische Verwandte hat, so müssen auch solche erzeugt werden, die diesen verwandten Arten gemeinsam sind. Ich habe dann also in einem solchen Serum nicht nur wirksame Reaktionsprodukte dem Typhusbazillus gegenüber, sondern auch für alle Mikroben, die wenigstens Spuren von den Antigenen (Stoffen, die Antikörper erzeugen) enthalten, die der Typhusbazillus besitzt.

Diese dadurch eventuell bedingte partielle Mitagglutination von nahestehenden Mikroben wurde von Pfaundler als „Gruppenreaktion" bezeichnet. Zupnik und dessen Schüler haben sich besonders mit dieser Frage beschäftigt und Zupnik hat mit Recht diesen Namen als naturwissenschaftlich unrichtig zurückgewiesen. Zupnik will überhaupt die Agglutinationsreaktion nicht in einem absoluten Sinne als spezifisch für die Art anerkennen, wie es Kolle tut, sondern will sie nur als Gattungsreaktion betrachtet wissen. Ich bin der Überzeugung, daß Zupnik im Grunde mit dieser Anschauung recht hat und aus den skizzierten Gründen auch recht haben muß. Für die Praxis der Agglutinationen spielt dies aber fast gar keine Rolle, denn die einzelnen Arten von Typhus, Paratyphus, Coli und dazwischenliegenden Gliedern sind meist so gute und wohl differenzierte Arten, daß ihre arteigentümlichen Antigene bei weitem überwiegen. Sie bilden daher in erster Linie immer Agglutinine gegen die eigene Art, daneben aber in viel geringerem Maße sogenannte Partialagglutinine gegen die verwandten Mikroben.

Immerhin können diese hier eher in Betracht kommen als bei der Cholera z. B., wo eine „Gruppenreaktion" überhaupt praktisch nicht existiert, da die Typhus-Coli-Gruppe sowohl im normalen Stoffwechsel von größter Bedeutung ist, wie sie sonst mit ihren vielen ubiquitären

Vertretern fortgesetzt zu Infektionen im bakteriologischen, oft auch im pathologischen Sinne führt.

Für die Praxis der Widalprobe kommt es nun in erster Linie auf die Mitagglutination des Paratyphus B an, die am häufigsten eintritt, viel, viel häufiger als die des Paratyphus A, der eine rara avis ist.

Die Konsequenz, die man aus diesen Tatsachen und Beobachtungen zu ziehen hat, muß die sein, daß jede Widalreaktion als unvollständig angesehen werden muß, bei der nicht ein Serum gegen Typhus und Paratyphus B untersucht ist. Nach den Untersuchungen von Klieneberger ist aber für Paratyphus B die Verdünnung, die als positiv angesehen werden kann, nicht 1 : 40 wie beim Typhus, sondern erst 1 : 80. Finde ich in diesen Grenzen Agglutinationen für Typhus und Paratyphus, so muß das Serum bis zur Grenze seiner Wirksamkeit gegen beide Stämme austitriert werden. Ist nun der Wirkungsgrad z. B. gegen Typhus zehnmal höher als gegen Paratyphus, so ist es fast sicher, daß Typhus vorliegt. Sind die Differenzen aber nicht sehr erheblich, so muß an die Möglichkeit einer Mischinfektion gedacht werden.

Der sogen. Castellanische Versuch ist imstande, hierüber Auskunft zu geben. Dieser wird in folgender Weise angestellt.

Habe ich ein Serum, das auf Paratyphus B. und Typhus, aber am höchsten auf Typhus reagiert, so trage ich in Verdünnungen desselben große Mengen Typhusbazillen ein, zentrifugiere nach 1—2 Stunden, beschicke nochmals mit Typhus und fahre damit so lange fort, bis das abzentrifugierte Serum keine Agglutinine für Typhus mehr enthält. Waren die Agglutinine, die auch Paratyphus B verklumpten, sogen. Partialagglutinine des Typhus, so werden diese auch durch die Typhusbazillen absorbiert sein, das Serum kann also nicht mehr auf Paratyphus B wirken. Lag dagegen eine Mischinfektion vor, so habe ich zwar die durch die Typhusantigene erzeugten Agglutinine entfernt, aber es müssen noch die durch die Antigene des Paratyphus zustande gekommenen Antistoffe vorhanden sein, so daß auch jetzt noch Verklumpung der Paratyphusbazillen eintreten muß. Der springende Punkt ist, daß stets die Bazillen, die am höchsten agglutiniert werden, zur Absorption der Agglutinine benutzt werden.

Für die Beschaffung des Serums sind eine große Anzahl von Methoden und Methödchen empfohlen worden, von denen ich folgende nennen möchte, ohne etwa anderen Verfahren ihre Brauchbarkeit abzusprechen.

Durch Schnitt (viel besser als Stich) in das Ohrläppchen lassen sich erhebliche Mengen Blut gewinnen. Ausreichend ist schon 1 ccm Serum. Am besten fängt man das austretende Blut in U-förmig gebogene Kapillaren auf, wie sie z. B. von Pröscher und von Stäubli (dieser Autor hat gute Abbildungen der Apparate gegeben) beschrieben worden sind. Durch nachfolgendes Zentrifugieren des geronnenen Blutes kann man die Serumausbeute noch erheblich vermehren. Man schneidet dann die mit Serum gefüllten Teile der Kapillaren ab und läßt das Serum in eine 1/100 ccm geteilte feine Pipette direkt überfließen, so gleich die Menge feststellend und darnach die Menge der zuzufügenden Kochsalzlösung bestimmend. Man kann natürlich das Blut auch in einfache Kapillaren oder Gläser irgendwelcher Art auffangen.

Viel angewandt wird die Methode von Wright. Durch Hängenlassen der Hand oder Schleudern des Armes wird möglichst viel Blut in die Hand gebracht, dann wird mit einem Tuch das Daumengrundglied abgeschnürt, das Nagelglied wird ad maximum gebeugt, und man sticht nun mit einem Ruck eine spitze Kapillare in die Streckseite des Nagelgliedes.

Sehr zu empfehlen ist die Gewinnung des Blutes durch Venaepunktion. Man kann dann noch bequemer als bei den anderen Methoden die kulturelle Untersuchung des Blutes (Anlage von Gallenröhrchen usw.) mit der Serumgewinnung kombinieren.

Ist man aus äußeren Gründen nicht in der Lage, sich einer dieser Verfahren zu bedienen, so kann man im Falle der Not auch auf folgende Weise vorgehen:

Man läßt in 1 ccm Bouillon oder Kochsalzlösung aus einer Stichwunde, die man in die Fingerkuppe gemacht hat, mehrere Tropfen Blut hineinfallen. Man kann annehmen, daß ungefähr 20 Tropfen Blut 1 ccm Blut und $1/_2$ ccm Serum entsprechen. Läßt man z. B. in 1 ccm Bouillon 1 Tropfen Blut hineinfallen, schüttelt gut durch und zentrifugiert mit der Handzentrifuge die roten Blutkörperchen ab, so entspricht die klare Flüssigkeit ungefähr einer Serumverdünnung von 1 : 40.

Schließlich sei noch besonders bemerkt, daß man in Reagenzgläschen usw. das Blut nie in der Weise zur Gerinnung aufstellen soll, daß es die Kuppe des Glases ausfüllt, sondern man soll das Blut stets in dem schräggelegten Röhrchen erstarren lassen, so daß es eine möglichst große Fläche bildet. Ist es erstarrt, so wird das Röhrchen aufgestellt, und das herausgepreßte Serum läuft nun herab, sich an der tiefsten Stelle ansammelnd. Auf diese Weise ist die Serumausbeute stets eine möglichst große und das Serum fast stets klar und frei von roten Blutkörperchen.

2. Mandelbaumsche Reaktion.

Die Pfaundlersche Fadenreaktion, d. h. das Auswachsen von Typhusbazillen im Immunserum zu langen Fäden, führte Mandelbaum in die Typhusdiagnostik ein. Er versetzte 1 Tropfen Patientenblut mit der 10—15fachen Menge Natriumzitratbouillon (100 Bouillon + 2 g Natriumzitrat), die mit 1 Öse gut beweglicher Typhuskultur auf 5—8 ccm infiziert war, saugte in eine Kapillare, schmolz zu und bewahrte das Gemisch 3—4 Stunden bei 37°. Bei positiver Reaktion sind die Bakterien verklumpt oder zu Fäden ausgewachsen, nur vereinzelte sind noch frei und unverändert, aber unbeweglich. Die Reaktion soll noch dann eintreten, wenn der Widal negativ ist.

Spätere Untersucher, die im Großen und Ganzen die Resultate bestätigten, arbeiteten zweckmäßiger mit Serum und exakten Serumverdünnungen. Gaethgens und Kamen kamen zu dem Resultat, daß diese Reaktion nur dann brauchbar ist, wenn sie wirklich absolut positiv ist (d. h. es darf auch nicht ein einziger beweglicher Bazillus vorhanden sein, Faden- und Häufchenbildung allein sind nicht ausschlaggebend), daß sie dann aber nur in Verdünnungen entsprechend dem Agglutinationstiter auftritt. Immerhin ist die Reaktion von Bedeutung, da sie streng spezifisch ist, so daß sie gute Dienste bei der Differentialdiagnose der einzelnen Vertreter der Typhus-Coli-Gruppe leistet.

3. Andere Reaktionen.

Von den übrigen Reaktionen sei nur erwähnt, daß es versucht worden ist, für diagnostische Zwecke noch die Präzipitine, Opsonine und komplementbindenden Stoffe zu verwerten. Ferner gab Chantemesse nach Muster der Tuberkulin-Ophthalmoreaktion eine solche Reaktion mit Typhusbazillenextrakt an, und auch die Kutanreaktion ist erprobt worden. Letztere beiden Reaktionen haben sich aber nicht als brauchbar erwiesen, und die erstgenannten sind für den Praktiker zu umständlich und auch bei der Sicherheit der Widalschen Reaktion nicht nötig.

An Versuchen einer **Serumtherapie** des Typhus hat es natürlich nicht gefehlt, viele haben heute nur noch ein historisches Interesse. Bei all den neueren Seris dreht sich die Frage natürlich immer darum, wirken sie antitoxisch oder nicht. Damit kommt man sofort wieder auf den Kampfplatz, hie Toxine, hie Endotoxine. Wir hatten uns dahin entschieden, daß echte Toxine, wenn sie überhaupt sezerniert werden, kein wesentlicher Faktor für das Krankheitsbild des Typhus sein können, sondern daß dies durch die Endotoxine bedingt ist.

Da nun von den rein bakteriziden Seris aus diesem Grunde nichts erwartet wurde, und diese auch tatsächlich am Krankenbett nichts geleistet hatten, und sicher nicht nur deshalb, weil ihnen nach der früheren Annahme v. Wassermanns im Krankenkörper genügend Komplement fehlte, kamen dann „antitoxische" und „antiendotoxische" Sera auf, so, um einige zu nennen, die Sera von Besredska, Kraus, Lüdke, Meyer und Bergell. Die schon erwähnten Untersuchungen von Pfeiffer und Bessau zeigten, daß „antiendotoxische" Sera z. T. tatsächlich Typhusgift, also nach unserer Auffassung Endotoxine beeinflußten. Allerdings gelang nie eine völlige Entgiftung, wie die Beeinflussung auch nicht dem für die Beziehung Toxin—Antitoxin gültigen Gesetz der Multipla folgt. Diese Sera wirken nun aber, oft im Gegensatz zu den Angaben der Erfinder, bakterizid. Pfeiffer und Bessau deduzierten in überzeugender Weise, daß diese scheinbare

antiendotoxische Wirkung nicht der Erfolg eines besonderen Antiendotoxins sei, sondern daß bei der Bakteriolyse ein fermentativer Abbau
des Giftmoleküls in der Zelle erfolge, so daß die Entgiftung des
Endotoxins nicht etwa durch einen Rezeptor erster Ordnung nach Art
der Antitoxine, sondern durch den Rezeptor dritter Ordnung, den
Ambozeptor + Komplement, vor sich geht. Einen weiteren Beweis für
die Richtigkeit der Pfeifferschen Annahme erblicke ich unter anderem
auch in dem Prüfungsresultat des Meyer-Bergellschen Serums durch
Hoffmann. Dieser stellte fest, daß dies Typhusserum nicht bakterizid,
wohl aber agglutinierend, präzipitierend und opsonisch wirkte. Diesem
Serum kam aber keine das Gift neutralisierende Komponente zu, wie
in mehr oder weniger hohem Grade den übrigen Typhusseris. Es
fehlt ihm eben der Ambozeptor und damit die Vorbedingung des
fermentativen Abbaus der Typhuszellen und der dadurch bedingten
relativen Entgiftung.

Über die Resultate, die mit diesen Seris am Krankenbett erzielt
wurden, im einzelnen zu berichten, scheint mir zwecklos, solange
nicht absolut eindeutige Resultate vorliegen. Der Optimist hat eben
günstige Erfolge („man hat durchaus den Eindruck, als ob usw.“) mit
jedem Serum, ob es als bakterizid oder „antiendotoxisch“ oder sonst
wie etikettiert ist, ein anderer vermag nichts zu sehen. Bei allen
solchen serotherapeutischen Versuchen ist aber eins zu bedenken,
worauf ich immer hinweise, daß normales Pferdeserum in genügenden
Dosen mehr oder weniger starke Hyperleukozytose macht. Dadurch
kann eine Serumtherapie unter Umständen sicher in ganz unspezifischer
Weise von Nutzen sein.

Was nun das Chantemessesche Serum anbetrifft, so soll dies
sehr günstige Resultate haben, es soll die Mortalität nach Angabe
verschiedener Autoren auf 3—8 $^0/_0$ gegen 17 $^0/_0$ herabsetzen. Solange
aber nicht noch viel mehr Nachprüfungen auch außerhalb der
Chantemesseschen Schule vorliegen (Chantemesse hatte übrigens
die ersten Mitteilungen bereits 1898 gemacht!), und man es überall
als so gut befunden hat, halte ich große Skepsis auch hier für angebracht.

Wohl nur rein historisches Interesse hat der Ježsche Antityphusextrakt.
Nachdem Pfeiffer und Marx nachgewiesen hatten, daß die bakteriziden Choleraantikörper in der Milz, dem Knochenmark und den Lymphdrüsen gebildet werden,
und nachdem dann v. Wassermann analoge Verhältnisse beim Typhus gefunden
hatte, stellte Jež aus diesen Organen von typhusimmunen Kaninchen einen Extrakt
dar, der, innerlich in großen Dosen eingegeben, ein sehr sicheres Heilmittel sein
sollte. Aus der Eichhorstschen Klinik vor allem lagen Berichte über äußerst
günstige Erfolge vor, die mit diesem sehr teuren, aber auch wenigstens sicher un-

schädlichen Mittel erzielt worden waren. Nachprüfungen aus den letzten Jahren sind mir nicht bekannt geworden.

Wenn wir so sahen, daß die Serumtherapie des Typhus bisher leider keine unbestreitbaren Erfolge gezeitigt hat, so ist dies bei der in den letzten Jahren besonders eifrig betriebenen **Vakzinationstherapie** des Typhus offenbar bedeutend besser.

E. Fraenkel hat als erster versucht, den Typhus durch subkutan verabfolgte abgetötete Typhuskulturen zu behandeln, ihm folgte dann Petruschky, der gleichzeitig mit den Bakterien Serum verabfolgte. Aber erst in neuerer Zeit ist solche Vakzination, wie sie jetzt ja heißt, durch Wright unter den Ärzten popularisiert worden. In Frankreich mit den Impfstoffen von Besredka und Vincent, in England und Amerika mit denen nach Wright und Russel sind erfolgreiche Vakzinationsbehandlungen in großer Zahl durchgeführt worden.

Ein sicheres Urteil über die Erfolge der Vakzinationstherapie läßt sich zurzeit noch nicht abgeben, wenn man auch unbedingt einen nicht ungünstigen Eindruck aus der Literatur gewinnt.

In Deutschland liegen meines Wissens nur die Mitteilungen von Allenbach vor, der 8 Fälle ohne sichtbaren Erfolg behandelt hatte. Er hatte sich des Fornetschen Impfstoffes (S. 110), den Uhlenhuth ihm dargestellt hatte, bedient.

Wichtiger sind die französischen Mitteilungen, da sich diese Autoren des Besredkaschen Impfstoffes (S. 109) bedienten, d. h. eines Impfstoffes, dessen Wirkung an und für sich die Resultate der Schutzimpfung sicherstellen, während der Fornetsche Impfstoff doch erst Zukunftsmusik ist. Ich verweise hier, auch für die Literatur, ganz besonders auf die zusammenfassende These von Roques, in der der Autor auch über 24 selbst beobachtete Vakzinefälle berichtet.

Aus allen Mitteilungen geht hervor, daß anscheinend die Behandlung mit dem Impfstoff Besredkas Erfolg haben kann, aber mit großer Wahrscheinlichkeit nur dann, wenn die Impfung innerhalb der ersten 10 Krankheitstage erfolgt. Dies erklärt auch die großen Differenzen in den Erfolgen der einzelnen Autoren, die zwischen $100^0/_0$ Heilungen und einer Mortalität von $25^0/_0$ schwanken. Roques selbst hatte bei 24 Fällen 5 Todesfälle, also eine Mortalität von $20,83^0/_0$. Werden aber die 17 Fälle, bei denen der Krankheitsbeginn sicher zu ermitteln war, in zwei Gruppen je nach Behandlungsbeginn geteilt, so ist das Resultat wesentlich anders.

Von 11 Fällen, injiziert am 6.—10. Krankheitstag, starb ein Fall $(9^0/_0)$ und 2 Kranke erlitten Rückfälle $(18^0/_0)$. Der eine Todesfall ist übrigens am 10. Krankheitstag in Behandlung gekommen. Von den 6 Fällen, die erst nach dem 19. Krankheitstag injiziert wurden, starben 4 (66,6 %) und 3 erlitten Rückfälle (50 %).

Nach dem 10. Krankheitstage sind bereits die schweren Darmveränderungen eingetreten und haben die Ulzerationen begonnen. Von diesem Moment ab erscheint die Behandlung aussichtslos zu sein.

Ganz besonders günstige Resultate hat Netter (nach Besredka) gehabt, der in den ersten Monaten des Jahres 1913 die Typhusmortalität, die sonst in Paris 18 % beträgt, auf 7,14 % herabgedrückt hat.

Was die Behandlung selbst anbetrifft, so muß sie nach Roques recht vorsichtig sein, da es scheint, als ob unter Umständen unangenehme anaphylaktische Erscheinungen auftreten können. Roques empfiehlt, wenn es sich um mittelschwere Fälle zu Beginn der Erkrankung handelt, mit grossen Dosen (1 bis 2 Milliarden Bazillen) vorzugehen, dagegen bei schweren Formen und älteren Erkrankungen nur sehr vorsichtig zu beginnen, und die Dosen, wenn sie gut vertragen werden, im Laufe der Behandlung zu steigern. Ueber die Intervalle zwischen den einzelnen Injektionen liegen noch keine genügenden Erfahrungen vor, es werden lange Zwischenräume und auch gleich zu wiederholende Injektionen empfohlen. Boinet, der übrigens die Vakzination für gänzlich ungefährlich ansieht, gibt in drei bis sechs subkutanen Injektionen zu 2—3 ccm im ganzen bis zu 11 ccm des Impfstoffes und injiziert täglich. Die Todesfälle (in seiner letzten Serie 4 von 25) schiebt er meist auf ungenügende und zögernde Injektion.

Typhusschutzimpfung und Typhusvakzination, aus dentschen Laboratorien hervorgegangen, haben sich aber leider noch immer nicht in genügendem Maße in Deutschland durchsetzen können, doch werden wir darauf und auf die Arten der Impfstoffe noch bei der Schutzimpfung, die sich derselben Präparate bedient, zurückkommen.

Die **Prophylaxe** des Typhus hat mit der gerade in dem letzten Dezennium fortschreitenden Erkenntnis seiner Verbreitungswege große Fortschritte gemacht, aber das möchte ich gleich vorwegnehmen, daß sie meines Erachtens in den meisten Ländern, und so auch in Deutschland, als unvollkommen und nicht völlig genügend bezeichnet werden muß, da sie auf die prinzipielle Anwendung der Schutzimpfung, die ich unter den meisten Verhältnissen als das einzige Mittel nicht nur zur Einschränkung, sondern zur Ausrottung des Typhus bezeichnen muß, verzichtet. Doch davon später.

Noch immer ist der Typhus diejenige Infektionskrankheit, welche von Zeit zu Zeit trotz der Verbesserung der allgemeinen hygienischen Lage und der Erweiterung unserer Kenntnisse, große Opfer fordernd, auftritt. Ganz besonders hat auch die Armee unter typhösen Erkrankungen gelegentlich auf das Empfindlichste zu leiden. Daß der Typhus eine ständige Erscheinung in allen Kriegen ist, ist bekannt.

So stand denn auch die Zahl der Erkrankungen und Todesfälle an Typhus an der Spitze der diesbezüglichen Zahlen im Kriege 1870/71. In der Feldarmee kamen 33 396 Erkrankungen an Typhus vor (93,1$^0/_{00}$ der Kopfstärke), von denen 7789 tödlich verliefen. Auch in China und Südwestafrika war die Zahl der Typhusfälle eine sehr hohe. An die Gefahr des Typhus für die Armee mahnen die immer wiederkehrenden lokalen Epidemien und Endemien, die die wahre Ursache der Kriegsseuchen darstellen (vgl. z. B. Conradi, Über den Zusammenhang zwischen Endemien und Kriegsseuchen in Lothringen. Arbeit. aus dem Kaiserl. Gesundheitsamt. Bd. XXIV. Heft 1. 1906). Die Prophylaxe des Typhus erscheint als eine der vornehmsten Aufgaben des Hygienikers.

Es ist selbstverständlich, daß sich die Typhusprophylaxe zunächst auf den allgemeinen Kochschen Grundsätzen aufzubauen hat, daß sie versuchen muß zu verhindern, daß infektiöse Keime unvernichtet an die Außenwelt gelangen können.

Diese Aufgabe erschien früher nicht allzu schwierig, denn die Wege, auf denen der Typhusbazillus den Körper des Kranken verläßt, sind nicht sehr mannigfach.

In erster Linie werden die Bazillen natürlich mit den Fäzes und zwar schon vor Ausbruch der Krankheit (Conradi) ausgeschieden, dann in vielen Fällen mit dem Urin und schließlich selten auch im Sputum und eventuell im Erbrochenen.

Die epidemiologische Bedeutung der Typhusbakteriurie ist sicher eine ganz besondere, und ich zweifle nicht, daß die Mehrzahl der Kontaktinfektionen des Pflegepersonals bei Kranken mit Bakteriurie erfolgt. Schon 1886 hatten Hueppe und Seitz die Typhusbakteriurie entdeckt, aber epidemiologisch im vollen Umfang ist sie erst 1898 durch Petruschky gewürdigt worden. Petruschky berichtete damals über einen Fall, dessen Urin in 1 ccm mehr als 170000000 Typhusbazillen enthielt, so daß die tägliche Gesamtausscheidung auf 200 Milliarden Bazillen berechnet wurde. Es sei aber gesagt, daß die Entleerung im Urin sehr häufig schubweise erfolgt, manchmal in so großen Mengen, daß der Urin trübe, wie eine Bouillonkultur aussieht, dann wechseln Entleerungen von wenig infizierten Urinmengen mit solchen, die frei von Bazillen sind.

Jedenfalls ist bei jedem Typhuskranken strengste Desinfektion des Stuhls (Kalkmilch), des Sputums (Lysol) und des Urins notwendig.

Gegen die Bakteriurie ist das von Richardson zuerst hier angewandte Urotropin vornehmlich auf Grund der Untersuchungen von Neufeld als gutes Mittel anzusehen. Es ist tatsächlich nach mehrwöchigem Gebrauch (5,0 : 150,0 dreimal täglich ein Eßlöffel) imstande, den Urin keimfrei zu machen. Zweifel, die hin und wieder an der Wirksamkeit des Urotropins gehegt worden sind (Schumburg), sind durch viele Untersuchungen (z. B. Fuchs) wohl als endgiltig beseitigt anzusehen.

Zweckmäßig sollte es grundsätzlich von vorne herein gegeben werden, um eine Bakteriurie zu verhindern.

Auf eine Infektionsquelle sei aber noch besonders hingewiesen, das ist das Badewasser Typhuskranker. Die Desinfektion des Badewassers wird oft wegen der Schwierigkeit, die eine solche Maßnahme verursacht, vernachlässigt. Die auf R. Pfeiffers Veranlassung angestellten Versuche von Babucke haben ein sehr einfaches, die Wanne nicht schädigendes, billiges und sicher wirkendes Verfahren ergeben. Dasselbe besteht darin, daß einem Vollbad von 200 l 250 g Chlorkalk zugesetzt werden; nach $^1/_2$ stündiger Einwirkung sind sicher alle Typhus- und Colibakterien vernichtet, und das Wasser kann ohne Bedenken abgelassen werden.

Ehe wir den Wegen der Infektion nachgehen, muß der wichtige Punkt der Typhusbekämpfung berührt werden, nämlich die Frage der Dauerausscheider. An ihnen ist meiner Ansicht nach bisher die Typhusbekämpfung, wenn sie auch Außerordentliches geleistet hat, im Grunde genommen doch gescheitert und wird auch, wenn nicht andere Faktoren mit in den Kampf gezogen werden, in Zukunft scheitern. Daß nach vielen Infektionen, z. B. Cholera, ein gewisser Prozentsatz auch noch in und nach der Rekonvaleszenz Bazillen ausscheidet, und daß es Menschen gibt, die ohne je subjektiv, vielleicht sogar objektiv, krank gewesen zu sein, für mehr oder weniger lange Zeit Bazillenwirte sind, war eine längst bekannte Tatsache und auch beim Typhus, sowohl für die Ausscheidungen im Urin wie im Stuhl festgestellt. Aber beim Typhus lehrten dann die Erfahrungen, vornehmlich der Typhusuntersuchungsämter, daß hier die Verhältnisse doch noch anders liegen, da bei rund 4 % aller Erkrankten (etwa 1 % der Männer und etwa 7 % der Frauen) noch 1 Jahr nach der Injektion Bazillen im Stuhl ausgeschieden werden; und es zeigte sich bald, daß solche Dauerausscheider auch tatsächlich Zeit ihres Lebens solche bleiben. Bei ihnen kommt es zur Daueransiedlung in der Gallenblase, und von dort werden schubweise Bazillen in voller Virulenz in den Darm entleert. Diese Erkenntnis war von fundamentaler Bedeutung für viele dunkle Infektionen, für die mysteriösen Typhushäuser (Kayser), Typhusgehöfte usw.

Diese Verhältnisse machen aber eine Bekämpfung des Typhus mit dem Erfolg z. B. der Cholerabekämpfung unmöglich. Doch betrachten wir nun zunächst die Wege der Infektion überhaupt, um dann nochmals auf die so wichtige Frage der Dauerausscheider zurückzukommen.

Eine vollständig durchgeführte Prophylaxe durch Abfangen der Typhusbazillen beim Verlassen des Körpers wird nicht möglich sein. Schon die Dauerausscheider müssen dies verhindern. Dann aber kommt noch die große Menge von Kranken dazu, bei denen die Diagnose

nicht gestellt, oder die nicht als Typhus gemeldet worden sind.
R. Koch legte in seinen für die staatliche Bekämpfung des Typhus
grundlegenden Mitteilungen über Typhusbekämpfung unter anderem
dar, daß in einer Ortsgruppe acht Typhusfälle ärztlich gemeldet waren,
aber 72 nachgewiesen werden konnten. Dies Beispiel wird wohl mehr
oder weniger die Regel wiedergeben. Koch wies ferner nach, daß
die gemeldeten Kranken meistenteils Kinder waren. In ländlichen
Orten, in denen der Typhus endemisch herrscht, spielt offenbar das
Kind und die Kontaktinfektion die Hauptrolle.

Die Erwachsenen, falls Ortseingesessene, sind immunisiert. Die Kinder erkranken, sie deponieren ihre Fäzes überall. Mit den Stiefeln wird das Virus dann
wieder von Straße und Feld in die Häuser geschleppt. Für den Typhus auf dem
Lande spielt so die Kontaktinfektion die erste Rolle, und hier setzt dann auch in
erster Linie die staatliche Typhusbekämpfung ein.

Durch Kontakt kommen selbstverständlich in der Regel auch die
Infektionen von Ärzten und Pflegepersonal zustande, besonders letzteres
ist dem Typhus in recht erheblichem Maße unterworfen.

Schüder stellte aus den Sanitätsberichten über die Preußische Armee in
einem Zeitraum von $16^{1}/_{2}$ Jahren (1881—97) zusammen, daß unter 23554 Typhusfällen sich 1012, d. h. 4,3 pCt. Lazarettgehilfen und Krankenwärter befanden, bei
welchen ohne weiteres mit wenigen Ausnahmen eine Kontaktinfektion angenommen
werden kann. Es ergibt sich daraus zunächst die Notwendigkeit des fortlaufenden
und eindringlichen Hinweises des Sanitätspersonals auf die Gefahr, welche die
Pflege von Typhuskranken dann mit sich bringt, wenn nicht die Vorschriften der
persönlichen Reinlichkeit und Antiseptik auf das Strengste durchgeführt werden.
Neißer berechnet, daß von den rund 25000 staatlich anerkannten weiblichen Pflegerinnen mindestens 1000 Typhus überstanden haben!

Daß die Kontaktinfektionen nicht nur direkte, sondern auch indirekte sein können, und daß der Typhuskeim auch durch Wäsche
und Kleidungsstücke übertragen werden kann, ist ja selbstverständlich
und durch einzelne Fälle sicher bewiesen. Durch solche Kontaktinfektionen wird auch in erster Linie in epidemiefreien Zeiten in
Großstädten, in welchen der Typhus ja niemals zu verschwinden
pflegt, der Typhus weiter fortgepflanzt. Wenn auch die Typhusbazillen, wie wir gesehen haben, sehr resistent und dauerhaft sind,
so sind sie doch sicher nicht imstande, sich saprophytisch weiter zu
entwickeln, und sie werden schließlich ausschließlich durch Wachstum
in einzelnen Menschen vor dem Aussterben bewahrt. Sind sporadische
Fälle vorhanden, so tritt, sobald eine Gelegenheit sich einstellt, daß
Typhusbazillen in das Wasser oder in Nahrungsmittel, vor allem
Milch, gelangen können, eine allgemeine Epidemie ein.
Als die vorzüglichste Infektionsquelle ist, abgesehen

von der Milch, die aber oft auch hierhergehört, mit Sicherheit
infiziertes Trink- und Gebrauchswasser erkannt.

Von großem Interesse ist eine statistisch-epidemiologische Untersuchung von
Schüder, der die Ursachen von 638 Typhusepidemien und 12 einzelnen Fällen,
über die in dem Zeitraum von 1870—99 in der in- und ausländischen Literatur
berichtet war, zusammenstellte. Es ergab sich, daß mit Sicherheit in 77,4 $^0/_0$ der
Epidemien diese direkt (70,8 $^0/_0$) oder indirekt durch infiziertes Wasser veranlaßt
worden waren.

Es folgt daraus die absolute Notwendigkeit, der Trinkwasserversorgung die
größte Sorgfalt zuzuwenden. Dies trifft nicht nur für die oft mangelhaften Brunnen-
anlagen, sondern auch für die Zentralwasserleitungen, wie zahlreiche Epidemien
gezeigt haben, zu.

Es sei hier nur an die Gelsenkirchener Epidemie erinnert, wo unfiltriertes
Wasser in die Reinwasserleitung geführt worden war, und an die Epidemie in Det-
mold, wo die Spalten im Gebirge eine Verunreinigung der Quellen zustande
kommen ließen.

Als eine dritte schon erwähnte Infektionsquelle kommen
Nahrungs- und Genußmittel in Betracht, doch lassen sich diese
Infektionen fast stets unter die Rubrik der Wasser- oder der Kontakt-
infektionen unterbringen.

Besonders gefährlich ist in zahlreichen Fällen die Milch, besonders
aus Sammelmolkereien, geworden, sei es, daß dieselbe direkt mit typhus-
bazillenhaltigem Wasser versetzt wurde, sei es, daß die Gefäße, in welchen die
Milch aufgefangen und aufbewahrt wurde, mit einem solchen Wasser gespült
wurden, sei es, daß, wie in einem von Pfuhl mitgeteilten Fall, Typhusbazillen
in der Weise hineingelangten, daß der Melker mit Typhusbazillen verunreinigte
Hände hatte, infolge Pflege von typhuskranken Familienmitgliedern, oder schließlich Dauerausscheider mit der Milchgewinnung zu tun hatten. Diesen Verhältnissen ist bei dem Auftreten einer Typhusepidemie unter den Truppen, solange
nicht eine andere Infektionsquelle sicher nachgewiesen ist, besondere Beachtung
zu schenken.

Eine ganze Reihe solcher besonders für den Militärarzt lehrreicher Fälle sind
von Pfuhl in der von Leuthold-Gedenkschrift zusammengestellt worden.

Von besonderer Bedeutung ist für militärische Verhältnisse mehrfach die Infektion von Kartoffeln durch Bazillenträgerinnen (Kartoffel-
schälerinnen) geworden. In der Kartoffel, besonders in dem halb-
warmen Zustand vor der Zubereitung zum Kartoffelsalat, finden die
Bazillen sehr günstige Bedingungen für die Weiterentwicklung. Die
Folge sind dann solche Massenepidemien wie z. B. in Hannover und
Hanau.

Die Bedeutung der Fliegen wurde früher unter Friedensver-
hältnissen für gering erachtet. Bertarelli konnte in einer Typhusepidemie in einer Landgemeinde bei Turin den experimentellen Beweis
für diese Uebertragungsmöglichkeit liefern und aus epidemiologischen

Gründen diese Übertragung in diesem Falle sicher stellen. Für Feldarmeen ist sicher die Verbreitung durch Fliegen und dann auch durch Staub unter Umständen von großer Bedeutung. Nicht verschweigen will ich, daß experimentelle Nachprüfungen von Messerschmidt keine bestätigende Resultate ergeben hatten. Messerschmidt arbeitete mit Fliegen und Staub aus Ställen, in denen Kaninchen, die nach dem Verfahren von Uhlenhuth und Messerschmidt durch Infektion der Gallenblase mit Typhusbazillen zu Dauerausscheidern gemacht worden waren, gehalten wurden. Da Messerschmidt unter rund 800 Fliegen niemals an den Freßwerkzeugen, den Füßen oder dem Darm Typhusbazillen nachweisen konnte, schreibt er der Verbreitung des Typhus durch Fliegen keine Bedeutung zu. Aber in der Bakteriologie entscheiden schließlich nur positive Befunde, und an den Untersuchungsergebnissen eines Forschers wie Bertarelli, ist nicht zu zweifeln.

Für die große Ausbreitung des Typhus in den amerikanischen Militärlagern auf Cuba macht Veeder direkt die Fliegen verantwortlich; er beobachtete, wie diese fortgesetzt zwischen den offenen, mit Fäkalien gefüllten Gruben und der Küche hin- und herflogen. Auch die Beobachtung der englischen Militärärzte in Indien und Süd-Afrika bestätigten die Gefährlichkeit der Fliegen. Allerdings wurden in Süd-Afrika für das unbezwingbare Fortschreiten des Typhus vorzüglich die Wirbelstürme verantwortlich gemacht. Diese wirbelten den Inhalt der ausgetrockneten Abortgruben auf, ihn weit durch das Land tragend. Cummins ging deshalb in der Weise vor, daß er alle Exkremente in eiserne Kessel entleeren ließ, deren Inhalt täglich ausgekocht wurde. Daß aber Fliegen tatsächlich nach Fütterung bis zu 23 Tagen Typhusbazillen übertragen können, zeigte Ficker.

Unter allen Umständen resultiert hieraus für den Sanitätsoffizier die Pflicht, im Felde den Abortanlagen die möglichste Beachtung zu schenken. Eine ausführliche Zusammenstellung aller der einzelnen zur Verhütung und Bekämpfung des Typhus bei der im Felde stehenden Armee notwendigen Maßnahmen hat in dankenswerter Weise die Medizinal-Abteilung des Kgl. Preußischen Kriegsministeriums in dem 17. Heft der Veröffentlichungen desselben gegeben.

Zu ergänzen sei nur noch, daß die schleunige Vernichtung der Kadaver unbedingt anzustreben ist, da diese eine Brutstätte der Fliegen sind, und die Hintanhaltung der Fliegenplage im Interesse der Bekämpfung des Typhus, Ruhr usw. durchaus notwendig erscheint.

Es sei für die Verhältnisse der Armee noch ganz besonders auf die Notwendigkeit hingewiesen, Rekruten, die aus typhusverseuchten Orten stammen, zunächst strengstens zu isolieren und ebenso wie Rekruten, die in den letzten Monaten Typhus überstanden haben, so lange als verdächtig, Infektionsträger zu sein, anzusehen, bis durch wiederholte Untersuchungen der Nachweis erbracht ist, daß der Urin und Stuhl frei von Typhusbazillen ist.

Es bleibt nun noch die Frage der Bazillendauerausscheider

übrig. Rund 4 %, aller Typhuskranken werden es also für die ganze
Zeit ihres Lebens. Was soll mit diesen geschehen, oder wie ist es
zu verhindern, daß eine so große Anzahl von Menschen jährlich zu
Trägern und Verbreitern höchst infektiöser Keime werden? Es ist
klar, gelingt es nicht, diese zu beseitigen, so muß jede noch so sorgfältig durchgeführte Typhusprophylaxe ein Loch haben, daran ändert
es sich auch nicht wesentlich, wenn von den für die Typhusbekämpfung
eingesetzten bakteriologischen Untersuchungsämtern nach Möglichkeit
über die Dauerausscheider Listen geführt und den zuständigen Behörden weiter gegeben werden, die durch Belehrung und eventuell
Zwang diese Menschen weniger gefahrvoll für ihre Umgebung zu
machen suchen. Ganz abgesehen davon, daß auch beim besten Willen
die notwendigen Maßnahmen zur Keimvernichtung von im vollen Leben
stehenden Personen nicht immer durchgeführt werden können, gibt es
unzählige Personen, deren Einsicht als solche und deren altruistisches
Empfinden viel zu gering entwickelt ist, daß sie sich irgendwelchen
an und für sich doch auch immer unbequemen Maßnahmen unterziehen
wollen. Außerdem ist es eine genügend bekannte Tatsache, daß in
Orten, wo man Erfahrungen gesammelt hat, oft genug falsche Stühle
zur Untersuchung gegeben werden — ein „Stuhlzwang" besteht ja nicht.

Zahllose größere und kleinere Epidemien, wie auch Infektionen
einzelner Personen mit scheinbar ganz rätselhafter Ätiologie werden
täglich durch Dauerausscheider, die meist auch gar nicht wissen, daß
sie solche sind, veranlaßt. Der ungeheuren Gefahr, die solche Un-
glückliche besonders in den verschiedenen Zweigen der Nahrungs-
mittelgewerbe immer sind, hat die Sanitätspolizei oft genug durch
zwangsweise Entfernung aus diesen Berufen Rechnung tragen müssen.
Aber nur unter beschränkten Verhältnissen, so z. B. im Militärleben,
kann man sich wirklich vor dieser Gefahr schützen, wenigstens in
hohem Maße, indem grundsätzlich in der Küche, bei militärfiskalischen
Wasserwerken usw. nur solche Personen eingestellt werden, die nachweisbar frei von infektiösen Bazillen, wie Typhus, sind. Für die
bürgerliche Bevölkerung wird die Eliminierung eines Ausscheiders
immer gewissermaßen nur ein Glücksfall sein.

Auf die große Gefahr der Dauerausscheider als Pflegepersonal
für die ihrer Pflege Anvertrauten hat kürzlich Neißer in Bezug auf
das weibliche Pflegepersonal aus Anlaß eines konkreten Falles hingewiesen.

Daß die systematische Typhusbekämpfung des Reichs, die auf
Kochs Veranlassung seit 1903, als zum ersten Mal 150 000 M. in
den Etat eingesetzt wurden, ein Betrag, der 1912 schon auf 1 175 000 M.

gestiegen war, nicht erfolglos gewesen ist, beweist die Übersicht über die auf je 10000 Einwohner entfallenden Typhusfälle, die sich seit 1904 wie folgt stellen:

1904	1905	1906	1907	1908	1909	1910	1911
11,0	8,3	7,8	6,4	5,3	4,0	4,4	4,8

Wir haben also 1909 ein Minimum erreicht, das in den letzten Jahren etwas überhöht wurde. Es beweist mir, daß mit 4,0 wohl das Beste erreicht ist, was auf dem jetzt eingeschlagenen Weg überhaupt zu erreichen ist. Es liegen hier eben Verhältnisse vor, wie wir sie ganz analog bei der Diphtherie wiederfinden werden: Absinken bis zu einer gewissen Grenze, dann aber Stehenbleiben und gelegentliches Steigern, bedingt in erster Linie durch Dauerausscheider.

Was soll nun aber geschehen? Internieren kann man doch die Bazillenträger nicht. Alle Versuche, durch Medikamente die Träger frei zu machen, sind bisher mißlungen, und es ist auch durchaus nicht zu erwarten, daß dies je gelingen wird. Ein wenigstens manchmal erfolgreiches Mittel gibt es zwar, das als erster Dehler angewandt hat, das ist die Exstirpation der Gallenblase mit möglichst langer Drainage des Ductus hepaticus, gewiß ein heroisches Mittel für einen Menschen, der subjektiv und objektiv gesund ist, aber trotzdem von Leuten selbst dringend erbeten, um ihrem Broterwerb wieder nachgehen zu können. Handelte es sich um Fälle, die nur hin und wieder auftauchten, dann könnte man sich ja dabei beruhigen, daß es so wenigstens eine Heilungsmöglichkeit, wenn auch keine sichere und nicht ungefährliche und schmerzlose, gibt; aber so ist es doch nicht. 1913 sind in Deutschland 2544 Menschen an Typhus gestorben. Wenn wir da die Zahl der Typhuserkrankungen mit rund 25 000 veranschlagen, so werden wir wohl kaum zu hoch greifen. Das würde aber schon einen jährlichen Zugang von 1000 Bazillenträgern geben, von denen natürlich alljährlich auch wieder durch den Tod eine Reihe ausscheiden.

Einen großen Fortschritt in der Bekämpfung des Typhus würde es sicher bedeuten, wenn, wofür Neißer plädiert, der Typhus Aufnahme in das Reichsseuchengesetz finden würde, und so dann schon der Verdacht meldepflichtig wäre, und wenn nach Neißers Vorschlag ein Typhusparagraph geschaffen würde, der die Frage: Träger und Berufsausübung, Träger und Untersuchungszwang und die Invalidisierung der Träger zu umfassen hätte.

Gelänge es wirklich, dies alles zu erreichen und strikte durchzuführen, so würde sicher die Zahl der Epidemien in unverseuchten Gegenden abnehmen, aber die alten Endemieherde, die würden kraft der dort lebenden Ausscheider und der geschilderten Wege der Kon-

taktinfektion weiterbestehen und eine ständige Gefahr in Friedenszeiten und unter Umständen ein Unglück im Krieg bilden.

Meiner Ansicht nach muß Hand in Hand mit der geforderten
reichgesetzlichen Regelung der Typhusbekämpfung in den Gegenden
des endemischen Typhus der Weg eingeschlagen werden, den man in
den letzten Jahren an manchen Orten Amerikas auf Russels Veranlassung gegangen ist, die obligatorische Typhusschutzimpfung.
Vor wenigen Jahren waren die Erfolge der Schutzimpfung zwar unzweifelhaft für jeden, der nicht durch tausend Vorurteile borniert mit Scheu-
klappen durch die Welt ging, aber sie waren doch nicht so, daß eine
zwangsweise Durchführung unter gegebenen Verhältnissen berechtigt
erschien. Dann hatte auch vor allem das in Deutschland akzeptierte
Verfahren der Schutzimpfung recht erhebliche Unzuträglichkeiten für
den Impfling. Das ist aber alles in den letzten Jahren anders geworden. Bleibt nun aber der Schutzgeimpfte für eine Reihe von
Jahren nicht infektionsfähig, so ist die Wahrscheinlichkeit, daß er
Bazillenträger und Dauerausscheider wird, minimal. Daran ändert es
auch nicht, wenn im Kaninchenexperiment festgestellt wird, daß prophylaktische Impfungen Kaninchen nicht davor schützen, daß sie durch
Gallenblasenimpfung zu Dauerausscheider gemacht werden können
(Uhlenhuth und Messerschmidt). Die quantitativen usw. Verhält-
nisse bei der natürlichen Infektion sind eben himmelweit von den
Bedingungen des Experiments verschieden.

Durch eine allgemein durchgeführte Schutzimpfung läßt sich sicher
in Gebieten mit endemischem Typhus der Neuzugang von Dauerausscheidern gänzlich oder doch zum mindesten fast gänzlich unterbinden,
und das wäre der Anfang der Ausrottung dieser ständigen Infektionsquellen, gegen die sonst keine Macht der Welt mit vollem Erfolg wird
ankämpfen können.

Doch diese ganze Frage steht und fällt mit der nach den Erfolgen der **Typhusschutzimpfung.**

Bei der Wichtigkeit dieser Frage, die in Deutschland und den
meisten Ländern der Welt neben der Tuberkulosebekämpfung mit die
wichtigste der Hygiene und Volkswohlfahrt ist, sei es gestattet, hier
ausführlicher zu verweilen und zu zeigen, wie die Typhusschutzimpfung auf ihrem Wege von Erfolg zu Erfolg geschritten ist, und
wie die anfangs kleinen Resultate sich mit Verbesserung der Methoden
zu solchen entwickelt haben, die, wenn auch nicht für die zeitliche
Dauer des Schutzes, aber doch in bezug auf den Erfolg sich jetzt
ruhig den Erfolgen der Pockenimpfung an die Seite stellen können.

Fast gleichzeitig mit Pfeiffer und Kolle (November 1896) und unabhängig von diesen veröffentlichten Wright und Semple (Januar 1897) die ersten Mitteilungen über Schutzimpfungen an Menschen. Das Wrightsche Verfahren, später von Leishman und Harrison modifiziert, ist das Verfahren der englischen Armee. In der amerikanischen Armee führte Russel eine Schutzimpfung ein, die sich im Prinzip Pfeiffer und Kolle anschloß. In Frankreich sind die Methoden von Chantemesse, der im Verein mit Widal 1888 im Laboratorium an Tieren die ersten Immunisicrungen mit abgetöteten Kulturen ausführte (späteres Prinzip Pfeiffer-Kolle) und die von Vincent und Besredka im Gebrauch. In der japanischen Armee wird der Impfstoff nach Pfeiffer und Kolle verwandt.

Diese fünf Methoden, Pfeiffer-Kolle, Wright (Leishman, Harrison), Russel, Vincent und Besredka sind diejenigen, die praktische Verwendung im großen Maßstabe gefunden haben. Alle anderen Methoden sind über Laboratoriumsversuche garnicht oder kaum hinausgekommen.

In dem folgenden Abschnitt kann ich die Wirkungen der Schutzimpfung ausschließlich mit Hilfe von militärischen Statistiken belegen. Das ist dadurch bedingt, daß Schutzimpfungen im größeren Umfang bisher fast ausschließlich bei Truppen gemacht worden sind, und daß nur über solche militärischen Impfungen genaue Resultate vorliegen. Erfahrungsgemäß ist in jedem Kriege die Zahl der Typhuskranken eine so hohe, daß oft von einer ernsten Gefahr für die Aktionsfähigkeit der Truppen gesprochen werden muß. Da in der Armee bei der Mobilisierung stets Dauerausscheider eingestellt werden, und da die Armee bei ihrem Aufmarsch sehr häufig, so z. B. in Deutschland bei einem Aufmarsch nach Westen, Gebiete mit endemischen Typhusherden passieren muß, da ferner die mobilen Verhältnisse die Gelegenheit zu Kontaktinfektionen im weitesten Sinne außerordentlich häufen, und dann die bald einsetzenden Störungen der Verdauung in Form von Durchfällen (die Sturmvögel des Typhus nannten sie die englischen Militärärzte im Burenkrieg) die Disposition für das sichere Haften der Infektion fördern, wird im Kriege jede rein hygienische Prophylaxe hier nur verhältnismäßig wenig erreichen können, wenigstens kann sie nie einen vollen Erfolg haben. Einen Schutz gegen den Typhus im Felde wird sicher nur eine wirksame Schutzimpfung geben können.

Um nur einige Zahlen aus der Militärsanitätsstatistik zu geben, sei nochmals erwähnt, daß im Kriege 1870/71 die deutsche Armee 73396 Typhuskranke hatte. 60% aller Todesfälle an Krankheit, d. h. 8789, waren durch Typhus bedingt. Im spanischen Kriege hatte die amerikanische Armee (107973 Mann) 20788 Typhusfälle, von denen

1580 tödlich verliefen, das waren 86 % aller sonstigen tödlich verlaufenen Erkrankungen!

Solche Zahlen zeigen wohl zur Genüge die zwingende Notwendigkeit, gerade für militärische Verhältnisse nach einer Schutzimpfung zu suchen.

1. Schutzimpfung nach Pfeiffer und Kolle.

Diese beruht genau auf denselben wissenschaftlichen Grundlagen, wie die Schutzimpfung gegen Cholera. Pfeiffer und Kolle entschlossen sich zu ihren Untersuchungen über Typhusschutzimpfung, als sie sahen, welche günstigen Erfolge in Indien Haffkine mit der Choleraschutzimpfung erzielte. Sie stellten fest, daß hier, wie bei der Cholera, sehr kleine Mengen abgetöteter Agarkulturen, und zwar 2 mg einer 18 stündigen Kultur, ausreichten, um eine spezifische Veränderung des Serums in der Weise hervorzurufen, daß bakterizide und meist noch agglutinierende Stoffe auftreten. Während das Serum normaler Menschen noch nicht einmal in Dosen von 0,5 ccm ein Meerschweinchen bei gleichzeitiger intraperitonealer Infektion mit der zehnfach tödlichen Dosis lebender Kultur zu schützen im stande ist, zeigt das Serum von Schutzgeimpften 11 bis 12 Tage nach der Impfung bakterizide Werte unter 0,01 ccm.

Die Darstellung des Impfstoffes erfolgt genau in derselben Weise, wie wir es bei der Darstellung des Kolleschen Choleraimpfstoffes beschrieben haben. Die 18—24 stündigen Agarkulturen werden mit 10 ccm Kochsalzlösung abgeschwemmt (jedes Kubikzentimeter enthält dann 2 mg Kultur) und durch 1 stündiges Erwärmen auf 60° sterilisiert. Die Injektionen selbst wurden auch hier von Pfeiffer und Kolle unter die Rückenhaut ausgeführt. Nach einigen Stunden stellt sich Schmerz an der geröteten und geschwollenen Injektionsstelle, Frösteln und das Gefühl von recht erheblichem Unwohlsein ein. Die Temperatur steigt im Laufe der ersten 24 Stunden auf 39° und noch höher, am ersten Tage gehen die Symptome meist zurück und am dritten Tage ist die Reaktion in der Regel abgelaufen. Für die Immunisierung größerer Menschenmassen ist es natürlich nötig, einen derartigen Impfstoff konservieren zu können; Pfeiffer und Marx zeigten, daß der Zusatz von 5 % Phenol selbst dann nicht die immunisierende Wirkung des Impfstoffes beeinträchtigen konnte, wenn ein so behandelter Impfstoff 3 Monate im Brütschrank von 37° eingestellt wird. Als eine auffallende Tatsache, deren Kenntnis von Wichtigkeit ist, wenn man den Erfolg der Schutzimpfung nach dem Auftreten der Agglutinine beurteilen wollte, sei erwähnt, daß die Injektion eines solchen lange konservierten karbolisierten Impfstoffs in den von mir beobachteten Fällen zwar aufs prompteste die bakteriziden, aber niemals die agglutinierenden Substanzen hervorgerufen hatte.

Bis zum Krieg in Deutsch-Südwestafrika ist dies Verfahren nur gelegentlich im Laboratorium angewandt worden. Daß aber eine einmalige Impfung nicht völlig zur Immunisierung ausreicht, bewies eigentlich schon mein oft zitierter Laboratoriumsdiener, der drei Monate nach der Schutzimpfung sich mit demselben Stamm, der zur Schutzimpfung verwandt war, infizierte und erkrankte, wenn auch die Erkrankung recht leicht verlief im Gegensatz zu anderen durch diese ungewöhnlich virulente Kultur hervorgerufenen Infektionen. Dabei hatte der bakterizide Titer des Serums dieses Mannes 12 Tage nach der Impfung 0,025 betragen!

Der Krieg in Deutsch-Südwestafrika gab dann Gelegenheit, die Pfeiffer-Kollesche Impfmethode in größerem Umfange zur Anwendung zu bringen. Die Regierung entschloß sich zur Einführung von fakultativer Impfung erst, als durch sorgfältige Untersuchungen im Institut für Infektionskrankheiten eine Prüfung der wichtigsten Impfmethoden stattgefunden hatte und man darauf von dort berichtete, daß die Pfeiffer-Kollesche Methode die beste sei.

In dem Bericht von Gaffky, Kolle, Hetsch und Kutscher an den Unterrichtsminister und in den Veröffentlichungen der Medizinalabteilung des Kriegsministeriums ist der Gang der Untersuchungen eingehend dargelegt. Es sei hier nur so viel mitgeteilt, daß Kolle, der die Arbeiten leitete, zunächst feststellen ließ, mit welchem Impfstoff die höchsten bakteriziden Titer erzielt werden konnten.

Es kam außer der Methode von Wright, die von Kolle und Pfeiffer mit großen Dosen Agarkultur (mindestens 2 mg = 1 Öse), die von Bassenge und Rimpau ($^1/_{30}$ bis $^1/_5$ Öse Agarkultur), die Impfung mit „freien Rezeptoren" nach M. Neißer und Shiga und die mit dem Impfpulver nach A. Wassermann in Betracht.

Der bakterizide Titer des Blutes, der im Pfeifferschen Versuch ermittelt wurde, gab dann den Autoren den Anhalt für die Beurteilung des Wertes der Impfmethode.

Es wurde von dem Pfeiffer-Kolleschen Impfstoff erst 1 Öse (2 mg = 1 ccm), dann nach 8—10 Tagen 2 Ösen (4 mg = 2 ccm) und dann 3 Ösen (6 mg = 3 ccm) gegeben. In der Praxis wurde dann anfangs nur die 1. und 3. Dosis verabfolgt, später gab man in 8tägigen Zwischenräumen 0,4, 0,8 und 1,2 ccm, also erheblich reduzierte Dosen.

Die Blutuntersuchungen ergaben, daß der bakterizide Titer nach dem Pfeiffer-Kolleschen Verfahren unvergleichlich viel höher war, als nach allen übrigen Methoden. Allerdings muß erwähnt werden, daß die Verfasser den Wrightschen Impfstoff nach dem ursprünglichen, damals längst von Wright selbst aufgegebenen Verfahren darstellten.

Wir sind ja zurzeit nur in der Lage, nach der Höhe des erzielten bakteriziden Titers die Wirkung der Impfung zu beurteilen. Ob dies ganz richtig ist, ist eine Frage, die vielleicht noch nicht als ganz sicher anzusehen ist, denn der Fall von Jürgens, wo ein Mensch, dessen Blut noch einen hohen bakteriziden Titer aufwies, an Typhus wieder erkrankte oder rezidivierte, gibt doch in dieser Richtung zu denken; sicher wird oft genug eine rein histogene Immunität vorliegen, ohne daß sich freie Rezeptoren in nennenswerter Menge in der Blutbahn vorfinden. In Wirklichkeit wird also exakt über ein Verfahren nur der Erfolg der Praxis entscheiden können, und dieser spricht nicht, um dies gleich vorwegzunehmen, für die Überlegenheit des Pfeiffer-Kolleschen Impfstoffes. Aber das ist ist unbestreitbar, daß auch mit diesem Verfahren respektable Resultate erzielt worden sind. Ich verweise auf die dem 37. Heft der Veröffentlichungen aus dem Gebiete des Militärsanitätswesens entnommenen Tafeln und die zugehörigen Erläuterungen.

„Tafel 1—3 veranschaulichen die Erfolge der Typhusschutzimpfung bei 7287 Geimpften im Vergleich zu 9209 Nichtgeimpften (seit Ende 1904 bis Ende 1906) mit Beziehung auf 1277 seit April 1905 bis Ende 1906 beobachtete Typhusfälle.

Tafel 1 zeigt, daß von 1000 Geimpften nur 51, von 1000 Nichtgeimpften dagegen 99, also fast doppelt so viel an Typhus erkrankten, und daß unter den Nichtgeimpften schon auf 8 Erkrankungen 1 Todesfall kam — unter den Geimpften erst auf mehr als 15 Erkrankungen. Im Vergleich zu den leichten und mittelschweren Erkrankungen sind tödliche und schwere Erkrankungen bei den Nichtgeimpften in verhältnismäßig erheblich größerer Zahl als bei den Geimpften vorgekommen.

Tafel 2 und 3 veranschaulichen den Erfolg mehrmaliger Impfungen, und zwar Tafel 2 ohne Rücksicht auf die seit der Impfung verflossene Zeit, Tafel 3 besonders mit Rücksicht auf die Andauer des Impfschutzes. (Tafel 2 zeigt in der ersten Säule außerdem noch das Verhältnis der einmal, zweimal und dreimal Geimpften.)

Aus Tafel 2 geht hervor, daß die Zahl der Erkrankungen bei den zweimal Geimpften und ebenso bei den dreimal Geimpften erheblich geringer war wie bei den einmal Geimpften und natürlich noch viel geringer wie bei den Nichtgeimpften. Die erkrankten Geimpften waren gegen den tödlichen Ausgang der Erkrankung um so besser geschützt, je häufiger sie geimpft waren. Unter den Nichtgeimpften kam schon auf 8 Erkrankungen 1 Todesfall, unter den einmal Geimpften auf 9 Erkrankungen, unter den zweimal Geimpften erst auf 22 Erkrankungen und unter den dreimal Geimpften sogar erst auf 36 Erkrankungen.

Tafel 3 gibt Anhaltspunkte für die Beurteilung der Andauer des Impfschutzes:

Bei den nur einmal Geimpften stellt sich nur im ersten Halbjahr nach der Impfung das Sterblichkeitsverhältnis mit 1 : 13 günstiger wie bei den Nichtgeimpften; bei den zweimal Geimpften ist das Sterblichkeitsverhältnis überhaupt wesentlich günstiger wie bei den einmal Geimpften und Nichtgeimpften, und zwar ein Jahr hindurch, nämlich 1 : 39; bei den dreimal Geimpften ist das Sterblichkeitsverhältnis im ersten Halbjahr nach der Impfung am allergünstigsten (1 : 41) und bleibt auch noch länger als 1 Jahr wesentlich günstiger als bei den Nichtgeimpften.

In Tafel 3 ist auch der Einfluß der negativen Phase durch Hervorhebung

Abbildung 2.

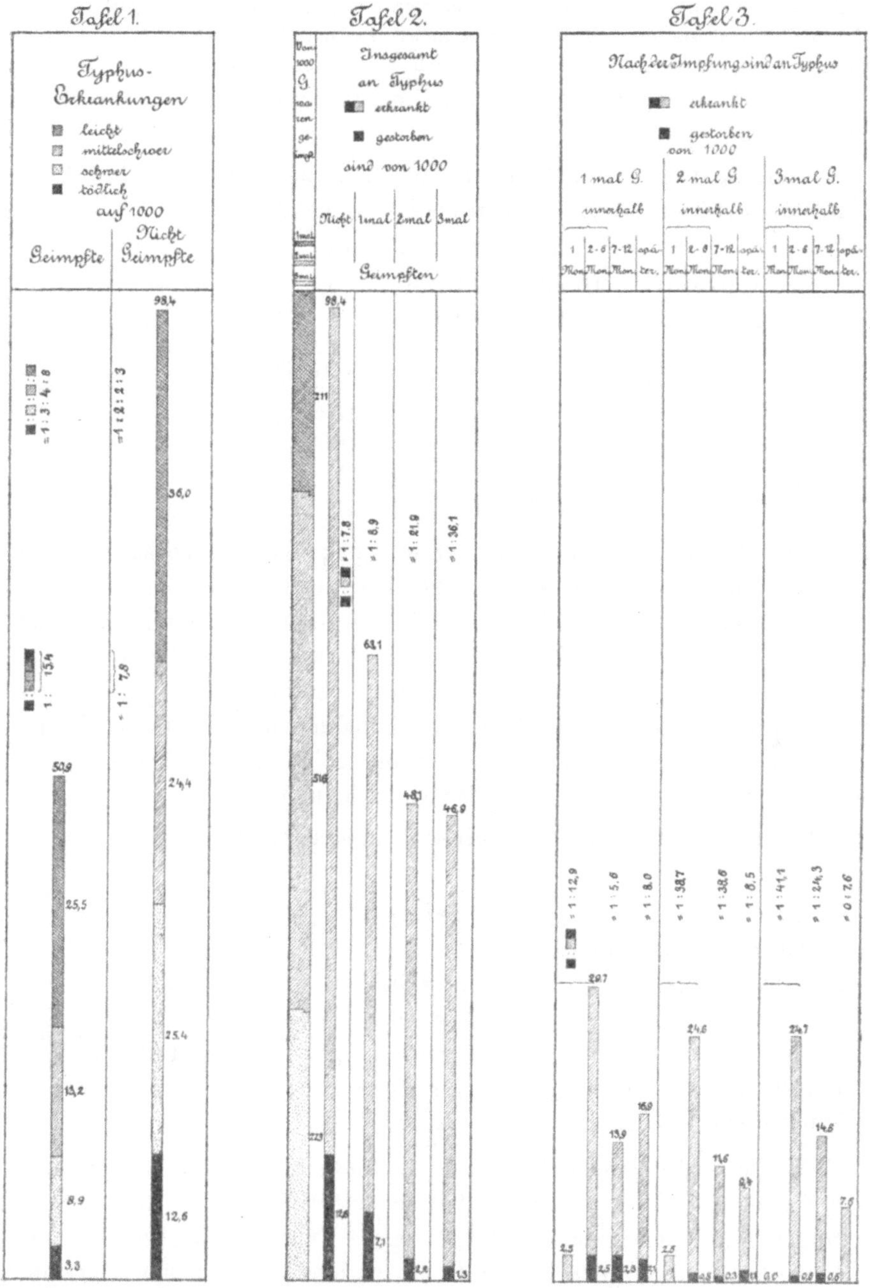

Ergebnisse der Typhusschutzimpfung in Südwestafrika.

der im 1. Monat nach der Impfung an Typhus Erkrankten zum Ausdruck gebracht. Daß derartige Erkrankungen nur bei den einmal und zweimal Geimpften, nicht auch bei den dreimal Geimpften vorgekommen sind, läßt bei der geringen Zahl der hier in Betracht kommenden Fälle noch nicht den Schluß zu, als ob es nach dreimaliger Typhusschutzimpfung eine negative Phase nicht gäbe.

Jedenfalls sprechen die hier vorgeführten Zahlen für einen Impferfolg."

Nach Kutscher sind die speziellen Zahlen für die Jahre 1905 bis 1907 (1904 ist nicht berücksichtigt) folgende:

	Zahl:	Fälle:	Tod:
Ungeimpft:	10 935	2133 = 19,5 %	12,40 %
Geimpft:	7 181	1013 = 14,1 %	5,47 %

Es traten auf Typhusfälle in %:

	leichte:	mittelstarke:	schwere:	nicht ermittelt:
Bei Geimpften:	71,54	20,20	1,79	1,00
„ Ungeimpften:	55,70	22,50	4,80	4,60

Aus diesen letzteren Zahlen ergibt sich, daß die Verhältnisse in bezug auf die Morbidität sich schließlich doch nicht so günstig gestellt hatten, daß aber in bezug auf die Mortalität ganz unbestreitbar außerordentlich günstige Erfolge erzielt worden sind. Wenn wir die Gruppierung der Fälle nach ihrer Schwere betrachten, so zeigt sich dementsprechend auch eine erhebliche Zunahme der leichten Fälle infolge der Schutzimpfung. Hand in Hand geht damit sicher eine bedeutende relative Herabsetzung der Krankheitstage.

Entsprechend waren die Resultate in der Japanischen Armee 1908/09.

	Geimpft:	Ungeimpft:
Iststärke der Truppenteile, in denen geimpft war:	12 915,56	20 245,17
Typhus-Kranke:	13 = 0,1 %	294 = 1,5 %
„ Todesfälle:	1 = 7,7 %	29 = 17,0 %
Durchschnittliche Fiebertage der Fieberkranken:	20,56	22,52

Wie jetzt durch eine Mitteilung Kabeshimas bekannt wird, ist man schon seit längerer Zeit in der japanischen Marine dazu übergegangen, mit der Schutzimpfung gegen Typhus gleichzeitig eine solche gegen Paratyphus A und B zu verbinden (Mischung der abgetöteten Agarkulturen). Die Erfolge sind sehr gute, wie die folgenden Übersichten zeigen.

Erfolge deu Schutzimpfung gegen Typhus und Paratyphus A und B in der japanischen Marine.

Morbidität pro Mille

	Typhus	Paratyphus A	Paratyphus B
Geimpfte	2,4	3,8	0
Nichtgeimpfte . .	18,6	8,7	14

Typhus- und Paratyphuskranke 1909—1911 in Marinehospitälern aufgenommen.

	Typhus	Paratyphus A	Paratyphus B
Kranke	367	289	447
davon			
Geimpfte { Erkrankt . .	68	71	0
Geimpfte { Gestorben . .	5	2	0
	(7,36 %)	(2,91 %)	
Nicht- { Erkrankt . .	299	218	447
geimpfte { Gestorben . .	40	5	0
	(13,4 %)	(2,3 %)	

2. Schutzimpfung nach Wright.

Wright und Semple wichen in der Darstellung ihres Impfstoffes von Pfeiffer und Kolle darin ab, daß sie sich nicht der Agarkulturen bedienten, da es Wright unmöglich erschien, sich auf diese Weise genügende Mengen von Impfmaterial darzustellen. Wright züchtete zum Zweck der Gewinnung des Impfstoffes die Typhusbazillen in Bouillon und injizierte von der abgetöteten Kultur einmal oder womöglich zweimal subkutan.

Das Wrightsche Verfahren im einzelnen war kurz folgendes: Wright bediente sich zur Anlage der Bouillonkulturen zunächst nicht Kolben, sondern Flaschen, die in der Nähe des Bodens mit seitlichen Tubusöffnungen versehen waren, welche durch Schläuche mit Quetschhähnen verschlossen wurden. Nach der Impfung wurden die Flaschen 48 Stunden bei 37⁰ gehalten. Der Inhalt von mehreren Flaschen wurde dann in einem Mischgefäß vereinigt. Da letzteres auch wieder Tubusöffnungen nahe dem Boden hatte, war ein Hineingießen in dasselbe nicht nötig, sondern gestattete durch eine Verbindung der Schläuche von Tubus zu Tubus das Hineinfließen der Kulturen, ohne daß diese mit der Luft in Berührung kamen, und ohne daß der Hals der Mischflasche irgendwie mit Tropfen der Kultur benetzt wurde. Die gefüllten Mischflaschen wurden in ein Wasserbad von 60⁰ gebracht, und sobald die Flüssigkeit diese Temperatur erreicht hatte, was in sehr sinnreicher Weise durch ein in der Flüssigkeit schwimmendes Paraffinthermometer angezeigt wurde, noch 10—15 Minuten bei dieser Temperatur gehalten. Hatte die Untersuchung vollständige Abtötung der Bazillen ergeben, so wurde karbolisiert, und der Impfstoff war fertig. Die Größe der zu injizierenden Dosen berechnete Wright aus der Menge der ungelösten Bazillenleiber.

Diese Zahl stellte Wright in folgender Weise fest. Er verdünnte normales Blut mit der gleichen Menge der Kultur. Da das Blut 5 Millionen rote Blutkörperchen im Kubikmillimeter enthält, ergibt nach Auszählung unter dem Mikroskop der in einem Gesichtsfeld liegenden roten Blutkörperchen und der Bazillen das Verhältnis dieser beiden ohne weiteres die Menge der in einem Kubikmillimeter Kultur enthaltenen Typhusbazillen.

Als erste Dosis verabfolgte Wright 750—1000 Millionen Bazillen, als zweite gab er 1500—2000 Millionen. Wenn auch die Bedeutung der „negativen Phase", d. h. der Abnahme der normalen bakteriziden Kräfte des Organismus nach derartigen Impfungen offenbar nicht so groß ist, wie Wright annahm, so war die Feststellung dieses Phänomens sicher die Ursache, daß man von den zu großen Dosen des Pfeiffer-Kolleschen Impfstoffes jetzt allgemein abgegangen ist. Ebenso sind es die Untersuchungen Wrights und seine praktischen Erfahrungen gewesen, die gelehrt hatten, daß mit einer einzigen Injektion kein genügender Impfschutz erzielt werden kann (vergl. auch die Erfahrungen von Babes bei der Choleraschutzimpfung), sondern daß mindestens zweimal in 8 tägigem Intervall geimpft werden muß.

Das jetzt in der englischen Armee angewandte Verfahren ist das von Leishman auf Grund der Untersuchungen Harrisons in verschiedenen Punkten etwas modifizierte Verfahren Wrights. Zunächst werden jetzt unvirulente Kulturen benutzt, da mit diesen der immunisatorische Effekt derselbe ist wie mit virulenten, aber die Zahl der unangenehmen Reaktionen einfach durch diese Maßnahme ganz bedeutend reduziert werden kann. Die Bouillonkulturen (in Spezialflaschen mit großer Oberfläche) werden nur noch 28 Stunden bei 37 ⁰ bebrütet. Sie werden nun zunächst eine Stunde auf 45 ⁰ erwärmt und dann wird die Temperatur langsam bis auf 53 ⁰ getrieben. Bei dieser Temperatur werden sie 1 Stunde und 10 Minuten gehalten. Während dieser Zeit werden sie wiederholt geschüttelt. Hat die Sterilitätsprüfung Sterilität ergeben, so erfolgt nach dem Wrightschen Verfahren die Keimzählung (Standardisation), und schließlich wird dem fertigen Impfstoff zur Konservierung noch 0,25 % Lysol zugesetzt. Die Impfstoffe werden ausschließlich in dem unter Leishmans Leitung stehenden Pathological Department of the Royal Army Medical College hergestellt. (Für alle weiteren Einzelheiten siehe die Arbeit von Webb.) Verabfolgt werden erst 500 Millionen Bakterien und nach 10 Tagen 1000 Millionen.

Ich kann es mir nicht versagen, hier auch einige der älteren Statistiken von Wright selbst zu geben, da diese in ausgezeichneter

Weise erkennen lassen, wie sich die Schutzimpfung allmählich durchgesetzt hat, und wie sie in ihren Resultaten immer besser wurde. Die Wrightschen Impfungen wurden in der Armee aus Gründen, die hier nicht zu erörtern sind, 1903 eingestellt, um dann 1904 mit dem schließlich wie oben angegebenen Verfahren im verstärkten Umfange wieder aufgenommen zu werden. Es müssen daher die Resultate dieser zwei Epochen geschieden werden.

A. Resultate nach der ursprünglichen Methode Wrights.

Die ältesten einen ganzen Truppenteil umfassenden Resultate gibt die folgende Übersicht über den Verlauf des Typhus im 15. Husaren-Regiment nach 1jähriger Dienstzeit in Indien:

Geimpft: 360, Fälle: 2 = 0,55 %, Todesfälle: 1 = 0,28 %
Ungeimpft: 179,   „   11 = 6,14 „   „   2 = 1,12 „

Auch die schon 1901 in Ägypten bei den britischen Truppen erhaltenen Resultate sprachen durchaus für Wright:

Ungeimpft: 2669, Fälle: 68 = 2,5 %, Todesfälle: 10 = 0,4 %
Geimpft: 720,   „   1 = 0,14 „   „   1 = 0,14 „

Von besonderer Bedeutung sind die während des Burenkrieges und zwar während der Belagerung von Ladysmith erhaltenen Zahlen. Wird doch so oft, und oft mit Recht, gegen große Impfstatistiken der Einwand gemacht, daß hier zwar Zahlen gegeben werden, aber selbstverständlich aus diesen Statistiken absolut nicht die Infektionsmöglichkeit der einzelnen Personen hervorgeht, so daß damit auch die Beweiskraft einer solchen Statistik für ein Schutzverfahren nur einen recht relativen Wert hat. Diese Einwände sind zum größten Teil bei Militärstatistiken hinfällig, ganz besonders aber hier bei einer Garnison in so bedrängter und zusammengedrängter Lage, wie es die Besatzungstruppen von Ladysmith waren. Über den Verlauf des Typhus in Ladysmith hatte mir seinerzeit Herr Prof. Wright liebenswürdigst folgende Daten zur Verfügung gestellt:

Geimpft: 1705, Fälle: 33 = 1,93 %, Todesfälle: 6 = 0,35 %
Ungeimpft: 10529,   „ 1496 = 13,42 „   „   336 = 3,2   „

Die Besserung der Chancen quoad vitam bei geimpften Erkrankten ergeben sich aus dem Verlauf des Typhus im Portland-Hospital.

In das Hospital waren aufgenommen 203 Typhuskranke:

	es starben	Prozent der Todesfälle
Geimpft: 50	4	8 %
Nichtgeimpft: 153	24	15,68 %

Entsprechende Resultate erhielt man in Bloemfontain (Howard A. Tooth).

Von den 231 Typhusfällen waren:

	es starben	Prozent der Todesfälle
Geimpft: 53	3	5,6 %
Nichtgeimpft: 178	24	14,0 %

1904 berichtete Wright abschließend und ausführlich über alle Impfungen, die nach seiner Methode in der englischen Armee ausgeführt worden waren. Wenn man die Zahlen aus 19 Gruppen, bei denen die Zahl der Ungeimpften und Geimpften und deren Erkrankungsziffer gegeben werden konnte, zusammenrechnet, so erhält man folgende Resultate:

Geimpft: Zahl: 22845, Fälle: 339 = 1,48 %

Ungeimpft: „ 163009 „ 3336 = 2,06 „

B. Resultate der modifizierten Wrightschen Impfung.

Um die in großen Zahlen unter Umständen liegenden Fehlerquellen auszuschließen, seien zunächst die Resultate der Schutzimpfung bei den 17. Lancers in Meerut gegeben. Luxmoore berichtet, daß die Impfungen in der Heimat im August 1905 stattgefunden hatten, im September erfolgte dann die Einschiffung nach Indien. Die Geschichte des Regiments, soweit sie Luxmoore gibt, schließt mit dem letzten Typhuszugang vom 1. 6. 06. Die Verhältnisse quoad infectionem waren recht ungünstig, wie auch der relativ hohe Zugang an Typhuskranken beweist und ganz gleichmäßig bei allen, auch den in den Zahlen miteinbegriffenen Frauen und Kindern, die sich übrigens sämtlich hatten impfen lassen.

Verlauf des Typhus bei den 17. Lancers (593 Personen) in Meerut (Indien) 1905—1906.

	Zahl der		
	Ungeimpften	Geimpften mit 1 Dose	mit 2 Dosen
	316	150	127
Fälle . . .	59 = 18,07 %	2 = 1,33 %	0
Tod . . .	11 = 18,64 „	0	0

Diese bei diesem Einzelfall wirklich glänzenden Erfolge der Impfung weisen aber auch in demselben Maße die umfassenden Statistiken auf. Von den vielen vorliegenden sei hier zunächst die eine von Buist mitgeteilte gegeben, die gerade die erste umfassende Statistik nach Wiedereinführung der Wrightschen Impfung (Ende 1904) ist. Ich möchte aber besonders darauf aufmerksam machen, daß es notwendig ist, die ganze Übersicht zu lesen. Auf den ersten Blick scheinen z. B. die Gesamtresultate für die Herabsetzung der Mortalität nicht allzuviel ergeben zu haben, da diese bei den Geimpften 7,69 % gegen 12,56 % bei den Ungeimpften beträgt. Eine Einsicht in die Einzelheiten ergibt aber, daß dies nun ein scheinbar nicht sehr günstiges Resultat ist, denn diese Zahl wird durch einen einzigen Todesfall bedingt, der eben bei der so außerordentlich geringen Morbidität der

Geimpften dieses hohe Sterblichkeitsverhältnis bei der Prozentberechnung ergibt.

Tabelle VI.

Resultate der Typhusschutzimpfung in der britischen Armee.
1. III. 1906 bis 28. II. 1907.

Ort	Gesamtzahl	Geimpft	Ungeimpft	Ge-impft		Unge-impft		$^0/_{00}$ d. Ge-impften		$^0/_{00}$ d. Un-geimpft.		$^0/_0$ der Mortalität der Erkrankten	
				Fälle	Tod	Fälle	Tod	Fälle	Tod	Fälle	Tod	Ge-impfte	Unge-impfte
Vereinigte Königreiche	90163	1963	88200	0	0	56	7	0	0	6,3	0,7	0	12,50
Ausländische Garnisonen .	31741	791	30950	5	0	193	20	6,32	0	6,23	0,64	0	10,36
Indien	40013	2130	37883	8	1	770	101	3,75	0,46	20,32	2,66	12,50	13,11
Total . .	161917	4884	157033	13	1	1019	128	2,66	0,20	6.48	0,81	7,69	12,56

Um nun nicht nur Eintagsresultate zu erhalten, werden auf Leishmans Veranlassung allen ausgehenden Truppenteilen, in denen Impfungen vorgenommen waren, auf 3 Jahre speziell in der Schutzimpfung, Statistik usw. ausgebildete jüngere Sanitätsoffiziere mitgegeben, deren Pflicht es ist, nach dieser langen Beobachtungszeit über den Verlauf des Typhus bei den ihnen zugewiesenen Verbänden zu berichten. 1909 konnte so Leishman über eine dreijährige abgeschlossene Beobachtungsperiode bei 16 Truppenverbänden (24 hatten Sanitätsoffiziere bis dahin zur Beobachtung erhalten) berichten, die folgende Resultate zusammengefaßt ergaben:

Resultate der Schutzimpfung bei 16 britischen Truppenverbänden. — 1. 6. 1908.

Gesamt-zahl	Geimpft:			Ungeimpft:		
	Zahl	Fälle	Tod	Zahl	Fälle	Tod
12 083	5473	21	2	6610	187	26
		0,38 $^0/_0$	9,52 $^0/_0$		2,83 $^0/_0$	14,0 $^0/_0$
		der Erkrankten.			der Erkrankten.	

Firth, der in treffender Weise die Einwände darlegt, die gegen all diese Statistiken erhoben werden können und auch wohl oft müssen, kommt dennoch zu dem Schluß, daß der Einfluß der Schutzimpfung in Indien unverkennbar dadurch zum Ausdruck kommt, daß mit der immer mehr zunehmenden Zahl der Impfungen und der Vervollkommnung der Methode die Typhusmorbidität und -mortalität in der indischen Armee von Jahr zu Jahr sinkt. Die diesbezüglichen Zahlen sind folgende:

Typhus in der indischen Armee.

	Fälle	%	Tod	%
1906	1095	15,6	224	3,19
1907	910	13,1	192	2,77
1908	1001	14,5	190	2,76
1909	639	8,9	113	1,58
1910	350	4,6	47	0,63

3. Schutzimpfung nach Russel.

Russel geht von Agarkulturen aus. Er benutzt wie Leishman einen einzigen unvirulenten Stamm, den er 24 Stunden bei 37° bebrütet. Die Kultur wird dann mit Kochsalzlösung abgeschwemmt, standardisiert durch Auszählen, bei 54° eine Stunde lang sterilisiert und durch Zusatz von 0,25 Trikresol konserviert. Dieser Impfstoff wird in Washington im Laboratorium der Army Medical School hergestellt. Die Impfung ist im Februar 1909 in der Armee erst fakultativ, jetzt obligatorisch eingeführt. Die Impfungen erfolgen subkutan am Arm (Deltoideusansatz) in 10 tägigen Intervallen, erst mit 500 Millionen Bazillen und dann jedesmal mit einer Billion. Die Reaktionen sind sehr gering, doch wir kommen auf diesen wichtigen Punkt noch bei einer zusammenfassenden Besprechung der Impfungen aller Methoden zurück.

Nun die Erfolge. In der ersten Mitteilung berichtete Russel über 14 286 geimpfte Soldaten, unter denen 6 Fälle auftraten, von denen keiner tödlich verlief. Bakteriologisch als Typhus sicher gestellt war übrigens davon nur einer. In der gleichen Zeit hatte die übrige Armee (75 610 Mann) 418 Fälle mit 32 Todesfällen. Wäre damals die Impfung schon allgemein gewesen, so hätte prozentualiter die Gesamterkrankung nur 36 betragen können. 1910 kamen in der amerikanischen Armee 239 Fälle vor, 1911 68 und 1912 nur noch 7 Fälle, von denen einer tödlich verlief.

Kean gibt in Russels Mitteilungen einen Bericht über den Typhus gelegentlich der Herbstübungen 1911 in Texas. Er zieht den Vergleich mit einer entsprechenden Übung 1898, bei der allerdings in Bezug auf Unterbringung die Verhältnisse weit günstiger lagen. Mehr als Worte besagt die aus diesem Bericht gezogene Gegenüberstellung von Boehnke:

Nordamerikanische Armee (nach Kean).
Viermonatiges Kriegslager in

Jacksonville (Florida).	St. Antonio (Texas).
Kopfstärke:	Kopfstärke:
10 739 Nichtgeimpfte.	12 801 Geimpfte.

Davon typhuskrank:

1729	1
† 248	† 0
Hygienisch tadellose Unterbringung.	Unter Zivil gleichzeitig 49 Typhusfälle mit 19 †.

Von den Spezialfällen seien noch die von Russel zitierten Erfahrungen über die Typhusschutzimpfungen an Krankenschwestern erwähnt. Nach allgemeiner Schutzimpfung der Schwestern des Massachusetts General Hospital verlief zum ersten Mal seit Bestehen der Anstalt ein Jahr ohne Typhus unter den Schwestern. Ferner wurden während einer Epidemie in Torrington im dortigen Krankenhaus von 80 Schwestern 45 geimpft. Von diesen erkrankte keine, während von den 35, die die Impfung verweigert hatten, drei an Typhus erkrankten.

4. Schutzimpfung nach Chantemesse.

Die von Chantemesse in der französischen Marine ausgeführten Impfungen wären wohl hier anzuschließen, da Chantemesse, seiner alten Methode treu bleibend, auch von Agarkulturen ausging, jetzt aber auch die geringe Erwärmung mehr anzuwenden scheint, wie höhere Wärmegrade, wenn er auch experimentell wieder gezeigt hat, daß man Tiere auch mit auf 120^0 erhitzten Kulturen immunisieren kann. Die Impfungen begannen am 5. 4. 1912. Der größte Teil der Flottenmannschaft ließ sich nicht impfen. Vom 5. 4. bis Ende Dezember 1912 kamen unter dieser nicht geimpften Mannschaft 542 Fälle von Typhus und 118 von gastrischem Fieber vor (Morbidität $= 1\,^0/_0$). Unter den 3107 geimpften Personen, die mitten unter und mit den Ungeimpften lebten, also sicher genau denselben Infektionsmöglichkeiten ausgesetzt waren, kam kein einziger Fall von Typhus und nur ein in Heilung übergehender Fall von gastrischem Fieber vor.

5. Schutzimpfung nach Vincent.

Neue Wege ging Vincent. Zunächst stellte er polyvalente Impfstoffe her, d. h. er ging stets von 10—12 Typhuskulturen (ältere unvirulente Laboratoriumskulturen) aus, denen er noch Paratyphus A und B zufügte. Dann war er der Ansicht, daß die antigene Fähigkeit des Impfstoffes unter allen Umständen durch Erwärmen, auch wenn nur Temperaturen von 54° benutzt werden, leidet, ebenso, wie durch den späteren Zusatz von Desinfizientien. Vincent stellt 2 Impfstoffe her, einen bazillären und ein Autolysat.

Der bazilläre Impfstoff wird durch Abschwemmen von 18 stündigen bei 37° bebrüteten Agarkulturen erhalten, denen zur Abtötung Äther hinzugefügt wird. Unter öfterem Umschütteln ist in 8—10 Stunden völlige Sterilisierung erreicht. Es wird dann dekantiert und der noch den Bazillen anhaftende Ätherrest im Vakuum vertrieben. Jedes Kubikzentimeter enthält 400 Millionen Bakterien.

Zur Herstellung des Autolysats werden die Kulturen 24 bzw. 48 Sunden bebrütet. Dann wird wieder mit Kochsalzlösung emulsioniert, und die Emulsion 24 oder 48 Stunden unter häufigem Schütteln bei 37° gehalten. Die Sterilisierung des durch Abzentrifugieren der Bazillen erhaltenen Autolysats erfolgt wie bei dem bazillären Impfstoff durch Äther.

Während der erstere Impfstoff lokale Reaktionen macht, entsprechend den übrigen modernen bazillären Impfstoffen, fallen diese beim Autolysat so gut wie ganz fort, wie wir noch sehen werden, so daß das Autolysat offenbar die meiste Anwendung gefunden hat, wenn auch aus der vorliegenden Literatur sich nicht immer ersehen läßt, welcher Impfstoff genommen war.

Die Impfungen sollen 4 mal mit 7—10 tägigen Intervallen ausgeführt werden, und zwar in folgenden Dosen: $^1/_2$, 1, $1^1/_2$ und 2 ccm. Selbstverständlich sollen die Impflinge frei von fieberhaften Krankheiten sein. Befinden sie sich in der Typhusinkubation, so wirkt der Impfstoff immer noch günstig, da er vakziniert. Eine negative Phase gibt es nicht.

Die Resultate scheinen in der Tat noch bessere zu sein, wie bei den übrigen Impfungen.

Wenig an Zahl, aber erfolgreich, waren die ersten Impfungen in Algier:

Schutzimpfung in Algier 1911.

	Nichtgeimpft 2632.		Geimpft 154.	
	Typhus	Gehäufter fieberhafter Darmkatarrh	Typhus	Gehäufter fieberhafter Darmkatarrh
Fälle . .	171 (6,49 %)	134 (5,1 %)	0	0
Tod . .	22 (12,86 %).			

Einen ebenso kompletten Schutz gewährte diese Impfung (auch bei einigen nur ein- und zweimal geimpften Fällen) der Garnison von Avignon während der großen Typhusepidemie im Juli-September 1912. Die durch Verseuchung des Trinkwassers veranlaßte Epidemie war eine außerordentlich schwere, so daß über 1500 Personen der Bevölkerung damals erkrankten. In der Garnison wurden die schon vor der Epidemie begonnenen Schutzimpfungen während derselben mit folgendem Resultat fortgesetzt:

Schutzimpfung in der Garnison Avignon.
(Juli-September 1912.)

Ungeimpft		Geimpft	
		vor Ausbruch der Epidemie	525
687	1366 { während „ „ „		841
Fälle . . . 155 (2,25 %)		0	
Tod . . . 21 (13,55 %)		0.	

Schließlich sei erwähnt, daß Louis und Combe im Dezember 1912 schon Mitteilung über mehr als 27 000 geimpfte Personen machten. Von allen diesen hätten sie bis dahin keine Mitteilung über eine spätere Typhusinfektion erhalten.

6. Schutzimpfung von Besredka (und Castellani).

Es handelt sich um eine Simultanmethode, d. h. ein Verfahren, bei dem gleichzeitig Antigen und Immunserum verabfolgt wird. Früher stellte Besredka diesen Impfstoff in der Weise her, daß er lebende Bazillen zunächst mit Serum absättigte und dann nach Entfernen des Serums bei 60° abtötete. Dieser Impfstoff sollte den Vorzug haben, sofort zu immunisieren.

Inzwischen hatte man gefunden, daß unvirulente Bazillen auch lebend dem Menschen ohne Schaden injiziert werden können. So veröffentlichte schon 1909 Castellani eine Schutzimpfmethode, die von ihm auf Ceylon mit gutem Erfolg erprobt worden war, und bei der er entweder von vornherein lebende Bazillen für sich oder mit toten gemischt oder lebende erst nach vorhergehender Injektion von toten Bazillen verabfolgte. Er berichtete damals über 416 geimpfte Personen, bei denen keinerlei Impfschädigung aufgetreten war, und von denen nur zwei später an günstig verlaufendem Typhus erkrankten (vgl. S. 122).

Besredka hatte nun im Verein mit Metschnikoff festgestellt, daß Schimpansen, bei denen man ein dem menschlichen Typhus analoges Krankheitsbild erzeugen kann, sich ausschließlich durch Injektion von lebenden Bazillen immunisieren lassen. Die darauf hin ausgearbeitete jetzige Methode Besredkas ist folgende:

24 stündige Agarkulturen werden mit je 1 ccm Kochsalzlösung abgeschwemmt, dann kommen einige Tropfen eines sehr hochwertigen Immunserums hinzu. Nach 24 Stunden werden die agglutinierten Bazillen abzentrifugiert und mit Kochsalzlösung gewaschen. Sie werden dann so standardisiert, dass 1 ccm 500 Millionen Keime enthält. Der nun in Glasröhrchen eingeschmolzene Impfstoff soll mehrere Jahre lang haltbar sein. Die Impfung erfolgt in 8 tägigem Intervall durch 2 Impfungen mit 1 ccm und dann 2 ccm. Reaktion bleibt meist völlig aus.

Über die Resultate, die mit dieser Impfung erzielt werden können, von denen ich aber überzeugt bin, daß sie gut sein müssen, liegen größere Zahlen nicht vor. Pierre Vincent berichtet in seiner Thèse nach brieflichen Mitteilungen Besredkas, daß im Hospiz Bracqueville bei Toulon gelegentlich einer Epidemie 512 Impfungen ausgeführt seien. Schon nach der ersten Impfung sei die Epidemie unterdrückt worden.

7. Andere Methoden.

Schließlich sind noch einige andere Methoden oder besser Versuche zu erwähnen, über die sich nichts sagen läßt, da sie bisher keine oder fast keine Anwendung in der Praxis gefunden haben. Hierzu gehören die „freien Rezeptoren" nach M. Neißer und Shiga, die in der Weise dargestellt werden, daß 24 stündige Agarkulturen mit Kochsalzlösung abgeschwemmt, bei 60⁰ abgetötet und einer 48 stündigen Autolyse bei 37⁰ überlassen werden. Dann wird die Aufschwemmung durch Reichelkerzen keimfrei filtriert und mit 0,5 $\%$ Phenol versetzt.

Das Wassermannsche Impfpulver wird in der Weise gewonnen, daß freie Rezeptoren nach der Filtrierung im Vakuumapparat eingetrocknet und der Rückstand pulverisiert wird.

Löffler stellte mit Mäusetyphuskulturen nach seiner Methode, d. h. durch Erhitzen der Kultur auf 120⁰—180⁰ und Zerreiben im Mörser, ein Pulver her, das sehr toxisch war, und mit dem weder von der Bauchhöhle noch vom Unterhautzellgewebe aus Mäuse immunisiert werden konnten, wohl aber gelang dies durch systematische Fütterung mit diesem Pulver. Löffler schlug vor, zu versuchen, mit dieser Methode, die ganz harmlos ist, auch Menschen gegen Typhus immun zu machen.

Fornet stellte aus Typhusbazillen, die er in Langendorffscher Salzlösung mit einem Zusatz von 0,5 $\%$ Pepton züchtete, dann gegen peptonfreie Salzlösung dialysierte und bei 55⁰ abtötete, einen Impfstoff her, der lokal nicht reizt, und dem anscheinend erhebliche antigene Fähigkeiten zukommen. Da es nicht einzusehen ist, weshalb diese Bazillen weniger immunisieren sollen wie die in Bouillon gezüchteten, und da dieser eiweißarme Impfstoff jedenfalls sicher viel weniger lokal reizt, wären hier Prüfungen sehr erwünscht.

Zusammenfassung und Folgerung.

Überblicken wir zusammenfassend die Resultate der Schutzimpfung, bei denen die Anwendung in der Praxis (denn nur diese
darf hier entscheiden und nicht der vergleichende Laboratoriums-
versuch, der nur die ersten Grundlagen zu geben hat) Schlüsse zuläßt,
so kann es keine Frage sein, daß die Typhusschutzimpfung einen
außerordentlich hohen Nutzeffekt heute erzielt. Der erste Schritt, um
die Erfolge der Schutzimpfung so zu gestalten, daß sie nun auch dem
Befangensten klar werden mußten, war getan, als Leishman zeigte,
daß durch Verminderung der Abtötungstemperaturen die antigenen
Fähigkeiten der Impfstoffe außerordentlich gesteigert wurden. Daran
können auch die Laboratoriumsexperimente, die scheinbare Gleich-
wertigkeit der hocherhitzten Impfstoffe ergeben haben, nichts ändern.
Die Resultate von Wright-Leishman sind schon außerordentlich
günstig geworden, aber die Impferfolge wurden geradezu ideal, wenn
wir die Resultate von Chantemesse, Russel und Vincent betrachten. Wahrscheinlich würden größere Zahlen auch dieselben
idealen Erfolge mit Besredkas Simultanmethode erkennen lassen.
Da diese Methode aber schließlich nicht mehr leisten kann als die
anderen, wenigstens in bezug auf die Morbidität, so muß sie wohl,
wenigstens in der großen Praxis, da sie mit lebenden Kulturen arbeitet,
hinter den anderen zurückstehen und eignet sich nicht zu etwa zwangsweise durchzuführenden Impfungen.

Eine der wichtigsten Fragen ist dann noch die nach den Impf-
reaktionen. Solange eine Impfung oft so unangenehme Reaktionen mit
sich brachte wie die älteren Verfahren, mußte man mit der Empfehlung
der Impfung zurückhaltend sein, und man konnte vor allem nicht an
eine zwangsweise Impfung denken. Aber das ist jetzt anders geworden,
wie folgende, Boehnke entnommene vergleichende Zusammenstellung
der Reaktionen nach den verschiedenen Impfungen zeigt:

Tabelle VII.

Art des Impfstoffes	Keine oder sehr schwache Reaktion ohne Fieber °/₀	Schwache Reaktion Temperatur 37°—38° °/₀	Starke Reaktion Temperatur 38°—39° und mehr °/₀
Impfstoff nach Wright	82,5	13	4,5
Bazillärer Impfstoff nach Vincent	81,48	14,81	3,7
Impfstoff Russel	94,3	5,3	0,4
Autolysierter Impfstoff Vincent	94,3	5,7	0
Impfstoff nach Pfeiffer-Kolle in Süd-westafrika	—	25	75

Danach ist der idealste Impfstoff das Autolysat von Vincent, dem aber der Impfstoff von Russel kaum nachsteht. Zwischen beiden wäre also zu wählen. In der Praxis sind wohl beide in ihren Erfolgen gleich.

Die Konsequenzen, die aus diesem Stand der Dinge zu ziehen sind, sind meines Erachtens völlig eindeutig. Daß wir mit unseren prophylaktischen Maßnahmen als solchen des Typhus niemals völlig Herr werden, habe ich wohl zur Genüge gezeigt. Hier helfen nur die großen Mittel, und das ist einzig und allein die Schutzimpfung, selbstverständlich ohne auch nur eine einzige der hygienischen Maßnahmen etwa außer acht zu lassen, die alle nötig sind, wenn wirklich hier mal ein Ende gemacht werden soll.

Ich halte es für nötig, daß zunächst alle die Personen, die der Infektion in größtem Maße ausgesetzt sind, und das sind in erster Linie die Krankenpfleger und Pflegerinnen, sowohl in ihrem eigenen Interesse wie in dem ihrer Mitmenschen immunisiert werden. Dann wäre nach amerikanischem Muster die zwangsweise Impfung in der Armee durchzuführen, denn sie schafft sofort einen großen Stamm typhusimmuner Menschen, ein großer Vorteil für Friedens- und vor allem für Kriegszeiten. Schließlich werden Orte mit endemischem Typhus nur durch generelle Impfungen, vor allem der Kinder und jungen Leute, zu sanieren sein.

Im Erfolg steht die Typhusschutzimpfung heute sicher der Pockenschutzimpfung gar nicht oder doch, um ganz vorsichtig zu sein, fast gar nicht mehr nach, leider aber darin, daß die durch sie erworbene Immunität erheblich kürzer dauert. Immerhin kann man auch jetzt schon auf einen Impfschutz von rund 3 Jahren rechnen, eine Zeit, die doch im Kampfe gegen diese Krankheit etwas zu bedeuten hat.

Ich kann aus vollem Herzen Vincent nur beistimmen, wenn er sagt:

„La vaccination contre la fièvre typhoïde n'est past seulement une mesure importante par les résultats qu'elle a donnés jusqu'ici. Elle l'est aussi par ceux qu'elle promet dans l'avenir. Il n'est pas permis de douter que cette méthode immunisante réalise un très grand progrès dans la lutte entreprise contre une maladie infectieuse aussi fréquente et aussi redoutable.“

Literatur.

Allenbach, M.m.W. 1914. — Arima, Zbl. f. Bakt. 63 u. 65. 1912. — Auerbach und Unger, D.m.W. 1900. — Babucke, Zbl. f. Bakt. 27. 1900. — Bassenge, D.m.W. 1903. — Derselbe und Meyer, D.m.W. 1905. — Barsikow, Wien. klin. Rdsch. 1902. — Bennecke, D. Arch. f. klin. M. 92. 1907. — Bertarelli, Zbl. f. Bakt. 53. 1910. — Besredka, Ann. Past. 1902 u. 1913; B.kl.W. 1914. — Boehnke, M.Kl. 1913. — Böhme, Zbl. f. Bakt. 40. 1905. — Boinet, Ann. Past. 28. 1914. — Brantschik, Zschr. f. Immun. Forsch. 18. 1913. — Brehme, Arch. f. Hyg. 40. 1901. — Brion und Kayser, M.m.W. 1902. — Brunon, Ref. M.m.W. 1906. — Buist, Journ. Royal Med. Corps. 7. 1907. — Castellani, La Settimana Medica. 1899; Zbl. f. Bakt. 31. 1902. 52. 1909. — Chantemesse, Semaine méd. 1898 u. 1901; M.m.W. 1903, 1907 u. 1913. — Derselbe, Zbl. f. Bakt. Ref. 41. 1908. — Conradi. D.m.W. 1906 u. 1907; M.m.W. 1906; Klin. Jb. 17. 1907. — Cummins, Brit. med. journ. 1900. — Dehler, M.m.W. 1907. — Ditthorn, Zbl. f. Bakt. Ref. 38. 1906. 67. 1913. — v. Drigalski und Conradi, Zschr. f. Hyg. 39. 1912. — Eichler, M.m.W. 1905. — Endo, Zbl. f. Bakt. 35. 1904. — Entstehung, Verhütung und Bekämpfung des Typhus bei den im Felde stehenden Armeen. Veröff. Milit.Sanitätsw. H. 17. 1900. — Erdmann und Winternitz, M.m.W. 1903. — Feistmantel, Trinkwasser und Infektionskrankheiten. Leipzig 1904. — Ficker, Arch. f. Hyg. 46. 1903; B.kl.W. 1903. — Firth, Journ. Royal Med. Corps. 16. 1911. — Fischer und Flatau, Zbl. f. Bakt. 29. 1901. — Fornet, M.m.W. 1906. — Derselbe, Immunität bei bei Typhus in Kolle-Wassermann Hb. d. pathog. Mikroorganismen (2). 3. 1913. — Forster und Kayser, M.m.W. 1905. — Fränkel, E., D.m.W. 1893. — Derselbe und Kister, M.m.W. 1898. — Friedberger und Moreschi, B.kl.W. 1905. — Fürth, M.m.W. 1913. — Gaethgens und Brückner, Zbl. f. Bakt. 53. 1910. — Gaethgens und Kamen, M.m.W. 1910. — Gaffky, Mitt. a. d. Kais. Ges.A. 2. 1884. — Derselbe, Kolle, Hetsch u. Kutscher, Klin. Jb. 14. 1905. — Glaser und Hachla, Zbl. f. Bakt. 57. 1910. — Goßner, M.m.W. 1905. — Gruber, W.kl.W. 1896; M.m.W. 1897. — Derselbe und Durham, M.m.W. 1896. — Grünbaum, Lancet. 1896. — Derselbe, Brit. med. journ. 1906. — Hartsock, W.kl.W. 1912. — Harrison, Journ. Royal Med. Corps. 8. 1907. — Hecker und Otto, D. militärztl. Zschr. 1909. — Herbst, Zum Nachweis von Typhusbazillen im Wasser usw. I.-D. Rostock 1913. — Hetsch, Zbl. f. Bakt. 34. 1904. — Hilgermann, Klin. Jb. 18. 1907. — Hoffmann, D.m.W. 1909. — Hoffmann und Ficker, Arch. f. Hyg. 49. 1904; Hyg. Rdsch. 24. 1904. — Jakobsthal, Arch. f. Hyg. 48. 1906. — Jez, W.kl.W. 1899; W. kl. therapeut. W. 1905. — Jores, M.m.W. 1911. — Josias, Ref. M.m.W. 1906. — Kabeshima, Zbl. f. Bakt. 74. 1914. — Kayser, Zbl. f. Bakt. 35. 1904; Arbeit. a. d. Kais. Ges.A. 24. 1906; M.m.W. 1906; Zbl. f. Bakt. 42. 1906. — Kirstein, Zschr. f. Hyg. 39. 1902; Zbl. f. Bakt. 59. 1911. — Klemperer und Levi, B.kl.W. 1895. — Klieneberger, Zschr. f. ärztl. Fortbild. 1905. — Klinger, Inaug.-Diss. Straßburg 1904. — Koch, R., Veröff. Milit.Sanitätsw. H. 21. 1903. — Köhler, Klin. Jb. 8. 1901. — Kraus und v. Stenitzer, W.kl.W. 1907. — Krenker, Zbl. f. Bakt. 39. 1904. — Kübler und Neufeld, Zschr. f. Hyg. 31. 1899. — Kutscher, Abdominaltyphus in Kolle-Wassermann Hb. d. pathog. Mikroorganismen (2). 4. 1913.

— Derselbe. Typhus. Lb. d. Mil.-Hyg. 4. Bibl. v. Coler-v. Schjerning. 1912. — Leishman, Journ. Royal Med. Corps. 8. 1907. — Lentz, Klin. Jb. 14. 1905. — Derselbe und Tietz, M.m.W. 1903. — Levy und Kayser, Zbl. f. Bakt. 33. 1903. — Löffler, D.m.W. 1906. — Lösener, Arbeit. a. d. Kais. Ges.A. 11. 1895. — Louis und Combe, Le Monde Méd. 1912. — Lüdke, M.m.W. 1907 u. 1910. — — Luxmoore, Journ. Royal Med. Corps. 8. 1907. — Macfadyen, Zbl. f. Bakt. 41. 1906. — Derselbe und Rowland, Zbl. f. Bakt. 30. 1901. 34. 1904. — Mandelbaum, M.m.W. 1910. — Martini, Zschr. f. Hyg. 65. 1910. — Marsden, Brit. med. journ. 1901. — Marx, v. Leuthold-Gedenkschr. 1. 1906. — Mayer, O., Zbl. f. Bakt. 56. 1910. — Messerschmidt, Zbl. f. Bakt. 74. 1914. — Metschnikoff und Besredka, Ann. Past. 1913. — Meyerstein, M.m.W. 1906. — Müller und Gräf, M.m.W. 1906. — Müller, O., Zschr. f. Hyg. 51. 1906. — Neißer, M., Typhus und Krankenpflegepersonal. Berlin, J. Springer. 1913; Zbl. f. Bakt. Ref. 38. 1906. — Derselbe und Shiga, D.m.W. 1903. — Neufeld, Zschr. f. Hyg. 30. 1899; D.m.W. 1900. — Neuhaus, B.kl.W. 1896. — Neumann, B.kl.W. 1890. — Nieter, M.m.W. 1908. — Nowack, Arch. f. Hyg. 53. 1905. — Oldekop, Zbl. f. Bakt. 35. 1904. — Padlewsky, Zbl. f. Bakt. 47. 1908. — Petruschky, Zbl. f. Bakt. 6. 1889. 23. 1898; D.m.W. 1902. — Pfeiffer, R., D.m.W. 1894. — Derselbe und Kolle, Zschr. f. Hyg. 21. 1896; D.m.W. 1896. — Derselbe und Marx, D.m.W. 1898. — Derselbe und Bessau, Zbl. f. Bakt. 56. 1910; M.m.W. 1912. — Derselbe und Friedberger, Zbl. f. Bakt. 47. 1908. — Polacco und Gemelli, Zschr. f. inn. Med. 1902. — Pröscher, Zbl. f. Bakt. 31. 1902. — Raubitschek und Natonek, Zbl. f. Bakt. 69. 1913. — Robertson, Brit. med. journ. 1898. — Rössler, Zbl. f. Bakt. 61. 1912. — Roques, Vaccinothèrapie d. l. fièvre typhoïde. Thèse. Toulouse 1913. — Rothberger, Zbl. f. Bakt. 24. 1898. 25. 1899. — Rumpf, Verh. d. 13. Kongr. f. inn. Med. — Russel, Bost. med. a. surg. journ. 1911; Journ. amer. med. assoc. 1912. — Salus, Zbl. f. Bakt. 79. 1913. — Schepilewsky, Zbl. f. Bakt. 33. 1903. — Schmiedicke, D. militärztl. Zschr. 1905. — Schneider, D.m.W. 1914. — Schottmüller, D.m.W. 1900; Zschr. f. Hyg. 36. 1901; M.m.W. 1902. — Schüder, Zschr. f. Hyg. 38. 1901; D.m.W. 1901; Zschr. f. Hyg. 42. 1903. — Schumburg, D.m.W. 1901. — Selter, M.m.W. 1905. — Sievert, Zbl. f. Bakt. 55. 1910. — Stäubli, Zbl. f. Bakt. 33. 1903. — v. Stühlern, Zbl. f. Bakt. 27. 1900. — Stühmer, M.m.W. 1911. — Tavel, Zbl. f. Bakt. 33. 1903. — Thiemich, D.m.W. 1895. — Tooth, Brit. med. journ. 1900. — Turner, Brit. med. journ. 1902. — Uhlenhuth und Messerschmidt, D.m.W. 1913. — Uffelmann, Zbl. f. Bakt. 15. 1893. — Vallet, Arch. de méd. exp. etc. 1901; Ref. Zbl. f. Bakt. 31. 1902. — Veeter, Ref. Baumgartens Jahresber. 1898. — Vincent, Cpt. rd. hebdom. acad. d. scienc. 1912. — Vincent, Pierre, Vaccinat. et Sérothérap. de la fièvre typhoide. Thèse. Montpellier. 1913. — Volpino und Cler, Zbl. f. Bakt. 58. 1911. — Webb, Journ. Royal Med. Corps. 13. 1909. — Weber, M.m.W. 1908. — Widal, Semaine méd. 1896. — Derselbe und Sicard, Ann. Past. 1897; Comptes rend. de la soc. de biol. 1897. — Wiens, M.m.W. 1909. — Wilkens, Zschr. f. Hyg. 27. 1898. — Wright, Brit. med. journ. 1900; Lancet. 1900 u. 1901. — Derselbe, Antityphoid Inoculation. London 1904. Deutsche Ausg. G. Fischer, Jena. — Derselbe und Semple, Brit. med. journ. 1897. — Zupnik, Prager m.W. 1903; D.m.W. 1905; Zschr. f. Hyg. 49. 1905.

IV. Kapitel.

Paratyphus und Nahrungsmittelvergifter.

Neben den Typhusbazillen nimmt bei uns der Paratyphus B die erste Stelle unter den Bakterien ein, die vom Darm ausgehende Infektionskrankheiten, die dem klinischen Bilde des Typhus oft außerordentlich ähnlich sind, .hervorrufen. Es hat sich nun gezeigt, daß dieser von Schottmüller zuerst genauer beschriebene Mikrobe in zum mindesten sehr nahen Beziehungen zu Bakterien steht, die in der Natur sehr weit verbreitet sind, und dann vor allem auch zu solchen, die anläßlich von Nahrungsmittelvergiftungen, ganz besonders von Fleischvergiftungen im Fleisch meist kranker und notgeschlachteter Tiere und in den Ausscheidungen der Vergifteten beobachtet werden. Solche Nahrungsmittelvergiftungen infektiöser Art verlaufen entweder unter dem Bilde einer akuten Gastroenteritis, oft mit choleraähnlichen Erscheinungen, oder aber auch häufig unter dem Bilde des Typhus. Bollinger, der diese Beziehungen zwischen „Typhus“ und Nahrungsmittelvergiftungen zuerst klar erkannt hatte, prägte dafür das Wort „Nahrungsmitteltyphoid.“ Gaertner gelang es dann 1888 zum ersten Mal anläßlich einer Fleischvergiftung, einen aus dem Fleisch einer notgeschlachteten Kuh stammenden Bazillus, den Bacillus enteritidis Gaertner als den Erreger einer solchen Vergiftungsendemie nachzuweisen.

Wir können nun heutzutage mit Hilfe kultureller Methoden weder den echten, aus den Menschen stammenden Paratyphus B, der typhusähnliche Erscheinungen gemacht hat, von dem Paratyphus B, der im kranken Schlachttiere gefunden wurde, oder von dem Bacillus enteritidis Gaertner unterscheiden. Mit Hilfe agglutinierender Sera gelingt es nun zwar, bei frisch gezüchteten Kulturen diese Gruppen, Paratyphus B und Bacillus enteritidis Gaertner, zu differenzieren. Aber, wie Sobernheim und Seligmann zeigten, lassen sich aus den Ursprungskulturen Kulturen züchten, die in ihrem immunisatorischen Verhalten vollständig von dem Ausgangstyp abweichen, so daß aus einer ursprünglichen Paratyphuskultur eine Kultur gewonnen werden kann, die nach ihrem agglutinativen Verhalten als Enteritidis zu bezeichnen wäre und umgekehrt. Da es nun auch gelingt, Zwischenglieder zwischen diesen beiden Extremen zu erhalten, fließt dann schließlich alles ineinander über.

Es ist nun heutzutage die Frage nach der Trennung von Paratyphus B und dem Gaertnerbazillus ein wissenschaftliches, aber kein praktisches Problem. Es handelt sich nämlich, wie sich dann herausstellte, hier um eine große Gruppe von Bakterien, die offenbar zum größten Teil nichts weniger als Artkonstanz haben; ja es ist sogar behauptet worden (R. Müller), daß auf dem Wege der Mutation Paratyphus aus Typhus entstehen könne! Jedenfalls gibt die Herkunft absolut keinen Anhalt zur Trennung. Wir haben als Erreger von Fleischvergiftungen Mikroben kennen gelernt, die absolut identisch mit Paratyphus B sind, sogenannte Fleischvergifter des Typus Aertryk, und dann wieder solche, die sich wie der ursprüngliche Gaertnerbazillus verhalten. Aus diesem Grunde erscheint es mir für die praktische Betrachtung zweckmäßig, diese ganze Gruppe einheitlich aufzufassen. Es ist dann nur immer das im Auge zu behalten, daß zu prüfende Kulturen in bezug auf den Rezeptorenapparat und auch zu prüfende Krankensera sinngemäß von diesem Standpunkte aus zu bearbeiten sind, wie wir noch ausführen werden.

In diese Gruppe gehören hauptsächlich folgende Mikroorganismen.

Gruppe Paratyphus B:

Der eigentliche Paratyphus B, Fleischvergifter vom Typus Aertryk, Schweinepestbazillus (früher als Erreger der Schweinepest oder Hogcholera angesehen), Kälberruhrerreger, Löfflers Mäusetyphusbazillus, Bazillen der Papageienenteritis (Psittakosebazillen), Bazillen der Pseudotuberkulose der Meerschweinchen.

Gruppe Bacillus enteritidis Gaertner:

Zahlreiche Fleischvergifter (z. B. der Epidemien von Moorseele, Rumfleht u. a.), Kälberruhrerreger (häufiger als aus der Gruppe Paratyphus B), Enteritiserreger bei Ratten und anderen Nagern (Bakterium von Danyz, Rattenbazillus, Dunbars Rattentöter u. a. m.).

Wohl zu trennen von den Bakterien dieser Gruppe ist der Paratyphus A (Brion und Kayser). Er steht dem Typhus offenbar erheblich näher, ist aber von diesem und den erwähnten Bazillen sehr wohl durch seine chemisch biologischen Leistungen und sein agglutinatorisches Verhalten unschwer zu differenzieren. Er spielt, wenigstens in Deutschland, keine beondere Rolle, sondern ist offenbar ein recht seltener Parasit des Menschen. In bezug auf die Differentialdiagnostik sei auf Seite 64 verwiesen.

Eine Betrachtung der **morphologischen Merkmale** des Paratyphus B und Gaertnerbazillus erübrigt sich, da diese völlig denen des Typhus entsprechen. Die Beweglichkeit der Paratyphusbazillen ist meist, besonders bei jungen 12 stündigen Kulturen, lebhafter als die von Typhusbazillen, sie sind auch mit mehr und längeren Geißeln versehen.

In ihrem **kulturellen und chemisch biologischen Verhalten** weichen sie in verschiedenen Punkten so weit vom Typhusbazillus ab (s. S. 64), daß eine Trennung stets sicher gelingt.

Von ziemlicher Konstanz scheint bei den eigentlichen Menschenparatyphus- und den Tierparatyphusbazillen die zuerst von Drigalski auf Drigalski-Agar beobachtete Schleimwallbildung der aus dem Menschen gezüchteten Stämme, also eigentlicher Paratyphus B-Stämme zu sein. R. Müller fand, daß diese immer eintritt, wenn die Kolonien genügend isoliert sind, wenn dann die Platte zunächst 1 Tag bei 37⁰ und dann bei Zimmertemperatur gehalten wird. Man erhält dann ein einem Siegelabdruck ähnelndes Bild: dunkles, eingesunkenes Zentrum mit hellem Schleimwall. Ein gutes und sicheres botanisches Artmerkmal ist dies aber sicher ebenso wenig wie das Auftreten von zahlreichen kleinen Knötchen in großen Kolonien der Schleimwallbildner (R. Müller).

Die **Resistenz** der Paratyphusbazillen ist eher noch etwas größer als die der Typhusbazillen. So hatte sie Hilgermann noch aus 2 Jahr eingetrockneten Fäzesproben züchten können. Im Wurstbrei sind sie nach 2 stündigem Kochen (Uhlenhuth und Hübner) noch nicht abgetötet, ebensowenig im speisefertig zugerichteten Fisch (Eckersdorf).

Die **Pathogenität für Versuchstiere** ist meist eine sehr große. Ganz besonders empfindlich sind weiße Mäuse ($^{1}/_{10000}$ Öse intraperitoneal tötet oft noch), Meerschweinchen und Kaninchen, letztere besonders für intravenöse Infektion ($^{1}/_{4}$—$^{1}/_{2}$ Öse). Weiße Mäuse gehen in der Regel nach Fütterung mit frischen Paratyphuskulturen in etwa 8 Tagen zugrunde. Mit länger fortgezüchteten Stämmen gelingt die Fütterungsinfektion in der Regel nicht.

Giftig sind alle Vertreter dieser Gruppe, wie Kraus und v. Stenitzer zuerst nachgewiesen hatten. Es ist aber keineswegs entschieden, daß es sich hier um echte Toxine handelt, sondern es sind offenbar auch hier wieder zum mindesten in erster Linie Endotoxine, die die oft außerordentliche Giftigkeit von Kulturfiltraten bedingen, und die im Serumversuch auch nicht den Gesetzen der multiplen Proportionen folgen (Franchetti). Besonders die zum Gaertnertypus gerechneten Stämme zeichnen sich durch hohe Toxizität aus. Die Gifte sind übrigens zum großen Teil hitzebeständig.

Die **Verbreitung im menschlichen Körper** entspricht der des Typhusbazillus. Auch die Paratyphusbazillen kreisen im Blut, auch sie machen unter Umständen metastatische Eiterungen, Pyelitis, Zystitis usw.

Die **bakteriologische Untersuchung** von Blut, Fäzes, Eiter, Urin usw. hat nach den bei der Typhusdiagnose gegebenen Anweisungen zu erfolgen. Auch hier ist die Methode der Gallenanreicherung des

Blutes anzuwenden. Besonders tritt hier der Löfflersche Malachitgrünagar (s. S. 67) in seine Rechte, sowohl an sich wie als Vorkultur nach Lentz und Tietz. Während auf diesem Nährmedium die Typhusbazillen als kaum sichtbare feinste Kolonien wachsen, werden die Paratyphuskolonien schon innerhalb 16 Stunden 3 mm im Durchmesser groß. Es sind glasige, trotz milchiger Trübung durchscheinende Kolonien, die in ihrer Umgebung den Nährboden gelblich verfärben. Coli wird noch größer und ist so stark milchig getrübt, daß die Kolonie nicht mehr durchscheinend ist.

Bierast teilt mit, daß er im Petroläther eine Substanz gefunden hat, die elektiv Coli abtötet, dagegen Paratyphus und Typhus nicht schädigt. Er baute darauf ein Verfahren zum Nachweis von Typhus und Paratyphus aus dem Stuhl auf, das allerdings, da eben erst veröffentlicht, noch nicht von anderer Seite nachgeprüft ist.

In sterilen braunen fettfreien Pulvergläsern wird Stuhl mit Bouillon (5 Löffel dicker Stuhl mit 10 ccm, dünner Stuhl mit 5 ccm) geschüttelt und möglichst homogenisiert. Dann wird mit Petroläther daumenbreit überschichtet und intensiv für einige Minuten geschüttelt, nach 15 Minuten nochmals schütteln und dann 15 Stunden im Zimmer vor Licht geschützt stehen lassen. Vom Boden wird mit der Pipette Material entnommen. 2 Tropfen werden auf Endo- oder Drigalski-Platte verarbeitet, mit dem Spatel wird dann noch eine weitere Platte zur Verdünnung behandelt.

Die weitere Prüfung der Kulturen hat durch Feststellung ihres Verhaltens gegen Lackmusmolke, Zuckerarten, Indolbildung usw. zu erfolgen, doch sei hier erwähnt, daß, allerdings offenbar sehr seltene Befunde, auch Paratyphusstämme beschrieben sind, die Traubenzucker nicht vergären (Oette, Wagner u. a.). In bezug auf alle Einzelheiten sei auch hier wieder auf die Differentialdiagnose des Typhus verwiesen. Sehr praktisch ist dann noch der Vorgang von Neißer, der nicht nur auf Traubenzucker, sondern auch auf Milchzuckeragar (1 %) überimpft, dem $^1/_{100}$ % Traubenzucker zugesetzt ist. Typhus vergärt keinen von beiden, Coli beide und Paratyphus nur Traubenzucker. Durch den minimalen Traubenzuckerzusatz treten nun beim Paratyphus kleine Gasblasen im anaëroben Teil des Röhrchens auf als Zeichen der Vergärung des Traubenzuckers und der Nichtvergärung des Milchzuckers.

Die Untersuchung von Fleisch und Fleischwaren hat ausschließlich auf dem Wege der Kultur zu geschehen und zwar bei Untersuchung von Schlachttieren nicht nur durch Prüfung der Muskeln, sondern es ist, wie Müller zeigte, notwendig, auch Mesenterial- und Fleischlymphknoten, Milz und Leber zu untersuchen. Die früher häufig angewandte Methode der Fütterung weißer Mäuse mit ver dächtigem Fleisch ist nicht zulässig, da diese häufig Fleischfütterung nicht vertragen (Schern) und dann agonale Bakterieneinwanderungen in die Blutbahn unter Umständen Trugschlüsse ergeben werden. Sehr zu empfehlen ist für den Nachweis in Fleischwaren das Verfahren von Conradi der Verdauung mit Papajotin Merck.

Zu Wurst- oder Fleischproben werden in Petrischalen reichlich physiologische Kochsalzlösung und einige Messerspitzen des vorher bei 130° sterilisierten Succus caricae Papayae sicc. (Merck) gegeben. Nachdem 48 Stunden bei 37° verdaut war, wird je ein Tropfen auf Drigalski-Endo- oder Malachitgrünplatte weiter verarbeitet.

Die endgiltige Identifizierung der Kulturen hat dann durch die Agglutination zu erfolgen. Man bediene sich stets hochwertiger Sera (nicht unter 1:1000) und prüfe gleichzeitig gegen ein echtes Paratyphus B-Serum und gegen ein Enteritidis-Serum. Handelt es sich um einen Vertreter dieser Gruppe, so wird er auch mit einem Serum reagieren. Niemals darf die Serumreaktion allein bestimmend sein; eine Kultur, die als Paratyphus angesprochen wird, muß in ihren chemisch-biologischen Leistungen sich so verhalten, wie es eben ein Paratyphus tut, aus diesem Grunde ist stets die Reaktionsprüfung, wie sie in der differentialdiagnostischen Typhusübersicht angegeben ist, auch völlig durchzuführen.

Selbstverständlich ist bei verdächtigen Krankheitsfällen auch die **Widalsche Reaktion** anzuwenden, die natürlich, wie beim Typhus, in der Regel erst am Ende der ersten Krankheitswoche eintritt. Von besonderem Nutzen wird die Reaktion dann sein, wenn es sich, wie so oft, um akute und schnell verlaufende Endemien handelt, bei denen der Bakteriologe häufig keinen klinisch Kranken mehr vorfindet. Die Serodiagnostik wird dann zu einer Zeit, wo Bazillen schon aus dem Stuhl der Erkrankten und inzwischen Genesenen verschwunden sind, die richtige Diagnose stellen lassen. Die Agglutinationswerte, die auftreten, sind meist recht hohe. Ich habe z. B. gelegentlich einer Fleischvergiftung bei einem Mann, der akut und nur für 2—3 Tage erkrankt war, im Serum einen Titer von 1:6400 gefunden! Die Agglutination verläuft bei Zimmertemperatur in 20—30 Minuten für die makroskopische Beobachtung (Lentz).

Bei solchen Untersuchungen ist die Reaktion zunächst stets mit Paratyphus und Bacillus enteritidis anzusetzen, ist Typhus nicht auszuschließen, was beim echten, nicht durch eine Fleischvergiftung hervorgerufenen Paratyphus, nie der Fall ist, so ist natürlich auch stets die Agglutination gegen Typhus zu prüfen. Es kommen übrigens auch Mischinfektionen von Typhus und Paratyphus vor, Fälle, in denen Agglutinine gegen beide Bakterien auftreten (s. S. 81).

Eine **Serumtherapie** des Paratyphus ist meines Wissens noch nicht versucht. Bei den akuten Fällen der Fleischvergiftung würde sie auch meist zu spät kommen. Die Mortalität des Paratyphus ist auch an und für sich so gering (etwa 1 %), daß auch wohl aus diesem Grund Versuche nicht angestellt worden sind.

Schwierig ist die Frage der **Prophylaxe** des Paratyphus und ganz besonders der mit ihm infizierten Nahrungsmittel. Die von Uhlenhuth angeschnittene Frage der Ubiquität der Paratyphusbazillen hat sich sicher im Sinne Uhlenhuths entschieden. Wir finden Stämme, die kulturell in diese Gruppe gehören und die serologisch sich durchaus wie Paratyphus oder Gaertner verhalten, weit verbreitet im Tierreich, ganz besonders im Darm, und zwar bei Säugetieren, Vögeln und Fischen. Schon allein dieser Umstand erklärt es, daß diese Bakterien auch sonst in der Außenwelt unabhängig von kranken Menschen und Tieren gefunden werden.

Es kann daher nicht wundernehmen, wenn von Hübner und Rimpau nachgewiesen wurde, daß sich in Würsten außerordentlich häufig Paratyphusbazillen vorfinden, und zwar in Würsten, deren Genuß nachweislich nicht von Gesundheitsstörungen irgendwelcher Art gefolgt worden war. Uhlenhuth weist die Anschauung, daß diese nicht pathogenen Keime andere als der echte Paratyphus seien, zurück. Selbstverständlich dürfen nur solche Mikroben als Paratyphus angesehen werden, die sich nicht nur agglutinatorisch, sondern auch sonst völlig wie diese verhalten. Daß dies aber bei einem großen Teil der im Darm der Tiere lebenden auf den ersten Blick hierher gehörenden Mikroben nicht zutrifft, hatten z. B. Horn und Huber bei ihren Untersuchungen an aus Rinderdärmen stammenden Mikroben gezeigt. Rechnet man aber, wie es Uhlenhuth getan hat, nur das als positiven Befund, wo alle Reaktionen stimmen, so bleibt noch immer zu Recht bestehen, daß echte Paratyphus- und Gaertnerstämme sich als normale Parasiten im Darm zahlreicher Tiere, besonders der Schweine, vorfinden.

Für die Prophylaxe ist dann noch die Frage von Bedeutung, ob diejenigen Bakterien aus dieser Gruppe, die sich im Fleisch selbst finden, die also bei Lebzeiten in das Tier gedrungen waren, nun auch alle als pathogene Mikroorganismen für den Menschen anzusehen seien, oder ob in der hygienischen Beurteilung hier eventuell zwei Gruppen zu konstruieren wären, wenn wir diese auch nicht durch irgendwelche biologische Reaktionen abtrennen können. M. Müller steht auf dem Standpunkt, daß „der kulturelle Nachweis eines biologisch zur Enteritis oder Paratyphusgruppe gehörigen Bakterium in einem Schlachttier nicht genügt, um das Fleisch und die Organe eines solchen Tieres als ‚fleischvergiftungserzeugend' zu bezeichnen." Müller verlangt folgendes: „Der Beweis für die fleichvergiftungserzeugende Eigenschaft eines derartigen Fleisches ist durch dessen Prüfung auf das Vorhandensein thermostabiler Gifte und durch Prüfung der Bakterien auf deren als „fleischvergiftungserzeugend" anzusehende Virulenzprüfung im Tierexperiment zu erbringen." Ich glaube diesen Standpunkt werden nur wenige teilen können. Es ist ja sicher, daß paratyphushaltiges Fleisch, sei es, daß diese intra vitam oder später in das Fleisch gekommen waren, Fleischvergiftungen nicht erzeugen muß, aber es kann sie erzeugen. Der Standpunkt von Müller überschätzt eben unsere Kenntnisse von den Bedingungen, unter denen eine Infektion zustande kommen kann. Wenn wir sehen, daß bei diesen Fleischvergiftungen durchaus nicht alle Menschen, die von demselben Nahrungsmittel gleich große Quantitäten gegessen haben, erkranken, so kann man sicher nicht immer sagen, daß die, denen nichts geschah, nun gerade ein Stück erwischt hatten, das frei von Bakterien gewesen sein müßte. Das ist bei Vergiftungen mit Botulinus, der infolge seines anaeroben Wachstums fast nie in einem ganzen Fleischstück wird wachsen können, verständlich, aber nicht hier. In den meisten Fällen wird die Ursache des Nichterkrankens eben im Menschen liegen. Und daß anscheinend ganz harmlose Eingriffe die Virulenz der Paratyphusbazillen steigern können, das zeigte Trautmann, der als einen solchen Faktor das Lagern auf Eis nachwies. So könnte es also kommen, daß ein solcher Paratyphus primär dem Fleisch entnommen ungiftig ist, wenn er aber dem Konsument zugeführt wird, inzwischen pathogene Eigenschaften angenommen hat. Es ist also sicher Schern zuzustimmen, daß Paratyphubazillen in Nahrungs- und Genußmitteln diese unter allen Umständen, ohne Rücksicht auf Virulenzprüfung, für den Genuß untauglich machen.

Da die Infektion der Fleischwaren, wenn wir von notgeschlachtetem kranken Vieh absehen, in der Regel erst bei der späteren Bearbeitung zustande kommt, so liegt der Hauptschutz in der tierärztlichen Kontrolle des Schlachthausbetriebes und der späteren sanitätspolizeilichen Überwachung der Vertriebsstellen der Nahrungsmittel.

Bei der Verbreitung des Paratyphus kann er natürlich auch in anderen Nahrungsmitteln vorkommen, so sei hier an eine Erkrankung nach einer Mehlspeise, die v. Vagedes beschrieben hat, und einer Vergiftung nach Nudeln (Jakobitz und H. Kayser) erinnert.

Was die vom Menschen ausgehenden Paratyphusinfektionen anbetrifft, so werden diese in der Regel durch Kontakt bewirkt. Es kann zu größeren Epidemien kommen, wenn Wasser verunreinigt wird, was aber mehr durch Tierkot vorzukommen scheint, oder, wenn Paratyphusbazillenträger, denn entsprechend beim Typhus gibt es auch hier Dauerausscheider, in der Nahrungsmittelbranche beschäftigt sind. Entsprechend dem selteneren Vorkommen des Paratyphus sind solche Vorkommnisse natürlich seltener als beim Typhus. Da sich aber die Verhältnisse hier völlig decken, sei in allen diesbezüglichen Fragen auf unsere Erörterungen beim Typhus verwiesen.

Besonders sei hier auch auf das Vorkommen von Paratyphus und Enteritidis im Stuhl von darmkranken Säuglingen hingewiesen. Hier fanden Gildemeister und Baerthlein bei 70 Fällen 4mal Paratyphus und einmal Enteritidis.

Für die Bekämpfung des endemischen Paratyphus, dessen Gebiet sich ziemlich mit dem des endemischen Typhus bei uns deckt, wird auch die **Schutzimpfung** mit heranzuziehen sein. Bei der Besprechung des Vincentschen Impfstoffes (s. S. 107) ist gezeigt worden, daß dieser Impfstoff auch eine Quote Paratyphusbazillen enthält. Offenbar ist dieser Umstand unter den Verhältnissen, in denen der Impfstoff seine größte Anwendung gefunden hat (Algier und Marokko) von großem Vorteil gewesen. Nicht nur der Typhus, sondern auch die zahlreichen Fälle von gehäuft vorkommendem Darmkatarrh schwanden völlig bei den Geimpften.

Dann verweise ich auf die vorzüglichen Erfolge, die bei der Bekämpfung des Paratyphus mit einem kombinierten Impfstoff (Typhus, Paratyphus A und B) in der japanischen Marine erzielt worden sind (s. S. 101).

Auch der Impfstoff von Castellani richtet sich ganz ausdrücklich gegen Paratyphus A und B, mit dem in Ceylon Versuche angestellt wurden und noch werden.

Der Impfstoff wird in der Weise gewonnen, daß 24stündige je 10 ccm haltende Bouillonkulturen durch 1stündiges Erwärmen auf 53° abgetötet werden. Dann werden die verschiedenen Kulturen, Typhus, Paratyphus A und B im Verhältnis 2 : 1 : 1 gemischt und so standardisiert, daß jedes Kubikzentimeter 500 Millionen Typhusbazillen und je 250 Millionen Paratyphus A und B enthält. Es wird mindestens zweimal, wenn angängig dreimal geimpft, und zwar 0,6, 1, 2 und 1,2 ccm. Die Reaktionen sind, da es sich um ausgesuchte unvirulente aber antigenreiche Stämme handelt, sehr gering.

Da so die Schutzimpfung mit Paratyphus, wie es also Vincent, Kabeshima und Castellani gezeigt haben, ohne weiteres mit der gegen Typhus kombiniert werden kann, empfiehlt sich sicher, dort, wo gegen Typhus geimpft wird, auch noch eine gewisse Quote Paratyphusantigen beizufügen.

Literatur.

Bierast, Zbl. f. Bakt. 74. 1914. — Brion und Kayser, M.m.W. 1902. — Bruns und Kayser, Zschr. f. Hyg. 43. 1903. — Castellani, Zbl. f. Bakt. 72. 1914. — Conradi, Zschr. f. Fleisch u. Milchhyg. 19. 1909. — Eckersdorf, Arb. a. d. Inst. f. experiment. Therap. Frankfurt a. M. H. 4. 1908. — Franchetti, Zschr. f. Hyg. 60. 1908. — Gärtner, Korresp.-Blatt des allg. ärztl. Vereins von Thüringen. 1888. — Gildemeister und Baerthlein, Zbl. f. Bakt. Ref. 57. 1913. — Horn und Huber, Zbl. f. Bakt. 61. 1912. — Hübener, D.m.W. 1908. — Jakobitz und H. Kayser, Zbl. f. Bakt. 53. 1910. — Kraus und v. Stenitzer, W.kl.W. 1907. 1908. — Kutscher, Paratyphus in Kolle-Wassermann, Hb. d. pathog. Mikroorganismen. (1) Ergänzungsband. 1907. — Lentz, Zbl. f. Bakt. Ref. 38. 1906. — Marx, Zbl. f. Bakt. 48. 1908. — M. Müller, Zbl. f. Bakt. 62. 1912. — R. Müller, D.m.W. 1910; M.m.W. 1911. — Oette, Zbl. f. Bakt. 68. 1913. — Rimpau. D.m.W. 1908; Arb. a. d. Kais. Ges. A. 30. 1909. — Schern, Zbl. f. Bakt. 61. 1912. — Schottmüller, D.m.W. 1900; Zschr. f. Hyg. 35. 1901. — Sobernheim und Seligmann, D.m.W. 1910; Zschr. f. Immun.Forsch. 6. 1910. — Trautmann, Zsch. f. Hyg. 45. 1903. 46. 1904. 54. 1906. — Uhlenhuth und Hübener, Infekt. Darmbakt. d. Paratyphus- u. Gärtnergruppe einschl. Immunität in Kolle-Wassermann. Hb. d. pathog. Mikroorganismen. (2) 3. 1913. — v. Vagedes, Klin.Jb. 14. 1905. — Wagner, Zbl. f. Bakt. 71. 1913.

V. Kapitel.

Dysenterie.

Die **Ätiologie der Dysenterie** ist keine einheitliche. Wenn man von den gelegentlichen dysenterischen Erkrankungen, wie sie durch Genuß schlechter Nahrungsmittel usw. hervorgerufen werden, absieht, so sind bei der infektiösen Ruhr zwei ätiologisch verschiedene Formen zu unterscheiden von denen die eine durch Amöben, die andere durch Bakterien bedingt ist.

I. Amöben.

Am längsten bekannt ist die **Amöbenruhr.** Loesch war der erste, welcher in Dysenteriefällen in Petersburg auf das Vorkommen von Amöben (Entamoeba coli) hinwies. Von besonderer Bedeutung wurden vorzüglich die Untersuchungen von Koch und Gaffky, Kartulis, Councilman und Lafleur, Flexner und vor allem von Kruse und Pasquale. Einen gewissen Abschluß hatte die Frage der Dysenterieamöbe durch Jürgens und durch Schaudinn, der die Entwicklung der Amöbe definitiv feststellte, gefunden.

Viereck und Hartmann zeigten dann, daß die als einheitlich angenommene Dysenterieamöbe in zwei Formen zu spalten sei und zwar in die

Entamoeba tetragena und die
Entamoeba histolytica.

Fast alle Beobachtungen von Schaudinn und Jürgens beziehen sich auf die Entamoeba tetragena, die als die eigentliche Dysenterieamöbe anzusehen ist. Hartmann bezweifelte sogar das Vorkommen einer eigenen Entamoeba histolytica. Da der Unterschied dieser Amöben darin besteht, daß der Kern der Entamoeba histolytica im Gegensatz zu dem der Entamoeba tetragena und dem der Entamoeba coli keine doppelt konturierte Membran besitzt und infolgedessen nicht wie jene Kerne immer ganz rund erscheint, kommt diese zoologisch-systematische Differenz für die Praxis der Dysenterieuntersuchung des Arztes kaum in Betracht.

Die neuesten auf dem Tropenkongreß 1914 vorgetragenen Untersuchungen scheinen nun wieder zu beweisen, daß es sich doch nur um eine einzige Amöbenart handelt. Es ist demnach jetzt auch nur eine einzige Amöbe, die den Namen Amoeba histolytica nach dem Gesetz der Priorität trägt, als Ruhramöbe anzusehen.

Die **Dysenterieamöbe, Entamoeba histolytica**, dringt durch die Epithelschicht des Darmes in die Submukosa. Da die Dysenterieamöben gewebseinschmelzende Eigenschaften haben, so entstehen an dem Ort der Infektion Ulzerationen. Die Dysenterieamöbe ist wohl zu unterscheiden von der im normalen Darm gar nicht selten vorkommenden Entamoeba coli (Lösch). Die Dysenterieamöbe ist zunächst viel beweglicher als die Entamoeba coli, ferner sieht man fast stets in ihr zahlreiche rote Blutkörperchen und Leukozyten. Im übrigen schildert Schaudinn die wichtigsten Differenzierungsmomente der Entamoeba histolytica und Entamoeba coli wie folgt:

„Bei Entamoeba coli ist das hyaline Pseudopodienplasma gegen das übrige Plasma nicht abgesetzt und wesentlich schwächer lichtbrechend. Bei der Dysenterieamöbe ist stets ein deutlich entwickeltes Ektoplasma als besondere Plasmazone vorhanden und besitzt ein stärkeres Lichtbrechungsvermögen als das Entoplasma. Wie Jürgens richtig erkannt hat, macht es einen glasigen Eindruck, es ist zähflüssig, und gerade dieser Hauptunterschied der lebenden Amöben bedingt auch die differenten Lebensäußerungen. Die harmlose Entamoeba coli vermag mit ihren weichen Pseudopodien gar nicht in die gesunde Epithelschicht einzudringen, während die Dysenterieamöbe vermöge ihres zähen Ektoplasmas sich überall durchzwängen und eindrängen kann. — Während der Kern der Entamoeba coli im Leben als deutliche, scharf begrenzte Blase, die mit kleinen oder größeren, stärker lichtbrechenden Körnern und Ballen erfüllt ist, fast stets leicht zu finden ist, stellt der Kern der Entamoeba histolytica, wenn er überhaupt gefunden wird, was oft große Schwierigkeiten bereitet, ein fast ganz homogenes, schwach lichtbrechendes Gebilde dar. Bei der Färbung treten diese Unterschiede noch deutlicher hervor. — Der Kern der Entamoeba coli macht im vegetativen Stadium einen starren Eindruck, er ist fast stets kugelig oder oval und läßt meist eine deutliche farblose, aber verdichtete Kernmembran außerhalb des Chromatinnetzes erkennen; bei Entamoeba histolytica ist das Gegenteil der Fall, der Kern verändert, wie man im Leben beobachten kann, oft seine Gestalt, wird von Fremdkörpern, die sich im Plasma befinden, während der Bewegungen leicht verzerrt, eine achromatische Kernmembran läßt sich nicht nachweisen. Seine Lage ist stets exzentrisch, oft ganz an der Grenze des Ektoplasmas, gegen das er in vielen Stadien als platte Scheibe angepreßt erscheint, was bei Entamoeba coli nie wahrzunehmen ist."

Diese Schilderung trifft mit Ausnahme der Kernverhältnisse auch für die Entamoeba tetragena zu.

Die Dauerformen der Entamoeba histolytica treten erst auf, wenn die Stühle fester werden, sie sind kleine Gebilde, die schwer zu finden sind, während die der Entamoeba coli sich durch Größe und durch ihre Kerne leicht erkennen lassen. Auf die vollständige Entwicklung kann hier nicht eingegangen werden, es sei auf Schaudinns Arbeit und Hartmanns Abhandlung im Kolle-Wassermann verwiesen.

Die Tierpathogenität der Entamoeba histolytica ist eine recht beträchtliche. Hunde und junge Katzen vornehmlich kommen für das Experiment in Betracht. Anale Injektionen von 1 ccm Ruhrstuhl oder Eiter aus Amöbenabszessen rufen typische Ruhrerscheinungen und Tod an Entkräftung hervor. Die Entamoeba coli ist nicht pathogen.

Beim Menschen finden sich die Ruhramöben zunächst im Stuhl. Die Amöbe befällt mit Vorliebe den Dickdarm, dort Ulzerationen erzeugend, aber sie kann auch andere Darmabschnitte angreifen. Ferner erzeugt sie Leberabszeß.

Zur Untersuchung wird eitriger oder blutiger Schleim auf einen Objektträger gebracht und leicht mit dem Deckglas gedrückt. Die Größe, Beweglichkeit und größere und stärkere Ausdehnung der Pseudopodien läßt die Amöben von den Leukozyten leicht unterscheiden. Wichtig ist, daß frisches Material möglichst schnell untersucht wird, da man dann sicher ist, noch gut bewegliche Amöben zu finden. Gelingt dies infolge zu geringer Zahl der Amöben nicht, so schwemmen Kuenen und Swellengrebel den Stuhl mit einer 1 proz. Eosinlösung auf; die Amöben, die als helle Blasen auf rosa Untergrund erscheinen, sind dann leichter zu finden, ihr viel kleinerer Kern läßt sie leicht von Leukozyten unterscheiden.

Die Fixierung und Färbung ist schwer. Kartulis empfiehlt als einfachstes Verfahren Trocknen an der Luft und Färben mit Borax-methylenblau ohne besondere Fixierung, oder Fixieren mit Pikrin-Essigsäure (10—30 Minuten), bis zur Entfärbung in 70 proz. Alkohol auswaschen und mit Boraxkarmin färben.

Bessere Präparate erhält man, allerdings etwas umständlich, wie folgt: „Man streicht den Schleim möglichst dünn aus und läßt ihn rasch, ohne daß er eintrocknet, mittels einer Ehrlichschen Pinzette auf das folgende heiße, noch rauchende Gemisch mit der bestrichenen Seite nach unten auf-fallen: $^2/_3$ konzentrierte Sublimatlösung $+ ^1/_3$ 90 proz. oder absolut Alkohol.

Nach höchstens $^1/_4$ Stunde wäscht man in Wasser, dann 60 proz. Jodalkohol (leicht gelb) das Sublimat aus und färbt je nach Bedarf in einer verdünnten Lösung (Rotweinfarbe) von Grenachers Häma-toxylin, wäscht im Brunnenwasser, bis kein blauer Farbton von den Objekten ausgeht, aus, Alkoholreihe, Xylol, Kanadabalsam“ (v. Provazek).

II. Bazillenruhr.

Das Dunkel betreffend die Aetiologie der zahlreichen Ruhrepi-demien, in denen niemals Amöben gefunden werden konnten, ver-schwand, als Shiga 1898 bei der japanischen Ruhr einen wohl-bestimmbaren Bazillus als Erreger nachweisen konnte.

Vom historischen Standpunkte aus ist es übrigens interessant, daß Shiga hier zum ersten Mal in der Geschichte der Bakteriologie den stringenten Beweis, daß der von ihm gezüchtete Bazillus auch tatsächlich der Erreger der Ruhrepi-demie war, auf dem Wege der Serumprüfung erbrachte. Er konnte zeigen, daß sein Bazillus nicht vom Serum Gesunder, wohl aber von dem von Kranken und Rekon-valeszenten agglutiniert wurde, so daß an der ätiologischen Bedeutung desselben von vornherein kein Zweifel bestehen konnte.

1900 fand dann Kruse, sich derselben von Shiga geschilderten Untersuchungsmethoden bedienend, daß auch die deutsche Ruhr durch diesen Mikroben erzeugt wurde. Bald wurden Shigas Befunde zu-nächst in Manila und Amerika überall bestätigt, aber die weiteren Untersuchungen, besonders auch von Kruse, ergaben, daß nicht alle bei Ruhrfällen gezüchtete Kulturen, die auf den ersten Blick den Shigaschen Bazillen glichen, mit einander identisch waren, denn sie wichen in manchen Punkten in ihren chemischen Leistungen von dem ersten Typ ab. Schließlich kam man in langer mühevoller Arbeit, an der hauptsächlich außer Shiga und Kruse Lentz, Martini, Amako, His und Russel beteiligt waren, dazu 4 Typen aufzustellen:

1. Bacillus Shiga-Kruse.
2. Bacillus Flexner.
3. Bacillus Strong,
4. Bacillus Y (His und Russel).

Scharf sondern sich von den 3 letzten Typen die Shiga-Kruse-Bazillen ab, die entweder nach dem Vorgang von Kraus und Dörr als giftreicher Typus im Gegensatz zu den übrigen giftarmen gestellt werden, oder die Shiga-Kruse-Bazillen werden nach dem Vorgange von His und Russel als Nonacidform (Non acid strains of dysenteric bacilli) den übrigen, die als Acidform bezeichnet werden, gegenübergestellt, da der Shiga-Kruse-Bazillus nicht, wie der Flexner-, Strong- und Y-Typus, imstande ist, unter Säurebildung Mannit zu zersetzen. Die erstere Einteilung ist sicher besser, da, wie Shiga und andere zeigen konnten, vor allem bei älteren Laboratoriumskulturen die Vergärungsfähigkeit nicht so ganz konstant ist.

Der **Bacillus dysenteriae aller Typen** ist ein Kurzstäbchen, das etwas plumper als der Typhusbazillus ist. Es findet sich im frischen Stuhlpräparat meist in großer Anzahl, oft in den Leukozyten eingeschlossen. In der Kultur variiert er etwas, es kommen große und kleine Formen vor. Er färbt sich gut mit allen Anilinfarben, nicht nach Gram. Er ist unbeweglich, aber durch starke Molekularbewegung ausgezeichnet.

Auch mit Hilfe der Kulturmethoden ist es möglich, eine Trennung der einzelnen Typen zu erzielen, wenn sie auch auf vielen Nährmedien sich gleich verhalten.

Auf Agar zeigen alle Typen ein gleiches Wachstum, flach und feucht glänzend, aber nie irisierend. Bei allen Ruhrbazillen, aber auch bei manchen anderen Mikroorganismen, besteht die Neigung zur Bildung sekundärer Oberflächenkolonien. Werden Platten 24 Stunden bei 37⁰ bebrütet und dann dunkel im Zimmer gehalten, so treten in den Kolonien erst winzige glasige Erhabenheiten auf, die später intensiv weiß, porzellanartig werden.

Auf der Gelatineplatte (besonders schön bei 10proz. Gelatine, aber auch bei höher prozentiger) wächst der Shiga-Kruse-Bazillus mit schönen weinblattartigen, typhusgleichen Kolonien. Bei den übrigen Typen kommt diese Wachstumsform beim Strongschen Typus häufiger vor, während sie bei Flexner- und Y-Typus sehr spärlich beobachtet wird, da die meisten Kolonien einfach knopfförmig wachsen.

Bouillon wird von allen diffus getrübt. Shiga-Kruse bildet nie Indol. Von den übrigen bilden Flexner und Strong immer Indol (letzterer oft erst nach 3—5 Tagen), während die Indolbildung bei Stämmen des Y-Typus sehr wechselnd ist, oft aber noch nach Wochen auftritt.

Milch wird nicht koaguliert.

Petruschkys Lackmusmolke wird, wie durch Typhus, ohne Trübung von Shiga-Kruse und Flexner leicht gesäuert, Strong und Y säuern etwas stärker und schlagen manchmal später um. Milch wird leicht gesäuert, gerinnt aber nicht. Aus Traubenzucker wird kein Gas gebildet. Neutralrotagar wird nicht verändert.

Von größter Wichtigkeit ist nach den Untersuchungen von Shiga, Lentz, His und Russel u. a. das Verhalten der einzelnen Typen gegen Zuckerarten. Die Prüfung ihres Verhaltens kann auf Lackmuszuckeragar erfolgen. Wird der Zucker zersetzt, so ist nach 24 stündiger Bebrütung einer Schrägagarkultur der Impfstrich rot, während er im anderen Fall blaß erscheint.

Der Agar wird nach Kutscher wie folgt hergestellt: „Schwach alkalischer Agar wird mit 12—15 proz. Lackmuslösung nach Kubel-Tiemann und 1 °/₀ der betreffenden Zuckerart versetzt. Von den blau-violetten Nährböden werden schräg erstarrte Röhrchen auf der Oberfläche durch Strichkultur mit der zu prüfenden rein gezüchteten Bazillenart beimpft."

Folgende Übersicht (nach Lentz) zeigt das verschiedene Verhalten der einzelnen Typen gegen Mannit, Maltose und Saccharose.

Tabelle VIII.

Lackmusagar mit Zusatz von	erscheint in der Kultur des Bazillus			
	Shiga-Kruse	Y	Flexner	Strong
Mannit	blau	rot	rot	rot
Maltose	„	blau	„	blau
Saccharose	„	„	blau	rot

His und Shiga prüfen die Vergärungsfähigkeit in Schüttelkulturen, bei denen der Agar mit verschiedenen Zuckerarten versetzt ist. Sie bezeichnen den Typus Shiga als Typus 1 oder Haupttypus, Typus 2 ist = Y, Typus 3 = Strong und Typus 4 = Flexner. Shiga gibt folgende Übersicht:

Tabelle IX.
Typen von Dysenteriebazillen nach His und Shiga.

Dysenteriebazillen	Dextrose	Mannit	Saccharose	Maltose	Dextrin	Laktose
1. Typus (Haupttypus) . .	+ 1)	—	—	—	—	—
2. „ (Varietäten) . . .	+	+	—	—	—	—
3. „ „ . . .	+	+	+	—	—	—
4. „ „ . . .	+	+	+	+	+	—

1) + = Vergärt.

Es sei hier nochmals hervorgehoben, daß natürlich diese Reaktionen bei alten Laboratoriumskulturen oft nicht zutreffen, da diese sehr häufig ihr Gärungsvermögen für den einen oder den anderen Zucker gerade so wie andere biologische Eigenschaften verlieren. Für die praktische Diagnostik ist dies aber irrelevant. Bei frisch gezüchteten Stämmen ist das oben angegebene Verhalten ein so konstantes, daß dies im Verein mit den anderen Merkmalen die Differenzierung der Typen schon an und für sich gestattet.

Von großem Wert, ganz besonders allerdings zur Abgrenzung gegen Bazillen, die nicht zur Dysenteriegruppe gehören, aber auch zur Differenzierung innerhalb dieser Gruppe ist die Serodiagnostik.

Martini und Lentz war es übrigens mit Hilfe dieser Methode zum ersten Male geglückt, in sicherer Weise Shiga-Kruse von Flexner abzutrennen. Gewisse Schwierigkeiten entstehen dadurch, daß sich bei der künstlichen Immunisierung häufig recht störende Nebenagglutinine bilden, so daß von einem Serum nicht nur der homologe Typ, sondern auch Stämme der anderen Typen hoch beeinflußt werden. Doch läßt sich dies im gewissen Grad durch Wahl der Tierspezies für die Immunisierung vermeiden. Am geeignetsten sind Kaninchen und dann Ziegen und Hammel. Am Kaninchen stellt man sich agglutinierendes Dysenterieserum am besten durch intravenöse Behandlung mit lebenden Kulturen her. Bei den sehr giftigen Bazillen des Shigatypus muß man mit sehr kleinen Dosen, $^1/_{100}$ Öse, anfangen. Man steigt dann alle 5—6 Tage injizierend auf $^1/_5$, $^1/_{25}$ usw. bis zu $^1/_3$ oder darüber. Unter Umständen muß die eine oder andere Dose wiederholt werden, ehe man weiter gehen kann. Bei den giftarmen Typen fängt man mit $^1/_2$ Öse an, gibt dann 2 und 6 Ösen. Eine Differenzierung von Bazillen des Shigatypus den Giftarmen gegenüber läßt sich mit einem guten hochwertigen Serum (zu beziehen z. B. von Merck, Sächsisches Serumwerk) aber immer erzielen, dagegen ist die Unterscheidung der Giftarmen untereinander mit Hilfe der Agglutinationsreaktion meist nicht möglich. Ebensowenig gelingt in allen Fällen die Trennung auf dem Wege des Castellanischen Absättigungsversuches oder mit Hilfe der Methode der Komplementablenkung oder mittels der Opsonine. Wie wir sahen, besitzen wir genügend kulturelle Merkmale, um dieser Hilfsmittel entbehren zu können.

Was die Differentialdiagnose gegen Typhus usw. anbetrifft, so sei auf die Uebersicht auf S. 64 im Typhuskapitel verwiesen, ebenso wie auf die dort gegebene Darstellung der hier erwähnten für Typhus und Ruhr gemeinsam angewandten Spezialnährböden.

Die **Resistenz** der Ruhrbazillen ist gegen äußere Einflüsse keine sehr große. In Kulturen gehen manche Stämme schon nach 2 Wochen zugrunde, während allerdings die meisten viele Wochen am Leben bleiben; Martini fand sie sogar in zugeschmolzenen Agarröhrchen nach 3 Jahren noch lebend. Angetrocknet sterben die Ruhrbazillen nach 8 bis 10 Tagen. Aus Stuhl lassen sie sich nach 2 Tagen nicht mehr züchten (Kruse). Pfuhl fand folgende Daten. Es halten sich Ruhrbazillen in: feuchter Gartenerde 10 Tage, trocknem Sand 12, feuchter Torfstreu 29, an Leinwand angetrocknet 17, im Wasser 5—9, im Eisschrank 8, im Zimmer 5, im Selterswasser 23, in der Milch 8—27, in der

Butter 9 und im Gervais-Käse 9 Tage. Desinfizientien vernichten sie in kurzer Zeit (z. B. 3proz. Karbollösung in 1—2 Minuten). Direktes Sonnenlicht tötet sie in 3 Minuten. Durch einstündiges Erwärmen auf 58° sind sie sicher zu vernichten. Nur gegen Kälte sind sie sehr unempfindlich, sie können gefroren monatelang am Leben bleiben.

Tierpathogenität besteht nicht bei intrastomachaler Einverleibung. Im übrigen ist der Shiga-Kruse-Bazillus für alle Tiere erheblich virulenter, als es die giftarmen Typen sind. So tötet $^1/_{100}$ Öse Shiga-Kruse mit Sicherheit subkutan weiße Mäuse. Intravenöse Injektionen von $^1/_{20}$ bis $^1/_{50}$ Öse töten Kaninchen unter vorhergehenden Lähmungen, Durchfällen und starkem, jähen Temperaturabfall. Meerschweinchen von 200 g gehen nach etwa $^1/_3$ Öse subkutan oder intraperitoneal zugrunde. Auch die abgetöteten Kulturen sind hochtoxisch (z. B. Kaninchen $^1/_3$ Öse subkutan, $^1/_{10}$ Öse intravenös, Meerschweinchen etwa 1 Öse). Ebenso sind große Tiere wie Ziegen und Pferde gegen lebende und tote Shiga-Kruse-Bazillen sehr empfindlich.

Die giftarmen Typen töten Kaninchen lebend intravenös erst in etwa 1 Öse, Meerschweinchen intraperitoneal mit 2—5 Ösen, abgetötet sogar erst mit 1—2 Schrägagarkulturen. Aber Pferde und Ziegen sind auch gegen diese Stämme recht empfindlich.

Zahlreiche für die theoretische Frage der Serumtherapie bedeutsame Untersuchungen liegen über das **Dysenteriegift** vor. Daß die schon erwähnten Erscheinungen, die auch mit abgetöteten Kulturen des Shiga-Kruse-Typs bei Kaninchen hervorgerufen werden können, reine Giftwirkungen sind, war klar. Die Sektion bestätigte das, denn man findet Hämorrhagien und Entzündungen am Dünndarm, Colon und Blinddarm, aber auch die mikroskopische Untersuchung des Nervensystems läßt schwere Intoxikationserscheinungen erkennen. So fand Guggisberg in leichten Fällen in den Ganglienzellen der grauen Substanz das Protoplasma homogen und wachsartig, bei schweren Vergiftungen körnigen Zerfall der Ganglienzellen.

Nach den ersten Untersuchungen von Conradi und von Neißer und Shiga, die durch Autolyse giftige Filtrate aus Agarkulturen erhielten, glaubte man, daß es sich um Endotoxine handelte, einer Ansicht, der damals auch Lüdke war, der sich der Methode Mcfaydins (Zerreibung der Bazillen in flüssiger Luft) bediente. Der erste, der ein sezerniertes Gift nachwies, das sich bei späteren Studien als ein echtes Toxin erwies, war Rosenthal, dem danach viele andere folgten. Ich will nur Kraus, Dörr, Dopter, Firth, Kolle, Keller und Mestral erwähnen.

Zusammenfassend kann man jetzt sagen, daß bei der Giftwirkung des Shigatypus 2 Giftkomponenten in Betracht kommen, ein Endotoxin und ein echtes sezerniertes Toxin. Letzteres spielt nach der Ansicht der meisten Autoren in der menschlichen Pathologie die Hauptrolle.

Die Darstellung des Giftes geschieht nach Dörr am besten wie folgt: Das Gift wird aus Bouillonkulturen gewonnen. Man benutzt entweder genau lackmus-neutrale Bouillon, die durch Zusatz von kristallisierter Soda alkalisiert wird, oder noch besser eine schwach lackmusalkalische Bouillon, der man etwa 20 g fein gepulverte Kreide auf 1 l zusetzt. Schon nach 5 Tagen sind im Filtrat Gifte nachzuweisen, doch wartet man besser 2—3 Wochen. Die Filtration soll besser durch Papier erfolgen als durch Reichelkerzen, die viel Gift zurückhalten. Zur Konservierung kann 0,5 proz. Phenol zugesetzt werden. Es sind übrigens nicht alle Stämme gleich gute Giftbildner. Solche, die eine dicke grauweiße, allmählich sich lösende und zu Boden sinkende Kahmhaut bilden, ergeben die wirksamsten Filtrate.

Daß sich auch aus Agarkulturen schon durch einstündiges Waschen mit Kochsalzlösung starke Gifte gewinnen lassen, zeigte zuerst Kraus.

Pfeiffer und dessen Schüler Ungermann und Bessau haben mit außerordentlich viel Scharfsinn einen entschiedenen Kampf gegen die Toxinnatur, wenigstens die reine Toxinnatur, des Dysenteriegiftes und der darauf sich aufbauenden Heilsera geführt. Pfeiffer und Ungermann nahmen zwei Gifte an, ein „Kaninchengift" und ein „Meerschweinchengift", von denen das Kraussche Antitoxin nur das für die menschliche Pathologie bedeutungslose Kaninchengift angreift, während das andere Gift ein Endotoxin sei. Bessau zerlegte dann das Kaninchengift in zwei Gifte, ein paretisches Gift und eins, das Temperatursturz und Muskelerschlaffung bedingt. Das erstere folgt bei Berührung mit Antitoxin dem Gesetz der Multipla, ist also ein Toxin, aber für die menschliche Dysenterie sicher bedeutungslos. Das andere ist ein Endotoxin. Es wird durch das Serum zwar auch angegriffen, aber nach Art der Beeinflussung der Endotoxine durch bakterizide Sera, die bei Verankerung einen fermentativen Prozeß einleiten, der mit Zerstörung auch des Endotoxins endigen kann. Auch Shiga hält an der Endotoxinnatur des für die menschliche Pathologie in Betracht kommenden Giftes fest.

Horimi will das Gift in seine einzelnen Komponenten (Blinddarm-, Colon-, Dünndarm- und Nervengift) zerlegt haben. Heller schreibt dem sezernierten löslichen Gift die nervösen Symptome zu, während die Darmveränderungen und Durchfälle durch das Endotoxin bedingt seien.

Was die Verbreitung des Ruhrbazillus im menschlichen Körper anbetrifft, so findet er sich im Darm und den Mesenterialdrüsen. Im Herzblut oder inneren Organen konnte ihn Amako nie nachweisen, von anderer Seite sind ganz vereinzelte Mitteilungen über gelungenen Nachweis gemacht worden.

Zur **Untersuchung** benutzt man Schleimflöckchen. Blutig schleimige Entleerungen enthalten die Ruhrbazillen nahezu in Reinkultur. Ein Flöckchen wird in steriler Kochsalzlösung gewaschen und dann am besten auf Drigalski-Conradi-Agar ohne Kristallviolett oder Endoplatte übertragen. Verdächtige Kolonien, d. h. blaue bzw. ungefärbte, werden reingezüchtet und dann weiter differentialdiagnostisch verarbeitet.

Etwas abweichend von Conradi gibt Lentz für den Lackmus-Laktose-Agar folgende Bereitungsvorschrift: „Zu 3 l flüssigem gewöhnlichem Fleisch-wasser-Pepton-Agar wird eine Lösung von 26 g Milchzucker in 260 ccm Lackmus-lösung (nach Kahlbaum) gefügt; es wird erst die Lackmuslösung für sich 10 Minuten lang im Dampftopf gekocht, sodann der Milchzucker hinzugefügt und nun das Gemisch noch 10—15 Minuten im Dampftopf gelassen. Vor dem Mischen läßt man die Lackmus-Milchzuckerlösung unter mehrmaligem Lüften des Watte-pfropfs zweckmäßig auf etwa 40⁰—50⁰ C abkühlen, damit ein etwa eingetretener Umschlag der blauen Lackmusfarbe in Braunrot sich wieder zurückbilden kann. Auch den Agar verwendet man zweckmäßig nicht kochend heiß, sondern läßt ihn vor dem Mischen auf etwa 70⁰ abkühlen, da in zu heißer Lösung wieder der Um-schlag des Lackmusfarbstoffes eintritt. Nach der Mischung des Agars mit der Lackmus-Milchzuckerlösung erscheint der Nährboden leicht sauer. Unter ständigem Schütteln des ihn enthaltenden Gefäßes wird nun vorsichtig so viel heiße Normal-Sodalösung zugesetzt, bis der beim Schütteln sich bildende Schaum, der anfangs rot ist, sich in wenigen Sekunden deutlich blau färbt. Der Agar selbst erscheint dann noch rotviolett, nimmt beim Abkühlen jedoch einen mehr blauvioletten Farb-ton an; seine Alkaleszenz entspricht dann einem Zusatz von etwa 0,4 ⁰/₀ Normal-sodalösung zu dem neutral gemachten Nährboden. Der Nährboden wird in kleineren Kolben (von 190 bis 200 ccm Inhalt) aufbewahrt, um unnötiges Erwärmen größerer Mengen zu vermeiden. Zum Gebrauch wird er in etwa 2 cm hoher Schicht in Petrischalen von 10 oder 15 cm gegossen. Die Schalen läßt man an der Luft etwas trocknen; man kann sie zu dem Zwecke, nachdem sie erstarrt sind, umgekehrt mit einem Rande auf den ebenfalls umgekehrt auf den Tisch liegenden Deckel setzen, um sie vor Luftinfektionen zu bewahren."

Shiga züchtet ausschließlich auf Endoagar. Er geht dann so vor, daß er die typischen, also farblosen, Kolonien herausfischt, die Bazillen auf Unbeweglichkeit prüft, dann auf Nichtvergärung von Traubenzucker und Nichtkoagulation von Milch und dann schließlich die Agglutinationsprüfung mit einem polyvalenten Serum anstellt.

Die **Widalsche Reaktion** ist bei der Ruhr natürlich auch nicht in den ersten Tagen vorhanden, sondern pflegt sich frühestens nach Ablauf der ersten Krankheitswoche einzustellen. Da sie nur selten fehlt (nach Romm und Balaschow bei einer größeren Epidemie in 7,6 ⁰/₀ der Fälle), ist sie für die Diagnostik unter Umständen ein wertvolles Hilfsmittel. Als Grenzen, die außerhalb der seltenen Be-einflußung der Shiga-Kruse-Bazillen durch normale Sera liegen, gilt die Verdünnung 1 : 50. Für die übrigen Bazillen, die auch öfter durch Normalsera verklumpt werden, ist die Verdünnung 1 : 100 als spezifisch anzusehen. Im übrigen ist die Bildung von Agglutininen durch Shiga-Kruse energischer wie durch die anderen Typen, aber es treten auch hier, wie bei der künstlichen Immunisierung fast stets, Partialaggtutinine gegen die giftarmen Typen auf, während diese nur selten Agglutinine gegen Shiga-Kruse bilden.

Die Agglutination soll im Reagenzglas angesetzt werden (1 Öse Agarkultur auf 1 ccm Serumverdünnung). Die Röhrchen verbleiben dann 20—24 Stunden bei 37⁰. Sie werden dann erst gründlich geschüttelt, um Sedimentation von Agglutination unterscheiden zu können, und dann mit bloßem Auge auf Häufchenbildung untersucht (Martini und Lentz).

Die **Serumtherapie** der Ruhr kommt in ihren Erfolgen der der Diphtherie nahe. Shiga hatte durch Immunisierung mit Bazillen zuerst ein Heilserum dargestellt, das er anfangs für rein bakterizid hielt, da es sowohl im Reagensglasversuch wie auch im Pfeifferschen exquisit bakterizid wirkte. Seine Erfolge in der japanischen Epidemie waren sehr gut, da er die Mortalität um etwa die Hälfte reduzieren konnte. Nach demselben Prinzip stellte dann Kruse ein ebensolches Serum her.

Wie vorher auseinandergesetzt, lernte man dann die Ruhrtoxine kennen. Es folgte zunächst, von Tod und von Rosenthal eingeleitet, die Periode der rein antitoxischen Sera. Diese wurden ganz besonders von Kraus und Dörr gefördert. Denn daß tatsächlich die Toxine (echte Toxine oder Endotoxine) in erster Linie für den Ruhrprozeß verantwortlich zu machen seien, konnten diese Autoren nachweisen, und vor allem konnten sie zeigen, daß ein mit dem Ruhrtoxin gewonnenes Serum, das nur schwach bakterizid wirkt, hauptsächlich aber antitoxisch ist, bei der menschlichen Dysenterie außerordentlich günstige Erfolge hat (Kraus).

Die Erfolge der früher sogenannten bakteriziden Sera und der antitoxischen sind tatsächlich am Krankenbett die gleichen, das beruht eben darauf, daß die bakteriziden Sera nicht nur bakterizid, sondern auch hervorragend antitoxisch wirken.

Die Prüfung der Sera erfolgt übrigens nach verschiedenen Methoden. Kolle prüft nach Analogie der Diphtherieserumprüfung im Mischungsversuch, das Toxin folgt dem Gesetz der Multipla, und an weißen Mäusen. Kraus prüft mit getrennten intravenösen Injektionen am Kaninchen. Er ist der Ansicht, daß die giftbindende Quote des Serums nicht dem Heilwert parallel geht. Shiga prüft an Mäusen gegen lebende Bazillen.

Die Herstellung der Sera heutzutage erfolgt entweder durch Gifte (z. B. Kraus-Wien, Schottelius-Höchst) oder meist durch Injektion von Gift und Kulturen (Shiga-Tokyo, Vaillard und Dopter-Paris, Kolle-Bern usw.). Im Tierversuch sind die Sera alle sehr wirksam, so genügt z. B. vom Höchster Serum in maximo 0,01 ccm, um die gleichzeitig aber getrennt injizierte einfach tödliche Dosis am Kaninchen zu neutralisieren.

Im Gegensatz zu den meisten Autoren sind Vaillard und Dopter der Ansicht, daß das Shigha-Kruse-Serum auch gegen Flexner-Dysenterie mit Erfolg angewandt werden kann. Shiga immunisiert, um hier einen Heilerfolg zu erzielen, in der Weise, daß ein Pferd mit dem 1. und 4. Typus (s. S. 128), ein anderes mit Typus 2 und 3 immunisiert wird. Wenn die Immunisierung einen hohen Grad erreicht hat, werden die Sera entnommen und gemischt.

Die Heildosis beträgt 20 ccm, sie soll eventuell an den nächsten Tagen wiederholt werden. Die Erfolge sind selbst in Fällen, die absolut tödlich erscheinen, oft ganz überraschende. In der Regel nimmt die Zahl der Stühle sofort ab, ebenso hören die so furchtbar quälenden Tenesmen auf, so daß die Kranken in einen Zustand vollkommener Euphorie kommen (Vaillard und Dopter). In Deutschland werden Dysenteriesera von dem Sächsischen Serumwerk-Dresden, den Höchster Farbwerken und L. W. Gans-Oberursel b. Frankfurt a. M. hergestellt.

Um noch einige statistische Heilresultate zu geben, so erzielte Shiga gleich vorzügliche Erfolge, denn 1898 hatte er bei Serumbehandlung 9,2% Mortalität (65 Fälle) gegen 38,1% der symptomatisch Behandelten (614 Fälle), 1899 starben 11% der Serumpatienten (193) gegen 27,3% der anderen Kranken (579). Im übrigen ist die Bösartigkeit der einzelnen Epidemien, vor allem in Ostasien, außerordentlich verschieden, und damit schwanken natürlich auch etwas die Heilerfolge.

Die europäischen Epidemien sind meist gutartiger und geben so oft noch bessere Resultate, so behandelte Kruse 180 Fälle, von denen 8% starben, Rosenthal hatte bei 187 Fällen eine Mortalität von 4,5% (sonst 10%). Kraus hatte Gelegenheit bei einer großen Epidemie in Galizien sein Serum in ausgedehntem Maße anzuwenden. Die Resultate waren folgende:

Mit Serum Behandelte 1420, gestorben 137 = 9,65%
ohne Serum Behandelte 6914, gestorben 1321 = 19,1%.

Der **Prophylaxe der Ruhr** ist in letzter Zeit angesichts der großen Verbreitung derselben in Deutschland wieder mehr Aufmerksamkeit geschenkt worden. Kruse ist der Ansicht, daß die Verbreitung in der Regel durch direkte Übertragung erfolgt, und zwar durch Berührung mit erkrankten Personen und deren Abgängen. Wasserepidemien sollen sehr selten sein, doch kommen solche vor, wie das geradezu klassische Beispiel einer Ruhrepidemie zeigt, die Dörr beschreibt, wo durch Baden von ruhrkranken Kindern in einer nicht geschützten Quellstube die Verseuchung einer Leitung erfolgte. Für Endemien ist die Beteiligung des Wassers als sicher anzusehen.

Einen wertvollen Beitrag hierfür liefert eine Beobachtung von Schäfer. In ein abgelegenes Dorf wurde ein Ruhrfall eingeschleppt, bald darauf traten neue Ruhrerkrankungen auf, und zwar 13 an der Zahl. Diese sämtlichen Erkrankten gehörten Familien an, die ihr Wasser einem Brunnen entnahmen, der mit Fäkalien verunreinigt war, und in den unzweifelhaft die Exkremente des ersten Falles hineingelangt waren. Die Schließung des Brunnens und Wasserversorgung durch einen Abessynier hatte sofort das Erlöschen der Epidemie zur Folge.

Immerhin handelt es sich hier um Ausnahmen, da die Kontaktinfektion, sei es direkt, sei es indirekt, z. B. durch Nahrungsmittel wie Milch, stets in erster Linie für das Auftreten von Epidemien und dann für das dauernde Haften in manchen Gegenden und Anstalten (besonders Irrenanstalten) verantwortlich zu machen ist.

Für die Verbreitung der Ruhr kommen in erster Linie die Kranken, deren Stühle natürlich sorgfältig zu desinfizieren sind, und dann die Genesenen, die noch Bazillen ausscheiden, in Betracht. Im allgemeinen verschwinden bei den Rekonvaleszenten die Bazillen rasch, meist innerhalb der ersten 2 Wochen, doch sind auch recht lange Perioden der Bazillenausscheidung beobachtet worden. So fand Simon bei Nachuntersuchung von Genesenen einer Truppenübungsplatzepidemie, die durch den Y-Bazillus veranlaßt war (Hagenau), daß von 55 Erkrankten nach einem Vierteljahr noch 5,7 % Bazillen ausschieden. Mayer fand bei 74 Rekonvaleszenten in je einem Fall noch nach 146, 190 und 202 Tagen den Y-Bazillus im Stuhl, und Küster, wohl ein sehr seltenes Vorkommen, noch nach 3 Jahren.

Recht gefährlich ist es, daß bei der Ruhr in der Umgebung der Kranken, bei Leuten, die anscheinend nie Krankheitssymptome gehabt haben, sehr häufig Bazillen gefunden werden. So stellte Kutscher fest, daß bei den größeren Y-Epidemien auf Truppenübungsplätzen in den Jahren 1908—1911 neben 923 Kranken 636 gesunde Bazillenträger gefunden worden waren.

Für die Stuhlüberwachung ist es von Wichtigkeit, daß Mayer feststellte, daß die bazillenfreien Intervalle sehr groß, bis zu zwei Monaten sein können. Im Kampf gegen die Ruhr wird diesen Verhältnissen Rechnung zu tragen sein, was allerdings unter militärischen Verhältnissen relativ leicht, aber unter der Zivilbevölkerung kaum geschehen kann. Im übrigen ist aber offenbar sehr oft der Y- und der Flexner-Bazillus recht harmlos (der Strong-Typus kommt nur in den Tropen vor). So fand Mayer bei militärischen Massenuntersuchungen unter 6020 Stühlen je ein Mal bei ganz Gesunden, die auch keine Weitererkrankungen veranlaßt hatten, den Y- und Flexner-Bazillus.

Dann spielen offenbar Kinder und Säuglinge eine unter Umständen sehr bedeutende Rolle in der Epidemiologie der Dysenterie. Die ersten amerikanischen Mitteilungen über das Vorkommen von Dysenteriebazillen bei den kranken Säuglingen (besonders Flexner- und Y-Typus) sind überall bestätigt worden. Auch in Deutschland konnten dementsprechend z. B. Gildemeister und Baerthlein aus den Stühlen von 70 darmkranken Säuglingen 9 mal Bakterien der Ruhrgruppe züchten, und diese Befunde häuften sich immer mehr. In eigentlichen Ruhrländern scheint die Bedeutung der Kinderruhr eine ganz bedeutende zu sein. Da diese, wie Shiga mitteilt, oft nicht unter dem Bild der Dysenterie verläuft, sondern mehr an Meningitis erinnert (sie hat so in einzelnen Provinzen Japans besondere Namen erhalten: „Hayate" und „Ekiri"), so wird den Stühlen natürlich keine besondere Beachtung geschenkt. Die Kinderdysenterie kommt in allen Jahreszeiten vereinzelt vor, gehäuft während der Dysenterieepidemien. Sie ist sicher mit eine der wichtigsten Quellen, die die Dysenteriebazillen in Präsenz erhält.

Wie bei allen übrigen Infektionskrankheiten, wird auch die allgemeine Besserung der Wohnungs- und sonstigen hygienischen Verhältnisse die Ruhrepidemie einschränken und zurückdrängen. Eklatant ist stets der Erfolg einer Kanalisation, die die Fäkalien aus den Häusern weit fortschafft und so den Circulus vitiosus unterbricht, der sich auf dem Lande und kleinen Städten so oft zeigt, wo der Inhalt der Abortgruben auf der Straße bei der Abfuhr zum Teil verschüttet, auf den nächstgelegenen Feldern entleert und dann mit den Stiefeln wieder ins Haus gebracht wird.

Wir sind aber auch in der Lage, mit einer spezifischen Prophylaxe, d. h. mit der **Schutzimpfung** den Versuch der Bekämpfung zu machen. Shiga war der erste, der eine aktive Immunisierung beim Menschen versuchte.

Da die Injektion von abgetöteten Bazillen sehr starke lokale Reaktionen, oft sogar Eiterungen veranlaßte, so impfte er simultan, d. h. er verabfolgte mit der ersten Bazillendosis gleichzeitig Immunserum. Die Bazillen waren vorher fein zerrieben. Die örtliche Reaktion blieb dann fast aus. Es wurde später eine zweite Injektion, nur aus zerriebenen Bazillen bestehend, verabfolgt. Shiga hat 1898 bis 1900 in Japan etwa 10000 Menschen so geimpft, doch urteilt er sehr vorsichtig über seine Erfolge in bezug auf spätere Erkrankungen. Aber das konnte er feststellen, daß von Schutzgeimpften, die später erkrankten, fast niemand starb, während sonst in dieser Epidemie die Mortalität 30 bis 40 $^0/_0$ betrug.

Kruse schlug anfangs auch eine aktive Immunisierung mit abgetöteter Bouillonkultur vor, war dann aber ausschließlich für passive Immunisierung durch Injektion von Immunserum. Diese Methode ist jedenfalls ohne Unbequemlichkeit leicht durchzuführen. Da sie, wie jede passive Immunisierung, eine sofortige Immunität verleiht, kann sie sicher in vielen Fällen empfohlen werden, und hat sich auch bewährt. Für eine wirkliche Bekämpfung der Ruhr dort, wo die Ruhr endemisch ist, oder wo eine Infektionsgefahr für längere Zeit besteht, kann natürlich nur die aktive Immunisierung in Frage kommen.

Aktive Immunisierungen im großen Umfang werden ständig mit ausgezeichnetem Erfolg in Japan ausgeführt. Der Impfstoff wird im Institut für Infektionskrankheiten zu Tokio dargestellt, das über ihn folgende Angaben macht:

„Dysenterievaccin. Dies wird durch eine Mischung von Dysenteriebazillen, die auf einer Agarfläche kultiviert worden sind, mit 10,0 ccm physiologischer Salzlösung hergestellt (alle 4 Stämme: Abtötung durch $^1/_2$ stündiges Erwärmen auf 60—62°).

Zur ersten Inokulation wird 1,0 ccm der Mischung dieses Vaccins mit den gleichen Teilen Dysenterieserum benutzt. Nach Verlauf von 5—7 Tagen wird eine zweite Einspritzung gemacht, deren Flüssigkeit aus einer Mischung von Vaccin und Dysenterieserum im Verhältnis 4 : 1 besteht; die gebrauchte Dosis beträgt 1,0 ccm.“

Die Reaktionen mit diesem Impfstoff, die örtliche und allgemeine sind, sind recht mäßig. Das Polizeigesundheitsamt des Regierungsbezirks Kanagawa berichtete 1912 über insgesamt 66 520 Impfungen in bezug auf die Reaktionen. Es bezeichnete als starke Reaktionen solche, die über 2 Tage arbeitsunfähig machten, 1 tägige Arbeitsunfähigkeit wurde als mittlere, und als schwache Reaktion eine solche bezeichnet, bei der die Arbeitsfähigkeit nicht gestört war. Es reagierten:

Stark 664 Personen = 1%, mittel 3138 Personen = 4,7% und schließlich schwach 62 798 Personen = 94,3%.

Besonders umfangreiche Impfungen sind im Regierungsbezirk Kanagawa ausgeführt worden, und es ist dadurch die Ausbreitung der Krankheit verhindert worden. Ebenso hat sich auch in Tokushima die Schutzimpfung glänzend bewährt. Im folgenden und in Tabelle VIII seien einige Statistiken aus diesen Bezirken gegeben.

Resultate der Dysenterie-Schutzimpfung in Tokushima-Ken 1912.

Ungeimpft			Geimpft		
Zahl	Fälle	Tod	Zahl	Fälle	Tod
83 913	983	300	32 118	183	4
	1,17%	30,52%		0,57%	2,11%.

Tabelle VIII.

Resultate der Dysenterie-Schutzimpfung in Kanagawa-Ken 1906—1909.

Jahr	Ungeimpft			Geimpft		
	Zahl	Fälle	Tod	Zahl	Fälle	Tod
1906	6 878	238 = 3,49%	50 = 21%	5 002	19 (10)[1] = 0,37%	2 = 10,5%
1907	22 090	87 = 0,39%	19 = 21,8%	2 818	6 (3)[1] = 0,21%	0
1908	632	88 = 13,92%	21 = 23,8%	3 253	13 (8)[1] = 0,4%	0
1909	8 898	180 = 2,02%	37 = 20,5%	7 270	23 (11)[1] = 0,31%	1 = 4,3%

[1] Innerhalb 10 Tagen nach der Impfung erkrankt.

Literatur.

I. Amöbenruhr:

Hartmann, Morphologie nnd Systematik der Amöben in Kolle-Wassermann, Hb. d. pathog. Mikroorganismen (2) 7. 1913. — Jürgens, Veröff. a. d. Gebiet d. Militär-Sanitätswesens. Heft 20. Berlin 1902. — Kartulis, Zbl. f. Bakt. 2. 1887. 7. 1890. 9. 1891. — Derselbe, Die Amöbendysenterie in Kolle-Wassermann, Hb. d. pathog. Mikroorganismen (2). 7. 1913. — Koch u. Gaffky, Arbeit. a. d. Kais. G.-A. 3. 1887. — Kruse u. Pasquale, Zschr. f. Hyg. 16. 1893. — Kuenen u. Swellengrebel, Zbl. f. Bakt. 71. 1912. — Schaudinn, Ebendas. 19. 1903. — Viereck, Arch. f. Schiffs- u. Tropenhyg. 1911. Beiheft 1.

II. Bazillenruhr:

Amako, Zschr. f. Hyg. 60. 1908. — Bessau, Zbl. f. Bakt. 57. 1911. — Conradi, D.m.W. 1903. — Dopter, Semaine méd. 1905. — Dörr, Zbl. f. Bakt. 34. 1904. — Derselbe, W.kl.W. 1906. — Derselbe, Das Dysenterietoxin. Jena 1907. — Firth, Ref. Zbl. f. Bakt. 35. 1904. Referate. — Flexner, John Hopkins Hosp. Bull. 1892. Zbl. f. Bakt. 30. 1901. — Gildemeister u. Baerthlein, Zbl. f. Bakt. Ref. 57. 1913. — Guggisberg, Arb. a. d. Inst. z. Erforsch. d. Infekt.-Krankh. Bern. 1906. — Heller, Zbl. f. Bakt. Ref. 42. 1908. — Horimi, Zbl. f. Bakt. 68. 1913. — Kais. Japan. Ges.-Amt d. Reg.-Bez. Tokushima. Saikingaku-sassi. 1913. — Kais. Japan. Inst. f. Infekt.-Krankh. zu Tokio. 1911. — Kolle, Heller u. de Mestral, D.m.W. 1908. — Dieselben, Arb. a. d. Inst. z. Erforsch. d. Infekt.-Krankh. Bern. 1906. — Kraus, D.m.W. 1912. — Derselbe, u. Dörr, Zschr. f. Hyg. 55. 1906. W.kl.W. 1905. D.m.W. 1908. — Kruse, Zbl. f. allg. Gesundheitspfl. 1900. D.m.W. 1900. 1901. 1903. 1907. — Küster, M.m.W. 1908. — Kutscher, Ruhr in Militärhyg. Schwiening. Berlin. 1912. — Lentz, Dysenterie in Kolle-Wassermann. Hb. d. pathog. Mikroorganism. 3. 1913. — Liefmann u. Nieter, M.m.W. 1906. — Lüdke, Zbl. f. Bakt. 38. 1905. D.m.W. 1906. B.kl.W. 1912. — Martini, Zschr. f. Hyg. 65. 1910. — Derselbe u. Lentz, Zschr. f. Hyg. 41. 1902. — Mayer, M.m.W. 1910. 1914. — M. Neißer u. Shiga, D.m.W. 1903. — Pfeiffer u. Ungermann, Zbl. f. Bakt. 50. 1909. — Pfuhl, Zsch. f. Hyg. 40. 1902. — Polizeigesundh.-Amt d. Reg.-Bez. Kanagawa. Saikingaku-sassi 1913. — Raubitschek, Lubarsch-Ostertag 7. Jahrg. 1912.

— Romm u. Balaschow, Zbl. f. Bakt. 66. 1913. — Rosenthal, D.m.W. 1903.
1904. — Shiga, Zbl. f. Bakt. 23 u. 24. 1898. D.m.W. 1901 u. 1903. Zsch. f.
Hyg. 41. 1902. 60. 1908. — Derselbe, Bacillary Dysentery in the Twenty
Century. 21. — Derselbe, Mitt. a. d. Inst. f. Infekt.-Krankh. in Tokio. 1911. —
Derselbe, Kais. Jap. Inst. f. Infek. Krankh. in Tokio. in Kraus-Levaditi, Hb. d.
Immun.-Forsch. (2). 4. 1914. — Simon, Zbl. f. Bakt. 56. 1910. — Todd,
Brit. med. Journ. 1903. — Vaillard u. Dopter, Annal. Past. 1906. — Die-
selben, Sérothérapie de la Dysenterie bacillaire in Médicaments microbiens. Paris.
1909.

VI. Kapitel.

Pest.

Der **Pestbazillus,** welcher 1894 von Kitasato und Yersin entdeckt wurde, gehört zur Gruppe der Bakterien der hämorrhagischen
Septikämie. Der Mensch war bis zur Entdeckung des Pestbazillus
der einzige Warmblüter, bei welchem nicht hämorrhagisch-septikämische
Bakterien als Erreger von schweren, meist tödlichen seuchenhaften
Erkrankungen bekannt waren. In Präparaten aus dem erkrankten
Organismus kommt seine Zugehörigkeit zu dieser Gruppe durch seine
morphologischen Eigentümlichkeiten am schönsten zur Geltung. Er
ergibt, besonders mit Methylenblau gefärbt, ganz exquisite Polfärbung,
welche ein allgemeiner Gruppencharakter ist Der Pestmikrobe
ist unbegeißelt und unbeweglich; er färbt sich nicht nach
Gram. In Organpräparaten werden außer normal ausgebildeten
Stäbchen, die häufig als Diplobazillen erscheinen, immer teils kugelige,
teils ringförmige Gebilde, die sich schlecht färben, gefunden. Der
Befund solcher Involutionsformen neben den typischen polgefärbten
Stäbchen im Ausstrich ist sehr charakteristisch und so von besonderer
differentialdiagnostischer Bedeutung, da wir kein Bakterium kennen,
welches so leicht Involutionsformen bildet, wie der Pestbazillus. Die
Polfärbung läßt sich auch in Präparaten, die aus Kulturen angelegt
sind, nachweisen, allerdings oft erst bei Fixierung nach Sobernheim.

1 Minute Alkohol absolut. Entfernen desselben durch Abbrennen, Färben
mit Löfflerblau. Auch Ringformen färben sich so besonders gut (Kolle).

Im übrigen färbt sich der Pestbazillus mit allen Anilinfarben.
Warm empfohlen wird von Kolle und Hetsch eine nach Art der
Ziehlschen Lösung hergestellte Lösung von Karbolmethylenblau.

Der Pestbazillus ist, wie Zettnow zeigte, mit einer Kapsel versehen, die sich gelegentlich durch das Löfflersche Geißelfärbungs-

verfahren zur Darstellung bringen läßt. Wahrscheinlich ist auch die Verschiedenheit in der Größe der einzelnen Bazillen, die in gewöhnlichen Präparaten auftritt, zum Teil davon abhängig, wie weit sich diese Kapsel mitfärbt.

Nach Dieudonné tritt die Kapsel sehr schön hervor bei vorsichtiger Fixierung und Färbung von Präparaten, die aus dem Peritonealexsudat von Mäusen und Meerschweinchen gewonnen sind.

Der Pestbazillus ist streng aërob; er **wächst auf allen gebräuchlichen Nährböden**, sowohl bei niederer wie bei Brüttemperatur. Diese Fähigkeit des Wachstums auch bei niederen Temperaturen im Eisschrank fehlt anderen pathogenen Mikroorganismen und ist daher sehr charakteristisch für den Pestbazillus. Sein Temperaturoptimum liegt auch nicht, wie sonst in der Regel bei pathogenen Bakterien, bei 37°, sondern zwischen 25° und 30°.

Der Pestbazillus vergärt nicht Zucker und bringt nicht Milch zur Gerinnung; in Lackmusmolke bildet er Säure. Auf Löffler-Serum wächst er gut, auf Kartoffeln kümmerlich.

In Bouillon bildet sich ein krümliger Bodensatz, der am Rand des Gefäßes in die Höhe kriecht; an der Oberfläche entsteht zunächst ein Schleimring, von dem aus sich bei ruhigem Stehen ein Häutchen bildet. Von hier aus wachsen Bazillenmassen stalaktitenartig in die Tiefe. Sehr begünstigt wird die Stalaktitenbildung durch auf der Bouillon schwimmende Stoffe, wie Öl, Butter usw.

Auf der Agarplatte (Oberfläche) wächst der Pestbazillus recht charakteristisch. Es empfiehlt sich, einen Agar von mäßiger Alkaleszenz zu benutzen (0,5 krystallisierte Soda auf 1 l genau neutralisiertem Agar). Schon 16—18 Stunden nach dem Einbringen in den Thermostaten von 37° sind die Kolonien zu erkennen. Sie sind klein, durchscheinend, an Influenza erinnernd. Unter dem Mikroskop sieht man, daß die unregelmäßig polygonalen Kolonien in der Mitte eine feine, dunklere Körnung haben und von einem zarten Rand eingefaßt sind. Nach 24 Stunden ist ein feiner zart gebuchteter iridisierender Bazillensaum vorhanden, der jedoch manchmal erst nach 2—3 Tagen auftritt. Manche Kolonien behalten die ursprüngliche Kleinheit und Transparenz bei, andere wachsen bis zur Größe von mehreren Millimetern aus, und es entstehen weißgraue, granulierte Kolonien. Dieser Zwerg- und Riesenwuchs, von Gotschlich wohl zuerst beschrieben, ist allgemein beobachtet worden. Gotschlich zeigte, daß auch atypische Kolonien mit glatten Rändern vorkommen.

Auf dem schrägen Agarröhrchen entwickelt sich in den ersten 2 Tagen ein zarter weiß-grauer Belag. Beim Abimpfen bemerkt man die etwas schleimige und klebrige Beschaffenheit (mehr oder weniger starke Fadenbildung).

Das Wachstum des Pestbazillus auf der Oberfläche der Gelatineplatte ist ganz besonders charakteristisch. Er bildet dort Kolonien, die als halbkugelartige Hervorragungen über der Oberfläche erscheinen. Unter dem Mikroskop zeigen sie sich von gelber bis gelblichgrauer Farbe. Sie sind in der Regel nicht scharf begrenzt, sondern von einem zarten, glashellen, am Rande ausgezackten Bazillensaum umgeben. Die Gelatine wird nicht verflüssigt.

Kossel und Overbeck zeigten, daß Klatschpräparate sowohl von der Gelatine-, wie von der Agarplatte ein gewundenes Fadenwerk (Schlingen) erkennen lassen, wie in einem locker gewundenen Drahtknäuel, die überaus charakteristisch für den Pestbazillus sind (Kossel-Overbecksche Schleifen).

Die Pestbazillen aus Organen und Kulturen unterscheiden sich morphologisch in manchen Punkten. So finden sich zunächst im Organismus die Stäbchen isoliert oder zu zweien, in der Kultur werden oft lange Ketten gebildet. Infolge Abrundung der einzelnen Glieder können die aus Bouillonkulturen stammenden auf den ersten Blick als Streptokokken imponieren, doch lassen sie sich bei genügender Beobachtung stets als kokkenähnliche Stäbchen erkennen. Das Nichtvermögen, die Gramsche Färbung zu behalten, und die gelingende Polfärbung (übrigens auch schön aus dem Kondenswasser des schrägen Agarröhrchens) läßt sie sicher differenzieren. Außerdem sind in Kulturen Bazillen mit diphtherieähnlichen Anschwellungen und Verzweigungen beobachtet. Die Neigung der Pestbazillen, Involutionsformen zu bilden, kommt in Kulturen ganz besonders zum Ausdruck. So finden sich in alten Agarkulturen die groteskesten Formen, Gebilde, die hefen- oder algenähnlich aussehen, Blasen vom 20fachen Volumen der Bakterien, die sich kaum noch färben. Hankin und Lenmann zeigten, daß diese Involutionsformen bei dem Zusatz von 2,5—3,5% Kochsalz zum Agar schon nach 24stündiger Bebrütung bei 37° auftreten.

Rosenfeld konnte auf Grund vergleichender Untersuchungen feststellen, daß, da sich auf dem Salzagar bei schwachem Wachstum intensiv gefärbte hefenähnliche Kugeln neben anderen gut färbbaren Aufquellungsprodukten in jedem Gesichtsfeld finden, eine sichere Unterscheidung den pestähnlichen Bazillen gegenüber mit Hilfe des Salzagars möglich ist.

Durch die Untersuchungen von Markl, Albrecht und Ghon, Kossel und Overbeck und anderen ist der Nachweis erbracht, daß die Pestbazillen imstande sind, ein **Gift** zu sezernieren, wenn auch anscheinend nur im geringen Maße. Sicher ist, daß im großen und ganzen die Verhältnisse hier ähnlich liegen, wie bei Cholera und Typhus, es sind also auch hier in erster Linie die Bazillenleiber als solche durch ihren Gehalt an Endotoxinen hochgradig giftig.

Als Beispiel seien nur die Arbeiten von Wernicke genannt. Wernicke stellte Bazillenpulverextrakte dar, die bei subkutaner Injektion Meerschweinchen in der Dosis von 1 : 10000 Körpergewicht in 24—48 Stunden töteten, nach ihrer Herkunft also sicher Endotoxine waren. Ferner erhielt er aus 8—12 Wochen alten Bouillonkulturen nach Abtöten und Stehenlassen durch Ammonsulfatfällung ein Gift, von dem 1 g genügte um 40000—72000 g Lebendgewicht Maus zu töten, das aber für Meerschweinchen ganz unwirksam war. Gegen dieses Gift immunisierte er mit Erfolg Ziegen, und dieses Serum war dann wieder absolut nicht imstande Mäuse gegen das Gift zu schützen. Es war also sicher ein Endotoxin, mit dem die Ziege immunisiert war.

Die **Widerstandsfähigkeit des Pestbazillus** gegen äußere Einflüsse ist sehr verschieden. In Kulturen ist er sehr dauerhaft. N. K. Schultz fand 4 Jahre, Uriarte sogar $4^{1}/_{2}$ Jahre alte Kulturen noch lebensfähig und virulent. Aus Bouillon mit Serum $\overline{aa}$ (im Eisschrank gehalten) konnte Hata noch nach 2 Jahren 7 Monaten in ihrer Virulenz unveränderte Pestbazillen herauszüchten. Gegen Frost ist der Pestbazillus sehr unempfindlich, 8 tägiges Auftauen und Gefrieren vermag ihn nicht abzutöten (Kasansky). Im Bilgewasser bleiben sie nach Abel bis zu 30 Tagen am Leben.

Die deutsche Pestkommission stellte folgendes fest:

Äußerst intensiv wirkt auf Pestbazillen direktes Sonnenlicht, welches die Bakterien in wenigen Stunden vernichtet. In Bouillon aufgeschwemmte Bakterien werden durch Temperaturen von 55^{0}, 60^{0} und 70^{0} in 10′ abgetötet. Temperaturen von 80^{0} töten in 5′ ab, Kochen sofort. Antrocknungsversuche, die in der Weise vorgenommen wurden, daß die Milz einer Pestmaus mit Bouillon verrieben und mit diesem äußerst pestbazillenreichen Material verschiedene Gewebe, Seidenfäden usw. getränkt wurden, ergaben, daß nach höchstens 6 Tagen virulente Pestbakterien nicht mehr nachgewiesen werden konnten. Pestpneumonisches Sputum, welches in Schälchen flüssig im Eisschrank (22^{0} in Bombay) aufbewahrt wurde, war nach 10 Tagen nicht mehr infektiös. In Organen hielten sich die Pestbakterien 7 Tage virulent. Die Infektiosität von Fellen von Pestmäusen war nach 7 Tagen erloschen.

Im übrigen ist die Zeit des Absterbens angetrockneter Pestbazillen von der Temperatur und der Feuchtigkeit in so außerordentlich hohem Maße abhängig, daß Untersuchungen in verschiedenen Klimaten auch ganz verschiedene Resultate ergeben haben. So fanden, um nur ein Beispiel zu wählen, Abel und Löffler als Lebensdauer der Pestbazillen an Fäden angetrocknet 60 und 56 Tage.

Aus der großen Reihe solcher Untersuchungen sei noch erwähnt, daß Abel und de Giaxa und Gosio noch bis zum 10. Tage lebende Pestbazillen an frischen Häuten fanden. Offenbar hängt dies mit dem verschiedenen Grad der Trocknung der Felle zusammen, denn alle Autoren stimmen darin überein, daß schnelles Trocknen die Vernichtung der Pestbazillen beschleunigt. Ein sicheres Mittel, Felle von Pestbazillen zu befreien, ist daher das Trocknen an der Sonne. An Körnerfrüchten und im Mehl können sich Pestbazillen nicht lange halten, sondern sie gehen innerhalb 6—13 Tagen sicher zugrunde (Hankin). Ganz besonders schädlich wirkt der Wechsel von Trockenheit und Feuchtigkeit (Ficker).

Von großer praktischer Bedeutung ist das Verhalten der Pestbazillen im Kadaver, besonders im Rattenkadaver, da, wie noch besprochen wird, die Ratten bei der Verbreitung der Pest eine so ausschlaggebende Rolle spielen, daß schon aus diagnostisch-prophylaktischen Gründen die bakteriologische Feststellung der Rattenpest von größter Wichtigkeit ist.

Es gilt als allgemeiner Grundsatz, daß mäßiges Eintrocknen und Fäulnis die Pestbazillen leidlich gut überstehen, daß die Lebensbedingungen aber um so schlechter werden, je höher die Temperatur und um so größer die Zahl der konkurrierenden Fäulniskeime ist. Otto kam auf Grund umfassender eigener Untersuchungen und mit Berücksichtigung der Resultate von Yokoté, E. Klein, Stata, Maaßen und anderen zu dem Resultat, daß sich Pestbazillen im Rattenkadaver bei 22° durchschnittlich 30 Tage und bei 6° 93 Tage am Leben erhalten. Im allgemeinen kann man also die Lebensdauer auf 2 Monate im Durchschnitt angeben, selten länger. Otto zeigt aber auch, daß sich zwar Ratten durch Verfüttern von 4 Tage alten Kadavern mit ziemlicher Sicherheit infizieren, daß aber nach 6 Tage langer Fäulnis die Infektion selten zu Stande kommt, da dann die Ratten zu wenig fressen, um die für die intestinale Infektion nötige enorme Menge von Pestbazillen zu sich zu nehmen.

Schurupow stellte in der Kirgisensteppe Untersuchungen über die Lebensdauer von Pestbazillen in der menschlichen Pestleiche an. Er fand noch nach einem Jahr lebende und virulente Bazillen.

Gegen Desinfektionsmittel sind die Pestbazillen sehr empfindlich, so tötet Sublimat 1 : 1000 sofort, 1 % Karbol und 1 % Lysol nach 10′ ab, 3 % Schmierseife, 1 % Chlorkalk vernichten innerhalb 5′ die Virulenz und töten innerhalb 30′ bzw. 15′ ab. Mineralsäuren wirken gleichfalls intensiv, Schwefelsäure 1 : 2000 tötet in 5′, Salzsäure 1 : 1000 in 30′ ab. Fast gar nicht wirkt dagegen das arseniksaure Natrium, so daß die Arsenikatur der Felle nicht imstande ist, die Pestbazillen zu vernichten.

Die **Tierpathogenität** ist sehr verschieden; neben mäßig virulenten Kulturen gibt es solche von einer exzessiven Virulenz. Diese Unterschiede sind übrigens nicht nur für das Tierexperiment von Bedeutung, sondern die Virulenz der Stämme spielt sicherlich auch die ausschlaggebende Rolle bei der verschiedenen Mortalität der einzelnen Epidemien.

Spontane Infektionen kommen in allererster Linie bei den Nagern vor. Empfänglich sind offenbar alle Ratten, so auch unsere Wanderratte (Mus decumanus), ebenso wie die von ihr in Europa fast verdrängte, unter anderem in Indien noch heimische Hausratte (Mus rattus). Auch Mäuse und Spitzmäuse können spontan erkranken. Für die Epidemiologie der Pest spielen außer den Ratten noch eine große Reihe anderer spontan erkrankender Nager eine sehr wichtige Rolle, so das sibirische Murmeltier, der Tarabagan (Arctomys bobac), dann das kalifornische Erdhörnchen (ground squirrel) und das Felseneichhörnchen (Citellus beecheyi und C. grammurus), ferner alle übrigen Eichhörnchen, Ziesel, Erdhase, Wiesel und Präriehund. Dann wurden spontane Erkrankungen beobachtet bei Affen, Schweinen (Wilm, doch offenbar abhängig von der Rasse und recht selten) und Katzen. Letztere Tiere scheinen allerdings im Gegensatz zu der Annahme von Hunter nur ausnahmsweise zu erkranken (Kawamura und Murata). Matsuo beobachtete Eselpest, der dann Menschenpest folgte. Selbstverständlich werden Pestbazillen unter Umständen bei allen blutsaugenden Insekten wie Flöhen, Läusen, Wanzen, Schnaken, Zecken gefunden, eine eigentliche Infektion des Tieres, die auch dessen Tod bedingt, scheint aber bei diesen Tieren nicht, wohl aber bei Fliegen (Nuttal) vorzukommen.

Künstlich infizieren lassen sich natürlich noch andere Tiere (Meerschweinchen, Kaninchen usw.), ja sogar Kaltblüter.

Unempfänglich, d. h. nicht zu infizieren sind Vögel, Pferde, Kühe, Schafe und Ziegen. Gegen das Gift der Leiber sind jedoch auch diese Tiere empfindlich. Es entstehen an der Injektionsstelle von Pestbazillen Abszesse, und die Tiere gehen unter Umständen marantisch zugrunde.

Die spontane Infektion, wenigstens bei Ratten, erfolgt meist durch Flohstiche, so daß primäre Nackenbubonen sich finden, primäre Pestpneumonien kommen auch vor. Infektion von Magendarmkanal mit primärem Mesenterialdrüsenbubo und Schwellung und hämorrhagischer Infiltration der Dünndarmschleimhaut ist selten.

Für die Laboratoriumsversuche und die künstliche Pestinfektion kommen in erster Linie Ratten und Meerschweinchen in Betracht.

Die Methoden der Infektion und die Erfolge sind folgende:

I. Ratten.

A. Subkutane Infektion. Impfung mit kleinsten Mengen genügt, um in wenigen Tagen zum Tode zu führen. Die regionären Lymphdrüsen sind geschwollen und in entzündliches Gewebe eingebettet. Die Milz ist stark geschwollen und gerötet.

B. Schwanzwurzelstich. Von Kolle als besonders guter Infektionsmodus angegeben. Man taucht in das auf Pestbazillen zu untersuchende Material (Aufschwemmung von Kultur oder Organsaft) eine Hohlnadel und sticht dieselbe subkutan mehrmals in die Schwanzwurzelgegend ein (Kolle-Hetsch).

C. Kutane Infektion ist unsicher.

D. Schleimhautinfektion. Von der Konjunktiva und der Nasenschleimhaut aus ist diese Infektion, wie schon die deutsche Pestkommission zeigte, sehr sicher. Sie tötet in drei Tagen, häufig unter dem Bild der Pestpneumonie. Die Infektion von der Konjunktiva oder der Nase ist wichtig für die Gewinnung von Pestkulturen aus Exkrementen, in denen zahlreiche andere Mikroben vorkommen.

E. Intraperitoneale Infektion. Diese Methode ist sicher, es müssen aber zu große Dosen vermieden werden, da sonst die Ratten an dem Endotoxin der Pestbazillen zugrunde gehen, und es nicht zur Entwickelung einer typischen Septikämie kommt.

F. Infektion durch Inhalation. Auch diese ist sicher. Martini hat zur Erzeugung derselben einen besonderen Apparat konstruiert, der die Verstäubung der Pestbazillen für den Experimentator ungefährlich macht. Für die Praxis kommt diese Methode nicht in Betracht.

II. Meerschweinchen.

A. Subkutane Infektion. Diese ist sicher. $^1/_{1000}$ Öse einer virulenten Kultur reicht aus, um ein Meerschweinchen innerhalb 24 bis 36 Stunden zu töten. Es bestehen analoge Erscheinungen wie bei der subkutanen Impfung der Ratten. Hervorzuheben ist, daß sich auch bei akutem Tod in der Regel nekrotische Herde in der Milz finden. Kommt es bei abgeschwächter Kultur zu einer chronischen Pest, so ist Leber und Lunge mit solchen Knötchen, die oft zu großen nekrotischen Massen zusammenfließen, durchsetzt. Es entsteht ein Bild, das auffallend an die Tuberkulose des Meerschweinchens erinnert.

B. Kutane Infektion. Von Bedeutung für die Diagnostik ist die von Weichselbaum, Albrecht und Ghon mitgeteilte Tatsache geworden, daß die Infektiosität der Pestbazillen für Meerschweinchen am größten und eklatantesten ist, wenn man auf eine rasierte Hautfläche etwas pestbazillenhaltiges Material einreibt. Kolle konnte feststellen, daß Pestbazillen, die infolge Virulenzabschwächng nicht mehr imstande waren, durch subkutane oder intraperitoneale Infektion Ratten oder Meerschweinchen zu töten, beim Meerschweinchen von der rasierten Haut aus unfehlbar Pest hervorriefen. Die Bedeutung dieser Methode kommt ganz besonders da zur Geltung, wo es sich darum handelt, aus einem Bakteriengemisch, z. B. aus faulendem Material oder aus Fäzes oder aus einem Material, welches nur ganz vereinzelte Pestbazillen enthält, diese herauszuzüchten. Offenbar entstehen beim Rasieren stets kleine Epitheldefekte und Wunden, die zwar genügend sind für den Pestbazillus, nicht aber so günstige Eintrittspforten für andere Bakterien bieten.

Kolle beschreibt den Befund bei so infizierten Meerschweinchen folgendermaßen:

„Es kommt zu einer leichten Rötung, und die Haut hebt sich in kleinen Bläschen ab, welche in der Mitte eine leichte Vertiefung zeigen können, wie man sie bei Vaccinepusteln finden kann. In diesen Pusteln lassen sich Pestbakterien durch die Kultur und durch Übertragung auf andere Tiere nachweisen. Nach wenigen Tagen kommt es dann zu einer starken Schwellung der regionären Lymphdrüsen und nach wenigen Tagen erfolgt der Tod. Die Sektion zeigt eine starke hämorrhagische oder eitrig chronische Infiltration in dem Unterhautbindegewebe und unter der Stelle der Einreibung. Häufig zieht sich ein eitriger Strang nach den regionären Lymphdrüsen, welche eine intensive Durchsetzung mit Blutungen zeigen. In dem Unterhautbindegewebe sowohl wie in den Drüsen finden sich stets große Mengen von Pestbakterien. Meist finden sich auch im Blut zahlreiche Bazillen. Hauptsächlich in der Milz, dann aber auch in der Lunge kommt es zur Bildung von weißlichen Knötchen, welche eine große Ähnlichkeit mit den echten Tuberkelknötchen nicht nur makroskopisch, sondern auch mikroskopisch haben. Schnittpräparate solcher Knötchen zeigen, daß neben einer Zellwucherung diese Knötchen erfüllt sind von zahlreichen Pestbakterien. Zuweilen finden sich außer in der Milz und Lunge diese Knötchen auch in der Leber. Die Milz pflegt dabei sehr vergrößert zu sein."

C. Intraperitoneale Infektion. Kleinste Mengen virulenter Pestbazillen genügen, um die Tiere innerhalb 24—26 Stunden zu töten. Man findet fadenziehende Exsudate in der Bauchhöhle. Stirbt ein Tier erst nach längerer Krankheit, so finden sich in dem Exsudat mikroskopisch keine oder nur vereinzelte Pestbazillen. Zur Virulenzerhöhung wendet Ghon dasselbe Verfahren an, das auch zu Virulenzerhöhung von Cholera usw. benutzt wird, d. h. er impft direkt von Bauch zu Bauch, oft nicht erst den Tod abwartend.

Alle übrigen Infektionsmethoden sind beim Meerschweinchen unsicher oder kommen praktisch nicht in betracht.

Der **Nachweis von Pestbazillen** an der Leiche gelingt leicht, da sie überall in enormen Mengen vorkommen, ganz besonders ist für die Untersuchung, abgesehen von nicht vereiterten Bubonen, das Blut und die Milz zu empfehlen. Im übrigen finden sich die Pestbazillen wie im kutan infizierten Meerschweinchen verteilt.

Die Infektion des Menschen erfolgt entweder durch Inhalation, es entsteht Pestpneumonie, oder von der Haut aus, es kommt zur Beulenpest. Die Inkubation beträgt im Durchschnitt 3 Tage, kann aber bis auf 10 Tage heraufgehen.

Nach Ansicht mancher Autoren, so z. B. Schottelius, beginnt jede Bubonenpest mit einem Primäraffekt der Haut in Form eines der Pocke ähnlichen Bläschens, das stets Pestbazillen enthält.

Aus diesen Bläschen können Pestkarbunkel entstehen. Häufig ist sicher die Hautpest nur eine sekundäre Pesterscheinung.

In den Bubonen, die in einem geschwollenen, brettharten, sulzigen, blutigen, ödematösen Gewebe eingebettet liegen, sind, solange noch keine Eiterung eingetreten ist, stets Pestbazillen vorhanden, desgleichen in dem so charakteristischen periglandulären Ödem.

Die Entnahme von Untersuchungsmaterial geschieht entweder durch Aspiration mit der Pravazschen Spitze oder durch Freilegen der Drüsen durch Inzision, ein Verfahren, welches von englischer Seite als äußerst schmerzlindernd zu therapeutischen Zwecken angewandt wird und dem Bakteriologen jedenfalls sehr willkommen sein muß. Ist der Bubo vereitert, so ist es sehr zweifelhaft, ob es noch gelingt, Pestbazillen nachzuweisen, doch ist auch die Untersuchung des Buboneneiters nicht zu unterlassen, wenn man sich bewußt bleibt, daß negativer Befund nichts beweist.

Ziemlich häufig, wenn auch nicht mit Sicherheit, finden sich vereinzelte oder nur mäßig zahlreiche Pestbakterien im zirkulierenden Blut. Eine Überschwemmung des Körpers mit Bakterien findet anscheinend stets in extremis statt; so zeigte Calvert, daß 24 Stunden vor dem Tode sich in 100% von 31 Fällen Pestbazillen im Blute fanden, 48 Stunden vor dem Tode konnten dagegen nur in $48,39\%$ der Untersuchten Bazillen im Blute nachgewiesen werden. Kolle empfiehlt die Anreicherung des durch Venaepunktion usw. gewonnenen Blutes in Bouillon. In Petechien lassen sich Pestbazillen fast stets nachweisen. Im übrigen verläuft die Pest gelegentlich auch ganz anders. So berichtet Ammann über den Verlauf der Pestfälle von 1913 in Hamburg, die mit einer Pestsepsis begannen, dann kam die Drüsen- und schließlich die Lungenpest.

Im Sputum finden sich Pestbazillen regelmäßig in enormen Mengen bei Pestpneumonie, sind aber auch sonst im Sputum Pestkranker vorhanden. Hier halten sich die Pestbazillen sehr lange, so konnte z. B. Gotschlich 76 Tage und v. Vagedes etwa 2 Monate lang dieselben bei Pestpneumoniekranken nachweisen. Im Urin sind sie häufig gefunden, seltener im Stuhl. Im Erbrochenen fand sie v. Vagedes nur in mitausgebrochenen Blutpartikelchen.

Der bakteriologische Nachweis kann, wenn es sich nicht um die Diagnose eines ersten Falles handelt, meist schon mit dem Mikroskop geführt werden. In dem nicht vereiterten Bubo z. B. finden sich in der Regel die Pestbazillen in so enormen Massen und in allen charakteristischen Formen vom Pol gefärbten Bazillus bis zur Ringform, daß die Diagnose nicht zweifelhaft sein kann. Allerdings ist dies bei den ersten, ganz leichten Formen nicht der Fall. Hier und bei der Untersuchung von Blutpräparaten, bei welchen sich oft nur ganz vereinzelte Pestbazillen finden, empfiehlt sich die von Kossel und Overbeck mitgeteilte Doppelfärbung mit einem Gemisch von Eosin und Methylenblau. Stets ist diese Färbung mit allergrößtem Vorteil bei der Schnittbehandlung von Organen anzuwenden.

Die Vorschriften für Herstellung des Farbgemisches und für die Färbetechnik sind folgende: Konzentrierte wässerige Lösung von Methylenblau (medicinale Höchst) wird mit der 10fachen Menge Aqua dest. verdünnt, und es werden auf jeden Kubikzentimeter dieser Stammlösung 3 Tropfen 5proz. wässeriger Sodalösung (kristallisierte Soda) zugefügt. Unter Umschütteln wird 1proz. wässerige Lösung von Eosin B. A. Extra Höchst tropfenweise zugesetzt. Es kommen auf jeden Kubikzentimeter der Stammmethylenblaulösung 0,5—1,0 Eosinlösung. Ein Niederschlag darf nicht eintreten. In dieses Farbgemisch kommen Schnitte 2 Stunden, dann kurz Abspülen in Wasser und in stark verdünnter Essiglösung (1 Öse auf 1 Petrischale Wasser), Differenzieren, bis Eosinton eingetreten ist. Die Schnitte werden dann ausgewaschen und kurz mit 70proz. und absolutem Alkohol entwässert usw. Der Untergrund ist rosa, die Pestbazillen dunkelblau violett. Deckglaspräparate werden in Alkohol fixiert und dann in 8 Minuten gefärbt. Es tritt prachtvolle Polfärbung ein.

Zu beachten ist, daß Mischinfektionen bei der Pest durchaus nicht selten sind, ganz besonders mit Streptokokken (Bubo und Pestsepsis) und Pneumokokken (Pestpneumonie). Schon aus diesem Grunde soll man es sich zur Regel machen, stets auch nach Gram zu färben. Niemals versäume man das Anlegen von Kulturen.

Unumstößlich sicher ist die Diagnose aber erst dann, wenn eine Reinkultur mit allen typischen Zeichen gewonnen und durch Serum identifiziert ist, und wenn das Tierexperiment die Pestdiagnose bestätigt hat. Bei allen ersten Fällen darf von diesen Forderungen nicht abgegangen werden.

Entsprechend der Anweisung für die Feststellung der Cholera besteht auch für die bakteriologische Feststellung der Pest eine amtliche Anleitung, die wie folgt lautet:

Anleitung für die bakteriologische Feststellung der Pestfälle.

I. Gewinnung des zur Untersuchung geeigneten Materials.

A. Vom Lebenden.

1. aus erkrankten Drüsen:

a) frischer Bubo: Gewinnung von Gewebssaft durch breiten Einschnitt (unter antiseptischen Kautelen) oder durch Punktion mittels Pravazscher Spritze.

b) vereiterter Bubo: Gewinnung des Eiters wie bei a.

Anmerkung zu 1. Es muß dem Einzelnen überlassen werden, die Schwierigkeiten, welche sich etwa bezüglich der unter a genannten Eingriffe ergeben, im Einvernehmen mit dem behandelnden Arzte zu überwinden. Die breite Öffnung frisch entzündeter Drüsen ist gerade bei der Pest von englischen Ärzten mit gutem Erfolg angewendet worden. Es tritt danach eine sofortige Linderung der heftigen

2. Blut:	Gewinnung durch Stich mit sterilisierter Lanzette in die vorher mit Seife, Alkohol und Äther gereinigte Haut (Fingerspitze, Ohrläppchen usw.).
	Größere Mengen von Blut zur Gewinnung von Serum für die Agglutinationsprobe (zwecks Feststellung überstandener Pest) werden durch Venenpunktion am Vorderarm oder sterilen Schröpfkopf gewonnen.

3. von erkrankten Haut-
stellen:
  primäre Pestpustel,
  Furunkel, pustulöses
  Exanthem.
	Gewinnung des Inhalts mittels Glaskapillaren, Platinöse, schmalen Platinspatels, Messerspitze oder dergl.

4. Ausscheidungen:	Auswurf bei primärer Lungenpest, Pneumonie und terminalem Lungenödem schwerer Septikämien; bei krankhaften Zuständen der Rachenorgane Abstriche von der Oberfläche der Schleimhaut: Harn.

B. Von der Leiche.

Vorbemerkung:

Die Sektion hat zu geschehen, während die Leiche im abgedichteten Sarge liegt. Jede Verunreinigung der Umgebung durch Gewebsflüssigkeit ist sorgfältig zu vermeiden.

Eine vollständige Sektion ist besonders bei den ersten Fällen in einer Ortschaft möglichst zu umgehen. Am besten wird zunächst an Ort und Stelle eine mikroskopische Untersuchung von Drüsen- oder Milz- oder Lungensaft ausgeführt. Sobald Pestbazillen in erkrankten Drüsen oder in der Milz oder in der Lunge mikroskopisch nachgewiesen sind, ist möglichst auf die weitere Sektion zu verzichten.

Falls die mikroskopische Untersuchung der genannten Organe an Ort und Stelle keine sicheren Anhaltspunkte für Pest ergeben hat, ist die vollständige Sektion auszuführen und dabei besonders auf das Verhalten der Rachenorgane sowie aller, auch der versteckt liegenden, Drüsengruppen, ferner auf das Vorhandensein von Blutungen (besonders in der Schleimhaut des Verdauungskanals

---

Schmerzen ein. Das Auftreten einer Blutinfektion ist nach den indischen Erfahrungen bei zweckentsprechender Antiseptik nicht zu befürchten.

Es ist von großem Werte, die Untersuchung von Saft frisch erkrankter Drüsen vorzunehmen, da in vereiterten Bubonen die Pestbazillen nur noch selten nachzuweisen sind — am besten noch durch das Kulturverfahren (Agar und Gelatine) und den Tierversuch —.

Anmerkung zu 2. Die mikroskopische Untersuchung des Blutes genügt nur in seltenen Ausnahmefällen zur Diagnosestellung. Die Entnahme von Blutproben zur kulturellen Untersuchung ist mit Rücksicht auf den wechselnden Gehalt des Blutes an Pestkeimen mehrmals, wenn möglich auch an verschiedenen Tagen, zu wiederholen.

Anmerkung zu 4. Die Untersuchung des Harns ist nicht zu vernachlässigen, wenn kein anderes Untersuchungsmaterial erhältlich ist.

und in den serösen Überzügen des Herzens), eventuell auch auf das Bestehen einer Hirnhautentzündung zu achten. Es empfiehlt sich, auch eine bakteriologische Untersuchung der Galle in diesen Fällen vorzunehmen.

In jedem Falle werden Organe zur weiteren Verarbeitung mittels des Kulturverfahrens bzw. Tierversuchs in gut verschlossenen Gefäßen mitgenommen, ebenso kleine Organstückchen in Alkohol oder Sublimatalkohol.

Nach vollendeter Sektion ist der Sarg in Gegenwart des Obduzenten sofort zu verschließen, etwa verspritzte Gewebsflüssigkeit durch verdünntes Kresolwasser unschädlich zu machen, und sind die zur Sektion benutzten Instrumente durch Auskochen zu reinigen, Tücher, Schwämme usw. zu desinfizieren oder, wenn wertlos, zu vernichten.

1. Aus Mund und Nase hervorgequollene Flüssigkeit.

2. Pusteln u. Furunkel der Haut.

3. Drüsensaft, Drüseneiter oder Ödemflüssigkeit aus der Umgebung der Drüse, Drüsenstückchen.

Zu gewinnen durch Einschnit in erkrankte Drüsenpakete, vorzugsweise solche, welche starke entzündliche Durchtränkung des umgebenden Bindegewebes zeigen. Besonders zu achten ist auf blutig infiltrierte Drüsen.

4. Herzblut.

5. Lunge.

Abstrich von der Schnittfläche bei ödematöser oder pneumonisch infiltrierter Lunge; Inhalt der Luftröhre und ihrer Verzweigungen; Lungenstückchen.

6. Milz.

Abstrich von der Schnittfläche; Milzsaft; Milzstückchen.

7. Gehirn.

Krankhaft veränderte Stellen des Hirns und seiner Häute.

8. Herdförmige Erkrankungen der inneren Organe (metastatische Abszesse, Infarkte, Blutungen usw.).

II. Gang der Untersuchung.

Bei jeder Untersuchung auf Pest ist außer der Untersuchung durch das Mikroskop und die Kultur auf Agar und Gelatine möglichst stets der Tierversuch heranzuziehen. Derselbe ist unerläßlich, wenn es sich um die Feststellung des ersten Falles in einer Ortschaft handelt.

A. Mikroskopische Untersuchung.

Von dem zu untersuchenden Materiale sind zunächst reichlich Deckglaspräparate anzufertigen. Ein Teil derselben wird unfixiert und ungefärbt in einem Deckglasschächtelchen aufbewahrt, um bei etwaiger Nachprüfung des Unter-

---

Anmerkung zu 3. In Betracht kommen in erster Linie die Drüsen am Oberschenkel und in der Leistengegend, der Achselhöhle, der Unterkiefer- und Nackengegend sowie des Beckens; unter Umständen sind auch die Gekröse- und Bronchialdrüsen sowie alle übrigen Drüsengruppen zu untersuchen.

suchungsergebnisses benutzt zu werden. Die anderen Ausstriche werden nach
einer der folgenden Färbungsmethoden behandelt und ebenfalls für spätere Nachprüfung aufgehoben.

Färbung: mit Methylenblau — alkalisches M. nach Löffler,
                                  Boraxmethylenblau (5$^0/_0$ Borax, 2$^0/_0$ Methylenblau in
                                  Wasser)—, verdünnter Ziehlscher Lösung, Gentiana-
                                  violett.

Charakteristische Pol-   Trockenpräparate 25 Minuten in absolutem Alkohol
     färbung: oder für wenige Sekunden in einer Mischung von
                                  Äther und Alkohol zu gleichen Teilen härten, dann
                                  mit einem der genannten Farbstoffe färben.

B. Kultur.

1. Fleischwasseragar: schwach alkalisch, nicht zu trocken, zu Platten aus-
   (0,5$^0/_0$ Kochsalz,   gegossen oder in weiten Reagenzgläsern schräg er-
   1$^0/_0$ Pepton).   starrt; Temperaturoptimum etwa 30^0.
   Anzuwenden bei Blut und anderem möglichst reinen Untersuchungsmateriale.

2. Blutserum nach Löffler: Rinderserum mit dem 4. oder 5. Teile einer 1$^0/_0$
                                  Traubenzucker enthaltenden alkalisierten Pepton-
                                  bouillon, in weiten Röhrchen schräg oder in Platten
                                  erstarrt.
                                  Anzuwenden wie Agar.

3. Fleischwassergelatine: schwach alkalisch, Platten gießen oder Ausstrich auf
   (0,5$^0/_0$ Kochsalz,   der Oberfläche der erstarrten Platte.
   1$^0/_0$ Pepton).

   Anwendung in jedem Falle erforderlich, besonders wertvoll bei Material, das
mikroskopisch andere Bakterien neben Pestbazillen enthält, z. B. Sputum, Urin,
Kot, Leichenteile.

   Bei stark verunreinigtem Material ist die Züchtung auf Gelatine bei niederer
Temperatur (Eisschrank) zu versuchen.

   Aus den Originalausstrichen sind die Pestbazillen rein zu züchten und Reinkulturen derselben auf Agar oder Löfflerschem Blutserum zur Nachprüfung auf-
zubewahren.

   Zur genaueren Bestimmung einer auf den unter 1 bis 3 genannten Nährböden aus verdächtigem Materiale gezüchteten Kultur dient Prüfung auf Beweglichkeit (unbeweglich), Färbung nach Gram (Entfärbung), Züchtung auf Agar mit
3$^0/_0$ Kochsalzgehalt (zur Darstellung der Involutions- und Degenerationsformen), in
schwach alkalischer Bouillon (zur Darstellung der Ketten), eventuell Gärungsprobe (keine Gasentwickelung); Tierversuch siehe C; Agglutinationsproben
siehe D.

C. Tierversuch
(nur in den vorschriftsmäßig eingerichteten Pestlaboratorien vorzunehmen).

   1. Zur Erleichterung der Diagnose:
        Impfung von Ratten. Die Impfung geschieht durch Einspritzung
        von Gewebssaft unter die Haut oder Einbringung eines Stückchens des
        verdächtigen Materials in eine Hauttasche unter antiseptischen
        Kautelen. Bei stark verunreinigtem Ausgangsmaterial ist daneben die

Verimpfung auf die unverletzte Konjunktiva und die Verfütterung vorzunehmen.

Neben den Ratten können auch Meerschweinchen benutzt werden. Die Impfung derselben geschieht am besten durch Einreiben des zu untersuchenden Materials auf die rasierte Bauchhaut.

2. Zur Bestimmung einer aus verdächtigem Materiale gezüchteten Reinkultur:

Impfung von Ratten.

Die Versuchstiere sind am zweckmäßigsten in hohen, in Wasserdampf sterilisierbaren Glasgefäßen mit Drahtumhüllung und fest anschließendem Drahtdeckel mit Watteabschluß unterzubringen. Die Kadaver sind durch Verbrennen oder Auflösen in konzentrierter Schwefelsäure zu vernichten, beziehungsweise durch längere Einwirkung von Wasserdampf sicher unschädlich zu machen, die infizierten Käfige mit den Streumaterialien und Futterresten durch Wasserdampf zu sterilisieren.

Die verendeten Tiere sind unter Beobachtung peinlicher Vorsichtsmaßregeln gegen Verspritzen des Materials zu sezieren. Blut, Milz. Drüsensaft, Peritonealexsudat sind mikroskopisch und kulturell zu untersuchen.

D. Agglutinationsprobe.

1. Zur Bestimmung einer gezüchteten Kultur:

Wirksames Serum immunisierter Tiere wird in den entsprechenden Verdünnungen zu einer frisch bereiteten möglichst homogenen Aufschwemmung zweitägiger Agarkulturen in Bouillon oder Kochsalzlösung hinzugefügt. Die Beobachtung der eintretenden Agglutination erfolgt am besten in kleinen Reagenzgläschen mit Hilfe der Lupe. Es empfiehlt sich die Probe mit dem Serum gut durchzuschütteln und dann bei Bruttemperatur $1/_2$ Stunde lang ruhig stehen zu lassen. Positiver Ausfall der Reaktion — an dem Auftreten zu Boden sinkender Flöckchen mit Klärung der überstehenden Flüssigkeit erkennbar — spricht mit größter Wahrscheinlichkeit für Pestbazillen.

2. Zur Prüfung des Blutserums eines unter verdächtigen Erscheinungen erkrankt gewesenen Menschen:

In Verdünnung des Serums 1:1, 1:2, 1:5, 1:10, in 0,6 proz. Kochsalzlösung wird je eine Öse einer zweitägigen Agarkultur von Pestbazillen auf 1 ccm der Serummischung gut verteilt und gut umgeschüttelt. Die so hergestellten Proben werden, wie bei 1 angegeben, weiter behandelt. Tritt makroskopisch sichtbare Agglutination auf, so handelt es sich mit größter Wahrscheinlichkeit um einen abgelaufenen, in Rekonvaleszenz befindlichen Pestfall. Ein negativer Ausfall der Probe spricht nicht gegen die Diagnose Pest.

Die Serodiagnostik spielt bei der klinischen Pestdiagnose keine Rolle. Nach der Untersuchung aller Autoren treten agglutinierende Eigenschaften des Serums erst in der Rekonvalezenz auf, und auch dann nur in ganz geringem Maße und durchaus nicht in allen Fällen. Meist ist der agglutinierende Titer der Rekonvaleszentensera nicht höher wie 1:5, wenn auch gelegentlich Werte von 1:20, 1:40, ja sogar 1:100 beobachtet worden sind. Nach Cairus hat die Agglutinationskraft ihren Höhepunkt erst 6—7 Wochen nach dem Beginn der Erkrankung erreicht, um längstens nach 5 Monaten verschwunden zu sein. Ammann berichtet über einen Fall, dessen Serum anfangs gar nicht, dann 1:40 und nach Salvarsaninjektion bis 1 : 200 agglutinierte. Man kann sich betreffs der Serodiagnostik der Pest nur dem Urteil von Markl anschließen, daß für die eigentliche Diagnostik diese Immunitätsreaktion zu schwach ist und zu spät kommt.

Von größter Wichtigkeit ist die **Untersuchung von Rattenkadavern** auf Pest. Wie schon erwähnt, wird die Pest durch die Ratten der Schiffe verschleppt. Tote Ratten auf Schiffen, die aus Pestgegenden kommen, geben also stets Verdacht, daß Rattenpest vorliegt. Die ausgedehntesten Untersuchungen auf dem Gebiete der Pestdiagnose der Rattenkadaver sind in Deutschland im Hygienischen Institut zu Hamburg unter Dunbar gemacht worden, da dort beständig Gelegenheit ist, dies Gebiet praktisch zu bearbeiten. Im großen und ganzen ist das Verfahren ähnlich, wie das bei der Pestdiagnose des Menschen. Es wird nur dadurch erschwert, daß es sich hier meist um faule Kadaver handelt, im einzelnen wird das Hamburger Verfahren von Kister wie folgt dargestellt:

„Werden mehrere Kadaver zugleich eingeliefert, so werden diese sämtlich zunächst eröffnet. Der nach dem mikroskopischen Befunde verdächtigste Kadaver wird zuerst weiter untersucht. Von den Lymphdrüsen (es kommen in Frage: Inguinaldrüsen, Unterkieferdrüsen, Mesenterialdrüsen, retroperitoneale Lymphdrüsen), sowie von Milz, Leber und Lunge werden Aussaaten auf trockene Agarplatten und auf Gelatineptatten angesetzt, derart, daß mit derselben Schnittfläche des betreffenden Organstückes mehrere parallele feine Striche auf die Nährbodenoberfläche gezogen werden zur Gewinnung oberflächlicher, charakteristischer Kolonien (Kossel-Overbecksche Schleifen). Die Platten werden bei 32⁰ bzw. 23⁰ bebrütet. Bei fauligem Material werden weitere in derselben Weise angelegte Agarserien bei 23⁰ und bei Eisschranktemperatur aufbewahrt. (Eine vorherige Verdünnung des Materials in Bouillon hat sich bei uns nicht bewährt). Unter Umständen werden auch andere Nährböden, Löfflers Blutserum und zuckerhaltige Nährböden (ersteres empfiehlt sich, wenn pestähnliche Bakterien nahezu in Reinkultur vorhanden zu sein scheinen, da die Pestbakterien auf diesem Nährboden am üppigsten wachsen, letztere sind von Vorteil zur Unterscheidung von Bakterien der Paratyphusgruppe), ferner Salzagar und Bouillon herangezogen. Die mikroskopische Untersuchung erstreckt sich auf die Untersuchung der Ausstrichpräparate sämtlicher genannten Organe im Färbepräparat (kurze Fixierung in Ätheralkohol $\overline{aa}$, Färbung mit Löfflerschem Metylenblau) und im hängenden Tropfen. Finden sich pestverdächtige Stäbchen, so werden auch Organausstriche nach Gram gefärbt. (Die meisten pestähnlichen Fäulnisstäbchen färben sich allerdings auch nicht nach Gram.) Werden in einem Organe zahlreiche bei der genannten mikroskopischen Untersuchung sich wie Pestbakterien verhaltende Polstäbchen nachgewiesen, so wird direkt mit dem Organsaft, indem zu einem Tropfen desselben ein Tropfen entsprechend verdünntes Pestserum zugesetzt wird, eine orientierende Agglutination im hängenden Tropfen ausgeführt. Erscheint nach dem Ausfall der makroskopischen und mikroskopischen Untersuchung der Fall als „verdächtig", so werden folgende Tierversuche angestellt: Mit dem Organ, welches die meisten pestverdächtigen Bakterien enthält, werden geimpft: 1 Ratte durch Einspritzung

von 2 ccm, 1 Ratte durch Einspritzung von 1 ccm, 1 Ratte durch Einspritzung von
0,5 ccm Organaufschwemmung unter die Haut, 1 Ratte mit einem Organstückchen
in eine Hauttasche, 1 Ratte kutan an der Schwanzwurzel, ferner ein Meerschweinchen mit einem Organstückchen in eine Hauttasche und 2 Meerschweinchen kutan
auf die mittels Schere von Haaren befreite Bauchhaut.“

Die Rattenpestdiagnose kann dadurch oft außerordentlich erschwert werden, daß Ratten auch an Infektionen mit pestähnlichen
Mikroben zugrunde gehen können. Der günstigste Fall, der nur zu
einer schnell beseitigten Täuschung Anlaß geben kann, ist die Erkrankung mit Bazillen aus der Paratyphusgruppe, die nicht so selten
ist. Bekanntlich werden Vertreter dieser Gruppe auch dazu benutzt,
um Epizotien unter den Ratten nach Vorbild der Mäusevernichtung
durch den Löfflerschen Mäusetyphus künstlich zu erzeugen (Bazillus
Danyz, Rattin usw.). Wirkliche, oft nur sehr schwer zu überwindende
Schwierigkeiten werden immer nur bei Vorhandensein von Bazillen
entstehen, die, wie der Pestbazillus selbst, der Gruppe der hämor-
rhagisch-septikämischen Bakterien angehören. Ganz besonders schwierig
ist hier, nach den umfangreichen Untersuchungen Zlatogoroffs die
Abtrennung des Pfeifferschen Bacillus pseudotuberculosis rodentium
vom Pestbazillus. Auch der Agglutinationsversuch führt hier nicht
zum Ziel, da Pestserum beide Mikroben gleich stark agglutiniert, wohl
aber schützt Pestserum im Tierversuch nur gegen den Pestbazillus
und nicht den der Pseudotuberkulose. Ferner ist der Pfeiffersche
Bazillus nur für Kaninchen und Meerschweinschen pathogen. McCoy
hat dann, nach Dieudonné und Otto, gefunden, daß der Bazillus
der Pseudotuberkulose Lackmusmolke bläut, während sie der Pestbazillus rötet.

Die Serumtherapie der Pest. 5 Sera sind in erster Linie zur
Verwendung gekommen, und zwar das Pariser und Berner Serum, das
Serum von Lustig und Galeotti, das Brasilianische Serum, das
Serum von Terni und Bandi und das japanische Serum.

Das Pariser Serum wurde anfangs von seinem Entdecker
Yersin und von Calmette und Borell dargestellt. Es wird durch
Immunisieren mit abgetöteten und lebenden Bazillen und schließlich
mit giftigen Kulturfiltraten gewonnen. Die Darstellung ist sehr
schwierig, die Immunisierung dauert 1—1^1/$_2$ Jahre. In getrocknetem
Zustande ist es haltbar.

Das Berner Serum wird durch Immunisieren von Pferden mit
lebenden und toten Bazillen erzeugt. (Für Deutschland vom Sächsischen Serumwerk-Dresden vertrieben.)

Das Serum von Lustig und Galeotti soll in erster Linie

nicht ein bakterizides, sondern ein antitoxisches Serum sein. Es wird gewonnen durch Immunisieren von Pferden mit dem giftigen Nukleoproteid der Pestbazillen.

Das Nukleoproteid wird in der Weise dargestellt, daß auf Agarplatten gewachsene Bazillen (Lustig verwendet nur frisch aus dem Menschen gezüchtete) in 1 proz. steriler Kalilauge gelöst werden. Innerhalb 2—3 Stunden ist die Lösung eingetreten. Es entsteht eine fadenziehende, opaleszierende Masse, aus der durch langsamen Zusatz von 1 proz. Essigsäure das Nukleoproteid als weißflockiger Niederschlag ausgefällt wird. Der Niederschlag wird sorgfältig gewaschen und auf dem Filter gesammelt. Er ist hochtoxisch. Die Pferde erhalten alle 2 bis 3 Wochen eine Injektion von 0,4 bis 1,5 g der immunisierenden Substanz und liefern dann nach 5—6 Einspritzungen bereits ein wirksames Serum.

Das brasilianische Serum wird nach Art des Pariserserums gewonnen.

Terni und Bandis Serum wird durch Immunisieren von Ochsen und Maultieren mit Peritonealexsudat und Bubonensaft von mit Pest infizierten Meerschweinchen dargestellt.

Für das japanische Serum wird nur mit bei 60° abgetöteten Kulturen immunisiert, da Hata keinen Erfolg von der Immunisierung auch mit lebenden Bazillen gesehen hat.

Man verfügt über eine große Menge von Tierversuchen, die den Wert oder Unwert dieser Präparate erweisen sollen. Sehr interessant sind zunächst die Versuche, die die deutsche Pestkommission seinerzeit an Affen (Macacus radialis) mit dem Pariser Serum anstellte, und die wie folgt verliefen:

Es wurden gegeben:

10 ccm Serum, sofort nach Infektion. Erfolg: sicherer Schutz,
10 „   „   6 h „   „   „   schwer krank, aber Heilung,
10 „   „   12 „ „   „   „   „   „   „   „
10 „   „   24 „ „   „   „   sehr schwer krank.

Schließlich wurde ein Affe nach 48 Stunden, zu einer Zeit, wo das Tier bereits schwer erkrankt war, zunächst mit 10 ccm Serum behandelt. Er erhielt dann in den nächsten 3 Tagen nochmals je 10 ccm, im ganzen also 40 ccm. Am 10. Tage ging das Tier an Marasmus zugrunde (die Kontrolle starb nach 3 Tagen). Es fanden sich deutliche Heileffekte bei der Obduktion, Pestbakterien konnten nur spärlich nachgewiesen werden. Diese Resultate sprechen ja anscheinend für den Heilwert des Serums, aber doch nur scheinbar. Zunächst sind, wie besonders hervorgehoben wird, für ein $2^1/_2$ kg schweres Tier 40 ccm Serum verbraucht, um einen deutlichen Heileffekt zu erzielen, also 16 ccm pro kg, macht rund $9^1/_2$ l für einen Menschen von 60 kg! Bei einer anderen Affenart erwies sich das Serum in allen Fällen und in allen Dosen als unwirksam. Man sieht hieraus, wie schwer, ja unmöglich es ist, ohne weiteres ein Laboratoriumsexperiment in die Praxis zu übertragen.

Umfangreiche Versuche an Ratten, Mäusen, Meerschweinchen, Kaninchen und Katzen wurden dann vornehmlich von Kolle und dessen Mitarbeitern Otto,

Martini und Hetsch angestellt, ferner von v. Behring und von R. Pfeiffer, aus denen hervorging, daß dem Lustigschen Serum in 4 Experimenten keine Heilung und schützende Wirkung zukam. Das Pariser und Berner Serum übte vor der Infektion einen geringen Heileffekt, der aber nur sehr mäßig ist, denn wirklich pestkranke Tiere konnten nie gerettet werden, während ein gewisser Prozentsatz der infizierten Tiere noch nach der Infektion durch Serum gerettet werden konnte. Zu entsprechenden Resultaten kamen in umfassenden Experimenten Mauro Jatta und Romano Maggiora.

Zu erwähnen sei noch, daß Polverini mit Recht wohl dagegen sich wehrt, daß die Resultate des Tierversuches ohne weiteres auf den Menschen übertragen werden. Ferner stellt Polverini fest, daß Kolle und seine Mitarbeiter kein Originalserum von Lustig und Galeotti gehabt haben. Wenn man aber ein Serum prüfen soll, so bleibt einem schließlich nichts anderes übrig, als eine empfängliche Tierspezies zu nehmen und an ihr den Wert festzustellen. Man müßte sonst auf jede Prüfung verzichten, und dann könnten leicht Sera zur Anwendung kommen, die sicherlich nutzlos sind, da sie überhaupt keine Antistoffe enthalten.

Wie steht es nun mit den Erfolgen der Serumtherapie in der Praxis?

Die Wirksamkeit des Pariser Serums am Krankenbett kann nicht als eine sichere bezeichnet werden, ja, es gibt sogar eine ganze Reihe von Ärzten, welche diesem Präparat wenigstens in seiner früheren Stärke, jeden Heilwert absprechen. Auch die Erfolge von Yersin selbst waren durchaus keine einheitlichen; so erzielte dieser Forscher in Indien einmal eine Mortalität der Behandelten von nur 34%, ein andermal von 72%. Wigura z. B. fand bei seinen Patienten, die er mit Serum behandelt hat, keinen günstigen Einfluß. Er behandelte alternierend und injizierte nur frische Fälle mit Yersinschem Serum. Die Mortalität der Behandelten wie der Nichtbehandelten war 80%. In Oporto wandten Calmette und Salimbeni ein Serum an, welches sehr wirksam sein sollte. Die Mortalität der Behandelten war $14,7\%$, der Nichtbehandelten $62,5\%$.

Es erscheint zwecklos, weitere Daten und Einzelheiten zu geben, da diese so widersprechend sind, daß aus ihnen doch nicht ein klares Bild gewonnen werden kann. Versucht man ein möglichst objektives Urteil zu fällen, so muß man wohl sagen, daß unter gewissen Umständen das Serum mäßige Erfolge haben kann. Es scheint dies, abgesehen von der Güte des Serums, in erster Linie von der Auswahl der Fälle abzuhängen, da abwechselnde Behandlung der Eingelieferten ohne Auswahl in der Weise, daß Nr. 1 symptomatisch, Nr. 2 mit Serum behandelt wird, meist relativ schlechte Resultate inbezug auf den Heileffekt ergibt, wie es besonders auch aus dem Bericht der Indian Plague Commission hervorgeht. Aus dem Um-

stand, daß wenigstens in leichten Epidemien, als welche die von
Porto doch gewiß zu bezeichnen ist, ein Einfluß sich bemerkbar
macht, kann man vielleicht für die Zukunft Hoffnung schöpfen. Tatsächlich scheinen denn auch die in den letzten Jahren hergestellten
Sera, besonders, wenn das Serum in sehr großen Dosen, 100 ccm und
darüber, intravenös gegeben wird, wirkungsvoller zu sein, wenn sie
natürlich auch noch weit hinter dem zurückstehen, was man er-
streben muß.

Wie leicht man zu der Annahme eines bedeutenden Heilwertes des Serums
kommen kann, wenn man nicht den ganzen Verlauf einer Epidemie kennt, zeigt
die nachstehende Dieudonné entlehnte Übersicht (Tabelle XI).

Tabelle XI.
Übersicht über die mit und ohne Serum behandelten Fälle
in Karachi.

Periode vor der Serumbehandlung (vom Beginn der Epidemie bis zum 9. Mai 1898)			Periode der Serumbehandlung (vom 9. Mai bis 6. Juni 1898)				Periode ohne Serum (vom 6. Juni 1898 bis zum Ende der Epidemie)		
Fälle	Todesfälle	Sterblichkeit der Fälle		Fälle	Todesfälle	Sterblickeit der Fälle	Fälle	Todesfälle	Sterblichkeit der Fälle
—	—	—	Gewöhnliche Behandlung	74	55	74 %	—	—	—
—	—	—	Serumbehandlung	47	22	47 %	—	—	—
288	202	70 %	—	121	77	63 %	38	21	55 %

Aus der Tabelle geht deutlich hervor, daß die Serumbehandlung offenbar
zu einer Zeit einsetzte, wo die Pestepidemie im Abflauen war, und daß der tatsächliche Erfolg ein zum mindesten sehr bescheidener war.

Die Erfolge mit dem Lustigschen Serum waren anfangs etwas
besser als mit dem Pariser Serum. Ganz besonders ist es Choksey,
der im Arthur Road Hospital in Bombay im großen Maßstab mit
diesem Serum arbeitete und zwar in der Weise, daß er stets ohne
Auswahl die Fälle alternierend behandelte. Die Indian Plague Commission gibt nach strengster Prüfung der Resultate Chokseys an,
daß durch Behandlung mit dem Lustigschen Serum eine Reduktion
der Mortalität um rund 11 % erzielt worden war.

Diesen beiden Sera scheint das Berner Serum gleichzustehen,
wärend mit dem Brasilianischen und Terni-Serum vielleicht etwas un-
günstigere Erfolge erzielt wurden. Genaues läßt sich meiner Ansicht
darüber aber nicht sagen, denn die Heileffekte aller Sera sind bei
ihrer relativen Geringfügigkeit immer von so vielen Faktoren abhängig,
daß die Statistik, wie oben gezeigt, sehr oft ein falsches Bild geben

muß. So glaube ich auch nicht, daß das japanische Serum den anderen allen überlegen ist, weil nach Wiener es nur 25% Mortalität in Indien ergeben hat. Es war eben nur in 4 für diese Statistik verwerteten Fällen angewandt. Auch die Angaben des Instituts für Infektionskrankheiten in Tokio über die Heilerfolge (während 5 Epidemien schwankte die Mortalität der Serumfälle zwischen 33,9 % und 60,9 %) beweisen meines Erachtens, so wie sie sind, nur, daß es nicht weniger leisten wird wie die anderen Sera.

In der Praxis scheint es also ziemlich gleichgiltig zu sein, welches Serum man anwendet. Da aber allen Seris schon jetzt wenigstens ein gewisser Heilerfolg zukommt, und die Aussichten der Heilung bei leichteren Fällen durch die spezifische Behandlung sicher ganz bedeutend verbessert werden, so ist unbedingt zur Serumtherapie ohne Überspannung der Erwartungen zu raten. Zu erhoffen ist, daß es dem weiteren Fortschreiten der Wissenschaft gelingen möge, das Manko der jetzigen Sera, das sicher in der viel zu geringen antiendotoxischen und vielleicht auch antitoxischen Kraft der Heilsera besteht, auszugleichen.

Die **Prophylaxe der Pest** richtet sich in allererster Linie natürlich nach den bei der Prophylaxe der Cholera abgehandelten Grundsätzen, und es muß auch hier als idealstes Ziel erstrebt werden, die Bazillen rechtzeitig abzufangen. Der einzuschlagende Weg beruht demgemäß in erster Linie auf einer exakten bakteriologischen Pestdiagnose und der Kenntnis, wie die Pestbazillen den Körper verlassen, und wie sie sich weiter verbreiten. Aus dem oben Mitgeteilten ging bereits hervor, daß fast ausschließlich bei den Pestpneumoniekranken eine Ausscheidung von Pestbazillen nach außen hin erfolgt, so daß diese Kranken als die gefährlichsten Infektionsträger anzusehen sind, während der an Bubonenpest Leidende für seine Umgebung eine relativ sehr geringe Gefahr darstellt.

1907 konnte ich dann schreiben: „Das immerhin seltenere Vorkommen von Pestpneumonie ist deshalb auch als die Ursache anzusehen, daß die direkte oder indirekte Infektion von Mensch zu Mensch eine so verhältnismäßig geringe Rolle für die Ausbreitung der Pest spielt. Man darf aber trotzdem die Gefahr auf Grund der zur Zeit vorliegenden Beobachtungen nicht unterschätzen, wir wissen noch verhältnismäßig wenig über die verschiedene Virulenz der Pestbazillen. Es scheint aber so, als ob die unendlich viel größere Zahl von Opfern, die die Pest in manchen früheren Epidemien gefordert hat, nicht nur von ungünstigeren hygienischen Bedingungen abhängig war. Die Unterschiede sind doch so erheblich, daß wir eine größere Virulenz und das Vorwiegen von Pestpneumonien wohl annehmen müssen. Wir sind demgemäß auch nicht berechtigt, ohne weiteres auf Grund der exakten Erfahrungen der letzten wenigen Pestjahre über die Gefahr der Pestinfektion überhaupt zu sprechen und unsere Kenntnis der Pest in jeder Beziehung als durchaus abgeschlossen zu betrachten. Wir wissen nicht, ob nicht die Pest uns doch noch einmal durch plötzliche Steigerung ihrer Virulenz böse Überraschungen bereitet und all' die Zahlen über Morbidität und Mortalität und über ihre Tendenz zur Ausbreitung einfach umstößt."

Und diese Überraschung sollte nicht lange ausbleiben. 1910/11 wütete in der Mandschurei die Pest wieder so, wie sie das Mittelalter uns schildert, es war die Lungenpest. Ganze Ortschaften starben aus, wer von Ärzten, Pflegern oder Soldaten mit den Kranken in Berührung kam, ohne durch Respiratoren vor Inhalation geschützt zu sein, verfiel der Pest. Da versagte auch jede Therapie. Wohin der Strom der Flüchtigen sich wandte, die Pest kam mit ihnen als furchtbarer Gast. Erst als man dazu überging, von den Rändern des Epidemieherdes vorgehend, systematisch die Pest zu bekämpfen, vor allem war es das am nächsten bedrohte Japan, das hier mit Energie und Erfolg eingriff, gelang es dem furchtbaren Wüten der Pest Einhalt zu gebieten. Der Erreger dieser Epidemie war der Pestbazillus, wie wir ihn kennen, in nichts von ihm kulturell und morphologisch unterschieden, nur daß er auch im Tierexperiment besonders virulent war.

In den übrigen Bubonen-Pestepidemien der letzten Zeit, besonders auch den indischen, chinesischen und japanischen, sind direkte Kontaktinfektionen verhältnismäßig wenig vorgekommen, und es wird daher auch nur wenig von Ansteckungen von Ärzten, Pflegern und Leichendienern berichtet. Der im Krankenhaus befindliche Bubonen-Pestkranke ist ungefährlich; so ist es in Indien allgemein Sitte, und muß infolge der lokalen Verhältnissen geduldet werden, daß den pestkranken Eingebornen die Angehörigen auch im Hospital pflegen. Über Übertragung von Pest, die dabei stattgefunden hat, wird nichts berichtet.

Da es so die Menschen selbst nicht sein können, die in erster Linie für die seuchenhafte Ausbreitung dieser Krankheit verantwortlich sind, muß noch ein Zwischenglied fehlen. Das ist nun, wie sich bald herausstellte, in erster Linie die Ratte.

So kam dann die Wissenschaft, wie so oft, zu einer Erkenntnis, die scharf beobachtende Kinder der Natur nach R. Koch schon lange gehabt hatten. Sobald in Kisiba, einem Ort des zentralafrikanischen Pestgebietes, ein Rattensterben beginnt, verlassen die Eingeborenen schleunigst ihre Hütten, denn sie wissen, daß dies der Vorläufer der Menschenpest ist.

Es würde zu weit führen, hier das Beweismaterial für die Rattentheorie geben zu wollen, erwähnt sei nur, daß überall (Indien, Japan) die absolute Parallelität zwischen Rattensterben und Menschenpest gefunden wurde. Wir können als gesicherte Erkenntnis folgendes akzeptieren. Die Pest ist primär eine Krankheit gewisser Nager, vor allem der Ratten, dann aber auch des sibirischen Murmeltiers (Tarabagan) und Ziesels. Gelegentlich treten auch Seuchen unter den weiter oben genannten Nagern, wie z. B. kalifornisches Eichhörnchen, auf. Die uralten Pestherde Innerasiens und Innerafrikas sind solche durch dort nicht erlöschende Epizootien der Ratten, Tarabaganen und Ziesel geworden. Von dort gehen immer wieder die Pestepidemien der Menschen aus, die dann die ganze Welt durchwandern, um oft eben so schnell zu erlöschen, wie sie gekommen sind, wenn sie nicht unter den Tieren wieder günstige Bedingungen für ihre Erhaltung finden. Die Pest wird nun verschleppt erstens durch pestkranke Menschen, diese können aber (wir sprechen nur von der Beulen- und nicht von der Lungenpest), als solche in der Regel direkt nicht infizieren, dann durch erkrankte Ratten, und schließlich durch Flöhe, und zwar in erster Linie solche, die bei pestkranken Ratten gesogen haben. Diese können infiziert mit Kleidungsstücken, Säcken und anderem ihnen zusagenden Material weite Reisen machen. Durch solche Flöhe kann es ebenso, wie durch eingewanderte oder durch Schiffe eingeschleppte Ratten zu einer Rattenepizootie und damit unter Umständen zu einer sekundären Menschenepidemie kommen, wie auch zu Menschenerkrankungen unter Umgehung der Ratte. Wohlgemerkt gilt dies alles für die Beulenpest. Die Lungenpest geht von Mensch zu Mensch, wenn sie auch primär ihren Ursprung von Tierepizootien nimmt; so wurde auch die Lungenpestepidemie in der Mongolei auf Tarabaganen- und Zieselerkrankungen zurückgeführt.

Als Rest einer Rattenepizootie bleiben dann immer einige chronisch kranken Tiere und einige Pestbazillenträger unter diesen übrig. Das ist nicht etwa eine ad hoc gemachte Theorie, sondern ein Faktum, festgestellt durch die indische Pestkommission. Die chronisch kranken Tiere verhindern das Erlöschen der Pest, und von diesen gehen neue Infektionen aus, wenn die Momente dafür günstig sind. Einen solchen Faktor kennen wir, das ist (E. Gottschlich) die Zeit der jungen Tiere. Diese sind gegen Pest viel empfänglicher als alte, und in den Monaten nach dem Werfen flackert dann die Rattenseuche immer wieder auf.

Wenn nun die Tatsache des engen ursächlichen Zusammenhanges zwischen Rattenpest und Menschenpest allgemein anerkannt und zweifelsfrei festgestellt ist, so sind die Wege der Übertragung Ratte—Mensch auch heute noch nicht ganz gelöst. Wahrscheinlich gibt es hier mehr als einen Weg. Die Flohtheorie scheint aber tatsächlich von größter Bedeutung zu sein, sie erklärt auch am besten die gelegentliche Übertragungsweise der Pest von Mensch zu Mensch und der Einschleppung durch alte Kleider, Lumpen, usw. (z. B. 1899 Buenos Aires nach Havelburg).

Simon, Nuttal, Gauthier und Raybaud waren wohl die ersten Verfechter der Flohtheorie, die besonders von der Indischen Pestkommission im vollen Umfang akzeptiert worden ist. So konnte diese Kommission feststellen, daß Meerschweinchen in Pesthäusern dann sicher infiziert wurden, wenn sie in einfachen Käfigen gehalten wurden, daß sie aber, selbst in nächster Nachbarschaft mit Pestratten gesund blieben, wenn ihre Käfige flohsicher waren. So wurden denn auch Meerschweinchen, die man auf mit Pestbazillen infiziertem Boden herumlaufen ließ, nicht infiziert. Daß nun dieser Weg der Pestübertragung der einzigste und der gewöhnlichste ist, bezweifeln manche Autoren, so vor allem E. Gottschlich, der unter anderem darauf hinwies, daß weder in Alexandrien noch in Indien unter den Arbeitern der Gesundheitskommissionen, die mit bloßen Beinen die Pesthäuser betreten und oft massenhaft Flöhe fangen, erhebliche Pesterkrankungen vorgekommen sind, dabei waren die alexandrinischen Arbeiter im Gegensatz zu den indischen nicht einmal schutzgeimpft. Da nun aber sowohl in Indien durch die Pestkommission, wie auch in Japan durch Kitasato gefunden wurde, daß der Höhepunkt der Pestepidemien mit dem Höhepunkt der Flohfauna auf den Ratten zusammenfällt, so spricht doch auch dies zum mindesten für die außerordentlich hohe Bedeutung, die dieser Art der Übertragung zukommt.

Auch für die Übertragung der Pest von Ratte auf Ratte muß, wie es auch E. Gottschlich tut, die Flohübertragung wenigstens zu Hilfe genommen werden, denn wie Kister und Schuhmacher zeigten, reißt die Pest bei Reihenfütterung der Ratten mit Kadavern bei der dritten oder vierten Fütterung in der Regel ab.

Man nahm früher an, daß der Pestkeim von der Ratte auf den Menschen in der Weise übergeht, daß dieser mit Rattenkot in Berührung kommt, denn die kranke Ratte verliert ihre Scheu vor dem Menschen und läuft direkt in die Häuser, so diese infizierend. Die Regel kann dies aber nicht sein, da sich auch bei Stiefel tragenden Europäern der Primär-Bubo in der Mehrzahl der Fälle in der Leiste findet. Immerhin wird eine solche direkte Implantation oft genug vorkommen, darauf weist ja auch schon die von E. Gottschlich als besonders häufig bezeichnete Infizierung der Halsdrüsen bei Kindern hin.

Auf der Ratte leben eine große Reihe von Flöhen, von denen hier als die wichtigsten folgende genannt sein sollen. Pulex cheopis (Loemopsylla cheop., Xenepsylla cheop.), der Rattenfloh der Tropen, in erster Linie Floh der Hausratte Mus rattus. Ceratophyllus fasciatus, der gemeine Rattenfloh auf Mus decumanus. Ctenopsylla musculi, der Mäuse- und Rattenfloh. Ctenocephalus (Pulex) felis und canis, der Katzen- und Hundefloh. Sarcopsylla gallinacea, der Vögelfloh. Pulex irritans, der Menschenfloh.

Gelegentliche Übertragungen können wohl auch durch andere Insekten vorkommen, so durch Fliegen (Yersin, Nuttal), Läuse (Herzog) und Wanzen (Jordansky).

Die aus diesen Forschungen resultierenden Maßnahmen zur Pestbekämpfung kommen zum Ausdruck in der schon erwähnten Anweisung zur Bekämpfung der Pest (festgestellt in der Sitzung des Bundesrats vom 3. Juli 1902) und in der Internationalen Übereinkunft zu Paris betr. Maßregeln gegen die Pest, Cholera und Gelbfieber vom 3. Dezember 1903.

Die Anweisung des Bundesrats deckt sich im großen und ganzen besonders auch in Bezug auf Isolierung mit der Anweisung zur Bekämpfung der Cholera (S. 44). Als abweichend sei der § 3 angeführt.

§ 3. Besondere Aufmerksamkeit ist der Vertilgung von Ratten, Mäusen und sonstigem Ungeziefer zuzuwenden. Es ist namentlich Vorkehrung dafür zu treffen, daß die Ortspolizeibehörde, sobald an einem Orte unter den Ratten (insbesondere in Getreidelagern, Lebensmittelmagazinen und dgl.) ein auffälliges Sterben aus unbekannter Ursache beobachtet wird, von diesem Vorkommnis unverzüglich Kenntnis erhält. Einige tote Ratten sind in möglichst frischem Zustand unter genauer Beobachtung der für die Entnahme und Versendung pestverdächtiger Untersuchungsobjekte ergangenen Anweisung (Anlage 1) sofort denjenigen Stellen zu übersenden, welche von den Landesregierungen mit der bakteriologischen Untersuchung pestverdächtiger Fälle beauftragt sind; die übrigen toten Ratten sind am besten zu verbrennen oder in einer hinreichend tiefen Grube, mit Kalkmilch reichlich übergossen zu verscharren. Die Berührung solcher Ratten mit der Hand ist zu vermeiden. Der Platz, auf welchem sie gefunden wurden, ist zu desinfizieren.

Häuser, in denen an der Pest verendete Ratten gefunden werden, sind zu desinfizieren, soweit dies von dem beamteten Arzte für erforderlich erachtet wird.

Die internationalen Maßnahmen, die, wie schon erwähnt, sich auch auf Cholera beziehen, sind so außerordentlich wichtig und geben ein so treffliches Bild einer systematischen Seuchenbekämpfung, daß mir die Wiedergabe eines sehr ausführlichen Auszuges aus der Pariser Konvention an dieser Stelle wünschenswert erschien.

Titel I.

Allgemeine Bestimmungen.

Kapitel I. Vorschriften, welche von den Vertragsländern nach dem Auftreten von Pest oder von Cholera in ihrem Gebiete zu beobachten sind.

Abschnitt I. Benachrichtigung und weitere Mitteilungen an die anderen Länder.

Art. 1. Jede Regierung muß von dem ersten Auftreten festgestellter Pest- oder Cholerafälle in ihrem Gebiete den übrigen Regierungen sofort Nachricht geben.

Art. 2. Dieser Benachrichtigung sollen beilegen oder sehr bald nachfolgen nähere Auskünfte über:

1. den Ort, wo die Krankheit aufgetreten ist;
2. den Tag ihres Auftretens, ihren Ursprung und ihre Art;
3. die Zahl der festgestellten Krankheitfälle und die der Todesfälle;
4. bei Pest: das Vorhandensein der Pest oder einer ungewöhnlichen Sterblichkeit unter den Ratten oder Mäusen;
5. die infolge dieses ersten Auftretens sofort ergriffenen Maßnahmen.

Abschnitt II. Bedingungen, unter denen ein örtlicher Bezirk als verseucht oder wieder rein anzusehen ist.

Art. 7. Die Benachrichtigung von einem ersten Pest- oder Cholerafalle zieht gegen den örtlichen Bezirk, in dem er sich ereignet hat, noch nicht die Anwendung der in dem nachfolgenden Kapitel II vorgesehenen Maßnahmen nach sich.

Falls aber mehrere nicht eingeschleppte Pestfälle vorgekommen sind oder falls Cholerafälle einen Herd bilden, wird der Bezirk für verseucht erklärt.

Art. 8. Um die Maßregeln ausschließlich auf die betroffenen Gegenden zu beschränken, sollen die Regierungen sie nur für Herkünfte aus den verseuchten Bezirken in Anwendung bringen.

Unter „Bezirk" wird ein Gebietsteil verstanden, welcher in den die Benachrichtigung begleitenden oder ihr nachfolgenden Auskünften genau zu bezeichnen ist, wie z. B. eine Provinz, ein Gouvernement, ein Distrikt, ein Departement, ein Kanton, eine Insel, eine Gemeinde, eine Stadt, ein Stadtteil, ein Dorf, ein Hafen, ein Polder, eine Gruppe von Wohnstätten usw., welches auch immer die Ausdehnung und Bevölkerung dieser Gebietsteile sein mag.

Indessen braucht diese Beschränkung auf den verseuchten Bezirk nur unter der ausdrücklichen Voraussetzung anerkannt zu werden, daß die Regierung des verseuchten Landes die erforderlichen Maßregeln trifft: 1. um die Ausfuhr der unter Nummer 1 und 2 des Art. 12 bezeichneten Gegenstände aus dem verseuchten Bezirke ohne vorherige Desinfektion zu verhüten, und 2. um die Ausbreitung der Seuche zu bekämpfen.

Ist ein Bezirk verseucht, so unterliegen Herkünfte aus diesem Bezirke keiner Einfuhrbeschränkung, wenn sie von dort mindestens fünf Tage vor dem Ausbruch der Seuche ausgeführt worden sind.

Art 9. Damit ein Bezirk nicht mehr als verseucht angesehen wird, bedarf es der amtlichen Feststellung darüber:

1. daß in den auf die Absonderung[1]), den Tod oder die Heilung des letzten Pest- oder Cholerakranken folgenden fünf Tagen weder ein Todesfall noch ein neuer Krankheitsfall infolge von Pest oder Cholera vorgekommen ist;
2. daß alle Desinfektionsmaßregeln angewandt worden sind, und, falls es sich um Pest handelt, daß die Maßregeln gegen die Ratten zur Ausführung gelangt sind.

Kapitel II. Abwehrmaßregeln der anderen Länder gegen die für verseucht erklärten Gebiete.

Abschnitt I. Veröffentlichung der getroffenen Maßregeln.

Art. 10. Die Regierung jedes Landes hat diejenigen Maßregeln sofort zu veröffentlichen, deren Anordnung sie bezüglich der Herkünfte aus einem verseuchten Lande oder örtlichen Bezirke für erforderlich hält.

Abschnitt II. Waren. Desinfektion. Einfuhr und Durchfuhr. Reisegepäck.

Art. 11. Es gibt keine Waren, welche an und für sich fähig sind, die Pest oder die Cholera zu übertragen. Sie werden nur dann gefährlich, wenn sie mit dem Ansteckungsstoffe der Pest oder der Cholera verunreinigt worden sind.

Art. 12. Die Desinfektion kann nur bei solchen Waren und Gegenständen vorgenommen werden, welche die örtliche Gesundheitsbehörde für verseucht erachtet.

Die nachverzeichneten Waren und Gegenstände können jedoch unabhängig von jeder Feststellung, ob sie verseucht oder nicht verseucht sind, der Desinfektion unterworfen oder sogar von der Einfuhr ausgeschlossen werden:

1. Leibwäsche, alte und getragene Kleider (Bekleidungsgegenstände des täglichen Gebrauches), gebrauchtes Bettzeug.

   Werden diese Gegenstände als Reisegepäck oder infolge eines Wohnungswechsels (als Umzugsgut) befördert, so können sie nicht zurückgewiesen werden und unterliegen den Bestimmungen des Art. 19.

   Die von Soldaten und Matrosen hinterlassenen Pakete, welche nach deren Tod in ihre Heimat zurückgesandt werden, werden den unter 1 im ersten Absatz aufgeführten Gegenständen gleichgestellt.
2. Hadern und Lumpen, ausgenommen sind jedoch, wenn es sich um Cholera handelt, zusammengepreßte Lumpen, welche in umschnürten Ballen im Großhandel versendet werden.

   Es dürfen nicht verboten werden: neue Abfälle, welche unmittelbar aus Spinnereien, Webereien, Konfektions- und Bleichanstalten kommen, Kunstwolle (Shoddy) und neue Papierschnitzel.

Art. 13. Die Durchfuhr der unter Nummer 1 und 2 des vorhergehenden Artikels aufgeführten Waren und Gegenstände darf nicht untersagt werden, wenn sie so verpackt sind, daß sie unterwegs nicht berührt werden können.

Ebenso soll die Durchfuhr der Waren und Gegenstände durch einen ver-

---

1) Das Wort „Absonderung" bedeutet: Absonderung des Kranken, der Personen, welche ihn ständig pflegen, und Untersagung der Besuche jeder anderen Person.

seuchten örtlichen Bezirk kein Hindernis für ihre Einfuhr in das Bestimmungsland bilden, sofern die Beförderung so erfolgt ist, daß unterwegs eine Berührung mit den verunreinigten Gegenständen nicht hat stattfinden können.

Art. 14. Auf die unter Nummer 1 und 2 des Art. 12 aufgeführten Waren und Gegenstände finden die Einfuhrverbote dann keine Anwendung, wenn der Behörde des Bestimmungslandes nachgewiesen wird, daß sie mindestens fünf Tage vor dem Ausbruche der Seuche zur Absendung gelangt sind.

Art. 15. Die Entscheidung darüber, in welcher Weise und wo die Desinfektion stattzufinden hat, sowie darüber, welches Verfahren zur sicheren Vernichtung der Ratten anzuwenden ist, steht der Behörde des Bestimmungslandes zu. Dabei muß derart verfahren werden, daß die Gegenstände so wenig als möglich beschädigt werden.

Art. 16. Briefe und Korrespondenzen, Drucksachen, Bücher, Zeitungen, Geschäftspapiere usw. (ausschließlich der Postpakete) unterliegen weder einer Einfuhrbeschränkung noch einer Desinfektion.

Art. 17. Zu Lande oder zu Wasser ankommende Waren dürfen an den Grenzen oder in den Häfen nicht zurückgehalten werden.

Die einzigen Maßnahmen, welche diesen gegenüber vorgeschrieben werden dürfen, sind oben im Art. 12 aufgeführt.

Art. 19. Reisegepäck. — Schmutzige Wäsche, alte und getragene Kleider und Gegenstände, welche zum Reisegepäck oder Mobiliar (Umzugsgut) gehören und aus einem für verseucht erklärten örtlichen Bezirk stammen, werden nur dann desinfiziert, wenn die örtliche Gesundheitsbehörde sie als verseucht erachtet.

Abschnitt III. Maßnahmen in den Häfen und an den Meeresgrenzen.

Art. 20. Einteilung der Schiffe. — Als verseucht gilt das Schiff, welches Pest oder Cholera an Bord hat, oder auf welchem ein oder mehrere Fälle von Pest oder Cholera während der letzten sieben Tage vorgekommen sind.

Als verdächtig gilt das Schiff, auf welchem zur Zeit der Abfahrt oder während der Reise Pest- oder Cholerafälle vorgekommen sind, aber kein neuer Fall während der letzten sieben Tage.

Als rein gilt das Schiff, welches, wenn auch aus einem verseuchten Hafen kommend, weder vor der Abfahrt noch während der Reise, noch zur Zeit der Ankunft einen Todes- oder Krankheitsfall an Pest oder Cholera an Bord gehabt hat.

Art. 21. Pestverseuchte Schiffe unterliegen folgender Behandlung:

1. ärztliche Untersuchung;
2. die Kranken werden sofort ausgeschifft und abgesondert;
3. die übrigen Personen müssen, wenn möglich, ebenfalls ausgeschifft und vom Tage der Ankunft an entweder einer fünf Tage nicht überschreitenden Beobachtung[1]), welcher eine zusätzliche fünftägige Überwachung[2])

---

1) Das Wort „Beobachtung" bedeutet: Absonderung der Reisenden, sei es an Bord eines Schiffes, sei es in einer Gesundheitsstation, bevor sie zum freien Verkehre zugelassen werden.

2) Das Wort „Überwachung" bedeutet: die Reisenden werden nicht abgesondert, sie werden sofort zum freien Verkehre zugelassen, werden aber den Behörden der verschiedenen Orte, wohin sie sich begeben, namhaft gemacht und einer ärztlichen Kontrolle zur Feststellung ihres Gesundheitszustandes unterworfen.

folgen kann, oder nur einer Überwachung, deren Dauer zehn Tage nicht überschreiten darf, unterworfen werden.

Es bleibt der Hafengesundheitsbehörde überlassen, diejenige dieser Maßnahmen zur Anwendung zu bringen, welche ihr nach dem Zeitpunkte des letzten Falles, dem Zustande des Schiffes und den örtlichen Verhältnissen und Umständen am vorteilhaftesten erscheint;

4. die schmutzige Wäsche, die Bekleidungsgegenstände des täglichen Gebrauchs und die Sachen der Schiffsbesatzung[1]) und Reisenden, welche nach Ansicht der Gesundheitsbehörde als verseucht zu erachten sind, werden desinfiziert;

5. die Teile des Schiffes, welche von Pestkranken bewohnt gewesen sind, oder welche nach Ansicht der Gesundheitsbehörde als verseucht zu erachten sind, müssen desinfiziert werden;

5. die Vernichtung der Ratten des Schiffes muß vor oder nach Löschung der Ladung so schnell als möglich, in jedem Falle innerhalb einer Frist von höchstens achtundvierzig Stunden unter Vermeidung von Beschädigungen der Waren, Metallteile und Maschinen erfolgen.

Auf Schiffen in Ballast hat dieses Verfahren sobald als möglich vor der Beladung Anwendung zu finden.

Art. 22. Pestverdächtige Schiffe unterliegen den unter Nummer 1, 4 und 5 des Art. 21 aufgeführten Maßregeln.

Außerdem können die Schiffsbesatzung und die Reisenden auf ihren Gesundheitszustand hin einer höchstens fünftägigen Überwachung vom Tage der Ankunft des Schiffes an unterworfen werden. Während der gleichen Zeit kann das Anlandgehen der Schiffsbesatzung verhindert werden, es sei denn, daß dienstliche Gründe es notwendig machen.

Es empfiehlt sich, die Ratten des Schiffes zu vernichten. Diese Vernichtung ist so schnell als möglich vor oder nach Löschung der Ladung, in jedem Falle innerhalb einer Frist von höchstens achtundvierzig Stunden, unter Vermeidung von Beschädigungen der Waren, Metallteile und Maschinen vorzunehmen.

Auf Schiffen in Ballast hat dieses Verfahren, falls es erforderlich ist, sobald als möglich, jedenfalls vor der Beladung Anwendung zu finden.

Art. 23. Pestreine Schiffe werden sofort zum freien Verkehr zugelassen, wie auch immer ihr Gesundheitspaß lauten mag.

Die einzigen Bestimmungen, welche die Behörden des Ankunftshafens ihnen gegenüber treffen kann, sind folgende:

1. ärztliche Untersuchung;

2. Desinfektion der schmutzigen Wäsche, der Bekleidungsgegenstände des täglichen Gebrauchs und der sonstigen Sachen der Schiffsbesatzung und der Reisenden, jedoch nur in Ausnahmefällen, wenn die Gesundheitsbehörde besondere Gründe zu der Annahme hat, daß diese Gegenstände verseucht sind;

3. ohne daß diese Bestimmung als allgemeine Regel aufgestellt werden soll, kann die Gesundheitsbehörde die aus einem verseuchten Hafen

---

1) Das Wort „Schiffsbesatzung" bezieht sich auf Personen, die zur Schiffsbesatzung oder zum Dienstpersonal an Bord gehören oder gehört haben, einschließlich der Oberkellner, Kellner, Kaffeekocher (cafedji) usw. In diesem Sinne ist das Wort stets zu verstehen, wenn es in dieser Übereinkunft angewendet ist.

kommenden Schiffe einem Verfahren zur Vernichtung der Ratten vor oder nach Löschung der Ladung unterwerfen.

Die Schiffsbesatzung und die Reisenden können einer Überwachung unterworfen werden, welche fünf Tage nicht überschreiten soll und von dem Tage an gerechnet wird, an dem das Schiff den verseuchten Hafen verlassen hat. Ebenso kann während derselben Zeit das Anlandgehen der Schiffsbesatzung verhindert werden, es sei denn, daß dienstliche Gründe das Anlandgehen notwendig machen.

Die zuständige Behörde des Ankunftshafens kann stets von dem Schiffsarzt oder, falls ein solcher nicht vorhanden ist, von dem Kapitän eine Bescheinigung unter Eid darüber verlangen, daß auf dem Schiffe seit der Abfahrt ein Pestfall nicht vorgekommen und daß eine ungewöhnliche Sterblichkeit der Ratten nicht beobachtet worden ist.

Art. 24. Wenn auf einem reinen Schiffe Ratten auf Grund bakteriologischer Untersuchung als Pestratten erkannt worden sind, oder wenn man unter diesen Nagern eine ungewöhnliche Sterblichkeit feststellt, so sind die folgenden Maßregeln zur Anwendung zu bringen:

I. Schiffe mit Pestratten:

    a) ärztliche Untersuchung:

    b) die Ratten sind vor oder nach Löschung der Ladung so schnell als möglich, jedenfalls innerhalb einer Frist von höchstens achtundvierzig Stunden, unter Vermeidung von Beschädigungen der Waren, Metallteile und Maschinen, zu vernichten. Schiffe in Ballast sind diesem Verfahren sobald als möglich zu unterwerfen, jedenfalls vor der Beladung;

    c) die Teile des Schiffes und die Gegenstände, welche die örtliche Gesundheitsbehörde für verseucht erachtet, werden desinfiziert;

    d) die Reisenden und die Schiffsbesatzung können einer Überwachung unterworfen werden, deren Dauer fünf Tage, von dem Tage der Ankunft an gerechnet, nicht übersteigen soll, abgesehen von Ausnahmefällen, in denen die Gesundheitsbehörde die Überwachung auf höchstens zehn Tage verlängern kann.

II. Schiffe, auf denen eine ungewöhnliche Sterblichkeit der Ratten beobachtet worden ist:

    a) ärztliche Untersuchung;

    b) die Untersuchung der Ratten auf Pest ist so bald und so schnell als möglich vorzunehmen;

    c) falls die Vernichtung der Ratten für notwendig erachtet wird, soll sie unter den vorstehend für Schiffe mit Pestratten angegebenen Bedingungen erfolgen;

    d) bis jeder Verdacht beseitigt ist, können die Reisenden und die Schiffsbesatzung einer Überwachung unterworfen werden, deren Dauer 5 Tage, von dem Tage der Ankunft an gerechnet, nicht überschreiten soll, abgesehen von Ausnahmefällen, in denen die Gesundheitsbehörde die Überwachung auf höchstens 10 Tage verlängern kann.

Art. 25. Die Hafengesundheitsbehörde erteilt dem Kapitän, dem Schiffseigner oder seinem Agenten auf Verlangen eine Bescheinigung darüber, daß die Maßnahmen zur Vernichtung der Ratten durchgeführt worden sind, wobei die Gründe anzugeben sind, aus denen diese Maßnahmen Anwendung gefunden haben.

Art. 32. Schiffe verseuchter Herkunft, welche desinfiziert und in ausreichender Weise den gesundheitspolizeilichen Maßnahmen unterworfen worden sind, unterliegen bei ihrer Ankunft in einem neuem Hafen diesen Maßnahmen nicht wieder, vorausgesetzt, daß seit Ausführung der Desinfektion ein neuer Fall nicht vorgekommen ist, und daß sie einen verseuchten Hafen nicht angelaufen haben.

Falls ein Schiff lediglich Reisende und ihr Gepäck oder die Post ausschifft, ohne mit dem festen Land in Verbindung gewesen zu sein, wird es so angesehen, als ob es den Hafen nicht berührt hätte.

Art. 35. Unbeschadet des Rechtes der Regierungen, sich wegen Einrichtung gemeinsamer Sanitätsstationen ins Einvernehmen zu setzen, muß jedes Land wenigstens einen Hafen an der Küste jedes seiner Meere mit ausreichender Einrichtung und Ausrüstung versehen, um Schiffe, ohne Rücksicht auf ihren Gesundheitszustand, aufnehmen zu können.

In jedem Lande müssen die Häfen, die für Herkünfte aus pest- oder choleraverseuchten Häfen offen sind, derart ausgerüstet sein, daß die reinen Schiffe dort den vorgeschriebenen Maßregeln gleich nach ihrer Ankunft unterworfen werden können und zu diesem Zwecke nicht in einen anderen Hafen geschickt zu werden brauchen.

Die Regierungen werden die Häfen bekanntgeben, die bei ihnen für Herkünfte aus pest- oder choleraverseuchten Häfen offen sind.

Zu diesen Vorschriften möchte ich noch einiges hinzufügen.

Die Erkennung der ersten Pestfälle ist oft sehr schwierig, wie es sich auch bei den schon erwähnten jüngsten Hamburger Pestfällen gezeigt hat. Es ist oft beobachtet, daß die ersten Fälle, auch einer Epidemie, durchaus nicht unter dem klassischen Bild, sondern häufig unter dem der Pestis minor, Drüsenschwellungen ohne schwere Allgemeininfektion, verlaufen.

Die Untersuchung der toten und gefangenen Ratten ist nicht ausreichend, um sich ein Bild von der Verbreitung des Pestkeims zu machen. Unbedingt ist auch die Untersuchung der Flöhe nötig und nicht nur die von Flöhen, die von Rattenkadavern abgelesen werden. Es ist zum Fang der Flöhe die Methode der indischen Kommission, Aussetzen von Meerschweinchen an Orten, wo Pestbazillen vermutet werden, die dann als lebende Flohfallen dienen, anzuwenden.

Nach dieser Methode hatte Kitasato in Kobe systematisch gearbeitet. Er hatte vom Februar 1909 bis Juni 1910 in Pesthäusern, desinfizierten Häusern, pestfreien Häusern der Umgebung von Pesthäusern, Schiffen und Lagerhäusern, die Säcke, Stroh usw. enthielten, im ganzen 3376 Meerschweinchen aussetzen und herumlaufen lassen. Von diesen Tieren wurden dann 1411 Flöhe, bis auf 27 alles Rattenflöhe, abgelesen, von denen sich 215 als infiziert erwiesen.

Nur dieser Meerschweinchenversuch kann uns ein Bild von der Verbreitung des Pestkeims geben, und nur diese Kenntnis kann eine rationelle Prophylaxe durchführen lassen.

Die Desinfektion der Häuser ist ungenügend, wenn nicht gleichzeitig das Ungeziefer vernichtet wird, dies bewiesen die Versuche Kitasatos in solchen desinfizierten Häusern, in denen reichlich Pestflöhe gefangen werden konnten. Im übrigen sind stets ganze Quartiere und nicht nur einzelne Häuser zu desinfizieren und zu reinigen. Nach japanischem Muster sind so gereinigte Quartiere, Lagerhäuser usw. durch Umwallung mit Zinkblech vor Ratteneinwanderung zu schützen.

Die Vertilgung der Ratten ist am notwendigsten. Im allgemeinen ist sicher Pulex cheopis, der Floh der warmen Länder und der Hausratte, am gefährlichsten. Dieser wird aber auch bei uns in Häfen gefangen, z. B. Hamburg (Fromme). Es ist wohl sicher etwas an der Annahme daran, daß die heutige bis zum gewissen Grade anscheinend vorhandene Pestimmunität Europas damit zusammenhängt, daß die Wanderratte bei uns die Hausratte verdrängt hat, aber wenn auch beide Rattenarten sich oft als heftige Antagonisten erwiesen haben, so ist dies doch nicht so allgemein gültig, so lebt z. B. in Japan eine Kreuzung beider Rassen. Für die Rattenvertilgung leistet die alte Phosphorlatwerge immer noch das meiste, vor allem mehr als die bazillären Rattenvertilgungsmittel. Auch das Aussetzen mäßiger Fangprämien kann versucht werden, wenn nur gleichzeitig dafür Vorsorge getroffen wird, daß nun nicht ein schwunghafter Handel mit Ratten aufkommt. Ganz besonders wird auch die Katze zur Rattenbekämpfung empfohlen, wenn sich diese auch mal gelegentlich, aber jedenfalls sehr selten, selbst infiziert.

Buchanan, der in erster Linie, aber auch ebenso die Japaner, für das Halten von Katzen eintritt, fand, daß in allen Dörfern und Stadtgegenden, in denen Katzen in größerer Zahl gehalten wurden, keine oder doch nur vereinzelte Pestfälle vorkamen. Dies ist besonders wichtig für Indien, wo ein großer Teil der Bevölkerung aus religiösen Gründen (Seelenwanderung) Ratten nicht tötet. 80 % aller Inder dürfen aber Katzen halten.

Die Vertilgung der Ratten in Schiffen gelingt leicht durch Einleiten des Generatorgases, das in dem Apparat von Nocht und Giemsa erzeugt wird, und das aus CO_2, CO und Stickstoff besteht, oder durch das Claytongas, das im Claytonapparat bei Verbrennen von Schwefel im Sauerstoff der Luft bei hohen Temperaturen entsteht, und das aus einem Gemisch von Schwefeloxyd und anderen Oxydationsstoffen des Schwefels besteht. Zur Abtötung des Ungeziefers schlug Giemsa vor, Tetrachlorkohlenstoff diesen Gasen hinzuzufügen.

Eine **Schutzimpfung** gegen Pest ist bei der geschilderten Sachlage von außerordentlicher Wichtigkeit, sie kann auf zwei Wegen erzielt werden, nämlich durch passive Immunisierung mit Serum oder durch aktive, in analoger Weise wie bei der Typhus- und Choleraschutzimpfung, durch Injektion von abgetöteten bzw. völlig abgeschwächten lebenden Kulturen oder durch Einspritzung von „Pesttoxinen".

Was zunächst die Schutzimpfung auf dem Wege der passiven Immunisierung anbetrifft, so hat eine solche den Vorteil, daß der

Schutzgeimpfte sofort nach der Serumeinspritzung immun ist, aber dieser Schutz ist selbstverständlich nur ein passagerer und erstreckt sich nach den Angaben der Herstellungsstätten der Sera auf 2 Wochen. Die Versuche von Martini haben aber gezeigt, daß gegen Inhalationsinfektion der Ratten sich ein solcher Schutz nur auf 5—8 Tage erstreckt, so daß Martini der Ansicht ist, daß der Mensch nur sicher in den ersten zwei Tagen geschützt ist. Wenn es sich darum handelt, sofort Immunität hervorzurufen, und es nicht auf die Erzielung eines länger anhaltenden Schutzes ankommt, so wird diese Behandlung sich immerhin als zweckmäßig empfehlen.

Für die Durchimpfung größerer Volksmassen, bei welchen man einen länger anhaltenden Impfschutz erreichen will, kann ausschließlich eine aktive Immunisierung durch Injektion von Pestbazillen oder Pestgift in Frage kommen, die eventuell, wie wir noch besprechen werden, mit der passiven kombiniert werden kann. Haffkine ist es, der als erster eine Schutzimpfungsmethode ausgearbeitet und in großem Maßstab in Indien durchgeführt hat. Das Wesen der Haffkineschen Schutzimpfung besteht darin, daß den Impflingen abgetötete Pestbouillonkulturen, in welchen sich möglichst viel Pestbazillenleiber befinden, subkutan injiziert werden.

Haffkine stellt den Impfstoff in folgender Weise dar: Bouillonkolben, deren Oberfläche mit Butterfett übergossen ist, werden mit Pestbazillen geimpft, dieselben wachsen an der Oberfläche vom Fett ausgehend, stalaktitenartige Fortsätze nach unten sendend. 1 Monat lang läßt Haffkine die Kulturen wachsen, sie in dieser Zeit etwa 6mal durchschüttelnd, so daß die Baterienmassen jedesmal zu Boden fallen. Nach dieser Zeit werden die Kolben auf Reinheit geprüft und, falls sie rein befunden, durch einstündiges Erhitzen auf 65° im Wasserbade abgetötet. Hat die Untersuchung Sterilität ergeben, so wird die Kulturflüssigkeit gut durchgeschüttelt und in kleine Fläschchen abgefüllt. Vor der Impfung müssen die Fläschchen wieder gut geschüttelt werden. Es erhalten Männer 3—3$^{1}/_{2}$ ccm, Frauen 2 bis 2$^{1}/_{2}$ ccm, Kinder über 10 Jahre 1 ccm und jüngere Kinder 0,1—0,5 ccm subkutan injiziert. Wenige Stunden nach der Impfung stellt sich ein Temperaturanstieg bis 39° ein. Die Impfstelle ist geschwollen und gerötet und ein allgemeines schweres Krankheitsgefühl vorhanden. Nach 24 Stunden besteht wieder Wohlbefinden.

Daß durch eine einmalige Impfung mit dem Haffkineschen Impfstoff Impfschutz erzielt werden kann, ist unzweifelhaft, aber keineswegs ist das Eintreten desselben in allen Fällen sicher. Haffkine selbst ist sogar der Ansicht, daß bei vielen Geimpften zwar kein völliger Schutz besteht, aber doch ein relativer, so daß bei solchen Pesterkrankungen äußerst günstig und auffallend leicht verlaufen. Man impft dann auch im allgemeinen jetzt zwei- und dreimal. Der Impfschutz selbst soll nach den Angaben Haffkines schon nach 24 Stunden eingetreten sein. Die Zweckmäßigkeit und die verhältnismäßig guten Erfolge der Impfung sind denn auch von allen Seiten, so auch von der Deutschen Pestkommission anerkannt.

An drei besonders prägnanten Beispielen sei es versucht, die Erfolge der Haffkineschen Schutzimpfung vor Augen zu führen.

Die untenstehende Tabelle über den Verlauf der Pest im Gefängnis Byculla spricht auf das deutlichste für die Erfolge der Inokulation. Die am Tage der Schutzimpfung erkrankten 3 Personen konnten natürlich nicht mehr von der Impfung Nutzen haben. Auch bei der am 31. Januar erkrankten Person ist es sicher, daß sie schon am Tage der Impfung infiziert gewesen sein mußte, so daß einzig und allein die Pesterkrankung am 6. Februar sich als ein Mißerfolg der Schutzimpfung darstellt.

Beachtenswert erscheint es mir, daß die 3 gleich nach der Impfung Erkrankten starben, was der sonst vorhandenen Morbidität bei Ungeimpften nicht entspricht. Ich möchte annehmen, daß hier die bei der Typhusschutzimpfung (S. 102) besprochene negative Phase zum Ausdruck kommt, in der die normale Widerstandsfähigkeit durch den schädigenden Einfluß der injizierten Substanzen herabgesetzt ist.

Tabelle XII.

Resultate der Pestschutzimpfung Haffkines im Byculla-Gefängnis zu Bombay.

Datum	Ungeimpfte		Geimpfte	
	Fälle	Tod	Fälle	Tod
23.—29. Januar 1897	9	5	—	—
30. Jan. 1887 Tag der Impfung — Vormittag vor Impfung	6	3	—	—
30. Jan. 1887 Tag der Impfung — Nachmittag nach Impfung	—	—	3	3
31. Januar 1897	2	1	1	—
1. Februar 1897	1	1	—	—
2. Februar 1897	1	1	—	—
3. Februar 1897	--	—	—	—
4. Februar 1897	1	1	—	—
5. Februar 1897	2	1	—	—
6. Februar 1897	5	1	1	—
Summe . .	12	6	2	—
	von 173 Ungeimpften		von 148 Geimpften	

In demselben Jahr wurden in der portugiesisch-indischen Kolonie Damaun im großen (4820 Personen) Schutzimpfungen ausgeführt. Der Verlauf der Pest in 62 Familien, bei denen man wohl dieselben Infektionsbedingungen voraussetzen kann, da die Pest aus den oben dargelegten Gründen eine Hauskrankheit ist, sprechen einwandsfrei für die Bedeutung der Haffkineschen Schutzimpfung.

Tabelle XIII.

Pest in Damaun (Familien) 1897.

	Zahl	Erkrankungen		Todesfälle		
		Zahl	in Proz.	Zahl	in Proz.	Sterblichkeitsproz. der an Pest Erkrankt.
Nichtgeimpfte. .	123	55	44,7	38	30,9	69,0
Geimpfte	255	50	19,6	20	7,8	40,0

Entnommen aus: Dieudonné und Otto, Die Pest in Kolle-Wassermanns Hb. 1912.

Der ausgezeichneten Monographie von Netter über die Pest sei dann noch die graphische Darstellung des Pestverlaufes von Hubli entnommen. Von einer Einwohnerzahl von 51 427 waren 38 712 schutzgeimpft worden, die Zahl ist also eine so große, daß eine Schutzimpfung aller Bevölkerungsklassen angenommen werden kann. Trotzdem die Zahl der Ungeimpften gegen die der Geimpften vom August ab nur noch verschwindend ist, so ist doch die absolute Zahl der Pestfälle unter den ersteren 7—8mal größer, als bei den Geimpften (vgl. Tafel).

Die große Bedeutung der Pestschutzimpfung ist aber nicht nur im Sinken der Morbidität zu sehen, sondern auch im Sinken der Mortalität bei trotz der Schutzimpfung akquirierter Pest im Vergleich zur Mortalität bei Ungeimpften. Zeigte dies schon im Kleinen Tabelle XIII, so mögen die größeren, Dieudonné entnommenen Statistiken dies erhärten.

Tabelle XIV.

Todesfälle bei Geimpften und Nichtgeimpften in 7 Pestspitälern.

Spital	Ein- und zweimal geimpfte Patienten			Nichtgeimpfte Patienten			Verhältnisse der Sterblichk. unter d. Nichtgeimpft. zu der unter den Geimpften
	Zugegangen	Gestorben	Mortal. d. Zugegang. in Proz.	Zugegangen	Gestorben	Mortal. d. Zugegang. in Proz.	
Dharware	104	30	29,0	653	404	62	2,1 : 1
Gadag	107	56	57,2	184	130	70	2,3 : 1
Bangalore, Stadt	57	31	54,4	2074	1391	67	1,2 : 1
Bangalore, Nordspital . . .	87	24	27,6	853	572	67	2,8 : 1
Bangalore, Südspital	41	12	29,3	727	450	62	2,1 : 1
Bangalore (Militärspital) . .	121	80	66,0	69	59	78	1,2 : 1
Mysore, Stadt	26	9	34,0	180	92	51	1,5 : 1
Summe . .	543	242	44,56	4740	3098	65,36	

Gegen die Haffkinesche Methode hat nun R. Pfeifer gewisse Einwände erhoben. Es scheint zunächst absolut sicher zu sein, daß für die Immunisierung mit abgetöteten Kulturen ausschließlich die Bazillenleiber in Betracht kommen, und dann ist es ganz sicher, daß nur die Injektion von virulenten Kulturen Immunität hervorruft. Pfeiffer schiebt nun Mißerfolge der Haffkineschen Impfung darauf, daß sich in den Bouillonkulturen nach Haffkines eigener Angabe die Pestbazillen in ihrer Virulenz abschwächen. Wahrscheinlich tritt dies auch nicht einmal gleichmäßig ein, so daß neben Impfstoffen, die aus noch virulenten Kulturen dargestellt sind, solche laufen, die von unvirulentem Material ihren Ausgang genommen haben. Calmette und Salimbeni schlossen sich im großen und ganzen diesen Einwänden an, brachten dann noch das damals gerade grassierende Schreckgespenst der negativen Phase, das heißt des Schwindens auch der natürlichen Schutzkräfte des Serums in den ersten Tagen nach der Impfung, zur Sprache, einen Einwand, den dann Bannermann aus der Praxis heraus widerlegen konnte.

R. Pfeiffer konstruierte nun einen Impfstoff aus abgetöteten virulenten Pestagarkulturen nach dem Vorgehen bei der Impfstoffdarstellung bei Cholera.

Die Pestbazillen werden nach R. Pfeiffer auf schrägem, recht festem Agar in sehr weiten Reagenzröhrchen gezüchtet. Nach 24stündigem Wachstum werden die Kulturen mit Bouillon oder Kochsalzlösung abgeschwemmt und mit dem Platindraht abgekratzt. Die Abschwemmung kommt in einen Schüttelapparat, der sich in einem Wärmeschrank von 65° befindet. Nach zwei Stunden sind dann sicher alle Pestbazillen abgetötet. Das ständige Schütteln ist notwendig, da sonst nicht mit Sicherheit auf die Abtötung aller Pestbazillen, die zum Teil in dicken Klumpen zusammenhängen, gerechnet werden kann. Der Inhalt eines solchen Röhrchens, dessen Sterilität durch das Tierexperiment festgestellt ist, wird von Pfeiffer auf einmal injiziert, die Reaktionen der Geimpften sind sehr stark, und das Fieber hält häufig mehrere Tage an. Der dadurch erzielte Impfschutz ist jedenfalls noch ein größerer, als bei der Haffkineschen Impfung. Der Inhalt eines solchen Röhrchens entspricht, wenn man den Trübungsgrad der verschiedenen Impfstoffe als Index für die Menge der aufgeschwemmten Bakterienleiber annimmt, nach den Angaben Kolles 80—100 ccm des Haffkineschen Impfstoffes.

Mit einem Impfstoff, der nach diesem Verfahren dargestellt ist, sind in Japan zahlreiche Schutzimpfungen ausgeführt worden.

Das Institut für Infektionskrankheiten in Tokyo stellt seinen Impfstoff in folgender Weise her. 48stündige bei 32° kultivierte Agarkulturen werden emulsioniert und sterilisiert. Es enthält jedes Kubikzentimeter 6 mg abgetöteter Bazillen. Es wird zweimal injiziert, erst 1 ccm, dann nach 8 Tagen 2 ccm. Schutzimpfungen sind bei Tausenden Personen damit gemacht worden. Der Erfolg soll ein sehr guter sein. So berichtet z. B. Kitasato über die Schutzimpfungen in Yuasa wie folgt:

„Die Stadt Yuasa hat etwa 9700 Einwohner. Im Juni 1906 brach dort die Pest aus und wollte trotz aller getroffenen Vorsichtsmaßregeln doch nicht verschwinden. Im Juli kamen 13, im August 23, im September 18 und im Oktober 48 Pestfälle vor. Die Schutzimpfungen begannen im August und von diesem Monat ab bis zum Dezember 1906 wurden 6492 Personen, also fast die ganze Bevölkerung mit Ausnahme der Kranken, Greise und Kinder, geimpft. 5587 Personen wurden zweimal geimpft. Nach Vornahme dieser Impfungen nahm die Krankheit schnell ab. Keiner von denen, die zweimal geimpft worden waren, erkrankte, und von den einmal geimpften Personen erkrankten nur zwei."

Ein solcher Impfstoff wird vom Sächsischen Serumwerk-Dresden hergestellt.

Als sehr wichtig und aussichtsreich ist dann die Schutzimpfung mit lebenden Pesterregern zu erwähnen. Wohl als erster Hata, dann Albrecht und Ghon zeigten, daß mit abgeschwächten Erregern Tiere immunisiert werden können. Durch die Arbeiten von Kolle, Otto und Hetsch ist die Frage der Abschwächung und Immunisierung mit abgeschwächten Kulturen endgültig gelöst worden. Es gelingt durch Züchten von Kulturen in Nährböden, die 0,5—5 % Alkohol enthalten, bei einer Temperatur von 41—43° Stämme zu gewinnen, die für Menschen und Affen selbst in Dosen von 1—2 Agarröhrchen absolut harmlos sind. Mit einer solchen maximal abgeschwächten Kultur impfte Strong in Manila Menschen. Mit $\frac{1}{1000}$ Öse anfangend, stieg er bis auf 1 Agarkultur lebender Bazillen. Es stellten sich dann die üblichen lokalen und allgemeinen Reaktionen ein, aber jede Schädigung blieb bei Anwendung wirklich unvirulenter Kulturen aus.

In der Praxis sind Versuche noch nicht gemacht worden. Es ist ja auch erklärlich, daß man eine gewisse Scheu gegen diese Methode hat, denn ein Versehen, und ein solches ist, wie der Kenner weiß, schon einmal im fernen Osten vorgekommen, bedeutet für den Impfling meist den Tod. Wenn nun auch das Haffkinesche und das Pfeiffersche Verfahren recht guten Erfolg bei der Bubonenpest geben, so scheint doch nach der Ansicht der internationalen Pestkonferenz in Mukden 1911 der Schutz gegen die Lungenpest noch recht unsicher zu sein, und hier ist wohl diese Methode am Platz, denn daß sich durch die Schutzimpfung mit lebenden avirulenten Kulturen viel mehr im Experiment erreichen läßt wie durch alle anderen Methoden, zeigten schon Kolle und Otto. Der leider so früh verstorbene Shibayama hatte nun im Anschluß an die Mukdener Konferenz die Frage noch einmal bei Meerschweinchen studiert, bei denen er Pestpneumonien mit virulentesten Kulturen erzeugte, und kam zu dem Schluß, daß die Impfung mit abgeschwächten lebenden Kulturen, kombiniert mit Pestserum oder Vorimpfung mit abgetöteten Kulturen, den höchsten Grad von Schutz verleiht.

„The highest degree of immunity can be safely conferred on animals by the inoculation with the attenuated plague bacilli combined with the serum. If no serum can be obtainable, the preliminary inoculation with the killed bacilli from the agar might do as well."

Ein ferneres Präparat für die Pestschutzimpfung stellt der schon besprochene, von Lustig dargestellte Impfstoff (s. S. 155), den er zur Serumgewinnung benutzt, dar.

Lustig und Galeotti geben an, daß 5 mg der aktiven Substanz genügen, um beim Menschen Immunität hervorzurufen. Die Beschwerden der Impfung sollen minimal sein, für 48 Stunden besteht Brennen und leichtes Ödem an der Impfstelle. Die Temperatur ist anfangs subnormal, dann subfebril. Kolle und Otto fanden sehr geringen, Shibayama bei seiner Methode schwerster Infektion gar keinen Impfschutz.

Dann wäre noch das Impfverfahren von Terni und Bandi zu erwähnen. Dieselben benutzen das bei 50⁰ fraktioniert sterilisierte und mit 0,5 % Karbol, Kochsalz usw. versetzte Peritonealexsudat von intraperitoneal mit Pest infizierten Meerschweinchen.

Nach ihrer Anschauung soll diese Lymphe imstande sein, schon nach 8 bis 10 Stunden Immunität hervorzurufen, und diese Autoren wollen angeblich nach dieser Zeit bereits bakterizide Kräfte im Serum der Geimpften nachgewiesen haben. Das Ternische Verfahren scheint bisher nur in der brasilianischen Pestepidemie 1899—1901 angewandt worden zu sein. Nach den Mitteilungen von Havelburg soll es sich bewährt haben, ohne daß nach dem Ausfall der Impfung bei einer so milden Epidemie ein sicheres Urteil gefällt werden kann. Nicht unterlassen will ich aber zu bemerken, daß Terni und Bandi in einer Anmerkung ihrer Arbeit hinzufügen, sie hätten für Brasilien dem Impfstoff noch Pestbazillen teils aus Bouillon, teils aus Agarkulturen hinzugefügt.

Im Grunde identisch mit diesem Impfstoff ist das von Hueppe und Kikuchi empfohlene Impfverfahren. Diese gewinnen aus dem Peritonealexsudat an Pest erlegener Meerschweinchen nach Bails Vorgang Aggressin und konnten mit zweimaliger Vorbehandlung Mäuse gegen Pestinfektion schützen. Der Name hat gewechselt, aber die Sache selbst dürfte doch wohl unverändert sein.

Dann sind Simultanimpfungen empfohlen worden, indem man Serum mit Impfstoff von Lustig und Galeotti oder abgetöteten Kulturen mischte oder diese der Seruminjektion folgen ließ. So gab Shiga Serum und abgetötete Kulturen gemischt als erste Injektion und impfte dann nach einigen Tagen mit abgetöteten Bazillen allein, Shibayama empfahl, wie wir gesehen hatten, Serum und lebende abgeschwächte Kulturen. Erfahrungen über diese Methoden, wenigstens im größeren Maßstab, liegen nicht vor.

Fassen wir zusammen, so muß man sagen, daß wir heutzutage ganz sicher mit verschiedenen Methoden der Schutzimpfung recht be-

friedigende Erfolge bei der Pestbekämpfung oder, besser gesagt, beim
Pestschutz haben. In verseuchten Gebieten ist eine allgemeine Schutzimpfung dringend wünschenswert, an Bord von Schiffen, in Krankenhäusern, sowohl bei Ärzten wie Pflegern, und bei Truppen ist sie
sogar notwendig.

Für die eigentliche Bekämpfung und Verhütung der
Seuche wird man sich immer in erster Linie an hygienische
Maßnahmen zu halten haben und dabei nur die Schutz-
impfung als ein wertvolles Hilfsmittel mit heranziehen. Die
Mißachtung, die Haffkine und viele seiner Anhänger in zu großer
Einseitigkeit der hygienischen Prophylaxe entgegenbringen, alles Heil
von der Schutzimpfung erwartend, kann nicht scharf genug zurück-
gewiesen werden, wie dies in treffender Weise von Bitter geschehen ist.

Wenn in Indien seit 1896 die Pest wütet und alljährlich nahezu
eine halbe Million Menschen dahinrafft, und wenn ständig die übrige
Welt von dort mit der Pest bedroht wird, so trägt die Schuld daran
sicher die zum großen Teil allerdings in den Verhältnissen begründete
Unmöglichkeit, eine rationelle Pestprophylaxe, auf hygienischer Erkenntnis aufgebaut, durchzuführen.

Wie glänzend sich die Kombination beider Prinzipien bewährt,
hat in vielen Beispielen Japan gezeigt, das noch immer mit seiner
Pest fertig geworden ist, trotzdem dort die Lebens- und Wohnver-
hältnisse an und für sich gewiß einen guten Boden für die Pest
abgeben.

Daß es aber unter Umständen gelingt, auch ohne Schutzimpfung
selbst unter schwierigen Verhältnissen auszukommen, zeigte Bitter
bei der Unterdrückung der 1899 in Alexandrien eingeschleppten Pest.

Literatur.

Abel, Zbl. f. Bakt. 21. 1896. — Amman, Zbl. f. Bakt. 69. 1913. —
Aufzeichnungen über die am 19.—20. X. 1899 im Kais. Ges.A. abgehaltene
Besprechung der Pestfrage. Zbl. f. Bakt. 26. 1899. — Bannermann, Zbl. f.
Bakt. 29. 1901. — Buchanan, Brit. med. journ. 1908 u. 1910. — Bitter,
Zschr. f. Hyg. 30. 1899. — Calmette, X. Congrès international d'hygiène et
de démographie (Paris 1900). — Calvert, Zbl. f. Bakt. 33. 1903. — Carius,
Lancet. 1901. — Choksey, Ref. M.m.W. 1901. — Dieudonné, M.m.W.
1898. — Derselbe und Otto, Pest in Kolle-Wassermann. Hb. d. pathog.
Mikroorganismen (2). 1912. — Ficker, Zschr. f. Hyg. 29. 1898. — Fromme,
Zbl. f. Bakt. 52. 1909. — Gaffky, R., Pfeiffer, Sticker und Dieudonné,
Arbeit. a. d. Kais. Ges.A. 16. 1899. — Galeotti und Polverini, Ref. Baum-
gartens Jber. 1898. — Gauthier und Raybaud, Compt. rend. soc. biol. 54.

1902. — Gosio, Hyg. Rdsch. 1897. — Gotschlich, E., Zschr. f. Hyg. 35. 1900. — Derselbe, Nachtr. z. allg. Morph. u. Biol. d. Bakt. in Kolle-Wassermann Hb. d. pathog. Mikroorganismen (1). 2. Erg.-Bd. S. 50. 1909. — Haffkine, Indian med. Gazette. 1897; Brit. med. journ. 1899. — Hankin, Ref. Baumgartens Jber. 1897; Ann. Past. 11. 1898. — Derselbe, Journ. of hyg. 5; Ref. Zbl. f. Bakt. 36. 1905. — Derselbe und Lenmann, Zbl. f. Bakt. 22. 1897. — Hata, Ref. Ebendas. 33. 1903. — Havelburg, B.kl.W. 1901. — Hetsch und Otto, Klin. Jb. 11. 1903. — Hueppe und Kikuchi, Zbl. f. Bakt. 39. 1905. — Hunter, Lancet. 1905. — Jatta e Maggiora, Vaccinazioni e sieroprofilassi nell' infezion pestosa. Roma 1904. — Jordansky, Ann. Past. 1908. — Kasansky, Zbl. f. Bakt. 25. 1897. — Kister, Zbl. f. Bakt. 41. 1906. — Derselbe und Schumacher, Zschr. f. Hyg. 51. 1905. — Kitasato, The Philippine journ. of science. 1. 1906. — Derselbe, Kaiserl. Japan. Institut f. Infektionskrankh. zu Tokyo. 1911. — Derselbe, B.kl.W. 1913. — Kitasato, Takaki, Shiga, Moriya, Die Pestepidemie in Kobe und Osaka. Tokio 1900. — Klein, E., Zbl. f. Bakt. 25. 1899. — Klein, Lancet. 1901. — Koch, R., D.m.W. 1898. — Koch, R., v. Behring, R. Pfeiffer, Kolle, Martini, Bericht über die Wertbestimmung des Pestserums. Klin. Jb. 9. 1902. — Kolle, S.-A. aus D. Klin. 1901. Zsch. f. Hyg. 36. — Derselbe, Zschr. f. ärztl. Fortbild. 1905. — Derselbe, Arch. f. Schiffs- u. Trop.-Hyg. 1905. — Derselbe und Otto, Zschr. f. Hyg. 40. 1902. 45. 1903. — Dieselben, D.m.W. 1903. — Kolle-Hetsch, Experimentelle Bakteriologie. Berlin-Wien 1911. — Kolle, Hetsch, Otto, Zschr. f. Hyg. 48. 1904. — Kolle und Strong, D.m.W. 1906. — Kossel, Hyg. Rdsch. 1901. — Derselbe und Nocht, Arbeit. a. d. Kais. Ges.A. 18. 1901. — Derselbe und Overbeck, Ebendas. 18. 1901. — Lustig und Galeotti, D.m.W. 1897; M.m.W. 1901. — Maaßen, Arbeit. a. d. Kais. Ges.A. 29. 1903. — Mallannah, Zbl. f. Bakt. 42. 1906. — Mc. Coy, Journ. of hyg. 10. 1910; Ref. Zbl. f. Bakt. 48. 1911. — Markl, Zbl. f. Bakt. 29. 1901. — Derselbe, W.m.W. 1900; Zschr. f. Hyg. 39. 1901. — Martini, Klin. Jb. 10. 1902. — Matsuo, Zbl. f. Bakt. 65. 1912. — Mitteilungen der Deutschen Pestkommission. D.m.W. 1897. — Netter, La Peste et son microbe. Paris 1900. — Nocht, Arch. f. Trop.-Hyg. 1. 1897. — Derselbe und Giemsa, Arbeit. a. d. Kais. Ges.A. 20. 1903. — Nuttal, Zbl. f. Bakt. 22. 1896. — Derselbe, Zbl. f. Bakt. Ref. 41. 1908. — Otto, Festschr. f. R. Koch. Jena 1903. — Polverini, M.m.W. 1903. — Rosenfeld, Zbl. f. Bakt. 30. 1901. — Schottelius, Hyg. Rdsch. 1901. — Schultz, N. K., Zbl. f. Bakt. 29. 1901. — Schurupow, Ref. M.m.W. 1911. — Shibayama, Zbl. f. Bakt. 68. 1913. — Simond, Ann. Past. 1898. — Stata, Arch. f. Hyg. 39. 1901. — Terni und Bandi, Ebendas. 1900. — Thompson, Ref. D.m.W. 1901. — Uriarte, Compt. rend. de la soc. de biol. 1904. — Vagedes, Arbeit. a. d. Kais. Ges.A. 17. 1900. — Weichselbaum, Albrecht und Ghon, W.kl.W. 1899. — Wiener, W.kl.W. 1911. — Wilm, Hyg. Rdsch. 1897. — Yersin, Ann. Past. 1894 u. 1897. — Derselbe, Calmette und Borrel, Ibidem. 1895. — Yokoté, Zbl. f. Bakt. 23. 1898. — Zlatogoroff, Zbl. f. Bakt. 37. 1905. — Zupitza, Zschr. f. Hyg. 32. 1899.

VII. Kapitel.

Tuberkulose.

Zu den größten intellektuellen Taten Robert Kochs gehört die Züchtung des **Tuberkelbazillus.** Die parasitäre Natur der Tuberkulose war schon lange geahnt, und vor allen durch Villemin, Cohnheim und Salomonsen und andere experimentell festgestellt. Aber das infizierende Agens zu finden oder gar zu züchten, war bis dahin nicht gelungen. Koch gelang es nun, als Erreger der tuberkulösen Erkrankungen mit Sicherheit den Tuberkelbazillus festzustellen, ein Stäbchen, welches ganz besondere tinktorielle und kulturelle Eigenschaften besitzt, die einerseits den Nachweis und die Kultur desselben ohne ganz neue Methoden nicht gelingen ließen, aber es andererseits dadurch auch von den meisten anderen Bakterien wohl differenzieren lassen. Gleichzeitig mit Koch, und unabhängig, konnte auch Baumgarten bei seinen pathologisch-anatomischen Studien über die Tuberkulose den Nachweis führen, daß die anatomischen Befunde unbedingt den von Koch gezüchteten Tuberkelbazillus als den alleinigen Erreger der Tuberkulose anerkennen lassen müssen, und daß die Meinung völlig unhaltbar sei, daß es auch Tuberkulose ohne Tuberkelbazillen gäbe.

Die Tuberkelbazillen sind schlanke, unbewegliche Stäbchen, die besonders im Sputum von verschiedener Länge und Dicke erscheinen. Häufig sind manche Exemplare gebogen und an einem Ende gelegentlich etwas angeschwollen. Sehr gewöhnlich trifft man Bazillen, die sich nicht vollständig färben, sondern bei denen zwischen gefärbten Körnchen helle Lücken bleiben, und welche so das Aussehen von Perlschnüren gewinnen. Bei Gram (Muchfärbung) sind sie fast ausnahmslos so in Körnchen aufgelöst, die vielleicht mit den Spenglerschen „Splittern“ identisch sind. Gelegentlich sind im Sputum, im Tierexperiment und in Kulturen Andeutungen von Fadenbildung und Verzweigung zur Beobachtung gekommen. Es ist aber nicht richtig und wird von botanischer Seite, so z. B. von Fischer, aufs entschiedenste bestritten, daß aus diesem Grunde die Tuberkelbazillen den Pilzen zuzurechnen wären. In solcher gelegentlichen Faden- und Zweigbildung erblickt z. B. auch A. Meyer nichts weiter als die Reproduktion der von ihren Vorfahren ererbten Fähigkeit, Verzweigungen bilden zu können.

Die Tuberkelbazillen färben sich mit allen Bakterienfarben, allerdings bei dem gewöhnlichen Färbungsverfahren verhältnismäßig schlecht, auch sind sie nach Gram färbbar. Das ursprüngliche Verfahren, mit welchem es Koch gelang, Bakterien in Schnitten nachzuweisen, Färbung mit alkalischer Methylenblaulösung, Nachfärben mit Bismarckbraun, ist heutzutage allgemein verlassen, und man bedient sich Methoden, welche zum Nachweis und zur gleichzeitigen Differenzierung von anderen Bakterien sich die Eigentümlichkeit der Tuberkelbazillen zunutze machen, daß sie imstande sind, intensiv gefärbt, die Färbung auch bei Einwirkung von Säuren und Alkohol beizubehalten.

Einen wesentlichen Fortschritt bedeutete die auch von Koch akzeptierte Färbemethode Ehrlichs. Ehrlich färbte mit Anilinfuchsin, entfärbte mit Salpeter- und Sulfaninsäure und färbte mit Methylenblau gegen.

Die Originalvorschrift lautete folgendermaßen:

„Für die Färbung verwende ich gewöhnlich Anilinfuchsin, in welchem dünne Schichten (sc. Ausstrichpräparate) 2—4 Stunden bleiben. Zur Entfärbung bediene ich mich der Salpetersäure, die mit 2 Teilen einer gesättigten Sulfanilsäurelösung versetzt ist. Die Entfärbung erfolgt gewöhnlich in der Art, daß ich die Salpetersäure immer nur kurze Zeit, wenige Sekunden, einwirken lasse und stets reichlich mit Wasser spüle. Diese Prozedur wiederhole ich 4—5, ja 10 mal; so lange, bis das Präparat so gut wie vollkommen entfärbt worden ist, und glaube ich, daß durch diese Prozedur kein Bazillus durch die Salpetersäure vernichtet wird." Die Nachfärbung erfolgt mit dünner Methylenblaulösung.

Heute sind diese sehr langsam arbeitenden Methoden (Färbedauer 2—24 Stunden) meist verlassen. Außerordentlich viel Veränderungen und Modifikationen der Ehrlichschen Methode, die die Grundlage der meisten geworden ist, sind veröffentlicht worden. Von diesen sollen im folgenden nur einige wenige besprochen werden, wobei selbstverständlich nicht gesagt sein soll, daß alle anderen nun etwa nichts leisten.

Die Ziehlsche oder besser Ziehl-Neelsensche Methode ist auch noch heute die am meisten gebräuchlichste, von der abzugehen, außer aus bestimmten Gründen, sich die meisten Untersucher nicht genötigt gesehen haben.

Ziehl ersetzte vor allem das Anilinwasser durch Karbolwasser und erreichte dadurch eine dauernd haltbare Farbflüssigkeit. Neelsen nahm dann an Stelle des von Ziehl empfohlenen Methylviolett Fuchsin, und das Karbolfuchsin ist dann unverdünnt die Universalfarbe für den Tuberkelbazillennachweis geworden, verdünnt ist es bekanntlich neben Löfflers alkalischem Methylenblau die wichtigste Farbe in der Bakteriologie.

Das Karbolfuchsin wird durch Mischung von 10 ccm alkoholisch gesättigter Fuchsinlösung mit 100 ccm 5proz. Karbolwasser hergestellt. Es ist darauf zu achten, daß zur Bereitung des Karbolwassers nur destilliertes Wasser Verwendung findet, sonst zersetzt sich sehr häufig die Farbe. Das Präparat wird mit der Farblösung überschüttet und über der Flamme mehrmals zum Auf-

kochen gebracht. Die Entfärbung erfolgt entweder getrennt in 5 proz. Schwefelsäure oder 25 proz. Salpetersäure für einige Sekunden und dann Abspülen in
70 proz. Alkohol, bis das Präparat in allen nicht zu dichten Stellen farblos geworden ist, gelingt das nicht, so wird nochmals für einige Sekunden mit Säure
behandelt; oder man entfärbt vorteilhaft nach Günther mit 3 proz. Salzsäure-
Alkohol.

Sehr gelobt wird in bezug auf die Zahl der darstellbaren Tuberkel-
bazillen bei vergleichenden Untersuchungen und der Ziehlschen
Färbung mindestens gleichwertig, wenn nicht überlegen (Caan,
Berger, Kayser), die Methode von Hermann.

Hermann färbt mit einer frisch bereiteten und filtrierten Mischung von
3 Teilen einer 1 proz. wässerigen Lösung von Ammonium-Karbonat und 1 Teil
3 proz. alkoholischer Kristallviolettlösung (96 proz. Alkohol), mit der die Präparate
erhitzt werden. Die Entfärbung erfolgt mit 10 proz. Salpetersäure und 96 proz.
Alkohol. Nachfärbung mit Bismarckbraun. Kayser empfiehlt nicht nachzufärben,
da die tiefvioletten Tuberkelbazillen so am schönsten sichtbar sind.

Von großer Bedeutung ist dann die Gramfärbung nach den
Untersuchungen von Much geworden, der besondere Modifikationen
angab. Much zeigte, daß sich neben den ziehlfärbbaren Stäbchen
Formen finden, die granulaartig, meist in Ketten der Stäbchenform
entsprechend oder in Häufchen angeordnet sind, die, obgleich sie
nicht ziehlfärbbar sind, doch in den Entwicklungskreis der Tuberkelbazillen gehören. Das Vorkommen einer solchen granulären Form des
Tuberkelbazillus, die nicht säure- und alkoholfest ist, ist absolut sicher
gestellt, wenn es auch noch nicht sicher ist, ob diese granuläre Formen
an den Anfang oder an das Ende der Entwicklungsreihe zu setzen,
oder ob sie nur bakteriologische Zerfallsformen sind. Auch als Sporen
sind sie gedeutet worden (Spengler u. a.). Jedenfalls gehen aus
diesen Granulis echte Tuberkelbazillen mit allen charakteristischen
färberischen Eigenschaften der Tuberkelbazillen hervor, und es gelingt
mit Hilfe der Muchschen Methoden Tuberkelvirus dort nachzuweisen, wo die anderen Methoden versagen. Von den 3 von Much
angegebenen Modifikationen ist es besonders eine, die allgemeine Anwendung im Ausstrich und im Schnitt gefunden hat.

Gefärbt wird mit einer Mischung von 10 ccm gesättigter alkoholischer Lösung
von Methylviolett B. N. in 100 ccm 2 proz. Karbolwasser (Aufkochen über der
Flamme oder 24—38 Stunden bei 37 °), dann Jodjodkalilösung 1—5 Minuten, Entfärben in 5 proz. Salpetersäure 1 Minute und 3 proz. Salzsäure 10 Sekunden,
Acetonalkohol $\overline{aa}$ bis zur völligen Entfärbung, Nachfärben mit verdünntem Karbolfuchsin.

Bei der Wichtigkeit sich in ein und demselben Präparat in gleicher
Weise über das eventuelle Vorhandensein von nach Ziehl färbbaren
Bazillen und Granulis zu unterrichten, wurden dann zahlreiche Ver-

suche der Kombination beider Methoden angestellt. Ich möchte an dieser Stelle erwähnen, daß die Beurteilung der Granula nicht immer leicht ist, vor allem dann, wenn sie nicht in Ketten, entsprechend der Bazillenform, sondern nur in Häufchen angeordnet sind. Gelingt es dann in einem Präparat auch nur ganz vereinzelte säurebeständige Bazillen zu finden, oder gelingt es durch die Kombination nachzuweisen, daß die Granula zum Teil wenigstens noch durch Reste einer etwas rotgefärbten, also säurefesten Substanz verbunden sind und sicher so die färbbaren Teile von Bazillen darstellen, so ist die Diagnosestellung natürlich außerordentlich erleichtert, auch für den, den nicht lange Übung die Sicherheit in der Erkennung der Granula gegeben hat, und er ist so davor geschützt, etwa nach Gram sich färbende Kokken, die im Präparat enthalten waren, oder gar Niederschläge, für Tuberkulosevirus anzusprechen. Aus diesem Grunde allein ist dem weniger Geübten die Anstellung einer Doppelfärbung immer zu empfehlen. Die am häufigsten benutzte Methode ist die von Weiß, dessen Vorschrift folgende ist:

„1. 1—2mal 24stündige Färbung bei Zimmertemperatur in einer Karbolfuchsin-Methylviolettlösung (Muchsche Methylviolettlösung $^1/_4$ und Karbolfuchsin $^3/_4$).

2. Jodierung mit Lugolscher Lösung 5 Minuten kalt oder Erwärmen über der Flamme bis zum Aufsteigen von Dämpfen.

3. 5proz. Salpetersäure 1 Minute.

4. 3proz. Salzsäure 10 Sekunden.

5. Azeton-Alkohol $\overline{aa}$. Die Entfärbung geschieht so lange, bis kein Farbstoff mehr abfließt. Wiederholtes Kontrollieren unter dem Mikroskop.

6. Abtrocknen mit Fließpapier.

7. Nachfärben mit einer 1proz. Safraninlösung 5—10 Sekunden bzw. Bismarckbraun 1 Minute.

8. Abspülen mit Wasser usw.“

Schließlich wäre noch zu erwähnen, daß Hatano brauchbare Doppelfärbung einfach durch Hintereinanderschalten der Färbungen, erst nach Ziehl und dann nach Gram in der üblichen Weise, erhielt.

Die **Tuberkelbazillen** stellen besondere Ansprüche an die **Nährböden** und zeigen sich auch darin als echte obligate Parasiten. Auf gewöhnlichem Agar sind sie überhaupt nicht zur Entwicklung zu bringen, sondern wachsen erst, wenn dem Agar 2—4 % Glyzerin zugesetzt werden. Das Wachstum ist, und dadurch unterscheiden sie sich von den meisten anderen Bakterien, ein sehr langsames. Vor 8 Tagen ist auf dem Glyzerinagar ein Wachstum kaum zu konstatieren. Die auf diese Nährböden gebrachten Bakterien entwickeln sich zu kleinen trockenen, gelblichen, oft braunrötlichen Kolonien, die allmählich an Größe zunehmen und erst Schuppen, dann dicke Borken bildend, konfluieren.

In neuerer Zeit wird vielfach schwach saure Reaktion der Nährböden empfohlen, jedenfalls darf die Alkaleszenz niemals eine exzessive sein.

Valetti empfahl an Stelle des Glyzerinagars einen gewöhnlichen mit Kuhmilch versetzten Agar zu benutzen, auf dem die Bazillen der Rindertuberkulose sogar schon in $1^1/_2$ Tagen Wachstum zeigen. Ich kann dies so nicht bestätigen, wohl aber kann ich auf Grund orientierender Versuche sagen, daß Glyzerinagar, nach Valetti mit Kuhmilchserum versetzt, den Tuberkelbazillen ein besseres und schnelleres Wachstum gestattet als der einfache Glyzeringar.

Valetti gibt auf ein Röhrchen Agar, also rund 10 ccm, 2 ccm Kuhmilchserum. Dies wird durch Kochen von mit einigen Tropfen Essigsäure angesäuerter Milch gewonnen.

Der beste Nährboden für Tuberkelbazillen ist Rinderserum, dem 2 % Glyzerin zugesetzt werden kann.

Da es nicht angängig ist, in der Hitze erstarrtes Blutserum als Tuberkelbazillennährboden zu verwenden, so ist es notwendig, daß das Serum schon möglichst steril entnommen wird, so daß mit Sicherheit eine fraktionierte Sterilisierung bei 57 ⁰ ausreicht, um tatsächlich das Serum völlig steril zu machen. Sobald sich das Serum abgeschieden hat, wird dasselbe mit einer 100 ccm fassenden Pipette abgesogen und in sterile Kölbchen gebracht, in welche eventuell vorher je 2,0 ccm Glyzerin gegeben worden ist. (Es enthält dann jedes Kölbchen 100 ccm fertig glyzerinisiertes Serum.) Dieses wird dann sofort in Reagenzröhrchen gefüllt und nach Sterilisation bei 57 ⁰ (4 Tage je 2 Stunden), bei 67 ⁰ schräg erstarrt. Es ist notwendig, dafür zu sorgen, daß die Atmosphäre im 67 ⁰-Schrank völlig mit Wasserdampf gesättigt ist, denn nur bei Innehaltung dieser Vorsichtsmaßregel ist mit Sicherheit ein wirklich schönes, bernsteinklares Serum zu erwarten (v. Vagedes). Das Serum darf im Schrank nicht zu hart geworden sein, sondern muß herausgenommen werden, wenn es, wovon man sich durch Klopfen an das Reagenzröhrchen überzeugen kann, noch eine gewisse Elastizität hat.

Auf dem Serum bzw. Glyzerinserum wächst der Tuberkelbazillus ganz vorzüglich, aber auch immerhin langsam, so daß vor dem 6. Tage, und das ist noch selten, unter keinen Umständen Kolonien zu erwarten sind. Ist daher das Material, welches aufgebracht wird, nicht völlig steril, so werden unfehlbar die Tuberkelbazillen überwuchert.

Glyzerinkartoffeln eignen sich vorzüglich zur Fortzüchtung der Tuberkelbazillen.

Man stellt sich nach dem bewährten Verfahren des Guarnierischen Laboratoriums (mitgeteilt von Anzilotti) die Kartoffeln am besten in der Weise dar, daß man fertig geschnittene Kartoffelstückchen nach Waschen in Aqu. dest. in 6 proz. alkalischen Glyzerinwasser weich kocht und dann in Gläschen füllt und sterilisiert.

Als ganz ausgezeichneten Nährboden empfiehlt Ficker den Gehirnagar, der leicht und billig darzustellen ist und schnelles und üppiges Wachstum der Tuberkelbazillen gestattet.

Man bereitet zunächst eine Hirnkolatur in der Weise, daß 2—3 Gehirne, gleichgültig von welchem Tier, mit der Fleischhackmaschine zermahlen und mit gleichen Gewichtsteilen Aqu. dest. versetzt und unter beständigem Umrühren langsam zum Kochen gebracht werden. Man läßt $^1/_4$ Stunde kochen, koliert kräftig auspressend bis die Gesamtkolatur breiigen Charakter annimmt, füllt auf Kolben und sterilisiert 2 Stunden im Dampf. Von dieser Gehirnkolatur fügt man zu einer 2,5proz. Agarlösung in Aqu. dest. gleiche Teile hinzu und mischt 3% Glyzerin darunter. Der Hirnagar wird in Röhrchen gefüllt und $^1/_2$ Stunde im Dampftopf sterilisiert. Sollen die Röhrchen schräg erstarrt werden, so ist darauf zu achten, daß, ehe der Moment des Erstarrens eintritt, die Röhrchen gut geschüttelt werden, damit sich das Gehirn nicht an der Glaswand ansammelt.

Schließlich wäre hier noch der Nährboden von Hesse zu erwähnen, wenn dieser auch nicht zur Gewinnung einer Reinkultur geeignet ist, sondern nur den Tuberkelbazillen in den ersten Stunden Gelegenheit zur Vermehrung gibt. Allerdings ist auch dies von anderer Seite angezweifelt worden.

Hesse gab an, daß es ihm gelang, einen Nährboden zu konstruieren, auf welchem Tuberkelbazillen, die mit Sputum aufgestrichen werden, sich schon innerhalb 5—6 Stunden vermehren und durch Klatschpräparate nachgewiesen werden können. Der Hessesche Nährboden als solcher ist, wie schon gesagt, kein günstiges Nährmedium für Tuberkelbazillen. Die Tuberkelbazillen haben, wie es besonders Ficker auseinandersetzt, die Tendenz, sich im Sputum zu vermehren, diese Tendenz wird durch den Hesseschen Nährboden begünstigt, der andererseits das Wachstum anderer Bakterien zurückhält.

Die Bereitung des Hesseschen Nährbodens ist eine sehr einfache: Nährstoff Heyden 10 g, Kochsalz 5 g, Glyzerin 30 g, Agar-Agar 10 g, Normallösung von Kristallsoda (26,8 : 100) 5 ccm, destilliertes Wasser 1000 ccm.

Von flüssigen Nährböden wäre hauptsächlich die 2proz. Glyzerinbouillon mit amphoterer Reaktion zu erwähnen. Auf derselben wachsen die Tuberkelbazillen an der Oberfläche, anfangs ein feines Häutchen bildend, später in dicken weißen, runzligen Massen, die an der Wand des Kölbchens hochklettern. Auf flüssigen Nährböden sind die Tuberkelbazillen viel anspruchsloser, als auf festen; sie gedeihen sogar auf eiweißfreien Nährböden aus Mannit, Magn. citr., schwefelsaurem Ammon, phosphorsaurem Kali und Glyzerin (Kühne, Proskauer und Beck).

Mit Hilfe der Glyzerinkartoffel und der Glyzerinbouillon gelang es Arloing und Courmont, sogenannte homogene Tuberkelbazillenkulturen zu erzeugen, die in der Bouillon nicht als Häutchen, sondern diese diffus trübend wachsen.

Man geht, um diese zu erlangen, in der Weise vor, daß man die Tuberkelbazillen zunächst auf Glyzerinkartoffeln, die von Glyzerinwasser beständig befeuchtet werden, impft. Auf diesem Nährboden wachsen die Tuberkelbazillen von vornherein nicht so bröcklig, wie auf den sonst gebräuchlichen Nährmedien. Die Röhrchen werden täglich gedreht, und es wird so die Kultur mit dem Glyzerinwasser bespült. Aus dem Glyzerinwasser, in welchem massenhaft Tuberkelbazillen suspendiert sind, wird weiter auf andere Kartoffelröhrchen geimpft. Schließlich nach mehreren Generationen werden die Tuberkelbazillen aus dem Glyzerinwasser in Glyzerinbouillon übertragen. Meist gelingt es nun, homogene Kulturen zu erhalten, wenn man täglich die Kölbchen schüttelt.

Die **Resistenz der Tuberkelbazillen** gegen Desinfektionsmittel ist verhältnismäßig bedeutend; so tötet Sublimat 1:1000 erst in 10 Min. ab. Im Sputum ist die Widerstandsfähigkeit eine ganz eminente, so daß sogar das hierfür beste Desinfektionsmittel, das Lysol, in 10 proz. Lösung tuberkulöses Sputum erst in 12 Stunden zu sterilisieren vermag. Formoldämpfe sind wirksam gegen Tuberkelbazillen im angetrockneten Sputum, unwirksam gegen solche im feuchten Auswurf. Tuberkelbazillen aus der Kultur werden durch 10 Min. langes Erwärmen auf 70° und durch 1—2 Min. langes Erhitzen auf 90—95° abgetötet. Über die Lebensdauer derselben im erhitzten Sputum gehen die Ansichten auseinander, jedenfalls ist mindestens ein 5 Minuten langes Kochen zum Töten erforderlich. Auch in der Milch gehen sie nicht bei einfachem Aufkochen zugrunde, sondern erst ein 3 Minuten langes Kochen vermag sie zu vernichten. Aber auch ein Erwärmen auf 65—70° für 15—25 Minuten vermag infizierte Milch zu sterilisieren (Levy und Bruns). Sehr empfindlich sind die Tuberkelbazillen nach R. Kochs Untersuchung in dünner Schicht gegen das direkte Sonnenlicht, welches sie in wenig Minuten bis einigen Stunden abtötet. Das zerstreute Licht vermag dies erst in 3—5 Tagen zu erzielen. Unter günstigen Bedingungen vermag sich der Tuberkelbazillus mit Sputum angetrocknet monatelang lebendig zu erhalten.

Die **menschlichen Tuberkelbazillen** sind vorzüglich **pathogen** für Meerschweinchen, weniger für Kaninchen, Ratten und Hunde.

Die Frage der Infektiosität für Rinder wird erst weiter unten (S. 198) behandelt, vgl. auch dort die Differentialdiagnose zwischen Menschen- und Rindertuberkelbazillen.

Für das diagnostische Experiment kommt vorzüglich das Meerschweinchen und eventuell noch das Kaninchen in Betracht. Die Krankheit verläuft beim Meerschweinchen bei intraperitonealer Injektion von massigen Dosen ziemlich akut in 10—12 Tagen, ohne daß es zur Bildung von Knötchen in den Organen kommt, welche im übrigen vollständig mit Tuberkelbazillen vollgestopft sind. Ist die

Infektion nicht eine so enorme, oder erfolgt sie subkutan, tritt typische Tuberkulose aller Organe auf. Mit den Einzelheiten werden wir uns bei Besprechung der diagnostischen Impfung noch beschäftigen.

Die **Tuberkelbazillen** finden sich im **menschlichen Organismus** überall dort, wo sich tuberkulöse Veränderungen vorfinden. Seit Weichselbaum und Weigert war man der Ansicht, daß eine wirkliche Bakteriämie nur in den Fällen von Miliartuberkulose bestände, daß hingegen die Formen der lokalisierten Tuberkulose nicht mit einer allgemeinen Infektion einhergingen. Diese Meinung ist nun in der letzten Zeit dadurch erschüttert worden, daß behauptet wurde, die Tuberkelbazillen finden sich auch sonst im strömenden Blut.

Anfangs waren die Befunde nur in vereinzelten Fällen erhoben (so z. B. Rabinowitsch und Jessen 36 Fälle 12 positiv), dann sollten sie sich immer vorfinden (Rosenberger) und schließlich fand sie Kurashige nicht nur bei 100% der Tuberkulösen, sondern auch in großer Anzahl bei Nichttuberkulösen.

Diese Untersuchungen (Technik s. S. 191) stützen sich anfangs gänzlich, dann zum großen Teil auf mikroskopische Untersuchungen der Sedimente vom zentrifugierten Zitratblut, das nach Ziehl und Much gefärbt war. Daß diese verwunderlichen Resultate nicht lange ohne Widerspruch blieben, ist selbstverständlich, und da zeigte es sich, daß bei Zuhilfenahme des Tierversuchs doch wesentlich andere Resultate erzielt wurden (z. B. Fraenken 57 Fälle 7 positive Tierresultate, Bacmeister 30 Fälle 4 positiv, aber auch Querer 37 Fälle 0 positiv, Klopstock und Seligmann 50 Fälle 0 positiv). Klemperer, der bei 16 Phthisikern, auf diese kommt es ja in erster Linie an, zweimal im Meerschweinchenversuch Tuberkelbazillen nachweisen konnte, will deshalb nicht ohne weiteres die mikroskopischen Untersuchungen verwerfen, da nach seiner Ansicht zwar das erfolgreiche Tierexperiment das einzige sichere Kriterium dafür ist, daß die im Präparat als Tuberkelbazillen imponierenden Stäbchen oder sonstigen Gebilde wirklich Tuberkelbazillen seien, daß aber das Meerschweinchen kein absolut sicheres Reagens auf Tuberkelbazillen sei. Demnach sei die Deutung für die Inkongruenz zwischen Präparat und Tierversuch, die dahin geht, daß es sich im Präparat meist um säurefeste indifferente Stäbchen oder um säure- oder gramfeste aus dem Blut stammende Partikelchen handelt, wie es von anderer Seite behauptet ist, keineswegs bewiesen und auch nicht wahrscheinlich. Rautenberger dagegen, der vorläufig und summarisch über seine und seiner Mitarbeiter Resultate bei der Untersuchung von 58 Phthisikern berichtet, hält das Meerschweinchenexperiment für absolut zuverlässig, da er bei künstlicher Miliartuberkulose von Affen dauernd bis zum Tod Bazillen nachzuweisen vermochte.

Auch auf dem 11. internationalen Tuberkulosekongreß sprach man sich in dem Sinne aus, daß das Vorkommen von Tuberkelbazillen im strömenden Blut nur durch den Tierversuch erbracht werden kann. Bernard berichtete über 23 Meerschweinchenversuche, die den Affenversuchen Rautenbergers entsprachen. Auch hier gelang der Nachweis der Bazillen vom Tage der Infektion bis zum Tod, ein Beweis, daß die Methode doch wohl gut war, aber bei 58 Tuberkulösen konnten nur 7 mal durch den allein ausschlaggebenden Tierversuch Bazillen im Blut nachgewiesen werden. Hammer fand sogar im Tierversuch in 38 Fällen und Mayer bei 49 Untersuchten kein einziges Mal Bazillen.

Mayer fordert, daß die Frage, ob die infizierten Tiere wirklich tuberkulös sind, auf biologischem Wege geprüft werden soll, d. h. 2 Monate nach der Injektion des Blutes — man injiziert am besten 5 ccm Blut den Meerschweinchen in die Bauchhöhle — sollen die Tiere eine Dosis Tuberkulin erhalten, die mit Sicherheit ein tuberkulöses Tier tötet, die Untersuchung der Organe komme dann erst an zweiter Stelle.

Jedenfalls beweisen alle diese Untersuchungen, daß es absolut nicht angängig ist, die Diagnose, Tuberkelbazillen im strömenden Blut, nur auf Grund der mikroskopischen Untersuchung zu stellen. Selbst der beste Kenner der Tuberkelbazillen wird nicht immer säurefeste Stäbchen von echten Tuberkelbazillen einfach durch das Präparat unterscheiden können. Ohne Tierversuch und Nachweis der Tuberkulose durch Tuberkulintod und möglichst Weiterimpfung auf weitere Tiere sollte kein solcher Befund anerkannt werden.

Allerdings geht wohl, selbst wenn wir diese strengen Forderungen stellen, Mayer zu weit, wenn er sagt: „Die von so vielen Autoren beschriebenen säurefesten Stäbchen im Blut sind entweder avirulente Tuberkelbazillen oder irgend welche anderen Gebilde, die für die Pathologie, die Diagnose und Prognose vollkommen gleichgiltig sind." In der Mehrzahl der Fälle trifft das sicher zu, aber es gibt, wie wir sahen, doch auch positive Ergebnisse mit Hilfe des Tierversuchs von einwandsfreien Autoren.

Man muß wohl zugeben, daß unsere Anschauungen bis zu einem gewissen Grad sicher revidiert werden müssen: auch in anderen Fällen als Miliartuberkulose kann eine echte Bakteriämie bestehen, wenn sie auch, nach den jetzt vorliegenden Untersuchungen, die sicher in der nächsten Zeit noch bereichert werden, vorzüglich bei schwereren Formen der Tuberkulose vorzukommen scheint.

Von großer Bedeutung für diese Frage sind auch die Untersuchungen von Rabinowitsch, die zeigen konnte, daß bei 17 zur Sektion gekommenen Fällen $12 = 70\,^0/_0$ durch den Tierversuch (3 mal auch mikroskopisch) Tuberkelbazillen in der Gallenblase nachgewiesen werden konnte, entsprechend älteren in Vergessenheit geratenen Untersuchungen von E. Fraenkel und Krause, die solchen Befund vor 10 Jahren in $45\,^0/_0$ der untersuchten 11 Fälle erheben konnten. Daß die Infektion der Gallenblase bei fehlender Tuberkulose der Leber, nur um solche Fälle handelte es sich natürlich, nur auf dem Wege der Blutbahn erfolgen kann, ist wohl selbstverständlich.

Das wichtigste Objekt des Praktikers für den **Tuberkelbazillennachweis** ist das **Sputum.**

Zur Erhaltung guter Sputumpräparate, welche auch darüber Auskunft geben können, ob eventuell nur Tuberkelbazillen und nicht noch andere Mikroorganismen in dem Lungenauswurf sind, kommt es hier, wie überhaupt bei allen Sputumuntersuchungen, darauf an, das Material so herzurichten, daß auf dem Deckglas oder Objektträger auch nur Lungensputum und nicht etwa gleichzeitig auch Rachensputum ausgestrichen wird. Nur bei Befolgung dieser Vorsichtsmaßregeln ist man in der Lage, aus dem mikroskopischen Präparat einen Schluß über den wahren Bakteriengehalt eines Sputums zu ziehen.

Zur Herstellung eines solchen, nur Lungensputum enthaltenden Präparates empfiehlt sich folgendes einfache Verfahren: Man läßt, wenn angängig am Morgen, direkt in große Petrischalen den Auswurf entleeren, bzw. gießt ihn aus dem Speiglas in eine solche Schale. Handelt es sich um Kavernensputum, so findet man meist Linsen, d. h. Bröckelchen aus der Kavernenwand, also eine Reinkultur von Tuberkelbazillen, die man zur Herstellung der Präparate benutzt. Im anderen Fall, und das ist ja das Gewöhnliche, entnimmt man mit der Öse eine dicke eitrige Partie und bringt diese auf die Innenfläche des Schälchendeckels. Man teilt sich nun ein kleines Partikelchen Eiter ab und wälzt dieses immer hin und her auf dem Glas. Bei jeder Umwälzung wird sich die ursprüngliche Masse um etwas verkleinern, und es wird so allmählich das ganze, den Lungenauswurf einhüllende Rachensputum am Glase hängen bleiben. Den letzten ganz erheblich verkleinerten Rest wälzt man bis an den Rand des Schälchens und kann ihn von da direkt mit einem Objektträger oder Deckgläschen abheben und das Präparat herrichten.

Es sind stets mindestens zwei Präparate anzufertigen, von denen das eine auf Tuberkelbazillen gefärbt wird, das andere mit verdünntem Karbolfuchsin, um die eventuell vorhandenen Begleitbakterien, die bei der Behandlung mit Säuren usw. unter Umständen zu stark leiden würden, um noch eine tadellose Färbung anzunehmen, zu erkennen.

Gelingt der Nachweis von Tuberkelbazillen bei der ersten und bei folgenden Untersuchungen auch nach Much oder Weiß trotz

Durchmusterung zahlreicher Präparate nicht, so kommt man mit Hilfe von besonderen Verfahren doch oft noch zum Ziel.

Ganz besonders ist bei allen diesen Untersuchungen darauf zu achten, daß entweder nur neue oder wenigstens entsprechend gereinigte Objektträger benutzt werden. (Ein Gemisch von konzentrierter Schwefelsäure und Müllerscher Flüssigkeit aa zerstört sicher etwa von früheren Präparaten noch haftende Tuberkelbazillen.)

Diese Verfahren können natürlich nur dann einen Erfolg haben, wenn relativ viel Bazillen im Sputum vorhanden sind. Es lag so schon immer das Bedürfnis vor, durch Auflösung des Sputums die Möglichkeit zu gewinnen, eventuell die in größeren Quanten Sputum vorhandenen Bazillen in ein einziges Präparat zu bekommen, also eine Anreicherung der Tuberkelbazillen zu erzielen.

Das älteste Verfahren ist das Biedertsche, das darin besteht, daß das eventuell mit Wasser noch verdünnte Sputum mit Kalilauge bis zur völligen Homogenisierung gekocht wird, und das man dann im Spitzglas absetzen läßt und das Sediment untersucht.

Heute wird am besten die Auflösung des Sputums durch Antiformin angewandt.

Uhlenhuth und Xylander stellten fest, daß das schon lange in der Gärungstechnik zur Reinigung und Desinfektion angewandte Antiformin, das aus 10proz. Hyposulfitlösung (Eau de Javelle) und 5—10proz. Natriumhydrat besteht, binnen kurzer Zeit (im Brutschrank oft in einer halben Stunde und weniger), im Stande ist Sputum zunächst vollständig aufzulösen, daß es dabei auch alle Bakterien mit Ausnahme der Tuberkelbazillen, und wie hier gleich erwähnt werden soll, auch anderer säurefester Bazillen zerstört.

Das Verfahren gestaltet sich sehr einfach. Zu einem dickflüssigen Sputum nach Verdünnen mit ungefähr der gleichen Menge Wasser und zu einem dünnflüssigen Sputum so, wie es ist, wird so viel Antiformin zugesetzt, daß eine 15 bis 20proz. Antiforminlösung entsteht. Das Gemisch wird dann gut geschüttelt, eventuell noch eine kurze Zeit im Brutschrank gehalten, bis die Homogenisierung komplett ist. Man läßt dann absitzen oder zentrifugiert. Da Antiforminsedimente schlecht auf dem Objektträger haften, ist es gut den Objektträger mit Eiweißlösung oder Glyzerinleim zu bestreichen, oder man streicht das Sediment mit demselben oder einem anderen sicher tuberkelbazillenfreien Sputum aus. Die Färbung erfolgt dann nach Fixierung wie gewöhnlich (auch nach Much). Weder das tinktorielle Verhalten noch die Lebens- resp. Infektions- und Kulturfähigkeit der Tuberkelbazillen wird durch diese Antiforminlösungen im geringsten alteriert. So bleiben Tuberkelbazillen in 15proz. Antiforminlösung noch nach 48 Stunden infektionstüchtig, und selbst eine 50proz. Lösung hebt in 48 Stunden nicht die Entwicklungsfähigkeit der Bazillen auf (Kawai).

Bernhardt kombinierte das Antiforminverfahren, um das Zentrifugieren zu vermeiden, mit Ausschütteln mit Ligroin (nach Lange und Nitsche).

„1. Etwa 5 ccm Sputum werden in einen verschließbaren Meßzylinder gegossen. Dazu werden etwa 20 ccm einer 20proz. Lösung des käuflichen Antiformins gegeben. Bei Zimmertemperatur (oder kürzer im Brutschrank) stehen lassen bis zur völligen Homogenisierung, eventuell öfter Schütteln ($^1/_2$ bis mehrere Stunden). 2. Zusatz von etwa 25 ccm Leitungswasser empfehlenswert, aber nicht notwendig. 3. Zusatz von Ligroin, so daß eine 3 bis 5 mm hohe Schicht über der Flüssigkeit steht. Kräftig schütteln, bis eine dichte Emulsion entstanden ist. 4. Stehen lassen bei Zimmertemperatur, bis ziemlich scharfe Abscheidung des Kohlenwasserstoffs eingetreten ist. Dauer etwa 20—30 Minuten (erfolgt rascher bei 60° im Wasserbad). 5. Entnahme beliebig vieler Ösen aus der Grenzschicht, direkt unterhalb des Ligroins und Aufbringen auf die gleiche Stelle des vorgewärmten Objektträgers. 6. Fixieren. Färben wie gewöhnlich.“

Zu empfehlen ist dann noch das Kalziumchloridverfahren von Zahn, das auf die alte Biedertsche Methode, diese mit der Antiforminmethode kombinierend, zurückgreift und ein sehr schnelles Arbeiten gestattet. Die Vorschrift für Sputumuntersuchung ist folgende:

„1. Zu 5—15 ccm Sputum Zusatz von 50 ccm Wasser und 10 ccm Normal-Natronlauge. Bei zähem Sputum noch 5—10 ccm 20proz. Antiforminlösung.
2. Kochen und etwas erkalten lassen (Wasserstrahl).
3. Zusatz von 2 bis 3 ccm Merckscher Normalkalziumchloridlösung. Schütteln.
4. Filtrieren durch weiches Löschpapier. (Sobald genügend Niederschlag auf dem Filter sichtbar ist, kann die noch nicht durchgelaufene Flüssigkeit weggegossen werden.)
5. Verstreichen — unter Erwärmen — zwischen zwei Objektträgern. Fixieren, Färben usw.“

Die Färbung kann auch nach Much geschehen.

Schließlich sei hier noch auf die biologische Anreicherung hingewiesen, wie sie Hesse mit seinem Nährboden (s. S. 183) erstrebt hat.

Die Untersuchung von tuberkulösem Eiter und Spinalexsudat bietet keine besonderen Schwierigkeiten dar, eventuell ist das Antiformin oder der Tierversuch mitheranzuziehen.

Schwieriger ist der Nachweis von Tuberkelbazillen im Stuhl.

Häufig gelingt der Nachweis nach Aufschwemmen von Stuhl in sterilem Wasser. Man fische dann schleimige Partikelchen, die im frischen Wasser noch weiter gründlich abgespült und dann untersucht werden. Sicherer ist es, ein erbsengroßes Kotstück mit Wasser zu verreiben und dann mit Antiformin zu versetzen. Unter öfterem Schütteln ist in 24 Stunden die Homogenisierung vollendet und die Untersuchung des Zentrifugats oder der Ligroinausschüttelung kann vor sich gehen. Zweck haben aber Stuhluntersuchungen in der Regel nicht, da sie bei sonstiger Tuberkulose nichts für die Annahme einer etwaigen Darmtuberkulose beweisen können. Tuberkelbazillen im Stuhl finden sich nämlich bei Tuberkulösen eigentlich immer, sei es, daß sie auf verschlucktes Sputum zurückzuführen sind, sei es auf Einschwemmung von der Gallenblase her (Rabinowitsch).

Für den Nachweis von Tuberkelbazillen im Urin ist der zu untersuchende Urin natürlich stets, wie schon oben erwähnt, zu zentrifugieren und das Sediment zu untersuchen bzw. anzureichern (Antiformin- oder Kalziumchloridverfahren). Der Befund von säurefesten Bazillen ist hier mit Vorsicht, wenn es sich nicht um Katheterurin handelt (erste Portion fortlaufen lassen!), aufzunehmen, da aus dem Präputialsekret usw. Bazillen hineingelangen können, die eine mehr oder weniger starke Säurefestigkeit besitzen, nämlich die sogenannten Smegmabazillen. Sichere Entscheidung gibt das Tierexperiment (intraperitoneale Impfung von Meerschweinchen mit aufgeschwemmtem Sediment).

Die Differentialdiagnostik der Smegmabazillen ist unter Umständen ohne das stets entscheidende Tierexperiment (Meerschweinchen) schwierig. Im allgemeinen gilt es zwar, daß diese Bazillen sich dadurch von den Tuberkelbazillen unterscheiden, daß sie nicht so säureresistent sind, aber immerhin ist durch Untersuchungen von Neufeld festgestellt, daß unter den Smegmabazillen, unter welchem Namen eine ganze Gruppe von Bazillen zusammengefaßt wird, es einige gibt, deren Säureresistenz sich in nichts von den Tuberkelbazillen unterscheidet, und bei denen auch nicht die Erscheinung zutrifft, daß die zwar säureresistenten Bazillen sich leicht umfärben lassen. Neufeld konnte auch nachweisen, daß es Smegmabazillen gäbe, welche nicht so, wie die von Czaplewski und von Leser beschriebenen Stämme, innerhalb 24 Stunden auf Glyzerinagar als deutliche Kolonien auswachsen. Allerdings trifft meist wohl das schnelle Wachstum der Smegmabazillen auf Glyzerinagar zu.

Handelt es sich um die Untersuchung von exstirpierten Gewebsteilen, z. B. Drüsen, so gelingt der direkte Nachweis im Abstrich sehr häufig nicht, wohl aber meist nach Auflösung der Gewebe mit Antiformin.

Zu diesem Zweck empfiehlt es sich (Merkel) auf dem Gefriermikrotom das Gewebe in 30—40 μ dicke Schnitte zu zerlegen, die, in 20proz. Antiforminlösung aufgefangen, sich fast momentan lösen. Es wird dann zentrifugiert, eventuell nach Merkel noch 1—2mal mit Wasser gewaschen und nach Ankleben mit Eiweißglyzerin nach Ziehl und Much (bei Organen nie zu versäumen) gefärbt. Eventuell wird auch hier der Tierversuch in seine Rechte treten, besonders dann, wenn nur Muchsche Granula gefunden worden waren.

Es sei übrigens darauf hingewiesen, daß sich auch aus alten mit Formalin oder Alkohol gehärteten Präparaten, sogar noch nach Einbetten in Paraffin, Tuberkelbazillen mit Hilfe der Antiforminmethode darstellen lassen. Paraffinschnitte müssen natürlich entparaffiniert werden (Toluol, Alkohol, Wasser).

Der Nachweis von Tuberkelbazillen in pleuritischen Exsudaten gelingt meist unschwer mit Hilfe der Antiforminmethode, direktes Zentrifugieren führt nur selten zum Ziel.

Blutuntersuchungen werden nach Schnitter wie folgt angestellt: 5—10 ccm Blut werden in derselben Menge mit 2,5 proz. Zitronensäurelösung aufgefangen und unter möglichster Vermeidung von Schaumbildung geschüttelt. Man läßt dann mehrere Stunden im kalten Raum absetzen, gießt ab und macht vom Bodensatz 1 bis 2 Präparate. Der übrige Satz wird mit Wasser geschüttelt und dann zentrifugiert. Das Sediment wird durch die doppelte Menge 15 proz. Antiformins aufgelöst, dann $^1/_4$ Stunde zentrifugiert und 2 mal mit Wasser gewaschen. Der gesamte Niederschlag wird dann auf Objektträger ausgestrichen. Es soll nach Ziehl und Much gefärbt werden (Jessen und Rabinowitsch).

Für den Tierversuch werden 5 ccm Blut intraperitoneal dem Meerschweinchen injiziert. (Beurteilung des Befundes s. S. 186.)

Für die Untersuchung von Milch empfiehlt es sich am meisten, nicht die Milch, so wie sie ist, zu injizieren, sondern, um den Tuberkelbazillengehalt anzureichern, die Milch scharf auszuzentrifugieren (1 bis 4000 Touren in der Minute 30' lang).

Es finden sich dann die Tuberkelbazillen im Sediment und in der Rahmschicht, während die dazwischen befindliche Milch frei von Tuberkelbazillen ist. Zur Verimpfung (intraperitoneal bei Meerschweinchen) wird das Sediment und der Rahm (zusammengemengt) benutzt.

Auch Butter wird zweckmäßig nach Verflüssigung ausgeschleudert und dann der Satz eingespritzt. Es sind stets eine ganze Reihe von Tieren zu impfen, da durch Streptokokken, die sich nach M. Beck sehr häufig in der Milch finden, fast stets ein Teil der Tiere an Peritonitis zugrunde geht.

Es bleibt nun noch übrig, Näheres über den **Nachweis der Tuberkelbazillen durch den Tierversuch,** von dem schon viel gesprochen worden ist, mitzuteilen. In erster Linie kommt hierfür das Meerschweinchen in Betracht.

Bei dem gewöhnlichen Vorgehen wird das Material entweder intraperitoneal oder subkutan injiziert. Für die Injektion muß das Material eventuell durch Behandlung mit Antiformin vorbereitet werden, das ja einerseits feste Gewebe auflöst, andererseits aber auch durch Abtöten aller Keime mit Ausnahme der Tuberkelbazillen und andere Säurefesten sterilisiert und so oft erst die Möglichkeit der Injektion überhaupt gibt. Auch wenn es sich darum handelt mit Hilfe des Meerschweinchens, wir werden davon noch sprechen, aus Sputum z. B. eine Reinkultur zu erhalten, ist Antiforminbehandlung oft nicht zu entbehren, da im Sputum wie wie auch in anderen Untersuchungsobjekten Mikroben sein können, die die Tiere mehr oder weniger schnell töten. Sollen nicht aufgelöste Gewebsstücke verarbeitet werden, so sind am Bauch der Tiere unter aseptischen Kautelen Hauttaschen anzulegen und in diese möglichst tiefe Gewebsstücke einzuführen. Ganz besonders hier, aber auch sonst, sollen, wenn irgend angängig, mindestens 2 Tiere zum Versuch angesetzt werden.

Bei subkutaner Infektion am Bauch sind meist schon nach 14 Tagen die „Leistendrüsen" (anatomisch richtig Kniefaltendrüsen) mehr oder weniger stark geschwollen. Um das Verfahren zu beschleunigen, injiziert Bloch das Material in den Unterschenkel nach der entsprechenden Kniefaltendrüse zu, die gleichzeitig gequetscht und dadurch für die Tuberkulose empfindlicher gemacht wird. Sobald diese geschwollen ist (meist nach 9—10 Tagen) wird sie exstirpiert und nach Auflösung mit Antiformin auf Tuberkelbazillen untersucht. Da die Quetschung aber auch eine Schwellung durch harmlosere säurefeste Stäbchen bedingen kann, unterbleibt sie besser, wenn eventuell mit solchen Säurefesten wie beim Urin zu rechnen ist, und man wartet die natürliche Vergrößerung ab und exstirpiert erst dann, also nach etwa 14 Tagen.

Nach 4 Wochen bestehen meist schon die charakteristischen Veränderungen der Milz und nach 4—6 Wochen (unter Umständen aber auch bei sehr wenig und wenig virulentem Material erst später) besteht eine generalisierte Tuberkulose. Stirbt dann das Tier, oder tötet man es nach 6 Wochen, so ergibt die Obduktion, ob das verdächtige Material Tuberkelbazillen enthalten hatte oder nicht. Bei typisch verlaufender Tuberkulose findet man die regionären Lymphdrüsen verkäst, das Netz tuberkulös und zusammengerollt, die Leber und die Milz, letztere besonders, enorm vergrößert und mit tuberkulösen Herden durchsetzt, welche in der Milz Bohnengröße erreichen und sich durch ihre gelbe Farbe scharf von dem spärlich vorhandenen noch rotem Milzgewebe absetzen. In den Lungen finden sich mehr oder weniger zahlreiche tuberkulöse Herde teils verkäst, teils ganz frisch. Letztere erscheinen als hirsekorn- bis stecknadelkopfgroße, hellgraue, opakdurchscheinende Knötchen. Dieser typische Befund und das Vorhandensein von säurefesten Stäbchen in Quetschpräparaten von frischen Knötchen ist völlig ausreichend, sobald es sich um tuberkuloseverdächtige Organe von Menschen bei der Impfung gehandelt hat.

Differentialdiagnostisch kommt die Pseudotuberkulose der Meerschweinchen in Betracht. Da diese durch nicht säurefeste Stäbchen hervorgerufen wird, gibt hier sofort das Präparat Aufschluß. Bei minimalen Infektionen mit sehr abgeschwächten Bazillen findet man gelegentlich auch nach 6 Wochen noch keine generalisierte Tuberkulose. Man hüte sich ja, auf Grund der makroskopischen Betrachtung einzelne Knötchen, die man in der Lunge oder Leber sieht, die Diagnose Tuberkulose zu stellen. Es handelt sich um kleine Lymphozytenanhäufungen, die man sehr oft bei allen möglichen Infektionen findet, die der Geübte allerdings auch so nicht mit Tuberkulose verwechseln wird, doch wird dann die histologische Untersuchung unter Umständen notwendig sein. Es ist schon darauf hingewiesen, daß mancher angeblich positive Impfbefund bei Blutuntersuchungen sicher keine Tuberkulose war.

Dann können noch besondere diagnostische Schwierigkeiten bei Milchuntersuchungen auftreten.

Es hat sich durch die Untersuchungen von Petri, Obermüller, Rabinowitsch und anderen gezeigt, daß die säurefesten Bakterien der Milch imstande sind, deutliche Veränderungen hervorzurufen. Findet man nun beim Meerschweinchen, deren Leber und Milz die nekrotischen Herde, welche für die Impftuberkulose so charakteristisch sind, aufweisen, gleichzeitig eine völlige Verkäsung der retroperitonealen Lymphdrüsen und der Mesenterialdrüsen, und ergibt sich, daß deren Peritoneum von Knötchen bedeckt ist, so kann mit Sicherheit Pseudotuberkulose angenommen werden. Besteht noch irgend ein Zweifel, so unterscheidet die Untersuchung im Schnitt. Epitheloide Zellen, Langerhanssche Riesenzellen und typische tuberkulöse Verkäsung sind bis jetzt niemals bei Pseudotuberkulose gefunden worden.

Es sind nun verschiedene Verfahren angegeben worden, um die Diagnose zu beschleunigen. Das Verfahren von Bloch (Exstirpation der Kniefaltendrüse) ist bereits besprochen worden (S. 192).

Oppenheimer empfiehlt intrahepale Impfung; er arbeitete mit Harnsediment. Es wird unterhalb des Brustbeins beim Meerschweinchen einmal nach links oben und dann dicht daneben nach rechts oben $1^1/_4$ cm tief eingestochen. Der dritte Einstich erfolgt in der rechten Mammillarlinie dicht am Rippenrand fast senkrecht gegen das Zwerchfell etwa 2 cm tief. Liegt die Nadel im Lebergewebe, so macht sie die Atembewegungen rhythmisch mit. Es sollen 1—2 ccm injiziert werden. Spätestens nach 16 Tagen besteht bei Vorhandensein von Tuberkelbazillen Miliartuberkulose der Leber und der Milz.

Schließlich will Esch durch Benutzung der Römer-Josephschen Intrakutan-Tuberkulinreaktion die Diagnose wesentlich beschleunigen können. Werden einem tuberkulösen Meerschweinchen sehr kleine Tuberkulindosen (0,02 Tuberkulin in 0,1 Flüssigkeit, also 0,1 ccm einer Verdünnung 1 : 5) intrakutan injiziert, so entsteht am Ort der Injektion bei stärkster Reaktion innerhalb 24—48 Stunden eine Quaddel mit zentralem Blutextravasat oder bei schwächerer Reaktion nur eine Quaddel und schließlich als schwächste Reaktion Schwellung, Rötung und folgende Knötchenbildung. Besonders schnelle Resultate erhielt Esch bei intrakardialer Impfung. Unter allen Umständen ist die intrakutane Impfung nach Römer ein müheloses Verfahren, das den Untersucher besser als Gewichtskontrollen (tuberkulöse Tiere nehmen anfangs immer zu) über das Angehen einer Impfung unterrichten kann.

Ein anderes Versuchstier, das unter Umständen zur Diagnose benutzt werden kann, ist das Kaninchen, und zwar empfiehlt sich hier die Impfung in die vordere Augenkammer.

Die Technik ist einfach. Das Auge wird in der Weise fixiert, daß der Musculus rect. sup. mit einer feinen Klemmpinzette gefaßt wird. Nach Abspülen des Auges mit Sublimat wird mit der Staarnadel ein Schnitt durch die Kornea am oberen Ziliarrand gemacht, man läßt das Kammerwasser abfließen und bringt ein Partikelchen des zu untersuchenden Gewebes mit Hilfe einer aus einem mittelstarken Platindraht verfertigten Krücke durch diesen Spalt auf die Iris. Handelt es sich um eine Flüssigkeit, so injiziert man diese, doch lassen sich höchstens 0,2 ccm in die Augenkammer bringen. Zu diesem Behuf sticht man mit einer sehr feinen kurzen Kanüle in die vordere Kammer, drückt leicht auf den Bulbus und läßt das Wasser möglichst abfließen. Dann setzt man die Spritze auf und injiziert langsam 0,2 ccm. Nach einigen Sekunden wird mit kurzem Ruck die Kanüle herausgezogen. Nach 8—14 Tagen werden dann, wenn Tuberkelbazillen mit eingeführt waren, und es nicht durch miteingeführte Eiterungsbakterien zur Entzündung gekommen war, Iristuberkel sichtbar. Waren die Bazillen genügend virulent (Typus bovinus), so gehen nach $^1/_4$ Jahr die Tiere meist an allgemeiner Tuberkulose zugrunde. Das Auge wird in den meisten Fällen völlig phthisisch, doch kommt auch spontane Heilung vor. Bemerkt sei, daß Kokainisieren des Auges nicht nötig ist, man hüte sich nur vor Berührung der Iris, die sehr schmerzhaft empfunden wird und die Tiere unruhig macht. Albinos meide man für diese Operation nach Möglichkeit, weil dieselben äußerst empfindlich sind.

Zu den schwierigeren Aufgaben der Bakteriologie gehört die **Gewinnung einer Reinkultur von Tuberkelbazillen** direkt aus dem Sputum.

Das ursprüngliche Verfahren der direkten Züchtung ist das von R. Koch ermittelte und von Kitasato beschriebene. Dasselbe beruht darauf, daß Sputum, welches von allen anderen Bakterien als von Tuberkelbazillen befreit ist, auf Glyzerinserum aufgebracht wird.

Die Ausführung gestaltet sich folgendermaßen:

Man benutzt am besten das Morgensputum eines Patienten, der recht reichlich Tuberkelbazillen auswirft. Der Kranke hat sich beim Erwachen sorgfältig den Mund auszuspülen und die Zähne mit der Bürste gründlich zu reinigen. Erst dann wird Sputum in sterile Schälchen entleert, und zwar wird nur je einmal in ein Schälchen gespieen. Die eitrigsten Partien oder, falls vorhanden, Linsen, die natürlich die größte Aussicht auf Erlangung einer Reinkultur bieten, werden gefischt und in ein Schälchen mit steriler Kochsalzlösung gebracht. Das Sputum wird hier gründlich abgespült und dann das so gewaschene Sputum wieder in ein neues Schälchen mit Kochsalzwasser, um dort weiter gewaschen zu werden, überführt. Dieser Prozeß wird 10—12mal wiederholt. Aus der letzten Spülflüssigkeit werden dann die Sputumpartikelchen herausgefischt und je auf ein schräges Agarröhrchen gebracht. Die Röhrchen kommen dann für 24 Stunden in den 37°-Schrank. Diejenigen Sputumteilchen, von welchen kein Wachstum ausgegangen ist, sind als fast sicher frei von Mund- oder anderen verunreinigenden Bakterien anzusehen. Sie werden nun abgenommen und auf Glyzerinserum definitiv ausgesät; es ist dabei zu beachten, daß das Sputum fest in die Oberfläche des Serums einzureiben ist. Für diese primäre Aussaat ist es durchaus notwendig, Serum oder Glyzerinserum und nicht Glyzerinagar zu nehmen, da auf letzterem Nährboden meist ein erstes Anwachsen nicht erreicht wird.

Heutzutage geht man wohl ausnahmslos von mit Antiformin vorbehandeltem und dadurch von störenden bakteriellen Beimischungen freiem und angereichertem Material aus. Man impft dann z. B. beim durch Antiformin homogenisierten Sputum vom Sediment eine Reihe Röhrchen mit je 4—5 Ösen.

Dies Verfahren hat uns auch unabhängig von dem doch immer schwierig herzustellenden Glyzerinserum (S. 182) gemacht. Man kann sich da auch, wenn auch wohl nicht ganz so gut, der Glyzerinkartoffel (S. 182) für die erste Kultur bedienen, während Glyzerinagar auch so nicht ganz sichere Resultate ergibt.

Frugoni empfiehlt, auf tierischem Gewebe, Leber und Lungen von Kaninchen oder Hunden zu züchten.

Leber oder Lungen werden im Autoklaven bis zur maximalen Schrumpfung, d. h. $^3/_4$ Stunden, gekocht. Dann werden Prismen geschnitten, die 1—2 Stunden in 6—8 proz. Glyzerinwasser gelegt werden. Die Prismen werden in Reagenzröhrchen gebracht, die vorher entweder unten etwas eingezogen werden, oder in die man ein kleines Stückchen Glasstab eingeführt hat, damit die Prismen nicht auf den Boden des Reagenzröhrchens durchfallen können. Es wird dann so viel vom Glyzerinwasser oder besser von der glyzerinisierten Brühe hinzugegeben, daß der untere Rand von der Flüssigkeit bespült wird. Gummikappen schützen vor dem Verdampfen. Auf der Oberfläche erscheinen nach Beimpfung Bazillen vom Typus bovinus schon nach 24 Stunden (?), während solche vom Typus humanus nach 4—7 Tagen angehen. Es sind zunächst kleine weiße, punktförmige, erhabene Kolonien, die sich später zusammendrängen und kompakte Anhäufungen von Kugeln und Schuppen bilden.

Die Gewinnung einer Reinkultur von Tuberkelbazillen auf dem Umwege durch das Meerschweinchen ist nicht schwierig. Frische tuberkulöse Knötchen des Tieres werden im sterilen Mörser oder zwischen den Armen einer Pinzette zerquetscht und dann auf Serum, Glyzerinserum, Glyzerinkartoffel usw. gebracht und energisch eingerieben.

Ferner sei noch kurz erwähnt, als wichtig für die Differentialdiagnose, daß im Sputum gelegentlich auch andere **säurefeste Stäbchen** als Tuberkelbazillen vorkommen.

Hier wurden zunächst von A. Fränkel bei Fällen von Lungengangrän wiederholt Pseudotuberkelbazillen gefunden. Dieser Befund wurde später noch von verschiedenen Seiten bestätigt. Immerhin sind diese säurefesten Bakterien doch so selten im Sputum und kommen anscheinend fast ausschließlich bei Lungengangrän vor, daß schon aus diesem Grunde Verwechslungen mit Tuberkelbazillen äußerst unwahrscheinlich sind. Möller, der bei sich selbst während eines Bronchialkatarrhs säurefeste Bazillen fand, und Rabinowitsch, die über Material aus einer Lungengangrän verfügte, konnten dieselben unschwer auf Glyzerinagar züchten, es wuchsen schon nach 24 Stunden stecknadelkopfgroße Kolonien, die zu rahmartigen Rasen zusammenflossen. Die von Rabinowitsch beschriebenen säurefesten Bazillen, die offenbar mit den meisten anderen bei Lungengangrän gefundenen identisch sind, waren etwas länger als Tuberkelbazillen und zeigten häufig eine kugelige Anschwellung; die Säurefestigkeit war eine absolute. Das sicherste Mittel, um derartige Bazillen von echten Tuberkelbazillen zu unterscheiden, ist das Gelingen der Kultur auf Glyzerinagar innerhalb 24 Stunden.

Kayser betont, daß Tiere, die mit säurefesten Stäbchen aus Sputum, Milch, Gras (Thimotheebazillus) usw. geimpft sind, meist nicht tödlich erkranken, und daß beim Meerschweinchen auch die Krankheit in der zweiten Woche den Höhepunkt erreicht hat, also zu einer Zeit, wo die Erkrankung bei Tuberkelbazillenimpfung erst beginnt. Der Möllersche Thimotheebazillus macht Veränderungen, die als solche wohl mit Tuberkulose verwechselt werden können. Der Bazillus Rabinowitsch macht Erscheinungen, die keine Ähnlichkeit mit Tuberkulose haben (keine Verkäsung, sondern zentraler Zerfall und eiterähnliche Verflüssigung).

Jacobitz und Kayser erhielten gelegentlich der Untersuchung von Blasinstrumenten den bemerkenswerten Befund, daß die Mehrzahl dieser Instrumente massenhaft Bazillen enthielten, die in jeder Beziehung (Ziehl, Much-Weiß, Hatano, Herman) völlig den Tuberkelbazillen glichen. Ein kleiner Teil wuchs auf Glyzerinagar und konnte mit dem säurefesten Bazillus Rabinowitsch identifiziert werden, die Mehrzahl war nicht züchtbar. Fehlen der Virulenz schloß aber aus, daß es sich um Tuberkelbazillen handelte. Dieselben Bazillen wurden spärlich im Speichel und Rachenschleim von Trompetern gefunden.

Wir kommen nun schließlich zu einem überaus wichtigen Gebiet, das seit dem Vortrage R. Kochs in London 1901 die wissenschaftliche Welt auf das eingehendste beschäftigt, nämlich zu der **Frage, ob es neben dem Bazillus der Menschentuberkulose noch andere wohl differenzierte Tuberkelbazillen** gibt, d. h., ob die Tuberkelbazillen, die im Menschen, im Rind, im Huhn und in den Kaltblütern gefunden werden, artverschieden sind, oder ob es sich nur um Varietäten ein und desselben Mikroben handelt, Varietäten, die durch Anpassung an eine spezielle Tierart gewisse Eigentümlichkeiten in ihrem pathogenen Verhalten und in ihrer Kultur angenommen haben.

Man wird sicher nicht fehlgehen, wenn man a priori annimmt, daß sämtliche säurefesten Bazillen aus einer Urform sich entwickelt haben, und daß zunächst eine weitgehende Entwicklung nach zwei Richtungen hin erfolgte, als deren Endresultat wir säurefeste pathogene Mikroben festzustellen haben. Erscheint es nun aber von vornhein unwahrscheinlich, daß durch beständiges Züchten in einer Tierart die Mikroben sich soweit differenzieren können, daß sie wirklich im botanischen Sinne als gute Arten angesprochen werden können? Als wahrscheinlich muß man wohl annehmen, daß sich gewissermaßen lokal virulente Varietäten bildeten, die dem Ort ihrer Siedelung so gut angepaßt sind, daß sie unter den Bedingungen ihrer ursprünglichen Heimat nicht so gut gedeihen, wie unter den neuen Lebensbedingungen, die sich aber doch nicht so weit von der Stammform entfernt haben, daß ein Rückschlag unter keinen Umständen und bei keinem Individuum stattfinden kann.

Die ungeheure Literatur, die über diese Streitfrage entstanden ist, hier auch nur auszugsweise zu erwähnen, ist nicht möglich. Ich verweise hier auf die ganz im Sinne strengster Scheidung in Arten geschriebene Abhandlung von Weber und auf die einen Übergang der einzelnen Typen als noch nicht bewiesen ansehende Abhandlung von Cornet und Kossel im Handbuch Kolle-Wassermann.

Jedenfalls geht aus allen diesen Arbeiten hervor, daß man bei Vögeln und Rindern Tuberkelbazillen findet, die sich kulturell und im Tierversuch von den typischen Tuberkelbazillen des Menschen unterscheiden.

Man bezeichnet diese einzelnen Formen unverbindlich mit dem Namen Typen. Der Kampf der Meinungen dreht sich natürlich in erster Linie um den Typus humanus und den Typus bovinus.

Ein Teil der Autoren glaubt nun jede Kultur in den einen oder den anderen Typus einreihen zu können, selbst wenn irgendwelche Abweichungen gegen die Norm bestehen, ein Teil will atypische Kulturen gefunden haben, die als Übergangsformen zu betrachten sind.

Wichtig ist es natürlich für die Frage, ob es sich hier um botanisch gut fixierte Arten handelt, ob es gelingt, den einen Typus in den anderen umzuzüchten, denn damit wäre der Beweis geliefert, daß es sich gewissermaßen um Standortsvarietäten und nicht um Arten handelt. Hier ist vor allem von neueren Autoren Eber zu nennen, der, unermüdlich an dieser Frage arbeitend, auf dem Standpunkt steht, daß ihm die Überführung des humanen Typus in den bovinen durch geeignete Tierexperimente gelungen sei. Von anderer Seite (Kossel, Weber, Neufeld) wird dies bestritten. Ganz besonders wird auch auf die zuerst von der englischen Kommission gemachte Beobachtung hingewiesen, daß öfters Mischkulturen, die beide Typen in sich vereinigen, gefunden werden, und die sodann Anlaß zur Täuschung geben können. Von anderer Seite wird dieses merkwürdige Verhalten wieder so gedeutet, daß in diesen Fällen eben Formen vorgelegen haben, die in der Umwandlung vom ursprünglichen bovinen Typus begriffen waren (Rabinowitsch). Auch die Tatsache, daß beim Kind relativ häufig bovine Tuberkelbazillen, beim Erwachsenen dagegen sehr selten solche gefunden werden, wird im Verein mit den Befunden, die sich bei der Untersuchung der Galle Tuberkulöser ergaben (6 Kulturen aus 8 Fällen, von denen 2 bovin waren, dagegen in dem einen darauf untersuchten Fall humane Bazillen in der Lunge), von Rabinowitsch so gedeutet, daß im Menschen diese Umwandlung ständig vor sich geht. Die Anschauung stützt sich auf die Ansicht Römers, daß die Tuberkulose in der Mehrzahl der Fälle in der Kindheit erworben ist und latent bleibt, bis es zu einer massiven Autoreinfektion kommt.

Doch wir wollen zunächst die Unterschiede zwischen diesen beiden Typen betrachten, denn daß solche bestehen, ist sicher und wird auch nicht etwa von den Unitariern geleugnet.

Weber stellt vornehmlich auf Grund der groß angelegten Versuche im Reichsgesundheitsamt, die von Kossel, Weber und Heuß durchgeführt waren, folgende differentialdiagnostische Merkmale der Bazillen des Typus humanus und bovinus auf.

1. Morphologische und kulturelle Unterschiede. „Die Bazillen des Typus humanus zeigen auf Glyzerinbouillon üppiges Wachstum in Gestalt einer innerhalb etwa 3 Wochen über die Oberfläche wachsenden und an der Kölbchenwand emporkletternden, faltigen, gleichmäßig dicken Haut. Die Bazillen des Typus bovinus bilden ein feines, netzartig über die Oberfläche sich ausbreitendes Häutchen. Innerhalb dieses Häutchens treten dann an einzelnen Stellen warzenartige, oft in die Tiefe wachsende Verdickungen auf. Andere Stämme wachsen als seidenpapierartiges, dünnes Häutchen gleichmäßig über die ganze

Oberfläche. Nie war der Ertrag einer Kultur von Bazillen des Typus bovinus so üppig, wie der einer Kultur von Bazillen des Typus humanus." Ferner sind die Bazillen des Typus humanus aus der Bouillon sehr gleichmäßige, zarte, schlanke, leicht gekrümmte und sich gleichmäßig färbende Stäbchen, während die des Typus bovinus dick, plump und in der Form veränderlich sind und den Farbstoff nur ungleichmäßig aufnehmen.

2. Unterschiede in den chemischen Veränderungen des Nährbodens. Verfolgt man die Reaktionsveränderungen einer schwach sauren Glyzerinbouillon nach Smith, so findet man folgendes: „Bei den vom Rinde stammenden Tuberkelbazillen geht die Azidität der Nährbouillon dauernd zurück, sie nähert sich allmählich dem Neutralpunkte, kann ihn sogar überschreiten, so daß eine Azidität oder Alkalität von etwa 0,1—0,2 erreicht wird, wenn die Haut über die ganze Fläche gewachsen ist. Eine Änderung der Reaktion tritt dann nicht mehr ein. — Eine ganz andere Kurve weisen dagegen die Bazillen des „human type" auf. Der Säuregrad vermindert sich zunächst während des ersten Monats, steigt dann aber wieder während des zweiten Monats und schwankt mehr oder weniger, erreicht jedoch niemals den Neutralpunkt." Bang bestätigte diese Befunde und konnte noch feststellen, daß sich der Geflügeltuberkelbazillus inbetreff seiner Reaktionskurve ebenso wie der Rindertuberkelbazillus verhält, nur daß er die Bouillon noch weit stärker alkalisch macht. Wankel hält aber auf Grund der Untersuchung von 45 Kulturen die Smithsche Kurve nicht für konstant genug, um die Differenzierung der Typen zu gestatten.

3. Unterschiede im Tierexperiment. Die Bazillen des Typus bovinus erzeugen beim Rind Tuberkulose, während die Bazillen des Typus humanus „wede bei der Fütterung noch Infektion imstande sind, eine f rtschreitende Tuberkulose beim Rind hervorzurufen."

Überhaupt sind die bovinen Bazillen in allen Fällen, mit Ausnahme für die Menschen und Papageien virulenter, als humane Typen. Das zeigt sich sogar im Meerschweinchenversuch darin, daß sich in Organausstrichen von Tieren, die an humaner Tuberkulose zugrunde gegangen sind, stets relativ wenig, dagegen nach Tod am bovinen Typus massenhaft Bazillen finden; ferner auch darin, daß durch Einreiben von Tuberkelbazillen auf die unverletzte Haut des Meerschweinchens sich diese mit den Bazillen des bovinen Typus immer, mit denen des humanen Typus hingegen nur in einem relativ geringen Prozentsatz infizieren lassen (Tomarkin und Pechić). Am meisten wird für die Differenzierung das Kaninchenexperiment herangezogen.

Werden nach Kossel, Weber und Heuß 10 mg Kultur (Bouillonkultur zwischen Fließpapier ausgedrückt und dann gewogen) subkutan (die Injektion darf nicht etwa unter die Faszie gehen) am Bauch injiziert, so verläuft beim Kaninchen die Infektion mit bovinen Bazillen wie folgt:

„An der Impfstelle entwickelt sich ein derbes Infiltrat, das im weiteren Verlauf sich in ein Geschwür mit wallartig verdickten Rändern verwandelt; die regionären Drüsen schwellen allmählich bis zu Bohnengröße oder darüber an. Nach etwa 6 Wochen bis 3 Monaten gehen die Tiere zugrunde. Nur selten überleben die Tiere den 3. Monat nach der Impfung, um dann im 4. oder 5. Monat der Tuberkulose zu erliegen. Bei der Sektion finden sich die regionären Kniefaltendrüsen ausnahmslos, meist auch die der anderen Seite und die Axillardrüsen vergrößert und von trocknen käsigen Herden durchsetzt. Die Lungen sind stark ausgedehnt, von zahlreichen, oft zusammenfließenden käsigen Herden durchsetzt, das

dazwischen befindliche Gewebe luftleer, hepatisiert, oder ödematös und von rötlich
grauer oder dunkelroter Farbe. Die Milz und Leber sind meist frei von Veränderungen, erstere enthält aber auch zuweilen vereinzelte submiliare bis miliare
Knötchen. Regelmäßig erkrankt sind die Nieren, deren Oberfläche unter der Kapsel
mit hirsekorn- bis hanfkorngroßen Knötchen besetzt ist. Auch auf dem Durchschnitt zeigen sich graugelbliche rundliche oder streifige Herde in Rinden- und
Marksubstanz" (Cornet und Kossel).

Ganz anders sind dagegen die Erscheinungen, wenn es sich um den
humanen Typus handelt. Dann kommt es zunächst zur Bildung eines Infiltrates an
der Injektionsstelle, das sich gegen die Umgebung scharf abgrenzt und bald erweicht.
Der rahmähnliche Inhalt kann sich durch eine Fistelöffnung nach außen entleeren,
ohne daß es zur Entstehung eines eigentlichen Impfgeschwürs kommt. In anderen
Fällen bleibt er völlig abgekapselt unter der Haut liegen. Die regionären Drüsen
schwellen wohl in der ersten Zeit nach der Injektion vorübergehend an, verkäsen
jedoch nicht. Nur äußerst selten werden als Überbleibsel der wohl durch Einschwemmung zahlloser Bazillen von der Impfstelle aus hervorgerufenen Reaktion
nach Monaten in der kaum vergrößerten Kniefaltendrüse winzige gelbe Herde angetroffen, die aus dünnem Eiter mit Kalkkonkrementen bestehen, und in denen
spärliche, zerbröckelte Tuberkelbazillen nachweisbar sind. Die Tiere nehmen in
den nächsten Monaten bei guter Pflege stark an Gewicht zu und bieten keine
Zeichen einer tuberkulösen Erkrankung. Werden sie nach 3—4 Monaten getötet,
so fehlen außer den Veränderungen an der Impfstelle tuberkulöse Herde im Körper
in vielen Fällen vollständig. Zuweilen sind die Lungen erkrankt, stets fällt aber
der chronische Charakter im Gegensatz zur Bovinustuberkulose des Kaninchens
auf (Cornet und Kossel).

Die differentialdiagnostischen Merkmale, welche die Tuberkelbazillen haben,
die typisch für die Vögel sind, und die sich in der Regel bei der Vogeltuber-
kulose finden, sind folgende.

Das Temperaturoptimum liegt zwischen 40⁰ und 45⁰. Sie wachsen aber auch
bei 45⁰ und 51⁰. Fadenbildung ist besonders bei hohen Temperaturen häufiger,
Kolben und Vakuolen sind zahlreicher, wie bei der Menschentuberkulose. Die
Kultur geht leichter an, wächst schneller und ist vor allen Dingen immer schleimig
fadenziehend. Sie ist hochpathogen für Vögel, in der Regel ist sie wenig pathogen
für Meerschweinchen, für Kaninchen aber pathogener als die Menschentuberkulose.

Schließlich wäre noch die Tuberkulose der Kaltblüter zu erwähnen.

Nach den ersten Befunden von Bataillon, Durband und Terre, die bei
Karpfen Tuberkulose fanden und züchten konnten, sind solche Befunde mehrfach
bei Fischen, Blindschleichen, Fröschen und Schildkröten erhoben worden. Es gibt
sicher eine Kaltblütertuberkulose, die durch Tuberkelbazillen erzeugt wird, die
eine spezifische Virulenz für Kaltblüter haben, die für Warmblüter zwar toxisch
sind, aber nicht imstande hier einen fortschreitenden Krankheitsprozeß zu erzeugen. Sie wachsen auf Glyzerinagar schon üppigst bei Temperaturen von 25⁰
und gehen bei 37⁰ zugrunde. Die Ansicht von Herr und von Weber und Taute,
daß es sich hier immer um säurefeste Saprophyten aus dem Schlamm handelt, ist
endgültig widerlegt. Ferner erzeugen aber auch die Tuberkelbazillen der anderen
Typen bei Kaltblütern tuberkulöse Veränderungen, ohne daß sie dabei, soweit bis
jetzt wenigstens sicher bewiesen ist, ihren spezifischen Typencharakter verlieren.
(In Bezug auf Einzelheiten sei auf die Abhandlung von Küster in Kolle-Wassermann verwiesen.)

Ziehen wir den unparteischen Schluß, so wird man meines Erachtens zu folgendem Urteil kommen. Es gibt vier wohlcharakterisierte Typen der Tuberkelbazillen, die des Typus humanus, bovinus, gallinaceus und der Kaltblütertuberkulose, die kulturell und pathogen different sind, und die die Endglieder eines einseitigen Entwicklungstypus darstellen. Diese Endglieder scheinen zum Teil eine recht erhebliche Konstanz in ihren morphologischen und biologischen Merkmalen zu haben. Es ist aber nicht sicher auszuschließen, daß Übergänge vorkommen, die zu den einzelnen Typen führen. Ferner, wenn im Experiment eine Infektion z. B. des Rindes mit den Menschentuberkelbazillen auch nur schwer oder nach anderer Ansicht gar nicht gelingt, und auch künstliche Infektionen des Menschen mit Rindertuberkulosebazillen .(v. Baumgarten) nicht geglückt sind, so kommen in der Natur doch sicher solche Infektionen vor, wie auch die Befunde von bovinen Typen beim Menschen beweisen. Dann spricht es für ein sehr inniges Verhältnis der einzelnen Typen zueinander, wenn wir sehen, wie Römer mit Recht hervorhebt, daß tuberkulöse Tiere und Menschen auf alle Tuberkuline reagieren, und daß mit den einzelnen Typen wechselseitige Immunität erzielt werden kann, die sich (Agglutination) sogar auf die nicht pathogenen säurefesten Bazillen erstreckt. Daher ist mit der Agglutinationsreaktion, und auch der Komplementablenkung, für eine Differentialdiagnose hier nichts anzufangen. Es ist somit die Differenzierung der Typen nicht so weitgehend wie beim Typhus und Paratyphus, denn dort gibt es keine wechselseitige Immunität. Danach sind naturwissenschaftlich die verschiedenen Typen der Tuberkulose als Varietäten mit mehr oder weniger Neigung zur Konstanz und nicht als Arten zu bezeichnen.

Für die **Versendung von tuberkulösem Material** ist zu beachten, daß Sputum immer ohne Wasserzusatz versendet werden soll, es kommt dann meist verdaut an, und kann direkt oder nach Antiforminbehandlung untersucht werden. Organstücke, die zum mikroskopischen Tuberkelbazillennachweis dienen sollen, können in Alkohol oder Formalin fixiert werden, da dadurch die Auflösungsfähigkeit durch Antiformin, wie besprochen, nicht leidet. Für einen eventuell notwendigen Tierversuch lasse man sich aber auch unkonserviertes Material, wenn es auch so etwas fault, mitsenden.

Eine **Serodiagnostik der Tuberkulose** ist nicht möglich. Arloing und Courmont waren die ersten, die dies mit Hilfe ihrer homogenen Kulturen (S. 183) erreichen wollten. Ebensowenig aber wie die Agglutinine haben die Präzipitine und Opsonine zum Ziel geführt.

Die Ursache hierfür liegt in erster Linie darin, daß in der Praxis, mit Ausnahme beim Neugeborenen, bei jedem eine tuberkulöse Infektion angenommen werden muß, so daß auch immer mehr oder weniger deutlich Reaktionsprodukte des Organismus auf die Infektion sich nachweisen lassen. Sicher ist aber, daß diese spezifischen Stoffe bei erfolgreicher Immunisierung steigen können. So wurden auch von Koch die Agglutinine bzw. Präzipitine und von Wright die Opsonine als Indikatoren für spezifische Behandlung gewählt.

Zur Agglutination, die heute bei der Behandlung der Tuberkulose wohl kaum noch geübt wird, bedient man sich am besten der von Koch angegebenen, aus zerriebenen Tuberkelbazillen bestehenden Testflüssigkeit. Diese wird von den Höchster Farbwerken mit einer genauen Gebrauchsanweisung entsprechend den Kochschen Vorschriften abgegeben.

Unser sicherstes und wirksamstes Diagnostikum ist und bleibt das **alte Tuberkulin Koch.**

Im Jahre 1890, auf dem 10. internationalen medizinischen Kongreß zu Berlin, teilte Robert Koch mit, daß es ihm gelungen sei, als ein spezifisches Gift der Tuberkelbazillen, das Tuberkulin darzustellen. Diese Entdeckung stellte einen Grenz- und Markstein in der Geschichte der Medizin dar und war der Ausgangspunkt der ganzen modernen Bestrebungen zur Erlangung spezifischer Heil- und Schutzmittel. Hier zum ersten Mal verfügte die Wissenschaft über ein spezifisches Präparat, welches ausschließlich gegen eine bestimmte Noxe gerichtet war. Diesem Tuberkulin schrieb Koch an erster Stelle eine eminente Bedeutung als Diagnostikum zu, und dann beanspruchte er für dasselbe auch heilende Effekte. Wir werden demgemäß bei unserer Besprechung des Tuberkulins zunächst dasselbe als spezifisches Diagnostikum und dann als Heilmittel zu behandeln haben.

Die Darstellung des Tuberkulins ist eine recht einfache. Gut bewachsene 4 Wochen alte Tuberkelbazillen-Bouillonkulturen werden durch 1 stündiges Erhitzen im Dampfkochtopf sterilisiert, dann im Vakuum auf den 10. Teil ihres Volumens eingeengt und durch Filtration durch Fließpapier von den abgetöteten Bakterienleibern befreit. Die so erhaltene klare braune Flüssigkeit ist infolge ihres hohen Glyzeringehaltes von etwa $26\,^0/_0$ absolut haltbar, kann jedoch zur Vorsicht noch mit $0,5\,^0/_0$ Karbol versetzt werden.

Daß das Tuberkulin, welches jetzt den Namen Alt-Tuberkulin führt, eine spezifische Wirkung auf tuberkulöse Prozesse auszuüben im Stande ist, zeigt sich zunächst im Tierexperiment. Injiziert man einem gesunden Meerschweinchen Tuberkulin in mäßigen Dosen, sagen wir 0,5—1 ccm, so tritt weder an der Impfstelle noch sonst in dem allgemeinen Befinden des Tieres die geringste Veränderung auf. War dagegen das Tier tuberkulös, so genügen Dosen von 0,1—0,5 ccm Tuberkulin, um das Tier innerhab 24 bis 48 Stunden sicher zu töten. Die Obduktion läßt dann das Wesentliche der Reaktion erkennen. Jeder der weiß-gelblichen, nekrotischen, tuberkulösen Herde ist von einer hochgradig entzündeten Zone umgeben. Das Tuberkulin ist also an und für sich für Meerschweinchen ein Präparat von äußerst geringer

Giftigkeit, während tuberkulöse Tiere hoch empfindlich sind. Die Tiere reagieren mit den erwähnten lokalen Entzündungen, infolgedessen mit Fieber, und gehen schließlich zugrunde.

Wenn im Lauf der Jahre auch zahlreiche Theorien der Tuberkulinwirkung aufgestellt sind, so hat sich bis jetzt keine einzige allgemeiner Anerkennung erfreuen können. Es sei hier zunächst die Hypothese Ehrlichs erwähnt, die zum mindesten den Vorzug hat, daß sie in plastischer Weise das anatomische Wesen der Reaktion des tuberkulösen Herdes erklärt. Man stelle sich einen tuberkulösen Herd vor, in welchem von den Tuberkelbazillen fortgesetzt Gifte, also auch das Tuberkulin, produziert werden. Die Zellschicht, welche dem tuberkulösen Herd am nächsten anliegt, wird vollständig mit dem Gift durchtränkt sein. Um diese sitzt gewissermaßen wie die Schale einer Zwiebel eine zweite weniger affizierte Schicht usw., bis schließlich eine Zellschicht kommt, welche durch das von dem tuberkulösen Herde diffundierte Tuberkulin zwar in Mitleidenschaft gezogen, aber noch keineswegs vollkommen durchtränkt worden ist. Absolut unwirksam ist nun das Tuberkulin dem normalen Gewebe gegenüber und dem hochgradig tuberkulösen, welches völlig mit Tuberkulin gesättigt ist. Die Reaktion spielt sich in den Zellen ab, deren Widerstandsfähigkeit durch das dorthin diffundierte Tuberkulin gebrochen ist, die aber noch nicht, wie die dem tuberkulösen Herd am nächsten anliegenden Schichten, durch das dort erzeugte Tuberkulin gewissermaßen immunisiert sind. Die lokalen Entzündungen, die in dem reaktionsfähigen Gewebe vor sich gehen, bedingen auch die Erhöhung der Körpertemperatur.

v. Wassermann und Bruck gaben folgende Erklärung der Tuberkulinreaktion. Das tuberkulös veränderte Gewebe enthält Antikörper, während das Serum des Tuberkulösen normal frei von solchen ist. Injiziert man Tuberkulin, so geht dies an die tuberkulös veränderten Organe, da hier der Sitz von Antikörpern ist. Es kommt zu einer Bindung dieser beiden Stoffe und zu einer Anziehung von Komplement aus dem Körper. Dadurch wird eine Eiweißverdauung erzeugt, die als Einschmelzung tuberkulösen Gewebes manifest wird. Treten nun Antikörper im Blute auf, so fangen diese das Tuberkulin bereits ab, ehe es an das veränderte Gewebe gelangen kann, es bleibt also eine Reaktion aus.

Es ist daher verständlich, weshalb die stärksten Reaktionen bei ganz geringer Tuberkulose und die schwächsten bei den hochgradigsten Formen erzielt werden.

Wenn diese Theorie auch vielfach und mit gewichtigen Gründen angegriffen ist, so erklärt sie meines Erachtens sehr gut, weshalb im Lauf der Tuberkulinbehandlung beim Tuberkulösen Antikörper im Blut auftreten, also Zeichen einer wirklichen Immunisierung. Mit Tuberkulin allein sind keine Antikörper gegen Tuberkuloseantigen zu erzielen, ebenso erzeugt solche nicht in irgend wie nennenswerter Menge der Unbehandelte trotz Resorption von massenhaft tuberkulösen Stoffen, hier aber wird durch die Reaktion tuberkulöses Gewebe abgebaut und so aufgeschlossen, daß es in dieser Form den Anstoß zur Bildung spezifischer Immunisierungsprodukte geben kann.

Im übrigen neigt man sich jetzt vielfach der Ansicht zu, daß das Tuberkulin überhaupt kein Gift an und für sich ist, sondern daß erst spezifische Antikörper aus dem Tuberkulin eine spezifische giftige Substanz abspalten.

Während das Tuberkulin früher als Diagnostikum nur subkutan injiziert wurde, sind im Lauf der Jahre eine ganze Reihe von anderen

Verfahren entstanden, ebenso hat sich die Zahl der therapeutischen Tuberkulinpräparate ins Ungemessene bald vermehrt. Die spezifische Diagnostik und Therapie kann daher jetzt hier nur noch summarisch abgehandelt werden, da dies ein Gebiet geworden ist, das heutzutage ganz spezielle Studien und Kenntnisse erfordert. Ich verweise daher in Bezug auf alle Einzelheiten auf Bandelier und Röpke, Lehrbuch der spezifischen Diagnostik und Therapie der Tuberkulose, Petruschky, Grundriß der spezifischen Diagnostik und Therapie der Tuberkulose (vor allem dem vielbeschäftigten Praktiker warm empfohlen) und die diesbezügliche Abhandlung von Löwenstein im Kolle-Wassermann (2. Auflage. Bd. 5.)

Die gebräuchlichsten **Methoden für die Tuberkulindiagnostik** sind folgende:

1. Die subkutane Injektion von Tuberkulinverdünnungen. In den hierzu benutzten Dosen wird Tuberkulin von Gesunden ohne Temperaturerhöhung vertragen, Temperaturerhöhung zeigt Tuberkulose an. An dem Ort der Erkrankung entsteht eine lokale Reaktion, die sich in der Lunge durch Zunahme der Rasselgeräusche und des Auswurfes und eventueller Verbreiterung und Verstärkung der Dämpfung manifestiert. Bei tuberkulöser Hauterkrankung (Lupus) röten sich die erkrankten Teile und schwellen an. An der Injektionsstelle tritt beim Tuberkulösen eine Stichreaktion ein, bestehend in leichter Schwellung und Schmerzhaftigkeit an der Injektionsstelle; außerdem bestehen subjektive Symptome, wie Abgeschlagenheit, Kopfschmerz, ziehende Schmerzen längs der Wirbelsäule usw.

Die Ausführung der diagnostischen Impfung beim Menschen ist eine äußerst einfache. Die Vorbedingung ist stets die Feststellung, daß die Temperatur des zu injizierenden Patienten eine normale ist, d. h. 37^0 nicht überschreitet. Die genaue Feststellung der Temperatur erfolgt durch während mehrerer Tage durchgeführte 2 stündliche Messung. Das mit 0,5 proz. Karbollösung entsprechend verdünnte Tuberkulin wird subkutan, am besten zwischen den Schulterblättern, injiziert. Beim kräftigen Erwachsenen beginnt man nach Koch mit 1 mg (1 ccm Verdünnung 1:1000). Tritt keine Temperaturerhöhung ein, so steigt man frühestens nach 2 Tagen auf 5 und 10 mg. Diejenige Dosis, bei welcher eine Temperaturerhöhung von $1/4^0$ und darüber eintritt, ist nach vollständigem Ablauf der Fieberbewegung zu wiederholen. Die Temperatursteigerung ist nur dann als eine Reaktion anzusehen, wenn sie auch bei einer zweiten Injektion derselben Dosis mindestens in derselben Höhe auftritt. Ein Mensch, der 2 mal Dosen von 10 mg ohne Temperaturerhöhung ertragen hat, ist mit Sicherheit als nicht tuberkulös zu bezeichnen. Bei Lupuskranken, welche sehr stark zu reagieren pflegen, und schwächlichen Personen empfiehlt es sich, mit kleinen Dosen zu beginnen und z. B. folgendes Schema zu wählen, 0,1 mg, 0,5 mg und 5 mg, bei Kindern soll man mit noch kleineren Dosen, z. B. mit 0,01 mg anfangen.

Im allgemeinen fängt man jetzt stets mit kleinen Dosen an, $2/10$ mg meist.

Wie es Löwenstein und seine Mitarbeiter Rappoport und Kaufmann dann zeigten, ist es gar nicht notwendig, die Tuberkulindosis zu steigern. Man gibt nach Löwenstein $^2/_{10}$ mg und wiederholt diese Dosis in einem Zeitraum von 12 bis 16 Tagen 4mal. Es tritt das dann bei der Immunisierung oft beobachtete Phänomen der Überempfindlichkeit ein, so daß die späteren Injektionen eine kräftige Reaktion erzeugen. „Der erste Reiz, welcher dem folgenden Reiz qualitativ und quantitativ völlig gleich ist, scheint also eine Umstimmung des Organismus in der Weise anzubahnen, daß die Reizschwelle gerade für diesen Reiz sinkt. — Die Tuberkulinreaktion beruht auf der Überempfindlichkeit des tuberkulösen Organismus; letztere aber ist nur ein Spezialfall des Gesetzes der Dehnung eines Reizes" (Löwenstein).

2. **Die Kutanimpfung.** v. Pirquet benutzte die bei Tuberkulösen bestehende Überempfindlichkeit der Haut, die ja auch bei der Stichreaktion nach Tuberkulininjektionen zum Ausdruck kommt.

Es werden auf den Oberarm 2 Tropfen Tuberkulin in etwa 8 cm Entfernung von einander aufgesetzt. Mit dem Impfmesser oder dem eigens dafür konstruierten Impfbohrer wird nun zunächst unter strikter Vermeidung von Blutungen eine nicht mit Tuberkulin betupfte Hautstelle angebohrt (Kontrolle), dann wird durch die Tropfen gebohrt. Nach 5 Minuten kann das Tuberkulin abgewischt werden (Vorsicht vor Berührung der Kontrollimpfstelle!). Ist die Reaktion positiv, so entsteht innerhalb 48 Stunden eine sichtbare und deutlich fühlbare Papel. (Es kann auch mit dem in Tuberkulin eingetauchten Messerrücken [Löwenstein] oder einer etwas stumpfen Kanüle [Petruschky] gestochen bzw. geritzt werden.) Kontrollstiche usw. sind stets anzulegen.

3. **Die Intrakutanprobe** wurde von Mantoux und Roux angegeben.

Es wird ein Tropfen einer Verdünnung Alttuberkulin 1 : 5000 ($=$ etwa 0,00001 ccm) mit feiner Kanüle ganz exakt intrakutan injiziert. Es kommt dann zu der auf Seite 193 beschriebenen Reaktion (Rötung, Quaddel- und Knötchenbildung). Diese Methode hat sich nach Römers und Römer und Josephs Untersuchungen besonders auch für die Diagnostik der tierischen Tuberkulose sehr bewährt.

Die intrakutane Reaktion wird jetzt viel angewandt, vor allem auch, weil sie nicht so in dem Maße, wie es die subkutane Injektion tut, auch alle latenten tuberkulösen Prozesse anzeigt, und da dann die meßbare Größe des Reaktionsfeldes einen Anhalt für die Beurteilung des Grades des tuberkulösen Prozesses sein kann (Ellermann und Erlandsen).

4. **Die Konjunktivalreaktion** von Wolff-Eisner und Calmette.

Es wird 1 Tropfen einer 1proz. Alttuberkulinlösung eingeträufelt oder die Wolff-Eisnersche Tuberkulinsalbe eingestrichen. Bei bestehender Tuberkulose stellen sich in der Regel schon nach 10—12 Stunden, dann in den folgenden Stunden meist zunehmende Reaktionssymptome ein, die von einer schwachen Rötung und Schwellung der Konjunktiva bis zur Chemosis und starken eitrigen Sekretion gehen. Wegen der oft langdauernden und oft nicht unbedenklichen Folgen für das Auge ist diese sehr empfindliche Reaktion für die Humanmedizin abzulehnen, während sie in der Veterinärmedizin mit sehr gutem Erfolg angewandt wird.

Wenden wir uns nun zur Bedeutung des **Alttuberkulins als Heilmittel.** Wohl über wenige Heilmittel, vielleicht abgesehen vom Salvarsan und dem Diphtherieserum, existiert eine auch nur annähernd so große Literatur, wie über das Tuberkulin. Leider muß aber bei Durchsicht derselben, besonders der älteren, welche meist über Mißerfolge berichtet, gesagt werden, daß der größte Teil der schlechten Resultate der Tuberkulinbehandlung auf falscher Anwendung, sei es in der Auswahl der Fälle, sei es in der Wahl der Dosen, zurückgeführt werden muß.

Der Kardinalpunkt für die subkutane Behandlung mit Alttuberkulin liegt in der Auswahl der Fälle. Fieberhafte Phthisiker sind unter allen Umständen von dieser Tuberkulinbehandlung auszuschließen, ebenso alle solche, bei welchen auch ohne Fieber eine Mischinfektion besteht. Am aussichtsvollsten ist die Behandlung, so lange es noch nicht zu einer Einschmelzung von Geweben gekommen ist, und es ist hier bei rationeller Behandlung mit Sicherheit auf Heilung oder doch mindestens weitgehendste Besserung zu rechnen. Phthisiker, bei denen die Gewebseinschmelzung noch nicht zu weit vorgeschritten ist, gewähren immerhin noch eine recht große Aussicht auf Erfolg, wenn auch erst nach jahrelanger Behandlung. Ist die Gewebseinschmelzung schon eine erhebliche, so ist auf eine Heilung nicht mehr zu rechnen, wohl aber gelingt es hier häufig, wenigstens den Status quo bei fortgesetzter Tuberkulinbehandlung zu erhalten. Die Behandlung selbst hat mit kleinen Dosen zu beginnen, fieberhafte Reaktionen sind zu vermeiden. Tritt Reaktion ein, so ist zurückzugehen. Die Behandlung ist also stets auf das sorgfältigste zu individualisieren, und es läßt sich ein Schema für dieselbe unter keinen Umständen geben. Stets ist daran zu denken, daß der Heileffekt des Tuberkulins in erster Linie in der Hervorrufung der lokalen Reaktion beruht. Eine schnelle Immunisierung gegen das Tuberkulin, womit dann auch die Reaktionsfähigkeit aufhören würde, ist also unter allen Umständen zu vermeiden. Ist diese Unempfindlichkeit erreicht, so ist die Kur bis auf weiteres abzubrechen.

Im einzelnen geht man im allgemeinen in der Weise vor, daß man mit $^1/_{100}$ bis $^2/_{100}$ mg Tuberkulin beginnt und unter Innehaltung der vorhin skizzierten Kautelen langsam weiter fortschreitet. Gewöhnlich ist die Reaktionsfähigkeit erloschen, sobald 50 mg Tuberkulin erreicht sind. Selbstverständlich ist eine Heilwirkung damit noch nicht erzielt, sondern fast in allen Fällen nur ein augenblicklicher Stillstand. Mit dem Namen Etappenbehandlung hat Petruschky, der unermüdliche Vorkämpfer des Tuberkulins, das Verfahren bezeichnet, welches in einer vielfachen Wiederholung der Tuberkulinkur und zwar später unter Benutzung der anderen noch zu besprechenden Präparate (z. B. Bazillen-Emulsion) besteht. Ein Patient, der 50 mg oder mehr ohne Reaktion erträgt, ist nach $^1/_4$—$^1/_2$ Jahr wieder reaktionsfähig. Jetzt ist wieder der Zeitpunkt für eine neue Kur gekommen. So lange, gleichgiltig nach wie langer Zeit, noch der Zustand der Reaktionsfähigkeit auf Tuberkulin eintritt, ist der Patient, wenn auch alle klinischen Zeichen fehlen, noch nicht als geheilt anzusehen und muß immer wieder von neuem behandelt werden.

Eine andere Methode der Tuberkulinbehandlung stellt die von Spengler inaugurierte, dann von Petruschky wieder in großem Umfange aufgenommene perkutane Behandlung durch Einreiben von Tuberkulin in die Haut dar. Petruschky hat besonders gute Erfolge bei der systematischen Sanierung von Familien mit dieser Methode erzielt, Erfolge, die kürzlich Kutscher bestätigt hatte.

Über ganz hervorragende Heilerfolge mit Alttuberkulin berichtete kürzlich Ponndorf, der eine intrakutane Behandlung anwandte.

Ponndorf legt am Oberarm mit dem Impfmesser 15—25 oberflächliche, 3—5 cm lange, die Stachelschicht der Haut eröffnende, kaum blutende Schnitte an (Impfstelle etwa 5-Markstück groß). Dann reibt er 1—2 Tropfen konzentriertes Alttuberkulin sorgfältig ein. Es kommt zu einer mehr oder weniger starken lokalen und unter Umständen auch allgemeinen Reaktion. Die zweite Impfung erfolgt nach 3, alle übrigen nach 4 Wochen.

Die Zeiten, in denen man kurzsichtig genug war, über das Tuberkulin als Heilfaktor den Stab zu brechen, liegen glücklicherweise hinter uns, und es gibt, mit ganz verschwindenden Ausnahmen, keinen wirklichen Sachverständigen mehr, der glaubte, das Tuberkulin in irgend einer der vielen Formen in der Phthiseotherapie missen zu können. Ich begnüge mich daher, den Heileffekt des noch zu besprechenden Neutuberkulins vorwegnehmend hier aus der erwähnten Abhandlung Löwensteins einige statistische Daten der neueren Zeit zu zitieren.

So berichtete danach Bandelier im Februar 1910 über 202 spezifisch behandelte offene Tuberkulosen, von denen 63$^0/_0$ am Ende der Kur keine Bazillen mehr im Auswurf hatten. Den Stadien nach setzten sich seine Fälle wie folgt zusammen:

Im I. Stadium nach Turban 100 $^0/_0$ Bazillen negativ,
„ II. „ „ „ 87 $^0/_0$ „ „
„ III. „ „ „ 44,2 $^0/_0$ „ „

Löwenstein selbst berichtet über seine 1908 und 1909 in der Lungenheilstätte Beelitz behandelten Fälle, von denen 687 mit Kochschen Tuberkulinen behandelt worden waren. Für die Statistik verwandte er nur Fälle, die eine Immunität gegen 10 mg Alttuberkulin oder 0,01 mg Bazillensubstanz erreicht hatten. Das Resultat ist folgendes:

682 Fälle mit Bazillen im Auswurf:

Alttuberkulin . . . . 409, davon haben 237 = 57,94 % die Bazillen verloren,
Neutuberkulin . . . . 204,　　„　　„　　86 = 42,15 % „　　　„　　　　„
Alt- und Neutuberkulin 69,　　„　　„　　38 = 55,07 % „　　　„　　　　„

682　　　　　　　　361 = 52,93 %

Da, wie wir sahen, das Alttuberkulin als solches kein direkt gegen die Tuberkelbazillen immunisierendes Präparat ist, und da es seiner Natur nach eine große Reihe Tuberkulöser von vornherein von einer erfolgreichen Behandlung ausschloß, so war es selbstverständlich, daß entsprechend den Fortschritten der Immunitätslehre Koch selbst und viele andere fortgesetzt bemüht waren, Präparate zu erzielen, mit denen an sich eine wirkliche Immunisierung erzielt werden konnte. Außerdem fehlte es nicht an Versuchen, das Tuberkulin selbst zu verbessern, da einerseits der große Gehalt von an sich reizenden Albumosen, andererseits die hohen Temperaturen, die bei seiner Darstellung zur Anwendung kamen, vielfache Beanstandung fanden. Alles dies führte dazu, daß eine fast unübersehbare Menge von Präparaten dem Arzt als die allein wirksamen angepriesen wurden. Es sei aber darauf hingewiesen, daß bis jetzt keins der Präparate, die nach dem Prinzip des Alttuberkulins, wenn auch modernisiert, hergestellt worden sind, dies bis jetzt völlig verdrängen konnte, daß aber viele neben ihm oder im Verein mit ihm mehr oder weniger große Erfolge gehabt haben. Dann sei hier noch erwähnt, daß, Spengler folgend, auch die Bazillen vom Typus der Rindertuberkulose bei der Herstellung der verschiedenen Präparate benutzt worden sind; fast alle Präparate werden heute in doppelter Form hergestellt, einmal aus den Bazillen des humanen und dann aus solchen des bovinen Typus.

Andere Tuberkuline.

Im folgenden sollen die gebräuchlichsten und die, von denen am meisten gesprochen wurde, kurz skizziert werden, ohne daß damit etwa nicht erwähnten hierdurch ihre Wirksamkeit abgesprochen werden soll. Wir wollen mit den von Koch selbst noch dargestellten Präparaten beginnen, die sämtlich von den Höchster Farbwerken in den Verkehr gebracht werden. Sämtliche Firmen (Höchst, Merck usw.) legen ihren Präparaten genaue Mitteilungen über die Darstellung und Verwendung bei.

1. Tuberkulin T. R. Koch beabsichtigte, mit Hilfe des T. R.

dem Menschen die Gifte der Tuberkelbazillenleiber zuzuführen und hoffte, dadurch eine aktive Immunität zu erzielen.

Die Darstellung des T. R. ist in seinen Grundlagen folgende. Getrocknete Tuberkelbazillen werden mechanisch in Kugelmühlen zertrümmert und mit Kochsalzlösung aufgenommen, die unlöslichen Bestandteile werden abzentrifugiert, nochmals in Kochsalzlösung übergeführt und wiederum abzentrifugiert. Die klare opake oberste Schicht der zentrifugierten Flüssigkeit, welche frei von Bakterienresten ist, ist das T. O., das in seiner Wirksamkeit dem Tuberkulin sehr nahesteht. Der abzentrifugierte Satz ist das feste T. R.

Mit diesem T. R. ist es Koch gelungen, Tiere zu immunisieren, und er ist dann zur Behandlung von tuberkulösen Menschen mit diesem Präparat geschritten. Die ersten Erfolge im Kochschen Institut waren durchaus befriedigende. In der Praxis hat sich das Mittel aber nicht immer bewährt.

v. Hippel wendet es, neben vielem anderen, mit sehr gutem Erfolg bei der Behandlung der Augentuberkulose an. Eine Zusammenstellung der trefflichen Resultate der Tuberkulinbehandlung des Auges gibt Adam.

2. Kochsches Neutuberkulin (Bazillenemulsion). R. Koch gab die Trennung der wasserlöslichen von den unlöslichen Bestandteilen auf und übte die Behandlung mit den originären mechanisch zertrümmerten Tuberkelbazillen aus, da er sah, daß auf diese Weise bei Tieren höhere Agglutinationswerte zu erzielen waren. So benutzt denn auch Koch bei dieser Behandlung als Hilfsmittel, um festzustellen, ob Immunität erzielt wird, und ob ein Fortschreiten derselben eventuell stattfindet, die Agglutinationsprobe des Serums der Behandelten, ein Verfahren, das man als überflüssig fallen ließ.

Es werden die zertrümmerten Tuberkelbazillen im Verhältnis 1 : 200 in Glyzerinwasser (50 % Glyzerin) aufgeschwemmt. (Diese Flüssigkeit wird von den Höchster Farbwerken dargestellt). Es enthält also 1 ccm dieser Flüssigkeit 5 mg pulverisierter Tuberkelbazillen.

Die Behandlungsmethode war im Vergleich zu der mit T. R. wesentlich modifiziert. So wurde vor allem hier von Koch stets steigend vorgegangen und sollten kräftige Reaktionen erzielt werden. Dies Verfahren ist jetzt allgemein verlassen zugunsten des modernen Prinzips der einschleichenden, möglichst reaktionslosen Behandlung.

Die Erfolge, die Koch erzielte, waren sehr gute. Ganz besonders empfahl Koch die Bazillenemulsion auch bei vorgeschrittenen und fiebernden Phthisikern, die sich unter der Behandlung entfiebern. Auszuschließen sind nur sehr schwache Kranke und solche, bei welchen der Lungenzerfall soweit vorgeschritten ist, daß jede Heilung sich ausschließt.

Diese Erfolge sind von einer ganzen Reihe von Ärzten bestätigt worden, ganz besonders hat sich auch dies Präparat in der Augenheilkunde bewährt.

3. Kochsches albumosenfreies Tuberkulin (Tuberkulin A.F.). Wie schon erwähnt wurde, können Albumosen unter Umständen reizend wirken, und es kann bei länger fortgesetzter Behandlung zu anaphylaktischen Erscheinungen kommen. Um diese Möglichkeiten

auszuschließen, entschloß sich Koch für Herstellung des Tuberkulins auch albumosenfreie Nährböden heranzuziehen. Auf die Verluste an antigenen Stoffen durch das starke Erhitzen der Bouillonkulturen bei der normalen Darstellung des Tuberkulins hatte bereits vor Jahren Landmann hingewiesen, auch dies wurde jetzt ausgeschaltet.

Für das Tuberkulin A. F. werden die Tuberkelbazillen auf Nährböden kultiviert, die aus anorganischen und zitronensauren Salzen (vgl. Jochmann und Möllers) bestehend, als einzige Stickstoffquelle Asparagin enthalten. Zur Bereitung des Tuberkulins bleiben die Kulturen (sie vollenden ihr Wachstum in etwa 3 Wochen) so lange im Brütschrank von 37^0, bis sie auf $^1/_{10}$ ihres Volumens eingedampft sind. Sie werden dann filtriert (erst Papier, dann Kieselgur-Kerze), dann eventuell zur Entfernung der letzten Bakterientrümmer zentrifugiert und zur Konservierung mit $0,5^0/_0$ Phenol versetzt.

Das Tuberkulin A. F. ist diagnostisch wie therapeutisch zu verwenden. Es zeichnet sich durch sehr milde Reaktionen (es ist daher für die ambulante Behandlung besonders geeignet) und sehr gute Heileffekte aus.

Zu diesen Präparaten wären noch einige weitere der Höchster Farbwerke zu rechnen, die zum Teil auch auf Koch selbst zurückgehen, und zwar

4. T. O. A., ein keimfreies Filtrat nicht eingedickter Bouillonkulturen, und das

5. Vakuum-Tuberkulin, das ist T. O. A. im Vakuum auf $^1/_{10}$ seines Volumens bei niedriger Temperatur eingeengt.

Alle diese Präparate werden sowohl mit humanen, wie mit bovinen Bazillen hergestellt.

Von den weiteren Präparaten wäre an erster Stelle zu nennen:

6. Tuberkulol Landmann (E. Merck-Darmstadt). Es ist dies ein Präparat, das nicht nur Tuberkulinwirkung hat, sondern das auch Toxine enthält, da 1 ccm ein gesundes Meerschweinchen tötet.

Zur Herstellung wird die Kulturbrühe von zahlreichen verschiedenen Tuberkelbazillenstämmen im Vakuum, also ohne jede Erhitzung, konzentriert. „Mit diesem Konzentrat werden die wässrigen Extrakte vereinigt, welche durch fraktionierte Extraktion der Bakterienleiber bei schrittweise steigender Temperatur gewonnen werden, und welche also die bei niedriger Temperatur gewinnbaren Extrakte in völlig unveränderter Form enthalten, daneben aber auch die nur bei höheren Temperaturen darstellbaren Endotoxine." Über weitere Einzelheiten geben die Merckschen Prospekte Auskunft. Es sei nur noch erwähnt, daß das Präparat jetzt als Tuberkulol A in den Handel kommt, während Tuberkulol B und C die einzelnen Komponenten sind. Es ist aus humanen Typen gewonnen, während Tuberkulol D, E und F aus bovinen Typen hergestellt ist. Es wird jetzt auch aus eiweißfreien Nährböden dargestellt.

Es hat sich in der Humanmedizin und als Bovotuberkulol zur Anstellung der Ophthalmoreaktion beim Rind bewährt.

7. Von weiteren Präparaten wäre dann das Tuberkulin Denys

zu nennen. Es ist eine filtrierte, nicht eingeengte Kulturbrühe, der also das schon erwähnte T. O. A. entspricht.

8. Das Tuberkulin Béranek stellt einen weiteren Typus dar.

Die Bazillen werden zunächst auf einer besonderen eiweißarmen Bouillon gezüchtet. Diese wird dann nach Entfernung der Bazillen im Vakuum eingeengt und dann wieder mit den Bazillen vereinigt, nachdem diese längere Zeit mit einer 1 proz. Orthophosphorsäure extrahiert worden waren. Sahli arbeitet nur noch mit diesem Präparat, von anderer Seite lauten die Urteile verschieden.

9. Das Tuberkulin Rosenbach wird in der Weise gewonnen, daß Tuberkelbazillenbouillon-Kulturen gleichzeitig mit einem Pilz, Trichophyton holsericum album, beimpft werden. Durch den Pilz sollen die toxischen, aber nicht die immunisierenden Bestandteile des Tuberkulins zerstört werden. Das Präparat wird viel gelobt.

10. Das neueste Präparat ist das Tebean von Levy und Kränker, das durch Abtötung lebender Tuberkelbazillen durch eine 25 proz. Galaktoselösung gewonnen wird.

11. Einen ganz anderen Weg schlug Spengler mit seinem I. K. ein, aber sicher keinen glücklichen.

Er war der Ansicht, daß die roten Blutkörperchen tuberkuloseimmunisierter Tiere die Träger der Antikörper seien, und wollte aus diesen eine Antitoxinlösung, die aber auch immunisierende Eigenschaften haben soll, dargestellt haben. Im Tierversuch konnte Landmann Spenglers Angaben widerlegen, Weiker und Bandelier, Löwenstein und andere prüften es mit demselben negativen Resultat am tuberkulösen Menschen.

12. Einen für die Behandlung der Tuberkulose neuen Weg wählte Meyer mit dem Tuberkulose-Sero-Vaccin „Höchst" (S.B.E.).

Nachdem es Ruppel und Rickmann gelungen war, ein Serum darzustellen, das reich an Antikörpern war, veranlaßte er Ruppel, damit Bazillen zu sensibilisieren und dann erst zu zertrümmern und zu emulsionieren (Emulsion aus sensibilisierten Tuberkelbazillen).

13. Dann noch einige Worte über die Versuche von Much und Deyke. Das Ziel dieser Autoren war eine völlige Aufschließung der Tuberkelbazillen.

Sie wollten dies durch Behandlung mit 25 proz. Neurinlösungen erreichen (übrigens nicht unwidersprochen). Dieses Verfahren gab Much dann wieder auf, da dadurch auch reaktive Substanzen zerstört wurden. Er wies dann nach, daß eine Aufschließung in einer diese reaktiven Substanzen schonenden Weise durch Milch- und noch besser Weinsäure zu erreichen sei. Der Leib des Tuberkelbazillus bestehe aus 3 Substanzen, nämlich Eiweißstoffen, Fett und Lipoiden. Für die Immunisierung müssen auch alle drei zur Verfügung stehen. Die Übertragung dieser vielversprechenden Untersuchungen Muchs und seiner Schüler in die Praxis ist noch nicht so weit vorgeschritten, um heute schon ein Urteil zu gestatten.

14. Schließlich müssen noch Versuche einer aktiven Immunisierung mit Kaltblütertuberkulose erwähnt werden, die von

Möller seiner Zeit inauguriert und wieder aufgegeben, jetzt in dem F. F. Friedmannschen Mittel wieder aufgetaucht sein sollen. Da die Bazillen des Friedmannschen Mittels auch im Tierversuch gelegentlich pathogen sind, das Präparat bakteriell verunreinigt ist und keine Heilwirkung hat, wird jetzt allgemein davor gewarnt. Im übrigen bezweifelt Möller, daß der Friedmannsche Bazillus überhaupt etwas mit Kaltblütertuberkulose zu tun hat, er sei ein gewöhnlicher aber wohl neuer Säurefester, der „Bacillus communis Friedländer".

Es sei hier erwähnt, daß Koch und Neufeld als erste, dann v. Behring gezeigt haben, daß man mit der Tuberkulose des humanen Typus gegen Rindertuberkulose immunisieren kann. v. Behring hat dies Verfahren durch groß angelegte Versuche weiter ausgebildet und ist zu einer planmäßigen Methode der Rindertuberkulosebekämpfung gekommen, die eine allgemeine Vaccination der Rinder mit lebendem Impfstoff bezweckt. Auf die Einzelheiten kann hier nicht eingegangen werden, es sei nur gesagt, daß in der Praxis weder das Kochsche Tauroman (Höchster Farbwerke) noch das v. Behringsche Bovovaccin (Behringwerke Marburg) die auf sie gesetzten Hoffnungen erfüllt haben. Der Grund liegt darin, daß, wie die Nachprüfungen des Reichsgesundheitsamts und anderer Stellen gezeigt haben, der Impfschutz sich im allgemeinen nicht über ein Jahr erstreckt. Es ist jedenfalls Regnér und Stenström zuzustimmen, daß ein Impfschutz, der so nur während des Färsenalters des Rindes wirksam ist, im Kampf gegen die Rindertuberkulose ruhig entbehrt werden kann.

Die **Serumtherapie der Tuberkulose** ist ebenfalls heute noch immer ein heiß umstrittenes Gebiet. Daß Tiere gegen Tuberkulose relativ immun werden können, ist sicher, wenigstens wenn sie leicht chronisch tuberkulös sind (Koch, Römer, Hamburger). Ebenso ist es sicher, daß in dem Serum nach bestimmten Methoden behandelter Tiere alle bisher bekannten Immunstoffe auftreten (Ruppel und Rickmann, Sobernheim). Aber ob damit auch die Möglichkeit einer passiven Therapie gegeben ist, ist doch eine andere Frage. Ich glaube, auch hier kann sich eigentlich niemand aus den sich widersprechenden Mitteilungen ein klares Bild machen.

Richet und Héricourt, Maragliano, Niemann, v. Behring, Marmorek und Ruppel wären wohl in erster Linie hier zu nennen.

In Italien wird das Serum Maragliano, wie es heißt, mit Erfolg angewandt. In Deutschland ist vorzüglich, besonders auch bei chirurgischen Fällen, das jetzt per Clysma gegebene Serum Marmorek angewandt worden. Nach vielen Berichten gewinnt man doch den Eindruck, als ob ihm ein gewisser Heilwert zukommt. Leider ist der Preis so hoch, daß eine allgemeinere Einführung und damit umfassendere Prüfung ausgeschlossen ist. Marmorek selbst berichtet über viele und sehr gute Heilerfolge. Sobotta fordert zur Nachprüfung des Serums Ruppel auf, daß ihm in einigen Fällen Heileffekte gehabt zu haben schien.

Auch bei der **Prophylaxe der Tuberkulose** müssen wir wieder zu den altbewährten Mitteln zurückgreifen, wie sie für die Prophylaxe von Cholera, Typhus, Pest usw. in Betracht kommen. Da wir kein sicheres Heilmittel haben, denn die Wirksamkeit der besten Mittel ist, wie auseinandergesetzt, vorzüglich entsprechend den pathologisch anatomischen Verhältnissen nur eine begrenzte, muß unser ganzes Streben dahin gehen, zu verhüten, also die Infektionsgefahr der Gesunden nach Möglichkeit einzuschränken.

Dies ist ein Punkt, in dem alle Ansichten über Phthiseogenese, die wir später noch zu würdigen haben, einig sind, wenn sie auch darin divergieren, daß die einen die Infektion in die früheste Kindheit, die anderen in spätere Lebensalter verlegen wollen, so daß diese Divergenz der Anschauungen im Grunde für die praktische Prophylaxe ganz gleichgültig ist.

Die vornehmlich von v. Baumgarten vertretene Anschauung der direkten Erblichkeit der Tuberkulose hat sich nicht bestätigt. Das Moment der Infektion ist der Kernpunkt des ganzen Problems der Tuberkuloseprophylaxe.

Die Vererbung der Tuberkulose soll ent eder durch germinative oder plazentare Übertragung der elterlichen Tuberkulose stattfinden. Erstere wird im allgemeinen gänzlich abgelehnt (Gärtner u. a.), wenn es auch Friedmann gelungen war zu zeigen, daß beim Kaninchen nach Einführung von Tuberkelbazillen in den Uterus gleich post coitum die Tuberkelbazillen offenbar in das Ei eindringen. Er fand dann beim Schneiden 6 tägiger Föten im Schnitt Tuberkelbazillen, die sich im Fötus vermehrt hatten. Daß aber ein infiziertes Ei einen ausgetragenen Fötus ergeben sollte, ist kaum anzunehmen. Daß sich Tuberkelbazillen in der Samenflüssigkeit Tuberkulöser vorfinden, ist, besonders nachdem wir erkennen gelernt haben, daß Tuberkelbazillen auch in anderen Fällen als solchen von Miliartuberkulose im Blut kreisen können, a priori höchst wahrscheinlich. Daß sich diese Befunde dann auch anscheinend immer mit positiven Blutbefunden decken, haben neuere Untersuchungen von Dold und Rothacker ergeben.

Plazentare Infektion ist selbstverständlich häufiger, bedingt dann aber meist eine so schwere Tuberkulose, daß das Neugeborene nicht lange lebensfähig ist, so daß sie für das Problem der Tuberkulose auch nicht von besonderem Wert ist. Daß sehr zahlreiche Tuberkulöse aus tuberkulösen Familien stammen, ist selbstverständlich, da hier unter allen Umständen die Möglichkeit der Infektion in hohem Maße gegeben ist.

So führte v. Schjerning aus, daß von den Tuberkulösen der deutschen Armee 29 % tuberkulöse Angehörige haben. Eine Zahl, die so groß ist, daß sie nicht wohl als Zufall angesehen werden kann, sondern die Gefährdung von Individuen beweist, die aus tuberkulösen Familien stammen.

Die Tuberkulose in der Familie dieser Soldaten verteilte sich folgendermaßen: Es waren tuberkulös bei 39 % der Vater, bei 30 % die Mutter, bei 10 %

beide Eltern, bei 19°/₀ die Geschwister, bei 5°/₀ waren genauere Angaben nicht zu erhalten.

Wir müssen uns also zunächst darüber klar sein, wie die Tuberkelbazillen an die Außenwelt gelangen, wo sich die ausgeschiedenen Tuberkelbazillen vorfinden und wie sie in den Körper gelangen.

Die Quelle für die Verstreuung der Tuberkelbazillen ist hauptsächlich der tuberkulöse Mensch, und zwar in erster Linie der mit Lungentuberkulose behaftete, der täglich unter Umständen ganz kolossale Massen von Tuberkelbazillen ausscheidet.

Der Tuberkelbazillus ist ein so strenger Parasit, daß eine Vermehrung desselben außerhalb des Organismus absolut ausgeschlossen ist, es folgt daraus, daß das Virus nur dort zu finden sein kann, wo tuberkelbazillenhaltiges Material entleert ist. Man war früher geneigt, anzunehmen, daß infolge der großen Verbreitung der Tuberkulose der Tuberkelbazillus ein ubiquitärer Pilz ist. Diese Annahme ist durch die schönen Untersuchungen von Cornet vollständig widerlegt; so ist es z. B. Cornet nicht gelungen, Tuberkelbazillen im Straßenstaub nachzuweisen. Er fand ihn aber in zahlreichen Fällen, wenn auch nicht in allen, in Zimmern, die von Tuberkulösen, welche sorglos mit ihrem Sputum umgingen, bewohnt waren. Kirchner gelang es, eine Tatsache, die für die Armee von besonderem Interesse ist, auch in dem Staub auf Regimentskammern Tuberkelbazillen zu finden.

Eine der Infektionsquellen ist also das angetrocknete und wieder zerfallene und dann aufgewirbelte und verstäubte Sputum Tuberkulöser.

Als eine zweite Infektionsquelle wurde dann die Flüggesche Tröpfcheninfektion erkannt.

Flügge und seine Schüler, so besonders M. Neißer, Heymann, Laschtschenko, Stricker, Beninde und Steinitz, wollten den Nachweis erbracht haben, daß die Gefährlichkeit des angetrockneten Sputums nicht eine so hervorragende ist. Die Verstäubung des Sputums sei infolge des großen Schleimgehaltes desselben eine äußerst schwierige, und es gehörten ganz erheblich starke Luftströme dazu, um die eingetrockneten Tuberkelbazillen fortzuführen und in die Atmungsluft der Menschen zu bringen. Flügge sah vielmehr die Hauptgefahr in den Tuberkelbazillen, welche, in feinsten Tröpfchen des Sputums suspendiert, von jedem Phthisiker, der Bazillen im Auswurf hat, beim Sprechen, Husten und Nießen verstreut werden. Diese Tuberkelbazillen halten sich verhältnismäßig lange schwebend und sollen in erster Linie die Übertragung der Tuberkulose von Mensch zu Mensch übermitteln.

Daß diese Tröpfcheninfektion zustande kommen kann, ist wohl selbstverständlich, aber nach den Untersuchungen Cornets kann sie nicht die überragende Bedeutung haben, die ihr Flügge zuspricht, sie kann es nicht sein, die die Wohnung des Tuberkulösen zu einer so gefährlichen Infektionsquelle macht. Gegen diese Anschauung führt Cornet viele Gründe an, von denen hier nur folgende erwähnt werden sollen.

1. Im Speichel Tuberkulöser, und um den handelt es sich in erster Linie beim Sprechen und auch beim Husten, finden sich keine oder nur wenige Bazillen, demnach sind auch die durch Husten verspritzten Tuberkelbazillen ihrer Zahl nach recht gering im Vergleich zu den mit dem Sputum ausgeworfenen.

2. Die Grenze der Schwebedauer der Tröpfchen im Zimmer ist $^1/_2$ Stunde. Die abgesetzten Bazillen trocknen aber in diesen Tröpfchen so fest an, daß sie gar nicht wieder fortgeführt werden können. Im Gegensatz zum Sputum, in dem eingetrocknet die Tuberkelbazillen monatelang am Leben bleiben können, sterben sie in den angetrockneten Tröpfchen in 2—3 Tagen ab.

3. Die Umfrage Saugmans über das Schicksal früherer Lungenanstaltsärzte ergab für diese günstige Verhältnisse in bezug auf die Tuberkulose.

Das Resultat dieser Rundfrage war, daß von 182 gesunden Aerzten, die durchschnittlich 3 Jahre an Sanatorien tätig gewesen waren, keiner an Phthise gestorben war, 5 waren anderen Krankheiten erlegen, 2 oder 3 waren tuberkulös erkrankt, aber wieder gesund geworden.

Die Verseuchung der Wohn- und Arbeitsstätten Tuberkulöser erfolgt in erster Linie durch unachtsame Behandlung des Auswurfs. Wo dieser auf die Erde entleert wird, besteht immer die Möglichkeit, daß dieser eingetrocknet durch die gewöhnlichen Hantierungen des Lebens mit seinen oft so ungeheuren Mengen lebensfähiger und virulenter Tuberkelbazillen aufgewirbelt und anderen Personen zugeführt wird. Einen Beweis dafür lieferte Cornet durch ein den natürlichen Verhältnissen entsprechendes und nicht künstlich ertüfteltes Experiment.

„Ein wenige Tage vorher mit tuberkulösem Sputum verunreinigter Teppich wird in einem Zimmer mit scharfem Besen kräftig aufgekehrt, so daß Wolken von Staub sich erheben. Von 48 Meerschweinchen, deren Käfige in verschiedener Höhe im gleichen Zimmer aufgestellt waren, teils nahe, teils bis zu 3 m entfernt, wurden 47 tuberkulös. Bemerkt werden muß noch, daß alle künstlichen Steigerungen der Versuchsbedingungen vermieden wurden; kein künstlicher Trocknungsprozeß des Teppichs, keine absichtliche Erzeugung stärkerer Luftströme in dem Zimmer fand statt: der Versuch wurde also unter den natürlichsten Verhältnissn ausgeführt, wie sie alltäglich in der Wohnung eines mit Sputum unvorsichtigen Phthisikers sich ergeben.“

Was nun die Eintrittsstelle der eine Infektion hervorrufenden Tuberkelbazillen anbelangt, so ist diese Frage nicht in allen Fällen so einfach zu beantworten, wie es scheint. Absolut eindeutig ist das Zustandekommen der tuberkulösen Infektion eigentlich nur bei dem Leichentuberkel. Schon beim Lupus ist der Mechanismus der Infektion nicht so geklärt, und es ist fraglich, ob wir es hier mit einer primären Infektion am Orte der Erkrankung oder mit einer

Einwanderung der Tuberkelbazillen auf dem Wege der Blutbahn zu tun haben. Daß durch die unverletzte Haut Tuberkelbazillen in den Körper selbst gelangen können, hat als erster wohl Babes nachgewiesen. Es sei hier noch an die Unterschiede im Verhalten der Bazillen des humanen und bovinen Typus im Meerschweinchenexperiment bei diesem Infektionsmodus erinnert (S. 198). Die Bazillen können hierbei schon nach 4 Tagen in den regionären Lymphdrüsen nachgewiesen werden (Königsfeld).

Die Lungentuberkulose wird nach den geläufigen Anschauungen wahrscheinlich meist durch Inhalation bedingt, doch besteht für eine große Reihe von Fällen auch hier die Anschauung v. Baumgartens zu Recht, daß es sich um eine hämatogene Infektion, wie wir sie auch für tuberkulöse Erkrankungen der Knochen, Gelenke, der Hirnhäute usw. annehmen müssen, handelt. Die Eintrittspforte für diese hämatogene Infektion sind vielleicht öfters die Tonsillen, in welchen in einer recht erheblichen Anzahl von obduzierten Tuberkulösen auch tuberkulöse Herde gefunden werden.

Für die abgeschwächte, mit dem Namen Skrophulose bezeichnete Form der Tuberkulose ist diese Art der Infektion die wahrscheinlichste, da wir hier gerade die tuberkulöse Erkrankung der regionären Lymphdrüsen auftreten sehen.

An Meerschweinchen konnte Orth und Rabinowitsch zeigen, daß aber auch nach subkutaner und intraperitonealer Infektion Lungentuberkulose mit Kavernenbildung, entsprechend der menschlichen Phthise und nicht die sonst meist gewöhnliche Miliartuberkulose des Meerschweinchens entstehen kann.

Große Bedeutung wurde früher der verschiedenen Virulenz der Tuberkelbazillen zugesprochen. Neuere Untersuchungen hierüber sind mir nicht bekannt, die älteren von v. Vagedes, die auf Kochs Veranlassung unternommen waren, und die von Veszprémi können aber heute nichts mehr beweisen, da die Verschiedenheit der Virulenz im Kaninchenversuch, um den handelte es sich in erster Linie, wohl in erster Linie auf die erörterten Virulenzunterschiede der damals nicht bekannten Typen bezogen werden muß.

Großes Aufsehen erregte v. Behrings Vortrag auf der Naturforscherversammlung 1903. v. Behring führte damals aus, daß man mit einer regelmäßigen Infektion in der Kindheit zu rechnen habe. Diese bleibe zunächst latent und schaffe so eine relative Immunität, wie es entsprechende Tierversuche, die schon Koch angestellt hatte, beweisen. Die für die menschliche Lungentuberkulose charakteristischen Gewebszerstörungen entstehen immer erst auf der Basis einer in diesem Sinne erfolgten Umstimmung der vitalen Apparate des Gesamtorganismus. Die Gewebszerstörungen bewirkenden Spätinfektionen können im Einzelfall auf inhalierte Tuberkelbazillen zurückgeführt werden. Sie können aber auch von schon vorhandenen Tuberkuloseherden ausgehen und so gewissermaßen als Autoinfektionen oder Metastasen gedeutet werden.

Die Bedingungen, die im extrauterinen Leben zu einer zur Schwindsucht führenden Tuberkuloseinfektion Anlaß gaben, glaubte v. Behring in folgendem Satz erklärt zu haben: „Die Säuglingsmilch ist die Hauptquelle für die Schwindsuchtsentstehung".

Dieser letztere Satz, zu dem v. Behring wohl in erster Linie mit durch den scharfen Gegensatz gekommen war, in dem er in betreff der dualistischen Auffassung Kochs über humane und bovine Typen stand, ist in dieser Form sicher zum mindesten übertrieben, das beweisen schon die Verhältnisse in Japan. Kitasato wies darauf hin, daß in Japan Tuberkulose sehr verbreitet ist, daß aber einmal das japanische, d. h. das einheimische Rind nur sehr selten tuberkulös ist, und daß der japanische Säugling, wenigstens zur Zeit noch, besser daran ist wie der europäische, da er immer mit Muttermilch großgezogen wird. Dasselbe trifft doch auch für die Eskimos zu, die wohl Tuberkulose im reichsten Maße haben, aber keine Gelegenheit, sich auf anderem Wege als dem der direkten Ansteckung von Mensch zu Mensch Tuberkulose zu holen.

Aber schließlich ist dies alles nicht von so ausschlaggebender Bedeutung, da festgestellt ist, daß es sicher Infektionen im Kindesalter mit bovinen Bazillen gibt, wenn diese auch recht selten sind. Demnach muß die Prophylaxe auch auf den Schutz vor den weniger gefährlichen Bazillen der Rindertuberkulose ausgedehnt werden. Dies ist eine Aufgabe der Veterinärhygiene, die sich der systematischen Bekämpfung der Rindertuberkulose einmal im Interesse der Landwirtschaft und Viehhaltung und dann im Interesse der menschlichen Tuberkuloseprophylaxe mit aller Energie angenommen hat.

Das Wichtigste dieser v. Behringschen Lehre ist die Behauptung, daß die Inhalationsinfektionen des späteren Lebens nur eine untergeordnete Rolle spielen, ein Gegensatz der Anschauungen, auf den schon eingangs dieses Abschnittes hingewiesen worden war. Vor allem Hamburger vom klinischen und Römer vom experimentellen Standpunkt haben gewichtige Bausteine für diese Lehre zusammengetragen.

Die kutane und Stichreaktion mit Tuberkulin gestattete eine weitgehendere Durchforschung größerer Zahlen von Kindern auf das Vorhandensein einer Tuberkuloseinfektion, die wohlgemerkt nicht mit klinischer Tuberkulose ohne weiteres identisch ist, als die Tuberkulininjektion. Es zeigte sich, daß der Neugeborene nicht reagiert, dann steigt aber, wie Hamburger und Monti und nach ihnen viele andere zeigten, die Zahl der Reagierenden rapide. Im 2. Lebensjahr reagierten bei Hamburger in Wien schon 9%, im 5. 29%, im 6. 51% und vom 12. Jahr ab wird bei 95% die Reaktion positiv. Das harmoniert aufs beste mit den berühmten Zahlen Naegelis, daß vom 20. Lebensjahr ab eigentlich jeder tuberkuloseinfiziert ist. So besteht denn der bis zu einem gewissen Sinn der Satz zurecht: „Die Tuberkulose ist eine echte Kinderkrankheit". Ganz im Sinne der Anschauungen v. Behrings und Römers stellt dann Hamburger noch folgende Sätze auf: „Die Tuberkulose der Erwachsenen ist fast immer eine rezidivierende Tuberkulose", und die Phthise ist in ihren Eigentümlichkeiten ursächlich bedingt durch die Tatsache, daß sich der tuberkulöse Prozeß in einem schon tuberkulösen Organismus entwickelt."

Ihre experimentelle Stütze findet diese Anschauung des Klinikers vornehmlich in den schon erwähnten Arbeiten v. Behrings und Römers. Vor allem war es Römer, der zeigte, daß bei chronisch tuberkulösen Tieren, Meerschweinchen und Ziegen, eine frische Infektion nicht zu der gewöhnlichen akut verlaufenden miliaren Tuberkulose führt, sondern, daß bei geeigneter, d. h. bei genügend kleiner, aber natürlich immer reichlich infektionstüchtiger Dose, sich einerseits deutlichste Zeichen von Immunität gegen diese zweite Infektion zeigen, und daß es dann in der Mehrzahl der Fälle zu der sonst beim Meerschweinchen ungewöhnlichen Form der Lungentuberkulose mit Kavernenbildung kommt. Trifft diese Infektionsdosis dagegen ein jungfräuliches, d. h. noch nie mit Tuberkelbazillen in Berührung gekommenes Tier, so geht dieses in der bekannten Weise akut zugrunde (vgl. auch den foudroyanten Verlauf der Tuberkulose bei zum ersten Mal mit der Tuberkulose in Berührung kommenden Naturvölkern).

Fassen wir zusammen. Jedes Individuum erleidet mit einer fast an Sicherheit grenzenden Wahrscheinlichkeit in seinen Jugendjahren eine tuberkulöse Infektion, die in der Mehrzahl der Fälle keine ernsteren Folgen nach sich zieht, sondern latent wird. Im Experiment sehen wir, daß bei Neuinfektion eines chronisch tuberkulösen Tieres eine Form der Tuberkulose auftritt, die der sonst im allgemeinen hier nicht beobachteten menschlichen Phthise gleicht, aber diese menschliche Form der Tuberkulose kommt, wenn auch recht selten, auch bei subkutanen oder intraperitonealen Infektionen vor (Orth und Rabinowitsch). Ob nun die zur Phthise führende Infektion eine Superinfektion mit neuen Bazillen ist, oder nur eine Reinfektion von vorhandenen latenten Herden aus, läßt sich nicht unterscheiden. Eine Reinfektion ist möglich, oft sogar sehr wahrscheinlich, aber sicher kommt der Neuinfektion nicht die untergeordnete Rolle zu, die ihr v. Behring und Römer geben wollen. Wäre in erster Linie nur die Reinfektion ausschlaggebend, so wäre es nicht verständlich, daß gerade, wie es die Erfahrung lehrt, das enge Zusammenleben mit unhygienisch in Bezug auf Sputum usw. sich gebarenden Tuberkulösen, sehr häufig zur Tuberkulose führt. Hier kann man doch, wenn man nicht an Stelle des Einfachen und ohne weiteres Verständlichen etwas Kompliziertes und Erklügeltes setzen will, nur die Neuinfektion als das krankheitsauslösende Moment ansehen.

Unter allen Umständen müssen unsere prophylaktischen Bestrebungen in einem Punkt zunächst verlaufen, nämlich in dem Versuch, den tuberkulösen und ansteckungsfähigen Menschen unschädlich zu machen, denn beide Anschauungen sehen in ihm die Quelle der Tuberkulosekrankheit, wenn auch die eine die krankheitserzeugende Infektion in die frühste Kindheit, die andere in spätere Zeiten verlegt. Erfolgversprechend scheinen mir die gerade in der Kindheit einsetzenden Sanierungsversuche Petruschkys zu sein.

Wollen wir die Infektionsquellen, soweit sie der tuberkulöse Mensch darstellt, verstopfen, so muß unser erstes Bestreben das sein, die Tuberkulose so frühzeitig wie möglich zu erkennen, d. h. zu einer Zeit, wo sie noch nicht den gefährlichen und infektiösen Charakter angenommen hat, und wo sie noch fast sicher heilbar ist. Daß diese Frühdiagnose in vielen Fällen nur mit dem Tuberkulin ganz sicher gestellt werden kann, ist eine Frage, die über jeden Zweifel erhaben ist. Ganz besonderes Augenmerk ist dann dem Phthisiker zu schenken, welcher durch Verstreuung von Tuberkelbazillen eine direkte Infektionsquelle ist und die Schwindsucht zu einer „Wohnungskrankheit" macht. Diesen Phthisiker durch Unterbringen in eine geeignete Anstalt unschädlich zu machen, müßte als ein eminenter Gewinn anerkannt werden. Zu bedauern ist, daß in den Lungenheilstätten Phthisiker mit weiter vorgeschrittenem Zerfall der Lungen, welche also die größte Gefahr für ihre Umgebung darstellen, in der Regel nicht aufgenommen werden. Die Erfolge der Heilstätten, welche auch schon im Laufe der Jahre einige Korrekturen gefunden haben, würden allerdings erheblich herabgehen. Der Gewinn für die Allgemeinheit würde aber dann ein um so größerer sein. Phthisiker, deren Unterbringen in Anstalten nicht möglich ist, sind durch Belehrung dahin zu bringen, durch sorgfältiges Umgehen mit Sputum die Gefährdung ihrer Umgebung nach Möglichkeit einzuschränken. Doch wieviel ist dadurch zu erreichen! Wünschenswert ist für Erkrankungen an Tuberkulose Anzeigepflicht, wie sie in New York von Biggs eingeführt ist. Auf diese Weise wird es ermöglicht, den Phthisiker in der Familie aufzusuchen, und wenn es nicht gelingt, denselben zu bewegen, sich in eine Anstalt, deren Aufenthalt für Unbemittelte kostenlos sein muß, zu begeben, wenigstens über die Gefahr zu belehren, die er für seine Familie darstellt. In New York kann zwekmäßig zwangsweise Überführung und Internierung in Tuberkuloseheimstätten angeordnet werden.

Unbedingt notwendig ist es, die Wohnungen und die Kleider von Phthisikern eventuell zwangsweise zu desinfizieren.

Für die Unschädlichmachung des Sputums und die Desinfektion der Wohnung und der Kleider empfiehlt Steinitz folgende Maßnahmen:

„1. Das frische Sputum ist aufzufangen: entweder in verbrennbaren Spucknäpfen, die mit trockenem oder angefeuchtetem Material gefüllt sein können, oder in Spucknäpfen, die durch Kochen desinfiziert werden können, oder in Spuckfläschchen, die gleichfalls durch Kochen desinfizierbar sind, oder in Taschentüchern, die durch Kochen oder Einlegen in 1 prom. Sublimatlösung auf 5 Stunden zu desinfizieren sind, oder in Papiertaschentüchern, die verbrannt werden.

2. Wohnung und Kleider phthisischer Menschen sind folgendermaßen zu desinfizieren: die grob beschmutzten Stellen der Wohnung, an denen Sputum oder sputumverdächtige Massen erkennbar sind, sind mit einer 2 prom. Sublimatlösung gründlich zu befeuchten. In gleicher Weise stark beschmutzte Wäschestücke sind auf 3 Stunden in die Sublimatlösung einzulegen. Im übrigen sind die Wohnung und die von dem Patienten benutzten Kleider und Gegenstände mit Formaldehyd zu desinfizieren.“

Nach amerikanischem Vorbild sollten auch Eheschließungen Tuberkulösen nicht gestattet werden. Wenn die Tuberkulose auch keine erbliche Krankheit als solche ist, so ist doch sicher eine somatische Disposition vererbbar, und unter allen Umständen ist die Infektionsgefahr für Kinder aus solchen Ehen eine viel größere. Das kommt ja auch in der großen Anzahl „erblich Belasteter“ unter den Tuberkulösen zum Ausdruck, von denen sicher viele der Reinfektion mit ihren latenten Bazillen auf Grund körperlicher Disposition auch ohne Neuinfektion erliegen.

Die Möglichkeit durch Befolgung der skizzierten prophylaktischen Maßnahmen und Erziehung des Volkes zur Einhaltung derselben und durch Besserung der allgemeinen sozialen Lage, die günstigere Wohnungsbedingungen und bessere Körperpflege gestatten, erfolgreich gegen die Tuberkulose vorzugehen, beweisen die statistischen Daten über die Mortalität der Tuberkulose. So ist in England die Sterblichkeit von 2410 Personen auf eine Million Einwohner im Jahre 1870 bis auf 1307 im Jahre 1896 herabgegangen. Dieser Erfolg ist sicher nicht, wie es Knopf in der Preisschrift des Zentralkomitees zur Errichtung von Heilstätten für Lungenkranke will, ausschließlich den Lungenheilstätten zuzuschreiben, denn auch in Preußen, welches erst spät in die Heilstättenbewegung eintrat, sind nach Cornet in der Zeit von 1887—1893 rund 70 000 Menschen weniger an Tuberkulose gestorben, als nach der Mortalität der früheren Jahre zu erwarten war.

Daß dies Sinken anhält, beweisen folgende Zahlen.

Tabelle XV.

Tuberkulosesterblichkeit in 20 Staaten des Deutschen Reichs
seit 1897.

	Es starben an		Von 100 000 Lebenden starben mithin an	
	Lungen-tuberkulose	Tuberkulose anderer Organe	Lungen-tuberkulose	Tuberkulose anderer Organe
Von 1897 bis 1908. . .	1 246 706	145 872	—	—
Mithin durchschnittlich in jedem der 12 Jahre	103 892	12 156	184,19	21,55
Im Jahre 1909	89 823	14 650	145.25	23,69
Im Jahre 1910	88 096	14 671	140,54	23,41

Nach den med.-statist. Mitt. d. Kais. Ges.-A. XVI. 1913.

Es ist also ein Erfolg erzielt worde , ein Erfolg, der sich in allen zivilisierten Ländern gezeigt hat, und der anspornt, auf dem betretenen Wege fortzufahren und die Mittel im Kampf zu vermehren und deren Anwendung zu verstärken.

Diese Verstärkung, die zur schließlichen Ausrottung der Tuberkulose führen müßte, könnte nur eine allgemeine Immunisierung nach Art der Pockenimpfung, eine Jennerisation, sein. So lange wir eine solche nicht besitzen, und ob wir sie je besitzen werden, ist mir sehr fraglich, heißt es so Schritt für Schritt den Neuinfektionen nach Möglichkeit den Boden abzugraben. Und damit ist auch schon viel gewonnen, wenn auch damit das Endziel des Kampfes in weite Fernen gerückt ist.

Literatur.

Anzilotti, Zbl. f. Bakt. 40. 1906. — Bacmeister, M.m.W. 1913. — Bandelier, Zschr. f. Hyg. 43. 1903. — Derselbe und Roepke, Lehrb. d. spezif. Diagnostik u. Therapie d. Tuberkulose (6). Würzburg 1911. — Baumgarten, Lehrb. d. path. Mykologie. 1890. — Derselbe, B.kl.W. 1900 u. 1901. — v. Behring, W.kl.W. 1903; D.m.W. 1903. — Derselbe, Tuberkulosebekämpfung. Marburg 1903. — Béraneck, Revue méd. 1905. 1906. 1907. — Berger, Zbl. f. Bakt. 53. 1910. — Bernard, 11. Int. Tub.-Kongreß. Ber. 1914. — Bernhardt, D.m.W. 1909. — Bloch, B.kl.W. 1907. — Caan, Zbl. f.

Bakt. 49. 1909. — Cornet, Zschr. f. Hyg. 5. 1888. — Cornet und Kossel, Tuberkulose in Kolle-Wassermann, Hb. d. pathog. Mikroorganismen (2). 5. 1913. — Czaplewski, M.m.W. 1897. — Denys, Le bouillon filtré de la Tuberculose etc. Louvain 1905. — Deyke, M.m.W. 1910. — Derselbe und Much, M.m.W. 1909. — Dilg, Zbl. f. Bakt. 35. 1904. — Dold und Rothacker, Zbl. f. Bakt. 69. 1913. — Eber, M.m.W. 1910; Zbl. f. Bakt. 59. 1911; 70. 1913. — Ehrlich, Beiträge zur Theorie der Bazillenfärbung. 1886. — Ellermann und Erlandsen, D.m.W. 1909. — Elsässer, D.m.W. 1905. — Esch, M.m.W. 1912. — Ficker, Zbl. f. Bakt. 27. 1900. — Flügge, Zschr. f. Hyg. 25. 1897; 28. 1898; 30. 1899; 38. 1901. — Fränkel, C. (Fraenken), Hyg. Rdsch. 1900; D.m.W. 1912. — Friedmann, D.m.W. 1900 u. 1901; Zschr. f. klin. Med. 43. 1901. — Frey. M.m.W. 1904; W. kl. therap. W. 1905. — Gärtner, Zschr. f. Hyg. 13. 1893. — Hamburger, M.m.W. 1908. — Hammer, 11. Int. Tub.-Kongreß. Ber. 1914. — Hatano, B.kl.W. 1909. — Héricourt und Richet, Ref. Baumgartens Jahresbericht. 1892. — Hermann, Ann. Past. 1908. — Hesse, Zschr. f. Hyg. 31. 1899. — Heymann, Ebendas. 30. 1899; 38. 1901. — Jakobitz und Kayser, M.m.W. 1909. — Jessen und Rabinowitsch, D.m.W. 1910. — Jochmann, Hyg. Rdsch. 1900. — Derselbe und Möllers, Veröff. d. Rob. Koch-Stiftung. H. 3. 1911. — Joseph, Zschr. f. Immun.-Forsch. 4. 1910. — Kahn, M.m.W. 1913. — Kawai, M. Klin. 1910. — Kayser, Zbl. f. Bakt. 55. 1910. — Kitasato, Zschr. f. Hyg. 11. 1892; 48. 1904. — Kirchner, Ebendas. 21. 1896. — Klemperer, B.kl.W. 1914. — Klopstock und Seligmann, Zschr. f. Hyg. 76. 1913. — Klose, M.m.W. 1910. — Koch, Mitteil. a. d. Kais. Ges.-A. 2. 1884; X. Intern. med. Kongr. 1890; D.m.W. 1890. 1891. 1897. 1901. — Koch, Schütz, Neufeld, Mießner, Zschr. f. Hyg. 51. 1905. — Königsfeld, Zbl. f. Bakt. 60. 1911. — Kossel, D.m.W. 1911. 1912. — Kurashige, Zschr. f. Tuberk. 17. 1911. — Küster, Die Kaltblütertuberkulose in Kolle-Wassermann, Hb. d. pathog. Mikroorganismen (2). 5. 1913. — Kutscher, M.m.W. 1914. — Landmann, Hyg. Rdsch. 1900; B.kl.W. 1908. — Lange und Nitsche, D.m.W. 1909. — Levy und Bruns, Hyg. Rdsch. 1901. — Löwenstein, M.m.W. 1905; Zbl. f. Bakt. 53. 1910; D.m.W. 1910. — Derselbe, Die Anwendung des Tuberkulins beim Menschen in Kolle-Wassermann, Hb. d. pathog. Mikroorganismen (2). 5. 1913. — Derselbe, Tuberkulose-Immunität, Ebenda. — Derselbe und Rappoport, Zschr. f. Tuberkulose. 5. 1904. — Derselbe und Kauffmann, Ebenda. 10. 1906. — Mantoux und Roux, Acad. des sciences. Ref. M.m.W. 1908. — Maragliano, B.kl.W. 1895. 1896. 1899. — Marmorek, B.kl.W. 1903. — Mayer, 11. Intern. Tub.-Kongreß, Ber. 1914. — Merkel, M.m.W. 1910. — Much, M.m.W. 1908. 1911. 1912. — Derselbe und Leschke, M.m.W. 1912. — Neufeld, Arch. f. Hyg. 39. 1901. — F. Neufeld, D.m.W. 1903. — Oppenheimer, M.m.W. 1911. 1912. — Ostertag, D.m.W. 1897. — Petruschky, D.m.W. 1897. — Derselbe, Grundriß d. spez. Diagnostik u. Therap. d. Tuberkulose. Leipzig. 1913. — v. Pirquet, B.kl.W. 1907. — Ponndorf, M.m.W. 1914. — Querer, M.m.W. 1913. — Rabinowitsch, D.m.W. 1900. 1913. 1914; B.kl.W. 1913. — Rautenberg, B.kl.W. 1914; D.m.W. 1914. — Regnér und Stenström, Zbl. f. Bakt. 72. 1913. — Römer, Über Tuberkelbazillenstämme verschiedener Herkunft. Habilitationsschr. Marburg 1903. — Derselbe, Beitr. z. Klin. d. Tuberkul. 9. 12. 13. 14; Zbl. f. Bakt. Ref. 47. 1910; Med.-kritische Blätter. 1. Hamburg. — Rosenbach, D.m.W. 1910. — Rosenberger, Zbl. f. Bakt.

50. 1909. — Rumpf, M.m.W. 1912. — Ruppel, M.m.W. 1910; D.m.W. 1913. — Derselbe und Rickmann, Zschr. f. Immun.-Forsch. 6. 1910. — Saugman, Zschr. f. Tuberkul. 6. 1904. — v. Schjerning, Die Tuberkulose in der Armee. 1899. — Schnitter, D.m.W. 1909. — Smidt, M.m.W. 1904. — Sorgo und Sueß, Zbl. f. Bakt. 43. 1907. — Sobernheim, Zschr. f. Immun.-Forsch. 5. 1910. — Sobotta, Zschr. f. Tuberkul. 17. — C. Spengler, D.m.W. 1908. — Steinitz, Zschr. f. Hyg. 38. 1901. — Tomarkin und Pechić, D.m.W. 1912. — Uhlenhuth und Xylander, Arb. a. d. Kais.Ges.A. 19. 1902. — Ullmann, Zschr. f. Tub. 10. 1906. — Vagedes, Zschr. f. Hyg. 28. 1898. — Valetti, Zbl. f. Bakt. 68. 1913. — Veszprèmi, Zbl. f. Bakt. 33. 1903. — Viquerat, Zbl. f. Bakt. 20. 1896. — Wankel, D.m.W. 1913. — Wassermann und Bruck, D.m.W. 1906. — Dieselben, M.m.W. 1906. — Weber, Die Tuberkulose d. Menschen und d. Tiere. Kolle-Wassermann, Hb. d. pathog. Mikroorganismen. Ergänzungsband. 1906. — Derselbe, Zbl. f. Bakt. 64. 1912. — Weil, M.m.W. 1907. — Derselbe und Nakajama, M.m.W. 1906. — Weiß, M.m.W. 1909; Mitt. a. d. Hamburg. Staatskrankenanstalt. 6. 1910. — Zahn, M.m.W. 1910. 1912.

VIII. Kapitel.

Lepra.

Der von Armauer Hansen entdeckte **Leprabazillus** ist ein dem Tuberkelbazillus verwandter Mikroorganismus. Morphologisch unterscheidet er sich von diesem dadurch, daß er im Präparat erheblich schlanker und an den Enden meist zugespitzt erscheint. Doch ist dies nicht immer der Fall, sondern junge Bazillen zeigen häufig keulenförmige Anschwellungen ähnlich denen der Diphtheriebazillen (Babes). Alte Stäbchen zeigen Lücken und Vakuolen. Sporenbildung tritt nicht auf.

Wie nahe der Leprabazillus dem Tuberkelbazillus steht, zeigten auch die Untersuchungen Muchs, der durch Vorbehandeln mit Tuberkelbazillen Ziegen, die sonst in keiner Weise auf Leprabazillen reagieren, überempfindlich gegen Leprabazillen machen konnte.

Wie auf Grund morphologischer Kriterien mit Sicherheit zwischen Lepra- und Tuberkelbazillus nicht differenziert werden kann, so genügen auch die sogar etwas inkonstanten geringen färberischen Unterschiede nicht, um diese beiden Bazillen, die sich noch dazu oft in ein und demselben Individuum vereinigen, zu unterscheiden. Beide sind zunächst säurefest.

v. Baumgarten stellte zwar fest, daß das Verhalten der beiden Bazillen zu Farblösungen ein graduell verschiedenes ist und zwar in der Weise, daß die Leprabazillen sich meist leichter und schneller als die Tuberkelbazillen färben lassen, und daß sie andererseits den Farbstoff bei Behandlung mit Säuren schneller abgeben als letztere. So genüge z. B. schon die Färbung mit kalten Farblösungen während $1^1/_2$ Minuten, um die Leprabazillen so zu färben, daß sie bei vorsichtiger Entfärbung mit Salzsäurealkohol den Farbstoff festhalten.

Ferner sind beide grampositiv und bei Färbung nach Much erzielt man bei beiden dieselben Resultate und Formen (Granula); auch gegen Antiformin ist der Leprabazillus, wenn auch nicht ganz so wie der Tuberkelbazillus, widerstandsfähig (Steffenhagen, Babes).

Ein relativ sicheres Hilfsmittel für die Differentialdiagnostik ist die eigentümliche Anordnung der Leprabazillen im Organismus, ganz abgesehen von der oft ungeheuren Verbreitung durch den ganzen Körper, die Tuberkulose von vornherein ausschließt. Diese Eigentümlichkeit besteht darin, daß die Leprabazillen im wahren Sinne des Wortes Zellschmarotzer sind, die sich fast ausschließlich in neugebildeten epitheloiden Zellen, Leprazellen, eingeschlossen finden.

Diese sind unter dem Namen Virchowsche Leprazellen bekannt, trotzdem (nach Hansen) Virchow dem Entdecker dieser Zellen, Davidson, die Bedeutung derselben für Lepra in der Zeit vor der Entdeckung des Leprabazillus abgestritten hatte.

Die Leprabazillen werden auch von Lymphozyten aufgenommen, in denen offenbar auch eine Vermehrung eintreten kann. Durch das Wachsen der Leprabazillen in den Zellen und die Ausscheidung einer homogenen, säurefesten Substanz kommt die ihnen eigentümliche Lagerung in Klumpen oder runden Haufen zustande. Es bietet infolgedessen z. B. das Präparat eines leprösen Sputums in vielen Teilen ein ganz anderes Bild dar, als das eines tuberkulösen Sputums. Fast alle Bazillen finden sich bei ersterem in runden Haufen. Das Vorkommen von diesen Stäbchenhaufen in Zellen, die als solche z. T. noch erkenntlich sind, ist überaus charakteristisch; die schon hervorgehobene leichte Färbbarkeit mit kalten Farblösungen und die geringe Säurefestigkeit werden weitere diagnostische Unterstützungsmomente abgeben.

Auch auf Grund des histologischen Bildes ist es nicht mehr möglich, mit Bestimmtheit zu sagen, Tuberkulose oder Lepra, seitdem wir wissen, daß auch Riesenzellen und Nekrosen bei Lepra vorkommen können.

Einen fundamentalen Unterschied bildet aber zunächst das kulturelle Verhalten. Die Zahl der Kulturversuche ist außerordentlich groß, aber man stand bis in die letzte Zeit diesen Versuchen ganz allgemein sehr skeptisch gegenüber, während jetzt mehrere Autoren (vorzüglich Bertarelli) der Ansicht sind, daß Kedrowski die Kultur des Leprabazillus geglückt sei.

Von älteren Untersuchungen will ich vor allem die von Babes erwähnen, der aus Lepromen schwer züchtbare Mikroorganismen fand, die in die Gruppe der Diphtheroiden gehörten. Babes stand und steht diesen Mikroben in ihrer Bedeutung für die Ätiologie sehr skeptisch gegenüber. Weil erhielt auf einem Nährboden, der aus Eigelb und Kalbfleischbrühe bestand, nicht diese Babesschen Diphtheroiden, die jetzt in der Frage der gelungenen Kultur eine so große Bedeutung zu bekommen scheinen, sondern Stäbchen, die morphologisch und tinktoriell jungen Leprabazillen glichen. (Im übrigen verweise ich hier bezüglich Besprechung der angeblich erfolgreichen Kulturversuche auf die Arbeit Kedrowskis, Zschr. f. Hyg. 66. 1910.)

Kedrowski erhielt 1901 auf Plazentaragar und 1910 auf Wassermannschen Serum-Nutrose-Agar Kolonien aus Lepromen, die er auf Grund ihrer morphologischen Eigenschaften und pathogenen Fähigkeiten für Leprabazillen hielt.

Kedrowski stellt seine Bakterien nach ihrer morphologischen Beschaffenheit (Verzweigungen, kolbige Anschwellungen usw.) in die Streptothrix- und Aktinomyces-Gruppe. In den aus Lepromen isolierten Kolonien werden neben Säurefesten in erster Linie Stäbchen gezüchtet, die entweder Säurefestigkeit nicht besitzen oder doch nur in Form kleiner säurefester Körnchen. Durch fraktionierte Aussaat lassen sich aus den säurefeste Stäbchen enthaltenden Kolonien leicht die Nichtsäurefesten und zwar 3 Unterarten gewinnen. Auch in älteren Kulturen verlieren die Säurefesten diese Eigenschaft. Die Nichtsäurefesten restituieren im Tierversuch wieder Säurefestigkeit.

Die Kolonien wachsen langsam und zwar entweder als sehr kleine punktförmige erhabene grauliche Kolonien mit teils glatten, teils gewellten Rändern, teils größer, graulich und schleimig.

Eigenartige Resultate ergab das Tierexperiment. Am Kaninchen erhielt Kedrowski nach Impfung der säurefesten Stäbchen ins Lymphsystem Bilder der experimentellen Tuberkulose, bei Impfung in die Blutbahn Bildung von Knötchen, die aus Zellen, in deren Protoplasma zahllose Bazillen eingeschlossen waren, bestanden. Noch eigenartiger war das Bild nach Impfung von Mäusen mit der säurefesten Unterart: Knötchen in allen Organen, die aus „großen, körnigen, zuweilen vakuolisierten Zellen bestehen, die mit zahllosen Bazillen angefüllt sind, welche dicht zusammengedrängt liegen und im Protoplasma kompakte, runde, bei intensiver Färbung schlecht differenzierte Anhäufungen bilden."

Bei der Wichtigkeit der Befunde Kedrowskis möchte ich es mir nicht versagen, hier in extenso die kritischen Bemerkungen von Babes wiederzugeben, der in dieser Frage sicher der kompetenteste Beurteiler ist, denn abgesehen von seinen großen Erfahrungen auf diesem Gebiete sind im Grunde all die Bazillenbefunde bei Lepra Bestätigung seiner früheren Forschungen. Babes schreibt, nachdem er seinen ablehnenden Standpunkt näher begründet hat, daß er über die Kultur des Leprabazillus nur folgendes behaupten könne:

„1. Daß der Leprabazillus sich oft als weniger azidoresistent erweist als der Tuberkelbazillus, seine Resistenz leichter verliert, namentlich auch nach Einwirkung von Antiformin, und daß derselbe mittels einfacher Anilinfarben leichter gefärbt wird als der Tuberkelbazillus;

2. daß die zuerst von mir bei Lepra gezüchteten Diphtheroiden in den

meisten Fällen von Lepra, selbst in den inneren Organen, gewöhnlich in Reinkulturen gewonnen werden können, und daß derartige Bazillen auch bei der lepra-
ähnlichen Erkrankung der Ratten gefunden werden. In meinen und anderer zahlreichen Versuchen konnten diese Bazillen bei Tieren Lepra nicht erzeugen;

3. daß diese Bazillen durch Lepraserum agglutiniert werden (Spronk), und
daß in zwei Fällen ein Extrakt dieser Bazillen mit Lepraserum ein komplementab-
lenkendes System gebildet hatte;

4. daß einige der Übertragungsversuche der Lepra auf Affen, Ratten, Mäuse,
namentlich jene auf Tanzmäuse, sowie in die vordere Augenkammer von Kaninchen
mit großer Wahrscheinlichkeit als gelungen zu bezeichnen sind;

5. daß die zum Teil bizarren und nicht einwandsfreien, zum anderen Teil
aber ermutigenden Befunde Kedrowskis und anderer Forscher es geboten erscheinen lassen, die Frage nach der Züchtbarkeit und der Übertragbarkeit des
Leprabazillus mit großem Eifer zu verfolgen. Dieselben berechtigen uns aber noch
nicht, diese Fragen als endgiltig gelöst zn betrachten."

Oft kann das Tierexperiment entscheidend sein. Wenn man
jetzt auch auf dem Standpunkt steht, daß Lepraübertragungen gelungen sind, so verlaufen diese, wenn wir von Impfungen mit Reinkulturen gewisser „Leprabazillen" absehen, nicht unter dem Bild der
Tuberkulose, und dann ist vor allem das hier für den Tuberkulose-
versuch in Betracht kommende Tier, das Meerschweinchen, sicher
gegen Impfungen mit leprösem Material refraktär. Daraus folgt, daß,
besonders bei Impfungen mit verdächtigem Lungensputum, nur der
negative Ausgang des Versuchs absolut für Lepra beweisend ist,
während ein positives Impfergebnis bei dem häufigen Vorkommen von
Mischinfektionen von Lepra- und Tuberkelbazillen Lepra nicht ausschließt.

Von Tierversuchen sei nur erwähnt, daß nach Untersuchungen von Babes
ausnahmsweise Übertragung von Lepra auf Ratten, bei denen spontan eine mit der
Lepra zum mindesten nahe verwandte Infektion vorkommt, gelingt. Sugai und
andere japanische Autoren wollen erfolgreiche Übertragungen auf Tanzmäuse erzielt haben, auch Kaninchen sollen bei Impfung in die vordere Augenkammer mit
Lepromen reagieren (Stanziale). Mag es nun sein, wie es will, jedenfalls sind
gelungene Übertragungen, selbst wenn man sie alle als solche anerkennt, sehr
selten und schwierig.

Die Verbreitung der Leprabazillen im Organismus ist meist eine
ganz enorme, so daß die Diagnose durch den Nachweis der Leprabazillen in vielen Fällen unschwer gesichert werden kann.

Bei der tuberösen Form gelingt es, durch Stiche in eine verdickte Haut-
partie massenhaft Leprabazillen herauszuschwemmen. In einem wohl entwickelten
Knoten lassen sich, auch wenn er ulzeriert ist, unschwer im Ausstrich, ganz sicher
aber im exzidierten Stückchen nach Antiforminbehandlung die Leprabazillen nachweisen.

Bei der makuloanästhetischen Form macht die Diagnose manchmal
Schwierigkeiten. Es können in den Flecken oft sehr wenig Bazillen vorhanden

sein. Gelingt der Nachweis dann nicht sofort, so sind eine Reihe von Präparaten zu untersuchen, meist findet man dann auch Bazillen. Eventuell ist ein Stückchen Nerv zu exzidieren, in dessen Gebiet die Störungen vorliegen. Ganz besonders kann die Nervenexzision bei der Differentialdiagnose mutilierende Lepra und Syringomyelie in Betracht kommen. Dann ist an die von R. Koch entdeckte und von Stricker weiter verfolgte Tatsache zu denken, daß in vielen Fällen von beginnender Lepra sich bereits ausgesprochene Erkrankungen der Nasenschleimhaut vorfinden und infolgedessen Bazillen im Nasenschleim nachgewiesen werden können. Man soll in solchen Fällen nicht versäumen, mit dem Spiegel auf Ulzerationen der Nase zu fahnden und von diesen Schleim zur mikroskopischen Untersuchung zu nehmen. Der Nachweis der Leprabazillen wird sich dann, wenn auch oft nicht ohne Mühe, erbringen lassen.

Bei der Sputumuntersuchung ist unter Umständen die Antiforminbehandlung mitheranzuziehen. Sehr häufig finden sich auch massenhaft Bazillen im Stuhl (Boeck). Zur Differentialdiagnose ist, wie schon bemerkt, der Meerschweinchenversuch eventuell hinzuzunehmen.

Bemerkt sei, daß es sich empfiehlt, von allem exzidierten Material, sei es Nervensubstanz, sei es Haut usw., auch stets Stückchen zum Schneiden zur histologischen Untersuchung einzulegen. Die Konservierung erfolgt am besten in Formol, die Einbettung in Zelloidin oder besser Paraffin. Westphal und Uhlenhuth empfehlen für Schnitte folgendes Verfahren: Die Schnitte kommen 20—30 Minuten in Ziehlsche Lösung bei 37°, dann 2—3 Sekunden in ganz schwache Salpetersäurelösung (2—3 Tropfen auf 15 ccm Aqu. dest.), dann in 70proz. Alkohol, bis keine Farbwolken sich mehr loslösen. Durch Abspülen in Aqu. dest. (2—3 Minuten) werden die letzten Rest der Säure entfernt. Nachgefärbt wird mit Löffler-Blau.

Für die Diagnostik ist des weiteren noch zu bemerken, daß mit leprösem Material (durch Antiforminbehandlung aus Lepromen gewonnen) Agglutinations- und Komplementablenkungsreaktionen mit positivem Erfolg angestellt worden sind. Bei der nähen Verwandtschaft mit dem Tuberkelbazillus sind aber zunächst diese Reaktionen nicht streng spezifisch, sondern sie sind Gruppenreaktionen säurefester Bazillen. Da nun außerdem Sera von Leprösen nach den Untersuchungen von Babes überhaupt in außerordentlich hohem Maße die Eigenschaft haben, mit allen möglichen Antigenen Komplement zu fixieren (Leprasera geben meist auch positive Wassermannsche Reaktion), ist an eine Verwertung der Komplementablenkung hier wohl noch weniger als bei der Diagnostik vieler anderer Infektionskrankheiten zu denken.

Die **Serumtherapie der Lepra** ist versucht worden (Carasquilla), ohne zu einem auch nur im geringsten befriedigenden Abschluß genen zu sein.

Eine im gewissen Sinne **spezifische Therapie** ist die Nastinbehandlung Deyckes, die er in Gemeinschaft mit Reschad Pascha begonnert und später mit Much weiter ausgebaut hat.

Deycke Pascha und Reschad Bey war es gelungen, aus leprösen Organen eine säurefeste Streptothrixart zu züchten. Aus dieser gewannen sie einen chemisch wohl definierten, kristallisierten Fettkörper, den sie seines festen dichten Gefüges wegen Nastin nannten.

Injektionen von Nastin erzeugen beim Leprakranken in der Regel lokale Reaktionen an den leprösen Herden und Fieber, das bei zu großen Nastindosen sehr lange anhalten kann. An den Leprabazillen sieht man ein Schwinden der säurefesten Substanz, schließlich bleiben sie ungefärbt oder sind mit der Kontrastfarbe tingiert, dann zerfallen sie. Offenbar erzeugt die Resorption der bei der Bakteriolyse frei werdenden bazillären Proteinkörper das Fieber.

Durch das Nastin wird der noch nicht im allgemeinen geschwächte sondern noch reaktionsfähige Körper gegen das Fett des Leprabazillus immunisiert. Die entstehenden Antikörper müssen fettspaltende Fermente, Lipasen sein. Die Bakteriolyse wäre demnach nichts Spezifisches. Sie ist eine normale Reaktion des Körpers, die in diesem Fall aber erst nach Entfettung des Leprabazillus eintreten kann.

Später fand dann Deycke, daß das Neutralfett des Tuberkelbazillus (Tuberkulonastin) dieselben Reaktionen beim Leprösen auslöst, so daß es sich hier offenbar um eine gruppenspezifische Substanz handelt.

Für die Behandlung stellte Deycke ein Präparat her, das aus dem in öliger Lösung mit Benzoylchlorid kombinierten Nastin besteht. Die Behandlung erfolgt durch subkutane Injektionen. Die verschiedene Reaktionsfähigkeit der Kranken auf Nastin erklärt Deycke durch die verschiedene Fähigkeit der einzelnen Individuen Fettantikörper zu bilden. In der Beurteilung des Nastins als Heilfaktor war Deycke selbst sehr vorsichtig, da er z. B. schwerste Fälle für ganz und schwere für ziemlich aussichtslos erklärte, wenigstens quoad sanationem. Immerhin würde sich auch bei schwereren Fällen ein Stillstand erzielen lassen. Die Voraussetzung aber für Erfolge irgendwelcher Art ist jedoch immer eine jahrelang konsequent durchgeführte Behandlung.

Die Zahl der Ärzte, die sich im günstigen Sinne für Nastin, z. T. kombiniert mit anderen, hier uns nicht interessierenden unspezifischen Heilmitteln (Chaulmoograöl) ausgesprochen haben, ist eine recht erhebliche. Deyke konnte 1911 über eine stattliche Anzahl von von anderer Seite behandelten Fällen berichten, über die die folgende Tabelle XVI eine Übersicht gibt.

Die **Prophylaxe** der Lepra setzt natürlich wieder die Kenntnis von dem Zustandekommen der Verstreuung der Leprabazillen und der Art und Weise der Übertragung der Krankheit voraus. Was nun diesen letzteren Punkt anbelangt, so hat sich noch immer nicht völlige Übereinstimmung aller Ärzte erzielen lassen. Von den meisten

Tabelle XVI.
Ergebnisse der Nastinbehandlung.

Gesamtzahl der Fälle	Davon sind					
	geheilt	fast geheilt	weit-gehend gebessert	gebessert	nicht ge-bessert oder verschlechtert	gestorben
503	11	31	123	148	185	5
	313 = 62,23 Proz.				190 = 37,77 Proz.	

Autoren wird die Lepra für eine fast rein kontagionistische Krankheit erklärt, während von anderen Forschern eine vorwiegend erbliche Übertragung der Lepra angenommen wird.

In allererster Linie erfolgt aber ganz sicher die **Ausbreitung der Lepra durch Infektion**, sei es durch direkte oder möglicherweise vielleicht auch in ganz seltenen Fällen durch indirekte, z. B. durch Kleider. Dieser Anschauung haben sich, wie es ganz besonders auch auf der Internationalen Leprakonferenz zu Berlin 1897 zum Ausdruck kam, mit ganz vereinzelten Ausnahmen alle Forscher angeschlossen. Ganz besonders sei noch erwähnt, daß Armauer Hansen, der Mann, der wohl die meiste Erfahrung auf diesem Gebiet hat, ganz entschieden die Vererbungstheorie bekämpfte und an seinem großen Material die Bedeutung der Infektion unstreitig nachgewiesen hat. Allerdings erfolgt im allgemeinen die Ansteckung nicht so ohne weiteres, sondern es sind dazu offenbar ganz besondere Bedingungen erforderlich. Die vorzüglichste ist eine innige Berührung mit Leprakranken. Ohne eine solche scheint eine Infektion in den allerseltensten Fällen stattzufinden. Ganz besonders scheint hierzu das Schlafen von mehreren Personen in einem Bett, wie es bei der Landbevölkerung Norwegens und wohl auch sonst gang und gäbe ist, die Hauptinfektionsquelle abzugeben. In der unbeschränkten Gastfreiheit der Norweger, denn ob leprös oder nicht, das Bett wird dem Bittenden nicht verweigert, sieht Hansen mit in erster Linie die Ursache für die Lepraverbreitung in Norwegen. Ein zweiter Faktor, der die Ansteckung und besonders die epidemische Verbreitung zu begünstigen scheint, ist der Schmutz. So konnte Hansen denn auch feststellen, daß unter den Nachkommen der nach Nordamerika ausgewanderten Norweger sich keine Lepra vorfindet. Sie hatten aber jenseits des Ozeans Sauberkeit gelernt. So sehen wir denn auch, daß dort, wo eine tatsächliche Verseuchung zu finden ist, stets die ärmsten Klassen das Hauptkontingent stellen, während bei den Besser-situierten nur vereinzelte Erkrankungen vorkommen.

Neuerdings sind auch blutsaugende Insekten und andere Schmarotzer (Culex, Dermodex) als Lepraüberträger angesehen worden.

Es soll nun durchaus nicht geleugnet werden, daß eine Vererbung der Lepra, sei es durch plazentare, sei es durch germinative Infektion vorkommen kann. Besonders die plazentare Infektion ist ja durchaus glaubhaft, und daß Leprabazillen im Ei vorkommen, konnte Babes nachweisen. Der Tatsache, daß Lepra der Neugeborenen bisher nie zur Beobachtung gekommen ist, sprechen die Anhänger der Vererbungstheorie als Einwand gegen ihre Anschauung jede Bedeutung ab, da die Inkubationszeit sehr lang, 5—10 Jahre, ist. Wir müssen aber hier doch eingestehen, daß wir über die Inkubationszeit nur unvollkommene Kenntnisse haben. Bei der gewöhnlichen Infektion dauert es sicherlich jahrelang, bis die Durchseuchung des Körpers so weit vorgeschritten ist, um Krankheitssymptome zu veranlassen. Wir sind aber nicht in der Lage, darüber ein Urteil zu fällen, nach wie langer Zeit Symptome der Lepra sichtbar würden, wenn die Bazillen auf dem Wege der Blutbahn, also beim Fötus durch die Nabelgefäße, zugeführt werden. Man ist wohl ohne weiteres berechtigt, unter solchen Umständen anzunehmen, daß dann auch die Inkubation der Lepra ganz erheblich verkürzt würde, und müßte wohl erwarten, daß wenigstens hin und wieder bei Neugeborenen Zeichen von Lepra sich dokumentierten. Ganz besonders spricht gegen die Vererbung die epidemiologisch sichergestellte Erfahrung, daß die Lepra eine Hausstands- und keine Familienkrankheit ist.

Wie verlassen nun die Leprabazillen den Organismus des Kranken? Eine Ausscheidung der Leprabazillen durch die Schweißdrüsen und ein Verlassen des Körpers an den Haarbälgen ist nach Babes sicher.

Es wird wohl aber bei der relativ geringen Menge von Bazillen, die hier ausgeschieden werden, keine besondere Bedeutung haben. Anders ist vielleicht schon die Ausscheidung im Stuhlgang zu bewerten. Wir werden aber als Verstreuer der Leprabazillen im wahren Sinne des Wortes zunächst nur Kranke ansehen können, die an der ulzerierenden Form der Lepra leiden, dann alle die Kranken, welche im Nasensekret massenhaft Leprabazillen haben, und schließlich solche, welche mit Lungenlepra behaftet sind. Ganz besonders die letzteren beiden Arten von Patienten werden wir als die gefährlichsten anzusehen haben, da sie beim Husten und Niesen stets große Mengen

Bazillen in feinsten Tröpfchen verteilt in die Luft bringen, und wir aus den Flüggeschen Untersuchungen wissen, daß die Infektionsbedingungen bei derartig suspendierten Bakterien relativ günstige sind.

Schaffer stellte an 2 Kranken der Neißerschen Klinik zahlenmäßige Untersuchungen an und konnte nachweisen, daß der eine Patient beim Niesen schätzungsweise 110000 Bazillen auswarf. Mit der Annahme, daß die Lepra hauptsächlich durch Tröpfcheninfektion, also durch eingeatmete Bazillen zustande kommt, würde sich auch die Tatsache gut vereinbaren lassen, daß wenigstens in sehr vielen Fällen offenbar die Nasenschleimhaut der Sitz des Primäraffekts ist. Sticker geht sogar so weit, daß er in allen Fällen die Erkrankung der Nasenschleimhaut für das Erste hält. Damit geht er aber sicher zu weit, wenn auch zugegeben werden muß, daß die Nase in einer sehr großen Anzahl von Fällen sehr früh schon Lepraulzera aufweist.

Die Prophylaxe der Lepra ist in der Weise auszuüben, daß man die Verstreuung von Leprabazillen nach Möglichkeit verhindert. Dies geschieht am besten dadurch, daß man versucht, alle die Leprakranken, die erhebliche Mengen von Bazillen ausscheiden, unentgeltlich in Leproserien unterzubringen. Ein Zwang braucht nicht ausgeübt zu werden, sobald die Garantien für häusliche Pflege und genügende Separierung der Kranken und ausreichende Desinfektion der von solchen benutzten Kleidungsstücke, Wäsche und Wohnräume gegeben werden können. Zunächst war es Norwegen, welches in dieser Weise die Lepra bekämpft und gute Erfolge erzielt hat.

In Norwegen unterliegen alle die Kranken, welche einen ständigen Wohnsitz haben und sich isolieren können, keiner Beschränkung, wohl aber werden vagabundierende Lepröse nicht geduldet. Über die Erfolge, die in Norwegen mit dieser unvollkommenen Separierung in Leproserien erzielt worden sind, gibt R. Koch folgende Übersicht:

Tabelle XVII.

Jahr	Zahl der Leprösen		Gesamtzahl	Neue Fälle
	in Anstalten	außerhalb der Anstalten		
1856	235	2598	2833	238
1860	539	2218	2757	219
1865	772	1910	2682	201
1870	764	1762	2526	187
1875	623	1499	2122	134
1880	617	1178	1795	72
1885	522	855	1377	71
1886	522	748	1270	48
1887	514	704	1218	47
1888	524	631	1156	27
1889	530	551	1081	27
1890	507	447	954	10

Daß es sich hier nicht, um Zufälligkeit handelt, sondern um den Erfolg des Isoliersystems, den Beweis liefert uns die Statistik der Ausbreitung der Lepra auf Batavia Ende des 17. und Anfang des 18. Jahrhunderts.

van Dorssen ist auf Grund absolut zuverlässigen amtlichen Materials in der Lage, eine Statistik aufzustellen, die mit dem Jahre 1655, dem ersten Auftreten der Lepra in Batavia beginnt.

Tabelle XVIII.

Getroffene Maßregeln	Jahreszahl	Anzahl Lepröser	Bevölkerung von Batavia (inkl. Militär- und Seeleute)	Verhältnis der Anzahl Lepröser zur Bevölkerungsziffer
Keine oder ungenügende Isolierung der Leprösen	1655 1679	2 156	12 000 17 000	1 : 6000 1 : 109
Seit dem Jahre 1682 streng durchgeführte Isolierung der Kranken	1690 1700 1720	171 130 80	20 000 22 000 23 000	1 : 117 1 : 170 1 : 287

Im Jahre 1682 wurde auf Batavia die strenge Isolierung der Leprösen eingeführt, und es blieb, wie die vorstehende Zusammenstellung ergibt, der Erfolg nicht aus. Die Tabelle ist zugleich insofern interessant, als sie eine so schnelle Ausbreitung der Krankheit zeigt, daß diese ohne weiteres auf Infektion und nicht auf Vererbung zurückgeführt werden kann.

Leider ist später (1865) das Isolierungssystem von der niederländischen Regierung aufgegeben worden, da man nunmehr die Lepra wohl für erblich, aber nicht für ansteckend erklärte. Der Übersetzer van Dorssens, Ihlow, bemerkt jedoch ausdrücklich: „Ein großer Teil der Ärzte Indiens nimmt heute einen vom Regierungsbeschluß vom Jahre 1865 abweichenden Standpunkt ein". Tatsächlich bestehen auch jetzt noch auf Batavia die Leproserien, wenn auch bis auf eine staatlich unterstützte als private Anstalten. So hat denn auch hier das genaue, sich auf Jahrhunderte erstreckende Studium der Lepra trotz gelegentlichen Schwankens der Meinungen schließlich doch zu der Erkenntnis von der Ansteckungsfähigkeit der Lepra geführt.

Deutschland hat sich, als das Vorhandensein eines Lepraherdes im Kreise Memel bekannt wurde, diesem Standpunkt, der ganz besonders von R. Koch vertreten wurde, angeschlossen. Es ist vorzüglich Kirchner zu verdanken, daß auch Deutschland nunmehr eine Leproserie besitzt und die Lepra zu den Krankheiten gehört, für welche die Meldepflicht gesetzlich vorgeschrieben ist.

Die Anweisung zur Bekämpfung des Aussatzes (Lepra) vom 28. 1. 1904 regelt die Lepraprophylaxe. Sie gestattet einerseits, wenn alle Garantien gegeben sind, den Kranken unter mehr oder weniger starker Beschränkung seiner persönlichen Freiheit (Verbieten des Ausgehens, Theaterbesuchs usw.) im eigenen Heim zu belassen, andererseits gibt sie aber auch die Befugnis zur zwangsweisen Unterbringung in Leproserien. Für Verdächtige sieht sie eine Beobachtungszeit von 5 Jahren vor.

Literatur.

Babes, Lepra, in Kolle-Wassermann Hb. d. pathog. Mikroorganismen. Erg.-Bd. II. 1. 1906. — Derselbe, Zbl. f. Bakt. 59. 1911. — Baumgarten, Zbl. f. Bakt. 1 u. 2. 1887. — Bertarelli, Zbl. f. Bakt. Ref. 49. 1911. — Boeck, Ref. M.m.W. 1911. — Campana, Zschr. f. Hyg. 70. 1910. — Carasquilla, D.m.W. 1897. — Deyke, M.m.W. 1911. — Derselbe und Reschad Bey, D.m.W. 1905 u. 1907. — van Dorssen, Die Lepra in Ostindien während des 17. und 18. Jahrhunderts. Ins Deutsche übersetzt von Ihlow. Berlin 1901. — Hansen, Virchows Arch. 103. 1886. — Derselbe, Lepra, in Kolle-Wassermann Hb. d. pathog. Mikroorganismen (1). 2. 1903. — Jadassohn, K., Lepra, in Kolle-Wassermann Hb. d. pathog. Mikroorganismen (2). 5. 1913. — Kedrowski, Zschr. f. Hyg. 37. 1901. 66. 1910. — Koch, R., Klin. Jb. 6. 1897. — Much, M.m.W. 1909 u. 1912. — Schäffer, S.-A. a. d. Festschr. zu Ehren v. Philipp Josef Pick. 1898. — Stanziale, Zbl. f. Bakt. 61. 1912. — Stefansky, Zbl. f. Bakt. 33. 1903. — Steffenhagen, B.kl.W. 1910. — Sticker, Arbeit. a. d. Kais. Ges.A. 16. 1899. — Uhlenhuth und Westphal, Klin. Jb. 1901. — Verh. d. internat. Leprakonferenz. Berlin 1897. — Weil, Ann. Past. 1905.

IX. Kapitel.

Diphtherie.

Die von Klebs zuerst 1883 beobachteten, dann 1884 von Löffler rein gezüchteten und nach allen Seiten hin auf das gründlichste studierten **Diphtheriebazillen** sind kleine Stäbchen, welche ungefähr die Länge von Tuberkelbazillen haben, die sie jedoch in der Breite um etwa das Doppelte übertreffen. Die Diphtheriebazillen färben sich gut mit allen Anilinfarben und sind nach Gram färbbar. Dieselben sind unbeweglich. Ganz junge Diphtheriebazillen haben die Gestalt eines Keils. Bei der Teilung liegen die jungen Bazillen zunächst in der Weise zusammen, daß die breiten Enden sich zugekehrt sind. Dann beginnt die Krümmung und Lageveränderung der Keile, und man erhält in Klatschpräparaten von 6 stündigen Kulturen Bakterienanordnungen, die M. Neißer treffend mit Bildern vergleicht, die entstehen, wenn man die Hände mit ausgespreizten Fingern in allen möglichen Lagen übereinanderlegt. Später liegen sie vornehmlich nebeneinander, pallisadenförmig, und man findet nun auch die in Rachenausstrichen so charakteristischen Formen, nämlich die Keulenformen, d. h. Bakterien, die an einem oder an beiden Enden kolbig verdickt sind. Je älter die Kultur wird, um so mehr nehmen diese anfangs nur sehr spärlich vorhandenen Keulenformen zu, und schon

nach 12 Stunden kommt es oft zu Bildungen, die man als Involutions-
bildungen auffassen muß. Die Verdickungen der Enden werden stärker,
und es treten ganz bizarre Formen dadurch auf, daß sich manche
Stäbchen, oft nach einem unverhältnismäßigen Längenwachstum,
krümmen, so daß bei beiderseitiger Anschwellung Hantelformen erscheinen. Niemals werden auch einzelne einfach langzylindrische
Stäbchen vermißt. Besonders schön bei Färbung mit Löfflerblau
treten bei mindestens 12 stündigen, besser bei älteren Kulturen, die so
charakteristischen Streifungen der Bazillen zutage, die dadurch zustande kommen, daß in der schwach gefärbten Bazillenhülle nicht das
ganze Protoplasma, sondern nur durch nichtgefärbte Partien getrennte
Scheibchen den blauen Farbstoff annehmen.

Häufig wachsen einzelne Stäbchen zu mehr oder weniger langen
Fäden aus. Das Vorkommen von echten Verzweigungen (Atavismus!)
kann gar nicht so selten beobachtet werden.

Die Diphtheriebazillen haben dann ferner noch die Eigentümlichkeit, die sie allerdings mit manchen anderen Mikroorganismen teilen,
daß unter gewissen Bedingungen in ihrer Leibessubstanz Teile auftreten, die der Methylenblaufärbung ganz besonders leicht zugänglich
sind (Babes-Ernstsche metachromatische Körperchen). Durch
besondere Färbeverfahren, von denen das nach M. Neißer das beste
ist, lassen sich diese stark blau färbbaren Körnchen ganz prächtig
darstellen. M. Neißer wies nach, daß in Diphtheriebazillen diese
Körnchen stets vorhanden sind, wenn die Präparate direkt dem
Menschen entstammen, oder wenn die Diphtheriebazillen auf Löffler-
Serum gezüchtet worden sind. Sie treten dann auf, sobald die Kultur
mindestens 12 Stunden alt ist.

Die Neißersche Vorschrift lautet wie folgt: Es sind zwei Lösungen vorrätig
zu halten

Lösung a. Methylenblau (Grübler) 1,0 g gelöst in
           Alkohol (96 %)   20 ccm
           Acid. acet. glacial.   50 „
           Aqua dest.   950 „
Lösung b. Kristallviolett (Höchst) 1,0 g
           Alkohol absol.   10 ccm
           Aqua dest.   300 „

Es wird gefärbt etwa 1 Sekunde mit einer Mischung 2 a + 1 b. Dann Abspülen in Wasser und sofort Nachfärben mit Chrysoidin (1,0 in 300 ccm kochendem
Wasser gelöst und filtriert) etwa 3 Sekunden, Abspülen in Wasser.

Scheller dehnt die Färbedauer auf 11 Sekunden aus, ich pflege 8 Sekunden
mit der Blaulösung und 20 Sekunden mit Chrysoidin zu färben.

Für die Darstellung der metachromatischen Körperchen aus frischen Rachenabstrichen erhält man bedeutend bessere Resultate mit der Modifikation nach

Gins. Gins behandelt die Abstriche vor der Chrysoidinfärbung 2—3 Sekunden mit Lugolscher Lösung, der 1 $^0/_0$ konzentrierter Milchsäure zugesetzt ist (sehr sorgfältig danach abspülen!).

Eine einzeitige Doppelfärbung, über die allerdings die Akten noch nicht völlig abgeschlossen sind, gab Marie Raskin an:

5 ccm Acid. acet. glacial.
95 „ Aqua dest.
100 „ Alkohol (95 $^0/_0$)
4 „ alte gesättigte wäßrige Methylenblaulösung
4 „ Ziehlsches Karbolfuchsin.

Die Präparate werden in dünner Schicht mit der Farblösung überschüttet und dann durch die Flamme gezogen. Der Alkohol fängt an zu brennen. Nach Abbrennen wird noch 5—6 Sekunden der Farbstoff auf dem Präparat gelassen und dann in Wasser abgespült. Die Bazillen sind rötlich, die Körnchen blau.

Die Darstellung der Babes-Ernstschen Körperchen ist, wie wir noch sehen werden, für die bakteriologische Diagnose von Bedeutung, da in Pseudodiphtheriebazillen diese Körnchen nur sehr spärlich auftreten.

Der Diphtheriebazillus ist in seinen **Wachstumsbedingungen** nicht besonders anspruchsvoll, wenigstens dann nicht, sobald er sich in Reinkultur befindet. Er wächst bei verhältnismäßig niedrigen Temperaturen, so bei 20°, allerdings nur sehr kümmerlich. Das Temperaturoptimum liegt um 37°. Er ist fakultativ anaërob.

Auf der Agarplatte (am besten Glyzerinagar) wächst er anfangs in kleinen fast punktförmigen durchscheinenden leicht bläulichen Kolonien, die später größer werden, zum Teil sehr hell bleiben, weißlich bis gelb werden. Bei schwachen Vergrößerungen erkennt man, daß das Zentrum ein feinkörniges Gefüge hat, und daß der Rand gezackt, wie zerschlissen ist. Häufig treten in den Kolonien nach einigen Tagen helle und dunklere kleine Knöpfchen (Tochterkolonien) auf. Wird von den Knöpfen abgeimpft, so erhält man von den dunkleren Kolonien solche, die dunkle, undurchsichtige, braune Kuppen darstellen (Bernhardt und Paneth). Auf dem Agarstrich ist das Wachstum meist reichlicher, oft schleierartig die ganze Oberfläche des Röhrchens bedeckend, oft üppigere weißlich glänzende Beläge bildend, Sehr selten sind Farbstoffbildung auf Agar (gelb, rötlich, braun). Auf Löffler-Serum (Darstellung s. S. 245) erscheinen nach 24 Stunden kleine, einige Millimeter große, runde, weißgraue, wenig erhabene, feuchtglänzende Kolonien, meist mit einer kleinen zentralen Delle. Gelatine wird nicht verflüssigt. Das Wachstum auf Bouillon ist ein recht verschiedenes, manche Stämme trüben die Nährflüssigkeit gleichmäßig, andere wieder wachsen in Bröckelchen und Krümeln, welche besonders den Wandungen des Glases anhaften, durch Schütteln losgelöst werden und zu Boden sinken. Schließlich lassen sich die Diphtheriebazillen auch so züchten, daß sie als Oberflächenkultur wie Tuberkelbazillen auf der Bouillon wachsen.

Was die **chemischen Leistungen** des Diphtheriebazillus (mit Ausschluß der später zu behandelnden Giftbildung) anbetrifft, so bildet er zunächst in Bouillon Säure, wenn auch nicht sehr erheblich. M. Neißer stellte genaue Titrationsbestimmungen über die Azidität an, und stellte fest, daß in 5 ccm Diphtheriebouillonkultur nach 24 stündigem Wachstum so viel Säure produziert ist, daß bei Benutzung von Phenolphthalein als Indikator zur Neutralisation mindestens 0,07 1 proz. Natronlauge mehr verbraucht wird, als für die unbewachsenen Kontrollröhrchen. Daß die Säurebildung natürlich auch auf festen Nährböden stattfindet, zeigt der Versuch von Mandelbaum und Heinemann, die aus der Fingerbeere einen Blutstropfen auf die Agarplatte brachten und in ihn punktförmig Diphtheriebazillen impften. Infolge der Säurebildung kommt es dann zu einer Zersetzung des Blutes und Verfärbung in der Umgebung des Tropfens. Diese Säurebildung der Diphtheriebazillen ist unter Umständen differentialdiagnostisch wichtig, da Pseudodiphtheriebazillen keine oder nur sehr wenig Säure produzieren.

Ferner greift der Diphtheriebazillus, übrigens im Gegensatz zum Pseudodiphtheriebazillus, unter Säurebildung Traubenzucker, Fruktose und Mannose an, während er andere Zucker, wie Dulcit, Mannit, Laktose und Inulin nicht säuert.

Die Prüfung erfolgt zweckmäßig auf dem Thielschen Nährboden, der sich (zitiert nach v. Przewoski) wie folgt zusammensetzt. Pepton, Nutrose $\overline{aa}$ 1,0, Kochsalz 0,5, Lackmuslösung (Kahlbaum) 5,0, Wasser 100,0, 1 proz. kristallinische Sodalösung 2,0, dazu je 1,0 der betreffenden Zuckerart. Bei den erwähnten drei Zuckern werden die Röhrchen violett bis rot (Traubenzucker, Fruktose, Mannose), dann fällt die Nutrose aus. Zweckmäßig kann man sich auch, besonders zur Trennung von Diphtherie von Pseudodiphtherie, des v. Przewoskischen Agars bedienen. Es werden zu 100 ccm verflüssigten Agars 5 ccm Lackmuslösung (Kahlbaum), 2 ccm Ascites und 1 g Zucker hinzugesetzt. Wird der Zucker unter Säurebildung zerlegt, so färbt sich die stets üppig bewachsene Platte innerhalb 24 Stunden bei 37° vollkommen rot.

Schließlich wäre noch zu erwähnen, daß der Diphtheriebazillus Tellur reduziert (Conradi-Troch). So erscheinen Kolonien von Diphtheriebazillen, die auf mit Kalium tellurosum versetzten Nährböden wachsen, infolge intravitaler Färbung der Diphtheriebazillen selbst (Reduzierung des Tellurdioxyds) elfenbeinschwarz.

Der Conradi-Trochsche Tellurnährboden ist wie folgt zusammengesetzt: „Zu 1000 ccm Wasser fügt man 10 g Fleischextrakt, 5 g Kochsalz, 20 g Pept. siccum Witte und 6 g Calcium bimalcicum. Das Gemenge wird $^1/_2$ Stunde im kochenden

Dampftopf gehalten, dann wird filtriert. Dem schwach sauer reagierenden Filtrat wird Traubenzucker zugesetzt und zwar 1 g auf 100 ccm Flüssigkeit. Von letzterer wird alsdann 1 Teil zu 3 Teilen ganz frischen Rinderserums gegeben. Zu 100 ccm dieses Gemisches fügt man 2 ccm einer 1proz. Lösung von Kalium tellurosum. Schließlich wird die gemischte schaumlose Flüssigkeit auf Petrischalen verteilt, deren Glasdeckel innen mit saugfähigem Papier belegt ist (Conradi). Die Erstarrung erfolgt bei 85⁰.

Die **Resistenz der Diphtheriebazillen**, den gebräuchlichen Desinfektionsmitteln gegenüber, ist sehr gering, so tötet z. B. Sublimat 1 : 10000 die Bazillen sofort ab. Auch gegen Erwärmen sind sie sehr empfindlich. Es reicht ein 10 Minuten langes Erhitzen auf 58⁰ zur Abtötung aus. Gegen äußere Einflüsse jedoch sind die Diphtheriebazillen sehr widerstandsfähig, so halten sie sich in eingetrockneten Diphtheriemembranen 1—5 Monate lang.

Löffler wies nach, daß die Diphtheriebazillen an Seidenfäden noch nach 4 Wochen am Leben waren, wenn man sie im Zimmer aufhob; in den Exsikkator verbracht, verlängert sich die Lebensdauer sogar bis auf 10—14 Wochen. Daß Diphtheriebazillen unter Umständen an Gebrauchsgegenständen und Spielsachen angetrocknet enorm lange leben können, wies Abel nach, der zeigte, daß an den Steinen eines Baukastens angetrocknete Bazillen 6 Monate lang leben geblieben waren.

Sehr lange können sie sich im Menschen halten; bis zu $2^1/_2$ Jahren ist sicher festgestellt (Scheller). In Serumkulturen bleiben sie über 1 Jahr am Leben (Heim).

Eine spontane **Erkrankung von Tieren an Diphtherie** ist sehr selten, wenn auch in einigen Fällen bei Katzen und Pferden beobachtet. Die Geflügeldiphtherie hat übrigens nichts mit der menschlichen Diphtherie zu tun, sondern wird durch einen besonderen Mikroorganismus verursacht. Mit Ausnahme von Mäusen und Ratten sind jedoch fast alle Tiere einer künstlichen Infektion zugänglich. Für das Experiment kommen nur Meerschweinchen (event. noch Hühner und Tauben) in Betracht. Die Pathogenität der Diphtheriebazillen wird ausschließlich durch Versuche an Meerschweinchen bestimmt. Die Virulenz der einzelnen Stämme ist eine sehr verschiedene, und es stellte sich im Laufe der späteren Untersuchungen heraus, daß die Annahme, daß die Meerschweinchenpathogenität etwas absolut Charakteristisches für Diphtheriebazillen ist, zwar in den meisten Fällen, aber nicht stets zutrifft. Unzweifelhaft gibt es echte Diphtheriebazillen, die völlig avirulent sind.

Zur Bestimmung der Virulenz bediente man sich früher allgemein und heute noch vielfach 24stündiger Bouillonkulturen, von denen Meerschweinchen von 200 bis 300 g Gewicht durch die Injektion einer Menge, die 0,5 ⁰/₀ des Körpergewichts beträgt, meist getötet werden.

Rationeller ist es sicher, bei der Prüfung, ob überhaupt Virulenz besteht, von vornherein größere Dosen (Neißer nimmt eine Öse einer gut bewachsenen

Schrägagarkultur) zu geben, da so viele sonst avirulent erscheinende Stämme als wirklich virulente, wenn auch schwach virulente, erkannt werden.

An der Impfstelle tritt ein ausgedehntes Ödem ein, welches sich, wenn man sich nicht des Bauches als Injektionsstelle bedient hat, stets nach dorthin senkt. Die regionären Lymphdrüsen schwellen an. Nach 1—5 Tagen geht das zyanotisch und schwach gewordene Tier unter allen Zeichen der Erstickung zu grunde. Die Obduktion ergibt an der Injektionsstelle hämorrhagisches Ödem, ferner seröse Ergüsse vorzüglich in den Pleuren, dem Perikard und dem Peritoneum. Die Nebennieren sind hoch gerötet, gelegentlich auch nur von vereinzelten Hämorrhagien durchsetzt. Das Tier ist einer typischen Vergiftung erlegen, denn es finden sich Diphtheriebazillen nur an der Impfstelle und auch da, wenigstens wenn der Tod nicht ganz akut eintritt, nur spärlich.

Spritzt man nach Art der später zu besprechenden Römerschen Methode der Giftprüfung die Kultur ($^1/_{10}$-$^1/_{1000}$ Öse in 0,1 ccm Flüssigkeit) intrakutan ein, so treten bei virulenten Kulturen schon nach 24 Stunden Rötung, Schwellung und dann Nekrosen auf, Erscheinungen, die natürlich hinsichtlich ihrer Eintrittszeit und ihrer Intensität von der Dosis und der Virulenz der Kultur abhängig sind (Neißer).

Die **Produktion eines Giftes** ist eine der hervorstechendsten und für seine pathogene Bedeutung wichtigsten Eigenschaften des Diphtheriebazillus.

Im Gegensatz zu manchen anderen Mikroorganismen, wie z. B. dem Choleravibrio und Typhusbazillus, bei welchen das Gift der Leibessubstanz anhaftet und erst bei Auflösen derselben frei wird, ist der Diphtheriebazillus ein echter und rechter Giftbildner, wie schon seinerzeit Löffler annahm. Der Nachweis des Diphtheriegiftes in Bouillonkulturen ist zuerst Roux und Yersin gelungen. Die Giftbildung findet bei geeigneten Kulturen und günstigen Nährböden schon innerhalb der ersten 24—48 Stunden statt. Daß es sich hier um eine echte Giftsekretion und nicht etwa nur um eine Auslaugung von abgestorbenen Diphtheriebazillen handelt, wies Kossel nach, der zeigte, daß die Toxizität von Diphtheriebazillenleibern, die durch Waschen vom anhaftenden Gift sorglichst befreit waren und dann abgetötet wurden, minimal war im Verhältnis zu der der keimfreien Diphtheriebouillon.

Das Diphtheriegift wird in der Weise gewonnen, daß entweder nach dem Vorgang von Roux und Yersin 2—4 Wochen alte Bouillonkulturen mittels Filtrieren durch Porzellanfilter bakterienfrei gemacht werden, oder daß man die Bazillen durch Hinzufügen von Desinfizientien abtötet und auf diese Weise eine keimfreie und gifthaltige Bouillon erhält. Hierzu eignet sich ganz besonders nach den Untersuchungen von Ehrlich und v. Wassermann das Toluol. Die mit Diphtherie bewachsenen Bouillonkolben werden nach 2—3wöchigem Aufenthalt im Brütschrank reichlich mit Toluol versetzt, das durch kräftiges Schütteln verteilt wird. Nach einiger Zeit sammelt sich das hinzugefügte Toluol über der nunmehr sterilen Bouillon an, und man erhält auf diese Weise ein Gift, welches sich durch das Niedersinken der Bazillenleiber vollständig klärt und durch das überstehende Toluol steril erhalten wird.

Die Symptome, die das Gift an Meerschweinchen in der tödlichen Dosis hervorruft, decken sich natürlich ganz genau mit denen, wie wir sie oben

gei der Besprechung der Befunde an Meerschweinchen, die von Diphtheriebazillen
betötet wurden, kennen gelernt haben. Wie dort hervorgehoben wurde, ist die Ursache für das Zugrundegehen eines Tieres nach Injektion von Diphtheriebazillen
ausschließlich in dem von den Diphtheriebazillen produzierten Gift zu suchen.
An größeren Giftdosen gehen Versuchstiere, speziell Meerschweinchen, unter Umständen schon innerhalb 24 Stunden, an den gebräuchlichen mittleren Dosen bis
zum 4. oder 5. Tage ein. Die Giftdosis, welche grade am 4. Tage Meerschweinchen von 250 g tötet, wird als die minimal tödliche nach allgemeinem Sprach-
gebrauch bezeichnet. Durch Heruntergehen unter diese Dosis kann man eine
chronisch verlaufende Krankheit, welche nach 8—14 Tagen mit dem Tode endet,
hervorrufen. Die Ödeme werden nach dem 4. Tage meist hart. Es tritt Enthaarung
an den Rändern des nunmehr harten Infiltrates ein und schließlich nekrotische
Loslösung der erkrankten Partie, die unter Umständen die ganze Bauchhaut ist.
Leben die Tiere 14 Tage und darüber, so stellen sich bei genügend großer Giftdosis Lähmungserscheinungen ein, und es gehen diese Tiere schließlich völlig ge-
lähmt kachektisch zugrunde. Wir sehen also, daß sich klinisch-experimentell drei
verschiedene Giftwirkungen des Diphtheriegiftes unterscheiden lassen, die man drei
verschiedenen Giften zuschrieb; das eine ruft die akuten Vergiftungssymptome, so
besonders die Exsudate und Hämorrhagien hervor, das zweite wirkt nekrotisierend
und das dritte (Toxon) schließlich verursacht die postdiphtherischen Lähmungen.

Offenbar ist das tödliche und das nekrotisierende Gift
identisch, und es handelt sich nur um den Ausdruck der verschiedenen
Wirkung je nach der angegriffenen Zelle. Das beweisen Untersuchungen
von Römer, die völlig dem entspr chen, was früher schon Schick bei
Giftprüfung am Menschen gefunden hat, so daß an der Richtigkeit der
Schlußfolgerungen auch nicht der geringste Zweifel sein kann. Die
Untersuchung Römers hatte den Zweck, den Nachweis kleinster
Mengen Toxins zu ermöglichen.

Intrakutan injizierte minimale Giftmengen rufen beim Meerschweinchen eine sich über 3—4 Tage erstreckende ödematöse Schwellung und
Rötung der Impfstelle hervor, der Haarausfall folgt. Bei mittleren
Dosen bildet sich eine kleine Nekrose, die bei größeren Dosen ($\frac{1}{50}$
der Dos. letal. minim.) schon nach 2—3 Tagen auftritt und größeren
Umfang annimmt. Römer stellte dann durch Absättigungsversuche
mit Antitoxin fest, daß diese nekrotisierende Wirkung des Giftes
durchaus parallel der allgemeinen Giftigkeit geht, so daß die nekrotisierende Wirkung nicht durch eine besondere, neben dem tödlichen Gift
bestehende Komponente ausgelöst werden kann.

Die intrakutane Giftprüfung wird in der Weise angestellt, daß Meerschweinchen an beiden Seiten von Brust und Bauch mit Kalziumhydrosulfit ent-
haart werden. Das Gift wird so verdünnt, daß Mengen von 0,1 ccm injiziert
werden (ganz intrakutan!), und zwar kann es gleichzeitig in verschiedenen Dosen,
ohne daß eine Reaktion die andere stört, an vier Stellen, möglichst weit von-
einander entfernt, gegeben werden. Die kleinste nachweisbare Giftmenge ist $\frac{1}{250}$
bis $\frac{1}{500}$ der Dos. letal. minim.

Unabhängig von dem tödlichen Gift ist also nur das Nervengift, das Toxon, das auch nicht in einer dem Toxin entsprechenden Weise vom Antitoxin beeinflußt wird.

Die chemische Konstitution des Diphtheriegiftes ist, wie die aller Bakteriengifte, noch nicht sicher bekannt. Brieger und Bör ist es gelungen, aus Diphtheriekulturen, die auf dialysiertem Urin gezüchtet waren, mit Zinkchloridlösung das Diphtheriegift quantitativ auszufällen. Das so gewonnene und gereinigte Präparat gab durchaus keine Eiweißreaktion mehr. Es war sehr empfindlich gegen alle oxydierenden, sehr widerstandsfähig gegen reduzierende Mittel. Es tötete Tiere unter den typischen Erscheinungen, und es konnte auch mit diesem Gift immunisiert werden. Aus den Bazillenleibern konnten diese Autoren ein nekrotisierendes Gift darstellen, welches gegen Erhitzen und andere Eingriffe sehr resistent war. Dasselbe ließ sich nicht durch Antitoxin beeinflussen, und es gelang auch nicht, mit diesem Gift zu immunisieren. Für die Praxis spielen diese bedeutsamen Untersuchungen vorläufig keine Rolle. Unter Diphtheriegift schlechthin versteht man stets nur die keimfrei gemachte Diphtheriebouillonkultur.

Über die Konstitution des Diphtheriegiftes, wie sie Ehrlich aufgedeckt hat, wird bei der Besprechung der Wertbemessung des Diphtherieserums (XXXII. Kapitel) noch einiges zu sagen sein.

Ich möchte hier noch erwähnen, daß für die Serumfabrikation die Produktion eines sehr guten Giftes absolut notwendig ist, je besser das Gift, je besser, d. h. hochwertiger das damit erzielte Serum. Nun sind die einzelnen Stämme untereinander in ihrer Giftproduktion natürlich außerordentlich verschieden, dann aber ist die Giftproduktion auch abhängig von der Alkaleszenz und der ganzen Zusammensetzung der Bouillon. Vielfach sind sehr komplizierte Nährböden für die Giftproduktion vorgeschlagen, oft handelt es sich hier um Fabrikgeheimnisse, so daß alle Einzelheiten nicht immer bekannt sind. Sehr gute Gifte werden auf dem Nährboden von Hida gewonnen, der die Giftproduktion für die japanische Serumherstellung am Institut für Infektionskrankheiten zu Tokio zur Aufgabe hatte.

Die Vorschrift ist folgende: „500 g gehacktes Pferdefleisch, 40 g fein gehackte Klettenwurzel (Arctium lappa, Compositae) werden mit 1 Liter Wasser 2 Stunden lang gekocht und filtriert. Dem bläulichen Filtrate werden 20 g Pepton Witte, 5 g Kochsalz zugesetzt und unter Erwärmen aufgelöst. Man neutralisiert diese Lösung mit Alkali und unter Benutzung von Phenolphthalein als Indikator und gibt schließlich noch 6 ccm einer normalen Alkalilösung hinzu. Der Nährboden wird nochmals 1 Stunde lang gekocht, dann abgekühlt, filtriert, in Kölbchen gefüllt und im Dampftopf sterilisiert.

Auf die Oberfläche der Nährflüssigkeit bringt man, ganz wie bei Züchtung von Tuberkelbazillen, vorsichtig eine Öse der eintägigen Diphtheriekultur. Das Wachstum geschieht, indem die beimpften Kölbchen entweder 5 Tage bei 35⁰ und weitere 5 Tage bei 32⁰ gehalten werden oder einfach nur 10 Tage lang bei einer Temperatur von 33⁰.“

Die Lokalisation der Diphtheriebazillen im menschlichen Organismus ist eine mannigfache. Das gewöhnlichste Vorkommen ist das auf den Tonsillen, aber auch sonst in der Mundhöhle, und zwar bei der Bretonneauschen Diphtherie mit eventuellem Absteigen in die Trachea und die Bronchien. Durchaus nicht selten ist das Vorkommen von Diphtheriebazillen in der Nase bei der als Rhinitis fibrinosa bezeichneten Erkrankung der Nasenschleimhaut. Ferner werden häufig Konjunktivitiden durch Diphtheriebazillen hervorgerufen. Daß sich auch sonst bei Epitheldefekten Diphtheriebazillen ansiedeln können, ist allgemein bekannt. Die Diagnose ist bei Lokalisation an ungewöhnlichen Stellen oft eine schwierige.

So sei hier nur an zwei von Freymuth beschriebene Fälle von Noma erinnert, einmal Noma genitalium, dann Noma faciei, wo durch den Nachweis von Diphtheriebazillen (Petruschky) und durch prompte Reaktion auf Diphtherieheilserum die diphtheritische Natur der Erkrankung bewiesen wurde.

Daß die Diphtherie unter Umständen auch zu einer echten Bakteriämie führen kann, hatte zuerst Frosch gezeigt. Neuere Untersuchungen zeigten, daß dies häufiger vorkommt, als man früher anzunehmen geneigt war.

So fand Bonhoff bei 314 Sektionen 13 mal ($4,14\,^0/_0$) Diphtheriebazillen im Herzblut und bei 17 Untersuchungen des Liquor cerebrospinalis hatte er sogar 9 ($51,9\,^0/_0$) positive Befunde. Offenbar ist aber bei den zur Genesung führenden Fällen das Vorkommen von Diphtheriebazillen im strömenden Blut nicht so häufig, wie es nach der Leichenuntersuchung der Fall zu sein scheint. Rodelius fand hier nur 3 mal Bazillen bei 187 Fällen. In der Zerebrospinalflüssigkeit treten sie wohl nur in den Fällen auf, in denen Bakteriämie besteht. Da aber die Bazillen aus dem Blut wieder verschwinden können, ich meine natürlich tödlich verlaufende Fälle (Leede fand sie so in einem Falle 9 Tage vor dem Tode und dann nicht mehr), so können sie natürlich auch im Liquor ohne gleichzeitigen positiven Blutbefund vorkommen. Mit postdiphtherischen Lähmungen scheint dieses Vorkommen im allgemeinen nichts zu tun zu haben.

Von großer epidemiologischer Bedeutung erschienen die Mitteilungen von Conradi und Bierast, daß Diphtheriebazillen überaus häufig (in 155 Fällen 54 mal) durch den Urin ausgeschieden werden. Von anderer Seite, z. B. Koch, wird dies bestritten. Es kommen im Urin auch von nicht an Diphtherie Erkrankten häufig Bazillen vor, die diesen sehr ähneln. Die Diagnose Diphtherie darf also nur auf Grund der nach allen Richtungen hin geprüften Reinkultur, selbstverständlich auch unter Zuhilfenahme des Tierversuchs, gestellt werden.

Unter Berücksichtigung dieser hier gewiß berechtigten Forderung fand Koch unter 11 Urinen, die von 26 Patienten stammten, nur in 4 Proben, die wiederum von 2 Patienten herrührten, echte Diphtheriebazillen. Diese beiden Fälle boten

aber das Bild schwerster Allgemeinintoxikation dar, und der Tod erfolgte im Früh-
stadium der Erkrankung an Herz- und Gefäßlähmung. Freifeld berichtet aber
auch über einen Fall von massenhafter Ausscheidung virulenter Diphtheriebazillen
mit dem Harn einer larviert Kranken!

Gräf, der ebenfalls zahlreiche positive Befunde im Sinne Conradis und
Bierasts hatte, neigt dazu, anzunehmen, daß auch die diphtheroiden Stäbchen,
die sich so häufig finden, zum Teil wenigstens in ihren kulturellen Eigenschaften
und ganz besonders auch in ihrer Virulenz durch den Einfluß des Körpers abgeschwächte Diphtheriebazillen sind.

Sicher nicht ohne epidemiologische Bedeutung ist das Vorkommen
von Diphtheriebazillen in den Lungen, die frei von diphtheritischen
Prozessen sind, und zwar oft lange nach Ablauf der Erkrankung.
Reye fand in 67 derartigen Fällen 12 mal Diphtherie.

Schließlich wäre noch zu erwähnen, daß auch echte virulente
Diphtheriebazillen in der Mundhöhle Gesunder in der Umgebung von
Kranken gefunden werden, eine Tatsache, die später noch zu berück-
sichtigen sein wird.

Ehe wir nun die praktische Diphtheriediagnostik besprechen,
muß die Frage der **Pseudodiphtherie** erörtert werden, ein Problem,
das zurzeit noch immer nicht völlig gelöst ist.

Es ist ganz sicher, daß es Bazillen gibt, die dem Diphtheriebazillus nahe verwandt sind, sich aber doch gut von ihm unterscheiden
lassen. Diese typischen Pseudodiphtheriebazillen beschreibt Escherich
(zitiert nach Beck) mit folgenden Worten:

„Auf Blutserum sind die Kolonien des Pseudodiphtheriebazillus
reihenweis, mehr feucht und zerfließlich. Auf Agar üppige Entwickelung auf der Oberfläche, schwaches Wachstum im Stich. Auf
schräg erstarrten Röhrchen Bildung saftiger weißer Leisten, wie sie
niemals in gleicher Dichte bei Diphtheriebazillen beobachtet werden.
In alten Agarkulturen nimmt der Nährboden eine dunkelbraunrote
Färbung an; die Oberfläche der Kolonien wird runzelig, gebuckelt,
leicht gelblich verfärbt. Auf Gelatine etwas rascheres Wachstum, die
Entwickelung findet auch noch bei einer Temperatur von 20° statt.
Auf Bouillonkulturen sehr intensive diffuse Trübung, die sich nur
langsam und unvollständig zu Boden setzt; die Säuerung bleibt aus,
schon nach wenigen Tagen ist eine Zunahme der Alkaleszenz zu
konstatieren. Morphologisch überwiegt die Wuchsform der kürzeren
zum Teil keulenförmigen Stäbchen, die jedoch etwas kürzer, plump
und häufig in der Mitte angeschwollen erscheinen."

Fügen wir noch hinzu, daß die Säurebildung und das Zucker-
spaltungsvermögen ein anderes ist (s. S. 235), daß der Pseudodiphtheriebazillus aërob im Gegensatz zum fakultativ anaëroben Diphtherie-

bazillus ist, daß bei Färbung nach Neißer entweder gar keine Körnchenfärbung oder doch in immerhin nur relativ wenigen Individuen auftritt, und daß diese typischen Pseudodiphtheriebazillen für Meerschweinchen nicht pathogen sind, so ist der Typus genügend charakterisiert. In diese Gruppe gehört auch der Xerosebazillus, der vornehmlich bei xerotischen Prozessen an der Augenbindehaut, aber auch in der Nase gefunden worden ist. Er gleicht morphologisch dem Pseudodiphtheriebazillus, nur kommen bei ihm häufig auch längere Formen vor. Er ist wie dieser für Meerschweinchen avirulent, ergibt nur vereinzelte Körnchen bei Körnchenfärbung und wächst meist auf Löfflerserum und Agar verhältnismäßig trocken.

Nun gibt es aber Formen, die in irgend einer Weise, besonders in bezug auf die Virulenz, von dem typischen Diphtheriebazillus abweichen, die aber bei Vorhandensein aller übrigen Merkmale außer z. B. der Virulenz mit dem Diphtheriebazillus übereinstimmen. In diesen Fällen wird man sich leicht dazu entschließen können, sie als echte, nur unvirulente Diphtheriebazillen anzusehen.

Es sei erwähnt, daß man eine Zeit lang gehofft hatte, hier mit Hilfe der Agglutination vorwärts zu kommen, doch sind diese Hoffnungen leider trügerisch gewesen. Will man aber mit Hilfe eines durch Immunisieren mit Bazillenleibern gewonnenen Serums solche Versuche machen, so geht das nicht ohne weiteres, sondern es ist hier bei der Ausführung der Agglutinationsprobe, wie Lubowski zeigte, ein besonderer Kunstgriff nötig, da sonst durch Sedimentation der Bakterien es nicht möglich ist, eine exakte Diagnose zu stellen. Lubowski ging in der Weise vor, daß gleiche Quanta einer Diphtheriebakterienaufschwemmung, in welcher durch Schütteln mit Glasperlen eine möglichst feine Verteilung der Bakterienklumpen zu erzielen ist, mit gleichen Quantis 10 proz. Glyzerinlösung versetzt werden. Je 1 ccm dieses Gemisches wird mit 1 ccm Serumverdünnung in Blockschälchen ausgegossen; das Resultat wird nach zweistündigem Aufenthalt im Brütschrank festgestellt.

Aber es gibt dann auch Formen, bei denen man nicht so leicht über Zweifel, wie bei sonst in jeder Hinsicht typischen, nur avirulenten Bazillen hinfortkommt, Formen, die sich morphologisch und kulturell, ganz abgesehen von fehlender Virulenz, oder auch noch in irgendeiner anderen Hinsicht different verhalten. Es entsteht hier die Frage, ob es sich nicht etwa um Variationen oder Mutationen des echten Diphtheriebazillus und nicht um den harmlosen Pseudodiphtheriebazillus handelt. Es scheint nun sicher, daß aus den Rachenabstrichen von Diphtheriekranken solche zweifelhaften Kulturen äußerst selten gezüchtet werden, dagegen ergibt die Nachuntersuchung von Rekonvaleszenten und die Untersuchung Gesunder sehr häufig Befunde von Bazillen, die als atypische Diphtheriebazillen oder als diphtheroide Stäbchen, oft je nach der prinzipiellen Stellung des Autors, bezeichnet werden.

Das Wesentliche bei Prüfungen von solchen rein gezüchteten Kulturen wird immer die Virulenzprüfung sein.

Da es nun Diphtheriebazillen von sehr geringer Virulenz gibt, so ist es immer gut, von vornherein mit größeren Dosen zu arbeiten (1 Öse). Ist Virulenz vorhanden, so muß man diese durch Antitoxin paralysieren können, wenn es sich um echte Diphtherie handelt. Bei genügender einigermaßen typischer Virulenz eignet sich, wie Neißer zeigte, dazu sehr gut das Römersche Verfahren der Giftprüfung (s. S. 238). Man injiziert dann dem Meerschweinchen intrakutan $^1/_{10}$ Öse Kultur $+$ 0,5 I.-E., bei quantitativer Bestimmung dann noch gleichzeitig $^1/_{100}$ und $^1/_{1000}$ Öse mit Antitoxin und macht eine Kontrollimpfung ohne Serum. Handelt es sich um Diphtherie, so bleibt die lokale Reaktion aus, die sich sonst in der beschriebenen Weise abspielt.

Ist die Kultur nicht virulent, so wird, abgesehen von der Betrachtung des gefärbten Präparates (Löfflerblau!), des hängenden Tropfens und der Körnchenfärbung, die Säurebildung, die Zerlegung der verschiedenen Zuckerarten, das Wachstum auf der Tellurplatte und das Wachsen in hoher Traubenzuckeragarstichschicht, die von den fakultativ anaëroben Diphtheriebazillen im Gegensatz zu den meist streng anaëroben Xerosearten ganz durchwachsen wird (Neißer) oft die Entscheidung bringen können. Heurlin empfiehlt übrigens, hierzu den Traubenzuckeragar durch Zusatz von Na_2CO_3 stark alkalisch zu machen. In solchem Agar wachsen die Pseudodiphtheriebazillen nur ganz extrem aërob oder oft gar nicht.

Nun ist durch die Arbeiten von Baerthlein und von Bernhardt und Paneth bewiesen, daß die Beeinflussung durch den Tierkörper vor allem Mutationen oder Variationen des Diphtheriebazillus hervorrufen kann, und es gibt da wohl zu denken, daß bei fortschreitender Genesung eines Diphtheriekranken die Zahl der zweifelhaften Kulturen immer mehr zunimmt. Bekanntlich haben sich Roux und v. Behring schon immer für die Identität von Diphtherie und Pseudodiphtherie ausgesprochen, eine Anschauung, die von den meisten Autoren nicht anerkannt wird. Es ergibt sich da nun die interessante Tatsache, daß Forscher, die sich nicht nur wissenschaftlich sondern auch berufsmäßig mit der praktischen Diphtherieuntersuchung beschäftigen, wie Neißer, Seligmann und Fraenken, streng an der Scheidung: virulente Diphtheriebazillen, unvirulente Diphtheriebazillen und Pseudodiphtheriebazillen, festhalten, während die Vertreter der anderen Richtung, die reinen Unitarier, nicht ausschließlich, aber doch vorwiegend im Kreis der Forscher zu suchen sind, die diese Fragen nur vom rein wissenschaftlichen Standpunkt aus behandelt haben.

Dieser Umstand allein genügt meines Erachtens, um erkennen zu lassen, daß die Streitfrage doch in erster Linie eine rein wissenschaftliche ist, die bei den praktischen Zielen, worauf es uns hier ankommt, nicht so überaus wichtig ist, und die nicht die Sicherheit der Diagnostik erschüttern kann, vor allem wenigstens dann, wenn es sich, wie meist, um die Untersuchung frischer klinisch verdächtiger Fälle handelt.

Immerhin ist nach allen modernen Untersuchungen nicht zu bestreiten, daß eine große Wahrscheinlichkeit besteht, daß vor allem durch Einflüsse des Körpers eine allmähliche oder sprunghafte Umwandlung des Diphtheriebazillus vor sich gehen kann, wenn es auch bisher noch nie gelungen ist in einwandsfreier Weise aus einem typischen unvirulenten Pseudodiphtheriebazillus einen typischen und virulenten Diphtheriebazillus zu züchten. Die Diagnostik des frischen Rachenmaterials ist aber so sicher, daß mit Fehldiagnosen bei Befolgung aller Vorschriften praktisch nicht gerechnet zu werden braucht.

Wenden wir uns nun der **bakteriologischen Diphtherieuntersuchung**, und zwar zunächst der wichtigsten, der Untersuchung der Hals- und Rachendiphtherie zu.

Zunächst wäre die Frage über die Entnahme des Materials bei Rachendiphtherie mit einigen Worten zu besprechen. Ist der Bakteriologe selbst in der Lage, Untersuchungsmaterial zu entnehmen, so ist es zweckmäßig, aus der Membran mit der Pinzette einige Teile herauszureißen und diese zu verarbeiten. Diesem Verfahren stehen jedoch dann gewisse Schwierigkeiten gegenüber, wenn es sich darum handelt, daß der Arzt, der nicht selbst untersucht, in seiner Praxis Material entnehmen soll, um es an eine Zentrale zur weiteren Untersuchung zu senden. Schon die große Gefahr, daß die Transportgefäße von außen beschmiert werden, läßt dies nicht ganz unbedenklich erscheinen. Es hat sich nun herausgestellt, daß man fast ebenso sicher darauf rechnen kann, brauchbares Material für die bakteriologische Untersuchung, d. h. Diphtheriebazillen, falls es sich um Diphtherie handelt, zu entnehmen, wenn man mit einem Wattebausch fest über die erkrankten Stellen wischt. Gewiß ist die Zahl der Diphtheriebazillen, die unter diesen Umständen entnommen werden, eine relativ geringe, aber dies Verfahren hat sich in praxi durchaus bewährt und als ausreichend für die bakteriologische Diagnostik erwiesen.

Der einfachste Entnahmeapparat, der auch am bequemsten zu improvisieren ist, ist ein steriles, mit Wattepfropfen versehenes Reagenzglas. Das Wattebäuschchen wird mit der Pinzette gefaßt, herausgezogen, über den Belag gewischt und wieder eingesetzt, das Untersuchungsmaterial für den Versand ist fertig. Im allgemeinen bedient man sich bequemerer Vorrichtungen, wie sie zuerst v. Esmarch angegeben und in ihren Einzelheiten mannigfaltig modifiziert sind. Sehr zweckmäßig ist die Herrichtung dieser Esmarchschen Apparate, wie sie Flügge auf der Diphtherieuntersuchungsstation zu Breslau seiner Zeit eingeführt hat. Der Apparat besteht zunächst aus einem Drahtstift, der an der einen Seite angerauht ist zur Umwicklung mit Watte und an der anderen Seite zugespitzt. Das zugespitzte Ende wird in einen Kork gebohrt, welcher auf ein dickwandiges Reagensglas paßt, welches dann den Entnahmeapparat aufnimmt. Die Apparate werden in toto sterilisiert. Werden die Glasröhrchen dann noch in Holzkistchen, wie sie zum Versand von Reagensglaskulturen allgemein angewandt werden, verpackt, so ist ein Transport auch durch die Post ganz unbedenklich.

Für die diagnostischen Diphtherieuntersuchungen gebraucht man vor allem auch einen Nährboden, der für die Diphtheriebazillen so günstig ist, daß sie rapide wachsen und nicht so schnell von anderen Bakterien, also ganz besonders Strepto- und Staphylokokken, die ja als ständige lokale Mischinfektion auf Diphtheriemembranen anzutreffen sind, überwuchert werden. Zu diesem Zweck sind die mannigfaltigsten Nährböden konstruiert, aber keiner von ihnen hat das ursprüngliche Löfflersche Serum an Zweckmäßigkeit übertroffen.

Das Löfflersche Blutserum stellt man sich am einfachsten in der Weise dar, daß man 3 Teile Rinderserum, welches nicht steril zu sein braucht, mit 1 Teil leicht alkalischer Bouillon ($1\,^0/_0$ Pepton, $0,5\,^0/_0$ Kochsalz und $1\,^0/_0$ Traubenzucker) vermengt. Dies Gemisch füllt man in Reagensgläschen oder in Petrischalen. Es kommt dann, die Reagensröhrchen schräg gelegt, am besten in den hierfür besonders gebauten Erstarrungsschrank oder in einen kalten Dampftopf, der langsam angeheizt wird. Bei 60^0 tritt Erstarrung ein. Strömt der Dampf, so läßt man das Serum noch $^1/_2$ Stunde im Topf. Die Platten scheiden noch viel Kondenswasser ab, so daß sie stets umgekehrt aufzuheben sind. Meist ist das Serum nicht völlig steril, sondern es wachsen nach längerer Zeit doch noch einzelne Keime aus; außerdem trocknet es vor allem in Plattenform sehr schnell ein und verliert dadurch an Brauchbarkeit, dies läßt sich dadurch vermeiden, daß die Platten in einem Glasgefäß mit eingeschliffenem Deckel, dessen Boden mit Wasser bedeckt ist, aufbewahrt werden.

Beim Mischen und Einfüllen vermeide man Schütteln, da sonst durch die Luft zuviel Blasen im Nährboden entstehen.

Eine wesentliche Verbilligung ist zu erzielen, wenn man nach dem Vorgang von Neißer und Schuster nicht unverdünntes Rinderserum benutzt, sondern dieses im Verhältnis 5:1 mit Aqua dest. versetzt (80 Teile Rinderserum $+$ 20 Teile Aqua dest.), ferner, wenn man nicht Platten, sondern nur Röhrchen verwendet. Ich verwende seit 10 Jahren ausschließlich Röhrchen, da in kleinen Betrieben Platten zu unpraktisch sind. Den Ersatz der Platten durch Röhrchen haben jetzt auch Neißer und Schuster empfohlen, denen die Röhrchen im Großbetrieb durchaus Gleichwertiges, wie die Platten, geleistet hatten.

Für kleinere Laboratorien und für solche, die nicht konstant Diphtherieuntersuchungen ausführen, sondern nur verhältnismäßig selten, wie gerade auch die bakteriologischen Stationen der Armeekorps, stellt die Beschaffung des Löfflerschen Serums sich oft schwierig. Diesen

Übelstand stellt das von mir dargestellte Ragitserum (Merck) ab, das aus Albumin, Ragitbouillon und Zucker bestehend, ein staubfreies Pulver ist, das gestattet, in kürzester Zeit gebrauchsfertige Röhrchen oder Platten herzustellen.

Es werden 13,3 g Ragitserum mit 100 ccm Wasser im Mörser angerührt, dann wird auf 100 ccm 5 ccm Glyzerin zugesetzt, und in Röhrchen oder Schälchen gefüllt. In einem Serumerstarrungsschrank oder auf einer durchlochten Platte oder Drahtgaze, die auf einen Topf mit kochendem Wasser gelegt wird, wird erstarrt und dann eventuell noch im Dampftopf oder im Wasserbad 10 Minuten sterilisiert. Der Nährboden, der in seiner Zusammensetzung weiter nichts wie eine Nachahmung des Löfflerserums ist, leistet dasselbe für die Diagnostik wie dieser.

Schließlich ist ein Notbehelf, der jeder Zeit mit den einfachsten Mitteln, improvisiert werden kann, der Jundellsche Nährboden.

Die Darstellung des Jundellschen Nährbodens ist folgende: 3 Teile Hühnereiweiß werden mit 1 Teil Milch zusammengerührt. Die Milch ist, um die viele in ihr enthaltene Luft, welche nachher im Nährboden gar zu große Blasen verursacht, zu vertreiben, vorher aufzukochen. Das Eiweißmilchgemisch wird in Petrischalen ausgegossen und dann ebenso behandelt, wie das Serumbouillongemisch, d. h. erst im Dampftopf (kalt ansetzen!) koaguliert und sterilisiert. Mangeln die Schälchen, so kann man mit zwei aufeinandergedeckten Untertassen sich auch diese ersetzen; für den Dampftopf kann schließlich ein mit Wasser gefüllter Kessel eintreten.

Untersuchungsmaterial am Wattebausch eines Entnahmeröhrchens wird nun in der Weise verarbeitet, daß eine Löfflerserumplatte oder Löfflerserumschrägröhrchen kräftig mit dem Wattebausch bearbeitet wird, es werden nicht, wie bei der Beimpfung einer Platte zum Zweck der Keimisolierung einzelne Striche gemacht, sondern es wird eine sogenannte „Schmierplatte“ oder ein „Schmierröhrchen“ angelegt. Bei Impfung auf Röhrchen empfehlen Neißer und Schuster zunächst den Entnahmestift im Kondenswasser gut auszuschütteln, dann die Impffläche zu bestreichen und nach einigen Stunden durch Neigen des Röhrchens Kondenswasser noch einmal über das Röhrchen zu verteilen. Quantitative Versuche (Neißer und Schuster) haben sicher ergeben, daß diese Schmierkulturen, und zwar ganz besonders die Schmierröhrchen, den Isolierkulturen überlegen sind. Natürlich läßt sich von solchen Platten oder Röhrchen meist nicht direkt eine Reinkultur gewinnen, doch ist dies durch Isolierungsplatten mit dem angereicherten Material nun um so leichter zu erreichen. Die eventuelle Verarbeitung auf der Conradi-Trochschen Tellurplatte soll weiter unten (S. 248) besprochen werden, wir wollen uns hier zunächst an die bei den frischen Rachenfällen am meisten geübten Verfahren ohne die eventuellen Verbesserungen, wie sie vorgeschlagen sind, halten.

Ist der Ausstrich besorgt, so werden Objektträger zur Färbung
bestrichen. Die Präparate sind dann mit Löfflerblau oder mit verdünntem Karbolfuchsin, nach Neißer (Modifikation Gins) und event.
nach Gram zu färben.

Sieht man schon im mit Löfflerblau oder Fuchsin gefärbten Präparat zahlreiche typisch geformte und in Haufen liegende Stäbchen, findet man dann, daß
solche typische Stäbchen nach M. Neißer gefärbt die charakteristischen 1—2
blauen Körnchen zeigen, und findet man derartig gefärbte Stäbchen nicht vereinzelt, sondern in beträchtlichen Mengen, dann ist die Diagnose zwar noch nicht
absolut gesichert, aber es ist im höchsten Grade wahrscheinlich, daß es sich um
echte Diphtherie handelt. Für die Verwertung der Körnchenfärbung als
diagnostisches Hilfsmittel sei aber noch ganz besonders betont, daß
stets auch der braungefärbte charakteristisch geformte Bazillenleib zu erkennen sein muß. Wenn auch Pseudodiphtheriebazillen nur vereinzelt diese Körnchenfärbung zeigen, so wird sie doch bei vielen anderen Mikroorganismen gefunden, ja es ist das Auftreten der Babes-Ernstschen Körperchen
sogar ein so allgemeines, daß dasselbe von Marx und Woithe als Ausdruck einer
erhöhten Lebensenergie angesehen wird.

Entschieden kann die Diagnose frühestens nach 4 Stunden werden. Nach
4stündigem Aufenthalt im Brutschrank (am besten bei 35°, doch sind die Untersuchungen auch bei 37° durchzuführen) sind bereits die Kolonien als ganz feiner
Hauch zu sehen, es werden 1—2 Klatschpräparate von der Platte verfertigt.
Gefärbt wird nur mit Löfflerblau und verdünntem Ziehl. Färbung nach
M. Neißer ist zwecklos, da die Körnchen frühestens nach 12stündigem Wachstum auftreten. Sind Diphtheriebazillen gewachsen, so findet man sie im Präparat in der beschriebenen typischen Lagerung und typischen Form, sind sie
reichlich vorhanden, so ist schon jetzt die Diagnose statthaft, finden sich überhaupt keine Stäbchen, sondern nur Kokken, so werden meist auch später Diphtheriebazillen nicht gefunden werden. Niemals darf man sich durch das Auffinden
vereinzelter Stäbchen zur Abgabe einer positiven Diagnose verleiten lassen. In den
meisten Fällen wird die Untersuchung nach 14—20stündigem Aufenthalt der
Platten im Brutschrank abgeschlossen werden können. Von den nunmehr stark bewachsenen Platten werden Abstriche und Ausstriche von reichlichem Material auf
Objektträger gemacht. Sind sehr viele Staphylokokken auf der Platte gewachsen,
so empfiehlt es sich, die dicken Bakterienmassen an einigen Stellen erst abzu-
streichen und von den unteren Partien Ausstrichpräparate anzulegen. Die Wachs-
tumsenergie der Staphylokokken ist so groß, daß sie nach so langer Zeit bei reicher
Aussaat die Diphtheriebazillen meist überwuchern. Durch diesen kleinen Kunstgriff erleichtert man sich die Diagnose sehr, denn man wird unter allen Umständen,
falls Diphtheriebazillen vorhanden sind, dieselben in größerer Anzahl in das
Präparat hineinbekommen. Diese letzten, entscheidenden Präparate sind mit
Löfflerblau (event. verdünntem Karbolfuchsin), nach M. Neißer und nach Gram
zu färben. Die letztere Färbung kann unter Umständen fortfallen, doch ist sie,
besonders da sie so wenig zeitraubend und einfach ist, zur größeren Sicherheit
mit Vorteil mit heranzuziehen. Finden sich auch jetzt wieder typische Stäbchen
mit den charakteristischen färberischen Eigentümlichkeiten, so kann die Diagnose
Diphtherie bei Bakterienabstrichen von Kranken als absolut sicher angesehen
werden.

Sind nach etwa 20 stündiger Bebrütung sichere Diphtheriebazillen nicht nachzuweisen, so sollen die Röhrchen oder Platten noch weitere 24 Stunden bebrütet werden. Es ergibt dann die Untersuchung in sehr vielen Fällen nun doch ein sicheres positives Resultat.

Daß die Tellurplatte von Conradi und Troch (s. S. 235) die Diagnose verschärft und die Zahl der positiven Befunde in nennenswerter Weise vermehrt, ist von mancher Seite (z. B. Neißer und Trautmann) bestritten, von anderer Seite (z. B. Schürmann und Hajòs) behauptet worden. Trautmann und Gaethgens stehen auf dem Standpunkt, daß sie sich weniger für den laufenden Betrieb als für bestimmte Sonderuntersuchungen, namentlich mit Reinkulturen eignet.

Die Gründe, die zu dieser Ablehnung führten, sind folgende:
a) Die Herstellung ist umständlicher als bei Löfflerserum;
b) $^1/_4$ stündige Erhitzung bei 90—95 ^{0} genügt nicht immer zur Sterilisierung (wir haben 2 mal 1 Stunde bei 90 ^{0} im Serumofen sterilisiert);
c) auch bei virulenten Diphtheriekulturen findet man verschiedene Abstufungen des schwarzen Tons der Kolonien (grau-blauschwarz-schwarz);
d) auch andere Bakterien, Staphylokokken, Sarzine, Luftkeime wachsen in schwarzen Kolonien;
e) die Diagnose wird verzögert (24 Stunden);
f) die Formen werden teilweise untypisch (kurz, starr, im Sinne der Pseudodiphtheriebazillen)“.

Conradi geht in folgender Weise vor:

„Wir verwenden nacheinander zuerst die Löfflersche Serumplatte und dann eine von uns hergestellte Tellurplatte. Die Löfflerplatte dient der Anreicherung sowie dem Nachweis, die Tellurplatte aber ausschließlich dem letzteren Zweck. Zur Anreicherung der Diphtheriekeime wird die mit der infizierten Wattesonde gleichmäßig verstrichene Löfflerplatte mit einem sterilisierten, durch sterile physiologische Kochsalzlösung befeuchteten Wattespatel sorgfältig abgerieben. Der so beschickte Wattespatel wird auf 1—2 Tellurplatten fortlaufend aufgestrichen und letztere 20 Stunden bei 35 ^{0} C. gehalten. Ferner verwahrt man auch die teilweise entkeimte Löfflerplatte nochmals bei 35 ^{0} etwa 8 Stunden lang, damit sie nach im ganzen 11 stündigem Wachstum in der üblichen Weise untersucht werden kann. Die Tellurplatten werden überhaupt nur dann nachgesehen, wenn auf der Löfflerplatte keine Diphtheriebazillen auffindbar waren. Die Tellurplatte ergänzt also nur die Löfflerplatte. Kalium tellurosum stellt ein elektives Antiseptikum dar, das Diphtheriebazillen nur wenig, Saprophyten aber stark in der Entwicklung hemmt.“

Schürmann und Hajòs, die genau nach dem Verfahren Conradis arbeitend bei 108 Fällen ein Mehr von 7,4 % an positiven Befunden erhielten, erhielten bei weiteren 133 Fällen, in denen sie von vornherein gleichzeitig auf Löffler- und Tellurplatte ausstrichen, ein Plus von 37,5 % mit Hilfe der Tellurplatte. Auch bei vergleichenden Anreicherungen in gewöhnlicher und mit Tellur versetzter Bouillon erhielten sie bei letzterem Verfahren mehr positive Resultate.

Wenn die Tellurplatte aus den dargelegten Gründen bei den laufenden Untersuchungen mit normalem Material vielleicht auch nicht wird mitherangezogen werden müssen, so wird sich die Anwendung bei atypischem Material sicher in vielen Fällen sehr empfehlen. Wie schon erwähnt, ist die Entscheidung, ob Diphtherie oder nicht, oft recht schwierig bei Material, das nicht aus frischen Fällen stammt, dann muß unter allen Umständen zur Isolierung der Keime geschritten werden. Das erleichtert jedenfalls die Tellurplatte. Natürlich darf man sich nicht einfach etwa auf die Farbe verlassen wollen, aber man wird in noch deutlicherer Weise wie bei der Löfflerplatte auf verdächtige Kolonien hingelenkt; dazu kommt, daß die sichere Unterdrückung wenigstens einer größeren Anzahl fremder Keime ein recht erheblicher Vorteil sein kann.

Was schließlich noch die Blutuntersuchung anbelangt, so ist immer reichlich Material zu untersuchen, es empfiehlt sich Bouillonanreicherung, da direkter Ausstrich, der auch anzusetzen ist, sehr oft kein Resultat ergibt, da oft zu wenig Keime im Blut vorhanden sind. Selbstverständlich ist hier stets reinzuzüchten. Es ist darauf zu achten, daß, wie zuerst Jakobsthal gezeigt hat, die Virulenz der aus dem Blut gezüchteten Kulturen meist keine besondere ist, auch wird man gerade hier oft mit recht atypischen Kulturen zu tun haben, die eben das ganze Rüstzeug der differentiellen Diagnostik erfordern.

Im übrigen steht es aber für die eigentliche Diphtheriediagnose fest, wie es besonders M. Neißer und Scheller immer wieder betonten, daß die Befunde von Pseudodiphtheriebazillen bei Diphtherieuntersuchungen immer im umgekehrten Verhältnis zur Übung und Erfahrung der Untersucher stehen. Der Geübte wird nur sehr selten Mikroben treffen, welche Zweifel irgendwelcher Art auftauchen lassen, so daß man auf Grund der praktischen Erfahrung wohl mit Sicherheit sagen kann, daß durch Pseudodiphtheriebazillen veranlaßte Fehldiagnosen zum mindesten zu den allergrößten Seltenheiten, denen jede praktische Bedeutung abgeht, gehören.

Die von v. Behring inaugurierte **Serumtherapie der Diphtherie** ist die zuverlässigste Serumtherapie, welche wir bisher besitzen, und die Erfolge, die diese gehabt hat, sind auch in erster Linie der Ausgangspunkt für die Bestrebungen gewesen, auch andere Infektionskrankheiten mit Hilfe der Immunsera zu heilen.

Wenn so auch das Diphtherieheilserum das erste praktisch verwertete gewesen ist, so hat es doch auch seine Vorläufer, und es stellt die Entdeckung desselben nicht den ersten gelungenen Versuch der Übertragung der Immunität mittels Immunsera dar. Zunächst waren es Richet und Héricourt, die, wie sie 1888

berichteten, als erste mit Hilfe eines Serums Immunität übertragen hatten. In
diesem Falle stammte das Immunserum von einem Hunde, der gegen Staphylokokken immunisiert war. Diese Autoren glaubten, daß das Serum dieses Hundes
beim Kaninchen schützende Eigenschaften gegen Staphylokokkeninfektion ausübte.
Weit bedeutsamer sind die 1889 publizierten Untersuchungen von Babes, die
dieser Forscher in gemeinsamer Arbeit mit Lepp angestellt hat. Hier handelte
es sich nicht um zufällige Befunde, sondern es lag der praktischen Ausführung
eine vorher gefaßte Idee zu grunde. Diese Idee ist dieselbe, welche die treibende
Kraft bei allen späteren derartigen Versuchen war, nämlich, daß die Immunität
verleihenden Stoffe in dem Blut der immunen Tiere zirkulieren müßten, und daß
diese Schutzstoffe mit dem Blut übertragen werden könnten. Die Experimente von
Babes und Lepp beziehen sich auf Immunisierungsversuche bei Lyssa, und wir
werden daselbst noch darauf zurückkommen. Daß diese Idee richtig war, konnte
Babes mit Sicherheit sowohl in dieser ersten Arbeit aus dem Jahre 1889, wie in
einer späteren aus dem Jahre 1891 nachweisen. v. Behring, der sich anläßlich
von Milzbrandstudien schon seit 1888 mit Immunisierungsproblemen beschäftigte,
zeigte dann in einer Arbeit, die in Gemeinschaft mit Kitasato verfaßt und 1890
erschienen war, daß die Übertragung der Immunität beim Tetanus möglich ist. Es
zeigte sich, daß Tetanusimmunserum, auf andere Tiere übertragen, diese gegen
Intoxikation mit dem Tetanusgift und gegen Infektion mit den Bazillen zu schützen
imstande war, und daß unter Umständen, und das war etwas ganz Neues, mit
demselben auch Heilwirkungen erzielt werden konnten. Das Zutreffen dieser Beobachtung auch für die Diphtherie deutete v. Behring 1890 an und begründete es
ausführlich in der grundlegenden Arbeit, die in Gemeinschaft mit Wernicke
1892 erschienen ist[1].

Es ergibt sich daraus, daß die zuerst von Babes ausgesprochene und plan-
mäßig durchgeführte Idee der Übertragung der Immunität mit Hilfe des Serums
immuner Tiere nicht nur etwas für die besonderen Verhältnisse der Lyssa Zu-
treffendes ist, was Babes auch nicht annahm, sondern daß es sich um ein allgemeines Gesetz handelt. Dieses Gesetz, welches als das Behringsche Gesetz bezeichnet wird, geht also dahin, daß das Serum eines Individuums, welches natürlich oder künstlich gegen eine Infektionskrankheit immunisiert ist, in genügend
großen Quantitäten einem anderen Individuum injiziert, dieses immun zu machen
imstande ist.

Die Arbeiten von v. Behring, Kitasato und Wernicke waren
vor allem deshalb so grundlegende für unsere gesamte moderne Medizin,
weil sie nachwiesen, daß dem Immunserum, speziell auch dem Diphtherie-
immunserum, nicht nur immunisierende, sondern auch heilende Wirkungen zukommen. Sie zeigten, daß die Wirksamkeit des Diphtherieserums sich ausschließlich gegen das Diphtheriegift richtet, und daß
dasselbe die Bazillen selbst nicht tangiert, sie wiesen aber auch gleich auf

---

1) Viele Darstellungen der Geschichte der Entdeckung der antitoxischen
Serumtherapie verkleinern systematisch v. Behrings Verdienste. Es sei daher
hier auf die genaue historische Darstellung von Wernicke verwiesen: Immunität
bei Diphtherie in Kolle-Wassermann. Handb. d. pathog. Mikroorganismen (2).
5. 1913.

die Grenzen der Wirksamkeit dieses Serums hin, als sie feststellten, daß das Serum anatomische Veränderungen, die das Gift verursacht hatte, nicht mehr reparieren kann. Ein Meerschweinchen, welches 24 Stunden nach einer Giftinjektion, die ausreichte, um nach dieser Zeit schon ein ausgedehntes Impfödem hervorzurufen, Antitoxin erhält, kann bei genügend großer Serumdose mit dem Leben davonkommen, also geheilt werden, aber die ödematöse Injektionsstelle wird doch nekrotisch und stößt sich ab.

Die Übertragung dieser im Laboratorium gewonnenen Erfahrungen über Diphtherieheilung durch Immunserum in die Praxis war nicht so leicht und einfach, wie es scheinen möchte. Es mußte erst gelingen, den Antitoxingehalt des Serums der Immuntiere so hoch zu treiben, daß es möglich war, mit nicht zu großen Mengen Serum dem Menschen genügend Antitoxin zuzuführen. Dann mußte es möglich sein, ein so hochwertiges Serum nicht nur ausnahmsweise, sondern ständig in großen Quantitäten erzeugen zu können. Hier hat sich vorzüglich zunächst Ehrlich verdient gemacht, dem es zuerst nach der Entdeckung v. Behrings gelang, Serum von relativ hohem Antitoxingehalt darzustellen, und dann Aronson, der zeigte, daß es möglich sei, Diphtheriebazillen auf Bouillon in der Weise zu züchten, daß sie Häutchen bildend wachsend, und daß die so in ihren Wachstumsgewohnheiten umgestimmten Bazillen in viel intensiverer Weise Diphtheriegift produzieren, wie die diffus oder in Bröckelchen wachsenden Stämme.

Die Erzeugung eines möglichst guten Giftes ist für die Serumproduktion absolut notwendig, da die Gewinnung des Immunserums ausschließlich durch Behandeln der Tiere mit Diphtheriegift, nicht etwa mit Diphtheriebazillen erfolgt. Je besser aber das Gift ist, je intensiver also die Giftproduktion der Diphtheriebazillen war, um so antitoxinreicheres Serum wird unter sonst günstigen Bedingungen erzielt werden können, tatsächlich ist deshalb die Giftdarstellung die Achse eines jeden Betriebes zur Gewinnung von Diphtherieheilserum.

Diphtherieheilserum wird zurzeit in Deutschland an 5 Stellen dargestellt, und zwar in den Farbwerken zu Höchst a. M., in der Scheringschen Fabrik zu Berlin, in der Merckschen zu Darmstadt, von Ruete und Enoch in Hamburg und von dem Sächsischen Serumwerk in Dresden. Die Gewinnung erfolgt fast ausschließlich von Pferden, die intravenös oder subkutan mit Diphtheriegift behandelt werden, nur ausnahmsweise von Rindern oder Maultieren, um für Reinjektionen mit anderen Seris arbeiten zu können. Nach der Injektion stellen sich allgemeine Erscheinungen wie Fieber und Mattigkeit, nach subkutaner Einverleibung auch lokale Erscheinungen (Schwellung usw.) ein. Die Menge Diphtheriegift, die schließlich auf einmal injiziert wird, ist ganz enorm, 1 Liter und darüber. Bei Pferden, welche sich zur Gewinnung von Antitoxin eignen, ist nach 2—3 Monaten die Behandlung meist vollendet, und das Serum dieser Pferde hat dann einen Gehalt von 400—500 und noch mehr Immunisierungseinheiten (I.-E.) in 1 ccm. Es eignet sich aber durchaus nicht jedes Tier für die Antitoxinproduktion. Diese Fähigkeit ist eine durchaus individuelle, von Alter, Rasse und Geschlecht vollkommen unabhängige. Das Blut wird mittels Troicart aus der Vena jugularis gewonnen, das Serum läßt

man sich abscheiden. Die staatliche Kontrolle des Serumbetriebes und die Wertbemessung des Diphtherieheilserums wird im Schlußkapitel erörtert werden.

Während die ersten Versuche mit dem Heilserum am Krankenbett infolge Verwendung eines nicht genügend antitoxinhaltigen Präparats sehr wenig befriedigend ausfielen, gelang es bald, durch Verwendung antitoxinreicher Sera recht bedeutende Erfolge zu erzielen.
Es gibt heute nur ganz vereinzelte Ärzte, welche dem Diphtherieheilserum seine Wirksamkeit absprechen, wenn es zur rechten Zeit und
in den richtigen Dosen angewandt wird. Darin liegt nun gerade der
springende Punkt der Heilserumtherapie, nur das rechtzeitig gegebene
Heilserum und eine genügende Menge Antitoxin kann etwas nützen.

Dönitz hat die Grenzen der Wirksamkeit des Diphtherieheilserums, die schon von v. Behring und Wernicke angedeutet
waren, zahlenmäßig ermittelt.

Dieser Autor studierte das Verhalten von Kaninchen, die mit der 15 fach tödlichen Giftdosis intravenös injiziert waren und dann nach gewissen Zeitintervallen
gleichfalls intravenös Antitoxin erhielten. Er stellte fest, daß innerhalb der ersten
9 Minuten offenbar noch kein Gift im Organismus gebunden wurde. Bis zu diesem
Zeitpunkte reichte bei intravenöser Injektion des Serums zum Schutz bzw. zur
Heilung diejenige Antitoxinmenge aus, welche die Giftdosis auch im Reagensglas
zu neutralisieren vermochte. Nach 10 Minuten haben sich die Verhältnisse geändert. Es ist dann eine tödliche Dose an die Zellen des Organismus gebunden,
aber so locker, daß sie durch einen geringen Antitoxinüberschuß gelöst und neutralisiert werden konnte. Dieser Zustand dauerte etwa 1—2 Stunden und ging dann
plötzlich in einen Zustand der festen Bindung über. Dann konnten auch enorme
Mengen von Antitoxin das Gift nicht mehr herausreißen und den Tod des Tieres
verhindern. Dieser Zeitpunkt trat um so schneller ein, je größer die Giftdose war.
Auch spätere Untersuchungen von mir und von Berghaus konnten bei anderen
Versuchsanordnungen nur immer wieder diese relativ schnelle und unlösliche Verankerung des Toxins an den Zellen bestätigen.

Die Nutzanwendung dieser Versuche für die praktische Heilserumtherapie ist eine äußerst einfache. Da mit dem Diphtherieheilserum unwiderleglich klinische Heilwirkungen erzielt werden können,
und zwar mit verhältnismäßig geringen Dosen, so kann man annehmen, daß bei den Fällen erfolgreicher Diphtherieheilserumbehand-
lung mit kleinen Dosen Antitoxin von einer Bindung des Giftes
noch keine Rede gewesen sein konnte, es handelte sich dann aber
sicher auch überhaupt um Fälle mit geringer Giftproduktion. Je
länger der Prozeß besteht, umso mehr und umso fester wird Gift verankert, umso größere Antitoxinmengen sind also auch zur Erzielung
einer Heilwirkung nötig. Schließlich muß unter allen Umständen ein
Zeitpunkt kommen, wo eine Heilung durch Antitoxin ausgeschlossen
ist. Da nun lokale Erscheinungen der allgemeinen Vergiftung voraus-

gehen, läßt sich diese durch rechtzeitige genügende Antitoxingabe sehr oft vermeiden und die Krankheit heilen. Dieser Umstand, daß die lokalen Erscheinungen so manifest sind, daß die Diphtherie vor dem Eintreten schwerster Störungen in der Regel erkannt wird, ist mit in erster Linie die Ursache für die überzeugenden Erfolge des Diphtherieheilserums. Liegen die Verhältnisse anders, und sind das erste Krankheitssymptom die Zeichen der bereits eingetretenen Giftbindung an wichtige Organe, wie bei dem zuerst von v. Behring studierten Tetanus, so ist von vornherein nicht mit solchen Erfolgen zu rechnen, wie sie hier die Serumtherapie gezeitigt hat.

Der springende Punkt wird immer die genügende Antitoxindose sein. Die Injektion hat ja in erster Linie einen vorbeugenden Zweck, sie soll die weitere Giftbindung verhindern, der Erfolg der Entreißung von schon gebundenem Gift wird immer ein recht fraglicher sein.

Nun wissen wir aber durch die Untersuchungen von Morgenroth und Morgenroth und Levy, daß im Organismus die Bindung von Toxin und Antitoxin nicht so momentan verläuft, wie es der Fall zu sein scheint, wenn man im Reagensglas bei Zimmertemperatur Toxin und Antitoxin mischt und einem Meerschweinchen subkutan injiziert. Tatsächlich ist es unter diesen Bedingungen nicht zu dieser bis zu Morgenroths Untersuchungen angenommenen festen Bindung gekommen, sondern das Bindegewebe wirkt hier beschleunigend als Katalysator. Werden solche anscheinend neutralen Gemische in die Blutbahn eingeführt, so erweisen sie sich als giftig. Erst wenn man diese Gemische 24 Stunden bei höheren Temperaturen digeriert, sind sie tatsächlich entgiftet, ist also die Giftbindung eingetreten. So verläuft nun auch die Bindung im Tier erst innerhalb 24 Stunden. In dieser Zeit hat das Toxin trotz Anwesenheit von Antitoxin im Blut noch Zeit, die Blutgefäße zu verlassen und an die Gewebe heranzugehen. Je konzentrierter nun das Antitoxin ist, um so schneller vollzieht sich der Prozeß der Bindung alias Entgiftung. Daraus folgt, daß die Heilaussichten umso größer sind, je größere Antitoxinmengen dem Gift entgegengestellt werden können.

Diese Feststellungen erschließen so erst dem vollen Verständnis, weshalb im Experiment die Heilwirkung so außerordentlich von der Art der Applikation des Antitoxins abhängig ist. Berghaus zeigte, daß zur Heilung derselben Giftmenge nötig waren:

Bei der intrakardialen Injektion . . . 0,08 I.-E.,
    „   „ intraperitonealen Injektion . . 7,0   „
    „   „ subkutanen Injektion . . . 40,0   „

„Mit anderen Worten: Die Heilwirkung eines Serums war in unseren Versuchen bei direkter Einverleibung in die Blutbahn **500** mal größer als bei der subkutanen und 80—90 mal größer als bei der intraperitonealen Injektion" (Berghaus).

Die weiteren Untersuchungen Morgenroths und Levys ergaben als äußerst günstig die Methode der intramuskulären Injektion, die in einer Beziehung vielleicht der intravenösen Seruminjektion noch überlegen ist. Wenn auch bei der letzteren früher, aber übrigens nicht sehr viel früher, die größte Antitoxinkonzentration im Blut erreicht wird, so scheint sie auch schneller wieder abzunehmen, als nach der intramuskulären Injektion, die also zum mindesten ein vollwertiger Ersatz für die dem Praktiker meist nicht sehr angenehme intravenöse Injektion ist. Die Überlegenheit der intramuskulären Injektion der subkutanen gegenüber in Bezug auf Antitoxinkonzentration im Serum beweisen folgende Zahlen (Morgenroth und Levy): „Er (sc. Antitoxingehalt) beträgt nach 4–5 Stunden das 5—20 fache, nach 7—8 Stunden mindestens das 3—10 fache von dem nach subkutaner Injektion; sogar nach 24 Stunden kann noch ein Verhältnis 1:5 bestehen."

Auf Grund dieser Untersuchungen **muß verlangt werden, daß das Diphtherieserum nur intramuskulär injiziert wird** (Morgenroth empfahl die äußeren Streckmuskeln oberhalb der Mitte des Oberschenkels, die meisten Praktiker wählten die Glutäen). Die Erfolge sind bei dieser Injektionsweise die denkbar günstigsten.

Die zu injizierenden Dosen sollen bei einfachen Formen 1000 bis 3000 I.-E. betragen, bei toxischen Symptomen sind die Dosen zu erhöhen; sind außerdem noch ausgedehnte stinkende Beläge vorhanden, so sollen sofort 9000 I.-E. injiziert werden. Die Injektionen sind unter Umständen, event. noch am gleichen Tage, zu wiederholen (Eckert).

Nun aber noch ein Wort über die postdiphtherischen Lähmungen. Es ist bereits gesagt worden, daß die diphtherischen Lähmungen durch einen besonderen Teil des Diphtheriegiftes, durch die Toxone, hervorgerufen werden. Diese Toxone sind, wie erwähnt, schwer durch Antitoxin zu beeinflussen, da ihre Avidität zum Antitoxin eine recht geringe ist. Sie machen auch keine akuten Erscheinungen, sondern treten erst nach Wochen in ihrer deletären Wirkung zu tage. Im Tierexperiment hat man gelernt, diese Toxonwirkung dadurch aufzuheben, daß man Gifte bedeutend überneutralisiert. Dann bleibt bei Injektion von Gift-Antitoxingemischen die Toxonwirkung aus.

Man glaubte früher nach Mitteilungen von Henius, Huber und anderen, durch große Serumdosen (damals bis 15000 I.-E., jetzt weit überholt, bis über 100000 I.-E.) die Lähmungen in analoger Weise, wie im Tierexperiment, vermeiden zu können. Doch ist dies leider nicht zutreffend. Tatsächlich läßt sich aber allem Anschein nach die theoretisch nicht zu erwartende Beeinflussung bestehender Lähmungen durch große Antitoxinmengen nicht in Abrede stellen. So berichtet

z. B. Jochmann über solche Heilungen nach 36—50000 I.-E., die er nur auf Konto des Serums setzen kann. Da nun einige Mal in solchen Fällen Diphtheriebazillen im Blut gefunden worden sind, so gibt dies vielleicht einen Fingerzeig für die Erklärung solcher uns noch rätselhaften Heilwirkungen des Diphtherieserums.

Der statistische Nachweis der Erfolge des Diphtherieheilserums kann heutzutage als gesichert angesehen werden, wenn auch ohne weiteres zugegeben werden soll, daß die Statistiken in den ersten Jahren in manchen Punkten anfechtbar waren. Wer sine ira das zusammengetragene Material durchsieht, kann sich der Überzeugung des Sinkens der Diphtheriemortalität unter dem Einfluß der Serumtherapie nicht verschließen. Das sehen wir ganz besonders auch aus Statistiken, welche die Sterblichkeitsverhältnisse nicht im allgemeinen berücksichtigen, sondern darauf eingehen, wie sich die Mortalität an Diphtherie bei frühzeitiger und späterer Heilseruminjektion verhält. Aus den theoretisch experimentellen Auseinandersetzungen haben wir ersehen, daß die Aussicht des Erfolges bei Zunahme der Zeit zwischen Vergiftung und Serumapplikation sinken muß. Geben derartige Statistiken unzweideutig günstigere Resultate bei frühzeitigerer als später eingeleiteter Serumtherapie, so ist damit eo ipso der Beweis für die Heilwirkung des Serums am Krankenbett und damit für die günstige Beeinflussung der Mortalität gegeben. Es fällt dann der Faktor weg, welcher von den Gegnern der Serumtherapie eingewendet wird, daß die unstreitig geringere Mortalität in den letzten Jahren darauf zurückzuführen sei, daß eben auch die leichtesten Fälle, welche sonst kaum Beachtung gefunden haben und von selbst heilen, dem Krankenhaus zugeführt werden und dadurch die scheinbar günstigen Erfolge des Diphtherieheilserums verursachen.

Eine derartige Übersicht über die Heilserumerfolge aus der ersten Zeit der Serumtherapie nach einzelnen Tagen der Behandlung geordnet, sei dem ausgezeichneten Buch von Dieudonné, „Schutzimpfung und Serumtherapie" entnommen.

Tabelle XIX.

Autor	Summe der Fälle	Sterblichkeit in Proz.	1. Tag	2. Tag	3. Tag	4. Tag	5. Tag	6. Tag	Nach dem 6. Tag	Unbekannt
Welch	1489	14,2	2,3	8,1	13,3	19,0	29,3	34,1	33,7	17,6
Hilbert	2428	18,3	2,2	7,6	17,1	23,8	33,9	34,1	38,2	—
Sammelforschung der American Paediatric Society.	5794	12,3	4,9	7,4	8,8	20,7	35,3	—	—	—
Sammelforschung im österreich. Sanitätswesen	1103	12,6	8,0	6,6	9,8	25,5	28,8	30,7	21,0	31,8
Sammelforschung des Kais. Gesundheitsamtes	9581	15,5	6,6	8,3	12,9	17,0	23,2	—	26,9	—

Diese Resultate sind mit der zunehmenden Wertigkeit des Diphtherieserums noch bessere geworden. So berichtet z B. Eckert aus der
Heubnerschen Klinik, daß dort 1900—1910 40 Kinder an Diphtherie
gestorben sind. Von diesen waren 3 am zweiten Krankheitstage und
9 am dritten Tage injiziert worden. Alle anderen erst später. Von
den am ersten Tage gespritzten Kindern ist auch nicht eins der
Krankheit erlegen.

Krumbein und Tomarkin sei folgende von Lingner zusammengestellte graphische Übersicht über die Abhängigkeit der Mortalität vom Injektionstag entnommen.

Abbildung 3.

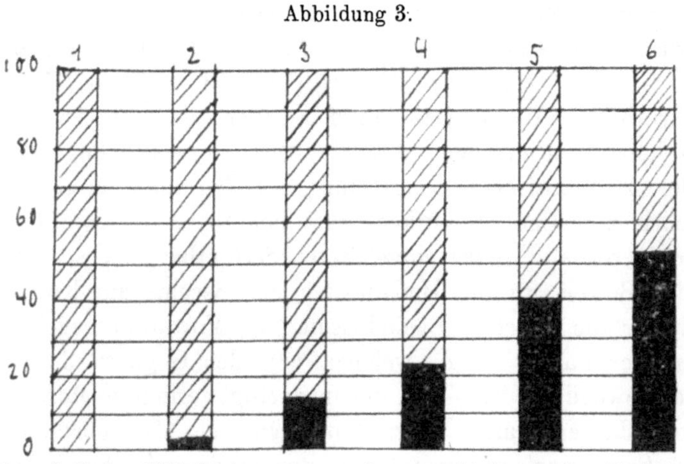

Wirksamkeit des Diphtherieserums an den verschiedenen Krankheitstagen.
Todesfälle in Prozent. Nach Lingner. (Entnommen Krumbein und Tomarkin.)

Außerordentlich überzeugend sind auch die Resultate von Fibiger,
der alternierend behandelte, d. h. nur die jeden zweiten Tag zugehenden
Kranken erhielten Seruminjektionen. Die Resultate sind folgende (nach
Dieudonné):

 Von 204 mit Serum behandelten Diphtheriefällen ohne Croup
  starben 5 = etwa 2%,
 von 201 ohne Serum behandelten Diphtheriefällen ohne Croup
  starben 14 = etwa 7%,
 von 35 mit Serum behandelten Croupfällen starben 3 = etwa 8%,
 „ 43 ohne „ „ „ „ 15 = „ 35%.

Daß sich auch in den letzten Jahren der schweren und schwersten
Diphtherieepidemie das Serum bewährt hat, darüber sind alle Praktiker
mit großer Erfahrung einig. Wenn die Erfolge, besonders die absoluten, naturgemäß auch nicht so sein können wie in Zeiten leichter
Epidemien, so ist doch auch in solchen Zeiten die Mortalität der Be-

handelten um rund 50 % reduziert. So ist es auch verständlich, daß 1906 die Zahl der Todesfälle an Diphtherie in Deutschland zwischen 2,3—2,4 auf 10000 der Bevölkerung geblieben ist, obgleich die Zahl der Diphtheriekranken sich dauernd gehoben hat.

Einen sehr guten Überblick gibt das Wernicke entnommene Diagramm des Kaiserlichen Gesundheitsamtes (Hygiene-Ausstellung Dresden), das sowohl das Absinken der Diphtheriemortalität in der Altersklasse 0—4 Jahre nach Einführung der Serumtherapie zeigt, wie auch erkennen läßt, daß ein Minimum erreicht wurde, das anscheinend nicht mehr zu unterschreiten ist.

Abbildung 4.

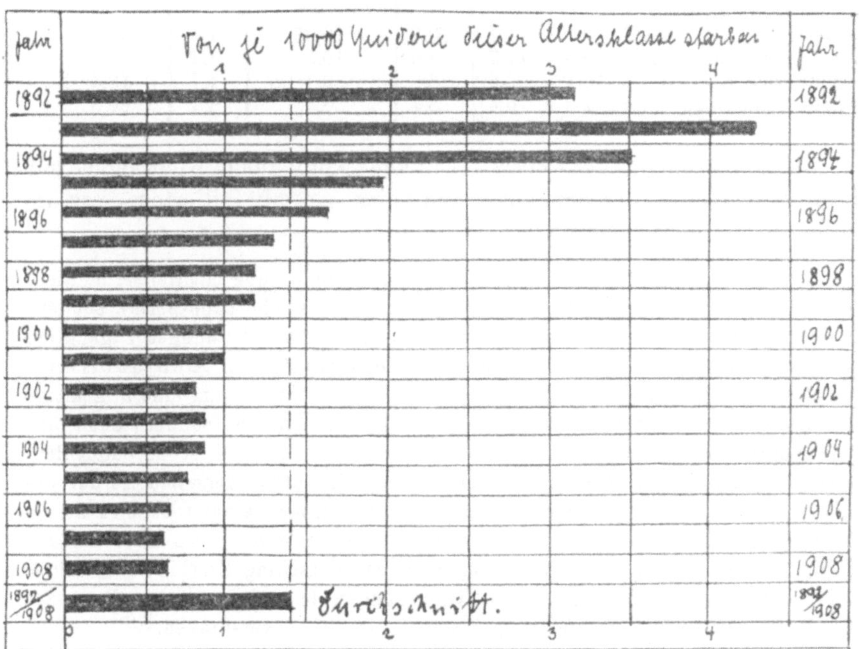

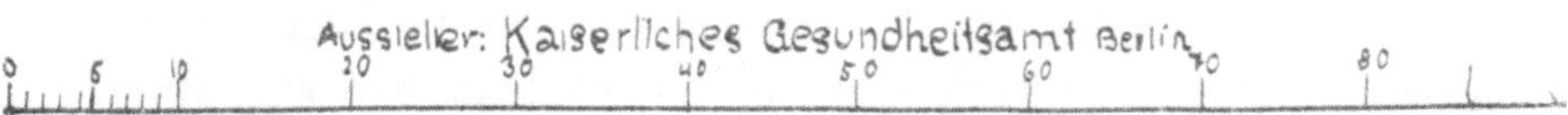

Todesfälle an Diphtherie einschl. Croup unter Kindern von 0—4 Jahren in 10 Staaten des Deutschen Reiches 1892—1908. (Entnommen: Wernicke, Die Immunität bei Diphtherie in Kolle-Wassermann.)

Schließlich sei dann noch eine allgemeine von Villaret zusammengestellte Statistik mitgeteilt, welche die Sterblichkeitsverhältnisse der größeren Städte des Deutschen Reichs 3 Jahre vor Einführung des Diphtherieheilserums und in dem folgenden Jahre mitteilt.

E. Marx, Diagnostik, Serumtherapie usw. der Infektionskrankh. 3. Aufl. 17

Tabelle XX.

Von 10 000 Einwohnern der Städte des Deutschen Reiches mit 10 000 Einwohnern
und mehr starben an Diphtherie und Croup:

In	1892	1893	1894	Mittel der 3 Jahre 1892 bis 1894	1895	Also gegen das Mittel 1892/1894 Abnahme in 1895 um
Niederrheinische Niederung	10,4	15,4	11,7	12,5	5,4	57,6 %
Oberrheinische Niederung	10,7	14,2	11,8	12,2	4,3	64,75 „
Mitteldeutsches Gebirgsland	10,8	12,7	10,8	11,93	5,6	51,0 „
Ostsee-Küstenland	9,6	13,6	10,5	11,23	4,8	57,25 „
Sächsisch-märkisches Tiefland	9,2	11,7	10,8	10,37	7,1	31,5 „
Oder- u. Warthegebiet	10,3	11,7	8,9	10,3	6,3	39,8 „
Süddeutsches Hochland	10,1	9,2	8,0	9,1	4,7	48,4 „
Nordsee-Küstenland	7,2	10,4	8,4	8,7	3,4	60,9 „

Ein derartiges ruckweises Absinken kann doch wohl nicht nur
durch den Genius epidemicus, den hier so oft zitierten, erklärt
werden!

Es sei am Schluß nun noch bemerkt, daß der Behandlung mit Heilserum nicht
nur die Diphtherie im eigentlichen Sinne (Bretonneausche Diphtherie), sondern
alle durch Diphtheriebazillen hervorgerufenen Krankheitserscheinungen zugänglich
sind. In erster Linie wäre dann hier die Behandlung der Conjunctivitis
diphtherica zu erwähnen. Es würde sich hier nicht nur um eine allgemeine
Behandlung mit Diphtherieheilserum durch Injektion handeln, sondern auch eine
lokale Applikation desselben durch Einträufeln in den Lidsack ist zu empfehlen.
Selbstverständlich darf dazu nicht das übliche mit Karbol versetzte Serum genommen werden. Man wird sich von den Fabriken festes, eingetrocknetes Serum
kommen lassen und eine Lösung desselben in physiologischer Kochsalzlösung zur
Einträuflung benutzen. Schließlich sei noch der Vorschlag Ehrlichs erwähnt,
bei Tracheotomierten, um ein weiteres Hinabsteigen des diphtherischen Prozesses
nach Kräften zu verhindern, festes, gelöstes Antitoxin zu versprayen.

Die **Prophylaxe** der Diphtherie ist noch immer ein Schmerzens-
kind der Hygiene, bei der sie, wenigstens soweit die Allgemeinheit in
Frage kommt, sicher noch keine besonderen Lorbeeren geerntet hat,
das beweist mir die Zunahme der Diphtheriefälle überhaupt.

Eins ist zunächst sicher, die Infektion erfolgt fast ausschließlich
durch direkten Kontakt in der Weise, daß von Kranken und solchen,
die virulente Diphtheriebazillen in ihren Respirationsorganen haben,
beim Husten, Niesen, Sprechen usw. kleinste mit Bazillen beladene
Tröpfchen ausgestreut werden (Tröpfcheninfektion). Indirekte Infektion
durch Staub, verunreinigte Eßgeschirre usw. spielt im Vergleich zu

dieser Infektion gar keine Rolle. Vielleicht ist der Übertragung und Verbreitung durch Milch größere Bedeutung zuzumessen.

Wer kommt nun als Infektionsquelle in Betracht? In erster Linie natürlich der Kranke, doch im Stadium der akuten Krankheit doch nur für sein Pflegepersonal und für den Arzt selbst. Aber schon in der Inkubationszeit ist er infektiös, und das ist sicher eine bedeutende Quelle der Verbreitung. Dann schwinden die Bazillen auch durchaus nicht sofort nach Ablauf der Krankheitssymptome. Allerdings verschwinden sie bei den meisten ziemlich schnell. So konnte Conradi auf Grund der Analyse zahlreicher Befunde der Literatur feststellen, daß am Ende der ersten fieberfreien Woche höchstens die Hälfte der Rekonvaleszenten noch Diphtheriebazillen birgt, daß aber 5 Wochen nach Krankheitsbeginn unter 100 nur noch 5 Rekonvaleszenten noch mit Diphtheriebazillen behaftet sind, aber es gibt auch sehr hartnäckige Fälle (Scheller: $2^1/_2$ Jahr).

Es kommen nun noch die Fälle von larvierter und chronischer Diphtherie hinzu, die oft außer einer Rötung des Rachens und hin und wieder leichten katarrhalischen Symptomen keinerlei Krankheitszeichen bieten und so meist auch keine Veranlassung nehmen, sich an einen Arzt zu wenden, der dann auch meist nicht auf den Gedanken käme, auf Diphtheriebazillen bakteriologisch untersuchen zu lassen. Dann sind als Diphtherieverbreiter noch viele Fälle von Rhinitis fibrinosa besonders bei Säuglingen zu nennen. Und schließlich werden auch bei zahlreichen Gesunden, die nie krank waren, Bazillen gefunden.

Wenn es nun auch gelingen wird, den eigentlich Diphtheriekranken für seine weitere Umgebung wenigstens durch strenge Isolierung und sorgfältige Desinfektion aller Gegenstände, die verunreinigt sein können, unschädlich zu machen, so wird die Verhinderung der Bazillenverstreuung bei den meisten anderen Infektionsträgern versagen.

Allerdings scheint es so, als ob die Diphtheriebazillen der Rekonvaleszenten meist abgeschwächt sind, oft so, daß sie Infektionen nicht mehr verursachen, sicher trifft dies aber nicht bei den chronisch und larviert Kranken zu. In bezug auf die Frage der Bedeutung der einzelnen Arten der Bazillenträger und -verbreiter sei hier besonders auf die ausgezeichnete Studie von Conradi, „Vorarbeiten zur Bekämpfung der Diphtherie", hingewiesen, die ein ungeheures Material aus der Weltliteratur zusammenstellt und kritisch verarbeitet.

Für die Praxis, die sich nicht mit den vielleicht theoretisch wünschenswerten, sondern den durchführbaren und unter allen Umständen notwendigen und praktischen Maßnahmen begnügen muß, soll man aber im Auge behalten, daß die Träger völlig unvirulenter Diphtheriebazillen für die Verbreitung der Diphtherie wohl kaum in Betracht kommen können. Es ist daher durchaus richtig, wenn Brauweiler dafür eintritt, daß bei Nachuntersuchungen die längere Persistenz der Bazillen ergibt, auch die Virulenzprüfung gemacht wird, die ja auch bei der intrakutanen Methode nicht besonders kostspielig ist.

Es ist doch eben nur der, der virulente Bazillen ausscheidet, als Infektionsverbreiter anzusehen. Es ist die Umgebung der Kranken bakteriologisch zu untersuchen, und es ist vor allem bei Schulepidemien und Epidemien in Anstalten zu versuchen, den Ausgangspunkt der virulenten Diphtheriebazillen festzustellen, oft wird da eine Krankenschwester oder ein Schüler als der Verbreiter der Diphtherie gefunden (zahlreiche Beispiele siehe in Conradi, vgl. auch Sobernheim). Wenn auch der Einwand Brauweilers richtig ist, daß diese oft erst selbst vom Kranken infiziert waren, so kann doch nur ein solches Vorgehen gegen die eventuellen ambulanten Quellen der Diphtherieverbreitung prophylaktisch etwas leisten.

Diese Erkenntnis läßt zugleich die Schwierigkeit des Problems der Diphtheriebekämpfung erkennen, denn wie soll es möglich sein, derartige Isolierungen, denn darauf kommt es doch schließlich heraus, durchzuführen? Günstiger liegen natürlich hier wieder die Verhältnisse beim Militär, wo eine derartige Prophylaxe wirklich durchgeführt werden kann und wird, so daß kein bazillentragender Rekonvaleszent das Lazarett verläßt, und wo nach dem Auftreten von Diphtherie anderweitige Bazillenträger unter allen Umständen aufgesucht und isoliert werden können. (Als ein Beispiel für die Unterdrückung einer solchen Epidemie sei auf Otto verwiesen.)

Die Versuche mit chemischen Mitteln oder Pyocyanase, Bazillenträger zu entkeimen, sind alle von recht geringem Erfolg gewesen, auch die Pyocyanase hat sich da nicht als das erhoffte Allheilmittel erwiesen, wenn sie auch bei der Behandlung des Kranken offenbar von großem Wert ist. Da die von v. Behring anfangs empfohlenen Gurgelungen mit dem gewöhnlichen Diphtherieserum, das nicht nur antitoxisch, sondern auch etwas antiinfektiös ist (Baecher und Laub), auch nicht Erfolg gegeben hatten, versuchte man dann etwas mit Seris zu erreichen, die durch Injektion von Tieren mit den Bazillenleibern gewonnen wurden, und von denen man eine genügend starke bakterizide Wirkung erhoffte. Solche Sera sind unter anderem von v. Wassermann, Bandi und Martin hergestellt worden. Dopter, der aus dem Martinschen Serum Pastillen machen ließ, will stets Entkeimung der Kranken innerhalb 5 Tagen gesehen haben. Versuche, die

Kretschmer mit einem solchen von Ruppel hergestellten Serum machte, hatten nicht diese günstigen Erfolge. Petruschky hat dann vorgeschlagen, durch aktive Immunisierung mit abgetöteten Bazillen die Entkeimung herbeizuführen. Aber sein Material ist doch nicht beweiskräftig genug, um dieses Verfahren, bevor es nicht von anderer Seite mit günstigerem, schnellerem und einwandsfreierem Erfolg geprüft ist, empfehlen zu können. Das letzte ist wohl der Vorschlag Conradis: Gurgelungen mit 1 proz. Malonsäure, die außerhalb des Körpers außerordentlich stark auf Diphtheriebazillen wirkt. So lange aber hier nicht größeres Material von vielen Seiten vorliegt, bleibt es dabei, daß wir bisher kein sicheres Mittel zur Entkeimung von Bazillenträgern besitzen.

Bei der Bekämpfung der Diphtherie sind wir dann noch in der Lage, mit Hilfe des Diphtherieheilserums eine spezifische Prophylaxe, **die Diphtherieschutzimpfung,** auszuüben. Grundlegend hierfür sind die Erfahrungen, die Baginsky und Heubner über die Immunisierung in den Kinderstationen gemacht haben, und welche beweisen, daß die von vornherein dem Diphtherieheilserum auf Grund der Tierexperimente und vereinzelter Versuche am Menschen zugeschriebene prophylaktische Wirkung auch bei Anwendung im großen sich ausnahmslos bestätigt.

Die Menge Antitoxin, welche ausreichend ist, um einen wirksamen Schutz hervorzurufen, ist gering im Vergleich zu der, welche für Heilzwecke benutzt werden muß; eine Dosis von 250 I.-E. hat sich oft als genügend erwiesen, sie ist vielleicht sogar nach dem Tierexperiment ($^{1}/_{250}$ I.-E. genügt für 1 g Tier bei schwerster Vergiftung) überflüssig hoch.

Ein solcher Schutz ist aber nur ein passagerer, wie bei jeder passiven Immunität. Die Erfahrungen haben gelehrt, daß fast in allen Fällen 3 Wochen nach der Impfung so viel Antitoxin ausgeschieden ist, daß kein genügender Schutz mehr besteht, wenn auch der Antitoxingehalt des Blutes noch immer ein verhältnismäßig hoher ist (vgl. Ehrlich-Marx). Es ergibt sich daraus zunächst die Notwendigkeit, in Spitälern, wo die Möglichkeit der Hausinfektion mit Diphtherie vorliegt, alle 3 Wochen sich wiederholende Schutzimpfungen durchzuführen.

Betrachten wir z. B. die Erfahrungen auf der Heubnerschen Klinik. Wie Löhr und später Slawyk berichteten, wurde daselbst seit 1895 mit alle 3 Wochen sich wiederholenden Schutzimpfungen gegen Diphtherie vorgegangen, und es glückte so, die sonst regelmäßig sich einstellenden Hausinfektionen völlig zu verhindern. Als im Anfang Oktober 1897 diese Maßnahme auf einer nicht infektiösen

Abteilung ausgesetzt wurde, stellten sich Anfang November 4 durch Hausinfektion veranlaßte Diphtheriefälle ein. Es wurde sofort wieder generell geimpft, und jede fernere Erkrankung blieb aus.

Diese ersten Erfolge sind von allen Seiten bestätigt worden. Aus der großen Literatur sei vor allem ein Beispiel herausgegriffen, nämlich die Mitteilungen, die Netter über eine Epidemie in Paris macht.

Netter berichtet über den Gang der Diphtherie während einer und derselben Epidemie bei Familien, die in jeder Beziehung, was die soziale Lage und die Wohnungsverhältnisse anbetrifft, gleichgestellt waren, und wo nach dem 1. Fall ein Teil die Kinder hatte schutzimpfen lassen, ein Teil jedoch nicht. Es handelte sich um 451 Familien im ganzen, von denen bei 251 Schutzimpfungen ausgeführt worden waren. Bei $13 = 5,1\,^0/_0$ dieser letzteren Familien erkrankten noch $13 = 2,95\,^0/_0$ der geimpften Kinder, und zwar 7 von diesen innerhalb der ersten 24 Stunden, und die übrigen mehr als 28 Tage nach der Impfung. Während der dreiwöchigen Zeit des sicheren Schutzes ist also kein Fall vorgekommen. Zwei von den spät erkrankten machten eine mittelschwere Diphtherie durch, die übrigen alle ganz leichte Erkrankungen. Bei $69 = 34,5\,^0/_0$ von den 200 nicht geimpften Familien kamen noch weitere Erkrankungen vor. Es erkrankten im ganzen $87 = 17,72\,^0/_0$ der in Frage stehenden Kinder, und es starben davon $18 = 3,6\,^0/_0$. Schwer verliefen $20 = 7,74\,^0/_0$ der Fälle. Wenn nun in den geimpften Familien die Diphtherie in derselben Weise wie hier aufgetreten wäre, so wären anstatt in 13 in 86 Familien Fälle vorgekommen, es wären anstatt 13 Kinder 89 Kinder erkrankt, und von diesen hätten 39 schwere Diphtherie durchzumachen gehabt und 18 wären gestorben. „Dank der Schutzimpfung“, sagt Netter, „haben wir den Tod von 18 Kindern verhütet, 76 Kinder vor Krankheit bewahrt und 73 Familien diphtheriefrei erhalten: 18 Existenzen, 1500 Krankheitstage!“

Aber immerhin ist für die epidemiologische Bekämpfung der Diphtherie damit nicht all zu viel getan, ganz abgesehen davon, daß auch Berichte vorliegen, die weniger Günstiges zu melden haben. Vor allem versagt diese Schutzimpfung offenbar gänzlich bei gleichzeitigen Masern und Scharlach. Da nun ferner die persönlich geschützten Individuen ruhig Bazillenträger bleiben, oder sogar in dieser Zeit solche werden können, so ist die Schutzimpfung auch sicher nicht im Stande, wie es früher v. Behring behauptete, die Diphtherie auszurotten, oft vertagt sie eben nur den Ausbruch der Erkrankung, da eine fortlaufende Immunisierung schon aus pekuniären Gründen nicht durchgeführt werden kann, ganz abgesehen von der dann doch mehr in Betracht kommenden Gefahr der Anaphylaxie. Diese ist gewiß sehr überschätzt worden, und Tausende von Reinjektionen werden ohne jeden üblen Zwischenfall gemacht, aber bei einer so systematischen fast dauernden Zufuhr von artfremdem Eiweiß, wie sie dann statthaben müßte, würde sie vielleicht doch bedenklich werden können.

Jedenfalls sollten prophylaktische Impfungen vor allem nicht wiederholt ausgeführt werden, ohne daß man sich von deren Notwendigkeit überzeugt hat. 80% aller Neugeborenen, 90% der Erwachsenen und $50—60\%$ der Kinder haben Schutzkörper in ihrem Blut. Bei diesen hat die Impfung also keinen Zweck und das Gesundbleiben trotz Infektionsgefahr hängt dann sicher von ihrem eigenen Antitoxin und nicht von dem injizierten ab. Schick, der auf diese Verhältnisse aufmerksam machte, schlägt daher vor, die Prüfung mit der Römerschen Intrakutanmethode der Impfung vorangehen zu lassen.

Es wird intrakutan $^1/_{50}$ der dos. letal. für ein Meerschweinschen von 250 g injiziert. Ist der Körper frei von Antitoxinen, so bleibt die Reaktion (Rötung und Infiltration) aus. Schick ist nach seiner Methode in Anstalten verfahren und hat so Serum und Allergisierung gegen Pferdeserum gespart.

Vielleicht ist die aktive Immunisierung dazu berufen, wirklich prophylaktisch über das geimpfte Individuum hinaus zu wirken. Blumenau hat wohl zuerst ein solches Verfahren im großen Maßstabe angewandt. Er immunisierte durch Einlegung eines Wattebausches mit Toxin in die Nase (1 Teil Toxin $+$ 2 Teile Kochsalzlösung); nach einmaliger Behandlung hatten die Behandelten 0,1—8 I.-E. im Blut, nach mehrfacher Behandlung ist er sogar bis auf 10 I.-E. im Kubikzentimeter gekommen.

v. Behring hat nun zur aktiven Immunisierung die Injektion von einer neutralisierten Toxinlösung empfohlen, die von ihm selbst hergestellt wird, und hat damit ältere, z. T. längst vergessene Laboratoriumsversuche in die Wirklichkeit überführt und entsprechend den Fortschritten der Immunitätslehre modifiziert und verbessert.

Der erste, der die Möglichkeit bewiesen hat, mit solchen neutralen Gift-Serumgemischen Tiere zu immunisieren, war wohl Babes, der darüber 1895 der Akademie für Medizin vorgetragen hat. 1906 berichteten dann Bandi und Gagnoni, offenbar ohne Kenntnis dieser Versuche, daß sie mit Erfolg am Menschen durch Behandlung von reaktionslos vertragenen Gemischen von Diphtheriegift und Serum, also in unserem Sinn neutralen Gemischen, Immunisierungen ausgeführt hatten. Bei 5 von ihren 7 Fällen hatten sie das Serum der Behandelten später gegen Gift geprüft, und gefunden, daß 1 ccm Serum die 1—3fach tödliche Giftdosis im Meerschweinchenversuch neutralisiert. Die Bedeutung dieses Befundes war ihnen auch völlig klar, wie aus der Mitteilung hervorgeht.

Das v. Behringsche Vaccin wird zur Zeit noch nicht allgemein abgegeben. Schon nach einer Injektion treten Werte von 0,075 I.-E. im Serum auf (Schreiber), nach wiederholten Injektionen sind Werte bis zu 75 I.-E. bisher festgestellt worden.

Für die Erreichung eines wirksamen Impfschutzes schreibt v. Behring jetzt eine zweimalige Injektion in 10—14tägigem Abstand vor. Jede Impfung muß eine unzweifelhafte Lokalreaktion erzeugen.

Die Erfolge der v. Behringschen aktiven Immunisierung quoad Blutreaktion sind von allen Seiten bestätigt worden, ebenso die Harmlosigkeit des Eingriffs. Es ist wohl kaum zu zweifeln, daß auf diesem Wege unendlich viel mehr erreicht werden kann, als auf dem Wege der vorübergehenden passiven Immunisierung. Wieweit es nun gelingt, dadurch auch die Ausbreitung der Diphtherie zu bekämpfen, wenn diese Impfung nicht allgemein ist, denn schließlich kann einen vollen Erfolg nur eine völlige Durchimmunisierung erreichen, wie es das Beispiel der Pocken gelehrt hat, bleibt noch dahingestellt. Jedenfalls ist zu erwarten, daß die Aussicht, ein Bazillenträger zu werden, für ein aktiv immunisiertes Individuum geringer ist, als für ein gar nicht immunisiertes, das der Gefahr der Erkrankung ausgesetzt ist.

Aber mögen wir uns drehen und wenden, bis jetzt bleibt vorläufig immer nur eins übrig, Aufsuchen aller Träger virulenter Keime, Isolierung und Desinfektion.

———

Literatur.

Abel, Zbl. f. Bakt. 12. u. 14. 1892. 1893. — Aronson, B.kl.W. 1894. — Babes, Acad. Româna. 1913/14. — Bächer und Laub, Zbl. f. Bakt. 61. 1912. — Baerthlein, Zbl. f. Bakt. Ref. 57. 1913. — Bandi, Zbl. f. Bakt. 33. 1903. — Beck, Diphtherie in Kolle-Wassermann, Hb. d. pathog. Mikroorganismen (1). 2. 1903. — v. Behring, D.m.W. 1890; Zschr. f. Hyg. 12. 1892; Geschichte d. Diphtherie. 1893; Diphtherie, Bibliothek v. Coler. 2. 1901; D.m.W. 1913 u. 1914. — v. Behring und Kitasato, D.m.W. 1890. — Derselbe und Wernicke, Zschr. f. Hyg. 12. 1892. — Berghaus, Zbl. f. Bakt. 48, 49, 50. 1909. — Bernhardt und Paneth, Zbl. f. Bakt. Ref. 57. 1913. — Blumenau, Russky Wratsch. 1911; Ref. M.m.W. 1911. — Bonhoff, Zschr. f. Hyg. 67. 1910. — Brauweiler, Ueber das Verhalten der Diphtheriebazillen bei Gesunden und Rekonvaleszenten. I.-D. Göttingen 1913. — Brieger und Boer, D.m.W. 1896. — Derselbe und Fränkel, C., B.kl.W. 1890. — Conradi, Vorarbeiten zur Bekämpfung der Diphtherie. Jena 1913. — Derselbe, M.m.W. 1912. — Derselbe und Bierast, D.m.W. 1912. — Derselbe und Troch, M.m.W. 1912. — Doenitz, Arch. internat. d. Pharmacodyn. 5. 1899. — Dopter, Bull. méd. 1905. — Eckert, D.m.W. 1912. — Freifeld, B.kl.W. 1913. — Freymuth und Petruschky, D.m.W. 1898. — Frosch, Zschr. f. Hyg. 13. 1893. — Gildemeister und Günther, Zbl. f. Bakt. 72. 1913. — Gins, D.m.W. 1913. — Heim, Zschr. f. Hyg. 50. 1905. — Henius, B.kl.W. 1903. — Heurlin, M.m.W. 1914. — Heymann, Zbl. f. Bakt. Ref. 57. 1913. — Hida, Zbl. f. Bakt. 53. 1910. — Jundell, Hygiea. 1899. — Koch, D.m.W. 1912. — Kossel, Zbl. f. Bakt. 19. 1896. — Kretschmer, Med. Klin. 1911. — Krumbein und Tomarkin, Korr.-Bl. f. Schweizer Ärzte. 1911. — Kurth, Zschr. f. Hyg. 28. 1898. — Leede,

Zschr. f. Hyg. 69. 70. 1911. — Löffler, Mitt. a. d. Kais. Ges.A. 1884; Zbl. f. Bakt. 2. 1887. — Lubowski, Zschr. f. Hyg. 35. 1900. — Mandelbaum und Heinemann, Zbl. f. Bakt. 53. 1910. — Martin, Compt. rend. de la soc. de biol. 1903. — Marx, Zschr. f. Hyg. 38. 1901; Zbl. f. Bakt. 36. 1904. 72. 1913. — Morgenroth, Zschr. f. Hyg. 48. 1904; B.kl.W. 1904; Charité-Ann. 35. — Derselbe und Levy, Zschr. f. Hyg. 70. 1911. — Neißer, E., D.m.W. 1902. — Neißer, M., Zschr. f. Hyg. 24. 1897; Hyg. Rdsch. 1903; Zbl. f. Bakt. Ref. 57. 1913. — Neisser und Gins, Über Diphtherie, in Kolle-Wassermann, Hb. d. pathog. Mikroorganismen (2). 5. 1913. — Derselbe und Heymann, Klin. Jb. 7. 1899. — Derselbe und Schuster, Veröff. a. d. Geb. d. Mediz.-Verwaltg. 3. 1913. — Netter, La presse méd. 1902. — Otto, B.kl.W. 1910. — Petruschky, D.m.W. 1912. — v. Przewoski, Zbl. f. Bakt. 65. 1912. — Raskin, D.m.W. 1911. — Reye, M.m.W. 1912. — Rodelius, Zschr. f. Hyg. 75. 1913. — Römer, Zschr. f. Immun.-Forsch. 3. 1909; Zbl. f. Bakt. Ref. 57. 1913. — Römer und Samis, Zschr. f. Immun.-Forsch. 3. 1909. — Derselbe und Samogy, Ebendas. 3. 1909. — Roux und Yersin, Ann. Past. 2, 3, 4. 1888, 1889, 1890. — Scheller, Zbl. f. Bakt. 40. 1905. — Schick, M.m.W. 1908, 1912; Zbl. f. Bakt. Ref. 57. 1913. — Schreiber, D.m.W. 1913. — Schürmann und Hajòs, Zbl. f. Bakt. 5. Ref. 57. 1913. — Seligmann, Zbl. f. Bakt. 72. 1913. — Slawyk, D. Therap. d. Ggwart. 1899; D.m.W. 1898. — Sobernheim, Zbl. f. Bakt. Ref. 57. 1913. — Suber, Hygiea. 1905. — Symes, Brit. med. journ. 1903. — Trautmann und Gaethgens, Zbl. f. Bakt. Ref. 57. 1913. — Villaret, D.m.W. 1898. — v. Wassermann, Zschr. f. Hyg. 19. 1893; D.m.W. 1902. — Wernicke, Arch. f. Hyg. 18. 1893. — Derselbe, Die Immunität bei Diphtherie in Kolle-Wassermann, Hb. d. pathog. Mikroorganismen (2). 5. 1913.

———

X. Kapitel.

Tetanus.

Der **Tetanusbazillus,** der im Jahre 1884 von Nicolaier entdeckt und später von Kitasato reingezüchtet wurde, ist ein ziemlich langes Stäbchen mit abgerundeten Ecken. Mit einer großen Anzahl peritricher Geißeln versehen ist er schwach beweglich (nur in der Wärme). In Kulturen wachsen die Tetanusbazillen oft zu langen Fäden aus. Sie färben sich gut mit allen Anilinfarben, sind aber nicht nach Gram färbbar (Eyner). Der Tetanusbazillus zeichnet sich vor vielen anderen Mikroorganismen durch die Fähigkeit der Sporenbildung aus. Die Sporen treten stets endständig auf. In dem ersten Stadium der Sporenbildung ist eine Anschwellung zu konstatieren, die sich gleichmäßig mit dem übrigen Bazillus färbt. Ist die Spore fertig, so bietet der Bazillus das Aussehen einer kurzen Stecknadel dar (Trommelschlägelform); die bei den gewöhnlichen Färbungsverfahren nicht gefärbte Spore ist von einem intensiv gefärbten Saum umgeben. In älteren Kulturen gehen die Stäbchen allmählich zugrunde, so daß man dann nur noch freie Sporen vorfindet oder Sporen, an denen nur noch ein dünner, feiner, kaum sich färbender Rest des ursprünglichen Stäbchens sitzt.

Der Tetanusbazillus wächst anaerob auf allen Nährböden gut, besonders wenn Traubenzucker (2 %) oder andere reduzierende Stoffe zugesetzt sind. Streng anaerob ist in der Regel nur ein frisch gezüchteter Stamm. Man züchtet ihn dann am besten unter H-Atmosphäre, im Buchnerschen Pyrogallusröhrchen in O-freier Atmosphäre oder auf der Platte mit Hilfe des Lentzschen Verfahrens, doch vermag er auch aerob dann zu gedeihen, wenn gleichzeitig andere Bakterien mit überimpft worden sind.

Nach den Untersuchungen von Tarozzi gelingt aber unter gewissen Bedingungen auch bei frischen Kulturen die aerobe Reinzüchtung, nämlich dann, wenn man der Bouillon oder dem Agar steril entnommene Stückchen innerer Organe von Tieren (Kaninchen z. B.) hinzufügt. Bandini konnte diese Untersuchungen noch erweitern und für die Praxis nutzbarer machen, da er zeigte, daß aerobes Wachstum des Tetanus wie auch anderer Anaerobier, wie Rauschbrand, malignes Ödem usw. selbst dann stattfindet, wenn die Bouillon samt den zugesetzten Stückchen innerer Organe (Milz, Leber und dergl.) im Autoklav 30 Minuten bei einem Druck von einer Atmospäre sterilisiert wird. Es ist sogar angängig, an Stelle der Organstückchen kleine Quantitäten von organischem Material (Blutgerinnsel oder Organe) zuzugeben, die vorher getrocknet, zerrieben und feucht oder trocken bei 150° sterilisiert worden waren. Pfuhl benutzte für Anaerobenzüchtung jeder Art mit großem Erfolg Leberbouillon oder gewöhnliche Bouillon, der Platinschwamm zugesetzt war. Je älter die Kultur ist, desto weniger streng anaerob wird der Tetanusbazillus. Man bekommt eine ältere Kultur auch ohne Gegenwart von anderen Bakterien oder Organteilen usw. ohne weiteres im Zuckeragar hohe Schicht und in Bouillonröhrchen zum Wachsen, wenn man nur die Nährböden vor dem Beimpfen durch Auskochen vom Sauerstoff möglichst befreit.

Er wächst am besten bei einer Temperatur von 34—37°, doch gedeiht er auch bei niederen Temperaturen (bis 14°), so daß er gut in Gelatine gezüchtet werden kann.

Im Gelatinestich wächst er bis nahe zur Oberfläche in Gestalt eines feinst verzweigten Bäumchens. Die Gelatine wird sehr langsam verflüssigt und durch Gasbildung zerrissen. Auf der Gelatineplatte entstehen strahlig fein verästelte Kolonien. Die Kolonien der Agar-

platte haben einen weißlichen Ton und sind von einem feinen Schleier
umgeben. Im Agarröhrchen hohe Schicht bildet er meist zarte, aber
auch gröbere, wetzsteinförmige und runde, bräunlich-gelbe Kolonien.
Die intensive Gasbildung reißt die Agarsäule auseinander. Bouillon
wird diffus getrübt, zahlreiche große Gasblasen bedecken die Oberfläche, von Zeit zu Zeit platzend. Der Geruch des Gases ist äußerst
widerlich und unangenehm, schwer zu beschreiben, aber recht charakteristisch.

Im übrigen zeigt das Wachstum des Tetanus in der Kultur nichts
nur ihm Charakteristisches, so daß nur mit Hilfe der Kultur er nicht
von anderen Anaerobiern, wie Rauchbrand und malignes Ödem, ab-
getrennt werden kann. Allein auf den Geruch hin die Diagnose zu
gründen, ist natürlich auch nicht angängig, so daß die Entscheidung
immer erst das Tierexperiment erbringen kann.

Die **Resistenz der Tetanussporen** ist eine recht erhebliche.
Sublimat tötet dieselben in der Verdünnung 1 : 1000 erst nach 3 Stunden
langer Einwirkung ab, strömender Dampf in 5 Minuten, 5proz. Karbollösung in 15 Stunden. Die vegetativen Formen erliegen leicht jeder
Desinfektion. Kitt zeigte, daß Tetanus-Pferdewundeiter bis zu 16 Monaten virulent blieb. In der Erde halten sie sich sicher $3^1/_2$ Jahre
entwicklungsfähig. An Holzsplittern angetrocknet, bleibt das Material
jahrelang vollständig virulent.

Die wichtigste chemische Leistung des Tetanusbazillus ist, abgesehen von seinem Gärungs- und Peptonisierungsvermögen, die ihm
in exquisiter Weise zukommende Fähigkeit, ein Gift zu produzieren
und in seine Nährflüssigkeit zu sezernieren. Die Natur des **Tetanusgiftes** ist unbekannt, aber nach den Untersuchungen von Brieger
scheint es kein eigentlicher Eiweißkörper zu sein.

Zum Zweck der Giftbereitung impft man große Kolben Zuckerbouillon mit
reichlichen Mengen Tetanusbazillen oder Sporen, vertreibt die Luft durch Wasserstoff und hält diese luftfreien Kolben 8 Tage im Brütschrank von 37°. Ist die
Kultur rein, so salzt man das Eiweiß in der üblichen Weise mit Ammonsulfat aus,
schöpft es ab und, trocknet auf Tonteller im Exsikkator und pulverisiert das trockene
Gift im Mörser. Da dasselbe ungeheure Mengen von Sporen enthält, ist bei dieser
Prozedur große Vorsicht dringendst anzuempfehlen. Wünscht man ein sporenfreies
Gift, so löst man das erhaltene Rohgift wieder in großen Mengen Wasser auf, zentrifugiert scharf mit der Zentrifuge (zum Anschleudern der Sporen ist eine Zentrifuge nötig, die etwa 4000 Touren in der Minute macht, die Dauer des Zentrifu-
gierens beträgt immerhin 1 Stunde), die klare Flüssigkeit wird vorsichtig vom
sporenhaltigen Satz abgegossen und wiederum mit Ammonsulfat ausgefällt. War
der Erfolg noch nicht genügend, so kann man diese Prozedur, ohne eine Abschwächung des Giftes befürchten zu müssen, beliebig oft wiederholen. Aus 1 Liter
Kulturflüssigkeit erhält man etwa 5—6 g Gift. Da mindestens $^1/_{100}$ mg Substanz

davon eine Maus tötet, ist das Quantum ein recht erhebliches. Lösungen des Giftes sind übrigens nicht haltbar, sondern müssen stets frisch hergestellt werden.

Das Gift ist in seiner Wirkung ein recht komplizierter Körper. Zunächst konnte Ehrlich das Tetanospasmin von dem Tetanohämolysin trennen. Aber das Spasmin selbst scheint nach Untersuchungen von Wolff-Eisner zum mindesten aus zwei Komponenten zu bestehen. Durch die Behandlung des Giftes nach der Bergellschen Methode (Einwirkung von wasserfreier Salzsäure bei der Temperatur der flüssigen Luft) konnte er die tödliche Wirkung von der krampferregenden trennen.

Die Wirkung des Tetanusgiftes im Tierexperiment ist in der Folge der Erscheinungen sehr verschieden. Sehen wir von dem Dönitzschen Tetanus sine Tetano ab, bei dem Tiere einfach marantisch zu grunde gehen, so beobachten wir zwei Formen des experimentellen Tetanus. Injizieren wir, wie es meist geschieht, das Gift in einen Schenkel, so sehen wir, daß die Erkrankung mit örtlichen Erscheinungen der Muskeln der Injektionsstelle beginnt und von dort aufsteigend andere Mukelgruppen befällt (s. S. 271). Es entsteht also der sogenannte Tetanus ascendens. Bei der natürlichen Infektion überwiegen dagegen die am Kopf beginnenden Symptome (Trismus usw.), die Krämpfe gehen dann absteigend auf die anderen Muskelgruppen über: Tetanus descendens. Dieser läßt sich aber auch am Tier erzeugen, wenn kleine Giftdosen in muskelfreie Gebiete, z. B. Zehenspitzen, injiziert werden.

Über die Entstehung des lokalen und dann aufsteigenden Tetanus sind eine ganze Reihe von Theorien aufgestellt, von denen ich hier nur einige erwähnen will. Im übrigen verweise ich in dieser nicht nur theoretisch, sondern auch praktisch wichtigen Frage auf die ausgezeichnete kritische und experimentelle Studie von Sawamura, die aus dem Kolleschen Institut in Bern stammt. Zupnik nahm Verankerung des Tetanusgiftes an die quergestreiften Muskeln an, Pochhammer glaubte, daß das Gift an die Markscheiden der peripheren Teile der gemischten peripherischen Nerven gebunden wird, und daß dadurch die Isolierung von motorischen und sensiblen Fasern aufgehoben wird. Marie und Morax, ferner Meyer und Ransom nahmen an, daß der lokale Tetanus durch Verankerung an die entsprechenden Teile des Rückenmarks erfolgt. Offenbar ist diese Annahme, die die Ursache des lokalen Tetanus nicht in irgendwelchen örtlichen Schädigungen, sondern in Schädigungen des Rückenmarks sucht, die richtige.

Dann ist die Frage nach der Verbreitungsweise des Tetanusgiftes im Körper strittig, vor allem handelt es sich um zwei Anschauungen. Die eine nimmt an, daß das Gift direkt auf dem Wege der Lymph- und dann Blutbahnen dem Zentralnervensystem zugeführt wird (Gumprecht, Zupnik u. a. m.), die andere will nur von einer Fortleitung des Giftes längs der Nervenbahnen etwas wissen (Meyer und Ransom). Offenbar sind beide Annahmen richtig. Bei dem Tetanus descendenz wird das Gift auf dem Wege der Blutbahn direkt dem Gehirn zugeführt, während beim Tetanus ascendens die Verbreitung längs der Nervenbahnen erfolgt.

Die **Pathogenität des Tetanusbazillus** für Tiere ist sehr verschieden. Spontane Erkrankungen kommen vornehmlich bei Pferden vor, von denen alljährlich eine große Menge dem Wundstarrkrampf zum Opfer fällt. Das empfänglichste Tier des Laboratoriums ist das Meerschweinchen. Fast unempfänglich und nur durch ganz ungeheuerliche Dosen zu vergiften sind die Hühner.

Die **Verbreitung der Tetanusbazillen** scheint in der Erde tatsächlich allgemein zu sein. Man muß also immer damit rechnen, daß sich seine Sporen in der Erde vorfinden, auch wenn sie durch bakteriologische Untersuchungen nicht gefunden werden, ein negatives Resultat beweist eben hier, wie meist in der Bakteriologie, wenig oder nichts. Ihre Verbreitung wird natürlich quantitativ außerordentlich verschieden sein, und daraus erklärt sich wohl die scheinbare Tetanusimmunität mancher Gegenden. So ist schon lange bekannt, daß Walderde viel seltener zur Infektion führt als Erde von gut gedüngten Äckern und vor allem von Gärten. Das ist nun ohne weiteres verständlich, wenn man hört, daß Joseph nicht nur in einem gewissen Prozentsatz, wie frühere Untersucher, sondern in allen von ihm untersuchten Fällen, Tetanus im Kot von Rindern gefunden hat. Wie nahe die Sporen dem Menschen sind, zeigten die auf Heckers Veranlassung an Greifswalder Soldaten vorgenommenen Untersuchungen von Uhlenhuth und Haendel. Sie fanden in schmutzigen Fußlappen in rund $18\,^0/_0$ und in getragenen Stiefeln in $17\,^0/_0$ der Fälle Tetanus. Auch im Unterzeug der Soldaten konnten sie in vereinzelten Fällen Tetanusbazillen nachweisen.

Mit zu den schwierigsten Aufgaben der Bakteriologie gehört die **Gewinnung einer Reinkultur von Tetanus aus der Erde** und ähnlichem Material. Der gewöhnliche Weg ist der Umweg über das Tier, d. h. die Gewinnung des Tetanus aus **Eiter.** Alle Methoden beruhen darauf, daß die Tetanusspore sehr widerstandsfähig ist gegen Temperaturen, welche nichtsporenbildende Bakterien und vegetative Formen von Sporenbildnern vernichten. Die Vorbedingung für die leichte Gewinnung einer Tetanusreinkultur aus einem Bakteriengemisch ist also stets der glückliche Umstand, daß in dem zur Untersuchung kommenden Material keine oder noch nur vereinzelte ebenso resistente Sporen sich vorfinden, wie es die Tetanussporen sind.

Am zweckmäßigsten impft man zunächst mit dem zur Untersuchung kommenden Material, sobald es, wie z. B. die Erde, sicher ein Bakteriengemisch darstellt, Mäuse subkutan. Tritt Tetanus ein, so benutzt man dann den Eiter am Ort der Infektion, in welchem mit dem Mikroskop schon Tetanusbazillen oder wenigstens äußerst verdächtige Mikroorganismen zu erkennen sind, um Reinkulturen zu gewinnen.

Kitasato ging dazu in der Weise vor, daß er tetanushaltigen Eiter auf Röhrchen mit schräg erstarrtem Agar oder Blutserum ausstrich und diese dann bei 37⁰ wachsen ließ. Nach 48 stündigem Wachstum wird dann die Kultur zur Abtötung aller vegetativen Bakterien im Wasserbad 1 Stunde auf 80⁰ erhitzt. Man gibt eine Öse dieser erhitzten Kultur in Gelatineröhrchen, gießt Platten, die unter anaeroben Bedingungen gehalten werden, und zwar bei 18—20⁰. Nach 8—10 Tagen gehen unter Umständen die Tetanuskulturen an.

Nicolaier gewann Kulturen in der Weise, daß er den Eiter in strömendem Dampf 3 Minuten erhitzte. Kitt strich verdünnten Eiter, der nicht zuviel Verunreinigungen enthielt, auf Agarröhrchen aus, die er dann in Buchnersche Röhren (alkalische Pyrogallusfüllung zur O-Absorption) einbrachte.

v. Lingelsheim empfiehlt ein Vorgehen, bei dem er auch erstarrtes Kaninchenblut, das auch aerob gutes Wachstum gestattet, mit in den Kreis der Untersuchung zieht. Im einzelnen lautet seine Vorschrift wie folgt:

„1. Mikroskopische Untersuchung des Eiters bzw. Wundflüssigkeit usw.

2. Impfung des Eiters auf Bouillon oder Agar, Einstellen der Röhrchen auf 36—40 Stunden in den Thermostaten, Erhitzen 1 Stunde auf 80⁰, Anlegen hoher Agar- und Gelatinezuckerschichtkulturen, die in Buchnersche Röhrchen mit alkalischer Pyrogalluslösung kommen.

3. Stichimpfung auf Kaninchenblut, Einstellen in den Brütschrank auf eine Reihe von Tagen, Untersuchung des Kondenstropfens, Zuckergelatineschichtkulturen wie bei 2.

4. Aseptisches Herauspräparieren von Milz und Herz, Einlegen in eine feuchte Kammer, Einstellen auf 24 Stunden in den Thermostaten, Zuckergelatineschichtkultur wie oben.“

Die Gewinnung einer Reinkultur von Erde mit Hilfe des Tierexperiments gelingt also nur, wenn nicht Bakterien, wie z. B. des malignen Ödems, in der Erdprobe waren, die das Tier akut töten, was recht häufig vorkommt. Will man direkt eine Reinkultur gewinnen, so bleibt nichts weiter übrig, als mit der Erde von vornherein so zu verfahren, wie mit Tetanuseiter. Doch ist die Hoffnung, Tetanus so zu gewinnen, recht gering.

Für den **Nachweis des Tetanus in der Erde** ist die Gewinnung einer Reinkultur durchaus nicht nötig. Man erhält nach der Methode von Sanfelice auf einfachem Wege sichere Resultate. Diese Methode ist auch die einzige, die für umfangreichere Untersuchungen von größeren Mengen Erdproben in Betracht kommt (vgl. Forest).

Es werden Erdproben in Erlenmaierschen Kölbchen mit 60—80 ccm Bouillon übergossen und dann 8—10 Tage bei 37⁰ bebrütet. Wie bereits erwähnt, wächst Tetanus auch unter nicht anaeroben Bedingungen in Gegenwart von anderen Bakterien. Wenn er wächst, so produziert er aber auch Gift. Es wird nun die Bouillon filtriert, und es werden 30 ccm subkutan auf Meerschweinchen verimpft. Waren Tetanusbazillen in der Erdprobe, so wird auch Tetanusgift im Filtrat sein, und es werden die Meerschweinchen an typischem Tetanus erkranken.

Auch für den **Nachweis des Tetanus am Kranken oder an der Leiche** ist eine Reinkultur nicht erforderlich, sondern es genügt, wenn

z. B. mit verdächtigem Eiter, ferner Muskelpartien und Lymphdrüsen aus der Nähe der Infektionspforte an Meerschweinchen (den empfänglichsten Tieren) oder Mäusen Tetanus mit dem Untersuchungsmaterial erzeugt werden kann. Die tetanischen Erscheinungen sind bei Mäusen und Meerschweinchen die gleichen. Meist nimmt man Mäuse, da mehrere Tiere geimpft werden müssen.

Mit dem Eiter z. B. werden einige Mäuse subkutan geimpft. Der Eiter ist nicht nur rein, sondern auch mit Bouillon verdünnt zu geben, um der Gefahr zu entgehen, daß die Eitermikroben die Maus vor Ausbruch des Tetanus zu töten imstande sind. Es empfiehlt sich, die Impfung in der Weise vorzunehmen, daß mit der Kanüle der Spritze hinter den Ohren eingestochen und die Spitze dann bis unter die Haut eines Hinterbeins geführt wird. Waren Tetanussporen bzw. -Bazillen im Eiter vorhanden, und töten die miteingeführten Mikroben nicht die Maus, so steht der Entwicklung der Tetanusbazillen nichts im Wege. Diese werden am Ort der Impfung das spezifische Gift erzeugen und dadurch das klinische Bild des Impftetanus hervorrufen. Die Erkrankung beginnt mit lokalen Symptomen. Als erstes Zeichen stellt sich in der betreffenden Seite eine Falte der Haut infolge Krampf der Hautmuskulatur ein. Dann wird die Maus bei vorschreitendem Tetanus krumm in der Weise, daß die Impfseite konkav eingezogen, die gegenüberliegende Seite konvex ausgebogen wird, so daß die Tiere schließlich bis zu einem Halbkreis krumm gezogen sind. Die Hinterbeine werden breit, ruderförmig nach außen gesetzt, dann treten Krämpfe auf, welche zuerst das geimpfte Bein befallen, dann auf den Schwanz übergehen und schließlich aufsteigend allgemeine werden. Ist die Vergiftung tödlich, so gehen die Tiere meist in einem Krampfanfall zugrunde oder sterben an Marasmus. Die beschriebenen lokalen Ersterscheinungen sind so überaus charakteristisch, daß das Eintreten der Krämpfe nicht abgewartet zu werden braucht, um die sichere experimentelle Diagnose zu stellen.

Genau in derselben Weise, wie der Tetanusbazillus im Tierexperiment wirkt, d. h. durch Intoxikation, ist er auch bei der **natürlichen Infektion** wirksam: An irgend einer Stelle angesiedelt, entwickelt er sich und produziert Gift. Was nun die Verbreitung des Tetanusbazillus im Körper anbetrifft, so ist es sicher, daß dieser nur eine geringe Tendenz hat, sich von der primären Infektionsstelle fortzubewegen. So ist der Nachweis von Tetanusbazillen fern von der Impfstelle auch nur selten erbracht.

Ein derartiger Fall ist z. B. von Schnitzler beschrieben, der in einem Fall von Frostgangrän, welche zur Amputation beider Füße führte, und wo sich später Tetanus einstellte, die Tetanusbazillen in einer Leistendrüse nachweisen konnte. Immerhin scheint es doch, als ob auch hier eine Revision der Anschauungen einzutreten hat. Reinhardt und Assim konnten bei 4 Fällen 2mal in inneren Organen (Leber) und je 1 mal in Lymphdrüsen, Herzblut und Niere Tetanusbazillen nachweisen.

Im allgemeinen kann von dem Suchen nach Bazillen an Stellen, die sehr weit vom Infektionsherd liegen, falls es sich nicht um rein wissenschaftliche Untersuchungen handelt, abgesehen werden. Ist die Infektionsstelle bekannt, ist dort Eiter vorhanden oder gar ein Holzsplitter als Träger des Virus gefunden, so ist die Diagnose meist schon mit dem Mikroskop zu erbringen.

Das Zustandekommen der Infektion ist aber offenbar nicht ein so leichtes, denn sonst müßte die Zahl der Tetanusfälle bei der großen Verbreitung der Sporen erheblich höher sein. So wies denn auch Vaillard experimentell nach, daß bei einer Infektion ganz erhebliche Mengen von Sporen nötig sind, um einen krankmachenden Effekt zu erzielen. Erst durch eine gleichzeitige Einführung von Gift oder durch eine Mischinfektion oder durch Einführung von reizenden, die Zellen der Impfstellen schädigenden Momenten, wie z. B. durch Holzsplitter und Chemikalien (Terpentin, Milchsäure usw.), werden Bedingungen geschaffen, die ein Auswachsen der Sporen ermöglichen. Dies ist auch der Grund, daß eine Infektion, bei der an Holzsplittern sitzende Tetanussporen eingeführt sind, stets eine gefährliche ist. Zur Reproduktion natürlicher Verhältnisse im Tierexperiment ist deshalb auch die Infektion mit Tetanussplittern, wie es vor allen Beck gezeigt hat, vorzüglich geeignet.

Die natürliche Infektion braucht nun durchaus nicht immer von einem Trauma auszugehen, wenn dies auch der gewöhnlichste Weg ist. Auch die früher als idiopathischer oder rheumatischer Tetanus bezeichnete Erkrankung beruht auf einer bazillären Tetanusinfektion.

Thalmann suchte auf experimentellem Wege die Infektionsmöglichkeit hier zu lösen und fand, daß zunächst kleine Nasenwunden eine günstige Eintrittspforte und einen günstigen Boden bieten, wie auch die katarrhalisch erkrankte Lunge die Eintrittspforte sein kann. Schließlich wollte er auch die Tonsillen als Einbruchsstelle anerkannt wissen.

Was die Lunge anbetrifft, so ist es sicher, daß diese bei der menschlichen Pathologie in Betracht kommt. Dem alten Fall von Carbone und Perrero, die aus Bronchitisschleim eines an „rheumatischem" Tetanus zugrunde gegangenen Menschen Tetanus, allerdings einen aëroben, aber im Tier sicher tetanuserzeugenden Stamm gezüchtet hatten, kann jetzt ein weiterer Fall angereiht werden. Motzfeld berichtet über einen Fall von Pneumonie, bei dem es zur Entwicklung eines in 3 Tagen letal endenden Tetanus kam. In einem Lungenabszeß fanden sich neben Pneumokokken Tetanusbazillen.

Untersuchungen von Römer im Zusammenklang mit Untersuchungen von Tarozzi haben solche Fälle von „idiopathischem" Tetanus unserem Verständnis wesentlich näher gebracht. Römer fand im Blut von 22 älteren Rindern Tetanusantitoxin. Dies kann nun hier sicher nur als ein Reaktionsprodukt, ausgelöst durch den spezifischen Reiz des Toxins, gebildet sein. Wir sahen bereits, daß alle Rinder Tetanus in ihrem Darm haben. Tarozzi zeigte, daß injizierte Sporen (diese allein können nicht infizieren) sich im Körper weit entfernt von der Injektionsstelle absetzen und dort ein latentes Leben (bis zu $3^1/_2$ Monate beobachtet) führen können. Treten günstige Bedingungen, also z. B. eine Nekrose, am Zufluchtsort dieser Sporen auf, so erwachen sie zum vegetativen Leben und erzeugen Tetanus. Tarozzi führt demnach den „rheumatischen" Tetanus auf solche oft sicher schon lange im Körper befindliche Sporen zurück, die, wenn die Umstände ihnen günstig sind, erwachen und töten.

Bei den Römerschen Rindern muß man eine solche latente Einschleppung von Sporen wohl auch annehmen. Keimt mal eine oder die andere aus, wird aber wieder vernichtet, so reichen ihre Stoffwechselprodukte, es handelt sich da sicher oft um eine einzige Spore, nicht aus, um Krankheit zu erzeugen, wohl aber um einen, wenn auch minimalen Reiz auszulösen, der genügt, um nachweisbare Antitoxinmengen im Blut auftreten zu lassen. Tetanusbazillen im Darm hat aber jedes Rind, und der Darm ist nie völlig undurchlässig für Bakterien. Wir werden wohl nicht fehl gehen, wenn wir auch für die menschliche Pathologie in Übereinstimmung mit Tarozzi solche latente Sporen in Rechnung ziehen und auch den Darm als Einbruchsstelle als möglich ansehen.

Diese Annahme scheint mir begründeter, als die Nase z. B. als Eintrittspforte der Bazillen beim idiopathischen Tetanus anzunehmen. In der Regel fliegen soviel Sporen nicht in der Luft herum. Aber auch dann tritt solche Infektion offenbar nur sehr schwer ein. Bei der Bereitung des Trockengiftes im Laboratorium ist eine Verstäubung gar nicht zu vermeiden, Tetanusfälle auf Grund dieser sehr reichlichen Inhalation sind mir unbekannt. Daß wir sicher mehr oder weniger oft Tetanussporen mit der Nahrung aufnehmen, beweist mir auch ein interessanter Fall meiner Praxis. Ich hatte Fleischkonserven auf Sterilität zu prüfen. Von den untersuchten vielen Dosen war eine nicht steril, sie enthielt Tetanus in Reinkultur, übrigens den besten Giftbildner, den ich je besessen hatte.

Es ist ohne weiteres ersichtlich, daß in vielen Fällen und zwar besonders in den Fällen von „rheumatischem" Tetanus also bei Erkrankungen, bei denen das Trauma nicht zu ermitteln ist, der experimentelle Nachweis der Tetanusinfektion nicht durch die Gewinnung von Tetanusbazillen zu erbringen sein wird. Nun ist aber die Krankheit ausschließlich der Ausdruck einer Vergiftung, und es gelingt hin und wieder, das Gift, dessen Wirkung am Tier ja so charakteristisch ist, daß ohne weiteres die Diagnose Tetanus aus den Krankheitssymptomen gestellt werden kann, im Blut von Tetanuskranken nachzuweisen.

Die Ausführung der Blutuntersuchung auf Tetanusgift ist äußerst einfach, man entnimmt den Kranken durch Punktion der Vene oder blutigen Schröpfkopf einige Kubikzentimeter Blut und injiziert Mäusen 0,5—1 ccm Serum. Die Beobachtung der Mäuse ergibt mit Sicherheit, ob das Serum Tetanusgift enthielt oder nicht.

Nach dem Überstehen der Krankheit ergibt eine Blutuntersuchung häufig das Vorhandensein von Tetanusantitoxin. Selbstverständlich sind für solche Untersuchungen die Fälle auszuscheiden, welche mit Tetanusantitoxin behandelt worden waren. In einem solchen Falle zeigte z. B. v. Vagedes, daß noch 18 Tage nach der Injektion Antitoxin im Blut kreiste.

Der Antitoxin-Nachweis wird in der Weise geführt, daß Mäusen ein Gemisch des zu prüfenden Serums (von 0,5 ccm abwärts) mit einer Tetanusgiftdose, die imstande ist, Kontrollmäuse in 4 Tagen spätestens zu töten, subkutan injiziert wird. Enthält das Blut Antitoxin, so bleiben die Mäuse gesund, welche genügende Mengen Serum enthalten haben.

Es sei bei dieser Gelegenheit noch mit einigen Worten auf die Verteilung des Giftes im Körper hingewiesen, das Tetanusgift ist ein exquisites Gehirngift und ruft, wie es Goldscheider und Flatau zeigten, ausgedehnte Chromatolyse in den Ganglienzellen hervor. Unverändertes Gift selbst ist im Gehirn in der Regel nicht nachzuweisen, da das Gift im Gehirn in der Weise entgiftet wird, daß es an die Gehirnzellen herangeht und an diese gebunden wird. Das Gehirn ist jedoch nicht das einzige Organ, welches das Gift aus dem zirkulierenden Blut entreißt; so kommt unter anderen dafür nach den Untersuchungen von Camara Portana vorzüglich noch die Leber in Betracht. Nach den Untersuchungen von Zupnik muß auch eine Bindung im Rückenmark und in den Muskeln angenommen werden.

Das Bindungsvermögen des Gehirns für Tetanusgift ist übrigens ein so großes, daß, wie v. Wassermann zeigte, diese Bindung auch im Reagensglas eintritt, so daß Meerschweinchengehirnbrei Tetanusgift bis zur 10fach tödlichen Dose binden und unschädlich machen kann.

Der Begründer der **Heilserumtherapie des Tetanus** ist v. Behring, der im Jahre 1890 in Gemeinschaft mit Kitasato über Tetanusantitoxin berichtete. v. Behring zeigte damals im Mäuseexperiment, daß das Tetanusimmunserum ein treffliches Schutzmittel ist, er zeigte aber auch, daß es auch Heilwirkung entfalten konnte, allerdings in Quantitäten, die die immunisierende Dosis um das 100fache überstiegen. Und in der Tat, um hier gleich vouraszugreifen, hat sich eigentlich das erfüllt, was schon aus der ersten Publikation hervorging. Das Tetanusserum ist ein treffliches Immunisierungsmittel und ist oft imstande, nach Infektion mit Tetanus den Ausbruch der Erkrankung zu verhindern, aber seine heilende Kraft hat sich als nicht sehr bedeutend erwiesen.

Tetanusheilserum wird vorzüglich von v. Behring, den Höchster Farbwerken, von Tizzoni, dem Berner Institut und vom Institut Pasteur in Paris dargestellt und meist von Pferden gewonnen: Tizzoni arbeitete allerdings eine Zeit lang mit Hunden. Die Immunisierung von Pferden gegen Tetanus ist sehr schwierig, da Pferde sehr empfindlich gegen Tetanusgift sind. v. Behring geht deshalb in der Weise vor, daß er die Pferde zunächst mit Gift behandelt, dessen Toxizität durch Zusatz von Jodtrichlorid anfangs ganz, bei späteren Injektionen nahezu aufgehoben ist; erst wenn das Blut der Pferde einen erheblichen Immunisierungswert im Mäuseexperiment zeigt, ist es angängig, mit kleinen Dosen eines unverdünnten Giftes vorzugehen, die dann allmählich zu steigern sind.

Über die Heilerfolge des Tetanusserums an den Laboratoriumstieren sind die Resultate der einzelnen Autoren nicht ganz gleichlautend, so haben z. B. v. Behring und Kitasato günstige, Dönitz mäßig günstige und Beck ganz schlechte Resultate an Mäusen und Meerschweinchen erzielt, die mit Tetanussplittern infiziert waren, und denen nach Auftreten der ersten Symptome Tetanusserum verabfolgt wurde. Daß aber das Tetanusserum unter allen Umständen wenigstens theoretisch ein Heilserum ist, das bewies zunächst Dönitz durch Versuche an Kaninchen, Versuche, die aber für die Heilung des menschlichen Tetanus gerade keine großen Hoffnungen aufkommen lassen.

Die Versuche waren in analoger Weise angestellt, wie die S. 252 mitgeteilten Heilversuche von Dönitz bei Diphtherie. Dieser Autor wies hier nach, daß bei schweren Vergiftungen die zur Heilung nötige Antitoxinmenge in ganz auffallender Weise wächst mit der Zeit, die zwischen Vergiftung und Serumbehandlung verstrichen ist. „Während bei 4 Minuten ein geringer Überschuß des Serums ausreichte, brauchte man bei 8 Minuten schon die 6 fache Menge, bei 16 Minuten die 12 fache und bei 1 Stunde die 24 fache Menge." Da so nach einer Stunde zur Heilung 24 mal soviel Serum nötig ist als im Anfang, folgert Dönitz mit Recht, daß es sich um eine Massenwirkung des Antitoxins handelt. Nur in so großen Massen ist es noch imstande, das bereits gebundene Gift herauszureißen und zu neutralisieren. Er folgert daraus absolut logisch, daß demgemäß nach einer bestimmten Zeit auch mit dem größten Überschuß nichts mehr zu erreichen sein kann. Die Bindung des Giftes an die Organe, welche nach einer Stunde schon so war, daß sie kaum noch gesprengt werden konnte, muß binnen kurzer Zeit eine derartige sein, daß es selbst mit den größten Mengen nicht mehr gelingt, Heilwirkung zu erzielen.

Tsuzuki kommt auf Grund seiner Experimente in v. Behrings Laboratorium zu folgendem Resultat über die Heilaussichten im Tierversuch:

„1. Unter folgenden Bedingungen können tetanische Meerschweinchen und Mäuse vor dem Tetanusvergiftungstode gerettet werden.

a) Nach Vergiftung mit nicht stärkerer Giftdosis als der doppelten tödlichen Minimaldosis von einem Gift, welches bei der tödlichen Minimaldosis zum Ausbruch tetanischer Erscheinungen bei Meerschweinchen und Mäusen nach spätestens 24 Stunden führt.

b) Bei Behandlung mit nicht weniger als 1 A.-E. pro Kilogramm Tiergewicht und spätestens binnen 6 Stunden nach dem Ausbruch des Tetanus usw.

4. Wenn die subkutane Injektionsstelle für das Antitoxin so gewählt wird, daß diese in direkten Kontakt mit dem injizierten Gift kommen kann, wird die therapeutische Antitoxinwirkung sehr günstig beeinflußt.“

Von v. Graff liegen experimentelle Untersuchungen über die Erfolge bei intravenöser Zufuhr des Tetanusantitoxins vor. Es zeigte sich, daß in jeder Beziehung die intravenöse Injektion der subkutanen überlegen ist. So blieb bei prophylaktischer intravenöser Antitoxinzufuhr selbst bei Giftinjektion in die Nerven Tetanus aus. Bei späterer Injektion wurde der Ausbruch verzögert und mehrmals Heilung beobachtet. Die Voraussetzung ist aber der Gebrauch hoher Antitoxindosen und eines hochwertigen mindestens 10fachen Serums.

Ehe wir die schwierige Frage der Heilerfolge berühren noch einige Worte über Dosierung und Applikation des Serums.

v. Behring empfahl anfangs die intravenöse Injektion, riet dann aber davon ab, da sie unter Umständen toxisch wirkte, und schrieb die subkutane Injektion vor. Als Heildosis gab er anfangs 200 dann 100 A.-E. an. Borrel und Roux führten dann die allgemein abgelehnte zerebrale Injektion ein. Jakob und Blumenthal verwandten zuerst die intralumbale Einspritzung. Zuletzt befürwortete v. Behring auf Grund der Untersuchungen von Meyer und Ransom, die wir schon erwähnt haben, die endoneurale Injektion.

Nachdem, man kann das ruhig sagen, die Tetanustherapie mit subkutaner Injektion von 100 A.-E. Fiasko gemacht hatte, ging man allgemein zu höheren Dosen und zur intravenösen und auch lumbalen Injektion über. Man muß heute verlangen, daß der Arzt, der Tetanusserum gibt und einen Erfolg erwartet, es also nicht nur solaminis causa oder zur Beruhigung seines Gewissens verabfolgt, innerhalb der ersten 24 Stunden 8 A.-E. pro Kilogramm intravenös und intralumbal gibt, und mit täglichen Gaben von 50—200 A.-E., je nach Zustand und Gewicht des Patienten, fortfährt. Ob er dann Erfolg erwarten kann, und wie oft und warum, das werden wir später noch sehen.

Lassen nun die Experimente und die Kenntnis, die wir von der

Art und Weise des Zustandekommens der tetanischen Erscheinungen
haben, überhaupt zu, daß an die Serumtherapie überschwengliche
Hoffnungen geknüpft werden (v. Behring hatte einst eine Mortalität
von 15—20% bei Einleitung der Behandlung innerhalb der ersten
30 Stunden prophezeit)? Sicher nicht, denn wenn beim Menschen der
Tetanus manifest ist, muß die Giftbindung in den betroffenen Ganglienzellen eben schon zu einer unlöslichen geworden sein, da das Gift
bereits seine deletäre Wirkung entfaltet hat. Daß in den Ganglienzellen sehr bald nach der Tetanusvergiftung anatomische Veränderungen sich einstellten, konnten, wie schon erwähnt, Goldscheider
und Flatau nachweisen, die Chromatolyse schon 2 Stunden nach der
Vergiftung fanden. Für die Frage der Nützlichkeit der Heilserum-
behandlung kommt aber ein anderer Umstand in Betracht. In sehr
vielen Fällen ist, sobald der Tetanus ausbricht, doch erst eine gewisse Menge Gift, und zwar sicher noch nicht die tödliche Dosis, gebunden, während ein erhebliches Giftquantum noch frei zirkuliert,
Gift wohl auch noch weiter produziert wird und, wie wir sahen, auch
im Blut nachgewiesen werden kann. Die Frage muß also die sein,
ob das Tetanusserum unter allen Umständen dies zirkulierende Gift
neutralisiert und dadurch, wenn auch nicht direkt, was nach den
Laboratoriumsexperimenten ziemlich unmöglich scheint, aber indirekt
einen heilenden Einfluß ausübt. Dies ist eine Frage, die nur am
Krankenbett entschieden werden kann, und über die im Grunde einzig
und allein die Statistik Auskunft zu geben vermag.

Leider ist, wie auch schon v. Behring betonte, die Statistik über
die mit Serum behandelten Fälle nichts weniger als vollständig. Aber
selbst wenn sie existierte, könnte sie schließlich nur dann ganz verwertet werden, wenn wir auch eine Statistik über alle Tetanusfälle
überhaupt besäßen. Ich persönlich habe den Eindruck, daß auch hier,
wie bei den meisten Infektionskrankheiten, eine ein für alle Mal
gültige Mortalitätsstatistik überhaupt nicht gegeben werden kann, da
die Zahlen selbst großer Statistiken und ebenso die einiger Kliniken
über ihr Material so außerordentlich schwanken, daß an Virulenzunterschiede der Tetanusbazillen in verschiedenen Zeiten unbedingt
gedacht werden muß. So berichtet Friedrich 1878 über 253 Fälle
mit 50,9% Mortalität, Roser 1897 über 716 Fälle mit 88% Mortalität. Daß hier innere Gründe die Verschiedenheit der Statistiken
mitbedingen, beweisen mir vor allem die Berichte der Kliniken; so
sei hier nur die von Huber wiedergegebenen Fälle der Züricher
chirurgischen Klinik erwähnt, die von 31 Fällen in der Vorserumzeit
64,5% und von 38 Fällen der Serumzeit 81,58% verlor. Meines

Erachtens ist also schließlich mit all den vielen Statistiken nicht viel anzufangen, da wir eben Mortalitätszahlen des Tetanus nicht geben können. Eine alternierende Behandlung, wie sie bei der Prüfung des Pestserums z. B. durchgeführt wurde, Fall 1 erhält Serum, Fall 2 kein Serum usw., kann man bei uns nicht gut anwenden, und dies hätte auch nur dann Sinn, wenn der Tetanus eine so häufige Krankheit wäre, daß man innerhalb einer beschränkten Zeitperiode auf eine größere Zahl von Fällen rechnen könnte. So lange das nicht angeht, muß man sich damit begnügen, einzelne Fälle zu prüfen, und zu versuchen, sich daraus ein Urteil zu bilden; allerdings ein wenig objektives und schwieriges Beginnen.

Erwähnt sei übrigens, daß die meisten Angaben bis ungefähr zum Jahr 1906 völlig wertlos sind, da bei diesen meist nur mitgeteilt wird, eine wie große Serummenge injiziert wurde, die Autoren uns aber über die Menge der Antitoxineinheiten, die uns einzig und allein interessiert, völlig im Unklaren lassen.

Betrachten wir nun unvoreingenommen die Erfolge der Serumtherapie in den letzten Jahren, d. h. der Zeit der großen nicht subkutan verabfolgten Antitoxindosen, so muß man sagen, daß Fälle berichtet worden sind, bei denen man durchaus den Eindruck eines Erfolges der Serumtherapie, selbstverständlich stets als ein Adjuvans der sonstigen therapeutischen Maßnahmen, hat. So ist z. B. in dieser Beziehung der 3 mal rezidivierende Fall von Tetanus, den Leube mitteilt, bemerkenswert. Selbst wochenlang bestehende Symptome gingen immer prompt auf Serum zurück. Es handelt sich natürlich um einen an und für sich prognostisch sehr günstigen Fall, aber das fast sofortige Verschwinden der Symptome nach der Injektion beweist unstreitbar den Heileffekt des Serums. Es sind aber auch Fälle zur Heilung gekommen, die schwerste Symptome bei kürzester Inkubation (Inkubationen unter 14 Tagen sind prognostisch stets sehr ungünstig) zeigten (Wiedemann u. a.). So war es denn auch nicht verwunderlich, daß sich auf dem Chirurgenkongreß 1912 viele Stimmen erhoben, die diesmal für den Nutzen der Serumtherapie des Tetanus sprachen.

Schließlich noch ein Beispiel, wie die Tatsachen allen Erwartungen hier widersprechen. Hofmann berichtet über die Fälle der Grazer chirurgischen Klinik. Es waren 13 Fälle mit subkutanen Seruminjektionen behandelt worden, davon entsprachen nur 5 der v. Behringschen Forderung, Einleitung der Behandlung innerhalb der ersten 30 Stunden, eine Forderung, die sicher durchaus begründet ist. Wie stand es nun mit der Mortalität? Von diesen 5 starben $4 = 80\,^0/_0$, von den übrigen 8 nur $3 = 37,5\,^0/_0$. Sollten diese Zahlen etwa der Ausdruck der völligen Unwirksamkeit der Subkutantherapie sein? Ich möchte es fast glauben. Übrigens hatte die Klinik bei intralumbaler Behandlung von 16 Fällen nur $2 = 12,5\,^0/_0$ verloren.

Von einer Aufzählung der vielen Einzelfälle glaube ich hier absehen zu können. Ich verweise auf die Dissertation von Steinbrück, die die Fälle bis 1912 zusammenstellt. Leider ist der Autor sehr summarisch verfahren und hat versäumt, aus den zitierten Arbeiten die angewandten Serumdosen mitzuteilen.

Fasse ich zusammen, so glaube ich, daß man auf Grund der neueren Tatsachen unter den oben gegebenen Vorbehalten, die im Wesen der Krankheit begründet sind, dem Tetanusserum nicht jeden Heilwert mehr absprechen kann. Die Voraussetzung ist, daß große Dosen, d. h. 8 A.-E. pro Kilogramm innerhalb 24 Stunden intravenös und intralumbal, beides gemischt, gegeben werden. Subkutane Injektionen sind offenbar ohne jeden Erfolg. Intraneurale können nur bei Tetanus ascendens in Betracht kommen. Der Empfehlung Tizzonis, Antitoxin auch in die Umgebung der Infektionsstelle zu spritzen (vgl. auch die Experimente Tzuzukis S. 276), ist zuzustimmen. Große Erwartungen an die Injektion zu knüpfen, soll man sich hüten, da aber die Chancen der sonstigen Therapie durch das Serum sicher erhöht werden, ist die Serumtherapie stets mit anzuwenden.

Zum Schluß möchte ich noch auf eine Tatsache hinweisen, die meinem Wissen nach, nie berücksichtigt worden ist. Die flüssigen Sera, die meist zur Anwendung kommen, sind alle karbolisiert. Bekanntlich wenden Bacelli und nach ihm viele italienische Ärzte bei der Behandlung des Tetanus Karbolinjektionen an, die sehr guten Erfolg haben sollen. Beruht der unzweifelhaft öfters zu Tage getretene Heileffekt der großen Dosen des Tetanusserums vielleicht mehr oder minder auf dem Karbolgehalt des Serums?

Nicht ohne Interesse, auch für den Humanmediziner, ist die Stellung der Veterinärmediziner zum Heilwert des Serums.

Nocard sprach dem Tetanusserum jede heilende Wirkung ab. An der Tierärztlichen Hochschule zu Berlin sahen Dieckerhoff und Braß eine zeitlang günstige Erfolge, dann überhaupt keine Heilwirkung mehr. Im höchsten Maße absprechend äußert sich über die Tetanusserumbehandlung der Veterinär-Sanitätsbericht über die preußische Armee für das Rapportjahr 1898. Im Jahre 1898 wurden 13 Pferde mit Behrings Antitoxin behandelt, von diesen starben 9. Im Jahre 1897, in dem die Antitoxinbehandlung am ausgiebigsten angewendet wurde, starben $70,91\,^0/_0$ der Behandelten. Vergleicht man damit die Sterblichkeit in einigen früheren Jahren, es starben z. B. 1881 $55,66\,^0/_0$, 1882 $57,14\,^0/_0$, 1884 $65,22\,^0/_0$, 1885 $62,07\,^0/_0$, 1887 $67,57\,^0/_0$, 1888 $66,07\,^0/_0$, 1893 $65,78\,^0/_0$, so kann von einem Erfolg nicht die Rede sein. Diese Mortalitätsziffern, welche also zum Teil erheblich unter der Mortalität in den Antitoxinjahren zurückbleiben, sind noch deshalb besonders interessant, weil sie auch wieder beweisen, wie schwer es ist, eine Zahl für die Mortalität überhaupt anzugeben, denn Dieckerhoff und mit ihm wohl die meisten tierärztlichen Autoritäten berechnen die Tetanusmortalität beim Pferde auf mindestens $90\,^0/_0$.

Wenn auch so der Heileffekt des Tetanusserums zum mindesten als ein fraglicher angesehen werden muß, so kommt doch andererseits dem Antitoxin eine ganz eminente Bedeutung für die **Prophylaxe** zu. Durch sämtliche Forscher, die sich mit dem Tetanusimmunserum im Tierexperiment beschäftigt hatten, war eins sicher erwiesen, daß eine Antitoxineinspritzung sicheren Schutz gegen eine nachfolgende Tetanusvergiftung gewährt. Es konnte nach diesen übereinstimmenden Resultaten durchaus kein Zweifel bestehen, daß sich in der Praxis die Wirkung des Serums ebenso verhalten würde. Und es ist dies in der Tat auch der Fall, allerdings unter der Voraussetzung, daß genügende und wiederholte Injektionen gemacht werden.

v. Behring glaubte anfangs, daß 20 A.-E. unbedingt zum Schutz ausreichten. Das schien auch tatsächlich der Fall zu sein.

Besonders beweisend waren hierfür unter anderm die Erfahrungen, die an der Böhmischen geburtshilflichen Klinik zu Prag (v. Rosthorn) gemacht worden waren. Vom November 1897 bis September 1898 herrschte dort eine Tetanusepidemie, die durch keinerlei Desinfektionsmaßregeln unterdrückt werden konnte. Als im Oktober 1898 grundsätzlich Präventivimpfungen bei jeder Frau ausgeführt wurden, kamen keine Neuerkrankungen mehr vor, während in den übrigen Prager Kliniken in den folgenden 3 Monaten nach wie vor Tetanusfälle auftraten.

Dann berichtete 1906 auf dem Chirurgenkongreß Pochhammer zum ersten Mal über einen Fall, der sofort nach der Verletzung mit 20 A.-E. injiziert, 14 Tage später an Tetanus erkrankt war. 1909 konnte Vaillard schon 41 solcher Fälle aus der Literatur zusammenstellen, die sich seitdem noch vermehrt haben.

Vaillard widerlegte mit kritischem Sinn die Einwände, die aus diesen Fällen (sicherlich übrigens ein verschwindender Bruchteil im Vergleich zu den Tausenden von prophylaktischen Impfungen, denen kein Tetanus gefolgt war) gegen die Serumprophylaxe überhaupt gemacht worden sind. All diese Fälle beweisen nur, daß eine einmalige Injektion von 20 A.-E. nicht ausreicht, und, wie wir sagen können, bei einer sehr großen Zahl von Infektionen auch gar nicht ausreichen kann. Das Tetanusserum ist rein antitoxisch und nicht bakterizid. 8 Tage nach der Injektion des artfremden Serums tritt eine rapide Verminderung der noch im Blut kreisenden Antitoxine auf, nach 14 Tagen sind sie alle aus dem Körper geschafft. Spätestens nach dieser Zeit oder vorsichtiger noch, nach 8—10 Tagen steht der Körper dann dem Tetanusgift genau so gegenüber, wie ein nie Geimpfter. Die Frage ist dann also die, ob inzwischen, vor allem auch durch energische chirurgische Eingriffe, alles Infektionsmaterial aus dem Körper entfernt worden ist.

Schon 1905 hat du Séjour im Hinblick auf diese Tatsachen, noch ehe Mißerfolge bekannt waren, die Wiederholung der Injektion nach 14 Tagen verlangt. Aber auch diese Zeit ist zu lang. Man wird gut tun, in der ersten Zeit die Injektionen jede Woche zu wiederholen, und wie es Vaillard jetzt verlangt, erst 30 und dann später immer 20 A.-E. geben.

Ich möchte hier auf ein besonders markantes Beispiel des Erfolges der Schutzimpfung hinweisen. Kolb und Laubenheimer berichten über einen Fall, bei dem der Verletzte sofort 20 A.-E. Antitoxin erhielt. Inzwischen wurde der Wundinhalt untersucht, und als durch Kultur und Tierexperiment Tetanus festgestellt worden war, wurden nach 2 Tagen nochmals 100 A.-E. injiziert. Der Kranke blieb gesund.

Dann möchte ich hier die Mitteilung von v. Graff über den Tetanus nach dem amerikanischen Nationalfest vom 4. Juli, das stets mit einer großartigen allgemeinen Schießerei verbunden ist, zitieren. Bis 1903 hatte man $9{,}35^0/_0$ Tetanus nach den Schußverletzungen. 1904 begann man mit der systematischen Schutzimpfung der Angeschossenen. Die Mortalität sank auf $2{,}52^0/_0$ und ging dann noch weiter zurück (1908 nur $1{,}35^0/_0$).

Ausgedehnte Anwendung verdient das Tetanusantitoxin als Prophylaktikum bei allen mit Erde verunreinigten und bei Platzpatronenwunden, also stets im Krieg. Hier sollte es in Gegenden, in denen Tetanuserkrankungen häufiger vorkommen bei mit Erde verunreinigten Wunden so oft wie möglich verabfolgt werden. Herhold hat so bei der Chinaexpedition erfolgreich geschützt. Auch in der französischen Kolonialarmee wird es zur Zufriedenheit der Ärzte gegeben.

Es sei hier übrigens bemerkt, daß die Tetanuserkrankungen in den einzelnen Kriegen durchaus nicht in einem gleichen zahlenmäßigen Verhältnis gestanden haben. Während z. B. im Kriege 1866 die preußische Armee mit Ausnahme einiger ganz vereinzelter Fälle völlig vom Tetanus verschont blieb, wurden im Jahre 1870 bei der deutschen Armee 376 Tetanusfälle beobachtet. Die Mortalität betrug, über alle Fälle liegen keine genauen Nachrichten vor, rund $90^0/_0$. Es wäre demgemäß dringend wünschenswert, wenn dafür Sorge getragen würde, daß im Kriege den im Feld stehenden Sanitätsoffizieren genügende Mengen Tetanusantitoxin, abgefüllt in einzelnen zur Immunisierung ausreichenden Dosen von je 30 und 20 A.-E., zu Gebote ständen, um grundsätzlich prophylaktische Schutzimpfungen durchzuführen.

Schließlich sei darauf hingewiesen, daß die Schutzimpfung ihren Ausgang von den großartigen Erfolgen der Veterinärmedizin genommen hat. In den meisten Kliniken und von vielen Praktikern wird grundsätzlich bei Operationen und Verletzungen, die erfahrungsgemäß Tetanus im Gefolge haben, ganz besonders bei Pferden, Tetanusantitoxin prophylaktisch mit bestem Erfolg angewandt. Eins der vielen Verdienste des großen französischen Veterinärs Nocard ist es, die Tetanusschutzimpfung in die Veterinärmedizin und damit überhaupt in die Medizin mit größter Energie eingeführt zu haben.

Über die Schutzimpfungen an Pferden in Frankreich liegen umfangreiche Enqueten vor. Für die Periode 1898—1906 konnten Nocard und Labat über 13 124 Schutzimpfungen an Pferden berichten, die alle erfolgreich waren. Daß es sich hier nicht etwa um einen Zufall handelt, beweisen die Beobachtungen zweier Veterinäre aus dem hauptsächlichsten Schutzimpfgebiet, die bei nichtgeimpften Pferden in dieser Zeit 139 Fälle von Tetanus gesehen hatten. Vaillard führte diese Enquete weiter und berichtete 1909 über 16 917 Schutzimpfungen mit einem einzigen Mißerfolg!

<hr>

Literatur.

Bandini, Zbl. f. Bakt. Ref. 40. 1907. — Beck, Zschr. f. Hyg. 19. 1896. — v. Behring, Zschr. f. Hyg. 12. 1892; Das Tetanusserum und seine Anwendung. 1892; D.m.W. 1900; Therap. d. Gegenwart. 1900; D.m.W. 1903. — Derselbe und Kitasato, D.m.W. 1890. — Derselbe und Knorr, D.m.W. 1896. — Braß, B. tierärztl. W. 1897. — Brieger und Boer, D.m.W. 1896. — Derselbe und Cohn, Zschr. f. Hyg. 15. 1893. — Derselbe und C. Fränkel, B.kl.W. 1890. — Camara Pestana, Ref. Baumgartens Jb. 1891. — Carbone und Perrero, Zbl. f. Bakt. 18. 1895. — Dönitz, D.m.W. 1898. — Eyner, Zbl. f. Bakt. 69. 1913. — Forest, Ein Beitrag zur Kenntnis des Vorkommens von Tetanuskeimen usw. Straßburg. 1901. — v. Graff, Mitteil. a. d. Grenzgeb. d. Med. u. Chirurg. 24. 1912; 25. 1913. — Hecker, v. Leuthold-Gedenkschrift. 1. 1906. — Herhold, D.m.W. 1901. — Hofmann, Beitr. z. kl. Chirurg. 55. 1907. — Huber, Beitr. z. kl. Chirurg. 77. 1912. — Joseph, Zschr. f. Infekt.-Krankheit. u. Hyg. d. Haustiere. 7. 1910. — Kitasato, D.m.W. 1889; Zschr. f. Hyg. 7. 1889; 10. 1891; 12. 1892. — Kolb und Laubenheimer, M.m.W. 1913. — Lentz, Zbl. f. Bakt. 52. — Leube, D. Arch. f. kl. Med. 100. 1910. — v. Leyden und Blumenthal, Nothnagels Spez. Path. und Therap. 5. Teil 2. 1900. — v. Lingelsheim, Tetanus in Kolle-Wassermann, Hb. d. pathog. Mikroorganismen (2). 4. 1912. — Motzfeld, Zbl. f. Bakt. 65. 1912. — Nicolaier, Virch. Arch. 128. 1892. — Nocard, Extrait de l'Ingénieur agricole de Gembloux. 1900. — Pfuhl, Zbl. f. Bakt. 44. 1907. — Pochhammer, D.m.W. 1908. — Reinhardt und Assim, Zbl. f. Bakt. 49. 1909. — Römer, Zschr. f. Immun.-Forsch. 1. 1909. — v. Rosthorn, Zschr. f. klin. Med. 1899. — Sanfelice, Zschr. f. Hyg. 14. 1893. — Sanitätsbericht über die Deutschen Heere im Kriege gegen Frankreich 1870—71. Bd. 7. — Sawamura, Arb. a. d. Instit. z. Erforsch. d. Infekt.-Krankheit. Bern. Heft 4. 1909. — Schnitzler, Zbl. f. Bakt. 13. 1893. — du Sejour, Gaz. des hôpitaux. 1905. — Statistischer Veterinär-Sanitätsbericht über die Preußische Armee für das Rapportjahr 1898. — Steinbrück, Über die Antitoxintherapie des Tetanus. I.-D. Leipzig 1913. — Tarozzi, Zbl. f. Bakt. Ref. 39, 40. 1907. — Thalmann, Zschr. f. Hyg. 33. 1900. — Tizzoni und Cattani,

Zbl. f. Bakt. 1890; Ref. Baumgartens Jb. 1892. — Tsuzuki, Beiträge zur Tetanus-antitoxintherapie usw. I.-D. Marburg. 1900. — Vagedes, Zschr. f. Hyg. 20. 1895. — Vincenzi, D.m.W. 1898. (Dazu Bemerkungen von v. Behring.) — Vaillard, Sérothérapie antitétanique, in Bactériothérapie, Vaccination, Séro-thérapie. Paris. 1909. — Wassermann und Takaki, B.kl.W. 1898. — Wiede-mann, M.m.W. 1912. — Wilms, M.m.W. 1901. — Wolff-Eisner, M.m.W. 1906. — Zupnik, Prag.m.W. 1899; D.m.W. 1905.

XI. Kapitel.

Nahrungsmittelvergiftungen (Botulismus).

Die Nahrungsmittelgifte müssen in zwei Gruppen geschieden werden. Bei der einen Art handelt es sich um die Einführung von krank-machenden Bazillen, also um eine Infektion, bei der zweiten um eine Einführung von Giften, die durch Bakterien gebildet sind, also um eine primäre Intoxikation. Vergiftungen durch metallische Gifte, die durch unzweckmäßige Zubereitung oder Aufbewahrung in Nahrungs-mittel gelangen, gehören natürlich nicht in das Gebiet der Nahrungs-mittelgifte, sondern in das der Vergiftungen überhaupt.

Lebende Keime, die auch für den Menschen pathogen sind, finden sich in erster Linie im Fleisch von Säugetieren und in deren Pro-dukten, ganz besonders der Milch, so daß auf diese Weise dann auch häufig Mehlspeisen, Vanilleeis usw. **Träger eines infektiösen Virus** werden können.

Bollinger war der erste, der klar erkannt hatte, daß viele dieser Erkrankungen sehr dem Typhus glichen (Nahrungsmitteltyphoid). Diese Anschauung hat sich zum Teil buchstäblich bestätigt. Tatsächlich kann Typhus durch Fleisch übertragen werden (Levi und Jakobsthal). Wir kennen aber außer den durch den Typhusbazillus auf dem Wege der Nahrungsaufnahme verhältnismäßig selten hervorgerufenen Erkran-kungen eine sehr große Reihe von Vergiftungen, die unter typhus-ähnlichen Erscheinungen verlaufen, und die durch Mikroben erzeugt werden, die dem Typhus sehr nahe stehen.

Über diese eigentlichen Fleischvergifter ist im IV. Kapitel über Paratyphus und Nahrungsmittelvergifter (S. 115) abgehandelt worden.

Hier interessiert uns nur die Gruppe von Nahrungsmittelver-giftungen, bei welcher nicht die **Einführung** von Mikroorganismen, sondern eines fertig gebildeten **bakteriellen Giftes die Krankeitsursache** abgibt. Als ein häufiger Giftbildner ist hier der Proteus vulgaris, der besonders an unsauberen Eisschränken massenhaft zu finden ist, zu erwähnen.

Vor allem gehören in diese Gruppe die Vergiftungen, welche klinisch als Ptomatropinvergiftungen wohl charakterisiert, schon lange unter dem Namen **Botulismus** oder „Wurstvergiftungen" bekannt sind. Die Ursache dieser Krankheit war unbekannt, bis zum Jahre 1896 van Ermengem feststellte, daß ein ganz bestimmter, von ihm mit dem Namen Bacillus botulinus bezeichneter Mikrobe die Krankheit dadurch verursacht, daß er in dem Fleisch sich ansiedelt und dort Gift bildet.

Der Name Wurstvergiftung ist unglücklich gewählt und hat oft, auch bei Ärzten, zu Irrtümern Anlaß gegeben. Da der Bacillus botulinus in allen möglichen Substanzen, besonders auch in Konserven gedeihen kann, so ist Wurstvergiftung auch nach Genuß von Fisch- und Bohnenkonserven beobachtet worden. Andererseits sind die meisten reinen Vergiftungen, die durch schlechte Würste hervorgerufen werden, nicht Wurstvergiftungen im eigentlichen Sinne, sondern Vergiftungen mit gewöhnlichen Fäulnisgiften. Der Bacillus botulinus ist seinerzeit übrigens auch nicht in Würsten, sondern an einem Schinken zuerst gefunden worden. Man sollte also die Namen Wurstvergiftung und Wurstgift ganz fallen lassen. Wem der alte Name Ptomatropinvergiftung zu umständlich ist, der sage, was auch besser ist, da es nicht das Symptom, sondern die Ursache der Krankheit bezeichnet, Botulismus.

van Ermengem beschreibt den **Bacillus botulinus** folgendermaßen: „Der Bacillus botulinus ist eine große Bakterie, welche sich durch mehrere morphologische und biochemische Charaktere gut kennzeichnet. Er ist eine absolute Anaërobie, welche ziemlich schnell in Berührung mit der Luft stirbt. Sie ist beweglich, mit zahlreichen Zilien versehen und bildet Endosporen. Sie verflüssigt schnell Gelatine, speziell bei Gegenwart von Dextrose. Laktose bleibt ungefähr unzersetzt. Seine Kolonien besitzen ziemlich gute Unterschiedsmerkmale: sie sind rund, aus durchsichtigen großen kontinuierlich in Strömungsbewegungen befindlichen Granulationen zusammengesetzt. Die Kulturen dieses Mikroorganismus haben einen schwach ranzigen Geruch, der aber durchaus nicht widerlich ist, wie derjenige vieler saprophyter und pathogener Anaëroben."

Der Bacillus botulinus färbt sich gut mit allen Anilinfarben und ist auch nach Gram färbbar. Während er Milchzucker und auch Traubenzucker kaum angreift, vergärt er Traubenzucker intensiv. Er wächst am besten bei 18—25°.

Seine Resistenz ist eine relativ geringe, so verhindert schon eine 6proz. Salzlösung sein Wachstum vollkommen und seine meist endständigen Sporen werden schon durch ½stündiges Erwärmen auf 80°

abgetötet. Er ist ein Saprophyt, der im Körper nicht leben kann, wo er sich aber angesiedelt hat, kann er das furchtbare Gift erzeugen, das allein für ihn charakteristisch ist.

Beim Versuch des **Nachweises des Bacillus botulinus** aus geräucherten Fleischwaren, besonders Schinken, soll man die tiefsten Stellen des Fleischstücks untersuchen, da er in den äußeren Schichten infolge der Salzwirkung nicht vorhanden sein kann. Im übrigen genügt der Nachweis des Giftes. Dasselbe ist durch Wasserextraktion und Filtration sehr leicht zu gewinnen und subkutan im Fütterungsversuch zu proben.

Für das **Botulismusgift** sind außer Affen, die in der Regel im Laboratorium nicht in Betracht kommen, Kaninchen, Meerschweinchen, Mäuse, Katzen und Tauben zu verwenden.

Die Wirkung von Kulturfiltraten und Filtraten von giftigen Nahrungsmitteln ist identisch. Charakteristisch sind die Paralysen, die sich oft schon nach 12—18 Stunden, je nach der Dosis des Giftes einstellen. Die zur Vergiftung nötigen Dosen sind minimal, so genügen für Meerschweinchen oft schon $^1/_2$—1 mg Bouillonkulturfiltrat. Besonders charakteristisch sind die Erscheinungen bei Katzen.

Die Symptome sind hier folgende: „Äußerst starke Mydriasis mit mehr oder weniger vollständiger Unbeweglichkeit des Schließmuskels der Regenbogenhaut, vollständige Erschlaffung des dritten Lides mit Starrheit des Auges, Aphonie, Aphagie, starker Prolaps der Zunge, der wochenlang bestehen kann, reichliche Absonderung eines dicken Schleims aus Mund und Rachen, croupöser Husten, Harn- und Kotverhaltung, allgemeine Erschlaffung der willkürlichen Muskeln. Je nach der Dosis tritt der Tod mehr oder weniger rasch ein. Nach Einverleibung von massiven Dosen — 5 bis 10 ccm — beobachtet man eine Latenzperiode von 6—12 stündiger Dauer. Der Tod tritt unter den Erscheinungen einer allgemeinen Paralyse, von Mydriasis usw. in 16—24 Stunden ein. Der Prolaps der Zunge ist dabei wenig ausgesprochen oder fehlt gänzlich. Mengen von 0,1—1 ccm Toxin rufen einen charakteristischen Symptomenkomplex hervor: äußerst starke Mydriasis, Zungenprolaps, Schleimabsonderung aus der Mundhöhle, die bis zum Tode, d. h. während 6—8 Tagen, anhält" (van Ermengem).

Gegen dieses Toxin, das auch wieder recht hinfällig ist — Erwärmen schwächt es ab, Erhitzen vernichtet es — läßt sich, allerdings mit außerordentlichen Schwierigkeiten, wie zuerst Kempner gezeigt hatte, ein Antitoxin darstellen, das im Mischungsversuch außerordentlich wirksam war, aber auch im Experiment deutliche Heilerfolge zeigte.

Eine **Serumtherapie** ist demnach theoretisch möglich und Erfolg versprechend. Man muß aber daran denken, daß im großen und ganzen die Verhältnisse hier sicher so liegen, wie beim Tetanus. Wenn

die Krankheit manifest ist, dann sind eben schon die lebenswichtigsten
Zellen erkrankt. Wie weit es gelingt, diese noch zu heilen, erscheint
mir sehr fraglich, wenn auch Kempner und Pollak im Tierversuch
die restitutio ad integrum bei erkrankten Ganglienzellen beobachtet
haben wollen. Aber die Aussicht einer Serumtherapie ist auch dadurch zum mindesten noch problematischer geworden, daß Leuchs
feststellte, daß zwei Stämme, die kulturell nicht derartige Unterschiede
zeigten, daß sie als zwei verschiedene Arten bezeichnet werden konnten,
und die sich in bezug auf ihre Giftwirkung ganz identisch verhielten,
Antitoxine lieferten, die sich gegenseitig nicht beeinflußten.

Botulismusantitoxin soll vom Institut für Infektionskrankheiten in Berlin dargestellt werden und dort bezogen werden können. Ich kann aber nur sagen „soll“,
da ich es vor einigen Jahren auf telegraphische Anforderung nicht erhalten konnte.

Die **Prophylaxe** gegen die Nahrungsmittelvergiftungen, soweit es
Infektionskrankheiten sind, fällt in erster Linie der Veterinärpolizei
zu, der es auch zu danken ist, daß derartige Vergiftungen jetzt verhältnismäßig so selten sind. Wo sie auftreten, handelt es sich bei
den auf Infektionen beruhenden Vergiftungen fast stets um sogenannte
Hausschlachtungen. Da für diese leider keine Fleischschau besteht,
wird in den meisten Gegenden Deutschlands das kranke Vieh grundsätzlich notgeschlachtet und unter allen Umständen zu Nahrungs-
zwecken verwandt. Selbst die einfachsten Vorsichtsmaßregeln, wie
vollständiges Durchkochen solchen Fleisches, werden meist nicht ausgeübt. Die Prophylaxe gegen Intoxikationsvergiftungen fällt zum größten
Teil in das Haus und die Küche. Schneller Verbrauch und saubere
Aufbewahrung sind hier das einzige Vorbeugungsmittel.

Literatur.

Brieger und Kempner, D.m.W. 1897. — Derselbe und Boer, Ebendas.
1896. — van Ermengem, Zbl. f. Bakt. 19. 1896; Zschr. f. Hyg. 26. 1897. —
Derselbe, Der Bacillus botulinus und der Botulismus in Kolle-Wassermann. Hb.
d. pathog. Mikroorganismen (2). 4. 1902. — Kempner, Zschr. f. Hyg. 26.
1897. — Derselbe und Schepilewski, Ebendas. 27. 1898. — Derselbe
und Pollak, D.m.W. 1897. — Leuchs, Bacillus botulinus (Immunität) in
Kolle-Wassermann, Hb. d. pathog. Mikroorganismen (2). 4. 1912. — Levy und
Jakobsthal, Arch. f. Hyg. 44. 1902.

XII. Kapitel.

Infektionen mit Streptokokken, Staphylokokken und Tetragenus.

Als Eitererreger haben sich eine ganz erhebliche Anzahl von Mikroorganismen erwiesen, an erster Stelle stehen jedoch die pyogenen Kokken. Diese sind die Streptokokken, Staphylokokken, Tetragenus, Diplococcus Fränkel, Meningococcus und Gonococcus. In diesem Kapitel werden wir uns nur mit den drei ersten Mikroorganismen beschäftigen, da die anderen infolge der ihnen noch ganz besonders zukommenden pathogenen Eigenschaften eine Sonderstellung einnehmen und demgemäß auch besonders besprochen werden sollen.

1. Infektionen mit Staphylokokken.

Die **Staphylokokken** sind, ebenso wie die Streptokokken, Mikroorganismen, welche in der Natur sehr weit verbreitet sind, und welche stets auch auf der Haut, im Mund, in der Nase und an Bekleidungsstücken des Menschen gefunden werden. Allerdings sind Staphylokokken dieser Provenienz meistenteils nicht pathogen, wie wir noch weiter unten sehen werden. Man unterscheidet vorzüglich nach der Farbe der Kolonien zwei Gruppen von Staphylokokken und zwar den Staphylococcus pyogenes aureus und albus, doch kommen auch Staphylokokken mit anderer Farbennuance vor, so z. B. der Staphylococcus citreus. In älteren Kulturen verliert der Aureus nahezu gänzlich sein Vermögen, Farbstoff zu bilden. Daß es aber sicher gelingt, Aureus in Albus umzuzüchten, wird angezweifelt (Neißer). Ein allerdings anscheinend einwandfreier Fall, daß aus einer 10 Monate alten Aureus-Kultur, die wieder zum Leben erweckt wurde, nachher ein sicherer Albus wuchs, wird von Palier beschrieben. Ihr Name Traubenkokken bezeichnet die meist vorkommende charakteristische Anordnung derselben in der Kultur; allerdings wird in Bouillon auch Kettenwachstum (Babes) beobachtet. Sie besitzen eine Hülle, die aber nur bei besonderem Verfahren beobachtet werden kann und die nach Babes mit der Grund der Vereinigung der Kokken zu Haufen sein soll. Im Organismus treten sie, sobald es sich nicht um Eiterungen handelt, meist als Diplokokken auf. Sie färben sich mit allen Anilinfarben und behalten die Gramfärbung.

In ihren **Anforderungen an künstliche Nährböden** sind sie sehr anspruchslos; sie wachsen tatsächlich auf jedem nur einigermaßen passablen Nährmedium. Brüttemperatur ziehen sie der Zimmertemperatur vor, doch gedeihen sie, wenn auch etwas langsamer, recht gut auch außerhalb des Brütschrankes. Auf Agar erscheinen beim Albus nach 24 Stunden kreisrunde, dicke, saftige, weiße Kolonien, die wie Porzellanknöpfe aussehen. Beim Aureus geht die Farbe nach weiteren 24 Stunden in ein schönes Goldgelb über. Diese Fähigkeit, Farbstoff zu bilden, geht bei längerer Fortzüchtung meist verloren, und es ist dann nicht mehr möglich, die beiden Stämme auseinanderzuhalten. In Bouillon wachsen sie äußerst üppig, dieselbe vollständig trübend, oft einen Schleimring bildend. Die Gelatine wird verflüssigt.

Die **Tierpathogenität** der menschenpathogenen Staphylokokken ist im allgemeinen eine sehr geringe, aber doch deutlich vorhanden, wenn es meist auch nicht gelingt, durch subkutane Injektion Mäuse, Meerschweinchen oder Kaninchen zu töten. Für intrapleurale Injektion zeigen sich Kaninchen meist empfänglich, ebenso für intravenöse Einspritzungen. Im ersteren Falle entsteht Empyem, im letzteren Falle multiple Abszesse. Schafft man ferner bei jungen Kaninchen z. B. ein künstliches Trauma an den Röhrenknochen, so kommt es bei intravenöser Einverleibung von Staphylokokken fast stets zur Osteomyelitis. In Gelenkhöhlen injiziert, machen sie Schwellung und Eiterung. Dreyer benutzte diese Tatsache zu einer schnell anzustellenden Virulenzprüfung resp. Feststellung, ob ein pathogener Staphylokokkus vorliegt.

Dreyer verdünnt 5—10 Ösen 24 stündiger Bouillonkultur mit 5 ccm Bouillon und injiziert davon 1 ccm in das Kniegelenk des Kaninchens. Ist der Staphylokokkus pathogen, so ist das Gelenk nach 48 Stunden geschwollen, nach 1—2 weiteren Tagen besteht eine Gelenkeiterung.

Kasahara bestätigte die Ergebnisse von Dreyer und stellte gleichzeitig noch eine andere Eigenschaft fest, die auch sehr einfach zum Nachweis der Pathogenität dienen kann, nämlich die Fähigkeit der Pustelbildung nach intrakutaner Injektion, die nur den pathogenen zukommen soll.

Kaninchen, Meerschweinchen oder Mäuse erhalten rein intrakutan 0,05 bis 1,0 ccm einer 24 stündigen Bouillonkultur. Waren die Kokken Eitererreger, so hat sich nach 24 Stunden eine Pustel mit rotem Hof gebildet, die in einigen Wochen unter Krustenbildung abheilt. Die Tiere können dann wieder für einen solchen Versuch verwandt werden.

Petruschky gelang dann die Erzeugung von Erysipel am Kaninchenohr. Die normal sehr geringe Toxizität und Virulenz läßt sich, allerdings erst durch zahlreiche Tierpassagen, durch intravenöse oder intrapleurale Injektion an Kaninchen z. B. zu einer recht erheblichen steigern.

Die **Resistenz** der Staphylokokken gegen äußere Eingriffe ist meist eine sehr große.

Sie vertragen Antrocknen an Tuchfetzen bis zu 100 Tagen. In der Kultur bleiben sie ein Jahr am Leben. Die Empfindlichkeit gegen höhere Temperaturen ist schwankend. Es gibt sehr resistente Rassen. M. Neißer und Lipstein teilen mit, daß beim Erwärmen auf 60° von 6 Stämmen 5 nach $^1/_4$ Stunde, einer nach $^3/_4$ Stunden abgetötet war. v. Lingelsheim gibt an, daß einstündiges Erwärmen auf 60° niemals abtötet. Sicher gehen Staphylokokken bei $^1/_2$—1 stündigem Erwärmen auf 80° zugrunde. Gegen Desinfizientien verhalten sich die Staphylokokken wohl am resistentesten von allen Nichtsporenbildnern.

Sublimat wirkt recht schwach. Nach Untersuchungen von Krüger vermag in 10 Minuten erst eine 1 proz. Lösung bei 15° abzutöten. Etwas besser werden die Resultate bei Erwärmung der Sublimatlösungen (bei 20° tötet $^1/_2$ proz., bei 25° $^1/_4$ proz. Lösung in 10 Minuten). Besser wirkt Karbol, das in der Regel in 5 proz. Lösung in 5—10 Minuten abtötet. Ein gutes staphylokokkentötendes Präparat, vor allem gegen nicht angetrocknete Staphylokokken, ist der (nicht absolute) Alkohol. Mit hierauf beruht auch die ausgezeichnete Wirkung der Grossichschen Jodtinkturdesinfektion.

Von Wichtigkeit ist die Frage, wodurch denn die Staphylokokken für den Menschen pathogen werden, produzieren sie ein **Gift**, oder ist, wie bei Cholera und Typhusbazillen, ihre Leibessubstanz toxisch? Es ist unzweifelhaft, daß die Staphylokokken Gift absondern, aber offenbar gibt es nicht ein Staphylotoxin, sondern eine Reihe der verschiedensten giftigen Stoffwechselprodukte dieser Mikroorganismen. Andererseits ist es aber auch unzweifelhaft, daß die Leibessubstanz selbst Stoffe enthält, die stark chemotaktisch auf Leukozyten wirken und infolgedessen, subkutan eingeführt, Eiterung erzeugen.

Diese letzteren Gifte stellte Kühne dar nach der von Nencki angegebenen Methode der Darstellung des „Mykoprotein." Zu diesem Zweck werden Staphylokokken in 5 proz. Kalilauge verteilt, der sich bildende zähe Schleim wird im Wasserbad gelöst, ein Filtrat davon nach Ansäuern durch Ammonsulfat ausgefällt. Das so gewonnene Protein oder, wie wir jetzt sagen, Nukleoproteid ist stark eitererregend.

Eine andere eitererregende Substanz aus den Staphylokokkenleibern stellte Leber dar, das Phlogosin. Brieger und Fränkel gewannen ein Toxalbumin und Christmas eine Diastase.

Denys wies nach, daß die Staphylokokken ein Kaninchen-Leukozyten intensiv schädigendes und zur Auflösung bringendes Gift sezernieren, das Leukozidin.

Die Produktion dieses interessanten Giftes findet intensiver als in Kulturen dann statt, wenn Kaninchen mit höchst virulenten Staphylokokken in die Pleura geimpft werden. Das durch Zentrifugieren von Leukozytenresten und Staphylokokken gereinigte pleuritische Exsudat vermag in ganz erheblicher Verdünnung, oft sogar bis zur Verdünnung 1 : 1000, prompt in 1—2 Minuten Kaninchenleukozyten aufzulösen. Andere Leukozyten beeinflußt es allerdings viel weniger, so ist es z. B. Verfasser nicht geglückt, durch ein hochwirksames Leukozidin Menschenleukozyten zur Auflösung zu bringen. Dies beruht möglicherweise darauf, daß, wie M. Neißer und Wechsberg nachwiesen, das menschliche Blutserum ein Antistaphylotoxin enthält.

Die Studien von Neißer und Wechsberg über das von Kraus entdeckte Hämolysin (Staphylolysin) wurden dann von großer praktischer Bedeutung.

Das Hämolysin findet sich in den Bouillonkulturen gewisser Staphylokokken. Es wird (nach Neißer und Wechsberg), nachdem durch Papierfiltration oder besser Zentrifugieren die gröbsten Partikelchen entfernt sind, durch Reichelkerzen gewonnen. Auch durch Toluolzusatz kann man sich eine Staphylolysinlösung aus den Kulturen darstellen, nur muß dann vor jedem Versuch durch Filtration durch feuchtes Papier sorgfältig alles Toluol entfernt werden, da dieses an sich hämolytisch wirkt. Das fertige mit Karbol (Karbolsäure 10,0, Glyzerin 20,0, Aq. dest. 70,0, davon 5 auf 100) versetzte Filtrat bewahrt im Eisschrank aufbewahrt sehr lange seine hämolytische Wirkung. Die Prüfung findet in der Weise statt, daß zu je 1 ccm 5proz. Kaninchenblut Filtrat in fallenden Mengen, z. B. 0,5—0,005 (Neißer) zugesetzt wird. Die Filtratdosen werden stets mit physiologischer Kochsalzlösung auf 1 ccm aufgefüllt.

Dieses Hämolysin der Staphylokokken wirkt dann noch agglomerierend auf Kaninchenblutkörperchen. Ferner konnten Neißer und Wechsberg in diesen Filtraten einen intensiv die Rindensubstanz der Kaninchenniere schädigenden Stoff, das Nephrotoxin, nachweisen.

Bruck, Michaelis und Schütze stellten dann fest, daß im Blut von an Staphylokokkeninfektion leidenden Menschen Antihämolysine auftreten.

Das Studium der Hämolysine (M. Neißer und Wechsberg) hat zuerst zur Trennung von pathogenen und nichtpathogenen Staphylokokken geführt. Die Mehrzahl der Staphylokokken, die der Haut, den Kleidern usw. anhaften, sind nicht pathogen. Diese nichtpathogenen Staphylokokken erzeugen in der Bouillon kein Hämolysin. Dann zeigten Kolle und Otto, daß durch Immunisierung mit pathogenen Staphylokokken Sera gewonnen werden, die alle pathogenen Staphylokokken (albus sowohl wie aureus) stark agglutinieren, während die nichtpathogenen saprophytischen nicht beeinflußt werden. Bereits weiter oben (S. 288) sind die Untersuchungen Dreyers und Kasaharas beschrieben, die zeigten, daß die pathogenen Staphylokokken bei bestimmter Versuchsanordnung sich stets als Eitererreger im Tierexperiment erweisen. Kürzlich ist dann von Geiße bestritten, daß die Hämolysinbildung nicht auch bei saprophytären Staphylokokken vorkäme; er will nur die Agglutination als sicheres Unterscheidungsmerkmal anerkennen.

Jedenfalls steht das fest, daß die alte Ansicht von der Ubiquität der pathogenen Staphylokokken falsch ist, daß die meisten Stämme an und für sich harmlose Bakterien sind, und daß wir heute eine ganze Reihe von Verfahren besitzen, die eine sichere Entscheidung, ob ein Stamm saprophytisch oder parasitär ist, zulassen. Daran können auch die Untersuchungen von Geisse nichts ändern, dem die Umwandlung von Saprophyten durch fortgesetzte Passage in Kollodiumsäckchen im Meerschweinchen in pathogene Staphylokokken gelang.

Die **pathogenen Eigenschaften** der Staphylokokken für den Menschen sind relativ gering. Staphylokokkensepsis kommt vor, ist im allgemeinen selten, aber immer von sehr schlechter Prognose. Die Staphylokokken verursachen vorzüglich lokale Eiterungen, Furunkel und Abszesse. Dringen dieselben von der Tonsille oder einer Wunde in den Organismus, so erzeugen sie doch nur selten Septikämie, sondern nur wieder lokale Eiterungen an irgend einem Locus minoris resistentiae. So sind die Staphylokokken in den meisten Fällen als Erreger der Osteomyelitis gefunden worden. Ferner fand man sie bei Polyarthritis und bei Meningitis cerebrospinalis, bei letzterer natürlich nur als Begleitparasit. Ganz unzweifelhaft ist es auch nach den klinisch-bakteriologischen Untersuchungen Jordans, daß der Staphylokokkus auch der Erreger des Erysipels sein kann. Diese klinische Tatsache wurde durch die schon erwähnten Versuche Petruschkys über experimentelle Erysipelerzeugungen bestätigt.

Der **bakteriologische Nachweis** der Staphylokokken ist meist ein leichter. Im Eiter zunächst finden sie sich massenhaft. Ihre morphologischen Eigenschaften, die Färbbarkeit nach Gram lassen sie wohl erkennen. (In nicht nach Gram gefärbten Präparaten sind sie oft leicht zu übersehen!) Zum Züchten aus Eiter empfiehlt es sich, wie stets in allen ähnlichen Fällen, zunächst eine Bouillonverdünnung anzulegen und dann erst von dieser Verdünnung aus Platten oder Röhrchen zu bestreichen. Ist die Fundstätte aber nicht so, daß an der ätiologischen Bedeutung nicht gezweifelt werden kann, so ist in der geschilderten Weise der Beweis der Pathogenität erst zu erbringen.

Zu berücksichtigen ist auch, daß, es scheint allerdings enorm selten zu sein, bei Puerperalfieber auch anaërobe Staphylokokken gefunden worden sind (Schottmüller).

Schwierig ist natürlich der Nachweis, wenn der Eiterherd nicht ohne weiteres zugänglich ist. In sehr vielen Fällen wird ein solcher wohl vermutet werden, aber sein Sitz und damit der Beweis seines Vorhandenseins überhaupt entzieht sich unserer Erkenntnis. In solchen

Fällen wird eventuell der Nachweis der antihämolytischen Wirkung des Serums des Patienten zum Resultat führen, wie es zuerst Bruck, Michaelis und Schulz versucht hatten. Bis zu einem gewissen Grad ist jedes menschliche, wie z. B. auch das Pferdeserum, mit einer gewissen Quote Antihämolysin ausgestattet. Als Reaktionsprodukt einer Staphylokokkeninfektion steigt aber dieser Antistaphylosingehalt meist ganz erheblich. Eine derartige Methode, die das störende Antihämolysin des normalen Serums ausschaltet, ist von Homuth ausgearbeitet worden. Bei der oft großen Wichtigkeit, die hier die Möglichkeit der Diagnosestellung für den chirurgisch tätigen Arzt vor allem hat, sei das Verfahren Homuths für die Serodiagnose der Staphylokokkenerkrankungen, dessen Brauchbarkeit inzwischen auch durch Rost und Saito im vollen Umfang bestätigt ist, ausführlich nach Homuth wiedergegeben.

„Die Untersuchung zerfällt in 2 Teile: In den Vorversuch der Gifttitrierung wird zunächst das bei 56⁰ eine halbe Stunde lang inaktivierte Serum eines gesunden Menschen resp. das Standardserum gegen das Lysin eingestellt und zwar 0,1 einer Verdünnung 1:2. Die Reihenfolge der Reagentien ist Kochsalz (etwa 0,85 proz. NaCl-Lösung), Serum, 5 proz. Kaninchenblutaufschwemmung (2 mal gewaschen, gleichzeitig), Lysin. Die Röhrchen kommen 2 Stunden in den Thermostaten bei 37⁰, werden während dieser Zeit mehrfach geschüttelt und dann für die Nacht auf Eis.

Vorversuch:

	Gifttitrierung gegen normales Serum					Kontrollen		
Lysin	0,1	0,2	0,3	0,4	0,5 usw.	0,3	—	—
Serum 1:2 .	0,1	0,1	0,1	0,1	0,1	—	0,1	—
Blut, 5 proz.	0,5	0,5	0,5	0,5	0,5	0,5	0,5	0,5
NaCl-Lösung	1,3	1,2	1,1	1,0	0,9	1,2	1,4	1,5
Resultat . . .	mäßig	stark	komplett	komplett	komplett	komplett	0	0

Nachdem auf diese Weise die notwendige Lysinmenge bestimmt ist, wird dieselbe im Hauptversuch gegen fallende Mengen des zu untersuchenden, natürlich gleichfalls vorher inaktivierten Serums eingestellt, beginnend mit der gleichen Menge und denselben Verdünnungen wie beim Standardserum. Für $0,1 \times {}^1/_2$ nimmt man der bequemeren Abstufung halber besser $0,5 \times {}^1/_{10}$. Das Nähere ergibt das Protokoll.

Hauptversuch:

	Streptokokkenserum				Kontrollen Normalserum 1:10 . 0,5	—	0,5	—
Serum (1:10)	0,5	0,35	0,25	0,1	—	0,5	—	—
Lysin	0,3	0,3	0,3	0,3	—	—	0,3	—
Blut, 5 proz.	0,5	0,5	0,5	0,5	0,5	0,5	0,5	0,5
NaCl-Lösung	0,7	0,85	0,95	1.1	1,0	1,0	0,7	1,5
Resultat . . .	0	0	Spur	wenig	0	0	kompl.	0

Das für diese Untersuchungen notwendige Staphylolysin stellt das Hygienische Institut Frankfurt a. M. (Prof. Neißer) bereitwilligst zur Verfügung.

Die Prüfung des opsonischen Index kann für die Praxis nicht empfohlen werden, sie ist einerseits zu schwierig und umständlich, dann aber auch nicht einfach und sicher genug in der Beurteilung des Prüfungsergebnisses.

Die Frage der **Serumtherapie der Staphylokokkenmykosen** ist als entschieden anzusehen und zwar dahin, daß es nicht gelingt, irgendwie wirksame Heilsera darzustellen.

Wohl der erste, der vermeinte, ein brauchbares Staphylokokkenheilserum erzeugt zu haben, war Viquerat. Petersen konnte aber die völlige Unwirksamkeit dieses Präparates experimentell ermitteln. Daß tatsächlich nach Überstehen von Staphylokokkenkrankheiten im Blut Schutzstoffe, wenn auch nur in ganz geringem Maße auftreten, ist gleichfalls von Petersen nachgewiesen worden. Gegen die einzelnen Gifte, die aus Staphylokokkenkulturen isoliert werden konnten, ließ sich Immunität erzielen. Gegen das Briegersche Toxalbumin ist dieselbe nur gering, während gegen das Leukozidin und das Staphylohämolysin erhebliche Immunitätsgrade hervorgerufen werden können, ohne daß der Schutzwert gegen das eine Gift in irgendwelchen Beziehungen zu dem gegen das andere steht.

Die **Vaccination** mit abgetöteten Staphylokokken, die von den erfolgreichen Versuchen Wrights ausgeht, der schöne Heilungen bei Furunkulosis, Sykosis und Akne mit abgetöteten Staphylokokken erzielte, hat sich heute als gut und erfolgversprechend bei allen chronischen Staphylokokkenmykosen — bei akuten scheint sie immer zu versagen — eingebürgert.

Die Vaccinen werden aus abgeschwemmten und abgetöteten Agarkulturen dargestellt. Es werden in 8—14tägigen Pausen je 1 ccm Vaccine, von der 1 ccm 50 bis 500 Millionen Keime enthält (Zählung entsprechend der Methode Wrights für Typhusimpfstoffe S. 102), injiziert. Bleibt der Erfolg mit einer fabrikmäßig dargestellten Vaccine (z. B. Opsonogen der Güstrower chemischen Werke nach Strubell oder Vaccin der sächsischen Serumwerke, Leukogen-Höchst usw.) aus, tut man gut, noch den Versuch mit einem Autovaccin, das man sich anfertigen läßt, zu machen, d. h. einem Vaccin, das aus den Staphylokokken des Patienten selbst dargestellt worden ist.

Die spezifische Substanz des v. Wassermannschen Histopins, das gleichfalls zur Lokalbehandlung (Aufstreichen auf die Haut) viel empfohlen wird, ist ein wässeriger Extrakt aus lebenden Staphylokokkenkulturen, der in 20—50proz. Salbe verwandt wird.

2. Streptokokkeninfektionen.

Die Streptokokken unterscheiden sich von den Staphylokokken prinzipiell durch ihr Kettenwachstum, das dadurch zustande kommt, daß die Streptokokken sich immer nur in einer Richtung des Raums teilen und die neugebildeten Kokken möglichst im Verband mit den älteren bleiben. Die so gebildeten Ketten können in Form (gerade oder gekrümmt oder eingerollt) und in Länge sehr verschieden sein. Die Einzelglieder sind meist nicht ganz rund, sondern etwas oval und gestreckt; die Streckung kann so weit gehen, daß die einzelnen Kokken fast stäbchenförmig, wenigstens in der Kultur, erscheinen, und es kann dann sogar zu Zweifeln oder Irrtümern kommen (vgl. Jaffés Kritik an Klingers Bacillus actinomycet. com.).

Offensichtlich gibt es eine Reihe verschiedener Arten und Rassen, die, wenn auch in vielem, auch in serologischer Beziehung, gleich, auch wieder unterscheidende und anscheinend konstante Eigentümlichkeiten erkennen lassen. Eine sichere Klassifikation, in die sich nun absolut jeder einzelne Kokkus einreihen läßt, besitzen wir auch heute noch nicht, wenn auch die Arbeiten von Schottmüller immerhin Vortreffliches für die Systematik dieser wichtigen Bakteriengruppen, wie wir weiter unten sehen werden, geleistet haben.

Die frühere v. Lingelsheimsche Einteilung der Streptokokken in solche, die lange und solche, die kurze Ketten bilden (Streptococcus longus und brevis), und nach der kurzkettige unvirulent und langkettige virulent sein sollten, hat sich als nicht völlig zutreffend erwiesen, aber im großen und ganzen ist sie doch auch jetzt noch ein guter Anhalt für die Beurteilung der Pathogenität, da langkettige Streptokokken, wenn sie als solche primär gezüchtet worden waren, fast ausnahmslos pathogen sind.

Die Anordnung der Kokken in Ketten ist ein Moment, welches vorzüglich in flüssigen Nährmedien auftritt. Innerhalb des Organismus finden sich besonders die virulentesten fast stets als Diplokokken. Die Form der einzelnen Kokken ist dann meist eine halbkugelige, doch kommen auch leicht ausgezogene, an die Lanzettform des Diplokokkus Fränkel erinnernde Formen vor. Die Streptokokken färben sich gut mit allen Anilinfarben, ebenso nach Gram, damit ein wichtiges differentialdiagnostisches Moment darbietend. Die zwei von Jaffé beschriebenen gramnegativen Streptokokkenstämme stehen bisher ganz allein da. Da es sich um Laboratoriumskulturen handelte, wird wohl auch das Vermögen, die Farbe festzuhalten, erst in der Kultur verloren sein, übrigens auch ein Novum.

Im Gegensatz zu den Staphylokokken sind die Streptokokken in ihren **Anforderungen an Nährböden** anspruchsvoller und gelegentlich auf den gewöhnlichen Nährmedien überhaupt nicht zu züchten. Ein Zusatz von Traubenzucker schafft ihnen meist günstigere Bedingungen. Sehr empfehlenswert ist, wie v. Lingelsheim feststellte, eine Bouillon mit Serumzusatz. Auch auf Löffler-Serum gedeihen sie gut. Auf der Oberfläche des Agars erscheinen nach 24stündiger Bebrütung bei

37^0 ganz feine tautropfenähnliche durchscheinende Kolonien. Dieselben werden höchstens bis zu 1, selten 2 mm im Durchschnitt groß, konfluieren nicht und nehmen schließlich ein bräunliches Aussehen an Das Wachstum auf Gelatine ist, wenn es überhaupt eintritt, ein äußerst kümmerliches. In Bouillon wachsen die einzelnen Stämme recht verschieden, manche (Streptococcus brevis) trüben die Bouillon gerade wie die Staphylokokken. Das Gewöhnliche ist dies aber nicht, sondern das Wachstum findet meist in der Weise statt, daß sich mehr oder weniger große Bakterienmengen auf dem Grund der Röhrchen ansammeln, die Bouillon bleibt klar. Schüttelt man, so sieht man, wie in Fäden oder Flöckchen die Bakterienmassen aufgewirbelt werden. In manchen Fällen wachsen sie an der Wandung des Glases, so daß es erscheint, als ob das Röhrchen mit lauter Schüppchen besetzt ist.

In ihrem Sauerstoffbedürfnis verhalten sich die Streptokokken verschieden, meist sind sie aërob, viele sind es nur fakultativ und einige wenige sind streng anaërob. Ein Streptokokkus (Strept. mucosus) zeichnet sich durch Kapsel- und Schleimbildung aus.

Bedeutet nun jede Abweichung in der Wachstumsform eine andere Art? Ganz sicher nicht. Man nahm früher eine sehr große Anzahl verschiedener Arten an (in einer These von Le Gros konnten allein 46 aus dem Menschen gezüchtete Streptokokken aufgezählt werden, die alle different sein sollten), aber die Zahl der wirklich differenten Stämme ist immer mehr zusammengeschrumpft. Die Unterschiede in der Länge der Kettenbildung, dem verschiedenen Wachstum in Bouillon und der Form der Einzelglieder sind nicht konstant.

Von besonderer Bedeutung wurde dann für die Systematik und damit auch, ich möchte sagen für die Prognostik, die von Marmorek entdeckte Fähigkeit mancher Streptokokkenstämme den Blutfarbstoff aufzulösen.

Schottmüller legte in erster Linie die Einwirkung der Streptokokken auf Blutfarbstoff seiner Systematik zugrunde. Bei Beimpfung der Schottmüllerschen Blutagarplatte (2 Teile Blut + 5 Teile Agar) entstehen eventuell um die Kolonien oder den Impfstrich bei einigen Arten helle Höfe oder Säume, während andere wieder den Blutfarbstoff unter Farbstoffbildung zersetzen, andere wieder ganz unverändert lassen. Prognostisch wurde von vielen Seiten insofern großer Wert auf die Hämolyse gelegt, als alle Hämolytische pathogen und Nichthämolytische nichtpathogen sein sollten. Aber es hat sich doch gezeigt, daß die Verhältnisse hier nicht so einfach liegen. Die Hämolysinbildung der Streptokokken ist sicher kein konstantes, sondern ein variierendes Merkmal (Vysta vel u.a.) und infolgedessen bei einer strengen Anforderung für eine systematische Einteilung nicht zu verwerten. Auch für die Prognose spielt die Hämolyse der einzelnen Stämme nicht eine so ausschlaggebende Rolle. Aus der Unzahl der Arbeiten sei die Mitteilung von Traugott erwähnt, der bei 73 puerperalen Erkrankungen nichthämolytische Streptokokken als Krankheitserreger fand. Zangemeister nimmt an, daß die Streptokokken, die außerhalb von Wundgebieten wachsen, stets anhämolytisch sind. In Wirklichkeit seien es zwei Arten, die eine wird sofort hämolytisch, wenn sie auf eine Wundfläche kommt, das sind die pathogenen, die anderen bleiben auch dort anhämolytisch, das sind die nichtpathogenen. Mir scheint Zangemeister hierin zu weit zu gehen. Man darf jetzt mit Sicherheit nur sagen, alle hämolytischen Streptokokken sind pathogen, nichthämolytische können pathogen sein, sind es aber oft nicht. Selbstverständlich handelt es sich immer um frische Stämme, denn Fortzüchten auf unseren Nährböden kann alle Merkmale, die an und für sich variabel sind, sicher verändern.

Da aber eine Einteilung für den Gebrauch der Praxis mir notwendig erscheint, besonders wenn man eine besitzt, die in der Regel bei frisch gezüchteten Stämmen den Verhältnissen gerecht wird, so möchte ich, mit den nötigen Vorbehalten, auch jetzt noch an der Einteilung Schottmüllers festhalten. Diese Einteilung lautet mit den eigenen Worten des Autors wie folgt:

„1. Streptococcus vulg. sive erysipelatos,

der in bekannter Weise hämolysiert, niemals aber Farbstoff bildet. Das ist der typische Streptokokkus der Wundinfektionskrankheiten, des Erysipels, der Angina, der sekundäre Krankheitserreger in den Nasenrachenorganen bei Skarlatina, Morbilli usw. und endlich bei einer großen Zahl von Puerperalerkrankungen.

2. Der Streptococcus viridans,

der immer Farbstoff bildet, ausnahmsweise auch deutlich hämolysieren kann; er findet sich bei mannigfachen Erkrankungen der Schleimhäute (Luftwege, Darm, Genitaltraktus); den Beweis seiner Spezifität demonstriert er ad hominem in der Endocarditis lenta, einem durchaus typischen Krankheitsbild trotz seiner Variationen.

Niemals haben wir einen solchen Krankheitsverlauf bei Infektionen mit Erysipelkokken gesehen.

3. Der Streptococcus mucosus,

der schleimige Kulturen und grünen Farbstoff auf Blutplatte bei 37⁰, dagegen deutliche Hämolyse bei 22⁰ zeigt. Bei Otitis, Meningitis, Pneumonia crouposa findet er sich vorzugsweise.

4. Der anaerobe Streptococcus putridus,

über dessen häufiges Vorkommen bei verschiedenen Krankheitszuständen 1910 berichtet wurde. Seine pathogene Bedeutung ist sicher bewiesen, hämolytisch wirkt er nicht.“

Wie aus dieser Einteilung hervorgeht, nimmt der Streptococcus mucosus eine ganz besondere Stellung ein. Er steht, wie wir noch sehen werden (S. 310), dem Pneumokokkus jedenfalls näher als alle anderen Kokken und wird daher auch direkt Pneumococcus mucosus genannt (Axenfeld, Hanes).

Sein Vorkommen ist kein sehr häufiges. Neumann, der ihn im Rachen-nasenraum fand, glaubt, daß der Schleim usw. diese Varietät gezüchtet hat. Er wächst nach Schottmüller sehr spärlich, so daß bei Aussaat von großen Mengen von Eiter oft nur wenige Kolonien aufgehen. Die Kolonien sind auf Agar sehr zart, bis stecknadelkopfgroß, ausgesprochen fadenziehend. Nach 4—5 Tagen beginnt die Kultur zu schwinden, nach 10 Tagen ist nur noch eine Spur vorhanden. Auf Aszitesagar bildet sich um den Impfstrich ein mehrere Millimeter dicker Wall glasigen Schleims. Ein Präparat davon ergibt Streptokokken mit großen Kapseln. In Bouillon wächst er nur selten; ist er zum Wachstum zu bringen, so trübt er diffus, dagegen ist Aszitesbouillon (neutrale Bouillon $+$ $^1/_3$ Aszitesflüssigkeit — Buerger) ein vorzüglicher Nährboden. Auf dem Blutagar kann die einzelne Kolonie bis Linsengröße erreichen. Der Streptococcus mucosus ist wegen seiner Labilität schwer fortzuzüchten. Heim zeigte aber, daß es doch gelingt, ihn im ge-trockneten Herzblut einer infizierten Maus bis zu 5 Monaten am Leben zu erhalten.

Differentialdiagnostisch kommt nur der Pneumokokkus in Be-tracht. Hämolysiert eine Kultur, so ist dieser sicher auszuschließen, im anderen Falle wird das meist etwas üppigere Wachstum auf festen Nährböden und das etwas bräunliche Zentrum der sonst sehr zarten Kolonie auf der Agar- und die grünschwarze Farbe auf der Blutplatte einen Pneumokokkus wahrscheinlich machen. Im übrigen muß dann der Tierversuch, das Verhalten gegen Galle und Gallensalze und auf dem Lackmus-Nutrose-Nährboden mit herangezogen werden (s. S. 310). Es sei aber auch an dieser Stelle hervorgehoben, daß die Differenzie-rung von Streptokokken und alten Pneumokokken selbst mit allen Hilfsmitteln nicht immer gelingt, wohl aber bei frischgezüchteten.

Die **Resistenz der Streptokokken** ist, wenn wir von dem Mukosus absehen, keine so ganz geringe. Eingetrocknet gehen sie meist nach 3—5 Wochen zugrunde, doch bleiben sie mit Blut direkt aus dem Tier angetrocknet monatelang am Leben. Zweistündiges Erwärmen auf 60° reicht nicht zur sicheren Tötung aus, dagegen sicher einstündige Erwärmung auf 70—75°. Desinfektionsmittel wirken dagegen sehr stark und töten schnell und sicher.

Die Frage nach der Ursache der **Menschenpathogenität** der Streptokokken ist, ebenso wie bei den Staphylokokken, auch noch nicht völlig entschieden. Es ist unzweifelhaft, daß sich in den Kultur-filtraten Gifte vorfinden, aber wie v. Lingelsheim, Aronson und andere zeigten, steht die Stärke des gewonnenen Giftes absolut nicht in Beziehung zur Virulenz. Jedenfalls haben wir bei den Streptokokken verschiedene Gifte zu unterscheiden und zwar ein hämolytisches und ein tödliches.

Ob es sich hier um Endotoxine handelt oder um sezernierte Gifte, ist nicht
entschieden. v. Lingelsheim nimmt an, daß das Gift an die Bakterienzelle gebunden sei, aber nur von der lebenden Zelle aktiviert wird. Simon meint, daß
außer den Endotoxinen auch Toxine gebildet werden, daß diese Giftproduktion
aber nicht permanent, wie beim Diphtherie- und Tetanusbazillus zum Beispiel, stattfindet, sondern daß sie unter der Einwirkung der bakteriziden Körpersäfte erst ausgelöst wird. Marmorek hinwieder hat auf einem besonderen Nährboden Gifte erhalten, die in Dosen von 0,25—0,5 ccm Kaninchen töteten, und die er nicht für
Endotoxine, sondern für echte Toxine hielt.

Mag es nun sein, wie es will, jedenfalls wirken die Streptokokken
toxisch, sei es durch Endotoxine, sei es durch sezernierte Gifte.

Bei dem Fehlen einer ausgesprochenen Giftbildung fehlt uns auch
die Möglichkeit, mit Sicherheit zu bestimmen, ob ein gezüchteter
Stamm virulent sei oder nicht, denn auch das Tierexperiment gibt uns
in Hinsicht auf die Menschenpathogenität keinen Aufschluß, ja sogar
die Menschen reagieren auf ein und dieselbe Kultur bei Impfungen in
individuell außerordentlich verschiedener Weise.

Einen gewissen Anhalt für die menschliche Virulenz geben vielleicht,
leider liegen Nachprüfungen, soweit mir wenigstens bekannt ist, noch
nicht vor, die Versuche Bürgers', der das Verhalten menschlicher
Leukozyten, die bei der Vernichtung der Kokken ausschlaggebend sind
und nach Metschnikoff sich außerordentlich verschieden gegen virulente und nichtvirulente Kokken verhalten, als Indikator benutzte.

Bürgers versetzte eine dünne Streptokokkenemulsion in isotonischer Natriumzitratlösung mit Menschenblut, bebrütete 10 Minuten bei 37⁰, machte dann Ausstriche, färbte und zählte, wieviel von 100 Leukozyten Streptokokken gefressen
haben. Diese so erhaltene Zahl nannte er Virulenzzahl. Handelt es sich um
pathogene virulente Streptokokken, so werden 50—100 Leukozyten, die nicht gefressen haben, gezählt, während bei unvirulenten diese Virulenzzahl auf 30—0 sinkt.

Schleißner und Spät wollen dann noch eine biologische Diffe-
renzierungsmöglichkeit von Scharlachstreptokokken und anderen virulenten gefunden haben. Während im bakteriziden Reagenzglasversuch
mit Leukozyten und aktivem Kaninchenserum Scharlachstreptokokken
fast regelmäßig abgetötet werden, sollen andere pathogene Streptokokken ungehemmt weiterwuchern. Schließlich sei auf die S. 288 geschilderten Versuche Dreyers und Kasaharas hingewiesen, die nicht
nur für Staphylokokken, sondern allgemein für Eitererreger gelten.

Die **Tierpathogenität der Streptokokken** ist, wie schon erwähnt,
eine recht verschiedene. Die Streptokokken sind meist imstande,
wenigstens die, welche aus Fällen von Sepsis gezüchtet worden sind,
weiße Mäuse zu töten. Bei Streptokokken anderer Provenienz, so z. B.
aus dem Rachen von Scharlachkranken, fehlt oft fast jede Tierpathogenität.

Sehr empfänglich gegen Streptokokken sind im allgemeinen auch Kaninchen. Es gibt Streptokokkenstämme von einer so hohen Kaninchenvirulenz, daß 0,000001 ccm Bouillonkultur, subkutan einverleibt, ausreicht, um Kaninchen septisch zugrunde gehen zu lassen. Die den Streptokokken zukommende Fähigkeit, nach Einverleiben in Wunden am Kaninchenohr Erysipel zu erzeugen, kann nach Petruschky als ein guter Wertbemesser für die Virulenzbestimmung der Streptokokken benutzt werden. Wenig virulente erzeugen bei Ohrimpfung nur Erysipel, hochvirulente stets eine tödliche Sepsis. Es sei übrigens ausdrücklich bemerkt, daß die Eigenschaft, Erysipel am Kaninchenohr zu erzeugen, nicht etwa nur den vom menschlichen Erysipel herstammenden Streptokokken zukommt. Die Identität der Erysipelstreptokokken und der Streptokokken, die aus Abszessen oder septischen Erkrankungen gezüchtet sind, ist auch hierin eine völlige (Koch und Petruschky).

Die **Menschenpathogenität** ist zwar verschieden, aber meist recht bedeutend. Vor allem muß hervorgehoben werden, daß, während die anderen pyogenen Kokken nur geringe Tendenz zur allgemeinen Ausbreitung haben, eine solche den Streptokokken in ganz eminenter Weise zukommt; so kommt es, daß jede Streptokokkeninfektion, wenn dieselbe auch primär eine lokalisierte ist, durch diese Tendenz zu einer bedrohlichen wird. Ferner haben die Streptokokken große Neigung zur Symbiose mit anderen Mikroorganismen, dadurch unangenehme Komplikationen herbeiführend. Es sei hier nur an die verhängnisvolle Rolle erinnert, die die Streptokokken oft bei der Lugentuberkulose und der Diphtherie spielen.

Die Streptokokken sind zunächst als Erreger des Erysipels bekannt, wenn, wie wir schon sahen, in ganz vereinzelten Fällen auch durch andere Mikroben Erysipel hervorgerufen werden kann. Eine Differenz der Erysipelstreptokokken anderen Streptokokken gegenüber, wie man eine solche früher annahm, besteht nicht. Experimentell ist dies vor allem durch Koch und Petruschky nachgewiesen, denen es gelang, mit Streptokokkenstämmen, die aus Sepsisfällen gezüchtet waren, am Menschen Impferysipel hervorzurufen. Vorzüglich findet sich dann der Streptokokkus bei septischen Erkrankungen, ganz besonders auch bei dem septitischen Puerperalfieber. Das Bestehen einer Streptokokkensepsis macht sich übrigens klinisch meist durch eine typische Fieberkurve kenntlich: tiefe Remissionen am Morgen und hohe Erhebungen am Abend. Der Streptokokkus ist auch imstande, lokale Eiterungen hervorzurufen, teils isoliert, teils mit Staphylokokken in Mischinfektion. So findet man ihn in Abszessen. Fast stets ist er in Fällen von Angina zu finden, von dort aus nimmt er meist seine Eingangspforte in die Blutbahn, allgemeine Sepsis oder lokale Erkrankungen, wie Gelenkrheumatismus, Endokarditis, Meningitis, Pneumonie, Pleuritis, Osteomyelitis usw. hervorrufend.

Der tatsächliche Beweis für die Tonsillentheorie ist vielfach geliefert worden, so sei z. B. nur an einen Fall von Streptokokken-Meningitis, von Beck beschrieben, erinnert, bei dem mit Sicherheit ein Streptokokken-Tonsillarabszeß das Primäre gewesen war. Daß Streptokokken auch die gesunde Rachenschleimhaut durchdringen können, ist experimentell von Lexer und Schimmelbusch bewiesen, und wir werden wohl gerade hierin den Ausgangspunkt der sogenannten kryptogenetischen Septikopyämie verlegen müssen.

Von Escherich und seinen Schülern sind in überzeugender Weise Streptokokken als Erreger von Enteritis der Säuglinge nachgewiesen worden.

Vor einer Reihe von Jahren wurde besonders von Baginsky die schon vielfach geäußerte Ansicht vertreten, daß Scharlach eine Streptokokkeninfektion sei; jedenfalls steht das fest, daß sie eine bedeutende Rolle hier spielen.

Die Frage der **Arteinheit** der Streptokokken wurde früher außerordentlich viel diskutiert, da man glaubte, daß in einer Artverschiedenheit der Streptokokken (es handelt sich natürlich nur um Streptoc. longus s. erysipelat.) der Grund für das häufige Versagen der Serumtherapie auch im Tierversuch zu suchen sei. Wie sich dann herausstellte (Marmorek, Aronson, Neufeld) lag dies aber nur, wenigstens soweit das Tierexperiment in Frage kam, an der relativen Minderwertigkeit der früheren Sera, hochwertige Sera beeinflussen im Experiment alle virulenten Stämme. Offenbar ist der Rezeptorenapparat der Streptokokken ein sehr komplizierter und hat so zu der Annahme einer großen Artzahl geführt.

Allerdings stehen mit der Annahme der absoluten Arteinheit die Arbeiten von Heimann, meines Erachtens aber nur scheinbar, im Widerspruch. Heimann konnte mit Aronson- und Ruppelserum im Mäuseversuch guten Heilerfolg gegen alle noch so virulenten Passagestämme, d. h. Stämme, die bereits mehrfach durch die Maus geschickt waren, erzielen, während beide Sera, frisch aus dem Menschen gezüchteten Streptokokken gegenüber jeden Heilerfolg vermissen ließen. Da aber offenbar alle Streptokokkenstämme durch Passagen beeinflußbar werden, kann es sich nicht um im botanischen Sinne wirklich differente Arten handeln.

Auch die durch Moser und Pirquet zuerst vertretene Anschauung, daß sich durch die Agglutinationsreaktion die Scharlachstreptokokken von den übrigen Streptokokken abtrennen ließen, hat sich nicht halten lassen. Sicher ist nur, daß bei der Immunisierung in der Regel der homologe Stamm vom Serum am stärksten beeinflußt wird, und daß die Agglutinierbarkeit abhängig ist von der Tiervirulenz (Neufeld), so daß unvirulente Stämme, und die Scharlachstreptokokken sind völlig tierunvirulent, am stärksten beeinflußt werden. Dies Gesetz geht so weit, daß auch die Agglutinierbarkeit eines schlecht agglutinabeln virulenten Stammes mit seiner künstlichen Abschwächung ganz außerordentlich steigt.

Was die **Technik der Agglutination** anbetrifft, so gibt es dafür verschiedene Methoden. Zu verwerfen ist bei den Streptokokken noch mehr wie bei Typhus, Cholera usw. die mikroskopische Untersuchung. Es darf einzig und allein die makroskopische Beobachtung angewandt werden. Diese scheitert ohne Kunstgriffe oft daran, daß die Streptokokken in Bouillon nicht diffus wachsen und von Agarkulturen gewonnen, sich schnell spontan sedimentieren.

Ein agglutinierendes Serum stellt man sich nach v. Lingelsheim am besten in der Weise dar, daß man einem Kaninchen zunächst größere Mengen (Zentrifugat von 100 ccm Bouillonkultur) durch Wärme oder Galaktose abgetöteter Streptokokken intraperitoneal injiziert und später mit lebenden Streptokokken intravenös oder intraperitoneal weiter behandelt.

Für die Agglutination gibt Aronson folgende Vorschrift:

„Die Streptokokken werden in Röhrchen ausgesät, die mit 9 ccm Bouillon gefüllt sind. Nach 10—12stündigem Aufenthalt im Brutschrank zeigen dieselben diffuse Trübung. Sie werden dann mit 1 ccm reinem bzw. verdünntem, steril aufbewahrtem Immunserum versetzt (Verdünnung mit physiologischer ClNa-Lösung 1 : 1, 1 : 2, 1 : 3, 1 : 4, 1 : 5). Ebenso werden Kontrollversuche mit normalem Pferdeserum angestellt. Nach dem Zusatz werden die Röhrchen 8—10 Stunden in den Brutschrank gestellt. Man findet dann z. B., daß die Röhrchen mit einem Gehalt von Immunserum 1 : 10, 1 : 20, 1 : 30 absolut blank sind, die 1 : 40 enthaltenden sind ein wenig getrübt; bei 1:50 ist nur ein geringer Unterschied gegenüber den Kontrollröhren bemerkbar. In den völlig agglutinierten Röhrchen liegen die Streptokokken in dicken Massen zusammengeballt am Boden. Schüttelt man dieselben energisch, so kommt es nicht wie bei den durch natürliche Sedimentierung blank gewordenen Röhrchen zu einer diffusen Trübung der Bouillon, sondern es werden dicke zusammenhängende Klümpchen aufgewirbelt, welche sich schnell wieder absetzen.“

Salge und Hasenknopf wenden folgendes Verfahren an:

„Drei Röhrchen mit Streptokokkenbouillon werden in ein Zentrifugenglas gegossen, in 10 Minuten die Streptokokken scharf abzentrifugiert, die Bouillon abgegossen, der Bodensatz von Streptokokken in Phenolkochsalzlösung aufgeschwemmt, nochmals zentrifugiert und jetzt die gewonnene rein weiße Streptokokkenmasse mit 1 ccm $^1/_{50}$ Normalnatronlauge gründlich im Achatmörser verrieben, wozu meist etwa 15 Minuten notwendig sind. Es gelingt durch dieses Zerreiben im Achatmörser natürlich nicht, die einzelnen Kokken aus ihrem Kettenverbande zu lösen, viel weniger Zellkörper zu zerstören, sondern nur die einzelnen Ketten aus der sie zu Klumpen oder Bröckeln vereinigenden gallertigen Masse zu sprengen. Alsdann wird das Gemenge durch vorsichtigen Zusatz von $^1/_{100}$ Normalsalzsäure bis auf den Lackmusneutralpunkt gebracht und mit Phenolkochsalzlösung so lange verdünnt, bis eine zarte Emulsion entstanden ist. Dieselbe hat ein leicht opakes Aussehen und läßt die in ihr suspendierten feinsten Partikelchen nur bei durchfallendem Licht erkennen.“

Mit dieser Emulsion werden die Versuche in folgender Weise angestellt: in Probierröhrchen, die mit Glasstöpseln verschlossen wurden, kamen je 10 ccm der Emulsion. Eine Röhre diente zur Kontrolle, weitere 5 Röhrchen wurden mit 0,5, 0,2, 0,1, 0,05 und 0,02 ccm des zu prüfenden Serums versetzt, so daß also die zugesetzte Serummenge sich zur Streptokokkenemulsion verhielt wie 1 : 20, 1 : 50, 1 : 100, 1 : 200 und 1 : 500. Die Untersuchung erfolgte nach 24stündigem Aufenthalt im Brütschrank.

Dann sei als dritte brauchbare Methode die von Fischer erwähnt. Dieser Autor geht in ähnlicher Weise wie Hasenknopf und Salge vor. Er versetzt den Bodensatz von Bouillonkulturen mit Kochsalzlösung, zentrifugiert eine Stunde, versetzt nochmals mit Kochsalzlösung. Die Ketten werden so gesprengt und lösen sich in kleine Ketten auf, die 24 Stunden suspendiert bleiben.

Die Agglutinierung des Streptococcus mucosus ist besonders schwierig. Am sichersten kommt man bei ihm zum Ziel bei Anwendung des von Porges für Kapselbazillen angegebenen Verfahrens, das Hanes hier wie folgt modifizierte.

500 ccm 24stündige Bouillonkultur werden abzentrifugiert und die Bazillen mit 100 ccm NaCl-Lösung aufgenommen. Davon werden je 3 ccm in Proberöhrchen mit Zusatz von je 1 ccm $^1/_4$ Normal-Salzsäure gegeben und in ein Wasserbad von 80° gestellt. Nach 20, 30 und 50 Minuten wird je 1 Röhrchen herausgenommen, sofort in Eiswasser abgekühlt und erkaltet mit 1 ccm $^1/_4$ Normal-Sodalösung neutralisiert. Bei den genügend lange erwärmten Röhrchen tritt dann keine spontane Ausfüllung mehr auf. Agglutination erfolgt übrigens nur durch das eigene Immunserum.

Die Methode der Komplementablenkung hat, wie noch erwähnt werden soll, in der Streptokokkenfrage keine Resultate ergeben.

Der experimentelle **Nachweis der Streptokokken** ist bei vorliegenden lokalen Prozessen nicht schwer und gelingt meist schon mit dem Präparat, sicher in analoger Weise wie bei der Staphylokokkenmykose durch die Kultur. Es empfiehlt sich im allgemeinen doch hier, um allen unangenehmen Überraschungen vorzubeugen, Traubenzuckeragar zu benutzen. Handelt es sich um Streptokokkenpneumonien, so ist bei Untersuchung des Sputums ganz besonders auf eine gründliche Entfernung des Rachenschleims durch Abstreichen oder Waschen zu sorgen. Am sichersten und bequemsten führt die Punktion der Lunge zum Ziel; man ist dann in der Lage, sofort reines und absolut einwandfreies Material zu erhalten, aus welchem eventuell Streptokokken zu züchten, keine Schwierigkeiten macht.

Die Gewinnung von Reinkulturen von Streptokokken aus dem Blut ist nicht schwierig, wenn man genügend große Mengen sterilen Blutes entnimmt. Am besten erreicht man dies immer durch Venenpunktion. Man mischt das Blut sofort (1—2 ccm) mit Agarröhrchen, die man zu Platten verarbeitet, und mit Bouillon. Einen Teil des Blutes injiziert man defibriniert, bzw. durch Zusatz von Natriumzitrat am Gerinnen verhindert, Mäusen in Mengen von 0,5—1,0 ccm in die Bauchhöhle. Man kann auch das Serum sich absetzen lassen und, da in dieses die Streptokokken übergehen, mit dem so gewonnenen Serum Mäuse impfen.

Niemals versäume man anaërobe Kulturen, besonders auch bei Blutuntersuchungen, anzulegen (Zuckeragar hohe Schicht und Platten mit Lentzschen Pyrogallusringen).

Die **Serumtherapie** der Streptokokkenkrankheiten hat im allgemeinen nicht zu befriedigenden Ergebnissen geführt, vor allem nicht bei der Behandlung septischer Infektionen (Zangemeister u. a. m.), während sie bei lokalen Prozessen vielleicht bessere Erfolge gibt (Eingießen in die Bauchhöhle bei Peritonitis nach Schwerin, Austamponieren von Streptokokkenwunden usw.). Allerdings liegen auch Berichte über gute Erfolge bei Sepsis vor, so z. B. von Tavel mit dem Berner Serum.

Das Streptokokkenserum wirkt übrigens nicht etwa bakterizid, sondern bakteriotrop (Denyz u. Leclef, Neufeld u. Rimpau), d. h. das Serum enthält Rezeptoren, die sich mit den Bakterien verankern und sie dadurch in einen Zustand versetzen, in dem sie von Phagozyten gefressen und vernichtet werden können.

Im Tierversuch hat das Serum, wie Ruppel zeigte, tatsächlich deutlichen Heileffekt. Für die Wertbemessung wird aber der sicherer festzustellende schützende Wert benutzt (Serum weißen Mäusen subkutan, nach 2 Stunden Kultur intraperitoneal). Aber alle Wertbemessungsmethoden sind natürlich problematisch, wenn man sich auf den Standpunkt stellt, daß zur Immunisierung Kulturen benutzt werden sollen, die aus dem Menschen gezüchtet sind, auch ohne die geringste Mäusevirulenz zu haben. Wenn nun auch meiner Ansicht nach keins der Streptokokkensera — Schering-Berlin von Aronson, Höchster Farbwerke von Ruppel, E. Merck nach Menzer, Sächsisches Serumwerk nach Tavel usw. — einen wirklichen Erfolg hat, so ist doch die Geschichte des Streptokokkenserums jedenfalls sehr interessant und wissenswert.

Das erste Serum, das zur Anwendung kam, war das von Marmorek. Da es sich als unwirksam erwies, wurden viele Versuche zur Besserung gemacht, so ganz besonders von Denys und van de Velde, die als die ersten ein sogenanntes polyvalentes Serum herstellten, d. h. ein Serum, das durch die Immunisierung mit einer großen Anzahl Stämme gewonnen war. Man wollte dadurch der oft beobachteten Tatsache begegnen, daß Streptokokkensera oft nur gegen den Stamm im Tierversuch schützten, mit dem die Immunisierung ausgeführt worden war. In der Praxis haben diese Sera aber zunächst auch keine durchschlagenden Erfolge gehabt. Tavel hat dann die Meinung ausgesprochen, daß die Ursache für den Mißerfolg der gebräuchlichen Sera am Krankenbett darin begründet sei, daß die Kulturen, die zwar meist vom Menschen gewonnen waren, in ihrem biologischen Verhalten eine durchgreifende Veränderung dadurch erfahren hatten, daß man sie, um sie recht virulent zu machen, erst durch Tiere schickte. Er ging nun dazu über, nur vom Menschen gezüchtete Stämme so zu benutzen, wie sie frisch vom Menschen gewonnen worden waren, auch wenn sie jeder Tierpathogenität entbehrten (Berner Serum, Serum des Sächsischen Serumwerks). Denselben Gedanken nahmen dann zunächst Moser und später Menzer (E. Mercks Serum) und Meyer auf. Aronson dagegen stellte bei Schering-Berlin anfangs ein Serum dar, das nur durch Immunisieren mit hochvirulenten Streptokokken gewonnen war.

Dieses unterschied sich darin vorteilhaft von den früheren, daß es im Tier tatsächlich gegen alle Stämme schützte, so daß man die nur teilweise Wirkung der älteren Streptokokkensera im Tier der geringeren Hochwertigkeit zuschrieb. Das bewiesen auch die Untersuchungen Ruppels, der in den Höchster Farbwerken Antistreptokokkensera teils mit Menschenstreptokokken, teils mit Drusestreptokokken, der Streptokokkenkrankheit der Pferde, teils mit Streptokokken, die durch Laboratoriumspassagen hohe Mäusevirulenz erhalten hatten, herstellte und zeigen konnte, daß diese bei genügender Hochwertigkeit sich im Experiment alle gleich verhielten, und daß sie auch alle gut zur Heilung bzw. Verhütung der Drusekrankheit angewandt werden konnten.

Von verschiedenen Seiten ist empfohlen worden, Streptokokkenserum als Prophylaktikum vor Operationen zu geben. Die Möglichkeit einer guten Wirkung in diesem Sinne besteht jedenfalls.

Auch die **Vaccination** nach Wright scheint bei Streptokokkeninfektionen aussichtsreich zu sein. So injizierten Bumm und Polano abgetötete Streptokokken prophylaktisch. Levy und Hamm benutzten zur prophylaktischen Behandlung ein Streptokokkenvaccin, in dem die abgetöteten, möglichst arteigenen Kokken durch Immunserum noch sensibilisiert waren, ein solches Vaccin diente auch, jeden 2. bis 3. Tag injiziert, zur Behandlung.

Heute wird im allgemeinen eine sogenannte polyvalente Vaccine angewandt (hergestellt z. B. vom Sächsischen Serumwerk), die erheblich bessere Chancen ergibt als ein nur mit einem Stamm hergestellter Impfstoff. Noch sicherer ist es, aus dem infizierenden Stamm sich ein Autovaccin herstellen zu lassen, das oft sicher wirkt, wo vorher alle Vaccinationen vergeblich waren.

Ausgedehnte Vaccinationsversuche sind von Scheremezinskaja bei chirurgischen Fällen gemacht worden. Das Ergebnis war, daß die Mortalität der vaccinierten, und zwar meist autovaccinierten 93 Fälle erheblich geringer war als der 278 nur in der üblichen Weise Behandelten. Besonders gut waren die Resultate bei Phlegmonen, Tendovaginitis und zirkumskripter Peritonitis.

Eine wirksame **Prophylaxe gegen Staphylokokken- und Streptokokkeninfektion** auszuüben, sind wir, von den erwähnten Versuchen einer spezifischen Prophylaxe abgesehen, nicht imstande; dieselbe fällt hier meist dem Chirurgen zu. Immerhin ist jedoch daran zu denken, daß in Bekleidungsstücken, z. B. Uniformen, sich stets massenhaft Staphylokokken und Streptokokken vorfinden, von denen ein kleiner Teil wenigstens pathogen sein kann. Aus diesem Grunde empfiehlt es sich zeitweise, besonders aber wohl beim Wechsel des Trägers, die Uniformstücke zu desinfizieren. Grundsätzlich sollte es dann geschehen, wenn Leute wegen Furunkulose in die Behandlung kommen mußten. Schließlich ist vielleicht die Escherichsche Streptokokkenenteritis der Säuglinge noch prophylaktischen Maßnahmen zugänglich. Da in der

Milch sich meist Streptokokken in Mengen vorfinden, wird wohl die Milch als das Vehikel anzusehen sein, besonders, da auch andere Infektionsquellen meist auszuschließen sind, welche Streptokokken dem Säuglingsdarm zuführen können. Ein Vernichten der Streptokokken in der Milch durch 3 Minuten langes Kochen dürfte sich als rationellste prophylaktische Maßnahme empfehlen.

3. Tetragenus.

Naheverwandt mit diesen Kokken und gleichfalls mit pyogenen Eigenschaften ausgestattet ist der **Micrococcus tetragenus**. Das Charakteristische desselben ist, daß er im Organismus fast ausnahmslos in Gruppen von 4 Gliedern, die von einer gemeinsamen Hülle umgeben sind, vorkommt. Der Tetragenus färbt sich gut mit allen Anilinfarben und ist auch nach Gram färbbar.

Derselbe wächst auf allen gewöhnlichen Nährböden, besonders gut bei Brutschranktemperatur. Auf dem schrägen Agarröhrchen bildet er dicke üppige Beläge, im Stich (sowohl Agar wie Gelatine) zeigt er ein terrassenförmiges Wachstum, d. h. er wächst in der Weise, daß sein Wachstum zwar von oben nach unten abnimmt, aber nicht gleichmäßig, sondern in Absätzen. In Bouillon wächst er gut, trübt dieselbe nicht, sondern bildet einen dicken Satz.

Seine Pathogenität für weiße Mäuse ist eine ganz außerordentliche.

Er kommt im Menschen öfter vor, wie man anfangs glaubte. Zuerst wurde er von R. Koch aus der Kaverne eines Phthisikers gezüchtet, und dies ist auch der Ort, wo er am häufigsten zu finden ist. Gar nicht selten findet man ihn auch im Speichel gesunder Individuen. Schürmayer zeigte, daß er imstande sei, Furunkulosis hervorzurufen; auf den Tonsillen kann er sich gleichfalls ansiedeln und erzeugt dort Pseudomembranen. Carrière berichtet über Tetragenusanginen und Pendet über eine durch Tetragenus hervorgerufene Meningitis.

Sehr interessant ist der Fall von Meltzer, Tetragenus als Mischinfektion beim Typhus mit klinisch regulärem Verlauf des Typhus und Auftreten von Agglutininen auch gegen Tetragenus im Blut des Patienten. Derselbe Autor berichtet auch über 2 Fälle von Streptokokkensepsis mit gleichzeitigem Tetragenus im Blut. Auch darin stimmt er mit seinen Stammverwandten überein, daß er an sich septische Infektionen veranlassen kann. So sind zwei derartige Fälle von Chauffard und Ramond beschrieben worden. Da in beiden Fällen keine Lungentuberkulose bestand, handelte es sich um primäre Tetragenusinfektionen, welche unter Bildung multipler Abszesse zum Tode führten.

Ziegler beschreibt einen Fall von reiner Tetragenusbakteriämie ohne jeden Lokalbefund, der in Heilung ausging. Immerhin ist der Befund des Tetragenus im Blut ein recht seltener.

Die bakteriologische Diagnostik gelingt fast stets durch das Präparat, denn wo Tetragenus vorkommt, ist er massenhaft vorhanden. Anlage von Agarkulturen und das Experiment an weißen Mäusen kann schließlich jeden Zweifel beseitigen. Erwähnt sei aber, daß neben diesem gewissermaßen offiziellen Tetragenus noch andere in kulturellem Verhalten etwas abweichende Stämme vorkommen.

Literatur.

Aronson, B.kl.W. 1902 u. 1903. — Derselbe, D.m.W. 1903. — Baginsky und Sommerfeld, B.kl.W. 1900. — Beck, Zschr. f. Hyg. 15. 1898. — Bruck, Michaelis und Schütze, Zschr. f. Hyg. 50. 1905. — Buerger, Zbl. f. Bakt. 41. 1906. — Bumm, Bl.kl.W. 1904. — Bürgers, Zbl. f. Gynäkol. 1910. — Carrière, Revue de méd. 1902. — Chauffard und Ramond, Arch. de méd. expér. 1896. — Denys, Le sérum antistreptococcique. Louvain 1896. — Derselbe und van de Velde, Comptes rend. de la Soc. biol. 1897. — Dieselben, La Cellule. 11. 1895. — Denys und Leclerf, Ebendaselbst. 11. 1895. — Dreyer, Zbl. f. Bakt. 67. 1912. — Escherich, Jahrb. f. Kinderhlk. 1899. — Fischer, Zbl. f. Bakt. 37. 1905. — Fränkel, E., M.m.W. 1905. — Geisse, Zschr. f. Hyg. 76. 1914. — Le Gros, Monographie des streptocoques. Paris 1905. — Hanes, Journ. of exper. Med. 1914. — Hasenknopf und Salge, Jb. f. Kinderhlk. 58. Ergänzungsheft 1902. — Heim, Zschr. f. Hyg. 50. 1905. — Heimann, M.m.W. 1912. — Homuth, Beitr. z. klin. Chirurg. 80. 1911. — Huber, M.Klin. 1905. — Jaffé, Arch. f. Hyg. 76. 1912. — Kasahara, Zbl. f. Bakt. 72. 1914. — Koch und Petruschky, Zschr. f. Hyg. 23. 1896. — Kolle und Otto, Zschr. f. Hyg. 41. 1902. — Kraus, W.kl.W. 1900. — Leclerf, Contribution à l'étude du sérum antistreptococcique. Académie royale de médecine belgique. 1896. — Levy, Virchows Arch. 187. 1907. — Derselbe und Hamm, M.m.W. 1909. — Lexer, Arch. f. Chir. 48. 1894; 53. 1896; 54. 1897; 57. 1898. — v. Lingelsheim, Zschr. f. Hyg. 10. 1891; 12. 1892; Ätiologie und Therapie der Streptokokkeninfektion. 1899; Ätiologie und Therapie der Staphylokokkeninfektion. 1900. — Derselbe, Streptokokken in Kolle-Wassermann. Hb. d. pathog. Mikroorganismen (2). 4. 1912. — Lüdke und Palano, M.m.W. 1909. — Marmorek, W.m.W. 1895; Ann. Past. 1895; B.kl.W. 1902. — Menzer, Die Ätiologie des akuten Gelenkrheumatismus. Bibl. v. Coler. 13. 1902; Therapie d. Gegenwart. 1902; M.m.W. 1904. — Meltzer, M.m.W. 1910. — Meyer, D.m.W. 1903. — Moser, Jb. f. Kinderhlk. 57. 1902. — Derselbe, W.kl.W. 1902. — Neißer, M., Die Staphylokokken in Kolle-Wassermann. Hb. d. pathog. Mikroorganismen (2). 4. 1912. — Derselbe und Wechsberg, Zschr. f. Hyg. 36. 1901. — Neufeld, D.m.W. 1897. — Derselbe und Rimpau, Zschr. f. Hyg. 51. 1905. — Neumann, R. O., Zbl. f. Bakt. 37. 1905. — Palier, M.m.W. 1911. — Petersen, Über Immunisierung und Serumtherapie bei der Staphylomykose. Habilitationsschrift. 1897. — Petruschky, Zschr. f. Hyg. 17. 1894; 18. 22. 1896. — Polano, Zbl. f. Gynäk. 1905. —

Rieke, Zbl. f. Bakt. 36. 1904. — Rost und Saito, D. Zschr. f. Chirurg. 126. 1914. — Ruppel, M.Klinik. 1905. — Schleißner und Spät, Jb. f. Kinderkrh. 73. 1911. — Scheremezinskaja, Ref. M.m.W. 1914. — Schottmüller, M.m.W. 1903. 1910; Zbl. f. Bakt. 64. 1912. — Schuhmacher, Zbl. f. Bakt. 41. 1906. — Schürmayer, Allg. m. Zentralztg. 1895. — Schwerin, D.m.W. 1906. — Simon, Zbl. f. Bakt. 35. 1904. — Strubell, D.m.W. 1909. — Tavel, Arbeit. a. d. Instit. z. Erforsch. d. Infektionskrankh. i. Bern. H. 1. 1908. — Derselbe und Krumbein, Korrespondenzbl. f. Schweizerärzte. 1901. — Traugott, Zschr. f. Geburtsh. u. Gynäk. 71. 1912. — van de Velde, Ca Cellule. 10. 1895; Arch. de méd. expér. 1897. — Vystavel, W.kl.W. 1912. — Wright, Lancet. 1902. — Zangemeister, M.m.W. 1908. 1910. — Ziegler, M.m.W. 1908.

XIII. Kapitel.

Polyarthritis.

Es ist sicher, daß die Polyarthritis eine Infektionskrankheit ist, aber ebenso sicher ist es, daß wir die Ätiologie des echten auf Salizylsäure reagierenden Gelenkrheumatismus nicht kennen.

Bakteriologische Befunde liegen bis in die allerneueste Zeit in großer Zahl vor. Die älteren sind nicht anerkannt worden, und dem jüngsten von Daniélopulu wird es wohl auch nicht anders ergehen.

Von vielen Seiten sind Streptokokken als Erreger der Polyarthritis angenommen worden. Es ist unzweifelhaft, daß sich auch solche bei entzündlichen Gelenkerkrankungen vorfinden können, auch sogar solche, die, wie in dem v. Wassermannschen Fall, sich wenigstens etwas von den gewöhnlichen Streptokokken unterscheiden (v. Wassermanns Streptococcus wuchs nur auf Nährböden zubereitet mit Chapoteaut-Pepton und nicht mit Witte-Pepton). Aber dieser eine Fall wird ebensowenig wie die Untersuchungen von Meyer und von Menzer, die in erster Linie von den Tonsillen züchteten, beweisen, daß der typische Gelenkrheumatismus eine Streptokokkenerkrankung ist.

Daß Streptokokken Gelenkerkrankungen erzeugen können, ist sicher, daß sie es auch im Tier vermögen, ist jetzt sogar so anerkannt, daß Dreyer darauf eine Methode aufbaute, um pathogene Kokken von anderen zu unterscheiden (s. S. 288).

Rothschild und Thalhimer sind der Ansicht, daß nur die bei Polyarthritis gefundenen Streptokokken (in 50 % der Fälle gefunden), mit denen übrigens der „Micrococcus rheumaticus" von Poynton und Paine identisch ist, am Kaninchen ein der Polyarthritis entsprechendes Krankheitsbild erzeugen, während alle anderen pathogenen Streptokokken eitrige Gelenkerkrankungen mit schweren anatomischen Veränderungen hervorrufen.

Daß unter solchen Umständen die von Meyer und von Menzer inaugurierte Serumtherapie des Gelenkrheumatismus mit einem durch „Gelenkrheumatismus-Streptokokken" hergestellten Serum keine durchschlagenden Erfolge haben konnte, ist nicht weiter verwunderlich.

Literatur.

Daniélopulu, Zbl. f. Bakt. 73. 1914. — Dreyer, Zbl. f. Bakt. 67. 1912. — Menzer, D.m.W. 1901. — Meyer, D.m.W. 1901. — Poynton und Paine, Zbl. f. Bakt. 31. 1902. — Rothschild und Thalhimer, Journ. of exp. Med. 19. 1914. — Westphal, Wassermann u. Malkoff. B.kl.W. 1899.

XIV. Kapitel.

Pneumokokkeninfektionen.

Die **Pneumokokken**, welche sich mit allen Anilinfarben gut färben und auch nach Gram färbbar sind, gehören zu den Mikroorganismen, denen ein gewisser Pleomorphismus nicht abzusprechen ist. Nicht nur erscheinen sie anders in den Organen als in der Kultur, sondern auch innerhalb desselben Mediums lassen sich die verschiedensten Formen konstatieren. Die Bezeichnung „lanceolatus", die ihnen gegeben ist, faßt vorzüglich ihr Aussehen im Präparat aus dem Organismus ins Auge. In einem solchen Präparat, sei es, daß es aus dem Sputum eines Pneumoniekranken herrührt, sei es, daß es aus dem Herzblut, der Milz oder anderen Organen eines an Pneumokokkeninfektion erlegenen Menschen oder Versuchstieres stammt, sehen wir die Pneumokokken meist als Doppelkokken oder Doppelstäbchen in der Weise angeordnet, daß sich je zwei Individuen mit einer breiten Seite gegenüberliegen, während die abgekehrte Seite in eine kleine Spitze ausgezogen ist, so daß jeder Kokkus die Form einer Lanzette oder einer Kerzenflamme hat. In Präparaten, die aus Organen stammen, umschließt jedes Paar, ein ferneres charakteristisches Merkmal, eine zarte Kapsel. Bei Färbung nach Gram färbt sich die Kapsel nicht mit. Diese typische lanzettförmige Form haben aber niemals alle Individuen, sondern ein großer Teil derselben erscheint einfach als runde Kokken. Als ein Mittelglied zwischen diesen beiden Extremen sehen wir wieder leicht ausgezogene Exemplare, allen jedoch kommt im Organismus eine Kapsel zu. Ziemlich häufig beobachtet man, daß schon im Wirt eine Anordnung in kurzen Ketten von vier Gliedern auftritt.

Das Aussehen der Pneumokokken in den Kulturen weicht nun von dem im Organismus mehr oder weniger erheblich ab. In Präparaten aus Bouillonkulturen sind sie von den Streptokokken nicht zu unterscheiden, da sie stets Ketten bilden. In der Agarkultur treten häufig ganz verschiedene Formen auf, so findet man in demselben Präparat nebeneinanderliegend stäbchenähnliche Mikroorganismen, Diplo- und Streptokokken. Häufig sieht man auch Paare, bei denen das eine Glied lanzettförmig, das andere kugelrund ist.

Die Kapsel fehlt in der Regel in der Kultur, wenigstens auf Agar oder Bouillon ohne Serumzusatz, doch gibt es auch da Ausnahmen. Meist ist sie dann allerdings deutlich nur beim Tuscheausstrich (Neufeld) sichtbar. Gut dagegen kommt die Kapsel bei der Kultur im flüssigen Serum besonders junger Kaninchen (Netter) zum Ausdruck. Im übrigen ist die Kapselbildung anscheinend gar kein vitaler Vorgang. Aoki zeigte nämlich, daß ein Kapselwachstum im Immunserum viel schöner stattfindet wie im Normalserum, und daß auch dies für das Immuntier zutrifft. Aber er wies auch nach, daß im Immuntier auch tote Pneumokokken noch eine Kapsel ausbilden, so daß danach die Kapselbildung der Pneumokokken kein Lebensvorgang wäre.

Das **Wachstum** der Pneumokokken auf künstlichen Nährböden ist zwar im allgemeinen kein üppiges, aber es gelingt, wenigstens bei Ausstrich frisch aus dem Sputum oder den Organen, ihn auf jedem guten alkalischen Agar zu züchten. Er bildet hier ganz kleine zarte, tautropfenähnliche, manchmal in toto leicht ins Bräunliche spielende Kolonien, die von Streptokokken gar nicht oder doch nie sicher zu unterscheiden sind; wenn auch diesen meist das bei der Pneumokokkenkolonie fast stets vorhandene bräunliche Zentrum fehlt. Auf Blutagar bildet er einen grünschwarzen Farbstoff. Sein Temperaturoptimum liegt bei 37°, doch läßt er sich auch bei 24—25° auf Gelatine (20%!) züchten. In Bouillon wächst er, wenigstens bei Weiterimpfung, oft ohne erkennbare Ursache nicht und versagt sogar auf Traubenzuckerbouillon, die an und für sich einen günstigeren Nährboden für den Pneumokokkus darstellt. Stets ist er in üppigster Weise in Bouillon zu züchten, wenn derselben etwas Blut oder Serum zugesetzt ist (alkalische Bouillon + 5—10% Rinderserum. Neufeld.) Er trübt durch feine Wolkenbildung die Bouillon diffus. Der begünstigende Einfluß des Serumzusatzes auf sein Wachstum ist auch die Ursache dafür, daß der Fränkelsche Kokkus in seiner ersten Kultur aus dem Herzblut stets üppig wächst. Blutzusatz zum Agar (Pfeiffers Blutagar s. S. 334) begünstigt auch das Wachstum auf Agar.

Die **Differentialdiagnose** zwischen Pneumokokken und Streptokokken kann außerordentlich schwierig, unter Umständen unmöglich sein. Die große Schwierigkeit erhellt ohne weiteres aus einem Vergleich der morphologischen und kulturellen Möglichkeiten, die sich bei beiden in der Form so schwankenden Mikrobengruppen ergeben. Gewiß ein typischer, frisch gezüchteter Pneumokokkus ist allein schon durch seine hohe Mäusevirulenz und seine Kapselbildung im Tier zur Genüge charakterisiert; aber handelt es sich um eine etwas atypische Primärkultur oder um eine, die bereits über Agar gegangen ist, kann das ganz anderes sein. Die Virulenz entschwindet manchmal sofort (Kindborg), die Kapsel läßt sich auch in der Serumkultur nicht oder nicht deutlich nachweisen, so daß diese beiden wichtigsten Kriterien schon fehlen. Fast immer ist auch dann noch in der Einzelkolonie das auffallend dunkle Zentrum zu erkennen, aber das allein reicht nicht zur Artbestimmung aus. Hämolysiert ein zu prüfender Stamm auch nur in den geringsten Spuren, so ist es sicher kein Pneumokokkus. Vom Streptococcus viridans, der auf LackmusNutroseagar üppig gedeiht und den Nährboden rötet, unterscheidet den Pneumokokkus sein kümmerliches Wachstum ohne Veränderung des Nährbodens (Fraenkel). Von größter Bedeutung ist das von Neufeld entdeckte Phänomen der Auflösung des Pneumokokkus durch Galle, die niemals Streptokokken angreift. Dies trifft aber auch wieder nur für virulente Pneumokokken zu, avirulente werden ebenso wenig wie tote durch Galle beeinflußt (Neufeld). Zur Darstellung des Phänomens bedient man sich im allgemeinen nicht der Galle, sondern nach dem Vorgange Levys des Natrium taurocholicum (Merck).

Levys Originalvorschrift lautet: „Man vermischt gleiche Teile einer 5- oder 10proz. Lösung von taurocholsaurem Natrium in Bouillon und einer 24stündigem Bouillonkultur (je 0,5 sind hinreichend) und als Kontrolle gleiche Mengen Kultur und sterile Nährbouillon. Man hat also Konzentrationen von 2,5 oder 5 $^0/_0$ erreicht. Dann schüttelt man einigemal kräftig, daß sich die Lösungen gut mischen, was rasch geschieht, und in der Regel sieht man sofort, selten erst nach einigen Minuten, daß die mit gallensaurem Salz versetzten Röhrchen mit Pneumokokken oder Streptokokkenkultur der trüben Kontrolle gegenüber vollkommen aufgehellt und klar erscheint." Eine solche Aufhellung findet nur noch beim Streptococcus mucosus statt, niemals aber bei echten Streptokokken. Levy verlangt, daß man sich stets mit dem Mikroskop davon überzeugt, daß tatsächlich die Pneumokokken bis auf die letzte Spur verschwunden sind.

Diese komplette Auflösung der Pneumokokken tritt nach Neufeld spätestens nach 15—20 Minuten ein. Streptokokken dagegen werden auch nicht im geringsten durch Galle beeinflußt.

Wie wir gesehen hatten, werden nun auch die Streptococcus

mucosus-Kulturen wie die Pneumokokken von der Galle und deren Salzen aufgelöst. Wenn man ferner bedenkt, daß Streptococcus mucosus-Immunsera wohl Pneumokokken, aber nicht andere Streptokokken agglutinieren, so ist zum mindesten eine sehr nahe Verwandtschaft zwischen dem Pneumokokkus und Streptococcus mucosus anzunehmen, der von manchen Autoren auf Grund dieser Tatsachen nur für eine Pneumokokkenabart gehalten wird (Levy, Hiß, Park und Williams). Es scheint ihm tatsächlich mehr der Name Pneumococcus mucosus (Axenfeld, Hanes) als Streptococcus mucosus (Schottmüller) zu gebühren (vgl. auch S. 296).

Ob die Pneumokokken ein **Gift** produzieren, ist noch nicht sichergestellt, jedenfalls wirkt ihre Leibessubstanz toxisch (Endotoxin).

Die **Resistenz** der Pneumokokken gegen Desinfizientien ist sehr gering. auch tötet sie 10 Minuten langes Erwärmen auf 52° ab. Im angetrockneten Sputum und Blut sind sie wochenlang haltbar. So gelang es Bordoni-Uffreduzzi noch nach 19 bzw. 55 tägigem Trocknen von pneumokokkenhaltigem Sputum, mit diesem Kaninchen zu töten. Spolverini gelang es sogar noch nach 140 Tagen, im angetrockneten Sputum Pneumokokken nachzuweisen. 12 stündige Sonnenwirkung wirkt nur abschwächend.

In der Kultur ist die Resistenz keine große, vor allem verlieren sie auch sehr schnell ihre Virulenz. Auf Blutagar habe ich sie vier Wochen und darüber virulent erhalten können (Abschwemmen der ganzen Kultur in Bouillon und subkutane Injektion der ganzen Kultur bei Kaninchen oder Maus). Für dauernde Konservierung sind die Methoden von Heim und vor allem Neufeld sehr zu empfehlen.

Heim trocknet Pneumokokkenblut an Seidenfäden an und hat die Kokken so mindestens ½ Jahr am Leben erhalten können. Diese Methode ist übrigens, wie Heim zeigte, ganz allgemeiner Anwendung mit großem Vorteil fähig.

Neufeld trocknet erbsengroße Stücke von Milz oder Herz von Tieren, die einer Pneumokokkeninfektion erlegen waren, über Chlorkalzium und verreibt davon zur Injektion im Mörser. Es blieben so seine Stämme mindestens ½ Jahr, oft 1 Jahr lebend und virulent.

Die **Tierpathogenität** der Pneumokokken ist oft eine sehr große, ganz besonders für Kaninchen und Mäuse, allerdings kommen auch sehr wenig virulente Stämme oft genug vor. Während einer Pneumonie soll nach Stuertz die Virulenz des Stammes sehr verschieden sein. Sie überdauert meist die Krise um 24 Stunden, vor einem Nachschub nimmt die Virulenz wieder zu. Häufig töten Pneumokokken Kaninchen und Mäuse noch in Dosen von 0,0001 bis 0,0000001 ccm Serumbouillon subkutan oder intraperitoneal in 2 bis 3 Tagen. Diese große Pathogenität ist von praktischer Bedeutung, da sie oft die Möglichkeit gibt, den Pneumokokkus durch das Tierexperiment sicher aus einem Gemisch mit weniger pathogenen Bakterien herauszuzüchten. Nach Neufeld ist er in kleinsten Mengen imstande, am Kaninchen bei Ohrimpfung erysipelartige Lokalerkrankung hervorzurufen. Stets beobachtet man bei subkutaner Injektion desselben beim Kaninchen das Auftreten ausgedehnter Ödeme an der Impfstelle. Bleibt ein solches Ödem innerhalb 24 Stunden nach Impfung mit pneumokokkenverdächtigem Material aus, so ist fast mit Sicherheit der Fränkelsche Pneumokokkus auszuschließen.

Foà will bei Pneumokokkenstämmen, die aus Zerebrospinaleiter gezüchtet waren, das Fehlen dieses Ödems beobachtet haben. Er teilt deshalb die Pneumokokken ein in eigentliche Pneumokokken, die Ödem verursachen, und in „Meningokokken“, die Sepsis ohne Ödem machen. Letztere Bezeichnung ist wohl dazu angetan, Verwirrung anzustiften.

Spontaninfektionen mit dem Pneumokokkus machen sich häufig in unangenehmer Weise im Laboratorium beim Meerschweinchen geltend.

Der Pneumokokkus spielt als **Krankheitserreger** für den Menschen nun keineswegs nur als Pneumonieerreger eine Rolle, sondern er ist imstande, alle die Krankheitserscheinungen hervorzurufen, die von den Streptokokken, zu denen er in einem nahen Verwandtschaftsverhältnis steht, erzeugt werden können. Vor allem beschränkt er sich nicht nur auf eine lokale Ansiedelung, sondern er hat auch eine erhebliche Tendenz, echte Sepsis hervorzurufen und sich an den verschiedensten Stellen anzusiedeln.

Das Vorkommen von Pneumokokken im Blut bei Fränkel-Pneumonie erschien anfangs als etwas Seltenes und prognostisch Ungünstiges. Prochaska zeigte dann zuerst, daß offenbar stets während der Pneumonie Pneumokokken ins Blut übertreten, man muß nur genügend Blut (10—20 ccm) untersuchen.

Als eine ganz besondere Prädilektionsstelle müssen wir die Meningen ansehen, und so ist er eine häufige Ursache der nichtepidemischen Meningitis cerebrospinalis. Häufig veranlaßt der Pneumokokkus Eiterungen in den Kiefer-, Nasen- und Siebbeinhöhlen. Auch Otitis media wird nicht selten durch ihn verursacht. Er ist ferner als ätiologisches Agens bei Osteomyelitis und Polyarthritis (?) gefunden worden. Daß er gelegentlich Nephritis verursacht, wie von Schürmayer und anderen beschrieben ist, nimmt nicht Wunder. In solchen Fällen wird er massenhaft durch den Urin ausgeschieden.

Häufig ist er der Erreger von Peritonitis, sei es, daß er auf dem Wege des Lymphstromes dorthin gelangt, sei es, daß er verschluckt und durch eine Perforation des Magendarmkanals (Ghon) Zutritt zum Peritoneum erlangt. In Bestätigung des Tierexperiments ist auch Pneumokokkenerysipel (Leube) beschrieben.

Von ganz besonderer Bedeutung ist der Pneumokokkus für die Aetiologie mancher Formen der Konjunktivitis (s. S. 353).

Während so einerseits der Pneumokokkus zu den den Menschen mit am gefährlichsten werdenden Mikroorganismen gehört, wird er andererseits sehr häufig bei Gesunden in Mund und Nase gefunden. Es erscheint durchaus nicht angängig, hier anzunehmen, daß der Fränkelsche Kokkus des Mundes etwa eine andere, mit unseren Hilfsmitteln nur nicht zu differenzierende Abart des menschenpathogenen Pneumokokkus darstellt. Man könnte sich höchstens zu der Anschauung bekennen, daß die Menschenvirulenz durch Verweilen im Munde abgeschwächt wird; hat doch Grawitz und Steffen nachgewiesen, daß Pneumokokken, die auf Speichelnährböden gezüchtet werden, an Virulenz abnehmen, während sie auf Sputum von Pneumonikern gebracht, volle Virulenz erlangen.

Der **Nachweis** der Pneumokokken gelingt meist ohne Schwierigkeit. Zur Regel sollte man es sich aber machen, aus Präparaten von Sputum und Organen nur dann ohne weiteres die Diagnose zu stellen, wenn die Kokken sehr reichlich und in typischer Form mit schönen Kapseln vorkommen. Die Kultur gelingt, wenn man das Ausgangsmaterial, vor allem das Sputum erst verdünnt und dann auf Agar ausstreicht, fast stets. Durch Glyzerin-, Blut- oder Serumzusatz kann man die Chancen noch verbessern. Der sicherste und bequemste Weg, der überhaupt immer dann einzuschlagen ist, wenn das mikroskopische Präparat nur eine unsichere Diagnose gestattet, ist die Impfung von Mäusen oder Kaninchen. Die Pathogenität des Fränkelschen Kokkus für diese Tiere ist fast stets eine so große, daß andere miteingeführte Mikroorganismen fast nie gegen ihn aufkommen, so daß im toten Tier ausschließlich Pneumokokken gefunden werden.

Die Infektion erfolgt bei Mäusen durch Einbringung des Untersuchungsmaterials in eine Hauttasche an der Schwanzwurzel, der Tod tritt dann meist innerhalb der ersten 48 Stunden ein; Kaninchen werden durch subkutane Infektion infiziert. Das beschriebene Impfödem läßt schon nach 24 Stunden eine Wahrscheinlichkeitsdiagnose zu. Der Tod erfolgt bis spätestens am 4. Tage.

Bei Blutuntersuchungen auf Pneumokokken ist stets im Auge zu behalten, daß große Mengen Blut zur Verarbeitung kommen müssen, auf Bouillonröhrchen sind 4 ccm Blut zu verimpfen, Agarröhrchen werden zweckmäßig mit weniger Blut (1—2 ccm) angelegt.

Empfohlen wird das Verfahren von Wiens, der zu 10 ccm einer 10proz. leicht alkalischen Peptonlösung $+ 1^0/_0$ Dextrose 1 ccm Blut hinzufügt. Das Röhrchen wird unter öfterem Aufschütteln 24 Stunden bebrütet, dann Plattenausstrich, nochmalige Bebrütung von 24 Stunden und nochmaliger Plattenausstrich.

Neufeld hat die **Pneumokokkenagglutination** besonders genau studiert und folgendes ermittelt.

Bei Mischung von gleichen Teilen Pneumokokkenbouillonkultur und unverdünntem Immunserum tritt bei hochwertigen Seris sofort oder in wenigen Minuten eine Quellung der Kokken bis zum Doppelten und Dreifachen ein. Die so gequollenen Pneumokokken haben ihre Färbbarkeit verloren. Eine Abtötung oder Schädigung der Pneumokokken ist aber durch diese Quellung nicht eingetreten. Die Grenzen der die Ketten bildenden einzelnen Glieder verschwinden immer mehr und mehr, bis schließlich schlauchförmige Gebilde vorliegen. Im Laufe von Stunden ballen sich die gequollenen Ketten zu Häufchen und schließlich zu einem makroskopisch sichtbaren Klumpen zusammen. Im verdünnten Serum tritt die Quellung nicht auf. Dagegen lagern sich die einzelnen Diplokokken bezw. kurze Ketten zusammen und bilden so immer länger werdende, viele Hunderte von Gliedern umfassende Ketten, die sich zierlich in einander verschlingen. Die Ketten, die man anfangs im Knäuel verfolgen kann, schließen sicher fester aneinander. Nach $^1/_4$—$^1/_2$ Stunde haben die Knäuel eine so große Ausdehnung, daß sie sich durch mehrere Gesichtsfelder der Ölimmersion erstrecken und schon mit bloßem Auge gesehen werden können.

Die Agglutination des Pneumococcus mucosus gelingt wegen der Schleimbildung nicht so ohne weiteres, wohl aber nach dem Verfahren von Porges modifiziert von Hanes siehe S. 302.

Wenn auch die Serodiagnostik sicherlich praktisch nicht die geringste Bedeutung hat, so ist sie doch für die Entscheidung der Frage, ob es verschiedene Pneumokokkenvarietäten gibt, nicht ohne Bedeutung.

Bezançon und Griffon sprachen wohl zuerst die Vermutung aus, daß Pneumokokken ein großer Sammelbegriff sei. Kindborg trat auf Grund zahlreicher Untersuchungen dieser Ansicht bei und gab der Anschauung Ausdruck, daß die Agglutinine nur gegen den Stamm, mit dem das agglutinierende Serum dargestellt ist, wirken, und daß auch die aktive und passive Immunisierung sich nur gegen den Pneumokokkus richtet, der zur Immunisierung benutzt worden war. Neufeld hingegen zeigte, daß bei Stämmen, die auf der Höhe der Virulenz standen, kein Unterschied in der Agglutinierbarkeit bestand. „Ein mit dem Pneumokokkus A gewonnenes Serum agglutinierte ebenso gut den Pneumokokkus B oder C, und auch das Blut von Pneumonie-Rekonvaleszenten zeigte fremden Diplokokken gegenüber dieselbe Wirksamkeit, als den aus dem Sputum des betreffenden Kranken isolierten". Unvirulente Stämme wurden hingegen nicht agglutiniert, ebenso hörte bei einem Stamm, der früher virulent und agglutinierbar war, die Agglutinierbarkeit auf, als er unvirulent geworden war.

Jedenfalls beweisen diese Versuche, daß von einer Trennung der Pneumokokken in einzelne, wohl charakterisierte Varietäten mit Hülfe von Immunitätsreaktionen, bis jetzt noch nicht die Rede sein kann.

Die Frage der **Serumtherapie der Pneumokokkeninfektionen** haben als eine der ersten G. und F. Klemperer angeschnitten.

Diese Autoren immunisierten Kaninchen gegen Pneumokokken und arbeiteten am Krankenbett mit dem Serum dieser Tiere. Sie wollen günstige Erfahrungen erzielt haben, und es soll stets nach Injektion von 4—6 ccm Serum Temperaturabfall eingetreten sein, bei 2 von 6 so behandelten Pneumonikern sogar dauernde Heilung. Foà und Carbone gingen gleichzeitig und unabhängig von diesen deutschen Autoren in derselben Weise vor. Später waren es besonders Pane in

Italien und Washburne in Amerika, die sich der Darstellung und des Studiums der Wirksamkeit der Antipneumokokkensera gewidmet haben. Auch diese Autoren wollen gute Erfolge erzielt haben. Von anderer Seite wird jedoch jeder günstige Einfluß geleugnet, so besonders von Banti und Pieraccini, die auf Grund ihrer Untersuchungen, die Trambusti in einem diesbezüglichen Referat als unbeeinflußt und objektiv bezeichnet, zu dem Urteil kamen, daß das Antipneumokokkenserum keinen Einfluß auf den lokalen Entzündungsprozeß hat, die Dauer der Pneumonie nicht abkürzt und deren Symptomatologie nicht modifiziert, den schweren Symptomen nicht vorbeugt, die Diplokokkenkomplikationen nicht verhindert und den Prozentsatz der Mortalität nicht beeinflußt.

In Deutschland kam dann zunächst Römer mit einem Antipneumokokkenserum (Merck-Darmstadt) heraus, dann kam das Höchster Serum von Ruppel und zuletzt das Serum der Sächsischen Serumwerke nach Neufeld und Händel.

Wie ist nun die Wirkungsweise dieser Sera überhaupt zu denken? Man glaubte natürlich anfangs, daß sie bakterizid wären, doch die alten Versuche von Mennes hatten schon gezeigt, daß die Wirkung der Sera sich durchaus nicht direkt gegen die Kokken richtete, sondern daß hier ganz analoge Verhältnisse vorlagen, wie sie Denys und Leclef für die Wirkung der Streptokokkensera gezeigt hatten. In abschließender Weise haben dann Neufeld und dessen Mitarbeiter (Ungermann, Haendel, Kandiba) diese Frage gelöst. Das Antipneumokokkenserum wirkt ausschließlich bakteriotrop, es versetzt also die Bakterien in einen Zustand, in dem sie von den Leukozyten aufgenommen und vernichtet werden können.

Die Studien von Neufeld und dessen Schule haben die ganze Frage der Serumtherapie der Pneumokokkeninfektionen z. T. auf ganz neue Grundlagen gestellt. Sowohl Landmann (Mercksches Serum) wie Ruppel (Höchster Serum) stellten ein sogenanntes polyvalentes Serum her, d. h. ein Serum, das durch Immunisieren mit einer großen Zahl verschiedener Stämme gewonnen wird, um so bei eventueller Artverschiedenheit der Pneumokokken möglichst alle in Betracht kommenden Stämme treffen zu können (N. B. das ursprüngliche Römersche (Mercksche) Serum wurde von ihm deshalb polyvalent genannt, weil es durch Immunisieren verschiedener Tiere — Kalb und Esel — gewonnen wurde in der Annahme, daß es durch Komplement erst aktiviert werden müßte.) Neufeld und Händel zeigten nun, daß auf sogenannte typische Stämme diese polyvalenten Sera nicht die Spur anders wirkten, wie monovalente Sera, die mit irgend einem beliebigen typischen Stamm erzeugt worden waren. Aber sie fanden, daß es atypische Stämme gibt, sonst richtige Pneumokokken, die durch kein anderes Serum, als durch ihr arteigenes, beeinflußt wurden, und daß

diese Sera auch ausschließlich Pneumokokken beeinflußten, die zu
dieser Gruppe gehörten. Selbst wenn die Antipneumokokkensera am
Krankenbett Heilwirkung entfalten können, so muß dies dann ausgeschlossen sein, wenn ein Fall von Infektion mit einem atypischen
Stamm vorliegt.

Neufeld stellte dann als einen außerordentlich wichtigen Faktor
in der Serumtherapie infektiöser Krankheiten überhaupt den Begriff
des Schwellenwertes auf. Auf Grund der Arbeiten von Ungermann
und Kandiba ergab sich, daß bei der passiven Pneumokokkenimmunität
nicht so gerechnet werden kann, wie bei der antitoxischen Therapie,
d. h., daß eine steigende Serumdose auch einen gesteigerten Heileffekt
haben muß. Das Gesetz der Multipla kommt hier nicht in Betracht,
und das trifft sicher nicht nur für das Antipneumokokkenserum, sondern
für alle antiinfektiöse Sera zu. Es bestehen bei diesen Seris ganz
bestimmte Relationen zwischen dem Körpergewicht und der Serummenge. Ist eine gewisse Konzentration des Serums erreicht, so entfaltet das Serum erst seine Wirkung, auch wenn die Infektionsdosis
riesig gesteigert wird. Um im Experiment diesen Schwellenwert zu
ermitteln, ist es nur nötig, mit großen Infektionsdosen, die übrigens
doch auch mehr den Verhältnissen in der menschlichen Pathologie
entsprechen, zu arbeiten. Ist dieser Schwellenwert erreicht, so ist
innerhalb weiter Grenzen dann auch die Menge des eingeführten Heil-
körpers ganz gleichgültig. Die Wirkung des Serums sinkt unterhalb
des Schwellenwertes so rapide, daß es praktisch ohne Bedeutung für
den Krankheitsverlauf sein muß, wenn ich diesen Schwellenwert nicht
erreiche.

Während so Neufeld und Händel allen Seris Polyvalenz absprechen, d. h.
Wirksamkeit gegen atypische Stämme, scheint dies nach neueren Untersuchungen
von Boehnke und Mouriz-Riesgo theoretisch vielleicht doch nicht im vollen
Umfange zuzutreffen, da diese Autoren bei vergleichenden Untersuchungen (Serum
Höchst, Merck und Sachsen) fanden, daß dem Serum Merck wenigstens eine geringe
Einwirkung auf einen atypischen Stamm zukam, allerdings ist es nicht ausgeschlossen, daß unter den vielen Stämmen, mit denen Landmann seine Tiere
immunisiert, sich gerade auch ein solch atypischer befunden hat, sodaß daraus
die beobachtete Einwirkung sich erklären könnte. Damit wäre aber m. E. auch
die Zweckmäßigkeit der polyvalenten Sera bewiesen, wenn man nur die Polyvalenz
dadurch zu erreichen sucht, daß man neben einem typischen Stamm, der ja vor
allem notwendig ist, auch mit möglichst vielen atypischen immunisiert. Da
Neufeld und Händel 1912 angeben, bis dahin nur 3 Typen solcher atypischen
Stämme gefunden zu haben, scheint mir dies auch technisch nichts weniger als
schwierig zu sein.

Daß nun das Antipneumokokkenserum nicht nur die Bakteriämie
heilend beeinflußt — um eine solche handelt es sich ja nur bei sub-

kutaner oder intraperitonealer Infektion der Versuchstiere, während
bei der menschlichen Pneumonie der örtliche Prozeß sicher die Hauptrolle und die Bakteriämie nur ein relativ nebensächliches sekundäres
Moment ist — haben Neufeld und Händel im Meerschweinchenversuch
bewiesen. Sie erzeugten durch intrapulmonäre Injektion von Pneumokokken beim Meerschweinchen Pneumonien und konnten hier ebenso,
wie bei der Bakteriämie, die Heilwirkung des Serums zeigen.

Die Prüfung des Serums erfolgt nach Neufeld durch Feststellung
des schützenden Wertes unter Berücksichtigung des Schwellenwertes,
also bei Benutzung großer Infektionsdosen; erst Serum und dann
Kultur werden intraperitoneal in einem Abstand von 2—3 Stunden
gegeben.

Die Berichte über die Heilerfolge am Krankenbett lauteten vor
allem anfangs widersprechend. Das ursprüngliche Römersche Serum
war in erster Linie zur Behandlung des durch Pneumokokken erzeugten
Ulcus serpens corneae empfohlen. Dort hat es sich anscheinend nur
prophylaktisch aber nicht therapeutisch bewährt. Vielfach ist es aber
von vornherein auch bei der Pneumonie angewandt worden. Daß
neben Erfolgen und enthusiastischen Berichten auch ganz absprechende
erstattet sind, kann nicht Wunder nehmen, ganz besonders, wenn man
das durch Neufeld festgestellte refraktäre Verhalten des Serums gegen
atypische Stämme berücksichtigt. Eigentlich dürften also nur solche
Fälle, pro et contra, verwertet werden, bei denen durch den Tierversuch bewiesen worden ist, daß das Serum überhaupt auf den vorliegenden Stamm bakteriotrop wirkte.

Neufeld hatte vorgeschlagen, mit dem pneumonischen Sputum (0,2 ccm)
Mäuse intraperitoneal zu impfen und dann 2 Stunden später 0,3 ccm Serum zu
geben. Besteht nach $2^1/_2$ Stunden nicht starke Phagozytose im Peritoneum, so
handelt es sich um einen refraktären atypischen Pneumokokkus und die Seruminjektion hat keinen Zweck. Jetzt schlägt er vor, diese Exsudate auf das Vorhandensein von Agglutination hin zu prüfen.

Für die Praxis scheinen alle drei Sera, Merck, Höchst und
Sachsen, gleichwertig zu sein. Es ist aber bei der Anwendung zu
beachten, daß große Dosen, und zwar nach der Neufeldschen Be-
rechnung 50—100 ccm, wenn irgend möglich intravenös, zum mindesten aber intramuskulär gegeben werden sollen. Ebenso ist es klar,
daß man meist nicht mit einer Injektion wird auskommen können.
Daß aber das Serum auf die Bakteriämie wirkt, zeigt vielleicht
die Mitteilung von Jakobsthal, daß in einem Falle vor der Injektion
in 10 ccm Blut 2000—3000 Keime gezählt wurden, am Tage nach der
Injektion aber nur 20.

Auf eine Wiedergabe der Literaturangaben über Erfolge der Serumtherapie möchte ich an dieser Stelle verzichten und mich damit begnügen, auf einige jüngere Mitteilungen, die über gute Erfolge bei einer größeren Anzahl, einzelne Fälle beweisen gar nichts, hinzuweisen. Ich nenne nur Crux, Beltz, Weitz und Góronne. Weniger gute Erfolge hatte Reuß, der keine Heilung, aber zum Teil schnelleren Eintritt der Krise bei seinen 28 Fällen sah. 4 Sepsisfälle (2 mit, 2 ohne Pneumonie) gingen trotz Serum zugrunde.

Viele Ärzte werden mit Recht bei der in erster Linie zu empfehlenden intravenösen Anwendung des Serums anaphylaktische Folgezustände fürchten, da man heutzutage niemals wissen kann, ob nicht vor mehr oder weniger langer Zeit aus irgend einem Grunde eine Seruminjektion gegeben war. Neufeld und Wedemann haben nun im Meerschweinchenexperiment festgestellt, daß sich bei überempfindlichen Meerschweinchen durch eine kleine subkutane Serumdose in wenigen Stunden Antianaphylaxie ausbildet. Neufeld empfiehlt daher eventuell der intravenösen Seruminjektion eine subkutane zur Behebung der etwa vorhandenen Überempfindlichkeit vorauszuschicken. Daß sonst auch wiederholte intravenöse Injektionen unbedenklich sind, wenn sie sich innerhalb 24 Stunden folgen, beweisen die Erfahrungen der Praxis (z. B. Beltz).

Von großem, zunächst wissenschaftlichem Interesse sind die Versuche Morgenroths und seiner Mitarbeiter Levy, Kaufmann und Gutmann, eine wirksame Chemotherapie der Pneumokokkeninfektionen auszubilden. Morgenroth fand im Äthylhydrokuprein, einem Chininderivat (Optochin), ein solches wirksames Präparat. Sowohl bei der Pneumokokkensepsis wie bei der Pneumonie des Experiments kamen dem Präparat gute schützende und heilende Eigenschaften zu. Boehnke stellte fest, daß sich diese Werte eines Antipneumokokkenserums und des Äthylhydrokupreins in der Weise summieren, daß z. B. unterheilende Dosen beider Stoffe zusammengegeben heilende werden. Vor allem zeigte er, daß auch atypische, also nicht vom Serum angreifbare Stämme durch Äthylhydrokuprein im Tier vernichtet werden.

Wie weit sich solche Chemotherapie am Krankenbett anwenden läßt, kann heute noch nicht gesagt werden. Von deutschen Autoren hatte A. Fraenkel 21 Fälle mit Äthylhydrokuprein behandelt. Bei 9 Fällen (43 %) hatte er keine Wirkung, bei je 6 Fällen (28,5 %) zweifelhafte und gute Wirkungen gesehen. Lenné behandelte 17 Fälle mit Äthylhydrokuprein mit einer Mortalität von 11,8 %, während er bei der Kombination von Serum und Äthylhydrokuprein eine Mortalität von 19,5 % (18 Fälle), bei Serum allein 33 % (6 Fälle) und symptomatisch 30 % (40 Fälle) Mortalität hatte. Bedenklich ist, daß die heilenden Dosen nahe den toxischen liegen, so daß Fraenkel 4 Fälle und Lenné einen Fall von allerdings rasch vorübergehender Amblyopie beobachteten. Fraenkel ging daraufhin auf Tagesdosen von 1,5 g zurück und Lenné gab 2mal täglich 0,4—0,5 g.

Die **Prophylaxe gegen Pneumokokkeninfektion** ist eine schwierige, wenn nicht, von speziellen Fällen abgesehen, eine unmögliche. Nicht ganz einfach liegt zunächst die Frage nach der Infektionsgelegenheit und der Infektionspforte. Durch die Untersuchungen von Bordoni-Uffreduzzi und von Spolverini ist allerdings festgestellt, daß der Fränkelsche Pneumokokkus, so hinfällig er meist in der Kultur ist, so resistent im angetrockneten Sputum sich verhält. Theoretisch wäre demnach Infektion mit pneumokokkenhaltigem Staub möglich, in Wirklichkeit wird es sich wohl um eine Infektion von Mensch zu Mensch, um eine Tröpfcheninfektion handeln.

Aber wahrscheinlich ist eine besondere Infektionsquelle überhaupt nicht anzunehmen. Schon Besançon und Griffon konnten durch das Tierexperiment nachweisen, daß im Tonsillenschleim sich stets Pneumokokken vorfinden, wir kennen dies Vorkommen im Mund ja auch noch von manchen anderen virulenten Bakterien. Die Eintrittspforte dieser Mikroorganismen in den Körper ist sicher bei einer großen Anzahl von Infektionskrankheiten die Tonsille. Wenn wir nun sehen, daß die Tonsillen auch schon an und für sich der Ort der ständigen Pneumokokkenbesiedlung sind, so erscheint die Wahrscheinlichkeit noch um so größer, daß auch bei der Pneumonie die Tonsillen, wenn nicht die einzigste, doch die gewöhnlichste Eintrittspforte der Pneumokokken sind.

Die Gelegenheitsursache sind daher sicher Erkältungen und dadurch bedingte Entzündung der Tonsillen. Daß überhaupt die Erkältung, und zwar sowohl lokale wie allgemeine Abkühlung, ein infektionbegünstigendes Moment ist, ist für viele Krankheiten experimentell erwiesen. Auch für die Pneumokokkeninfektion ist dieser Beweis von Fischl durch das Tierexperiment erbracht worden, und es weist vor allem auch die ärztliche Erfahrung auf die Bedeutung der Erkältung als disponierendes Moment hin.

Unterweisung über Vermeidung von Erkältungen, Abhärtung usw. sind dann wohl das Einzige, was der Arzt prophylaktisch tun kann.

Literatur.

Aoki, Arch. f. Hyg. 75. 1912. — Banti und Pieracini, Ref. Baumgartens Jb. 1899. — Beltz, D.m.W. 1912. — Bezançon und Griffon, Semaine méd. 1897. Compt. rend. de la soc. biol. 1898. — Boehnke, M.m.W. 1913. — Derselbe und Mouriz-Riesgo, Arbeit. a. d. Kgl. Inst. f. experim. Therapie z. Frankfurt a. M. 1913. H. 5. — Bordoni-Uffreduzzi, Ref. Baumgartens Jb. 1891. — Crux, D.m.W. 1908. — Engwer, B.kl.W. 1912. — Fränkel, A., Zschr. f. kl. Med. 10, 11; D.m.W. 1896; B.kl.W. 1912. — Fischel, Zschr. f.

Hlk. 18. 1897. — Foà, Zschr. f. Hyg. 15. 1893. — Géronne, B.kl.W. 1912. — Ghon, W.kl.W. 1904. — Griffon, L'agglutination du pneumocoque. 1900. — Grawitz und Steffen, B.kl.W. 1894. — Hanes, Journ. of exper. Med. 1914. — Heim, D.m.W. 1907. — Hiß, Zbl. f. Bakt. Ref. 38. 1906. — Kindborg, Zschr. f. Hyg. 51. 1905. — Klemperer, G. und F., B.kl.W. 1891. — Landmann, D.m.W. 1908. — Lenné, B.kl.W. 1913. — Leube, Festschr. f. J. Rosenthal. Leipzig 1906. — Levy, Virchows Arch. 187. 1907. — Macfadyen, Zbl. f. Bakt. 42. 1907. — Mennes, Zschr. f. Hyg. 25. 1897. — Morgenroth, B.kl.W. 1912. — Derselbe und Levy, B.kl.W. 1911. — Derselbe und Kaufmann, Zbl. f. Bakt. Ref. 54, B. 1912. — Netter, Arch. de méd. expér. 1890. — Neufeld, Zschr. f. Hyg. 34. 1900; 40. 1912. — Derselbe und Rimpau, Ebendas. 51. 1905; D.m.W. 1904. — Derselbe und Haendel, Zschr. f. Immun.-Forsch. 3. 1909; Arbeit. a. d. Kais. Ges.A. 34. 1909; B.kl.W. 1912. — Dieselben, Pneumokokken in Kolle-Wassermann, Handb. d. pathog. Mikroorganismen. (2). 4. 1912. — Neufeld und Ungermann, B.kl.W. 1911. — Dieselben, Zbl. f. Bakt. Ref. 54. 1912. — Pane, Riforma med. 1898. — Park und Williams, Zbl. f. Bakt. Ref. 38. 1906. — Prochaska, D.m.W. 1902. — Reuß, D.m.W. 1914. — Römer, v. Gräfes Arch. 54. 1902. — Schürmayer, Die pathogenen Spaltpilze. — Spolverini, Ref. Baumgartens Jb. 1899. — Stuertz, Zschr. f. klin. M. 32. 1904. — Tauber, W.kl.W. 1906. — Washbourn, Brit. med. Journ. 1897. — Wassermann, D.m.W. 1899. — Weichselbaum, Fortschr. d. M. 5. 1887. — Weits, M. Klin. 1912. — Wiens, M.m.W. 1907.

XV. Kapitel.

Meningitis cerebrospinalis epidemica.

Die Meningitis cerebrospinalis epidemica wird ausschließlich durch den **Diplococcus meningitidis intracellularis Weichselbaum (Meningococcus)** verursacht. Dieser Meningokokkus ist ein wohlcharakterisierter Kokkus, der in seiner Wachstumsform und in seinem Verhalten zu Farblösungen usw. stets konstant ist.

Lange Zeit hat es gedauert, ehe dies mit absoluter Sicherheit gesagt werden konnte. Zunächst wurde bei zum Teil gehäuft auftretenden Fällen von Meningitis der Diplococcus lanceolatus Fränkel gefunden (Netter, Weichselbaum, Flexner u. Barker, Panniénski u. a.), dann wurden noch andere Kokken als Erreger angesprochen. Die neueren Erfahrungen, ganz besonders die Arbeiten von Albrecht und Ghon (1901), von Schottmüler (1905), und die Resultate der in zahlreichen Berichten niedergelegten Erfahrungen der oberschlesischen Epidemie von 1905 (v. Lingelsheim, Flügge, Ostermann u. a.) haben aber das Unhaltbare dieser Ansicht nachgewiesen. Ebenso ist es das Verdienst von Albrecht und Ghon und zahlreicher späterer Autoren den endgiltigen Nachweis geführt zu haben, daß es nur einen einzigen Meningokokkus gibt. Die durch Jäger s. Z. aufgekommene Anschauung, die anscheinend von diesem Autor noch heute vertreten wird, daß es neben dem im folgenden zu beschreibenden Meningokokkus noch Varietäten gibt, die sich in vielen Punkten total verschieden verhalten, ist heute hinfällig geworden. Die Konstanz und Unität der Meningokokken ist sichergestellt (über den Jägerschen Meningokokkus siehe S. 328 Diplococcus crassus). Der Meningokokkus ist übrigens, ohne allgemein gewürdigt worden zu sein, 1884 (Gazzetta degli ospedali 27. 1. 1884) von Marchiafava und Celli tatsächlich entdeckt worden.

Der Meningokokkus ist ein dem Gonokokkus täuschend ähnlicher Mikrobe, der in Diploform oder als Tetrade angeordnet vorkommt. Recht charakteristisch ist die Bildung von Riesenformen, die die gewöhnliche Kokkengröße um das 8fache übertreffen können. Ferner finden sich Exemplare, deren Konturen undeutlich sind, und die nur schlecht die Farben annehmen. Diese Degenerationsformen, um solche handelt es sich, fehlen selten im frischen Ausstrich, immer sind sie sogar schon in 24stündigen Kulturen vorhanden, wenn sie auch ihr Maximum erst in 48stündiger Kultur erreichen.

Im Organausstrich liegt der Meningokokkus meist intrazellulär, doch wird er auch, häufig sogar in großen Mengen, außerhalb der Zellen gefunden. Er färbt sich leicht mit allen Anilinfarben, er ist stets gramnegativ. Diese Eigenschaft verliert er auch nicht bei längerem Fortzüchten auf künstlichen Nährboden.

Kolle und v. Wassermann empfehlen folgende Modifikation der Gramschen Färbung: 1. Karbolgentianaviolett 3 Minuten (1 g Gentianaviolett, 10 ccm Alkohol, 100 ccm 5proz. Karbolwasser). 2. Lugolsche Lösung $1^1/_2$ Minuten. 3. Entfärben in 3proz. Azeton-Alkohol einige Sekunden. 4. Abspülen in Wasser, Trocknen. 5. Gegenfärben in verdünntem Karbolfuchsin etwa 10 Sekunden.

Ich halte eine 5proz. Karbollösung für unzweckmäßig, da eine solche auch fixierte Zellen häufig noch schädigt, es genügt völlig $2^1/_2$ proz. Karbolwasser zu nehmen. Ich gebe, wie auch sonst viel empfohlen wird, zur Herstellung der Lösung 1 auf 100 ccm $2^1/_2$ proz. Karbolwasser 10 ccm alkoholische Gentianaviolettlösung und entfärbe in 96proz. Alkohol bis zum Schwund der letzten Farbwolken (etwa $^1/_2$ Minute).

Der Meningokokkus gedeiht am besten bei einer Temperatur von 36^0—37^0, niemals unter 25^0. Die obere Wachstumsgrenze ist 42^0. seinen Anforderungen an die **Nährböden** ist er anspruchsvoll. Auf gewöhnlichem leicht alkalischen Agar ist er in erster Generation gar nicht und später nur schlecht zum Wachstum zu bringen, und dann noch eher auf dem Agarröhrchen, als auf der Platte. Will man auf Agar züchten, so soll man diesen schon mit Chapoteaut-Pepton (2%) herstellen. Er wächst auch dann, wie auf gewöhnlichem Agar, meist nur dicht über dem Kondenswasser mit einigen zart durchscheinenden Kolonien, die später in der Mitte etwas gelblich werden. Jedoch ist der Farbenunterschied des Randes von dem Zentrum niemals ein sehr starker, da die Kolonien stets, auch auf Aszitesagar, flach bleiben.

Kache hebt mit Recht hervor, daß diese Tatsache von der größten Wichtigkeit für das Auffinden der Kolonien ist. Kolonien mit sehr dunklem Zentrum können kaum Meningokokkenkolonien sein. In der Mitte findet man häufig Auflagerungen, die kristallinisch erscheinen. Zusammenhängende Kulturrasen bildet er in der Regel auf dem Agar nicht, doch gelingt es gelegentlich durch systematisches Weiterzüchten Kulturen auch dem Agar ganz anzupassen. Auf der Agarplatte wächst er bis zu 2 mm großen grau oder grauweißlichen Kolonien mit glatten oder leicht gewellten Rändern.

Von großem Vorteil ist der Zusatz von Aszitesflüssigkeit, Hydrozeleninhalt, Pleuraexsudat, Spinalexsudat, Blut oder Serum zu Nährböden. Der beste Nährboden, der für die experimentelle Diagnostik in erster Linie in Betracht kommt, ist Aszitesagar (1 Teil Aszites und 3 Teile Agar). Auf dem Aszitesagar werden die Kolonien bis zu 4 mm groß und saftig, sie sind rund, grau durchscheinend mit erhabenem Zentrum, das später oft etwas bräunlich wird, und etwas flacherer Randzone, im Mikroskop homogen, gelblich durchscheinend, mit glattem oder leicht gewelltem Rand. Am zweiten Tage namentlich zeigen die Kolonien mancher Stämme „eine gewisse radiäre Sprenkelung und buchtige Ränder" (Trautmann und Fromme), infolge der Trocknung.

Noch besser, wie auf Aszitesagar, soll das Wachstum auf dem Eschschen Hammelblut-Maltose-Aszites-Agar sein. Als Ersatz des Aszitesargar empfiehlt Kutscher seinen Plazenta-Rinderserumagar, und Mayer und Waldmann haben sehr gute Erfahrungen mit ihrem Rinderserum-Lävulose-Agar gemacht.

Nährboden von Esch: 60 ccm Peptonagar (1 proz. Pepton Witte) wird nach Abkühlung auf etwa 50⁰ mit 20 ccm sterilem defibriniertem Hammelblut, 10 ccm Aszitesflüssigkeit und 1,0 g Maltose in 3 ccm Bouillon aufgelöst gemischt.

Kutschers Nährboden: „Die möglichst frischen Plazenten werden in kleine Stücke zerschnitten und mit dem ausfließenden Gewebssaft usw. abgewogen. Unter Zusatz der doppelten Gewichtsmenge Wasser wird nun, wie aus Fleisch, in der üblichen Weise ein $2^1/_2$ proz. Agar bereitet, dem $1/_2\%$ NaCl, 1% Traubenzucker, 2% Nutrose und 2% Pepton Chapoteaut zugefügt werden. Der schwach alkalisch reagierende Agar wird in kleinen Kölbchen zu 100 ccm sterilisiert. Zu 3 Teilen dieses Agars wird, um den fertigen Nährboden zu erhalten, 1 Teil sterilen, in Kölbchen von 50 ccm 4 Tage hintereinander je 1 Stunde bei 60⁰ gehaltenen Rinderserums hinzugesetzt" (Mischung stets erst vor Gebrauch).

Mayer und Waldmanns Nährboden: „Zu 1 Liter nicht über 60⁰ warmem 3 proz. Peptonagar, der vom Lackmusneutralpunkt ab 5 ccm 10 proz. KOH erhält, kommen 250 ccm sterilen Rinderserums und 125 ccm Lackmustinktur, welcher 10% Lävulose und 0,4—0,6 ccm Normalsodalösung zugesetzt sind. Der Nährboden zeigt blaue Farbe." Da die Meningokokken Lävulose nicht angreifen, wachsen sie in blauen Kolonien.

Für die Weiterzüchtung ist die Kultur auf Löfflerserum zu empfehlen. Der Meningokokkus bildet hier festere schleimigzähe Kolonien, die dem Nährboden recht fest anhaften, die Einzelkolonie ist gelblich. Auf Blutagar hat die Kolonie ein graublaues Aussehen, das aber auch hier nicht der Zartheit entbehrt. Aszites ist auch als Bouillonzusatz ein außerordentlich guter Nährboden. Auf Aszitesbouillon, wie auf gewöhnlicher Bouillon, wenn er überhaupt auf ihr wächst, bildet sich nach vorhergehender leichter Trübung eine äußerst zarte Kahmhaut, die schon bei ganz leichter Berührung zerfällt und sich zu Boden senkt.

Wie der Meningokokkus im Körper keine Ketten bildet, so tritt auch auf Nährböden niemals Kettenbildung auf. Die Meningokokken liegen als Diplokokken meist zu Häufchen zusammen.

Die **Pathogenität für Tiere** ist sehr gering. Oft gelingt es nicht einmal durch eine Öse und mehr intraperitoneal eine Maus zu töten. Meerschweinchen gehen erst nach einer ganzen Blutagarkultur ein (Bonhoff).

Ruppel berichtet über einen Stamm, der durch bestimmte Behandlung eine solche Virulenz erlangt hatte, daß 1 ccm einer Verdünnung in 1:200 Millionen intraperitoneal Kaninchen unter dem Bild der Septikämie tötete. Seit 1906, dem Jahre dieser Mitteilung, ist diese Beobachtung von keiner Seite bestätigt worden.

Die **Resistenz** der Meningokokken ist sehr gering. In der festen Kultur sterben sie ohne Vorsichtsmaßregeln in wenigen Tagen ab. Schützt man aber die Kulturen, die im Brütschrank zu halten sind, vor Eintrocknen, so konnten Albrecht und Ghon einen Stamm, der sich allerdings schon in der 76. Generation befand, noch nach 185 Tagen weiter impfen. Für die Weiterzüchtung empfiehlt Bonhoff von Bouillonröhrchen auszugehen. Sobald der Meningokokkus ein zartes Kahmhäutchen bildet, braucht man nur noch jeden vierten Tag abzuimpfen, wenn man von diesem Kahmhäutchen überträgt. Gegen Austrocknung, Sonnenlicht und Desinfizientien sind sie sehr hinfällig.

Nach den Untersuchungen von Kache sind an Reagenzgläser angetrocknete Meningokokken bei Tageslicht aufbewahrt nach 10 Stunden, im Dunklen nach 24 Stunden abgetötet. Werden sie mit Eiweiß (Hühnereiweiß oder Rinderserum) eingehüllt, so sind sie nach 24 bzw. 48 Stunden abgetötet. An Läppchen angetrocknet waren nach einer Trocknungsdauer von 48—20 Stunden die Meningokokken, in einem Fall nach 24 Stunden abgestorben, in einem anderen noch nach 48 Stunden am Leben. Die meisten Desinfektionsmittel töteten, entsprechend den

Befunden von Bettencourt und França, in 3 Minuten, etwas ungünstiger wirkten Silberpräparate; so tötete 0,5proz. Protargollösung einige Stämme erst nach 31 Minuten. Der Formalindesinfektion nach Flügge erliegen sie regelmäßig. Auch gegen Temperaturen über 60° sind sie, wie frühere Versuche ergeben hatten, sehr empfindlich.

Von den **chemischen Leistungen** ist das Verhalten der Meningokokken gegen verschiedene Zuckerarten von größter praktischer Bedeutung, da, wie wir noch sehen werden, sie sich mit Hilfe des verschiedenen Vergärungsvermögens scharf von anderen verwandten Kokken abtrennen lassen.

Bei geeigneter Versuchsanordnung (s. S. 328) vergärt der Meningokokkus Maltose und Dextrose, während er alle anderen Zuckerarten (Lävulose, Galaktose, Mannit, Dulcit, Rohrzucker, Inulin) nicht angreift (v. Lingelsheim).

Gift wird von den Meningokokken nicht gebildet, wenn sie auch als solche giftig sind. Ihre Giftwirkung beruht offenbar auf der Giftigkeit ihrer Leibessubstanz, so daß sie auch bei Mäusen z. B. in der Regel gar nicht infektiös, sondern giftig durch den Zerfall wirken (Kolle und v. Wassermann). Es sind also Endotoxine und keine sezernierte echte Toxine, die hier in Frage kommen.

Da sich Zerfallsprodukte immer in Bouillonkulturen finden, so ist es erklärlich, daß Bouillonkulturfiltrate eine mäßige toxische Wirkung, allerdings in relativ großen Dosen (etwa 3 ccm für ein Meerschweinchen intraperitoneal), entfalten (v. Lingelsheim und Leuchs, Flexner u. a.). Es lassen sich natürlich auch diese Gifte direkt aus den Leibern extrahieren, sei es mit destilliertem Wasser (v. Wassermann und Leuchs), sei es mit $^1/_{10}$ Normalsodalösung (Kraus, Dörr und Baecher). Meerschweinchen von 125 g intraperitoneal injiziert, vermögen diese Extrakte oft schon in Dosen von 0,1—0,3 ccm zu töten. Es gelingt aber nicht, aus allen Stämmen so wirksame Gifte zu extrahieren, und gewonnene Gifte sind in ihrer Wirkung so schwankend und so labil, daß sie z. B. für eine Wertbemessung eines Meningokokkenserums ganz wertlos wären, selbst abgesehen davon, daß sie als Endotoxine wohl schon an und für sich nicht die Grundlage einer Bewertung sein könnten (Krumbein und Diehl, Boehnke).

Im Menschen findet man sie in erster Linie im meningitischen Exsudat, bzw. Eiter. Sie liegen, wie erwähnt, meist intrazellulär, doch auch außerhalb der Zellen. Ferner sind sie mit Sicherheit im Blut nachgewiesen (zuerst wohl von Osler, dann von mir in einem von Salomon veröffentlichten Fall, wo anfangs reine Septikämie bestand, und sich erst später Meningitis einstellte, dann von Jakobitz und anderen). Sie kommen auch als reine Sepsiserreger vor, weder mit gleichzeitig bestehender, noch später sich einstellender Meningitis (Andrews, Liebermeister, Netter). Von großer Wichtigkeit ist sein fast konstantes Vorkommen im Nasenrachenraum des Meningitiskranken, und, wie wir noch sehen werden, auch dessen Umgebung (Albrecht und Ghon, v. Lingelsheim und viele andere). Er erzeugt dort eine „Angina retronasalis" (Westenhöfer). Daß er als septischer Kokkus auch Eiterungen an allen Körperteilen machen kann, ist selbstverständlich, es sei hier nur auf ihn als Erreger von Otitiden, auch ohne Meningitis (z.B. Doering) und Erreger eitriger Epididymitis (Fraenkel) hingewiesen. Bei Meningitiskranken findet er sich oft im Bronchialsekret (Jakobitz) und bei gleichzeitig bestehender Konjunktivitis in der Konjunktiva (Stoevesandt).

Der **Nachweis von Meningokokken** hat stets nicht nur mikroskopisch, sondern kulturell zu geschehen. Die Feststellung des Vorhandenseins nach Gram nicht färbbarer Kokken genügt im allgemeinen nicht zur Stellung der Diagnose Meningokokkus.

Als Untersuchungsmaterial kommt in erster Linie Spinalexsudat, dann Nasenrachensekret und unter Umständen Blut in Betracht.

Bei Fällen von klinisch einwandsfreier Zerebrospinalmeningitis und typischem Meningokokkenbefund im mikroskopischen Exsudat wird man sich unter Umständen mit der mikrospischen Diagnose begnügen können oder müssen, niemals ist dies aber bei Material von irgendeiner anderen Herkunft angängig.

1. Untersuchung des Spinalexsudats.

Spinalexsudat muß, wie jedes Meningokokken haltende Material, sofort verarbeitet werden, da bei niedriger Temperatur die Meningokokken sehr schnell zugrunde gehen können. Ist das Exsudat zu transportieren, so soll dies in einer Thermosflasche oder auf der Brust geschehen. Vom Exsudat wird das Sediment, das eventuell durch Zentrifugieren erst zu gewinnen resp. zu verstärken ist, auf Aszitesagar oder einem der auf S. 322 beschriebenen Nährböden nach Esch, Kutscher oder Mayer und Waldmann aufgestrichen. Löfflerserum soll nur im Fall der Not genommen werden, da die erste Kultur zwar in der Regel, aber doch nicht immer, auf diesem Nährboden gelingt. Selbstverständlich sind vom Sediment auch stets mikroskopische Präparate herzurichten, da es vorkommen kann, daß auch auf den besten Nährmedien die Meningokokken nicht angehen, da sie abgestorben sind, daß sie aber typisch und oft sogar in Mengen im Präparat gefunden werden können.

Man bestreicht nun mit dem Exsudat bzw. Sediment mit dem Spatel, gut einreibend, 2—3 Platten. Der Rest wird 24 Stunden bei 37⁰ aufbewahrt. Man erreicht so in dem Exsudat manchmal eine Anreicherung und kann dann, falls die Platten steril geblieben sind, nochmals Ausstriche anfertigen (Kutscher).

Jakobitz reichert gleich in Blutbouillon an und überträgt dann auf feste Nährböden.

Conradi schlägt einen anderen Weg ein, der außerordentlich vorteilhaft sein kann, da er einen unabhängig vom Aszites macht, der aber nur dann zu betreten ist, wenn man Lumbalpunktat zur Untersuchung bekommt. Conradi ersetzt einfach den Aszites durch die Lumbalflüssigkeit selbst. „Die Punktionsflüssigkeit (10—20 ccm) wird zunächst zentrifugiert und die vom Sediment getrennte klare Flüssigkeit 1—2 Stunden lang bei 60⁰ erhitzt. Dann wird ein Teil derselben zu drei Teilen auf 40⁰ abgekühltem lackmusneutralen Nähragar gefügt und das Gemisch (12—16 ccm) in Petrischalen ausgegossen. Hierauf wird der Bodensatz der Punktionsflüssigkeit mittels Glasspatel auf 2—3 Petrischalen ausgestrichen. Jede beimpfte Petrischale stellt man in eine Doppelschale von 20 ccm Durchmesser, die mit 1proz. Sublimatlösung durchtränkte Watte enthält. In dieser feuchten Kammer gedeihen die Meningokokken auf dem beschriebenen Nährboden genau so üppig und charakteristisch wie auf Aszitesagar."

Bruynoghe reichert in Bouillon an, der er Exsudat zusetzt. Bei positivem Ausfall finden sich wenige Stunden nach der Impfung mikroskopisch einwandsfreie Meningokokken an der Oberfläche. War die Punktionsflüssigkeit sehr eitrig, so läßt er erst absetzen, ehe er Exsudat zur Bouillon gibt.

Ruge empfiehlt für den mikroskopischen Nachweis, der bei sehr wenigen Meningokokken oft schwierig sein kann, folgendes Verfahren als besonders geeignet für kleinere Laboratorien, denen die Möglichkeit der Kultur nicht gegeben ist: Man bringt auf einige Objektträger, die in der Flamme abgebrannt sind, je 6 bis 8 Tropfen (also etwa 0,3—0,4 ccm) von der Lumbalflüssigkeit, legt jeden Objektträger einzeln unter eine Petrischale und läßt die Lumbalflüssigkeit bei Zimmertemperatur eintrocknen. Das Eintrocknen nimmt etwa 10—12 Stunden in Anspruch. Während dieser Zeit findet aber eine derartige Anreicherung etwa vorhandener Meningokokken statt, daß sie jetzt mikroskopisch nachweisbar sind."

2. Untersuchung des Nasenrachensekrets.

Zunächst sei nochmals erwähnt, daß hier ausschließlich der kulturelle Nachweis die Diagnose gestattet. Wie wir noch sehen werden, gibt es zahlreiche Kokken, die sich morphologisch und färberisch von den Meningokokken nicht unterscheiden lassen, die aber sehr häufig als Saprophyten oder Halbparasiten im Nasenrachenraum leben.

Zur Untersuchung wird am besten Rachenschleim nach dem Verfahren Ostermanns entnommen, indem man mit einer gebogenen Sonde, die mit Watte umwickelt ist, um das Gaumensegel herumgeht und den hinteren Nasenrachenraum auswischt. Dies ist deshalb nötig, da nach den Untersuchungen von v. Lingelsheim und Westenhöfer die Keime den vorderen Nasenabschnitt passieren und sich im lymphatischen Nasenring, speziell an der Rachentonsille, festsetzen.

Das Material wird dann durch Einreiben auf Aszites- oder den anderen geeigneten Nährböden in Kultur genommen. Es sind, um genügende Verdünnungen herzustellen, mit derselben Sonde stets 3 Platten hintereinander zu bestreichen.

Mayer und Waldmann gingen sehr zweckmäßig in der Weise vor, daß sie von vornherein auf ihren mit Lävulose versetzten Nährböden (s. S. 322) impften. Da Lävulose von den Meningokokken nicht zerlegt wird, bleiben auf dem blauen Nährboden die Meningokokkenkolonien blau.

Das Sekret wird auf dem Rinderserum-Lävuloseagar ausgestrichen. Die Platten werden 48 Stunden bebrütet. Nur blaue Kolonien kommen in Betracht.

3. Untersuchung von Blut.

Das Blut ist durch Venaepunktion zu gewinnen und in Mengen von 2—5 ccm (verschiedene Dosen) mit verflüssigtem und auf etwa 50° abgekühltem Agar zu mischen und damit Platten zu gießen.

Als allgemeine Regel ist dann noch folgendes zu sagen: Alle gefundenen gramnegativen Kokken sind auf Agar und auf Aszitesagar oder dessen Ersatz zu übertragen. Kulturen, die frisch gezüchtet auf Agar wachsen, sind sicher keine Meningokokken. Alle Kolonien, die nach Ausschaltung dieser übrig bleiben, sind nach dem gleich zu schildernden Verfahren von v. Lingelsheim auf ihr Gärungsvermögen zu prüfen. Entsprechen sie den Meningokokken, so erfolgt die endgültige Differenzierung durch den Agglutinationsversuch.

Differentialdiagnostisch kommen in Betracht der Gonokokkus, der Micrococcus catarrhalis R. Pfeiffer, der Diplococcus crassus (früher Jägersche Varietät des Meningokokkus), mehrere von v. Lingelsheim beschriebene Diplococcus flavus-Arten und Mikrokokken (M. pharyngis siccus und M. cinereus) und Pseudomeningokokken. Ohne weiteres unterscheidet er sich natürlich vom Pneumokokkus, der ja gar nicht selten Meningitis macht, durch die Gramsche Färbung, da der Pneumokokkus diese behält.

Vom Gonokokkus ist er mikroskopisch nicht zu unterscheiden, kulturell aber dadurch, daß dieser noch anspruchsvoller ist, da er niemals auf gewöhnlichem Agar oder Löfflerserum wächst. Der Kulturunterschied auf Aszites- und Serumagar ist nur gering, wenn auch meist der Gonokokkus einen etwas rehbraunen Ton hat und die Kultur bröckliger aussieht als die des Meningokokkus. Jedenfalls stehen sich Meningokokken und Gonokokken sehr nahe. Psato hält den Meningokokkus nur für einen in der Virulenz erhöhten Gonokokkus, und Ruppel zeigte, daß man mit Gonokokken gegen Meningokokken immunisieren könne. Abgeschlossen ist die Frage der Beziehung dieser beiden Mikroben zueinander noch nicht.

Der Micrococcus catarrhalis ist nur wenig größer als der Meningokokkus, gleicht ihm aber sonst sehr. Er ist auch wie dieser absolut gramnegativ. Dagegen wächst er schon in erster Kultur auf gewöhnlichem Agar mit dicken weißen Kolonien von zäher, trockener Konsistenz, die sich in toto auf der Platte verschieben lassen, so daß die Kultur sofort eine Verwechslung ausschließt.

Der Diplococcus crassus bleibt bei Gramfärbung nur in einzelnen Exemplaren ungefärbt. Er bildet auf der Aszitesplatte kleinere, festere, bei durchfallendem Licht bräunliche Kolonien. Die Untersuchungen von v. Lingelsheim, der das Verhalten des Meningokokkus und der Verwandten gegen verschiedene Zuckerarten und Immunserum studierte, haben mit Sicherheit bewiesen, daß dieser Diplococcus crassus identisch ist mit dem Jägerschen Meningokokkus.

Die Diplococcus flavus-Arten und der Micrococcus cinereus unterscheiden sich ohne weiteres durch die Bildung des Farbstoffes, der Micrococcus pharyngis siccus durch das grobe, runzelige Gefüge der Kolonie.

Die Pseudomeningokokken (?) unterscheiden sich kulturell und färberisch in nichts von den echten Meningokokken. Sie lassen sich nur durch die Serumreaktion unterscheiden (siehe weiter unten).

Von großer Bedeutung für die Differentialdiagnose ist, wie v. Lingelsheim zeigte, das Verhalten der verschiedenen Kokken gegen Zuckerarten, und zwar in Zuckerlösungen, denen als Indikator Kubel-Tiemannsche Lackmuslösung und dann Aszites und Agar zugesetzt wird.

Die Darstellung dieser Nährböden geschieht nach Kutscher wie folgt:

„v. Lingelsheim stellt von den auf Vergärbarkeit zu untersuchenden Zuckerarten 10proz. Lösungen in Kubel-Tiemannscher Lackmuslösung her, welche in Reagensgläsern zu je 10 ccm behufs Sterilisierung 2 Minuten im Wasserbad bei 100⁰ erhitzt werden. Nach dem Abkühlen werden zu je 10 ccm 0,5 ccm Normalsodalösung hinzugefügt. Von dieser sterilisierten und alkalisierten Zuckerlackmuslösung werden 1,5 ccm zu je 13,5 ccm flüssigem Aszitesagar (1 Teil Aszites, 3 Teile Agar) zugesetzt und der nun fertige Nährboden in Petrischalen gegossen. Nach dem Erstarren wird 1 Öse der zu prüfenden Kultur im Strich beimpft. Rotfärbung nach 24stündigem Aufenthalt im Brütschrank beweist die eingetretene Vergärung."

Daß bei dieser Versuchsanordnung die Meningokokken nur Dextrose und Maltose vergären, ist bereits weiter oben gesagt. Abgesehen von den zweifelhaften Pseudomeningokokken, die sich hier wie Meningokokken verhalten, differieren alle anderen Kokken in ihrem Vergärungsvermögen. Für die praktische Diagnostik kommen nur Dextrose und Maltose, allenfalls noch Lävulose in Betracht.

Kutscher gibt folgende praktische differentialdiagnostische Tabelle:

Tabelle XXI.

Bezeichnung der Diplokokkenart	Gärungsvermögen gegenüber		
	Dextrose	Lävulose	Maltose
Gonococcus	+	−	−
Meningococcus	+	−	+
Diplococcus flavus	+	+	+
Diplococcus phar. flavus III (v. Lingelsheim)	±	−	±
Micrococcus catarrhalis	−	−	−
Micrococcus cinereus	−	−	−

+ = Vergärung.   ± = Andeutung von Vergärung.   − = Keine Vergärung.

Ficker will das Natrium taurocholicum differentialdiagnostisch verwertet wissen, da er festgestellt hatte, daß dieses die Meningokokken, aber nicht die übrigen hier differentialdiagnostisch in Betracht kommenden Kokken löst.

Zum Versuch werden zu 0,5 ccm Kokkenemulsion 0,2—0,5 ccm einer 20 proz. Lösung von Natrium taurocholicum hinzugegeben; sind es Meningokokken, so tritt sofortige Klärung auf. Das Verfahren ist auch als Deckglasmethode anwendbar: 1 Öse Bouillon, 1 Nadelspitze Kultur, 1 Öse Natrium taurocholicum-Lösung. Untersuchung sofort und eventuell nach 1 Stunde bei 37°.

Bei Kulturen, die auch nach allen diagnostischen Merkmalen als Meningokokken anzusprechen sind, soll man immer noch die Agglutination zur endgültigen Bestimmung heranziehen, wenn sie aus einer anderen Quelle als aus dem Spinalexsudat stammen. Ein wirklich· hochwertiges Serum ist absolut spezifisch und verklumpt, wenn auch oft nicht leicht, alle Meningokokkenkulturen mit Ausnahme von gewissen, seltenen Kulturen, die sich chemisch-biologisch wie echte Meningokokken verhalten und die daher als Pseudomeningokokken bezeichnet worden sind.

Agglutinierende Immunsera sind entweder fertig zu beziehen (z. B. Institut für Infektionskrankheiten Berlin, E. Merck, Darmstadt, auch als Serumpapier, Farbwerke Höchst, Sächsisches Serumwerk Dresden), oder man kann sie sich auch selbst darstellen. Kutscher empfiehlt dazu mehrmalige Injektionen 24 stündiger lebender Agarkulturen (etwa erst ½, dann 1 Kultur) bei 1800—2000 g schweren Kaninchen.

Die Agglutination selbst wird in der Weise angestellt, daß je eine Öse Aszitesagarkultur in 1 ccm Serumverdünnung verrieben wird. Da normales Serum nicht über 1 : 20—50 agglutiniert, ist auch eine Agglutination eventuell weit unter dem angegebenen Titer beweisend, denn die einzelnen Stämme verhalten sich außerordentlich verschieden, und es gibt hochgradig inagglutinable Kulturen. Ja, es fragt sich sogar, ob ganz unagglutinable Kulturen als Pseudomeningokokken unter anderem bezeichnet, wirklich keine Meningokokken sind. Kutscher hat denn darauf aufmerksam gemacht, daß es Stämme gibt, die nicht bei 37°, aber wohl bei 55° verklumpt werden. Man muß also stets bei 37° und 55° agglutinieren. Da es auch spontan agglutinierende Stämme gibt — der Diplococcus crassus ist übrigens ein spontan agglutinierender Kokkus, daher die Resultate Jägers bei Prüfung seiner Kulturen mit echtem Meningokokkenserum — sind stets Kochsalz- und Normalserumkontrollen nötig. Die Beobachtung erfolgt nur makroskopisch. Die Dauer des Versuchs soll nach Kutscher bis auf 24 Stunden (Mayer 12 Stunden) ausgedehnt werden. In der Regel werden aber die Kulturen durch hochwertige Sera schon nach 2 Stunden verklumpt.

Daß auch die Serodiagnostik durch Untersuchung des Blutes Erkrankter mit Vorteil klinisch und epidemiologisch verwertet werden kann, zeigten zuerst Bettencourt und França. Wichtig ist es vor allem, daß auch Kokkenträger, d. h. Menschen, die wohl Kokken beherbergen, aber nicht krank sind, Agglutinine in ihrem Blut nachweisen lassen.

Zu beachten ist aber, daß bei einem großen Prozentsatz sowohl von Kranken wie Kokkenträgern keine Spur von Agglutininen nachzuweisen ist.

Einen anderen Weg der spezifischen Diagnostik schlugen Vincent und Bellot ein. Sie stellten fest, daß das Spinalexsudat von Genickstarrekranken agglutinierende Meningokokkensera ausflockt. Zum Versuch wird zu 50—100 Tropfen klar zentrifugierten Exsudats 1 Tropfen Meningokokkenserum hinzugefügt. Die Röhrchen werden dann 8—12 Stunden bei 55° gehalten und auf Präzipitation untersucht.

Die **Serumtherapie** der epidemischen Genickstarre ist heute wohl begründet und offensichtlich bei richtiger Anwendung viel Erfolg versprechend. Sie ist durch Jochmann eingeführt worden.

Nach dessen Angaben wurde das erste Serum durch Landmann bei Merck dargestellt. Dann fabrizieren noch Sera das Institut für Infektionskrankheiten in Berlin (v. Wassermann), ferner Bern (Kolle), die Höchster Farbwerke (Ruppel), das Sächsische Serumwerk Dresden (Kolle-Wassermann). In Österreich wird vorzüglich das von Kraus dargestellte Präparat benutzt, in Frankreich das Serum des Pasteurschen Institutes (Dopter) und in England und Amerika das Serum von Flexner.

Die Sera werden im allgemeinen durch Behandlung von Pferden mit lebenden und abgetöteten Meningokokkenkulturen gewonnen, Flexner immunisiert auch noch mit Endotoxinen und Kraus ausschließlich mit Extrakten. Das Resultat der Fabrikation scheint allgemein dasselbe zu sein.

Die Wirkungsweise aller Meningokokkensera ist offenbar in allererster Linie eine bakteriotrope, also entsprechend der Wirkung der Pneumokokkensera. Bakterizide Wirkung kommt den Seris nicht sicher zu, wenn auch nach den Injektionen Zerfall der Kokken beobachtet wird (Levy). Die agglutinierende Wirkung, die diese Sera haben, ist für ihre therapeutische Wirkung ohne Bedeutung; es ist ihnen aber auch wohl noch eine anti-endotoxische Quote zuzusprechen.

Eine allgemeine Wertbemessung, die sehr nötig wäre, hat sich mangels einer allen Ansprüchen gerecht werdenden Methode noch nicht einführen lassen. v. Wassermann und Kolle wollen die komplementbindende Fähigkeit des Serums, Neufeld die bakteriotropen Eigenschaften und Kraus die antitoxischen der Wertbemessung zugrunde legen. Nach den vergleichenden Untersuchungen von Boehnke scheint die Neufeldsche Methode der Messung der Tropine wohl die sicherste und beste Methode zu ergeben.

Am Krankenbett hat sich das Meningokokkenserum, wie

man heute an der Hand der seit 1906 gesammelten Erfahrungen sagen kann, wohl bewährt, allerdings in der Voraussetzung, daß das Serum 1. intralumbal und 2. in den nötigen großen Dosen gegeben wird. Solange diese Forderungen Jochmanns nicht erfüllt wurden, waren die Resultate so unsicher, daß viele Ärzte dem Meningokokkenserum jede Heilwirkung absprachen.

Das Serum muß in der Weise angewandt werden, daß nach Ablaß von 20 bis 50 ccm Spinalexsudat bei Kindern 10—30 ccm, bei Erwachsenen 30—40 ccm Serum intralumbal infundiert werden. Der Erfolg inbezug auf Sensorium und Temperatur ist oft ein momentaner, doch meist kein dauernder. Mit dieser Serumbehandlung muß täglich so lange fortgefahren werden, bis die Krankheit sich entschieden hat. Die Gefahr eines anaphylaktischen Shocks ist nach den Erfahrungen der Praxis sehr gering.

Für die Beurteilung des Heilwertes ist die von Flexner gegebene Sammelstatistik, die auch die Periode der Injektion und das Alter der Patienten berücksichtigt, sehr instruktiv. Es handelt sich hier um das Serum des Rockfeller-Institutes. Die Statistik umfaßt 1294 Fälle, die in den Jahren 1906—1910 behandelt worden sind. Von diesen 1294 Fällen gingen 894 in Genesung über, während 400 = 30,9 $^0/_0$ starben. Rechnet man nur eine Mortalität von 50 $^0/_0$, was mir zu wenig zu sein scheint, so ist der Erfolg schon ganz hervorragend. Daß die Erfolge der Serumtherapie ganz außerordentlich von der Periode, in der die Injektion erfolgt, abhängig sind, zeigt folgende Übersicht:

Periode der Injektion	Zahl der Fälle	Geheilt	Tod	Geheilt ($^0/_0$)	Tod ($^0/_0$)
1.—3. Tag	199	163	36	81,9	18,1
4.—7. Tag	346	252	94	72,8	27,2
später als 7. Tag .	666	423	243	63,5	36,5
Total . .	1211	838	373	69,2	30,8

Von der Übersicht über die Heilungsaussichten in den verschiedenen Altersstufen will ich nur soviel erwähnen, daß die Mortalität bei Kindern unter 1 Jahr am höchsten war (49,6 $^0/_0$, 129 Fälle), sie nimmt dann ab bis zur Altersstufe 5 bis 10 Jahren (218 Fälle, Mortalität 15,1 $^0/_0$), um dann wieder schnell anzusteigen (so 10—20 Jahre schon 29,4 $^0/_0$ bei 360 Erkrankten).

Da vielfach kleineren Statistiken über wenige, aber vom Autor selbst beobachtete Fälle, die also nicht auf dem Wege der Sammelstatistik zusammengebracht worden sind, ein größerer Wert beigelegt wird, so sei auch noch eine solche Übersicht aus der deutschen Literatur gegeben (Tabelle XXII).

Die **Prophylaxe** muß sich auf der Tatsache aufbauen, daß einmal die Meningokokken sich im Nasenrachenraum von Rekonvaleszenten monatelang halten können, daß sie dann aber auch im Rachen von Menschen leben können, die keine Meningitis überstanden haben, ohne daß sie besondere Erscheinungen hervorrufen. Allerdings scheinen sie

Tabelle XXII.
Serumbehandlung der epidemischen Genickstarre.

Autor	Mortalität			
	ohne Serum		mit Serum	
	Fälle	Tod	Fälle	Tod
Levy	29	23 = 79%	6	subkutan 3 = 50%
			17	intralumbal 2 (1)[1] = 11,76% (6.25%)[1]
Leick	62	42 = 67,7%	34	11 (5)[1] = 32,4% (20,7%)[1]
Jehle	55	39 = 79%	41	18 = 44%

1) Die in Klammer beigefügten Zahlen geben die Zahl der moribund behandelten an. Die Prozentzahlen in Klammer die prozentuale Mortalität nach Abzug der moribund in Behandlung gekommenen.

am besten auf dem Boden einer Pharyngitis zu gedeihen, so daß von einer „Meningokokkenpharyngitis" gesprochen wird. Solche „Meningokokkenpharyngitis" findet sich vornehmlich bei Menschen, die mit Meningitiskranken in Berührung gekommen waren, wie v. Lingelsheim, Ostermann, Dieudonné, Hasslauer, Kutscher, Mayer und Waldmann u. a. zur Genüge nachgewiesen haben. Kutscher zeigte dann zuerst, daß sie auch bei Menschen gefunden werden, die nachweislich niemals mit Kranken in Berührung gekommen waren. Ferner ist daran zu denken, daß Kinder und junge Leute in erster Linie empfänglich sind. Die Konsequenz kann nur die sein, die weiteste Umgebung eines Erkrankten zu untersuchen und Kokkenträger unschädlich zu machen, d. h. zu isolieren. Ganz besonders ist dies für Kinder notwendig, da diese soviel empfänglicher sind als Erwachsene. Daher ist das Schließen der Schulen in Meningitisbezirken oft erforderlich.

Zu sehr pessimistischen Anschauungen in bezug auf die Möglichkeit der Bekämpfung der Genickstarre durch Herausfinden und Isolieren der Kokkenträger ist Mayer auf Grund seiner in Gemeinschaft mit Waldmann, Fürst und Gruber angestellten Untersuchungen, die sich auf 9111 Personen in meningitisfreier Zeit erstreckten, gekommen. Er fand damals bei einmaliger Untersuchung 1,75% Keimträger, während er in einer vorhergehenden Meningitisperiode bei mehrfachen Untersuchungen 2,46%, also nach seiner Ansicht das entsprechende Verhältnis gefunden hatte. Er kam so zu dem Schluß, daß der Meningokokkus im gewissen Sinne ubiquitär sei, sich also ungefähr so verhalte wie der Pneumokokkus, der bei vielen Menschen ein Bestand der normalen Mundflora ist. Mayer geht in dieser Anschauung aber zu weit. Um dies aus solchen Untersuchungsergebnissen herauszulesen, müßten die Untersuchungen nicht in München, sondern in einer Stadt angestellt sein, in der nachweislich seit Jahren und Jahrzehnten kein Fall von Meningitis vorgekommen war. So beweisen sie nur die außerordentlich lange

Haltbarkeit, die unter Umständen Meningokokken auch bei ganz Gesunden haben können, und sind eine treffliche Erklärung dafür, daß Meningitisfälle, wo einmal welche vorgekommen waren, noch nach Jahr und Tag immer wieder vorkommen können.

Die Kokken durch irgendwelche Mittel aus dem Rachen zu beseitigen, scheint nicht zu gelingen, weder die hier von Jehle warm empfohlene Pyozyanase, noch Jodierungen oder lokaler Serumgebrauch hat einen durchschlagenden Erfolg gehabt. Im allgemeinen verschwinden sie aber nach 10—20 Tagen von selbst bis auf einzelne hartnäckige Fälle, die dann leider wieder den Anlaß zu neuen Erkrankungen und Bildung neuer Infektionsträger geben können.

Warum in einem Falle die Krankheit vereinzelt bleibt, im anderen trotz scheinbar bester Maßnahmen eine epidemische Verbreitung erfolgt, wissen wir auch heute noch nicht, wenn auch der Weg der Infektion, ausschließlich von Mensch zu Mensch, klar zutage tritt.

In bezug auf die speziellen innerhalb der Armee zu treffenden Maßnahmen sei auf die Abhandlung Kutschers im Lehrbuch der Militärhygiene, Bibliothek von Coler-Schjerning, Bd. 4, verwiesen.

Literatur.

Albrecht und Ghon, W.kl.W. 1901. — Dieselben, Zbl. f. Bakt. 33. 1903; 34. 1904. — Andrews, Lancet. 1906. — Bettencourt und França, Zschr. f. Hyg. 46. 1903. — Boehnke, Arbeit. a. d. Kgl. Inst. f. experim. Therapie zu Frankfurt a. M. 5. 1913. — Bonhoff, M.m.W. 1901. Zbl. f. Bakt. 34. 1904. — Bruynoghe, Zbl. f. Bakt. 56. 1910. — Conradi, D.m.W. 1908. — Doering, M.m.W. 1912. — Dopter, Ref. M.m.W. 1910. — Esch, Zbl. f. Bakt. 52. 1909. — Ficker, Arch. f. Hyg. 68. 1908; D.m.W. 1909. — Flexner, Ref. M.m.W. 1906. Journ. of americ. m. ass. Chicago 1909. Journ. of experim. m. 17. 1913. — Derselbe und Barker, Bull. of John Hopkins Hosp. 1893. — Flügge, Klin. Jb. 15. 1906. — Jakobitz, M.m.W. 1905. — Jaeger, Die Zerebrospinalmeningitis als Heeresseuche. Bibl. von Coler. IX. 1901. — Jehle, W.kl.W. 1907. M.m.W. 1909. — Jochmann, D.m.W. 1906. — Kache, Über charakteristische Merkmale usw. I.-D. Breslau 1906. — Kolle und Wassermann, D.m.W. 1906. — Kraus und Doerr, W.kl.W. 1908. — Derselbe und Baecher, Zschr. f. Immun. Forsch. 2. 1909. — Kutscher, D.m.W. 1906. Zbl. f. Bakt. 45. 1908. — Derselbe, Übertragbare Genickstarre in Kolle-Wassermanns Hb. d. pathog. Mikroorganismen. (2). 4. 1912. — Liebermeister, M.m.W. 1909. — v. Lingelsheim, D.m.W. 1905. — Derselbe, Klin. Jb. 15. 1906. M.m.W. 1907. Zschr. f. Hyg. 59. 1908. — Leick, M.m.W. 1909. — Levy, D.m.W. 1908. M.m.W. 1908. Kl. Jb. 18. 1908. — Marchiafava und Celli, Zbl. f. Bakt. 43. 1907. — Mayer und Waldmann, M.m.W. 1910. — Dieselben, Fürst und Gruber, M.m.W. 1910. — Neufeld, Arbeit. a. d. Kais. G.A. 34. 1910. — Netter, Comptes rend. de biol. de la soc. 1899. Acad. de méd. 27. 7. 1907. M.m.W. 1909. — Osler, Ref. Baumgartens Jb. 1898. — Ostermann, D.m.W. 1906. —

Ruge, Zbl. f. Bakt. 47. 1909. — Ruppel, D.m.W. 1906. — Salomon, B.kl.W. 1902. — Schottmüller, M.m.W. 1905. — Stoevesandt, Zbl. f. Bakt. 46. 1898. — Trautmann, M.m.W. 1908. — Derselbe und Fromme, M.m.W. 1908. — Vincent und Bellot, Acad. de méd. 16. 3. 1909. — v. Wassermann und Leuchs, Klin. Jb. 19. 1908. — Weichselbaum, Fortschr. d. M. 1887. Derselbe und Ghon, W.kl.W. 1905. — Westenhöffer, B.kl.W. 1905. Klin. Jb. 15. 1906.

XVI. Kapitel.

Influenza.

Die **Influenzabazillen** wurden von R. Pfeiffer im Winter 1892/93 entdeckt, und damit wurde der lange vergeblich gesuchte Erreger dieser Krankheit endgültig erkannt. Es ist ganz sicher, daß es. echte Influenza ohne Influenzabazillen nicht gibt, aber nicht alles, was klinisch zunächst als Influenza erscheint, ist wirklich Influenza, sondern es können vor allem auch Pneumokokkeninfektionen unter einem klinisch äußerst ähnlichen Bild verlaufen (Walb u. a.).

Der Influenzabazillus ist, wenn wir von den selbst mit den besten Mikroskopen nicht genügend zu vergrößernden bakteriellen Krankheitserregern absehen, der feinste und kleinste der uns bekannten pathogenen Bazillen. Die aëroben Influenzabazillen, die unbeweglich sind, färben sich mit allen Farben, am besten aber mit verdünntem Karbolfuchsin; nach Gram entfärben sie sich.

Die **Kultur des Influenzabazillus** war eine so schwierige, weil es nicht gelang, ihn auf den bis dahin bekannten Nährböden zum Wachsen zu bringen. Erst als R. Pfeiffer seinen Blutagar darstellte, einen Nährboden, der sich seitdem in unzählig vielen Fällen auch für andere schwer züchtbare Mikroorganismen bewährt hat — es gibt übrigens eine große Gruppe hämoglobinophiler Bazillen, die überhaupt nur in Gegenwart von Blutfarbstoff wachsen —, und der mit in den eisernen Bestand der absolut notwendigen Nährmedien getreten ist, gelang die Züchtung der Influenzabazillen.

Die Darstellung des Blutagars ist eine sehr einfache, da schräg erstarrte Agarröhrchen mit sterilem Blut nur zu überstreichen sind. Abgesehen vom Menschenblut eignet sich für die Kultur der Influenzabazillen am besten Taubenblut. Zur Darstellung des Nährbodens rupft man die Innenseite eines ausgebreiteten Flügels einer Taube, die von einem Gehilfen gehalten wird. Die Haut wird mit Alkohol desinfiziert und mit Äther getrocknet. Dann sticht man mit einem feinen Messer die Flügelvene, welche als pralles Gefäß vorspringt, an. Es entleert sich reichlich Blut, welches in die Vertiefung des Flügels zwischen den Unterarmknochen fließt und dort eine Lache bildet. Von der Oberfläche dieser Blutlache nimmt man mit einer großen Öse (etwa 1 cm lang und $^1/_2$ bis $^3/_4$ cm breit) eines dicken Platindrahtes Blut ab und streicht die Öse mit langem Zug über die Agaroberfläche. Eine Verunreinigung läßt sich fast absolut sicher ausschließen, wenn man stets von der Oberfläche der Blutlache abnimmt und nicht die Haut berührt. Nimmt man Kaninchenblut, so bindet man zunächst ein Kaninchen in der Weise ein, daß man es auf ein Tuch setzt und zwei Zipfel hinter dem Kopf, zwei über dem Steiß fest zusammenknotet. Man reinigt dann ein Ohr, schneidet die Randvene an und läßt das Blut in eine Mulde, zu der man das Ohr formt, fließen. Man kann dann auch wieder, ohne die Haut zu berühren, Blut entnehmen. Derartige Blutagarröhrchen sind stets auf 24 Stunden in den Brütschrank zu stellen, um ev. Verunreinigungen auskeimen zu lassen. Die steril gebliebenen Röhrchen, bei sauberem Arbeiten fast alle, werden mit einer Gummikappe versehen und sind so, vor Austrocknung geschützt, längere Zeit haltbar.

Ebensogut kann man sich auch eines Agars bedienen, dem man Blut zugesetzt hat. Braucht man zu Versuchszwecken größere Mengen Kultur, so empfiehlt es sich in der üblichen Weise zu auf 45^0—50^0 abgekühlten verflüssigten Agarröhrchen je 1 ccm Blut hinzuzugeben, zu mischen und Platten zu gießen. Man kann auch käufliches Hämoglobin direkt zusetzen. (10 proz. Lösung von amorphem, nicht krystallinischem Hämoglobin. Merck, Thalheimer).

Auf Blutagar wachsen die Influenzabazillen als kleine tautropfenähnliche Kolonien, die sich von Streptokokkenkolonien höchstens dadurch unterscheiden, daß sie noch feiner und durchsichtiger sind. In Präparaten aus Kultur, wie aus dem Sputum, liegen die Influenzabazillen häufig zu zweit hintereinander, und es kommt sogar zur Bildung langer Scheinfäden.

Man kann, wie zuerst Centanni nachwies, den Influenzabazillus auch ohne Hämoglobinzusatz zum Nährboden züchten, wann man ihn mit anderen Mikroben zusammenhält. Besonders M. Neißer hat später diese Frage studiert und gefunden, daß sich Xerosestäbchen ganz außerordentlich gut dazu eignen, um Ammen für die Influenzabazillen abzugeben. In solchen Mischkulturen bleiben die Influenzabazillen sehr lange am Leben, ihre Fortzüchtbarkeit scheint, nach Generationen bemessen, unbegrenzt zu sein. Niemals konnte M. Neißer mit toten Xerosebazillen oder bazillären Extrakten Entwicklung bekommen.

Die **Resistenz** dieser feinen, nicht Sporen bildenden Mikroorganismen ist sehr gering. Schon Erwärmen auf 60^0 vernichtet sie in wenigen Minuten, ebenso Chloroformdämpfe. Angetrocknet gehen sie bei 37^0 in ein bis zwei Stunden zugrunde. In einem feuchten Zimmer können sie sich bis zu acht Stunden halten. Influenzasputum an Stäbchen angetrocknet, ist nach 36—40 Stunden steril.

Differentialdiagnostisch kommen Pseudoinfluenzabazillen und das Bacterium exiguum (Stäubli) in Betracht. Differenzierung gelingt ohne weiteres durch die Möglichkeit, die dem Influenzabazillus ähnlichen Mikroben auf hämoglobinfreien Nährböden zu züchten.

Der Influenzabazillus entfaltet im Organismus typische **Giftwirkungen**, wie z. B. Neuralgie. Ob er imstande ist, Gift zu produzieren, ist mehr wie fraglich, wahrscheinlich liegen auch hier die Verhältnisse ebenso wie bei Cholera und Typhus, daß die Leibessubstanz giftig ist und beim Absterben der Mikroben das Gift frei wird (Endotoxine). Dieses Gift allein ist es auch, welches eine gewisse Tierpathogenität, besonders für Kaninchen und Meerschweinchen bedingt. Wirkliche Infektion ist R. Pfeiffer nur bei Affen gelungen, die nach intratrachealer Injektion an katarrhalischer Influenza erkrankten.

Injiziert man aber gleichzeitig mit den Influenzabazillen Mäusen andere lebende oder tote Bazillen, so gehen die Tiere septisch zugrunde (Jakobsohn, Saathof).

Für die **experimentelle Diagnostik** kommt in erster Linie die Influenzabronchitis, d. h. das Influenzasputum in Betracht, da dieses das gewöhnlichste Untersuchungsobjekt auf Influenzabazillen bildet. Hier finden sich die Bazillen bei frischen Fällen und Individuen, die zum ersten Male befallen sind, in ganz enormen Mengen. Anfangs liegen sie frei, später bei länger bestehender Erkrankung sind sie vorzüglich in Eiterzellen zu finden. Da das Sputum sehr schnell eitrig wird, und die Patienten mit noch glasigem Sputum äußerst selten dem Arzt und Bakteriologen zu Gesicht kommen, kann das typische Influenzasputum tatsächlich als ein eitriges bezeichnet werden.

Aus einem derartigen Sputum isoliert man sich ein Eiterflöckchen und verfertigt von diesen äußerst vorsichtig Präparate. Diese Vorsicht ist notwendig, um die Eiterzellen nicht zu zerquetschen, denn nur im Präparat mit erhaltenen Zellen bekommt man die charakteristische intrazelluläre Lagerung der Bazillen zu Gesicht. Es empfiehlt sich deshalb, die Präparate wie Blutpräparate anzufertigen, d. h. man bringt zunächst ein Spürchen Eiter auf den Rand eines Deckgläschens und streicht damit in schräger Haltung sanft über ein zweites hin oder man zieht, nach Analogie des Ehrlichschen Verfahrens für die Darstellung von Blutpräparaten, zwei Deckgläschen von einander ab. Man färbt stets mit verdünntem Fuchsin und nach Gram.

Sowohl R. Pfeiffer, wie auch die ersten Nachuntersucher konnten feststellen, daß sich die Influenzabazillen in typischen Fällen stets in ganz kolossalen Mengen im Sputum vorfinden. 1900 wurde nun von zwei Seiten, und zwar von v. Wassermann und von Clemens darauf aufmerksam gemacht, daß sich dies Verhältnis geändert hätte. Es fanden sich nämlich bei typischen Influenzafällen nur ganz zu Anfang der Erkrankung die Bazillen einigermaßen zahlreich, um bald fast ganz aus dem Sputum zu verschwinden. Dadurch wurde sowohl der mikroskopische wie auch der kulturelle Nachweis der Influenzabazillen ganz außerordentlich erschwert und war oft nur bei größter Sorgfalt zu erbringen.

In den letzten Jahren ließ sich dann noch verschiedentlich beobachten, daß relativ häufig im Sputum atypische Formen von Influenzabazillen vorkamen, d. h. Bakterien, welche an Größe die normalen erheblich übertreffen. Schon diese Möglichkeit allein, daß man infolge des Bestehens von atypischen Formen sich in der mikroskopischen Diagnose irren könnte, läßt es in allen Fällen notwendig erscheinen, auch den **kulturellen Nachweis der Influenzabazillen** zu liefern.

Zum Zweck des Kulturverfahrens ist es durchaus notwendig, sobald es sich um Sputum handelt, dieses nicht so, wie es ist, auf Blutagar auszustreichen. Die stets vorhandenen Begleitbakterien bzw. Verunreinigungen würden in den meisten Fällen die zarten Influenzabazillen überwuchern. Es sind durchaus stets die Vorschriften R. Pfeiffers zu befolgen, welche dahin lauten, daß zunächst das Sputum mit Bouillon gut verdünnt werden soll (eine Öse auf etwa 1 ccm Bouillon). Erst dies verdünnte Sputum ist weiter zu verarbeiten. Man solle es sich zum Grundsatz machen, nicht nur auf Blutagar auszustreichen, sondern auch stets gewöhnliche Agarröhrchen zu beimpfen. Das Nichtangehen der Kolonien auf diesen letzteren und das üppige Wachstum auf den Blutagarröhrchen gestattet, wenn diese aus influenzaähnlichen Stäbchen bestehen, sofort ohne weitere Untersuchung die Diagnose. Bringt man, entgegen der Vorschrift R. Pfeiffers, reines Sputum auf gewöhnlichen Agar, so kann bei reichlichem Vorhandensein von Influenza sich auch auf diesem Nährboden Wachstum einstellen oder besser gesagt auf dem Sputum. Es wird sich dann das Stäbchen, wenn es echte Influenza ist, in zweiter und folgender Generation nicht auf gewöhnlichem Agar, sondern nur auf Blutagar fortpflanzen lassen.

Nicht selten finden sich im Sputum die schon erwähnten Pseudo-Influenzabazillen, die in saftigen dicken Belägen auf gewöhnlichem Agar wachsen.

Das Vorkommen der Influenzabazillen beschränkt sich, wie schon bemerkt, nicht nur auf die Luftwege und die Atmungsorgane. Zunächst ist von Canon der Influenzabazillus mikroskopisch im Blut festgestellt worden, allerdings wurden besonders auch von R. Pfeiffer an diesem mikroskopischen Befunde gerechte Zweifel gehegt. Slawyk dagegen ist der kulturelle Nachweis von Influenzabazillen im Blut in einwandsfreier Weise zu führen gelungen. Der Fall von Slawyk ist auch noch deshalb von besonderem Interesse, weil es sich nicht nur um ein Kreisen von Influenzabazillen im Blut handelte, sondern tatsächlich um eine Allgemeininfektion.

Dieser Fall zeigte zunächst klinische Ähnlichkeit mit einer Meningitis cerebrospinalis. Später stellten sich dann verschiedene Abszesse ein. Teils intra vitam, teils post mortem wurden Influenzabazillen im Blut, in der Lumbalflüssigkeit, in der Gehirnventrikelflüssigkeit und in zwei Abszessen zum Teil mikroskopisch, zum Teil kulturell nachgewiesen.

Immerhin ist das Vorkommen von echten Influenzapyämien mit Abszeßbildung, wie in diesem Fall, etwas Seltenes, wenn auch sonst über Abszesse nach Influenza berichtet ist (z. B. Weil, 1 Monat nach überstandener Influenza). Auch der Fall von Saathof von Influenzapyämie ist wohl ebenso eine Ausnahme, wie die beschriebenen Fälle von Influenzaendokarditis (Spät, Saathoff u. a.). In der Regel handelt es sich nur um eine Bakteriämie, um einen für den Krankheitsverlauf nicht sehr bedeutsamen Einbruch von Influenzabazillen ins Blut, die dann auch bald wieder aus diesem ihnen nicht sehr zusagenden Medium verschwinden (Reiss und Gins). Aber auch eine solche Bakteriämie ist selten, und nicht so häufig, wie es Ghedini beobachtet haben wollte.

Über das Vorkommen von Influenzabazillen im Zentralnervensystem hatte Nauwerk zum ersten Mal berichtet. In einigen solchen klinisch als Enzephalitis erscheinenden Fällen konnte dann von Pfuhl und Walther nicht nur der mikroskopische Nachweis von Influenzabazillen erbracht werden, sondern es gelang auch dieselben zu züchten.

Der Nachweis von Influenzabazillen im Gehirn durch das Kulturverfahren ist kein ganz leichter, häufig gelingt er überhaupt nicht. Es sind dann offenbar die mikroskopisch zahlreich vorhandenen Influenzabazillen bereits abgestorben. Pfuhl empfiehlt feste, von Kondenswasser freie Agarplatten mit Taubenblut zu bestreichen (am besten geht es mit einem Tuschpinsel). Es wird dann mit einem Platindraht, der an den verschiedenen Stellen des Gehirns eingestochen wird, eine große Anzahl von Impfstrichen angelegt. Nur wenn man von vielen Stellen Material entnimmt, bat man die Aussicht, lebende und kulturfähige Influenzabazillen auf die Platte zu bekommen.

Lange wurde es angezweifelt, daß die Influenzabazillen eitrige Meningitis erzeugen könnten. Seit dem 1902 von mir beobachteten Fall einer echten Influenzameningitis sind eine Reihe von einwandsfreien Untersuchungen veröffentlicht (Klinger, Batten). Immerhin ist die Influenzameningitis wohl noch seltener als Influenzaenzephalitis.

Wenn nun noch darauf hingewiesen wird, daß Influenzabazillen als Erreger von Erkrankungen der Nasennebenhöhlen, des Mittelohrs, als Erreger von Pleuritis, Peritonitis, Cholezystitis, Arthritis, Epididymitis und Pyosalpinx in wiederholten Fällen gefunden worden sind, und daß sie anscheinend recht häufig Angina verursachen (Kamen), so sind damit die hauptsächlichsten Fundorte skizziert. Auf die Beziehungen des Influenzabazillus zum Keuchhusten ist in dem entsprechenden Kapitel eingegangen.

Fassen wir zusammen, so können wir sagen, daß der Influenzabazillus zwei Prädilektionsstellen hat, die Tonsillen und vor allem die

Bronchialschleimhaut. Dort einmal angesiedelt, kann er Metastasen machen oder kann, was häufiger ist, durch Giftwirkungen Erscheinungen hervorrufen, die die oft nur unbedeutende Angina oder Bronchitis völlig in den Hintergrund treten lassen.

Aussicht auf eine **Serumtherapie** der Influenza besteht nicht. Nach den ersten diesbezüglichen sorgfältigen Untersuchungen von Kolle und Delius ist es nicht möglich, Tiere zu immunisieren. Diese Autoren behandelten Meerschweinchen, Kaninchen, Hunde, Schafe und Ziegen teils mit lebenden, teils mit abgetöteten Kulturen und auch mit Gift, aber der Erfolg war stets ein negativer. Schließlich prüften sie das Serum von Influenzarekonvaleszenten, ohne den geringsten Erfolg auf den Verlauf der Erkrankung zu sehen.

Auch die Versuche von Cantani lassen eine solche Hoffnung als nichtig erscheinen, wenn diesem Autor auch bei einem Teil seiner Tiere Immunisierungen gelungen sind.

Immunisierungsversuche an Kaninchen schlugen alle fehl, aber es gelang, Meerschweinchen durch abgetötete Influenzakulturen (1 Stunde bei 56°) wenigstens zum Teil zu immunisieren. Allerdings erhielten diese Tiere auch ganz ungeheure Dosen (so ein Meerschweinchen in 4 Monaten 181 Kulturen!). Am günstigsten gestalteten sich noch die Immunisierungen mit Kaninchengehirn, auf dem intra vitam oder das Gehirn als Nährboden verarbeitet, Influenzabazillen gezüchtet worden waren. Von 29 Meerschweinchen, die mit solchen abgetöteten Influenzagehirnkulturen behandelt worden waren, waren 11 immun, eins davon gegen die 48fach tödliche Dose.

In dem Serum der immunisierten Tiere wurden Bakteriolysine durch den Pfeifferschen Versuch und Agglutinine nachgewiesen. Schutzstoffe gegen die Infektion fehlten vollständig, solche besaß aber häufig die Galle der Immuntiere.

Eine wirkliche **Prophylaxe** der Influenza ist ein frommer Wunsch, und wird es bei dem Wesen der Erkrankung auch immer bleiben. Bei der Hinfälligkeit des Influenzabazillus in der freien Natur kann natürlich nur die direkte Verbreitung von Mensch zu Mensch (Tröpfcheninfektion, Handkuß usw.) in Betracht kommen. Nun ist die Influenza bekanntlich nicht immer so, daß sie den Menschen ins Bett zwingt, so daß sich eine Keimverstreuung in keiner Weise verhindern läßt.

Prophylaxe läßt sich aber in einem anderen Sinne üben. Schon durch den Entdecker des Influenzabazillus, R. Pfeiffer, ist darauf hingewiesen worden, daß es Fälle von chronischen Influenzabazillenträgern gibt, und zwar sind es fast ausschließlich Phthisiker, die, wenn sie diese Mischinfektion sich einmal akquiriert haben, oft dauernd Bazillenausscheider werden.

Wohlwill studierte diese Frage, indem er exakte bakteriologische Untersuchungen an 158 Leichen anstellte. Er impfte aus den feinsten Bronchialästen ab und erhielt von 73 Phthisikerleichen 16mal, also in $22^0/_0$ der untersuchten Fälle, Influenzabazillen. Die übrigen 9 positiven Befunde verteilten sich auf Miliartuberkulose (1mal), Masern (2mal) und Keuchhusten (6mal).

Es erwächst daraus die Pflicht, zunächst Influenzakranke nicht mit influenzabazillenfreien Phthisikern zusammen zu bringen, da Influenza für den Phthisiker eine sehr ungünstige Komplikation ist, und falls der erste Anfall überstanden wird, ein mit Influenzabazillen infizierter Phthisiker meist für Jahre eine beständige Infektionsgefahr für seine Umgebung sein wird. In zweiter Linie hat man dann zu versuchen, bei infizierten Phthisikern die Influenzabazillen auszurotten, ein Versuch, der allerdings sehr häufig mißlingt.

Schließlich sei noch die Vermutung von Pfuhl erwähnt, der es als möglich hinstellt, daß die unzweifelhaft auffallend häufige schwere Beteiligung des Zentralnervensystems gerade beim Militär durch die großen Anforderungen an die motorischen Zentren bedingt ist. In diesem Sinne wäre also bei Influenzaepidemien auf möglichst große körperliche Schonung der Mannschaften zu dringen.

Literatur.

Batten, Lancet 1910. — Beck, Immunität bei Influenza in Kolle-Wassermanns Hb. d. pathog. Mikroorganismen. (1). 4. 1904. — Cantani, Zschr. f. Hyg. 36. 1901; 42. 1903. — Clemens, M.m.W. 1900. — Delius und Kolle, Zschr. f. Hyg. 24. 1894. — Ghedini, Zbl. f. Bakt. 43. 1907. — Kamen, Zbl. f. Bakt. 29. 1901. — Klinger, Korrespbl. f. Schweizer Ärzte. 1912. — Nauwerck, D.m.W. 1895. — Neißer, M., D.m.W. 1903. — Pfeiffer, R., D.m.W. 1892; Zschr. f. Hyg. 13. 1893. — Derselbe und Beck, D.m.W. 1892. 1893. — Pfuhl, Zbl. f. Bakt. 12. 1892; B.kl.W. 1892; Zschr. f. Hyg. 26. 1897. — Derselbe und Walther, D.m.W. 1896. — Reiss und Gins, M.m.W. 1911. — Saathoff, M.m.W. 1907. — Scheller, Die Gruppe der hämoglobinophilen Bakterien in Kolle-Wassermanns Hb. d. pathog. Mikroorganismen. (2). 5. 1913. — Slawyk, Zschr. f. Hyg. 32. 1899. — Spät, B.kl.W. 1907. — Stäubli, M.m.W. 1905. — v. Wassermann, D.m.W. 1900. — Weil, W.kl.W. 1909. — Wohlwill, M.m.W. 1908.

XVII. Kapitel.

Keuchhusten.

Der **Keuchhustenbazillus** von Bordet und Gengou ist heute allgemein als Erreger des Keuchhustens anerkannt worden, wenn auch von Einzelnen daran festgehalten wird, daß der Keuchhusten keine einheitliche Ätiologie hat und ihn auch andere Mikroorganismen wie Influenzabazillus (Odaira) oder der Jochmann-Krausesche Bacillus pertussis Eppendorf erzeugen können.

Bordet und Gengou hatten das Stäbchen schon 1900 gesehen, doch gelang ihnen die Kultur erst, als sie einen besonderen Nährboden konstruiert hatten.

Der Keuchhustenbazillus gehört in die Gruppe der hämoglobinophilen Bazillen, er unterscheidet sich aber von dem nächstverwandten Influenzabazillus sowohl morphologisch wie färberisch und kulturell. Der Bordet-Gengousche Mikroorganismus ist im Gegensatz zum schlanken Influenzabazillus ein kokkenähnliches, ovoides Stäbchen mit abgerundeten Enden, das im Sputumpräparat häufig zu zweit aneinander liegt und in seiner Form konstant ist im Gegensatz zum pleomorphen Influenzabazillus. Er gibt bei bestimmten Färbungen stets Polfärbung und ähnelt dann sehr dem Pestbazillus. Klimenko stellte fest, daß er sich von allen übrigen Bakterien dadurch färberisch unterscheidet, daß er sich bei Färbung mit Karboltoluidinblau nicht wie diese blau, sondern lila färbt. Bei dieser Färbung zeigen auch alle Individuen schönste Polfärbung.

Klimenko stellt Karboltoluidinblau wie folgt dar: „Toluidinblau (Grübler) 5,0, Alkohol absol. 100,0, Aqu. dest. 500,0. Der Farbstoff muß in der Kälte vollständig aufgelöst werden. Sobald das geschehen ist, fügt man 500 ccm 5proz. wässerige Karbollösung hinzu. Die Mischung wird 1—2 Tage aufbewahrt und dann filtriert. Sie ist dann zur Benutzung geeignet." Die Färbedauer beträgt 2 bis 3 Sekunden.

Die Polfärbung, die hier so schön eintritt, bleibt bei anderen Farben häufig mehr oder weniger aus. Seiffert berichtet, daß er sie dann durch kurzes Erwärmen erhalten konnte.

Die Bazillen färben sich nicht nach Gram. Sie sind unbeweglich. In seinen Ansprüchen an den **Nährboden** ist er anspruchsvoll, da er wenigstens für die primäre Kultur immer Blutzusatz nötig hat.

Der ursprüngliche Nährboden von Bordet und Gengou wird wie folgt dargestellt:

„Zu 200 etwa 4proz. wässeriger Glyzerinlösung fügt man 100 g zerkleinerte Kartoffeln hinzu, kocht das Ganze im Autoklav; sodann nimmt man die über dem Bodensatz befindliche Flüssigkeit, welche einen konzentrierten Glyzerinextrakt aus Kartoffeln darstellt. Von diesem Extrakt werden 50 ccm genommen und zu diesem 150 ccm 0,6proz. Kochsalzlösung und 5 g Agar hinzugefügt. Dieses Gemisch löst man im Dampftopfe; die noch heiße Flüssigkeit wird zu 2 bis 3 ccm in Reagenzgläser gefüllt, diese werden sterilisiert. Nun gewinnt man steriles defibriniertes Kaninchenblut oder, was für die ersten Kulturen vorteilhaft ist, Menschenblut. Zu den vorher verflüssigten Kartoffelagarröhrchen werden gleiche Teile des Blutes hinzugefügt; nach eingehender Mischung des Blutes mit dem Nährboden läßt man schräg erstarren" (Scheller).

Shiga modifizierte diesen Nährboden, d. h. dessen Darstellung, wie folgt:

Zu 500 g geschälten und zerkleinerten Kartoffeln werden 1000 ccm 4 proz. Glyzerinwasser zugesetzt. Das Ganze wird dann $^1/_2$ Stunde im Autoklaven gekocht und durch Gaze filtriert. Es werden dann Glyzerin-Kartoffelextrakt 250 ccm, Fleischwasser 750 ccm, Agar 20 g im Dampftopf 1 Stunde gekocht, schwach alkalisiert und dann filtriert. Zum Filtrat werden Pepton 1 $^0/_0$ und Kochsalz 0,5 $^0/_0$ hinzugegeben, dann wird abgefüllt und sterilisiert. Zum Gebrauch wird der Agar gelöst, auf 50 ^{0} abgekühlt und im Verhältnis 1 : 4 mit Rinder- oder Pferdeblut versetzt. Der nunmehr fertige Nährboden wird in Röhrchen schräg erstarrt oder in Schälchen ausgegossen, die nach dem Erstarren $^1/_2$ Stunde bei 56 ^{0} gehalten werden müssen.

Auf dem erwärmten Blutagar wächst denn der Bordetsche Bazillus in ziemlich dicken Belägen, während er auf dem unerwärmten Blutagar nur kaum sichtbare, kleine Kolonien bildet.

C. Fraenkel fand, daß der Glyzerinkartoffelextrakt überflüssig ist, und daß ein mit menschlichem Blut vermischter $2^1/_2$ proz. Agar dasselbe leistet.

Daß man entsprechend den Angaben Shigas mit einem Blutzusatz von 1 : 4 auskommt, hatte schon Seiffert gezeigt, der sich auch, ebenso wie Klimenko, schon der Platte anstatt der Bordet-Gengouschen Schrägröhrchen bedient hatte. Beide Autoren hatten den Agargehalt auf 4 $^0/_0$ erhöht.

Züchtet man auf Platten, so sind diese durch Einstellen in eine feuchte Kammer zweckmäßig vor Austrocknen zu schützen.

Auf diesen Nährböden erscheinen die Kolonien in der Regel am 2. Tage, sie sind dann oft noch so klein, daß sie nur mit der Lupe erkannt werden können. Es sind scharf konvexe, glänzende, runde Wölbungen, die auch unter dem Mikroskop keine besondere Struktur erkennen lassen. Klimenko stellte deutliche Hämolyse fest. Haben sich die Kulturen erst dem künstlichen Nährmedium angepaßt, so sind sie am zweiten Tage schon als mohnkorngroße Erhabenheiten sichtbar.

Das Wachstumsoptimum liegt bei Brütschranktemperatur, doch gedeihen sie auch bei 18 ^{0}—20 ^{0} (Klimenko).

Länger fortgezüchtete Kulturen verlieren, wenn auch anscheinend nicht immer (C. Fraenkel), ihr Hämoglobinbedürfnis. Sehr bald wachsen sie auch auf Aszitesagar und dann auch auf gewöhnlichem Agar.

„Auf geradem, gewöhnlichem, 1—5 proz. Glyzerin-, 1—2 proz. traubenzuckerhaltigem Agar, ebenso wie auf Glyzerinaszites- und Glyzerinserum-Agar entwickelt sich der Keuchhustenbazillus als ein weißlicher, längs der ganzen Stichstelle sich hinziehender Faden, rings um die Stichstelle bildet sich auf der Agaroberfläche ein etwas die Nährbodenoberfläche überragendes, glänzendes Häutchen, im Anfang von etwas grauer und nach 4—5 Tagen von weißlicher Farbe. Dieses Häutchen erstreckt sich nie bis an die Ränder des Nährbodens. Der Keuchhustenbazillus ruft keine Gasbildung auf Traubenzucker- und Glyzerinagar hervor" (Klimenko).

Die Form der Bakterien bleibt auf festen Nährböden fast unverändert, während im Kondenswasser Scheller pleomorphistische Neigungen (Fadenbildung) konstatierte. Auf flüssigen Nährböden ist er auch größer wie auf festen, auf denen er schließlich verkümmert. Involutionsformen hat Klimenko nur bei Züchtung in Peptonwasser beobachten können.

Die **Resistenz** gegen äußere Eingriffe ist noch nicht genügend studiert. Auf Blutnährböden bleibt er 1 Monat am Leben und fast ebenso lange auf gewöhnlichem Agar. In Bouillon ist seine Lebensdauer nach Klimenko noch größer (30—45 Tage).

Die **chemischen Leistungen** bestehen zunächst in der Bildung des schon erwähnten Hämolysins, das von Kulturen, die aus Tierpassagen gezüchtet sind, erheblich kräftiger als von den Ausgangskulturen gebildet wird. Bordet und Gengou stellten dann fest, daß der Keuchhustenbazillus zwar kein Gift bildet, daß aber seine Leibessubstanz hochtoxisch ist.

Tierpathogenität in dem Sinne, daß er ein dem menschlichen Keuchhusten gleiches klinisches Bild erzeugen kann, besteht, wie Klimenko, C. Fraenkel u. a. zeigen konnten, für viele Tiere, die nach intratrachealer Impfung an typischem Keuchhusten erkranken (Hunde, Affen, Katzen). Poleff steht diesen Tierexperimenten etwas skeptisch gegenüber, da ihm niemals die Erzeugung von Pertussis gelungen war und im Hunderachen sich fast immer Stäbchen finden, die wie die Bordet-Gengouschen Bazillen aussehen. Meerschweinchen tötet der Bazillus nach intraperitonealer Impfung, ohne daß es zu einer Bazillenvermehrung kommt; meist lassen sich im Peritonealexsudat keine oder nur sehr wenige Stäbchen nachweisen. Daß der Tod nicht durch Giftproduktion, sondern durch Endotoxinwirkung eintritt, konnten Bordet und Gengou beweisen, die aus der Leibessubstanz ein in derselben Weise wirkendes Endotoxin darstellten.

Für den **Nachweis** im Menschen kommt fast ausschließlich das Sputum keuchhustenkranker Kinder in Betracht. Der Nachweis ist im spasmodischen Stadium leicht zu führen, da sich hier massenhaft Bazillen finden, die schon die Karboltoluidinfärbung mit fast absoluter Sicherheit im Verein mit der Gramfärbung als Keuchhustenbazillen erkennen läßt. Im weiteren Verlaufe der Erkrankung nehmen die Bazillen dann rapide ab und werden merkwürdigerweise dann sehr oft durch Influenzabazillen ersetzt. Der Nachweis mißlingt dann oft.

Auch das Gewinnen einer Reinkultur, das immer erstrebt werden soll, ist im spasmodischen Stadium mit Hilfe der geeigneten Nährböden nicht sehr schwierig. Vor allem ist es nötig, die zu verarbeitenden Sputumteilchen — das Sputum muß natürlich frei von Desinfizientien und Erbrochenem sein — sorgfältigst, mindestens 4 mal in physiologischer Kochsalzlösung zu waschen, um sie von anhängendem Rachensputum zu befreien. Dann werden die sauber gewaschenen Sputumpartikelchen auf Schrägröhrchen oder besser (Seiffert, Klimenko) auf Platten verrieben. Es empfiehlt sich nach 48 Stunden die Platten auf verdächtige Kolonien mit der Lupe zu durchmustern, und beim Vorhandensein von verdächtigen Kolonien von einer Stelle ein Klatschpräparat zu machen. Wenn die Färbung mit Karboltoluidinblau und eventuell Gram den Verdacht bestätigt, ist auf Keuchhustenagar, Taubenblutagar und gewöhnlichem Agar abzuimpfen. Keuchhustenbazillen wachsen in zweiter Generation niemals auf gewöhnlichem Agar, ebenso wenig wie Influenzabazillen und garnicht oder doch nur höchst kümmerlich auf mit Taubenblut bestrichenem Agar, sodaß damit gleichzeitig die kulturelle Differenzierung gegen Influenzabazillen bzw. der Nachweis dieser durchgeführt ist (Seiffert).

Untersuchungen der Nase und des Rachens sind wenig aussichtsreich. In der Blutbahn scheinen sie intra vitam nicht vorzukommen, wie auch die experimentellen Untersuchungen an keuchhustenkranken Hunden ergeben haben (Klimenko). In der Leiche wurden sie hingegen in vereinzelten Fällen, wohl agonal eingewandert, gefunden (Neißer nach Seiffert, Klimenko).

Dann wäre noch zu erwähnen, daß das Serum von Kranken, wenn auch nur in geringen Verdünnungen (1 : 15—20 meist nur), Keuchhustenbazillen agglutiniert. Da diese aber von Normalserum überhaupt nicht beeinflußt werden, handelt es sich um eine spezifische und wohl zu verwendende Reaktion. Ebenso finden sich im Serum komplementablenkende Ambozeptoren.

Differentialdiagnostisch kommt eigentlich nur der Influenzabazillus in Betracht, von dem sich wenigstens kulturell der Bacillus pertussis Eppendorf nicht unterscheidet. Von diesen unterscheidet sich der Keuchhustenbazillus abgesehen von den morphologischen (Fehlen des Pleomorphismus!) und tinktoriellen Unterschieden durch das schon erwähnte Verhalten auf Taubenblutagar, auf dem der Influenzabazillus üppig, der Bordet-Gengou-Bazillus aber garnicht oder nur ganz kümmerlich wächst. Übrigens ist auch auf dem Keuchhustennährboden der Unterschied markant — diese sind natürlich auch gute

Nährböden für den Influenzabazillus —, da im Gegensatz zu den winzig kleinen, durchsichtig bläulichen Kolonien des Keuchhustenbazillus die Influenzabazillen erheblich größer, weiß und dick wachsen.

Shiga, Imai und Eguchi berichteten übrigens über ein Stäbchen, das als eine Übergangsform zum Influenzabazillus von ihnen angesprochen wurde. Poleff fand im Rachensekret normaler Kinder Stäbchen, die wie der Bordet-Gengou-Bazillus aussahen, einen Befund, den früher schon Fraenkel einmal erhoben hatte.

Auch die Agglutination und auch die Komplementablenkung, besonders die erstere, kann zur Differentialdiagnose herangezogen werden. Es ist zuerst Bordet und Gengou gelungen, hochwirksame Immunsera vom Pferd für beide Reaktionen zu erzeugen, ganz besonders für die Agglutination. Solche Sera, die sich auch vom Kaninchen gewinnen lassen, verklumpen noch in Verdünnungen bis 1 : 1000 fast momentan im hängenden Tropfen (makroskopische Betrachtung) Keuchhustenbazillen, während Influenzabazillen nicht beeinflußt werden.

Immunsera sind übrigens auch reich an Bakteriotropinen (Shiga, Imai und Eguchi, Baecher und Metschnikoff).

Eine spezifische Therapie, sowohl als **Serumtherapie** wie als **Vaccinationstherapie,** ist von Baecher und Metschnikoff ohne sichtbaren Erfolg auf den Krankheitsverlauf versucht worden.

Eine spezifische **Prophylaxe** kann nicht ausgeübt werden, da von Schutzimpfungen bisher noch nichts bekannt geworden ist. Bei dem Versagen der Serumtherapie und Vaccination ist wohl auch nicht viel davon zu erhoffen. Da die Übertragung sicher in den meisten Fällen durch direkte Übertragung der ausgehusteten Bazillen zustande kommt, kann die Prophylaxe nur im Schutz der gesunden Kinder vor erkrankten gesucht werden.

Literatur.

Baecher und Metschnikoff, Zbl. f. Bakt. 61. 1912. — Bordet und Gengou, Ann. Past. 20. 21. 1906. 1907. — Fraenkel, C., M.m.W. 1908. — Jochmann und Krause, Zschr. f. Hyg. 36. 1901. — Klimenko, Zbl. f. Bakt. 46. 1908; 48. 1909; 50. 1909; 56. 1910. — Ódairi, Zbl. f. Bakt. 61. 1912. — Poleff, Zbl. f. Bakt. 69. 1913. — Scheller, Die Gruppe der hämoglobinophilen Bakterien in Kolle-Wassermann, Hb. d. pathog. Mikroorganismen (2). 5. 1913. — Seiffert, M.m.W. 1909. — Shiga, Imai, Eguchi, Zbl. f. Bakt. 69. 1913.

XVIII. Kapitel.
Pyocyaneusinfektionen.

Der **Bacillus pyocyaneus** ist ein in der Natur weit verbreiteter
Mikrobe, der in der Regel als ein kleines schlankes Stäbchen erscheint; oft werden aber auch Stämme mit relativ kurzen und plumpen
Einzelindividuen angetroffen. Sehr häufig finden sich in Ausstrichen
aus Eiter usw. zwei Stäbchen aneinander gereiht, in der Kultur treten
auch größere Kettenverbände auf. Die durch eine polständige Geißel
bedingte Beweglichkeit ist außerordentlich lebhaft.

Die Bazillen färben sich gut mit allen Anilinfarben, nach Gram
entfärben sie sich.

Das **Wachstum** ist auf allen gewöhnlichen Nährmedien ein ausgezeichnetes. Der Pyocyaneus ist fakultativ anaërob, doch wächst er
am besten aërob. Gelatine wird verflüssigt. Hier und auf Agar, auf
dem er in dicken, feuchten, grauweißen Rasen wächst, ist die Kolonie
als solche nicht charakteristisch, wohl aber die stark grünliche
Fluoreszenz in der Umgebung der Kolonie, die auf dem Schrägagar-
röhrchen den gesamten Agar betrifft. Bouillon wird anfangs stark
diffus getrübt, dann bildet sich ein mäßiger Bodensatz, sie erscheint
schmutzig grünlich. Wiederholt habe ich beobachtet, daß die Bildung
des grünen Farbstoffes viel besser bei Zimmertemperatur als im Brütschrank erfolgt.

Seine wichtigste **chemische Leistung** ist die Bildung dieses Farbstoffes. Genau gesagt, sind es zwei Farbstoffe, die er produziert.
Der eine ist das in Chloroform lösliche, blaugrünlich fluoreszierende
eigentliche Pyocyanin. Dann findet sich ein wasser-, aber nicht
chloroformlöslicher, grünlich fluoreszierender Farbstoff. Letzterer Farbstoff wird auch vom Bacillus fluorescens gebildet. Es ist überhaupt
noch fraglich, ob beide Stämme wirklich verschiedene Arten sind, da die
Pyocyaninbildung unter Umständen sehr gering, ja sogar fehlen kann.
Sonstige durchgreifende Unterschiede bestehen nicht. In der Praxis
wird man einen Stamm, der sich durch seine Merkmale in die Gruppe
dieser Bakterien gehörig erweist, dann als Pyocyaneus ansprechen,
wenn man mit Chloroform Farbstoff ausschütteln kann.

Von großer Wichtigkeit ist die Bildung zahlreicher Fermente, von
denen das peptonisierende schon erwähnt ist. Praktisch bedeutsam
ist das zellösende Ferment, die Pyocyanase.

Emmerich und Löw führten die Pyocyanase in die Therapie ein. Sie gewannen sie ursprünglich durch Alkoholfällung aus auf $^1/_{10}$ des Volumens einge-

dampften filtrierten und dialysierten Pyocyaneuskulturen. Sie konnten zeigen, daß diese hitzebeständige Pyocyanase von außerordentlich großer bakterizider Wirkung ist, da sie oft binnen wenigen Minuten Bakterien auflöst. Ebenso konnten sie zeigen, daß Pyocyanase Diphtheriegift zerstört. Die Pyocyanase, die gegenwärtig im Großen von den Sächsischen Serumwerken (Dresden) dargestellt wird, hat sich besonders als Adjuvans in der Diphtheriebehandlung zur Beseitigung der Membranen bewährt, und hat infolge ihrer bakterienantagonistischen Wirkung auch sonst noch zufriedenstellende Resultate ergeben.

Ferner wird ein Hämolysin, Pyocyanolysin, gebildet, das von Bulloch und Hunter entdeckt wurde. Durch seine relative Thermostabilität scheidet es aus der Reihe der eigentlichen Hämotoxine aus, aber vorhanden ist es sicher, und es ist nicht angängig, die hämolytische Wirkung der Kulturfiltrate nur auf Rechnung der starken Alkalibildung zu schieben, wenn diese auch nach den Untersuchungen Lubenaus sicher mit eine große Rolle spielt.

Durch die Untersuchung von v. Wassermann wurde festgestellt, daß der Pyocyaneus auch ein Gift produziert.

Die **Pathogenität für Tiere** ist sehr schwankend. v. Wassermann bezeichnet als das empfindlichste Tier das Meerschweinchen, da dieses ausnahmslos bei intraperitonealer und subkutaner Injektion zugrunde geht. Immerhin läßt sich auch hier erst durch Passagen eine solche Virulenz erhalten, daß $^1/_{10}$ Öse innerhalb 24 Stunden bei intraperitonealer Einspritzung sicher tötet. Weit weniger empfänglich als Meerschweinchen sind Kaninchen und noch weniger Mäuse. Bei tödlichen Infektionen kommt es stets zu einer Pyocyaneussepsis.

Die **Widerstandsfähigkeitsprüfungen** im Experiment lassen den Pyocyaneus als ziemlich hinfällig erscheinen, da schon ein Eintrocknen von 4 Stunden ihn tötet. Schürmayer hebt aber mit Recht hervor, daß mit diesen experimentellen Resultaten die praktische Erfahrung nicht übereinstimmt, nach der er ungeheuer zäh an einmal infizierten Räumen haftet.

Im **Menschen** findet er sich, abgesehen von seinem Vorkommen auf der Haut, in erster Linie im Eiter, dem er die charakteristische Farbe des grünen Eiters gibt, und zwar meist als Sekundärinfektion. Aber die ursprüngliche von Schimmelbusch vertretene Anschauung, daß der Pyocyaneus nicht selbständig infektiös sei, hat bald aufgegeben werden müssen. Er kann an sich Eiterungen und septische Prozesse erzeugen. Nachdem Gruber und andere die Aufmerksamkeit auf die Bedeutung des Pyocyaneus zunächst für Mittelohreiterungen gelenkt hatten, konnte Kossel bald den Nachweis führen, daß er auch Meningitis und septische Erkrankungen bei kleinen Kindern und Säuglingen hervorrufen kann. Aber auch die dann bestehende Anschauung,

daß der Pyocyaneus nur ein Sepsiserreger im Kindesalter ist, mußte
man fallen lassen, denn sehr bald wurde über eine Reihe von Fällen
reiner und sicher nachgewiesener Pyocyaneussepsis beim Erwachsenen berichtet (vgl. Voss, E. Fraenkel u. a.). Die Prognose der Pyocyaneussepsis ist im allgemeinen recht ungünstig. Die Infektionspforten sind in
erster Linie die Nase und ihre Nebenhöhlen, das Ohr und die Haut.

Der **Nachweis des Pyocyaneus** ist recht leicht. Handelt es sich
um Eiter aus einer Wunde oder den Lungen (Auswurf), so ist die
Diagnose schon ziemlich sicher makroskopisch durch die grüne Farbe
des Exkretes zu stellen. Agar- und Bouillonkulturen (Ausschütteln
mit Chloroform) werden die Diagnose sichern. Bei septischen Fällen
führt die Venaepunktion und Blutagarplatte sicher zum Ziel.

Zu erwähnen wäre hier noch der Fall von Sudeck, bei dem im Verlauf einer
unklaren fieberhaften Erkrankung Thrombosen der Beinvenen auftraten. Aus dem
mit der Spritze aspirierten Inhalt eines erweichten Venenknotens konnten dann,
später auch aus dem Blut, die Pyocyaneusstäbchen gezüchtet werden.

Die **Agglutination** wird nur selten uns diagnostisch nützen können.
Klieneberger beschreibt zwar einen Fall von Pyocyaneusinfektion
der Harnwege, in dem der Eigenstamm von Patientenserum noch in
den Verdünnungen 1 : 40960 agglutiniert wurde, und wo das Krankenserum auch 12 andere Stämme annähernd gleich hoch verklumpte.
Die Regel ist dies aber nicht, d. h. die hohe Agglutination von
heterologen Stämmen, während der homologe Stamm allerdings meist
hoch agglutiniert zu werden scheint. Dasselbe trifft übrigens auch für
die Agglutination mit experimentell erzeugtem Immunserum zu. Habe
ich nun aber aus einem unklaren Sepsisfall einwandsfrei Pyocyaneus
aus dem Blut gezüchtet, so brauche ich für die Diagnose die Agglutination nicht mehr. Bleibt sie beim Verdacht gegen einen beliebigen
Stamm aus, so kann dies nach dem Gesagten gar nichts beweisen,
während allerdings ein positiver Befund wohl für die Diagnose genügen würde. Als spezifische Agglutination kann bei makroskopischer
Kontrolle der Proben erst eine Verdünnung von 1 : 50 angesehen
werden, da in Verdünnungen bis 1 : 40 gelegentlich auch Normalsera
verklumpen.

Eine **Serumtherapie** der Pyocyaneusinfektionen ist meines Wissens
noch nicht versucht worden. Daß sich wirksame bakterizide und antitoxische Pyocyaneussera darstellen lassen, hat v. Wassermann in
seiner grundlegenden Arbeit über diese Frage und die Frage der bakteriziden und antitoxischen Immunität überhaupt nachgewiesen.

Eine **Prophylaxe** kann nur für chirurgische Fälle angewandt
werden, und sie kann nur in peinlicher Aseptik bestehen.

Literatur.

Bulloch und Hunter, Zbl. f. Bakt. 28. 1900. — Emmerich und Löw, Zschr. f. Hyg. 31. 1899. — Dieselben und Korschun, Zbl. f. Bakt. 31. 1902. — Fraenkel, Virch. Arch. 183. 1906. — Gruber, Zschr. f. Ohrenhlk. 1887. — Heller und Lepère, Bacillus pyocyaneus in Kolle-Wassermann. Hb. d. pathog. Mikroorganismen (2). 5. 1913. — Klieneberger, M.m.W. 1907. — Kossel, Zschr. f. Hyg. 16. 1894. — Lubenau, Zbl. f. Bakt. 30. 1901. — Schürmayer, Zschr. f. Hyg. 20. 1895. — v. Wassermann, Ebendas. 22. 1896.

XIX. Kapitel.

Pneumobazillen und Kapselbazillen.

Der **Friedländersche Pneumobazillus** ist ein der Größe nach variierendes Stäbchen, welches jedoch stets größer und plumper ist als der Pneumokokkus. Besonders charakteristisch ist die überaus breite und schöne Kapsel, welche sich zwar schwächer, aber immerhin kräftig mitfärbt, und die ihm mit den übrigen Bazillen aus der Gruppe der Kapselbazillen gemeinsam ist. Die Kapsel umzieht, sobald mehrere Stäbchen kettenförmig aneinandergewachsen sind, gleichmäßig diese ganze Kette.

Das Stäbchen selbst färbt sich gut mit allen Anilinfarben und ist nicht färbbar nach Gram. Es ist unbeweglich.

Die Züchtung gelingt leicht. Der Pneumobazillus wächst auf allen Nährböden, da er äußerst anspruchslos ist. Das Wachstum auf Agar ist ein üppiges. Es entstehen grauweiße, glänzende, schleimige Beläge auf dem schrägen Röhrchen, große porzellanartige, runde Kolonien auf der Platte. In Gelatinestichkultur wächst er überaus charakteristisch in Nagelform; an der Einstichstelle wölbt er sich kuppenförmig in die Höhe, sich von dort aus den ganzen Impfstrich hinabziehend.

Dieses Wachstum ist durch die Produktion der Schleimmassen bedingt. Da nun bei älteren Kulturen die Schleimproduktion immer mehr abzunehmen pflegt, kann bei solchen auch ein flächenhaftes Wachstum an der Stichstelle stattfinden.

Bouillon wird gleichmäßig getrübt, Milch wird manchmal geronnen. Milch- und Traubenzucker wird vergoren. Indol wird nicht gebildet. Auf Kartoffel entstehen gelblich-bräunliche, mit Gasblasen vermengte dicke Rasen.

Die Resistenz ist sehr groß, und der Bazillus ist noch nach Monaten abimpfbar.

Die Pathogenität für Tiere ist keine sehr erhebliche. Der Friedländersche Kapselbazillus ist für Mäuse im mäßigen Grade virulent, wenig für Meerschweinchen und überhaupt nicht für Kaninchen. Spontane Infektionen an Tieren sind nicht beobachtet.

Für den Menschen kommt er vorzüglich als Erreger von Pneumonie in Betracht. Er veranlaßt meist lobäre Lungenentzündung. In etwa 20 % aller Pneumoniefälle wird er unter normalen Verhältnissen, d. h. dann, wenn nicht durch irgendeine Epidemie, z. B. Influenza, die Verhältniszahlen verschoben werden, gefunden. Gegen den Pneumokokkus tritt er in seiner Bedeutung für den Menschen nicht nur durch dieses seltenere Vorkommen, sondern auch dadurch zurück, daß er nicht wie dieser die Tendenz hat, schwere Erkrankungen anderweitig hervorzurufen, wenn auch kein Zweifel bestehen kann, daß er gelegentlich auch ernstere Komplikationen, wie septische Infektion, Endokarditis, Perikarditis, Meningitis, Peritonitis, Otitis usw. veranlassen kann.

So ist seit Philippi und Jenssen der Bazillus Friedländer intra vitam aus dem Blut in Fällen septischer Erkrankung noch mehrfach, zuletzt wohl von Rolly, gezüchtet worden.

Der Nachweis des Pneumobazillus ist niemals ein schwieriger, da dieser sich vorzüglich im Sputum stets in großen Massen vorfindet und sich schon durch die charakteristische Kapsel sofort von anderen Mikroorganismen unterscheiden läßt. Die Kultur desselben ist leicht, da er auf allen Nährboden wächst und sogar bei niederer Temperatur gut zum Wachsen kommt.

Bei septischer Infektion ist Blut durch Venaepunktion zu gewinnen und mit Agar zu Platten zu verarbeiten.

Die **Kapselbazillen,** zu denen der Bazillus Friedländer, wie erwähnt, gehört, sind in der Natur offenbar recht verbreitet. Als Krankheitserreger sind sie bei Rhinosklerom (v. Frisch) und bei Ozaena (Abel) festgestellt.

Auch der Bacillus acidi lactis von Hueppe, den Escherich später aus dem Säuglingsdarm als Bact. lactis aërogenes beschrieb, gehört in diese Gruppe.

Die Trennung der einzelnen „Arten" ist ein noch immer sehr strittiges Gebiet. Lehmann und Neumann sagen: „Für uns sind alle obigen ‚Arten' demnach botanisch nur biologisch charakterisierte Anpassungsformen des gleichen Organismus, der wohl den ältesten Namen Bacterium pneumoniae Friedländer führen muß. Für ein Lehrbuch glauben wir aber vorläufig noch diese ‚Arten' unterscheiden zu sollen, aber ihre nahe Verwandtschaft und die teilweise nachgewiesene Möglichkeit des Überganges ineinander stark betonen zu müssen."

Bis zu einem gewissen Grade kann, wie vor allem Clairmont, Bertarelli und Ruß zeigten, das Verhalten der einzelnen Stämme gegen Kohlehydrate, d. h. nur das quantitative, nicht das qualitative Verhalten, ziemlich konstante Differenzen ergeben, doch sind diese Unterschiede nicht so bedeutend, daß dadurch Schlüsse auf Artverschiedenheit gezogen werden können, besonders da immer auch wieder Abweichungen beobachtet werden.

Auch an Versuchen, mit Hilfe von Immunitätsreaktionen zu differenzieren, hat es nicht gefehlt, ohne daß diese, wenigstens anfangs, zu wirklich befriedigenden Resultaten geführt haben.

Die Agglutinationsreaktion ist jedenfalls nicht erfolgreich gewesen, so kam zuerst Clairmont nicht zu befriedigenden Resultaten. Porges und Porges und v. Eisler wollten dann mit ihrem Verfahren erfolgreich mit Hilfe der Agglutinationsreaktion differenzieren können.

Um die Agglutination überhaupt zu ermöglichen, bediente sich Porges eines Verfahrens, bei dem er die Bazillen durch Erhitzen in saurer Lösung zunächst entkapselt. Er will dann Unterschiede zwischen Friedländer, Ozaena und Rhinosklerom festgestellt haben.

Streit bestätigt diese Ergebnisse nicht, kam auch mit Bazillen, die nicht einem so eingreifenden Verfahren unterworfen, sondern die von vornherein für die Agglutinationsreaktion verwandt werden konnten (Kartoffelagarkulturen), zu keinem Resultat.

Beham beobachtete, daß auf Schrägagar nach mehr oder weniger langer Zeit am oberen Drittel kleine glanzlose Kolonien auftreten. Wird von diesen weitergezüchtet, so erhält man kapsellose Stämme, die allerdings bei längerem Aufenthalt im Thermostaten ihre Kapsel wieder erhalten. Solche kapsellosen Stämme sind nun ohne weiteres agglutinabel, während es dieselben Stämme wieder bekapselt nicht sind. Das Serum von Rhinosklerom- und Ozaenakranken agglutinierte diese Kulturen in gleicher Weise.

Die Darstellung eines hochwertig agglutinierenden Serums ist übrigens recht schwierig; bakterizide Sera zu gewinnen, ist bisher nicht gelungen. Zu erwähnen ist, daß Erben mitteilt, daß er sich Bailsche Aggressine gegen Kapselbazillen erzeugen konnte, und daß er mit diesen wechselseitig Immunität zu erzielen vermochte und wechselseitig untertödliche Dosen zu tödlichen zu machen imstande war. Auf Grund der kritischen Nachprüfungen von Ballner muß man aber die Resultate von Erben als nicht genügend sichergestellt bezeichnen.

Bessere Resultate im Sinne der Differenzierung scheint die Methode der Komplementablenkung hier ergeben zu wollen. Zuerst konnten Ballner und Reibmayr zeigen, daß nach Vorbehandlung von Kaninchen mit Friedländerbazillen komplementfixierende Stoffe im Serum auftreten, wenn ihnen auch keine Differenzierung der einzelnen Stämme gelang. Erfolgreicher waren Goldzieher und Neuber. Sie konnten auf Grund des Eintretens oder Ausbleibens der Komplementbindung biologische Differenzen zwischen Friedländer- und Sklerombazillen mit Hilfe von Immunseris erzielen und konnten dann zeigen, daß das Serum von Rhinoskleromkranken Antikörper gegen Sklerom-, aber nicht gegen Friedländerbazillen hat. Diese Ergebnisse konnte Babes sowohl mit Immunserum wie mit Krankenserum und Zdrawosmysslow mit Krankenserum bestätigen.

Eine **Serumtherapie** der Erkrankungen mit Kapselbazillen kommt natürlich nicht in Betracht, da die durch Immunisieren zu gewinnenden Antikörper zu geringfügig sind. Eine spezifische Behandlung ist von Pawlowsky mit Kulturextrakten („Rhinosklerin") versucht worden.

Literatur.

Abel und Hallwachs, Die Kapselbazillen in Kolle-Wassermann. Hb. der pathog. Mikroorganismen (2). 6. 1913. — Babes, Das Rhinosklerom (Sklerom). Ebendas. (2). 5. 1913. — Ballner, Zbl. f. Bakt. 42. 1906. — Derselbe und Reibmayr, M.m.W. 1907. — Beham, Zbl. f. Bakt. 66. 1912. — Bertarelli, Zbl. f. Bakt. Ref. 1905. — Clairmont, Zschr. f. Hyg. 39. 1899. — v. Eisler und Porges, Zbl. f. Bakt. 42. 1906. — Erben, Zbl. f. Bakt. 41. 1906. — Goldzieher und Neuber, Zbl. f. Bakt. 51. 1909. — Jenssen, M.m.W. 1903. — Lehmann und Neumann, Atlas und Grundriß der Bakteriologie (5). 1912. München. — Pawlowsky, D.m.W. 1894. — Philippi, M.m.W. 1902. — Porges, W.kl.W. 1905. — Rolly, M.m.W. 1911. — Ruß, Zbl. f. Bakt. 44. 1907. — Streit, Zbl. f. Bakt. 40. 1906. — Zdrawomysslow, Ref. M.m.W. 1912.

XX. Kapitel.

Konjunktivitis und Keratitis.

Die **Ätiologie der infektiösen Bindehauterkrankungen** ist keine einheitliche. Durch umfassende Arbeiten von Ophthalmologen und Bakteriologen ist dies Gebiet doch nur bis zu einem gewissen Grade geklärt, und es sind sogar für ein so engumgrenztes Gebiet unsere Kenntnisse noch keineswegs vollständige. So ist leider die Ätiologie der bösartigsten und für unser Volk und die Armee wichtigsten Augenerkrankung, nämlich die des Trachoms, noch immer nicht eindeutig gelöst, wenn auch v. Prowazek und Halberstädter Recht zu behalten scheinen, die auch für das Trachom als Erreger Parasiten aus der Gruppe der v. Prowazekschen Chlamydozoen annehmen. Die vereinten Forschungen haben aber das ergeben, daß die bakteriologische Untersuchung der Bindehauterkrankungen von der größten Bedeutung ist, nicht nur im Interesse der Therapie, sondern vor allem zur Vermeidung der Gefahr, die eine solche Erkrankung unter Umständen für die Umgebung des Kranken mit sich bringen kann. Der beamtete Arzt und der Hygieniker kann heutzutage hier der bakteriologischen Diagnostik nicht mehr entbehren.

Um auf die einzelnen Formen der infektiösen Konjunktivitiden einzugehen, so wird der Conjunctivitis gonorrhoica und diphtherica in den entsprechenden Kapiteln Erwähnung getan. Diese beiden Formen waren ätiologisch am frühesten bekannt. In betreff der bakteriologischen Diagnostik ist nichts hinzufügen. Es sei nur daran erinnert, daß unter Umständen der Gonokokkennachweis nicht sofort gelingt und erst wiederholte Untersuchungen eventuell auch das Kulturverfahren zum Ziele führen. Die sichere Diagnose der blennorrhoischen Konjunktivitis kann aber nur auf Grund des Gonokokkennachweises gestellt werden.

Außerdem sind hin und wieder verschiedene gramnegative Diplokokken wie Micrococcus catarrhalis gefunden worden, ja es liegt sogar ein sicherer Befund von Meningokokken hier vor (Brons).

Von großer Bedeutung für die Entstehung der Konjunktivitis und besonders der Keratitis sind die Pneumokokken. Die **Pneumokokkenkonjunktivitis** ist erheblich häufiger als die gonorrhoische und diphtherische. Bei der eitrigen Keratitis sind fast stets Pneumokokken nachgewiesen worden, so daß man mit fast völliger Sicherheit bei bestehender Keratitis auf eine Pneumokokkeninfektion schließen kann. So fanden Uhthoff und Axenfeld in 68 Fällen von Ulcus corneae serpens in 67 Fällen Pneumokokken in Reinkultur. Die Pneumokokkenkonjunktivitis kommt zwar sehr häufig vor, ist aber lange nicht so infektiös wie die gleich zu besprechenden anderen Bindehauterkrankungen. Es scheint nach den Untersuchungen von Axenfeld bewiesen zu sein, daß eine erhebliche persönliche Disposition bestehen muß, damit eine Pneumokokkenkonjunktivitis zustande kommen kann. Eine solche Disposition scheint bei Kindern fast stets vorhanden zu sein, während sie bei Erwachsenen sehr oft fehlt. So gelang auch diesem Autor nicht die Übertragung von Pneumokokken auf die Konjunktiva von Erwachsenen, während anderen Autoren, wie Hauenschild, dies im Selbstversuch gelungen ist.

Der Nachweis der Pneumokokken im Sekret ist nicht immer so ganz einfach. Auf der Höhe der Erkrankung finden sie sich meist massenhaft im Sekret besonders auch phagozytiert, beim Abklingen der Erscheinungen nehmen sie dann rapide ab.

Axenfeld macht darauf aufmerksam, daß hier im Bindehautsekret die Kapsel viel weniger deutlich hervortritt als im Präparat aus pneumonischem Sputum. Ist im Sekretpräparat um alle Paare eine deutliche Kapsel zu erkennen und finden sich nur runde und keine Lanzettformen, so spricht dies von vornherein für Streptococcus mucosus, den übrigens auch Axenfeld in Übereinstimmung mit Levy u. a. für eine Varietät des Pneumokokkus hält und so auch für die Bezeichnung Pneumococcus mucosus eintritt.

Schwierig ist oft die Gewinnung einer Reinkultur. Nach Römer empfiehlt sich am besten auf Löfflerserum vom Rand des Ulkus auszustreichen. Man erhält dann aber erst nach 18—24 Stunden Kulturen. Da im Interesse der Prognose ein frühzeitiger Nachweis dringend wünschenswert ist, so empfiehlt Römer eine Anreicherung in flüssigem, durch Erwärmen auf 53° inaktiviertem Serum von jungen Kaninchen. In diesem Medium wachsen die Pneumokokken mit Kapseln und sehr üppig, so daß selbst bei kleinster Einsaat oft schon nach 6 Stunden der Nachweis gelingt. Römer geht wie folgt vor:

„Man fängt das Blut eines jungen Kaninchens möglichst unter aseptischen Kautelen auf. Nach 24 Stunden wird das abgeschiedene Serum durch eine kleine Chamberlandkerze filtriert und dieses keimfrei filtrierte Serum in sterilem Reagenzglas aufbewahrt. Wenn ein Bakterienfilter nicht zur Verfügung steht, kann man zu dem Serum im Erlenmeyerschen Kölbchen Chloroform zusetzen und das Gefäß mit einer Gummikappe verschließen. Das Chloroform sorgt in kurzer Zeit für eine vollkommene Sterilität des Serums. Ist dieselbe erreicht, so wird das Serum von der am Boden sitzenden Chloroformschicht abgegossen und im Brutschrank so lange gelassen, bis jede Spur von Chloroform verdampft ist.

Will man dann von einem Ulcus serpens abimpfen, so nimmt man $^1/_2$ bis 1 ccm von diesem Serum, erwärmt dasselbe 20 Minuten im Wasserbad auf 55°, auf diese Weise wird das Serum inaktiviert und etwaige Chloroformspuren verflüchtigen sich vollkommen und der Nährboden ist fertig."

In allen Fällen konnte Römer, wenn am Morgen die Kultur angesetzt war, spätestens am Abend Pneumokokken nachweisen, die sich meist in Reinkultur finden.

Wenden wir uns nun zu zwei anderen ätiologisch differenten Konjunktivitiden, nämlich der akuten durch den Bazillus Koch-Week bedingten und der subakuten durch den Morax-Axenfeldschen Diplobazillus hervorgerufenen. Diese beiden Mikroorganismen sind spezifische Krankheitserreger des Auges und sind bisher nur im Konjunktivalsack gefunden worden. Wir können daraus schon entnehmen, daß sie, da auf die Konjunktiva angewiesen, wohl auch vorzüglich Erreger von epidemischen Bindehauterkrankungen sein werden.

Was nun zunächst den **Koch-Weekschen Bazillus,** auch **Bacillus conjunctivitidis** benannt, anbetrifft, welcher seiner Zeit von Koch und Kartulis entdeckt, von Week dann zunächst wiedergefunden und weiterstudiert wurde, so ist derselbe ein sehr kleines dem Rotlauf- und z. T. dem Influenzabazillus ähnliches Stäbchen. Diese Bazillen werden meist in den Eiterzellen in großen Mengen gefunden. In der Kultur pflegen sie zu zweit zusammen zu liegen, bilden aber auch große Ketten. Nach Gram färben sie sich nicht, Sporenbildung tritt nicht auf.

Über ihre Kultivierbarkeit liegen widersprechende Mitteilungen vor, die sich offenbar aus der verschiedenen Schwere der Epidemie und der dadurch bedingten verschiedenen Aktivität der Bazillen erklären lassen. Axenfeld sagt, daß aus allen Mitteilungen jedenfalls das hervorgeht, daß sie sich am besten auf Serumagar und Serumbouillon (Menschenserum) und oft auch auf Menschenblutagar züchten lassen. Sie erscheinen auf der Blutplatte ähnlich den Influenzabazillen. In der Serum- bzw. Blutbouillon bilden sie diffuse Trübungen.

Ihre ätiologische Bedeutung ist ganz unzweifelhaft, denn abgesehen davon, daß sie sich massenhaft und in Reinkultur im Sekret der kranken Konjunktiva befinden, ist es Week auch mehrfach gelungen, mit ihnen die Krankheit zu übertragen.

Differentialdiagnostisch kommen nur die Influenzabazillen in Betracht, wenn er auch länger und schlanker als diese im Sekretausstrich erscheint, da die Rotlaufbazillen natürlich ausscheiden. Wie wir sahen, ist es die Regel, daß die Koch-Weekschen Bazillen Menschenblut bzw. Serum zum Wachstum bedürfen, doch ist mitgeteilt, daß gelegentlich auch die Kultur auf Taubenblutagar gelungen sei. Da nun aber auch Influenzabazillen Konjunktivitis erzeugen können, so ist es wohl nicht auszuschließen, daß es sich in diesen Fällen um echte Influenza gehandelt hat. Luerssen hat dann als differentialdiagnostisches Merkmal angegeben, daß die Koch-Weekschen Bazillen sich nicht in Kochsalzlösung verreiben lassen, sie müssen erst in destilliertem Wasser emulgiert werden. Allerdings fand er auch 2 sonst typische Stämme, die sich ohne weiteres in Kochsalzlösung verreiben ließen. Dann werden nach Luerssen die Koch-Weekschen Bazillen im Gegensatz zum Influenzabazillus im hohen Maße durch Normalsera agglutiniert (neugeborenes Kind 1 : 2500, Kaninchen 1 : 5000 usw.). Schließlich lassen sich mit dem Koch-Weekschen Bazillus ohne weiteres experimentelle Infektionen an der menschlichen Bindehaut erzeugen, nicht aber mit dem Influenzabazillus, dafür fehlt wieder im Gegensatz zum Influenzabazillus nach allen bis jetzt vorliegenden Untersuchungen dem Koch-Weekschen Bazillus jede Tierpathogenität.

So scheint mir der Koch-Weeksche Bazillus nicht, wie von manchen Seiten angenommen wird, ohne weiteres mit dem Influenzabazillus identifiziert werden zu können, wenn er auch sicher ein sehr naher Verwandter desselben ist.

Die Widerstandsfähigkeit der Koch-Weekschen Bazillen gegen äußere Einflüsse ist sehr gering, so schädigt sie nach den Untersuchungen von Weichselbaum und L. Müller Eintrocknen so stark, daß sie, wenn sie infizieren sollen, feucht in die Konjunktiva kommen müssen.

Von der allergrößten Bedeutung für die epidemischen Bindehauterkrankungen ist der von Morax und Axenfeld entdeckte **Diplobacillus conjunctivitidis**. Dieser ist der Erreger von subakuten epidemisch auftretenden hochgradig infektiösen Konjunktivitiden. Der Morax-Axenfeldsche Diplobazillus tritt, wie schon sein Name besagt, vorzüglich in Doppelform, ein Stäbchen an das andere gereiht, auf. Gelegentlich werden auch längere Ketten beobachtet, und er erscheint dann also als ein Streptobazillus. Die an den Ecken abgestumpften plumpen Stäbchen liegen im Sekret nur zum kleinen Teil in den Leukozyten, die Mehrzahl liegt frei. Sie färben sich mit allen Anilinfarben und sind nicht färbbar nach Gram. Morphologisch ähneln sie sehr den Pneumobazillen wie den anderen in diese Gruppe gehörenden Kapselbazillen (Ozaenabazillus usw.), sind aber schon im Präparat durch das Fehlen der Kapsel leicht zu unterscheiden, wenn es auch nach der Ansicht einiger Autoren (Giffort, Hoffmann usw.) gelingt, eine Kapsel nachzuweisen. Ich konnte auch mittels des hierfür so trefflichen Räbigerschen Formalingentianaviolctts niemals auch nur eine Andeutung einer Kapsel erhalten.

Das kulturelle Verhalten ist ferner ein ganz anderes wie das der Kapselbazillen.

Der Diplobacillus conjunctivitidis Morax-Axenfeld ist nicht ohne weiteres zu züchten, sondern beansprucht besondere Nährböden. Am besten gedeiht er auf alkalischen Medien, denen menschliche Körperflüssigkeit (Agar mit Zusatz von $^1/_3$ Blut, Serum, Aszites, Hydrozelen- oder Ovarialzystenflüssigkeit) zugesetzt ist oder der auch nach Art des Pfeifferschen Influenzablutagars mit menschlichem Blut bestrichen ist. Mit denselben Zusätzen kann man natürlich auch Bouillon zu einem günstigen Nährboden für die Diplobazillen machen. Ein recht gutes Wachstum konnte Verfasser auf dem Jundellschen Milcheiweißnährboden (S. 246) feststellen. Tierische Serumnährböden,

Löfflers Serum usw. werden verflüssigt. Die Verflüssigung, welche allein makroskopisch ein Wachstum verrät, beginnt nach 48 Stunden. Sie führt niemals zu einer vollständigen Verflüssigung des Nährbodens, da nach 2—3 Wochen die Bazillen abgestorben sind. Auf Agar mit menschlicher Flüssigkeit treten feine pneumokokkenähnliche Kolonien auf; Bouillon wird in 24—48 Stunden zart diffus getrübt, und es bildet sich ein feiner leicht aufzuwirbelnder Satz. Auf diesem günstigen Nährboden behalten die Bakterien lange Zeit ihre typische Form als Diplo- oder Streptobazillen. Die Bakterien sind obligat aerob. Ihre Resistenz ist gering, es tötet sie Erwärmen auf 58° schon in 15 Minuten ab.

Für Tiere ist der Bazillus weder nach subkutaner Injektion, noch nach Einführung in den Konjunktivalsack pathogen.

Die hochgradige Pathogenität für Menschen ist von Morax und Axenfeld durch direkte Übertragungsversuche nachgewiesen, die Inkubationsdauer betrug 4 Tage.

Zur Untersuchung entnimmt man am besten die in den Lidwinkeln zusammengeballten Flocken, in welchen sich enorme Mengen von Bakterien finden. Der mikroskopische Nachweis und, bei Benutzung geeigneter Nährböden, die Gewinnung von Reinkulturen machen keine Schwierigkeiten.

Neben diesen beschriebenen typischen Morax-Axenfeldschen Diplobazillen besteht noch eine Varietät (Diplobacillus liquefaciens Petit), die sich dadurch unterscheidet, daß sie auch auf gewöhnlichem Agar wächst und Gelatine verflüssigt. Sie wird bei Konjunktivitis recht selten gefunden, dagegen häufiger bei Keratitis.

Eine **Serumtherapie** der Bindehauterkrankungen ist zunächst bei den diphtherischen anwendbar und mit Erfolg auch angewandt worden. Das Diphtherieserum ist nicht nur subkutan zu injizieren, sondern auch direkt in den Bindehautsack einzuträufeln. Allerdings ist darauf zu achten, daß hierzu das im Handel befindliche flüssige Serum wegen seines Gehaltes an Desinfizientien (Karbol 0,5 %, Metakresol 0,3 %) nicht geeignet ist, doch liefern die Fabriken auch festes Serum, welches in steriler Kochsalzlösung gelöst, für solche Zwecke in Betracht käme.

Eine Serumtherapie des Ulcus corneae serpens hat Römer mit seinem Pneumokokkenserum inauguriert.

Er gibt das Serum subkutan, injiziert intrakorneal und in den Konjunktivalsack und träufelt es in das Auge. Die Erfolge, die Römer und viele andere, so z. B. zur Nedden, Paul und Axenfeld erzielten, lassen deutlich erkennen, daß dieser Therapie ein Heilwert zukommt, wenn er auch allerdings bei der Mehrzahl der Fälle nicht ausreicht, um die lokale Behandlung zu ersetzen. Jedenfalls kann das Serum dann angewandt werden, wenn ein Augenarzt nicht sofort zur Verfügung steht. Man wird niemals schaden, aber in sehr vielen Fällen einen deutlich sichtbaren Erfolg haben, wenn auch nur eine Verzögerung des Fortschreitens des Ulkus erzielt wird und dadurch der Patient noch rechtzeitig in spezialärztliche Behandlung kommt. Aber der kurative Wert des Serums allein war es nicht, den Römer von Anfang an betont hat, sondern auch dessen prophylaktischer.

Besonders v. Hippel hat dann dem Serum jeden kurativen Wert abgestritten. Als Ursache des Versagens konnte Römer für viele Fälle nachweisen, daß es sich um nicht durch Serum zu beeinflussende Stämme handelte. Da nun solche Stämme nicht zu selten sind, konnte sich das Serum nicht einbürgern.

Heute erscheint es auch überflüssig, da die moderne Chemotherapie in dem Morgenrothschen Äthylhydrokuprein (Optochin, S. 318) uns ein sichereres und wirksameres Präparat zur Bekämpfung der Pneumokokkeninfektionen in die Hand gegeben hat. Diese Therapie erfordert natürlich, ebenso wie die Serumtherapie, den vorherigen Nachweis der Pneumokokken als Krankheitsursache, da Optochin spezifisch nur auf Pneumokokken wirkt, und da es z. B. bei Diplobazillen nicht nur keine Heilung, sondern sogar eine Verschlimmerung hervorruft (Goldschmidt). Auch als Prophylaktikum wird es von Goldschmidt warm empfohlen.

Im übrigen hat die **Prophylaxe** die Aufgabe, mit größter Energie dafür zu sorgen, daß zunächst infektiöses Material, falls die Erkrankung einseitig ist, nicht von einem Auge auf das andere übertragen wird, und daß dann die Möglichkeit der Übertragung auf andere ausgeschlossen werden kann. So lange nicht durch bakteriologische Untersuchungen der Nachweis erbracht ist, daß eine Konjunktivitis nicht vom Koch-Weekschen Bazillus oder dem Morax-Axenfeldschen Diplobazillus verursacht ist, soll man stets sehr vorsichtig sein. Handelt es sich um die Möglichkeit der Übertragung auf Kinder, so ist auch die Pneumokokkenkonjunktivitis als hochgradig infektiös anzusehen. Sind die ersteren Mikroorganismen nachgewiesen, so ist es evident, daß es sich unter allen Umständen um eine äußerst leicht zur epidemischen Ausbreitung führende Infektion handelt. Die Patienten sind sofort auf das Strengste zu isolieren, und es ist darauf zu achten, daß vor allem nicht deren Waschschüsseln von anderen Patienten benutzt werden.

Konjunktivitiskranke Soldaten sollten aus diesen Gründen, wenn auch nur der geringste Verdacht vorliegt, daß es sich um eine infektiöse Bindehauterkrankung handeln könnte, niemals im Revier gelassen, sondern stets dem Lazarett zugeführt werden. Findet sich dort der Verdacht auf eine infektiöse Erkrankung durch das Mikroskop und womöglich auch durch die Kultur bestätigt, so wäre bis auf Weiteres eine tägliche Revision der für eine Infektion in Betracht kommenden Mannschaften vorzunehmen, um eine Epidemie im Keime zu ersticken.

Literatur.

Axenfeld, Zbl. f. Bakt. 21. 1897; B.kl.W. 1897; M.m.W. 1906. — Derselbe, Serumtherapie infektiöser Augenerkrankungen. Freiburg i. Br. 1905. — Derselbe, Pneumokokkenkonjunktivitis in Kolle-Wassermanns Hb. der pathog. Mikroorganismen. (2). 6. 1913. — Derselbe, Konjunktivitis des Koch-Weekschen Bazillus und der Influenzabazillen. Ebendas. 6. 1913. — Derselbe, Diplobazillen (Diplobazillus Morax-Axenfeld; Petits Varietät des Diplobazillus). Ebendas. 6. 1913. — Bach und Neumann, Arch. f. Augenhlk. 34. 1897. — Brons, Zbl. f. Bakt. 48. 1909. — Cartulis, Zbl. f. Bakt. 1. 1887. — Goldschmidt, M.m.W. 1914. — Hauenschild, Zschr.f.Augenhlk. 3. 1900. — v. Hippel, D.m.W. 1908. — Hoffmann, Zschr.f.Hyg. 33. 1900. — Luerssen, Zbl.f.Bakt. 39. 1905. — Morax, An. Pasteur. 1896. — zur Nedden, Klin. Monatsbl. f. Augenhlk. 1904. — Paul, Ebendas. 1905. — Römer, v. Gräfes Arch. 54. 1902. — Derselbe, D.m.W. 1909. — Uhthoff, B.kl.W. 1895. — Derselbe und Axenfeld, Graefes Arch. 44. 1897. — Weeks, Arch. f. Augenhlk. 17. 1897. — Weichselbaum und L. Müller, Graefes Arch. 47. 1898.

XXI. Kapitel.

Venerische Infektionen.

1. Syphilis.

Als **Erreger der Syphilis** fand Schaudinn 1905 einen Mikroorganismus, den er anfangs als Spirochaeta pallida bezeichnete, ein Name, der in der Medizin im allgemeinen seine Gültigkeit behalten hat, wenn auch Schaudinn selbst später die Bezeichnung Treponema pallidum aufstellte, da er bei weiteren Untersuchungen feststellte, daß der Syphiliserreger in manchen Punkten von den Spirochäten abwich.

Es erscheint mir nicht unangebracht, hier die kurzen und prägnanten Charakteristika Gonders betreffend Spirillen, Spirochäten, Spironema und Treponema zu geben, da in weiteren ärztlichen Kreisen diese zoologischen Begriffe nicht allgemeinen Eingang gefunden haben. Gonder sagt wie folgt:

„Spirillen sind starre, mit Membran umgebene Bakterien, die sich vermittels seit- oder polständiger Geißeln fortbewegen. Spirochäten sind stark flexible, nackte Organismen, meist freilebend, die sich durch einen einheitlichen Axenstab, der im Innern des Organismus verläuft,

auszeichnen. Sie besitzen keine eigentlichen Bewegungsorganellen, wie undulierende
Membran oder Geißeln. Daher ist mit vollem Recht, dem Beispiel Groß' folgend,
der schon früher aufgestellte Genusname „Spironema" für die pathogenen und
andere kernlose spirillenähnliche Formen zu akzeptieren, da für die pathogenen
Formen weder die Morphologie des Spirillenorganismus noch des eigentlichen
Spirochätenkörpers zutrifft. Unsere pathogenen Formen sind flexibel, besitzen
keine starre Membran. Sie sind auch nicht nackt, sondern sind von einem
fibrillären Periplast eingehüllt. Nach Groß fehlt derselbe, und nur eine
feine kontraktile Membran ist dem Körper aufgelagert (Crista). Ein besonderes Genus ist Treponema (Schaudinn). Es sind meist pathogene Formen
(pallidum und pertenue, der Erreger der Frambösie), die mit den Spironemen
nahe verwandt sind. Sie sind aber von den Spironemen durch die Art der
Windungen zu unterscheiden. Im Leben behalten sie auch im Ruhestadium ihre
charakteristische Korkzieherform bei"[1]).

Die Spirochaeta pallida zeichnet sich vor den meisten anderen
Spirochäten, vor allem vor der mit ihr oft gemeinsam in syphilitischen
Geschwüren vorkommenden Spirochaeta refringens, durch Feinheit und
Zartheit aus. Charakteristisch sind dann auch ihre engen und steilen
Windungen — meist 6—14, doch auch 20 und mehr an einem
Exemplar —, die in der Mitte am höchsten sind und gleichmäßig
nach beiden Enden hin niedriger werden. Hin und wieder sieht man
auch eine Strecke ohne Windungen. An den Enden ist sie in einen
oder mehrere Fäden ausgezogen, die von verschiedenen Autoren als
Geißeln angesehen werden.

Für die Untersuchung kommen, wie immer, drei Verfahren in
Betracht.

1. Frisches Präparat.

Will man die Spirochäte lebend untersuchen, so gelingt dies
wegen ihrer Kleinheit und Zartheit nur sehr schwer nach dem Verfahren, mit dem Schaudinn und dann sein Mitarbeiter Hoffmann
die ersten Beobachtungen gemacht hatten. Es wird dazu ein Tröpfchen der zu untersuchenden Gewebsflüssigkeit auf den Objektträger
gebracht, mit dem Deckgläschen bedeckt und mit Vaselin umrandet.
In einem solchen Präparat können sich die Spirochäten tagelang am
Leben halten.

Heute bedient man sich für Lebenduntersuchungen ausschließlich
des Siedentopfschen Dunkelfelds. Bekanntlich werden hier mit
Hilfe bestimmter Kondensatoren (Paraboloidkondensor, Spiegelkondensor)
all die Strahlen vom Präparat ferngehalten, die direkt ins Objektiv

---

1) Die Sätze betreffend Treponema befinden sich nicht in der zitierten
Arbeit. Sie hat liebenswürdiger Weise Herr Dr. Gonder auf meine Bitte hinzugefügt.

fallen würden. Es erfolgt die Beleuchtung des Präparates ausschließlich durch Strahlen, die vollständig nach außen abgebrochen werden. Der Erfolg ist der, daß alle korpuskulären Elemente silberhell auf dunklem Untergrund, wie die Sterne am Nachthimmel, oder besser noch die Sonnenstäubchen in einem dunklen Zimmer, in das ein Lichtstrahl fällt, aufleuchten.

Bei der Anfertigung der Präparate sind zunächst die Vorschriften, die die einzelnen optischen Firmen für ihre Apparate geben, aufs genauste zu befolgen. Erwähnen möchte ich hier nur folgenden Kniff. Hat man das auf den Objektträger gebrachte Tröpfchen mit dem Deckglas (Luftblasen vermeiden!) bedeckt, so drehe man das Präparat herum und presse es so stark wie möglich gegen Fließpapier, um möglichst viel der Flüssigkeit herauszudrücken und die Schicht so möglichst dünn zu machen. Dann umrande man sofort mit Vaselin, auch wenn man nicht die Absicht einer längeren Konservierung hat, da man durch die Umrandung die Verdunstung und die dadurch auftretenden recht störenden Strömungen in der Flüssigkeitsschicht aufhebt.

Das Finden der Spirochäten im Dunkelfeld wird ganz besonders durch die Bewegung derselben erleichtert. Diese besteht in einem Rotieren um die Achse, einem Gleiten nach vorwärts und rückwärts und gelegentlichen Beugungen. Meist bewegen sich die Spirochäten dabei mehr oder weniger lebhaft durch das Gesichtsfeld, doch können auch alle diese Bewegungen ohne eigentliche Ortsveränderungen ausgeführt werden. Stets behält die Spirochaeta pallida, auch im Ruhestadium, ihre Korkzieherform bei.

2. Tuschepräparat.

Gewissermaßen einen Ersatz des Dunkelfelds gibt das Burrische Tuscheverfahren.

Es empfiehlt sich dazu die jetzt extra für diese Zwecke hergestellte sterile Tusche zu verwenden, die ohne weitere Manipulationen benutzt werden kann (Präparation der gewöhnlichen Tusche s. Gins). Einige Tropfen Formalin sorgen eventuell für Sterilität des geöffneten Fläschchens. Sonst kann man sich auch vorteilhaft an Stelle der Tusche nach Nitsche einer Kollargollösung bedienen. (Man löst soviel Kollargol in destilliertem Wasser, daß man eine tiefschwarze Flüssigkeit erhält.)

Es wird auf den Objektträger ein Tropfen Tusche oder Kollargollösung gebracht, ein Tropfen der zu untersuchenden Flüssigkeit damit verrieben und dann mit der Kante eines Objektträgers oder Deckglases ein dünner Ausstrich gemacht, der binnen kurzer Zeit lufttrocken ist, und nun direkt untersucht werden kann. Man kann vor allem bei Anwendung von Kollargol, wie es Nitsche übrigens immer tut, erst einen Ausstrich von dem Untersuchungsmaterial machen, und, wenn dieser trocken ist, ihn mit Kollargol überstreichen. Ich ziehe die Mischung vor.

In einem guten Tusche- oder Kollargolpräparat erscheinen die Spirochäten als ausgesparte Lücken in dem schwärzlichen oder bräunlichen Untergrund. Die Form der Windungen, ja sogar die Endfäden sind in guten Ausstrichen aufs schärfste zu erkennen.

3. Gefärbtes Präparat.

A. Ausstrich.

Für die Färbung der Spirochäten gibt es geradezu unzählige Methoden und Methödchen, von denen hier nur die gebräuchlichsten gegeben werden können, ohne daß damit etwa gesagt werden soll, daß die anderen nicht dasselbe, wie die erwähnten, oder vielleicht sogar noch mehr zu leisten im stande sein sollten.

1. Giemsafärbung s. S. 399.

Die Färbedauer soll 1 Stunde betragen. Das Wasser, mit dem die Giemsalösung verdünnt wird, kann etwas alkalisch durch einige Tropfen einer 1 promill. Kalium-Karbonatlösung gemacht werden.

2. Giemsaschnellfärbung s. S. 399.

3. Schnellfärbung nach Preis und Giemsa.

Kurzes Fixieren in der Flamme. Übergießen mit Giemsalösung (nach Preis 23 Tropfen auf 10 ccm, nach Giemsa 10 Tropfen auf 10 ccm Aqua dest.) Das Präparat erwärmen bis zur Dampfbildung, dann für $^1/_4$ Minute beiseite stellen. 4 malige Wiederholung, zuletzt 10 Minuten stehen lassen, Abspülen usw.

4. Methode zur Darstellung der „Geißeln".

Sie gelingt nach Forest bei Anwendung der Weidenreichschen Fixierung.

Es werden zunächst die Objektträger nach Weidenreich entweder mit Osmium- oder mit Formalindämpfen vorbehandelt. Man kann hier gut Formalin wählen, da dieses ebenso gut arbeitet und viele Vorzüge vor dem Osmium hat. Es werden dann 10 ccm Formalin $+$ 10 Tropfen Acid. acet. in ein Schälchen gegossen, die Objektträger heraufgelegt und das Ganze mit einer Glasglocke bedeckt. Nach 2 Minuten langem Aufenthalt in dieser Kammer sind die Objektträger vorbereitet. Es kommt nun auf die gedämpfte Seite ein hängendes Tröpfchen des zu untersuchenden Materials, und mit dem Tropfen nach unten kommen die Objektträger wieder über das Formalinschälchen in die Kammer. Nach 30 Sekunden wird mit der Kante eines Deckgläschens der Tropfen wie ein Blutpräparat ausgestrichen. Diese Schicht setzt man nun wieder den Dämpfen aus, bis sie ganz oder nahezu trocken ist. In letzterem Falle läßt man sie an der Luft völlig trocknen und zieht sie dreimal durch die Flamme. Die so fixierten Präparate färbt Forest 12 bis 16 Stunden nach Giemsa; die letzte halbe Stunde erwärmt man das Präparat auf 60° bis 70°, indem man am zweckmäßigsten das das Präparat enthaltende Gefäß in ein Wasserbad von dieser Temperatur stellt. Es wird nun mit fließendem Wasser gut 2 Minuten lang abgespült.

B. Schnitt.

Für den Nachweis im Gewebe gibt es gleichfalls zahlreiche Verfahren, die meist auf der von Bertarelli, Volpino und Bovero zuerst angewandten Methode der Versilberung der Spirochäten beruhen.

1. Die Methode Bertarelli-Volpino.

„1. Fixation der sehr kleinen Stücke in Alkohol. Die Stücke dürfen 0,6 bis 0,7 mm nicht überschreiten, wenn man will, daß die Imprägnation gleichmäßig vor sich gehe.

2. Drei- bis viertägiger (besser viertägiger) Verbleib der Stücke in einem Bade aus Silbernitrat, Wasser, Alkohol und Essigsäure (Silbernitrat 1,5 g, dest. Wasser 50 ccm, Alkohol $96^0/_0$ 50 ccm, reine Essigsäure 4—5 Tropfen). Die Flüssigkeit muß erneuert werden, sobald sich Niederschlag bildet.

3. Mehrfaches sorgsames Auswaschen in destilliertem Wasser.

4. 24stündiger Verbleib bei Zimmertemperatur in van Ermengems Reduktionsflüssigkeit (Tannin 3 g, Gallussäure 5 g, essigsaures Natrium 10 g, dest. Wasser 350 g). Erforderlichenfalls wechselt man den Reduktor, wenn dieser trübe wird.

5. Sorgsames Auswaschen in destilliertem Wasser.

6. Alkohol, Chloroform, Paraffin, Schnitte von 3—7 μ.“

2. Neue Methode Levaditi
(zitiert nach Hübner).

„1. Fixierung der nur 1—2 mm dicken Stücke in 10proz. Formalinlösung 24—48 Stunden lang.

2. Härtung in 96proz. Alkohol, 12—16 Stunden.

3. Auswaschen in Wasser, bis die Stücke auf den Boden des Gefäßes fallen.

4. Imprägnation in Solutio argenti nitr. 1,5 : 100, der im Moment des Gebrauchs Pyridin 10 : 100 zugesetzt wird.

Die mit Glasstöpsel versehenen Flaschen bleiben während 2—3 Stunden bei Zimmertemperatur und dann 4—6 Stunden bei 50^0.

5. Sehr kurze Waschung in Pyridin 10 : 100.

6. Die Stücke kommen für einige Stunden in Solutio acidi pyrogallici 4 : 100, der im Moment des Gebrauches zugesetzt wird: Azeton 10 : 100 und Pyridin 15 : 100.

7. Alkohol, Xylol, Einbetten in Paraffin.“

Differentialdiagnostisch kommt vor allem die Spirochaeta refringens in Betracht, die überall sich dort findet, wo Zellen ulzerieren und zerfallen. Bei der Giemsafärbung nimmt sie einen bläulichen Ton an, im Gegensatz zum rötlichen der Pallida. Die Refringens ist, wie auch fast alle anderen Spirochäten, viel dicker und gröber als die so überaus zierliche Pallida. Selbst die nach Forest 12 Stunden gefärbten Pallidae sind niemals so massiv, möchte ich sagen, wie eine

Refringens. Darauf, daß die Pallida zugespitzte Enden hat, die Refringens meist nicht, möchte ich kaum zu großen Wert legen, denn auch bei der Refringens kommen Formen mit zugespitzten Enden vor. Das Wesentlichste sind immer die steilen Windungen der Pallida und die Zartheit ihrer Form, die sie auf den ersten Blick unterscheiden lassen, wenn man sich nur einmal ihr Bild im Präparat eingeprägt oder die schönen schematischen Darstellungen von Schaudinn (reproduziert von Sobernheim) betrachtet hat. Die Refringens und die übrigen Spirochäten, wie Spirochaeta buccalis, sind manchmal nahezu gestreckt; bei der Pallida kommt das nie vor. Allerdings sieht man, wie erwähnt, häufig einen Teil des Leibes gerade, aber ein ein anderer, meist größerer Teil zeigt die charakteristischen steilen Windungen. Eitner wies darauf hin, daß im hängenden Tropfen sich beim Absterben die meisten Spirochäten ausstrecken, am wenigsten tun dies die Pallida und Spirochaeta dentium, deren Gestalt ganz oder doch fast unverändert bleibt.

Die **Kultur** der Spirochaeta pallida gelang zuerst, allerdings noch nicht als Reinkultur, Schereschewski auf sterilem, halb erstarrtem Pferdeserum.

Reagenzröhrchen werden bis zu $^4/_5$ mit sterilem, klarem Pferdeserum gefüllt und dann im Wasserbad von 58°—60° so lange gehalten, bis das Serum eben gerinnen will, aber noch völlig klar ist. Die Röhrchen werden dann 3 Tage im Brütschrank gehalten. Gewebsstückchen von Papeln, Kondylomen, Primäraffekten, die reich an Spirochäten sind, werden in das halbstarre Serum versenkt. Nach 3 Tagen beginnt das Wachstum, das nach 5—12 Tagen den Höhepunkt erreicht hat. Zur Untersuchung werden mit Kapillarpipetten Proben entnommen. Diese Mischkulturen, die sehr reich an Spirochäten sind, lassen sich bei rechtzeitiger Überimpfung beliebig lange fortzüchten.

Die erste Reinkultur einer Spirochäte hatte nach unzähligen Versuchen Mühlens aus einer solchen Schereschewskischen Mischkultur erhalten.

Von der Mischkultur wurden einige Ösen auf einen Nährboden, der aus 2 Teilen inaktivem Pferdeserum und 1 Teil Agar besteht (früher empfahl Mühlens das umgekehrte Verhältnis), solange dieser noch flüssig ist, übertragen. Nach einigen Tagen gingen in dieser Schüttelkultur unter anderem einige feine hauchartige Kolonien auf, die sich bei der Untersuchung als Reinkulturen der Pallida, wenigstens mikroskopisch, erwiesen.

Von den vielen anderen Verfahren seien nur noch zwei genannt, zunächst das Verfahren von Hoffmann.

Von der Schereschewskischen Ausgangskultur wird auf Serumagar eine Stichkultur angelegt. Die Spirochäte wächst nun den Begleitbakterien voraus, sodaß außerhalb der den Impfstich umgebenden getrübten Partien im scheinbar ganz klaren unveränderten Serumagar Reinkulturen zu finden sind. Auf dieser Erwägung beruhen übrigens auch die meisten anderen Verfahren.

Noguchi ging bei seinen Versuchen anders vor. Er züchtete zunächst, übrigens als erster, aus syphilitischen Kaninchenhoden und dann aus menschlichen syphilitischen Affektionen. Noguchis Kulturverfahren ist folgendes:

Noguchi bediente sich für die Züchtung aus Kaninchenhoden, wo er es also mit einer Reinkultur zu tun hatte, eines flüssigen Nährbodens. Er fügte Serumwasser (1 Teil Schaf-, Pferd- oder Kaninchenserum + 3 Teile Wasser), das an drei auf einander folgenden Tagen je $^1/_4$ Stunde bei 100° sterilisiert war, ein Stückchen sterilen Kaninchenhoden oder besser Kaninchenniere hinzu. Nachdem zweitägige Bebrütung Sterilität ergeben hatte, brachte er Stückchen der syphilitischen Hoden hinein und bebrütete nun sehr streng anaerob (Vakuum, Wasserstoff und Pyrogallussäure). War die Kultur, ein sehr seltenes Vorkommen, angegangen, so konnte er auch unter weniger strengen anaeroben Bedingungen auf Agar fortzüchten. Dieser besteht aus 2 Teilen 2 proz. schwach alkalischem Agar mit einem Teil Aszites- oder Hydrozelenflüssigkeit + Kaninchenhoden oder Niere. Auf diesem Nährboden züchtete er auch direkt aus Primäraffekten usw. Er exzidierte und spülte die Stücke in einem Gemisch von steriler Kochsalzlösung + 1 proz. Natriumzitrat ab, zerschnitt hier das Material ganz fein und brachte nun Stückchen und einige Tropfen der Spülflüssigkeit gleich nach der Mischung von Agar und Aszites vor dem Erstarren hinein. Agar und Serumwasser wurde mit sterilem Paraffinöl überschichtet.

Jedenfalls sind die Kulturuntersuchungen auch heute noch nicht abgeschlossen, das beweist nicht nur das seltene Gelingen einer Reinkultur, sondern auch die Differenzen einiger Autoren in bezug auf Kulturmethoden usw. Geht die Pallida an, so entwickeln sich aus kaum sichtbaren feinsten Pünktchen hauchartige Trübungen. Diese Kulturen sollen entsprechend den Schereschewskischen Mischkulturen nach einem Teil der Autoren einen üblen Geruch haben, doch scheint dies unrichtig zu sein. Die der Pallida sehr ähnliche Spirochaeta dentium riecht wie viele andere äußerst intensiv und widerlich in Reinkultur, und so halten Noguchi und Arnheim gerade den Geruch der Kulturen für ein für die Differentialdiagnose wichtiges Kriterium: Reinkulturen der Pallida sind durchaus geruchlos.

Den Beweis, daß es sich tatsächlich hier um Pallidakulturen handelte, konnte zuerst Sowade durch das Tierexperiment erbringen, nachdem vorher Tierimpfungen erfolglos gewesen waren. Injiziert man die Kulturen Kaninchen ins Herzblut, so geht generalisierte Syphilis an. Noguchi und andere konnten dann auch später erfolgreiche Kaninchenhodenimpfungen mit Reinkulturen erzielen. Noguchi gelang dann ja auch, wie erwähnt, die Reinkultur aus dem syphilitisch infizierten Kaninchen.

Was überhaupt die **Tierpathogenität** der Spirochaeta pallida anbetrifft, so ist diese größer, als man nach den unzähligen negativen alten Impfversuchen glauben sollte. Die Übertragung auf Menschenaffen gelingt durch Skarifikation an jeder beliebigen Hautstelle (Metschnikoff und Roux). Nicolle u. a. zeigten dann, daß auch niedere Affen (Macacus usw.) besonders durch Skarifikation an den Augenbrauen und Genitalien typisch zu infizieren seien. Bertarelli fand in dem Kaninchen ein geeignetes Tier, und zwar zunächst in der Kaninchenkornea. Nachdem Parodi in den Kaninchenhoden mit Erfolg geimpft hatte, ist die Impfung in das Skrotum und besonders in die Hoden des Kaninchens durch die unermüdlichen Untersuchungen Uhlenhuths und Mulzers die Impfmethode der Wahl geworden. Später schlossen sich ihr noch die Impfung des Kaninchens in das Herz an. Auch das Meerschweinchen ist empfänglich, doch lange nicht in dem Maße wie das Kaninchen.

Die **Verbreitung im Menschen** ist eine fast allgemeine. Daß sich die Spirochaeta pallida nur bei Syphilitischen findet, braucht wohl nicht erst betont zu werden. Zunächst ist sie im Primäraffekt nachzuweisen, dann in sekundär syphilitischen Produkten, und zwar ganz besonders schön in syphilitischen Papeln. Sie findet sich in den Lymphdrüsen, und zwar nicht nur den regionären des Primäraffektes, im Blut, in der Milz und im Sperma. Sie ist mit Sicherheit von Tomasczewski und Doutrelepont und Grouven bei tertiärer Lues gefunden worden. Noguchi wies sie bei Tabes und im Paralytikergehirn nach. Sie ist bei angeborener Lues nachzuweisen, und zwar bei syphilitischen Säuglingen in den erkrankten Organen, bei den mazerierten Föten überall. Simmonds kommt auf Grund der Untersuchung mazerierter Föten zu der Überzeugung, daß es sich hier um eine Anreicherung handeln muß, und daß intra vitam eine Ausscheidung durch den Darm besteht. Im Darm und im Mekonium nämlich fanden sich enorme Mengen. Im Mekonium lagen sie in großen Büscheln und Knollen zusammen.

Der **Nachweis der Spirochäten** ist heutzutage für den geübten Mikroskopiker mittels Dunkelfeld, Tuscheverfahren und der Giemsaschen Färbemethode meist kein schwerer.

Handelt es sich um die Untersuchungen eines verdächtigen Ulkus, so reizt man dieses oberflächlich mit Alkohol. Gewöhnlich genügt diese Prozedur schon, um das Auftreten einer serösen Flüssigkeit zu veranlassen, von der am besten (s. oben) Präparate für alle 3 Verfahren angefertigt werden. Es ist beim Ulcus durum im allgemeinen nicht nötig, ein Stückchen zu exzidieren, tut man es aus irgendeinem

Grunde, so wird man mit der Wundseite Ausstriche machen. Man hat dann den Vorteil, weniger mit Verunreinigungen durch andere Spirochäten zu tun zu haben. Sehr schwierig ist oft der Nachweis der Spirochäten im Ulcus mixtum. Hoffmann empfiehlt hier Punktion des Geschwürsgrundes und der regionären Drüsen. Führt auch die Untersuchung des Gewebssaftes nicht zum Ziel, so sind Stücke vom Schankerrand für die Untersuchung zu verwenden. Bestehen noch immer Zweifel, so sind die Untersuchungen zu wiederholen.

Der Nachweis der Spirochaeta pallida in einem verdächtigen Ulkus gestattet mit Sicherheit die Diagnose Syphilis. Es ist dagegen selbstverständlich, daß aus dem Fehlen der Spirochäten im Präparat niemals gefolgert werden darf, daß keine Lues vorliegt.

Ein sehr schönes und sauberes Untersuchungsmaterial gibt die Papel. Man reizt hier ganz leicht die Oberfläche durch Streichen mit einem starken Platindraht oder Ähnlichem (Impffedern haben Verfasser sehr gute Dienste geleistet). Nach kurzer Zeit tritt dann eine Serumtranssudation „Reizserum" auf, das fast stets Spirochäten in großer Anzahl enthält.

Für den Nachweis in den Lymphdrüsen punktiert Hoffmann diese mit der Spritze und aspiriert. Will man den Nachweis der Spirochäten im Blut versuchen, so ist nach Noeggerath und Staehelin das Verfahren von Stäubli zu empfehlen.

1 ccm Blut wird in 10 ccm $^1/_3$ proz. Essigsäure gelöst und zentrifugiert. Im Sediment findet man Spirochäten, und zwar, wie die Autoren angeben, 1—3 in je 30 Gesichtsfeldern.

Geben diese mikroskopischen Methoden kein Resultat, was, wenn es sich nicht um floride, sondern um tertiäre Syphilis handelt, bei Blut, Sperma usw. der Fall ist, so führt, wie Uhlenhuth und Mulzer zeigten, hier noch die Kaninchenimpfung zum Ziel, mit der auch nach Noguchi der Nachweis im Paralytikergehirn am sichersten zu führen ist.

Das wichtigste diagnostische Hilfsmittel in allen den Fällen, in denen nicht der Spirochätennachweis direkt geführt werden kann, ist die **Wassermannsche Reaktion.**

v. Wassermann ging von dem von Bordet und Gengou angegebenen Verfahren der Komplementablenkung aus, d. h. der Tatsache, daß Ambozeptoren, die sich mit einem Antigen gebunden haben, bei späterem Zusatz von Komplement auch dieses fest binden. Wird dann, nachdem die Bindung eingetreten ist, ein hämolytisches System, bestehend aus roten Blutkörperchen und einem durch Immunisieren mit diesen gewonnenen hämolytischen inaktivierten Ambozeptor, hinzugefügt, so muß natürlich die Lösung der roten Blutkörperchen ausbleiben, wenn das Komplement bereits an einen anderen Ambozeptor gebunden und dadurch absorbiert war.

Hat also bereits die Bindung des Komplements an den supponierten Ambozeptor stattgefunden, so bleibt die Hämolyse aus, die Reaktion ist positiv. War in der zu untersuchenden Flüssigkeit kein Ambozeptor, also kein spezifisches Reaktionsprodukt, in unserem Fall auf die Spirochaeta pallida, vorhanden, so steht das Komplement dem Ambozeptor des später zugesetzten hämolytischen Systems zur Verfügung, infolgedessen tritt Hämolyse ein, die Reaktion ist negativ.

Das Verdienst v. Wassermanns ist aber nicht nur die Einführung dieser Reaktion für die Diagnose der Syphilis, sondern dadurch, daß er die in der Literatur schlummernden Feststellungen von Bordet und Gengou ausgegraben und für die bakteriologische Untersuchung praktisch nutzbar gemacht hat, gehen von der Wassermannschen Reaktion alle die vielen Versuche aus, auf diese Weise auch bei anderen Infektionskrankheiten Antikörper zu suchen. Es erübrigt sich daher, diese Methode der Komplementbindung, wie sie sonst so oft angewandt wird, besonders zu beschreiben, da sie alle sinngemäße Anwendung der Wassermannschen Methode für andere Untersuchungs- und Forschungsobjekte sind. Das Schema ist für alle das gleiche, hier geschilderte.

Daß die weitere Erforschung der Wassermannschen Luesreaktion ergeben hat, daß die theoretischen Verhältnisse hier anders, als vermutet, liegen, hat weder Einfluß auf die praktische Bedeutung und Sicherheit der Wasssermannschen Reaktion, noch für die Nutzanwendung auf andere Fälle. v. Wassermann ist natürlich bei der Ausarbeitung seiner Methode von der Vorstellung ausgegangen, daß er den syphilitischen Ambozeptor damit nachweisen wollte. Auch seine Vorarbeiten, er immunisierte Affen mit syphilitischem Material und prüfte das Serum dann gegen ein Antigen, stimmten mit den theoretischen Erwägungen ebenso überein, wie die Versuche am Menschen.

Nimmt man an, daß, wie bei den übrigen Infektionskrankheiten, die Infizierung mit dem syphilitischem Virus imstande ist, auf das Virus eingestellte Ambozeptoren als Reaktionsprodukte zu erzeugen, so mußten diese sich an ein Antigen binden lassen. Da Reinkulturen damals überhaupt nicht und jetzt auch noch nicht in für solche Reaktion brauchbarer Form und Menge allgemein zu Gebote standen, nahm v. Wassermann als Antigen einen wässerigen Extrakt aus Lebern syphilitischer Früchte, die außerordentlich reich an Spirochäten sind.

Ich will nur kurz erwähnen, daß man später sah, daß auch alkoholische Extrakte in derselben Weise ein brauchbares Antigen lieferten. Damit war zum ersten Mal die Annahme erschüttert, daß es sich hier überhaupt um ein Antigen im Sinne von Bordet und Gengou handelte. Später lernte man, daß auch alkoholische Extrakte aus normalen Organen, besonders Rinderherzen und sogar gewisse Lipoide, wie Cholestearin, Lezithin usw., als „Antigen" für sich oder kombiniert verwandt werden können.

In Anbetracht der schier unermeßlichen Literatur — ich verweise hier auf die Abhandlung von v. Wassermann und Lange in Kolle-Wassermann — will ich von der Zitierung von Autoren hier ganz absehen und mich damit begnügen, die Wassermannsche Reaktion so zu schildern, wie sie nach der Originalvorschrift von v. Wassermann und nach der Methode von Sachs ausgeführt wird. Ich will aber gleich erwähnen, daß außer diesem Verfahren zahlreiche andere im Gebrauch sind. Da aber diese beiden jedenfalls vorzüglich sind, werde ich mich mich auf diese beschränken.

A. Original-Wassermann.

Zur Anstellung der Reaktion sind folgende Reagentien notwendig:
1. Die zu prüfende Flüssigkeit,
2. das „Antigen",
3. das Komplement,
4. das hämolytische System, bestehend aus:
    a) gewaschenen Hammelerythrozyten,
    b) inaktiviertem hämolytischen Ambozeptor.

ad 1. Es kommt in erster Linie Blut und Lumbalflüssigkeit in Betracht. Das Blut wird am besten durch Venaepunktion, eventuell durch blutigen Schröpfkopf, gewonnen. Man entziehe stets 5—10 ccm, wenn auch nur 0,1—0,3 ccm Serum für die Reaktion nötig ist, um die Reaktion eventuell wiederholen zu können. Alsbald nach Abscheidung des Serums ist dieses abzugießen und möglichst bald durch $^1/_2$ stündiges Erwärmen auf 55° zu inaktivieren. Lumbalflüssigkeit wird in der üblichen Weise gewonnen. Inaktivieren ist nicht nötig.

ad 2. Das „Antigen" entweder Wassermannsche alkoholische Leberextrakte (zu beziehen von Merck-Darmstadt, Sächsisches Serumwerk-Dresden, L. W. Gans-Oberursel (Frankfurt a. M), Höchster Farbwerke) oder z. B. der Sachssche Extrakt (s. S. 372).

Alle Extrakte sind in mühevoller Arbeit einzustellen, da sie in gewissen Dosen als solche hemmen.

ad 3. Das Komplement ist Meerschweinchenserum. Die Tiere

werden aus der Karotis oder Schenkelarterie verblutet, oder man entnimmt mit der Spritze Blut aus dem Herzen. Sofort nach Gerinnen wird der Blutkuchen zerkleinert und durch Zentrifugieren das Serum gewonnen. Es darf nicht älter als 24 Stunden sein.

ad 4. Hammelerythozyten sind durch Punktion der Jugularis zu gewinnen. Das Blut wird sofort durch Schütteln mit Stahlspänen oder Glasperlen defibriniert und zentrifugiert. Das Serum wird abgegossen und durch 0,85proz. Kochsalzlösung ersetzt. Nach tüchtigem Schütteln wird wieder zentrifugiert. Die roten Blutkörperchen müssen so dreimal mit Kochsalzlösung gewaschen werden. Von den Erythrozyten wird zum Gebrauch 5 ccm in 95 ccm Kochsalzlösung aufgeschwemmt.

Der Ambozeptor wird durch Behandlung von Kaninchen mit gewaschenen Hammelblutkörperchen gewonnen (intravenös in 5 tägigen Pausen 2,0, 1,5 und 1,0). Nach 5—7 Tagen wird aus der Ohrvene Blut zur vorläufigen Prüfung des hämolytischen Titers entnommen.

Prüfung des hämolytischen Ambozeptors: Abfallende Mengen des Serums ($^1/_{500}$—$^1/_{5000}$) $+$ $^1/_2$ ccm $^1/_{10}$ (id est Serum verdünnt 1 : 10) frisches Meerschweinchenserum (Komplement) $+$ $^1/_2$ ccm 5 proz. Hammelblutkörperchenaufschwemmung werden 2 Stunden bei 37° gehalten zwecks Feststellung der geringsten komplett lösenden Dose.

Ist das Serum gut, d. h. löst mindestens $^1/_{1000}$ komplett, so wird das Tier entblutet und das Serum konserviert (Versetzen mit 0,4 proz. Karbol, Gefrierenlassen, Eintrocknen im Vakuum, Antrocknen an Fließpapier.)

(Hämolytische Ambozeptoren und Hammelblutkörperchen sind zu beziehen vom Pharmazeutischen Institut L. W. Gans, Oberursel bei Frankfurt a. M., Merck-Darmstadt, Sächsisches Serumwerk-Dresden, Farbwerke-Höchst).

Der eigentliche Versuch wird nun nach v. Wassermanns Vorschriften wie folgt angestellt.

Es werden im Versuch 3 Reagentien in konstanten Verdünnungen angewandt, und zwar menschliches Serum $^1/_5$ (d. h. 20 proz.), Komplement $^1/_{10}$ und Hammelblutkörperchen 5 proz. Vom Extrakt wird die durch die Einstellung festgesetzte, nicht selbsthemmende „Gebrauchsdosis" mit Kochsalzlösung stets auf 0,5 aufgefüllt. Der Inhalt eines jeden Röhrchens muß 2,5 betragen, eventuell wird mit Kochsalzlösung so weit aufgefüllt.

I. Vorversuch.

Bestimmung der zu Verwendung kommenden Ambozeptorenmenge und Prüfung der roten Blutkörperchen.

Es wird dazu die bei der Titrierung des Ambozeptors festgestellte kleinste komplett lösende Dosis und je eine darunter und darüber liegende Dosis benutzt. War die Dosis z. B. $^1/_{1200}$ ccm, so wird diese, $^1/_{800}$ und $^1/_{1600}$ angesetzt. Also Röhrchen

<table>
<tr><td>
a) $^1/_{800}$ Ambozeptor iu 0,5 ccm
   0,5 ccm 5 proz. Blutkörperchenaufschwemmung
   0,5 ccm $^1/_{10}$ Meerschweinchenserum
   1,0 ccm Kochsalzlösung
b) $^1/_{1200}$ Ambozeptor in 0,5 ccm.
   sonst wie a.
c) $^1/_{1600}$ Ambozeptor in 0,5 ccm
   sonst wie a und b.
</td><td>Zur Einstellung
des
Ambozeptors.</td></tr>
<tr><td>
d) 0,5 ccm 5 proz. Blutkörperchenaufschwemmung
   0,5 ccm $^1/_{10}$ Meerschweinchenserum
   1,5 ccm Kochsalzlösung
e) 0,5 ccm 5 proz. Blutkörperchenaufschwemmung
   2,0 ccm Kochsalzlösung.
</td><td>Zur Prüfung
der Blut-
körperchen.</td></tr>
</table>

Sämtliche Röhrchen kommen für eine Stunde in den 37° Schrank. Danach wird festgestellt, welche kleinste Dosis komplett gelöst hat (Eventuell intermediäre Schätzung), Röhrchen d und e muß völlig ungelöst sein.

Ist so die lösende Dosis nochmals festgestellt, die ja auch vom Komplement abhängig ist, und so immer kleine Schwankungen zeigen kann, und ist so festgestellt, daß die Hammelblutkörperchen genügend resistent sind, um sich nicht spontan oder im Meerschweinchenserum zu lösen, so schreitet man zum Hauptversuch.

II. Hauptversuch.

Er besteht aus dem Versuchsröhrchen und den Kontrollröhrchen, und zwar zunächst aus der Extraktkontrolle und ferner der Prüfung der doppelten Menge der im Versuch angewandten Menschensera, denn außer dem zu prüfendem Serum werden Kontrollen mit einem sicher positiv und einem sicher negativ reagierenden Serum angesetzt. Im Ganzen umfasst der Hauptversuch 7 Röhrchen, wie es das folgende Schema (Tabelle XXIII) ergibt.

Vor Zusatz des hämolytischen Systems werden die Röhrchen 1 Stunde bei 37° gehalten. Nachdem dieses zugesetzt und umgeschüttelt ist, verbleiben sie weiter 2 Stunden im Brütschrank. Es wird abgelesen. Die Röhrchen kommen über Nacht in den Eisschrank. Ergibt die dann wiederholte Ablesung Differenzen, so wird mit anderem Extrakt nachgeprüft.

Tabelle XXIII.

Röhr-chen	Anti-gen	NaCl	Serum	Komplement		
I	0,5 ccm	—	0,5 ccm zu prüfendes Serum $\frac{1}{5}$	0,5 ccm		
II	0,5 „	—	0,5 ccm positives Serum $\frac{1}{5}$	0,5 „		Hämolytisches
III	0,5 „	—	0,5 ccm negatives Serum $\frac{1}{5}$	0,5 „		System: 0,5 ccm Ambozeptor,
IV	0,5 „	0,5 ccm	—	0,5 „	Meerschwein-chenserum	0,5 ccm Blut-körperchenauf-
V	—	—	1,0 ccm zu prüfendes Serum $\frac{1}{5}$[1]	0,5 „		schwemmung
VI	—	—	1,0 ccm positives Serum $\frac{1}{5}$	0,5 „		(5 proz.)
VII	—	—	1,0 ccm negatives Serum $\frac{1}{5}$	0,5 „		

[1] v. Wassermann ist übrigens der Ansicht, daß schon 0,5 ccm Serum $\frac{1}{5}$ wie in den Antigenröhrchen als Serumkontrolle genügen würde.

Die Resultate werden im allgemeinen wie folgt geschrieben;

$+ + + +$ sehr starke Reaktion, d. h. komplette Hemmung.

$+ + +$ starke Reaktion, d. h. Flüssigkeit schwach rötlich gefärbt, Blutkörperchen anscheinend völlig ungelöst.

$+ +$ c. $\frac{1}{4}$ der Blutkörperchen gelöst, die übrigen in der Kuppe des Reagensglases (große Kuppe).

$\pm$ Die Hälfte und mehr Blutkörperchen gelöst (kleine Kuppe).

— alles gelöst,

Für die erste Prüfung eines frischen Falles sieht v. Wassermann nur dann die Reaktion als positiv an, wenn sie $+ + + +$ oder zwischen $+ + + +$ und $+ + +$ ist. Selbstverständlich ändert sich dies, wenn es sich z. B. um die Kontrolle einer Behandlung handelt.

B. Wassermannsche Reaktion nach Sachs.

Sachs weicht nun von v. Wassermann in mehreren Punkten ab. Zunächst benutzt er als „Antigen" einen alkoholischen Extrakt aus Rinderherzen. Nachdem dieser ausgewertet ist, erhält er noch einen Cholestearinzusatz in solchen Mengen, daß ein Präparat entsteht, welches allen Ansprüchen genügt. Selbstverständlich werden stets sehr große Quanten angesetzt, da die Auswertung eines solchen Extraktes zu den subtilsten und mühevollsten Arbeiten gehört. Ferner wendet Sachs in einer Kontrolle noch einen anderwärts angefertigten Extrakt und zwar den in allen Apotheken käuflich zu beziehenden Extrakt Lesser an, ein analoges Präparat.

Dann setzt Sachs nicht nur ein Röhrchen mit dem zu prüfenden Serum an, sondern 2 Serien mit je 3 Röhrchen. In der ersten wird die Dosis von 0,25 ccm $\frac{1}{10}$ Serum gegen fallende Extraktmengen geprüft und in der zweiten Serie wird bei bleibender Extraktdosis die Serummenge verdoppelt und das Komplement auf die Hälfte reduziert.

Durch diese zwei Versuche gegen fallende Extraktmengen wird einmal die Möglichkeit gegeben bindende Stoffe im Serum auch in geringeren Konzentrationen nachzuweisen, und andrerseits wird durch Reduzierung des Komplements bei steigender Serumdosis etwa überschüssiges Komplement — die einzelnen Meerschweinchensera haben ja einen recht schwankenden Komplementgehalt — sicher abgelenkt. Selbstverständlich werden stets entsprechende Kontrollen mit einem sicheren positiven Serum und einem sicheren negativen Serum angesetzt. Ebenso bleiben die übrigen Kontrollen.

Der Vorversuch ist natürlich prinzipiell ebenso ausgebaut, wie im Original-Wassermann, nur gibt Sachs nur Dosen von 0,25 ccm Ambozeptor, denen er auch nur 0,25 ccm Hammelblutkörperchen gegenüberstellt.

Das Schema der Wassermannschen Reaktion nach Sachs sieht also wie folgt aus:

Hauptversuch.

$^1/_6$ Extrakt	NaCl-Lösung	$^1/_{10}$ zu prüfendes Serum	$^1/_{10}$ Meerschweinchensernm	Hämolytisches System:
1. 0,25 ccm	—	0,25 ccm	0,25 ccm	
2. 0,15 „	0,1 ccm	0,25 „	0,25 „	0,25 ccm
3. 0,1 „	0,15 „	0,25 „	0,25 „	Ambozeptor
4. —	0,25 „	0,25 „	0,25 „	0,25 ccm
5. $^1/_2$ Lesser Extrakt 0,25 ccm		0,25 „	0,25 „	Blutkörperchenaufschwemmung.
6. —		0,5 „	0,25 „	

7 bis 12 } Dasselbe mit sicher positiv reagierendem Serum.

13 bis 18 } Dasselbe mit sicher negativ reagierendem Serum.

19 bis 24 } Dasselbe mit $^1/_5$ zu prüfendem Serum $+ ^1/_{20}$ Meerschweinchenserum.

25 bis 30 } Dasselbe mit $^1/_5$ sicher positiv reagierenden Serum $+ ^1/_{20}$ Meerschweinchenserum.

31 bis 36 } Dasselbe mit $^1/_5$ sicher negativ reagierendem Serum $+ ^1/_{20}$ Meerschweinchenserum.

Das hämolytische System wird nach 1 stündigem Verweilen im Brütschrank zugesetzt; die Ablesung erfolgt, nachdem alle Kontrollen gelöst sind.

Schließlich sei noch erwähnt, daß nach dem Vorbild Noguchis es von Dungern versucht hat, die Reaktion so zu gestalten, daß sie auch vom Arzt in der Praxis angewandt werden kann. Ich sehe von der Darstellung dieses Verfahrens ab, da m. E. die Reaktion, an der unter Umständen so außerordentlich viel hängt, nur in Laboratorien von eingearbeiteten Persönlichkeiten ausgeführt werden soll. Heutzutage stehen dem Arzt überall Zentralstellen zur Verfügung, welche eingesandte Blutproben in sachgemäßer Weise untersuchen. Und nur solchen Laboratorien soll die Wassermannsche Reaktion vorbehalten sein.

Wiederholt ist es dann versucht worden, die allergetischen Hautreaktionen, entsprechend dem Vorgehen bei der Tuberkulose, nutzbar zu machen. Erfolgreiche Präparate sind jetzt von Noguchi (Luetin) und von Fischer und Klausner (Pallidin) dargestellt.

Luetin ist ein Extrakt aus Reinkulturen der Spirochaeta pallida. Die Impfung erfolgt nach Noguchis Vorschrift durch intrakutane Injektion.

Pallidin (zu beziehen durch Merck-Darmstadt) ist ein Extrakt syphilitischer Organe. Die Impfung erfolgt intrakutan durch Strichimpfungen mit der Impflanzette.

Beide Präparate haben sich anscheinend in gleicher Weise bei tertiärer, latenter und hereditärer Lues bewährt, bei Lues I und II erhält man in der Regel keine Reaktion. Es entsteht an der Impfstelle eine typische Reaktion in Gestalt einer intensiv roten papulösen Effloreszenz mit eventueller Nekrose. (Ich mache hier auf die schönen farbigen Abbildungen der Luetinreaktion bei Benedeck aufmerksam).

Serumtherapie und **spezifische Prophylaxe** ist natürlich auch hier teils im Experiment, teils in der Praxis versucht worden. Aber ganz abgesehen davon, daß das Ehrlichsche Salvarsan hier das Interesse an solchen Bestrebungen hat erlahmen lassen, kann man wohl sagen, daß solche Versuche nach unseren jetzigen Kenntnissen als recht aussichtslos zu bezeichnen sind. Solange wir noch daran festhalten müssen, daß weder natürliche noch künstliche Immunität nachgewiesen ist, ist von solchen Bestrebungen wohl nichts zu erwarten.

Die **Prophylaxe** der Lues muß sich da auf rein hygienische Maßnahmen beschränken. Welches aber die besten sind, und wie eine Prophylaxe am besten ausgeführt wird, durch Kasernierung der Prostitution, durch regelmäßige Untersuchungen der Besucher von Bordellen usw., das sind Punkte, über welche noch keine Einigkeit erzielt ist und bei der eminenten Schwierigkeit der Materie und den verschiedenen ethischen Standpunkten, von denen diese Frage zu behandeln ist, wohl niemals erzielt werden kann.

Literatur.

Arnheim, Zschr. f. Hyg. 76. 1914. — Benedeck, M.m.W. 1914. — Bertarelli, Zbl. f. Bakt. 41. 1606; 43. 1907. — Derselbe und Volpino, Ebendas. 41. 1906. — Bruck, Immunität bei Syphilis in Kolle-Wassermann, Hb. d. pathog. Mikroorganismen (2). 7. 1913. — Eitner, M.m.W. 1907. — Fischer und Klausner, W.kl.W. 1913. — Forest, Zbl. f. Bakt. 41. 1906. — Giemsa, D.m.W. 1907. — Gins, Zbl. f. Bakt. 1909. — Gonder, Zbl. f. Bakt. 62. 1912. — Hoffmann, D.m.W. 1911; Zschr. f. Hyg. 68. 1911; M.m.W. 1914. — Derselbe und Halle, M.m.W. 1906. — Hübner, Dermatolog. Zschr. 13. 1906. — Klausner, W.kl.W. 1913; M.m.W. 14. — Kraus, W.kl.W. 1905. — Levaditi, Compt. rend. de la soc. de biol. 1905 u. 1906. — Metschnikoff und Roux, Ann. Past. 1903, 1904 u. 1905. — Mühlens, Zschr. f. Hyg. 57. 1907; Klin. Jb. 23. 1910. — Nicolle, Ann. Past. 1903. — Nitsche, Zbl. f. Bakt. 63. 1912. — Noeggerath und Staehelin, M.m.W. 1905. — Noguchi, Journ. of exp. med. 14. 15. 1911; 17. 1913. — Derselbe, Journ. of Americ. Med. Assoc. Chicago. 1912. — Derselbe, M.m.W. 1911. 1913. — Derselbe und Moore, Journ. of experim. med. 17. 1913. — Parodi, Zbl. f. Bakt. 44. 1907. — Schaudinn, D.m.W. 1905. — Derselbe und Hoffmann, Arb. a. d. Kais. Ges. A. 22. 1905. — Dieselben, D.m.W. 1905; B.kl.W. 1905. — Schereschewski, D.m.W. 1907. 1909. 1910. — Simmonds, M.m.W. 1906. — Sobernheim, Syphilisspirochäte (Spirochaeta pallida s. Treponema pallidum Schaudinn) in Kolle-Wassermann, Hb. d. pathog. Mikroorganismen (2). 7. 1913. — Derselbe und Loewenthal, Spirochätenkrankheiten. Allgemeiner Teil in Kolle-Wassermann, Hb. d. pathog. Mikroorganismen (2). 7. 1913. — Sowade, M.m.W. 1911. — Stäubli, M.m.W. 1908. — Uhlenhuth und Mulzer, Arb. a. d. Kais. G. A. 33. 1909; 34. 1910; B.kl.W. 1909. 1910. 1911. 1912. 1913; D.m.W. 1911; Zbl. f. Bakt. 64. 1912. — Wassermann, A. Neißer, Bruck, D.m.W. 1906. — v. Wassermann und Lange, Serodiagnostik der Syphilis (Wassermannsche Reaktion) in Kolle-Wassermann, Hb. d. pathog. Mikroorganismen (2). 7. 1913. — Weidenreich, M.m.W. 1906.

2. Ulcus molle.

Die Ätiologie des Ulcus molle ist wohl erforscht, und es kann kein Zweifel bestehen, daß die Befunde von Ducrey, die später von Unna und anderen bestätigt wurden, richtige sind. Ducrey stellte fest, daß im Ulcus molle sich stets Stäbchen finden, die häufig in Kettenform angeordnet sind. Adrian fand dieselben auch in den spezifischen Bubonen.

Diese **Streptobazillen,** welche beim Ulkus meist frei in den stark mit Rundzellen infiltrierten Stellen und dort ohne jede andere bakterielle Beimischung liegen, färben sich mit allen Farben, sind aber nicht färbbar nach Gram.

Im Eiterausstrich finden sich die Bazillen einzeln oder in Haufen von mehr oder weniger langen oft verflochtenen Ketten angeordnet. Die Haufen sind fast stets, die freien meist in einer sich schwach färbenden diffusen Masse eingebettet. Die Form der einzelnen Individuen ist verschieden. Außer den feinen sich ganz gleichmäßig färbenden Stäbchen findet man solche, die an den Enden kolbig verdickt sind (Hantelform), und solche, die ausgesprochene Polfärbung angenommen haben und so den Erregern der hämorrhagischen Septikämie (Pest usw.) gleichen.

Über die Darstellung im Gewebe spricht sich Kruse folgendermaßen aus:

„Die Darstellung der Bazillen im Gewebe gelang dem Verfasser ohne Schwierigkeit nach Färbung mit Löfflers Blau, wenn er dafür sorgte, daß die zur Entwässerung dienenden Reagentien (Alkohol oder Anilinöl) nur ganz kurze Zeit zu wirken brauchten. Die ¼ Stunde gefärbten Schnitte werden im Wasser abgespült, sehr gut mit Fließpapier getrocknet, momentan in Alkohol eingetaucht, wieder getrocknet, in Xylol aufgehellt und in Balsam untersucht.“

Eine sehr schöne Doppelfärbung ergibt die Methode nach Unna-Pappenheim.

„Färben der am besten in Alkohol oder Formalin fixierten dünnen Paraffinschnitte in Methylgrün 0,15; Pyronin 0,25; Alkohol 2,5; Glyzerin 20,0; ½proz. Karbolwasser ad 200, etwa 5—10 Minuten; Abspülen in Wasser, Alkohol, Xylol, Balsam. Kerne der Geschwürszone sind blaugrün, die Streptobazillen dunkelpurpurrot“ (Stein).

Kulturversuche mißlangen Ducrey, der aber durch konsekutive Weiterimpfung von Mensch zu Mensch in vivo Reinkulturen erhalten hatte. Die ersten Kulturen gewann Lenglet, der auf einem komplizierten mit pulverisierter Menschenhaut versetzten Nährmedium züchtete. Besançon, Griffon und Le Sourd haben dann zuerst auf Agar gezüchtet, dem Menschen-, Hunde- und Kaninchenblut beigemengt war. Besonders im Kondenswasser wachsen dann die Bazillen, wie auch Babes zeigte.

Umfangreiche und sehr exakte neuere Untersuchungen liegen dann von Tomasczewski und von Stein vor.

Tomasczewski stellte in Übereinstimmung mit den erwähnten Untersuchungen fest, daß die Ducreybazillen ausschließlich auf Blutagar, Blutagar-Kondenswasser und nichtkoaguliertem Blut auch von Meerschweinchen und Kaninchen wachsen. Sie bilden auf Blutagar graue bis dunkelgraue glattrandige Kolonien, die in den ersten 48 Stunden ein halbkugeliges Aussehen haben, sich aber nach 3—4 Tagen in flache runde, etwas heller aussehende Scheiben verwandeln. Charakteristisch ist, daß sich die Kolonien in toto auf dem Nährboden verschieben und abheben lassen. Sie haben eine sehr zähe Konsistenz und lassen sich nur schwer gleichmäßig verreiben. Selbst bei reichlicher Überimpfung gehen nur einzelne Kolonien an, es ist daher stets auch Kondenswasserimpfung nötig.

Die Ulcus molle-Bazillen erscheinen auf Blutagar als polymorphe Stäbchen mit Neigung zur parallelen und reihenförmigen Lagerung. Sie sind im hängenden Tropfen vollständig unbeweglich und entfärben sich sehr leicht nach Gram. Im Blutagar-Kondenswasser bilden sie längere, im nichtkoagulierten Blut kürzere Ketten (Streptobazillen).

Stein gelang dann auch die Kultur auf der Blutagarplatte, indem er mit bazillenhaltigem Kondenswasser impfte und die Platten in feuchter Kammer hielt.

Auf der Platte erscheinen am dritten Tage kleine bis hirsekorngroße, nicht konfluierende Kolonien, die bis zu 2 mm groß werden. Sie sind anfangs kugelförmig, dann sinkt der Scheitel ein. Im auffallenden Licht sind sie fast farblos, schleimig glänzend, auf dem roten Hintergrund erscheinen sie grauweiß.

Pathogenität besteht nicht für Mäuse, Meerschweinchen und Kaninchen, wohl aber erzeugen die Streptobazillen beim Menschen typische Ulcera mollia. Da solche mit der 15. Kulturgeneration erzeugt wurden, ist es wohl ausgeschlossen, daß etwa ein unbekannter Erreger mitverimpft war. Ebenso beweist die Spezifität der Umstand, daß nach Erzeugung von Ulcera mollia am Affen mit Reinkulturen und Weiterzüchten des Erregers Tomasczewki wieder beim Menschen Ulcus molle hervorrufen konnte.

In der Praxis werden Untersuchungen auf Streptobazillen wohl nur selten vorkommen. Immerhin erscheint mir folgender Fall erwähnenswert, der vielleicht nicht ganz vereinzelt ist. Es lag Harnröhrenausfluß vor, der als Tripper angesprochen wurde. Die mikroskopische Untersuchung ergab das Fehlen von Gonokokken, aber das Vorhandensein von typischen Streptobazillen. Der klinische Verlauf bestätigte die daraufhin gestellte Diagnose, Ulcus molle der Harnröhre.

Im übrigen ist bei solchen Untersuchungen große Vorsicht geboten, da H. Pfeiffer gezeigt hatte, daß in der normalen Harnröhre ein dem Schankerbazillus äußerst nahestehendes Stäbchen, „Streptobacillus urethrae", vorkommt, der, abgesehen vom Fehlen der Pathogenität, sich nur dadurch vom Ducreyschen Bazillus unterscheidet, daß er bei vorsichtiger Entfärbung die Gramfarbe etwas beibehält.

Eine **Serumtherapie** des Ulkus ist nicht versucht und durchaus überflüssig. Für die **Prophylaxe** muß auf die bei Besprechung der Lues gemachten Äußerungen verwiesen werden.

<h2 style="text-align:center">L i t e r a t u r .</h2>

Babes, Der weiche Schanker in Kolle-Wassermanns Hb. d. pathog. Mikroorganismen. (1). 3. 1903. — Besançon, Griffon und Le Sourd, Presse méd. 1900. — Ducrey, Monatsh. f. prakt. Dermatol. 1889. — Pfeiffer, H., Arch. f. Dermat. u. Syph. 69. 1904. — Stein, Zbl. f. Bakt. 46. 1908. — Derselbe, Ulcus molle in Kolle-Wassermanns Hb. d. pathog. Mikroorganismen. (2). 5. 1913. — Tomasczewski, Zschr. f. Hyg. 42. 1903. — Unna, M. f. prakt. Dermat. 14. 1892.

3. Gonorrhoe.

Die Ätiologie der Gonorrhoe ist durch die Entdeckung von A. Neißer geklärt worden. Diesem Forscher gelang der mikroskopische Nachweis eigentümlicher von ihm als **Gonokokken** bezeichneter Mikroorganismen in den Eiterzellen des gonorrhoischen Sekretes. Bumm gelang dann später die Züchtung derselben.

Typisch für den Gonokokkus ist sein stets paariges Auftreten, die einzelnen Paare werden zweckmäßig ihrer Form nach mit Kaffeebohnen verglichen. Er ist ein intrazellulär lebender Parasit und findet sich meist in großer Anzahl bis zu 100 Diplokokken um die Kerne der von ihm befallenen Eiterzellen. Er färbt sich gut mit allen Anilinfarben, nicht jedoch nach Gram.

Der **Kultivierung** setzt er gewisse Schwierigkeiten entgegen. Bumm züchtete ihn zuerst auf erstarrtem menschlichen Serum, Wertheim zeigte, daß der Zusatz von dem üblichen Kochsalz-Pepton-Agar zum menschlichen Serum das Wachstum begünstigt, Kiefer benutzte Aszitesglyzerinagar, Abel züchtete ihn auf Blutagar, zubereitet wie der Pfeiffersche Blutagar (s. S. 334), nur daß an Stelle des Taubenblutes Menschenblut aus einem Einstich in die Fingerbeere gewonnen zugesetzt war. v. Wassermann konstruierte einen Nutroseagar (s. unten) zur Kultur und dann behauptete Thalmann, daß er auch auf gewöhnlichem Agar, der einen bestimmten Säuregrad hat, kultivierbar sei.

In der Regel bedient man sich des zuverlässigsten Nährbodens, des Aszitesagars, der durch Ersatz des Witte-Pepton durch Pepton Chapoteaut zu einem noch besseren Nährboden gemacht werden kann. Durchaus zuverlässig sind dann noch der Wertheimsche und der Kiefersche Nährboden, während auf dem Wassermannschen und Abelschen Nährböden das Wachstum weniger sicher und kümmerlicher ist. Ganz unzuverlässig, daher für die Praxis zu verwerfen, ist der Thalmannsche Nährboden, der sich nach Baermann von gewöhnlichem Agar nicht unterscheidet. Wenn überhaupt Wachstum auf diesem Nährboden zustande kommt, so ist es dadurch bedingt, daß die Gonokokken unter Umständen, aber durchaus nicht immer, in dem übertragenen Sekret wachsen, auf dem Agar als solchen geschieht dies aber nicht.

Die Darstellung dieser Spezialnährböden ist folgende:

Wertheim mischt 1 ccm flüssiges, auf 40⁰ erwärmtes Menschenserum mit gonorrhoischem Eiter, legt von diesem Originalröhrchen in der üblichen Weise Verdünnungen im Serum an und fügt zu je 1 ccm Serum 2 ccm flüssigen, auf 40⁰ abgekühlten Agars hinzu. Das Serumagargemisch wird in Schälchen gegossen.

Kiefer setzt zu flüssigem Glyzerinagar (3,5% Agar, 5% Pepton, 2%
Glyzerin, 0,5% Kochsalz) nach Abkühlung auf 50° dieselben Mengen Aszitesflüssigkeit hinzu und gießt in Schälchen. Die fertigen Platten werden mit dem
Untersuchungsmaterial beimpft. Gewöhnlicher Agar mit Aszites im Verhältnis 2:1,
also wie bei Wertheim gemischt, ergibt übrigens fast dieselben Resultate.

v. Wassermann ermittelte, daß Zusatz von Nutrose die Gerinnungsfähigkeit
des Serums bis zu einem gewissen Grade wenigstens aufhebt. Er mischt 15 ccm
Schweineserum, 30—40 ccm Wasser, 1—3 ccm Glyzerin, fügt 0,8 g Nutrose hinzu
und kocht, beständig schüttelnd, 15 Minuten. Am nächsten Tage wird das Kochen
für die Dauer von 15 Minuten mehrmals wiederholt. Soll der Nährboden gebraucht
werden, so werden gleiche Teile auf 50° erwärmten Nutroseserums mit flüssigem
2proz. Peptonagar gemischt und in Schälchen gegossen, die dann beimpft werden.

Auf diesen Nährböden wächst der Gonokokkus recht charakteristisch und zwar am besten bei 36°. Nach 24 Stunden entstehen
an der Oberfläche ganz feine tautropfenähnliche Kolonien von zäher
klebriger Konsistenz. Um einen leicht rehbraunen Knopf breitet sich
ein mit braunen Bröckelchen durchsetzter hellgrauer Bazillensaum aus.
Stehen die Kolonien sehr dicht, so platten sie sich gegenseitig ab,
und es zeigt, wie es Kiefer vergleicht, das ganze Konglomerat das
Aussehen von gesprungenem Eis. Die tiefliegenden Kolonien, wie sie
bei der Kultur nach Wertheim auftreten, haben eine weißliche Farbe
und ein ausgesprochen brombeerartiges Aussehen.

Flüssige Nährmedien (Aszitesbouillon) werden nicht getrübt. Die
Gonokokken wachsen an der Oberfläche mit feiner Schicht, die nach
5—6 Tagen zu Boden sinkt. Das Wachstum hört dann auf.

Die **Resistenz** der Gonokokken ist eine äußerst geringe, einge-
getrocknet, auch im gonorrhoischen Eiter, gehen sie sofort zugrunde.
In der Kultur halten sie sich im Brütschrank etwa 2 Wochen, bei
Zimmertemperatur sterben sie jedoch erheblich schneller ab. Gegen
Desinfektionsmittel sind sie sehr empfindlich, so tötet sie z. B. Argent.
nitric. 1 : 1000 in 5 Minuten und 1 : 4000 in 10 Minuten ab.

Tierpathogenität kommt den Gonokokken im allgemeinen nicht
zu, sondern sie gehen im tierischen Organismus zugrunde. Bei Affen soll
nach intraperitonealer Injektion der Tod unter den Zeichen einer
eitrigen Meningitis eintreten (Debré und Paruf).

Wie es zuerst v. Wassermann zeigte, läßt sich aus alten
Kulturen ein starke Eiterung verursachendes Gift, das Gonotoxin,
gewinnen. Es ist dies kein Sekretionsprodukt, sondern es haftet den
Leibern an und wird nach Zerfall derselben ausgelaugt (Endotoxin).

Differentialdiagnostische Fragen lassen sich hier leicht entscheiden. Zunächst wird die Gramfärbung schon eine sehr große Zahl
von Kokken ohne weiteres ausscheiden. Bei der Untersuchung von

Harnröhrensekret erübrigt sich eine weitere differentialdiagnostische Behandlung, wenn die charakteristisch geformten und gelagerten gramnegativen Kokken gefunden werden. Anders ist es natürlich bei Befunden an anderen Stellen, dann muß die Kultur verlangt werden, da dann die Differentialdiagnose gegen die sehr nahe verwandten Meningokokken in Frage steht. Wächst die Kultur auf Löfflerserum, so kann es kein Gonokokkus sein, bleibt das Wachstum aus, so ist damit noch nicht gesagt, daß ein Meningokokkus nicht vorliegen kann. Entscheiden wird dann das Wachstum auf den v. Lingelsheimschen Lackmuszuckernährböden (s. S. 328). Während der Meningokokkus Dextrose und Maltose vergärt, vergärt der Gonokokkus nur Dextrose (Rothe).

Das Vorkommen der **Gonokokken im menschlichen Organismus** ist nicht nur auf die Urethra und den Genitaltraktus beschränkt, sondern die Gonokokken sind, wie alle pyogenen Kokken, imstande, septische Erkrankungen und metastatische Eiterungen zu erzeugen.

Es ist übrigens durchaus nicht nötig, daß eine Harnröhrengonorrhoe der Sepsis vorausgeht, sondern sowohl von anderen Schleimhäuten (Konjunktiva, Mundhöhle), wie von der äußeren Haut, dann meist mit Lymphangitis verbunden, kann der Einbruch der Gonokokken in die Blutbahn erfolgen.

Gonorrhoische Allgemeininfektionen sind stets sehr ernst. Allgemein bekannt ist die schwere Heilbarkeit der gonorrhoischen Arthritiden. Gonokokkensepsis führt sehr häufig zur Endokarditis (Lenhartz) und deren Folgeerscheinungen und unter schweren septischen Symptomen zum Tode. Auch Meningitis gonorrhoica kommt vor (de Jong).

Ferner sei noch auf die Gefährlichkeit der gonorrhoischen Bindehauterkrankungen hingewiesen. Schließlich tritt der Gonokokkus als Erreger gewissermaßen von Epidemien auf, da er die Ursache der Vulvovaginitis der kleinen Mädchen ist.

Gewöhnlich wird für die **Untersuchung** auf Gonokokken in erster Linie der gonorrhoische Ausfluß in Betracht kommen.

Eiter, frisch entnommen, wird an Ort und Stelle auf Deckgläschen, oder was, da oft nur wenige Kokken vorhanden sind, sehr empfehlenswert ist, auf Objektträger ausgestrichen. Der Ausstrich hat recht zart zu geschehen, um die Zellen nicht zu zerstören. Man färbt am besten mit alkalischem Methylenblau, welches die Kokken prächtig zur Anschauung bringt. Niemals ist die Färbung nach Gram zu unterlassen. Nicht der Befund von Diplokokken, auch wenn dieselben intrazellulär liegen, ist beweisend, sondern ausschließlich von solchen, die sich bei typischem Aussehen und typischer Lagerung nicht nach Gram färben. Bei chronischer Gonorrhoe ist der Gonokokkennachweis oft sehr schwierig. Es empfiehlt sich, falls auch morgens kein Eitertröpfchen zu erhalten ist, Filamente des Urins zu untersuchen. Wenn es sich um die schwierige Frage des Ehekonsenses handelt, soll man der Untersuchung eventuell provozierende Injektionen vorhergehen lassen.

Für die Untersuchung eines Zervikalkatarrhes auf Gonokokken ist das Einlegen eines Probetampons am zweckmäßigsten. Ist derselbe sorgfältig und exakt gelegt, so daß er vor dem Orificium externum liegen bleibt, so steht am nächsten Tage hinreichend Sekret zur mikroskopischen und kulturellen Untersuchung zur Verfügung.

Zur Kultur bedient man sich entweder des Wertheimschen Verfahrens, indem man sich also Verdünnungen herstellt und Platten gießt, oder, bei Benutzung der anderen Nährböden (am besten des Aszitesagars), der fraktionierten Aussaat auf der gegossenen Platte, die nicht trocken sein darf. Das Material zur Kulturanlage muß immer frisch sein, da, wie schon erwähnt, auch im gonorrhoischen Eiter die Gonokoken bei Eintrocknung schnell zugrunde gehen.

Versuche der **Serumtherapie** der Gonorrhoe haben noch immer nicht zu eindeutigen Erfolgen geführt. Allerdings gelingt es, Immunsera zu erzeugen, und zwar am besten anscheinend nach dem Verfahren von Lustig und Galeotti mittels Nukleoproteid (Vannod). Man erhält so ein Serum, das außer Agglutininen auch Ambozeptoren, wohl bakterizide Stoffe, enthält.

Vannod selbst ist der Ansicht, daß dieses Berner Serum für die Behandlung der Gonorrhoe nicht in Betracht kommt, sondern nur bei den Komplikationen, wie Arthritis usw., gut wirkt, da es nur zu im Parenchym sitzenden Keimen kommen könne und sie zu töten oder zu schädigen vermag. Selbst beim besten Willen kann man aber von durchschlagenden und überzeugenden Erfolgen nicht berichten.

Wie S. 327 schon erwähnt war, konnte zunächst Kuppel zeigen, daß mit einem durch Immunisieren mit Gonokokken erzeugten Serum sich anscheinend spezifische Wirkungen gegen Meningokokken im Tierversuch erzeugen ließen. Auch Vannod zeigte, daß die Agglutinationskraft eines Gonokokkenserums gegen Meningokokken gleich hoch war, wie gegen Gonokokken. Vannod konnte aber auch im Reagenzglas durch Absorptionsversuche der Ambozeptoren den Nachweis erbringen, daß eine wechselseitige Absorption der Ambozeptoren durch Gonokokken und Meningokokken nicht stattfand, sondern daß hier strenge Spezifität vorlag.

Anspruchsvoller als Vannod sind Debré und Paruf, die die „experimentelle Basis der Antigonokokken-Serumtherapie“ geschaffen haben wollen. Wie oben erwähnt, fanden sie, daß Affen nach intraperitonealer Gonokokkeninjektion sehr schnell unter den Zeichen einer eitrigen Meningitis zugrunde gehen. Drei Affen, die schon meningitisch erkrankt mit dem Serum behandelt wurden, genasen.

Auch diese Versuche beweisen, daß, wie es Vannod zeigte, mit einem Serum Gonokokkeninfektionen zu beeinflussen sind, das sind aber in der Therapie eben sicher nur die relativ sehr seltenen septischen Prozesse und dann noch vielleicht die Arthritiden, bei denen ein Erfolg möglich wäre. Gegen die eigentliche Gonorrhoe werden solche Sera sicher immer vollständig versagen.

Die Wrightsche **Vaccinetherapie** wurde zuerst von Bruck bei gonorrhoischen Erkrankungen angewandt, und zwar ohne die überflüssige Prüfung des opsonischen Index. Bruck selbst hat nie einen Einfluß auf die Urethralerkrankungen gesehen, wohl aber auf die Epididymitis, Arthritis und Vulvovaginitis der kleinen Mädchen. Im großen und ganzen stimmen die Autoren in diesem Urteil überein, allerdings sind bei diesen Erkrankungen manche, wenn auch nicht absprechend, doch etwas zurückhaltend (z. B. Altmann), vereinzelt (z. B. Menzer) wird auch eine günstige Beeinflussung des Urethralprozesses selbst behauptet.

Die Injektion erfolgt heute auf Grund der Empfehlungen von Bruck und Sommer meist intravenös.

Da es sich sehr bald herausstellte, daß die Vaccinierung mit dem homologen, also die Erkrankung erzeugendem Stamm, nicht mehr leistet, als die mit heterologen Stämmen, so ließ Bruck zunächst von Schering ein Gonokokkenvaccin darstellen, das unter dem Namen Arthigon in den Handel kommt. Analoge Präparate werden als Gonokokkenvaccin von Merck und den Dresdner Serumwerken und von den Höchster Farbwerken als Gonargin vertrieben. Diese Präparate sind alle polyvalent, d. h. sie sind aus der Mischung einer größeren Reihe von Gonokokkenkulturen gewonnen. Über die einzelnen zu verabfolgenden Dosen geben die den Präparaten beiliegenden Anweisungen Auskunft.

v. Szily empfiehlt nach dem Vorbild von Nicolle u. a. für die Immuntherapie der Blennorrhagien mit arteignem Gonokokkenvaccin sensibilisiert durch Serum zu behandeln. Die Erfolge dieser sensibilisierten Vaccine sollen sehr gut sein.

Da nach größeren Dosen Lokalreaktion und Fieber auftreten, die nach Bruck immer erzielt werden sollen, wenn man einen Heilerfolg erwarten will, so ist das Gonokokkenvaccin von vielen Seiten als sehr gutes Diagnostikum empfohlen worden. Allerdings ist hierbei zu berücksichtigen, daß starke Temperatursteigerungen gelegentlich auch bei Gesunden auftreten.

Von großer Bedeutung scheint die durch das Vaccin gebotene Möglichkeit der Kontrolle der etwaigen Heilung zu sein. Ganz abgesehen, daß bei noch latenter Gonorrhoe, wenigstens sehr häufig, wieder Gonokokken im Sekret auftreten (Bruhns u. a.) läßt die Temperatursteigerung auf kleine intravenöse Dosen (0,25—0,05) nach Lewinski einen sicheren Schluß zu, da bei geheilten Patienten die Temperaturerhöhung auf diese Dosen nicht mehr als 1^0 beträgt.

Im übrigen erfordert die Vaccinebehandlung Vorsicht, da es bei metastatischen Gonokokkeninfektionen, die die Hauptdomäne der Vaccinebehandlung sind, zu unangenehmen Zwischenfällen kommen kann, so berichtet Strebel über Keratitis gonorrhoica bei Vaccinebehandlung einer Arthritis gonorrhoica.

Die **Prophylaxe** der Gonorrhoe müßte, soweit es sich um sexuelle Infektion handelt, nach denselben noch ungewissen Grundsätzen, wie sie für die Lues und das Ulcus molle gelten, durchgeführt werden. Im übrigen ist es ganz besonders die Pflicht des Arztes, Patienten stets auf die eminente Gefahr, welche die Übertragung von gonorrhoischem Eiter in die Augen hervorrufen kann, aufmerksam zu machen. Unbedingt erforderlich ist es, daß ein Gonorrhoiker eigene Waschschüssel nnd Handtücher enthält, um Übertragungen auf Dritte zu vermeiden. Mütter, welche an Gonorrhoe leiden, sind auf die für ihre eventuell vorhandenen Töchter bestehende Infektionsgefahr ausdrücklich hinzuweisen, und es ist die Benutzung von gemeinsamen Schwämmen, Badewasser usw. aufs strengste zu untersagen. In Kliniken sind Mädchen, die von gonorrhoischen Müttern geboren sind, so lange gesondert zu baden, bis es sich herausgestellt hat, daß sie sich beim Partus nicht eine Vulgovaginitis zugezogen haben. Ganz allgemein sollte bei Neugeborenen nicht nur in den Kliniken, wo es wohl überall geschieht, sondern auch sonst, das Credésche Verfahren der Einträufelung von 1proz. Lösung von Argentum nitricum oder anderer Silbersalze in den Konjunktivalsack zur Verhütung der Blennorrhoea neonatorum angewandt werden.

Literatur.

Altmann, M.m.W. 1913. — Baermann, Zschr. f. Hyg. 43. 1903. — Bruck, D.m.W. 1909; M.Klin. 1910. — Derselbe, Immunität bei Gonorrhoe in Kolle-Wassermann, Hb. d. pathog. Mikroorganismen (2). 4. 1912. — Derselbe und Sommer, M.m.W. 1913. — Bruhns, Ebendas. 1914. — Bumm, Der Mikroorganismus der gonorrhoischen Schleimhauterkrankungen. 1886. — Debré und Paruf, Compt. rend. d. l. Soc. de biol. 1913. — de Jong, Zbl. f. Bakt. 45. 1908. — Kiefer, B.kl.W. 1895. — Koch, J., Gonorrhoe in Kolle-Wassermann, Hb. d. pathog. Mikroorganismen (2). 4. 1912. — Lenhartz, M.m.W. 1897. — Lewinski, Ebendas. 1913. — Menzer, Ebendas. 1911. — Neißer, A., Arch. f. Dermat. 21. 1889. S.-A. a. d. Festschr. zu Ehren von Philipp Joseph Pick. — Rothe, Zbl. f. Bakt. 46. 1908. — Strebel, M.m.W. 1914. — v. Szily, B.kl.W. 1914. — Tahlmann, Zbl. f. Bakt. 27. 1900. — Vannod, M.m.W. 1906; Korresp.-Bl. d. Schweiz. Ärzte. 1913. — Wassermann, A., B.kl.W. 1897; Zschr. f. Hyg. 27. 1898. — Wertheim, D.m.W. 1891.

XXII. Kapitel.

Bacillus fusiformis (Plaut-Vincentsche Angina).

Babes war der erste, der im Jahre 1884 das Vorkommen von eigentümlichen spießförmigen Bazillen bei ulzeröser Angina beschrieb, von Bazillen, die offenbar in sehr naher Beziehung zu Mikroben standen, die Miller in der Mundhöhle Gesunder gefunden hatte. Es wurden dann wiederum von Babes solche oder sehr ähnliche Mikroben bei anderen ulzerösen Prozessen, ganz besonders bei denen der Mundhöhle, z. B. Skorbut, beschrieben.

Später fand dann vor allem Plaut diese oder ähnliche Bazillen wieder, und zwar wieder bei ulzeröser Angina. Dann waren es Bernheim und Vincent, die sehr gute und genaue Beschreibungen dieser sog. fusiformen Bazillen gaben und deren Zusammenhang mit ulzerösen Anginen definitiv feststellten. Aus diesen Mitteilungen ersah man auch, daß diese Bazillen stets mit feinen Spirillen vergesellschaftet sind.

Daß alle die gefundenen spießförmigen Stäbchen, die nach den Abbildungen identisch zu sein scheinen, auch tatsächlich identisch sind, ist nicht ganz wahrscheinlich. Babes hatte seine Stäbchen ohne weiteres züchten können, den übrigen Autoren ist dies oft gar nicht oder nur bei Benutzung besonderer Nährböden gelungen, so daß man daraus wohl auf eine Verschiedenheit der Befunde schließen muß.

Jedenfalls steht das fest: **spießförmige Stäbchen, Bacillus fusiformis s. hastilis,** werden im Verein mit Spirillen konstant bei gewissen Formen der ulzerösen Angina (Plaut-Vincentsche Angina) gefunden, dann bei ulzerösen Prozessen in der Schleimhaut des Mundes überhaupt, sei es, daß diese durch Krankheit (Skorbut) oder Vergiftung (Merkurialstomatitis) veranlaßt sind, und bei gangränösen Affektionen des Pharynx, Larynx und der Lunge. Ebenso werden sie in Abszessen gefunden, die manchmal (Veszprémi), aber durchaus nicht immer (Silberschmidt) mit Wunden des Mundes im Zusammenhang stehen. Ihr konstantes Vorkommen, die gelegentliche Häufung von Plaut-Vincentschen Anginen und der gelungene Tierversuch sprechen unbedingt dafür, daß diese Mikroben als Erreger von ulzerösen und eiterigen Prozessen angesehen werden müssen.

Die Gestalt des Bacillus fusiformis ist überaus charakteristisch. Es sind meist ziemlich lange (6—12 μ), oft leicht gekrümmte Stäbchen, die an beiden Enden zugespitzt sind, während die Mitte angeschwollen ist. Im Ausstrich finden sie sich meist in großen

Massen. Häufig sind sie alle nach einer Seite gerichtet, doch kommt auch oft ein völlig regelloses Liegen oder Liegen in Klumpen vor. Nicht selten lagern sich mehrere zusammen, die bei leichter Krümmung der Individuen S-ähnliche Figuren bilden. Sie nehmen besonders gut Karbolfuchsin und Löfflerblau an, doch färben sie sich nicht gleichmäßig, sondern nur in einzelnen Segmenten, wodurch sie ein zerhacktes Aussehen bekommen. Besonders ist es die Mitte, die oft ungefärbt bleibt. Nach Gram entfärben sie sich, wenigstens nehmen sie die Gegenfarbe an, wenn es auch bei sehr vorsichtiger Entfärbung gelingt, sie blau zu erhalten. Bei der Färbung nach Romanowski kann man zahlreiche Chromatinkörperchen in ihrer Leibessubstanz nachweisen.

Vincent beschreibt sie als unbeweglich, und auch sonst sind Bewegungen weder im originären Präparat noch in Kulturen beobachtet worden. Graupner gab aber an, daß er Geißeln nachgewiesen hätte, eine Behauptung, die von Mühlens an Kulturspirochäten bestätigt wurde. Er fand im Tuschepräparat in jungen Kulturen Exemplare mit selbständigen Geißelbüscheln und in älteren Fusiformis-Reinkulturen deutliche Geißelzöpfe von verschiedener Länge und Dicke. Plaut erhielt durch Kombination der Verfahren von Ermengen und Zettnow eine gute Methode zur Darstellung dieser Geißeln.

Die **Kultur** des Bacillus fusiformis ist in letzter Zeit sicher gelungen. Zunächst war es wohl Lewkowicz, der diesen Mikroben anaërob in Zuckeragar mit Asziteszusatz zu züchten vermochte. Ellermann züchtete ihn gleichfalls anaërob auf Agar mit Pferdeserumzusatz (2 Agar + 1 Serum), Uffenheimer im sterilen Speichel, Vezspéremi auf Bouillon mit Kaninchenserum und Mühlens auf dem Ellermannschen Pferdeserumagar. Lewkowicz beschreibt das Wachstum auf Agar wie folgt:

„Im Serum-Zucker-Agar erscheint nach sehr üppiger Impfung schon nach 24 Stunden eine aus mikroskopischen Kolonien bestehende Trübung der sauerstofffreien Zone. Gut separierte Kolonien kann man aber erst nach 2—3 Tagen ausfindig machen. Solche Kolonien wachsen durch 1—2 Wochen und können dann 1—2 mm Durchmesser erreichen. Sie sind rundlich, haben oft eine höckerige, manchmal mit kurzen, haarförmigen Ausläufern versehene Oberfläche. Zu Anfang, wenn sie noch mikroskopisch sind, durchscheinend, werden sie dann mehr und mehr undurchsichtig. Makroskopisch sind sie gelblichgrau. Die Kolonien des oberen Grenzringes entwickeln sich sehr oft besser als die tieferen. Sie weisen außerdem manchmal ein sehr charakteristisches Wachstum auf. Man sieht sie vom 5. Tage gegen die freie Agarfläche Bündel von Ausläufern entsenden, die dann im Laufe von 1—2 Monaten über die Kolonie in ein himmeltragartiges Gebilde zusammenfließen."

Die von Mühlens und Hartmann gezüchteten fusiformen Bazillen sind mit diesen offenbar identisch. Daß aber, wie schon angedeutet, es sich hier um eine Bazillengruppe handelt, scheinen mir die Kulturergebnisse sicher zu beweisen. Wie wir sahen, sind z. B. die Lewkowiczschen Bazillen, ebenso wie die von Mühlens strenge Anaërobier, Babes dagegen und in jüngster Zeit Bonhoff konnten, allerdings in Symbiose mit Streptokokken und anderen Kokken, fusiforme Bazillen auch aërob zum Wachsen bringen. Vielleicht gibt es auch Zwischenformen, die nicht so ganz strenge Anaërobier, wie die Mühlensschen und nicht Aërobier, wie die von Babes und Bonhoff sind. So erklären z. B. Uffenheimer und Veszpéremi ihre Kulturen für Aërobier, aber die Bazillen wuchsen offenbar nicht in den obersten Schichten der Nährmedien, und eine gewisse Schädigung durch Sauerstoff ist wohl auch darin zu sehen, wenn es Uffenheimer nur gelang, die Bazillen auf flüssigen Nährmedien zu züchten.

Die **Tierpathogenität** scheint meist zu fehlen. Lewkowicz und Veszpéremi erhielten nach subkutaner oder intramuskulärer Injektion der Kulturen bei Kaninchen stinkende Abszesse. Die Tiere gingen marantisch zugrunde. Bei Mäusen und Meerschweinchen trat der Tod an Vergiftung ohne lokale Erscheinungen ein. Die Kulturen von Mühlens waren nicht pathogen.

Im Präparat von ulzerösen Prozessen oder von Eiterungen mit Bacillus fusiformis finden sich diese stets mit Spirillen zusammen. Letztere sind oft so häufig, daß sie die Bazillen in den Hintergrund drängen. Es sind sehr feine und zarte Spirillen von 3—4 Windungen, die oft bei der Färbung (Karbolfuchsin gut, Gram negativ) in feine Körnchen zerfallen erscheinen, so daß sie Streptokokken vortäuschen können (Biermann). Mühlens ist auch die Reinkultur dieser Spirillen geglückt.

Die **Untersuchung** bei verdächtigem menschlichen Material ist einfach. Bei Eiterungen genügt ein Ausstrich und die Färbung mit Karbolfuchsin oder Tuschepräparat (Tusche oder kolloidales Silber). Die Stäbchen sind so charakteristisch durch ihre zugespitzten Enden und ihre Größe und ihre Gemeinschaft mit den Spirillen, daß eine Verwechslung mit anderen Mikroben ausgeschlossen ist. Man kann eventuell auch noch den Kulturversuch machen, am besten nach dem Vorgang von Veszpéremi in der Weise, daß man zunächst bei Kaninchen Abszesse erzeugt und davon weiter impft.

Unerläßlich ist es aber, daß man bei ulzerösen Anginen nicht nur nach Fusiformen und Spirillen sieht, sondern daß man gleich-

zeitig mikroskopisch und vor allem auch kulturell auf Diphtheriebazillen untersucht. Es sind genug Fälle bekannt (Heß, Biermann),
wo die Fusiformen und Spirillen sich auf einer diphtheritischen
Membran angesiedelt hatten. Ein einfaches Ausstrichpräparat kann
dann leicht zu einer Fehldiagnose führen.

Literatur.

Babes, Spindelförmige Bazillen, in Kolle-Wassermann, Hb. d. pathog.
Mikroorganismen (1). Erg.-Bd. 1906. — Beitzke, Zbl. f. Bakt. Ref. 35. 1904.
— Biermann, Über fusiforme Bazillen u. Spirochäten bei Angina. I.-D. Berlin
1905. — Bonhoff, M.m.W. 1913. — Ellermann, Zbl. f. Bakt. 37. 1905. —
Gins, Bacillus fusiformis, in Kolle-Wassermann, Hb. d. pathog. Mikroorganismen
(2). 5. 1913. — Graupner, M.m.W. 1902. — Heß, D.m.W. 1903. —
Lewkowicz, Zbl. f. Bakt. 41. 1906. — Mühlens, Zbl. f. Bakt. Ref. 54. 1912. —
Derselbe und Hartmann, Zschr. f. Hyg. 55. 1906. — Plaut, D.m.W. 1894;
Zbl. f. Bakt. 44. 1907. — Silberschmidt, Zbl. f. Bakt. 30. 1901. —
Uffenheimer, M.m.W. 1904. — Veszprémi, Zbl. f. Bakt. 38. 1905; 44. 1907;
45. 1908. — Vincent, Ann. Past. 1899.

XXIII. Kapitel.
Mittelmeerfieber (Maltafieber).

Seit der Mitte des vorigen Jahrhunderts ist in den Mittelmeer-
ländern eine eigentümliche typhusähnliche Erkrankung, die auch jetzt
noch nach französischen Forschern (Aubert, Cantaloube, Thibault)
oft mit Typhus verwechselt wird, bekannt, die als Maltafieber — man
hielt Malta für den Haupther, von dem die Infektionen ausgingen —
bezeichnet wurde. Später stellte sich heraus, daß in derselben Weise,
wie Malta, große Gebiete der Mittelmeerländer infiziert waren, so daß
man nun auf Wunsch der Malteser, die sich durch die Benennung
„Maltafieber" mit Recht geschädigt fühlten, den richtigeren Namen
Mittermeerfieber als den obligaten eingeführt hat.

Neben Malta sind es vorzüglich Algier, Tunis, Teile Süditaliens
und Südfrankreichs, die als ständige Herde in Betracht kommen. Als
man durch Bruce über die Ätiologie der Krankheit unterrichtet
wurde und dann die modernen serologischen Untersuchungsmethoden
auch hier anzuwenden lernte, ist das Mittelmeerfieber auch weit entfernt von der Küste gefunden worden, so z. B. in Frankreich und in
Deutsch-Südwest-Afrika (1. Fall von Werner). Den Ausgangspunkt
für all diese Erkrankungen gaben aber anscheinend immer aus dem

Mittelmeergebiet importierte Ziegen, die, wie wir noch sehen werden, neben dem kranken Menschen die einzigen Infektionsträger zu sein scheinen.

Im Jahre 1887 züchtete Bruce aus Blut und Organen von Maltafieberkranken, oder wie es jetzt heißt Mittelmeerfieberkranken, den **Micrococcus melitensis.** Es sind dies außerordentlich kleine, meist einzeln liegende Kokken, die sich nach Gram nicht färben. Pollaci und Cannata bezeichnen ihn als beweglich und wollen eine Geißel nachgewiesen haben. Im allgemeinen wird ihm nur Molekularbewegung zugestanden.

Die Kokkennatur der Mikroorganismen ist allerdings noch immer nicht allseitig anerkannt worden, wenn sich auch die überwiegende Mehrzahl der Untersucher dafür aussprechen. Babes und Roosen-Runge z. B. behaupten, daß es sich ganz sicher um ganz kurze Stäbchen handelt. Lehmann und Neumann rechnen sie zu den echten Kokken, geben ihnen aber eine vermittelnde Stellung zwischen den Kokken und Bacteriaceen, Durham und ebenso Eyre, einer der besten Kenner des Mittelmeerfiebers, erklären sie für ganz sichere Kokken. Die etwas länglichen Kokken seien meist in lebhafter Zweiteilung begriffen, die dann je nach der Fixierung und Färbung Stäbchen vortäuschen können. In alten Kulturen träten denn auch noch reichlich Involutionsformen auf, die ovoide und birnenförmige Gestalt annehmen können, wie man es ja auch bei Streptokokken beobachtet.

Das **Wachstum** des Micrococcus melitensis ist auf allen Nährböden ein sehr langsames und zartes. Das Temperaturoptimum liegt bei 37⁰.

Auf der Agarplatte sieht, nach Eyre, „das Oberflächenwachstum auf dicht gewachsenen Platten wie Milchglas aus und kann gewöhnlich nur mit der Drittelzoll-Linse, selten mit unbewaffnetem Auge gesehen werden. Nach 48—72 Stunden sind diskrete Kolonien, kleinen Wassertropfen ähnlich, sichtbar. Die einzelnen Kolonien sind rund, fast kreisförmig, die oberflächlichen Kolonien konvex bis polsterförmig, hier und da mit einer zentralen Erhöhung; die tiefer liegenden Kolonien sind bikonvex, mit glattem Rand, ihre Oberfläche ist glatt, das Gefüge fein und regelmäßig granuliert. Das Zentrum einer jeden Kolonie zeigt eine scharf begrenzte, ovale, etwas dunklere Stelle, die besser in den tiefer liegenden, als in den oberflächlichen Kolonien zu beobachten ist. Es sind weder Linien, Furchen noch andere Strukturzeichnungen zu sehen; bei älteren Kolonien ist zuweilen das Zentrum stärker granuliert oder gekörnt. Junge Kolonien sind durchsichtig: nach etwa 4 Tagen Wachstum werden sie weißlich opak, bei auffallendem Licht etwas opaleszierend, bei durchfallendem hellgelb oder hellbernsteinfarbig. Später wechselt die Farbe von tiefdunkelbernsteinartig bis hellbraun oder sogar schmutzigbraunrot."

Auf dem schrägen Agarröhrchen konfluieren die anfangs isolierten Kolonien zu feuchtglänzenden schmutzig-grauen bis bernsteingelben Kolonien.

Nutroseagar (s. S. 379) ist nach Eyre ein ausgezeichnetes Medium für die erste Isolierung, wenn der Nährboden mit Rinderserum dargestellt ist und eine mittlere Alkaleszenz, die überhaupt immer nötig ist, hat.

Bouillon wird nach 2 Tagen ganz leicht getrübt. Allmählich setzen sich die Kokken unter gleichzeitiger Klärung der Bouillon als krümliger Niederschlag zu Boden.

Auf alkalischer Kartoffel wächst er sehr zart, leicht honiggelb erscheinend.

Auf der Blutagarplatte erscheinen nach einigen Tagen sehr kleine grünliche Kolonien, die an der Oberfläche zu grauweißen, schleimigen, scharf begrenzten kreisrunden Rasen auswachsen.

Auf Lackmusmolke findet reichliches Wachstum und starke Alkalibildung statt.

Die **Resistenz** des Micrococcus melitensis ist keine sehr bedeutende. In der Kultur hält er sich bis zu 2 Monaten (Babes); Hitze und Sonnenlicht töten ihn in wenigen Minuten ab, wie dies auch die Desinfektionsmittel in den üblichen Verdünnungen tun. Am Deckglas angetrocknet bleibt er bis zu 21 Tagen, an Wollfäden sogar bis zu 90 Tagen am Leben. Im Wasser (Süßwasser) kann er sich gelegentlich bis zu 29 Tagen halten. Aus künstlich infiziertem Urin ist er noch nach 22 und aus natürlich infiziertem Urin nach 8 Tagen isoliert worden. Aus mit Kultur infizierter Erde wurde er noch nach 5—28 Tagen herausgezüchtet.

Die **Tierpathogenität** des Micrococcus melitensis ist anfangs sehr unterschätzt worden, als man annahm, daß nur Affen zu infizieren seien. Später stellte es sich heraus, daß auch alle unsere Laboratoriumstiere, so insbesondere Kaninchen, Meerschweinchen, Mäuse und Ratten empfänglich sind.

Allerdings gehen Kaninchen und Meerschweinchen nach subkutaner, intravenöser oder intraperitonealer Injektion frisch isolierter Kulturen erst nach 100—200 Tagen marantisch zu Grunde. Durch intrazerebrale Infektion (Durham) und Passage läßt sich aber die Virulenz so steigern, daß dann der Exitus bei intrazerebraler Impfung nach 24 bis 72 Stunden und nach intravenöser und intraperitonealer Infektion nach 3—12 bzw. 9—36 Tagen eintritt (Eyre). Ratten und Mäuse lassen sich nur intrakraniell infizieren.

Ziegen werden klinisch nicht krank, werden aber Kokkenträger. In den ersten Tagen nach der Infektion können die Mikrokokken noch im Blut nachgewiesen werden, dann verschwinden sie hier, werden aber mit dem Urin ausgeschieden und schließlich noch auf lange Zeit hinaus in der Milch gefunden.

Der **experimentelle Nachweis** geschieht durch die Aussaat von Blut nach zwei Methoden. Bei der einen mischt man Blut und Agar nach Schottmüller. Man tut gut, viel Blut zu verarbeiten und ev. die Untersuchung zu wiederholen. Roosen-Runge konnte aus 20 ccm Blut bei ein und demselben Patienten einmal 600 und ein andermal nur 6 Kolonien gewinnen.

Besser ist das Verfahren von Eyre. Man entnimmt aus der Vene mit einer Spritze, die einige Tropfen 10 proz. Natriumzitratlösung enthält, 5 ccm Blut und mischt dies im Kolben mit 45 ccm Bouillon. Davon werden nun eine Reihe von Bouillonröhrchen infiziert. Nach dreitägiger Bebrütung anfangend und dann bis zum zehnten Tag fortfahrend werden von je einem Röhrchen Agarkulturen angelegt. Kommt es in der Bouillon zum Wachstum, so bilden sich allmählich auf den sedimentierten roten Blutkörperchen weiße Bakterienklümpchen.

Noch zweckmäßiger soll die Milzpunktion und Verstreichung des Saftes auf Agarplatten sein.

Die Identifizierung von Kulturen, die morphologisch und färberisch (Gram negativ) verdächtig sind, wird durch Serumreaktion, intrazerebrale Impfung am Meerschweinchen und Impfung auf Lackmusmolke, eventuell durch Erzeugung eines Immunserums, das echte Mittelmeerfieberkokken nach Ausschalten etwaiger Normalagglutinine (s. w. u.) agglutinieren muß (mindestens 1 : 100), geführt.

Die **Serodiagnostik** mit Hilfe der **Agglutination** ist von Wright in die Praxis eingeführt worden. Schon bald lernte man aber, daß man hier vorsichtig sein muß, da man fand, daß auch normale Sera oft recht erheblich verklumpen (1 : 500, Konrich). Immerhin soll das Vorkommen so großer Mengen von Normalagglutininen selten sein, so daß in der Regel positive Reaktionen bei 1 : 300 schon beweisend sind.

Saisawa zeigte dann, daß die Normalagglutinine von Mensch und Tier durch $\frac{1}{2}$ stündiges Erwärmen auf 55° zerstört werden, während die Immunagglutinine nicht berührt werden. Anglada nimmt allerdings auch eine teilweise Zerstörung der Immunagglutinine an. Ferner ist es wichtig, daß sich die einzelnen Stämme des Micrococcus melitensis sehr verschieden verhalten, es gibt völlig unaglutinable und solche, die durch jedes Serum verklumpt werden (Manceaux).

Die Agglutination soll demnach mit einem geprüften Stamm und und einem erwärmten Serum angesetzt werden. Es empfiehlt sich, erst nach 24 stündigem Aufenthalt im Brütschrank zu untersuchen.

Eine spezifische Therapie ist als **Serumtherapie** zuerst von Wright versucht worden, doch haben sich anfangs leider die Hoffnungen, die man auf das Wrightsche Serum, das durch Immunisieren mit den Mikrokokken gewonnen war, setzte, ebenso wenig erfüllt, wie es zunächst anderen Autoren beschieden war, hier therapeutische Lorberen zu ernten.

Trambusti und Donzelli stellten dann durch Immunisieren mit aus den Kulturen gewonnenen Nukleoproteinen ein Serum her, das zufriedenstellende Erfolge am Krankenbett ergeben haben soll. (Zu beziehen durch das Sächsische Serumwerk, Dresden).

Auch von der Vaccinationstherapie, die natürlich auch hier mit durch Hitze oder Äther abgetöteten Kokken angewandt wurde, sind beweisende Erfolge nicht berichtet worden.

Die Frage der **Prophylaxe** des Mittelmeerfiebers war gelöst, als es der englischen Kommission gelungen war, zu entdecken, daß die Ziegen die Träger und Übermittler der Infektion seien. Es stellte sich heraus, daß Ziegen, die im Laboratorium in den Versuch genommen werden sollten, bereits Kokken im Blut hatten. Eine darauf durchgeführte Untersuchung ergab, daß 30 % des Ziegenbestands von Malta Kokken im Blut führte. Die Untersuchung auf Agglutinine erhöhte diese Zahl dann noch auf 40 %. Diese letztere Methode, Untersuchung des Blutes oder noch besser der Milch auf Agglutinine, ist übrigens die beste und einfachste Methode für derartige Feststellungen (Agglutination des Blutes von 1 : 70, der Milch von 1 : 15 und darüber). Noch zuverlässiger soll aber die Komplementbindung sein (Mohler und Eichhorn).

Die englische Militärverwaltung zog sofort die Konsequenz aus diesem Untersuchungsergebnis und verabfolgte auf Malta und bei der Mittelmeerflotte nur noch gekochte Ziegenmilch oder kondensierte Milch. Der Erfolg war glänzend und überzeugend. Während früher im Durchschnitt jährlich 135 Fälle vorkamen, sank nun die Zahl sofort, und zwar 1907 auf 9 Fälle, 1908 auf 5 Fälle und 1909 und 1910 auf je 1 Fall!

Diese Untersuchungsergebnisse sind allseitig bestätigt worden. Die Verbreitung des Mittelmeerfiebers findet ausschließlich durch die Ziegen statt. Daraus ergibt sich ohne weiteres die Prophylaxe. In-

dividuell: in infizierten Ländern ist nur abgekochte Ziegenmilch, Kuhmilch oder kondensierte Milch zu genießen; allgemein: Ziegen, aus
infizierten Gegenden eingeführt, sind mit Hilfe der Agglutinationsprüfung der Milch oder der Komplementbindung zu untersuchen, solche,
die reagieren, sind zu schlachten.

Erwähnt sei schließlich noch, daß es auch versucht worden ist,
durch Injektion von abgetöteten Kulturen schutzzuimpfen. Erfolge
sind aber nicht erzielt worden.

Literatur.

Anglada, Zbl. f. Bakt. Ref. 55. 1912. — Aubert, Cantaloube, Thibault, Ann. Past. 1910. — Babes, Das Maltafieber in Kolle-Wassermann, Hb. d.
pathog. Mikroorganismen (1). 3. 1903. — Bruce, Army med. depart. report for
1890. London 1892. — Eyre, Mittelmeerfieber in Kolle-Wassermann, Hb. der
pathog. Mikroorganismen (2). 4. 1912. — Konrich, Zschr. f. Hyg. 46. 1904. —
Lehmann und Neumann, Bakteriol. Diagnostik. München 1912. — Manceaux,
Compt. rend. soc. d. biol. 72. 1912. — Mohler und Eichhorn, Zbl. f. Bakt.
Ref. 55. 1912. — Pollaci und Cannata, Gazetta degli osp. 1908. — Roosen-
Runge, M.m.W. 1905. — Roß, Journ. of trop. Med. 9. 1906. — Saisawa,
Zschr. f. Hyg. 70. 1912. — Smith, Journ. of trop. Med. 10. 1907. — Werner,
Arch. f. Schiffs- u. Trop.-Hyg. 13. 1909. — Wright und Lamb, Lancet 1899.

XXIV. Kapitel.

Rückfallfieber.

Als **Erreger des Rückfallfiebers** entdeckte 1873 Obermeier
einen Mikroorganismus, den man lange Zeit für eine Spirille hielt, bis
ihn die Neuzeit richtig unter die Spirochäten oder besser Spironema
(s. S. 359) einreihte. Außer der von Obermeier gefundenen Spirochäte ergaben spätere Forschungen noch eine große Anzahl von
verschiedenen Spirochäten bei Krankheiten, die mit dem europäischen
Rückfallfieber die dieses charakterisierenden rezidivierenden Fieber-
anfälle und die übrigen klinischen Symptome mehr oder weniger gemeinsam hatten. Die wichtigsten sind folgende:

Spirochaeta Obermeieri oder febris recurrentis, der Erreger des europäischen Rückfallfiebers.

Spirochaeta Duttoni, der Erreger des zentralafrikanischen
Rückfallfiebers.

Spirochaeta Novi, der Erreger des amerikanischen Rückfallfiebers.

Die Spirochäten sind bandartige, zarte, dünne, spiralige Gebilde, die sich im lebenden Zustand durch drehende Bewegungen ziemlich lebhaft fortbewegen, wobei häufig eine Streckung einzelner oder mehrerer Windungen beobachtet werden kann. Die beiden Enden laufen spitz aus; an einem Ende läßt sich im Dunkelfeld hin und wieder eine Geißel beobachten. Die nach Zettnowscher Geißelfärbung auftretenden Gebilde, die für Geißeln angesprochen wurden, werden von den Zoologen anscheinend einstimmig für Kunstprodukte gehalten.

Die **Kultur** der Rekurrensspirochäten ist Noguchi gelungen, der sie in Aszites, dem sterile frische Stückchen von Kaninchenniere hinzugesetzt waren, züchten konnte. In diesem Nährmedium tritt vom zweiten Tage ab Vermehrung ein, die bis zum 7.—9. Tag — es ist dies bei den einzelnen Spirochäten verschieden — anhält. Noguchi hat die Spirochäten dauernd übertragen können, ein Absterben findet in dem künstlichen Nährmedium bei rechtzeitiger Überimpfung nicht statt.

Die Rekurrensspirochäten sind sämtlich **tierpathogen.** Anfangs gelang die Übertragung der Obermeierschen Spirochäte nur auf Affen. Später zeigten Fülleborn und Maier, daß nach Affenpassage auch Ratten und Mäuse zu infizieren sind. Bei den übrigen Spirochäten erwiesen sich sämtliche Nager von vornherein als empfänglich.

Die **Resistenz** der Spirochäten ist verhältnismäßig groß. Im defibrinierten oder Zitraltblut bleiben sie im Eisschrank wochenlang leben und sind noch bis zu 6—8 Tagen (Manteufel) infektiös. Im Serum halten sie sich bei 8—10° C. durchschnittlich 4—6 Tage. Die längste Lebensdauer sollen sie im Blutegel haben. Dort wollen sie Karwacki und Szokalski bis zu 100 Tagen (zitiert nach Mühlens) am Leben gehalten haben, während frühere Untersucher (Pasternazky) nur von 10 Tagen gesprochen haben.

Die **Fundstätte** der Spirochäten ist in erster Linie das Blut. Dort erscheinen sie kurz vor dem Fieberanstieg, und sie verschwinden aus dem Blut wieder kurz vor der Krisis, allmählich an Zahl abnehmend. Schwinden sie aus dem Blut, so ziehen sie sich, falls die Krankheit noch nicht abgelaufen ist, in die Milz und Leber zurück.

Der **experimentelle Nachweis** muß also in erster Linie durch Blutuntersuchungen geführt werden. Wird auf der Höhe des Fiebers Blut entnommen, so kann man mit Sicherheit darauf rechnen, eine große Anzahl Spirochäten im Präparat zu finden.

Die Untersuchung der Präparate erfolgt heute meist nach Giemsafärbung oder Giemsaschnellfärbung (s. S. 399). Ferner leistet das Burrische Verfahren mit Tusche oder kolloidalem Silber meist recht

Gutes. Da bei einer späten Blutabnahme die Zahl der Spirochäten im Blut schon sehr gering sein kann, so empfiehlt es sich, stets auch dicke Blutpräparate nach Roß zu machen und eventuell entsprechend der hierfür giltigen Vorschrift nach Giemsa zu färben (s. S. 398).

Soll Material für die mikroskopische Untersuchung verwandt werden, so ist außer Blutpräparaten (dünn ausgestrichene und dicke Tropfpräparate), auch etwas in Kapillaren aufgesogenes Blut mitzusenden. In dem Serum, welches sich in den zugeschmolzenen Kapillaren abscheidet, halten sich, wie schon bemerkt, die Rekurrensspirillen ausgezeichnet mehrere Tage und können so in der Zentrale noch lebend nachgewiesen werden, ganz besonders ist darauf zu achten, daß nur während des Anfalles Blut entnommen wird.

Für die Gewinnung lebender Spirillen ist dann noch zu berücksichtigen, daß nach den Untersuchungen von Gabritschewski infolge der sich bildenden Antikörper die Lebensdauer im Serum immer kürzer wird, je mehr sich der Patient dem Fieberabfall nähert, sodaß demnach die Spirillen, welche zu Beginn des Fiebers entnommen sind, die größte Haltbarkeit haben.

Bei Untersuchungen an der Leiche ist der Milz und Leber, woselbst in der fieberfreien Zeit die Spirillen zu finden sind, besondere Aufmerksamkeit zu schenken. Im Blut können sie nur gefunden werden, wenn der Tod auf der Höhe des Fiebers erfolgt war.

Auch die **Serodiagnostik** kann zur eventuellen Feststellung abgelaufener Fälle herangezogen werden. Gabritschewski hatte zuerst das Auftreten von lähmenden, abtötenden und agglutinierenden Stoffen im Blut von Menschen, die Rückfallfieber überstanden hatten, festgestellt. Von diesen lassen sich die lähmenden Reaktionsprodukte praktisch verwerten.

Die Reaktion wird in der Weise angestellt, daß ein Tropfen des zu untersuchenden Serums mit einem Tropfen reichlich bewegliche Spirochäten enthaltenden Serums gemischt und im Brütschrank gehalten wird. Nach $^1/_2$—2 Stunden sind bei positivem Ausfall der Reaktion die Spirochäten unbeweglich, gestreckt und gequollen (Kontrolle mit normalem Serum ansetzen!).

Loeventhal wollte aus dem mehr oder weniger schnellen Eintritt der Lähmung Schlüsse auf eventuelle Rezidive ziehen können. Karlinski stellte fest, daß diese Reaktion noch 5—6 Wochen nach dem letzten Anfall sehr deutlich ist, 4—5 Monate nach dem Anfall ist sie nicht mehr vorhanden.

Die Agglutinine sind praktisch nicht zu verwenden, da sie nur auf die eigenen Spirochäten wirken sollen (Mühlens).

Kolle und Schatiloff wiesen komplementfixierende Stoffe nach, die beim Mensch nach Überstehen des 2 Anfalls auftreten.

Eine **Serumtherapie** ist versucht worden, nachdem die experimentellen Untersuchungen Gabritschewskis an Affen diese erfolgreich erschienen ließen. Mit einem von Gabritschewski durch Immunisieren von Pferden mit spirillenhaltigem Blut gewonnenen Serum hat denn auch Loeventhal gute Erfolge erzielt.

Heutzutage ist diese Therapie wohl überflüssig geworden, da eine einzige Salvarsaninjektion mit Sicherheit Rückfallfieber zu heilen vermag.

Die **Prophylaxe** des Rückfallfiebers konnte erst rationell betrieben werden, nachdem der Infektionsmodus sicher gestellt war.

Die Übertragung der Spirochäten erfolgt ausschließlich durch blutsaugende Insekten.

Tictin stellte zunächst auf Grund der Beobachtungen während einer Epidemie in Odessa — fast alle Erkrankten waren Bewohner von Nachtherbergen — die These auf, daß die Übertragung durch Wanzen erfolge, da er wohl in Wanzen, nie aber in Läusen und Flöhen Spirochäten gefunden hatte. Er konnte auch mit solchen zerquetschten Wanzen Affen infizieren. Diese Untersuchungen hat dann später Karlinski in Bosnien bestätigt. Daß seine Annahme nicht richtig war, werden wir gleich sehen.

Bei dem Zentralafrikanischen Rückfallfieber stellten dann unabhängig von einander Koch und Dutton fest, daß hier die Übertragung durch eine zur Gruppe der Argasiden gehörige Zecke, Ornithodorus moubata Murray erfolgte, und zwar sowohl durch die Zecke, die an Kranken gesogen hatte, wie auch durch deren Nachkommenschaft. Möllers zeigte dann, daß eine einmal infizierte Zecke 10 mal hintereinander Affen infizieren konnte, und daß deren Nachkommenschaft bis zur 6. Generation infektionstüchtig blieb.

Der Vorgang bei der Infektion ist noch nicht völlig geklärt. Leishman beobachtete, daß die Spirochäten im Zeckenmagen, wie es Dutton und Tod zuerst beschrieben hatten, in bazillenähnliche Chromatinkörnchen zerfielen, die dann auch in den Malpighischen Röhrchen und in den Eiern wieder gefunden wurden, niemals aber konnten sie in den Speicheldrüsen nachgewiesen werden. Hat sich die Zecke vollgesogen, so entleert sie ihre Koxaldrüsen, und das Sekret dieser Drüsen und der Malpighischen Röhrchen gelangt mit den modifizierten Spirochäten auf die Haut des Opfers.

Manteufel zeigte dann, daß Ornithodorus auch die Spirochaeta Obermeieri übertragen kann, und Neumann gelang dies auch bei der Spirochäte des amerikanischen Rückfallfiebers.

Durch die Untersuchungen Manteufels ist aber dann auch die Übertragung des europäischen Rückfallfiebers sicher gestellt. Die

Wanzen scheinen hier gar keine Bedeutung zu haben, in ihnen können sich die Spirochäten eine Zeit lang halten, wie sie es auch in Blutegeln tun. Eine Übertragung durch den Biß solcher Wanzen ist nie gelungen, sondern Manteufel gelang es nur, Ratten durch zerquetschte Wanzen von der Haut aus zu infizieren, übrigens der Modus, den vor allem Tictin auch annahm. Die Übertragung gelang aber glatt durch den Saugakt von Ratte zu Ratte durch Läuse. Neumann und Schellak kamen bei ihren Untersuchungen zu denselben Ergebnissen.

Untersuchungen von Toyoda hatten den Zweck festzustellen, was denn aus den Spirochäten in den Läusen würde. Er kam zu folgenden Ergebnissen:

„Die von den Läusen aufgenommenen Spirochäten gehen in kurzer Zeit im Darm meistenteils zu Grunde, und nur wenige durchdringen die Darmwand, gelangen in das Coelom und bleiben in den Körperhöhlen in unveränderter Gestalt — nur auffallend dünn und schwer färbbar — zurück; auch Einrollungsstadien scheinen dabei häufig vorzukommen. Die zurückgebliebenen Spirochäten vermehren sich nach einer gewissen Zeit wieder; sie sind in jedem Stadium wahrscheinlich infektiös. Der Befund von Spirochäten im Kopfe, in der Nähe drüsiger Organe, am 7. Tage läßt ein Einwandern der Spirochäten in solche und Infektion durch den Stich als höchst wahrscheinlich erscheinen."

Man ist daher heute der Ansicht, daß für das europäische und amerikanische Rückfallfieber als Überträger eigentlich nur Läuse, dagegen Wanzen oder Flöhe nur gelegentlich nach Zerquetschen in Betracht kommen.

Dem Kampf gegen das Rückfallfieber und die persönliche **Prophylaxe** sind damit die Richtlinien vorgezeichnet. Schutz gegen das afrikanische Rückfallfieber wird man finden, wenn man nie dort übernachtet, wo andere geschlafen haben, wenn anders die Bedingungen, trockner sandiger Boden, so sind, daß dort Ornithodorus sein kann. Man schlage sein Zelt abseits von den regelmäßigen Unterkunftsstellen auf. Der Kampf gegen das europäische und amerikanische Rückfallfieber läuft auf den Kampf gegen die Läuse hinaus, der nicht all zu schwer zu führen ist.

Literatur.

Dutton, Brit. med. Journ. 1905. — Fülleborn und Mayer, Med. Kl. 1907. — Gabritschewsky, Ann. Past. 1886. — Karlinski, Zbl. f. Bakt. 31. 1902. — Koch, D.m.W. 1905. — Kolle und Schatiloff, D.m.W. 1908. — Leishman, Lancet 1910. — Loeventhal, D.m.W. 1898. — Manteufel, Zbl. f. Bakt. Ref. 42. 1908. — Derselbe, Arb.a.d.Kais.G.A. 29. 1908. — Möllers, Zschr. f. Hyg. 58. 1907. — Mühlens, Rückfallfieber-Spirochäten in Kolle-Wassermann, Hb. d. pathog. Mikroorganismen (2). 7. 1913. — Neumann, M.m.W.

1909. — Noguchi, M.m.W. 1912; Journ. of exp. Med. 16. 1912. — Obermeier, B.kl.W. 1873. — Schellak, Arb. a. d. Kais. G. A. 30. 1909. — Tictin, Zbl. f. Bakt. 21. 1896. — Toyoda, Ztschr. f. Hyg. 76. 1914. — Wladimiroff, Immunität bei Spirochätenerkrankungen in Kolle-Wassermann, Hb. d. pathog.Mikroorganismen (1) 4. 1904.

XXV. Kapitel.

Malaria.

Durch die Forschungen des letzten Jahrzehntes ist das bis dahin vielfach lückenhafte Gebiet der Ätiologie der Malaria in den meisten Beziehungen zu einem definitiven Abschluß gekommen. Daß die **Erreger der Malaria** Plasmodien sind, wie es 1880 Laveran entdeckte, ist heute unzweifelhaft sichergestellt. Die neueren Untersuchungen haben die ursprünglichen Anschauungen verschiedentlich modifiziert und über die verschiedenen Arten der Malariaplasmodien und über das Zustandekommen der Infektion völlige Klarheit geschaffen. Es müssen demnach 3 Formen von Malariaparasiten als sicher feststehende Arten anerkannt werden.

1. Der Parasit der Tertiana = Plasmodium vivax (Grassi und Feletti).

2. Der Parasit der Quartana = Plasmodium malariae (Laveran).

3. Der Parasit des Tropenfiebers oder Ästivoautumnalfiebers = Plasmodium immaculatum (Grassi und Feletti).

Von diesen drei Parasiten ist der letzte in Deutschland nicht heimisch.

Die Entwickelung der Malariaparasiten ist eine komplizierte. Man kannte schon seit langem ihre endogene Entwickelung im Menschen, welche durch einfache Teilung erfolgt. Das Verdienst von Roß vornehmlich ist es, gezeigt zu haben, daß neben dieser endogenen Entwickelung noch eine exogene in einem Zwischenwirt und zwar in der Mücke stattfindet.

Zoologisch ist die ungeschlechtliche endogene Entwickelung als Schizogonie und die geschlechtliche exogene als Sporogonie zu bezeichnen.

Es kann weiter unten auf Seite 404 die Entwickelung des Malariaparasiten in der Mücke nur gestreift werden. Es sei hier auf Spezialwerke hingewiesen, so auf das umfangreiche Werk von Grassi, das Buch von Ruge „Einführung in das Studium der Malaria", und besonders auf Ruges treffliche Abhandlung im Kolle-Wassermann, die auch alle notwendigen Anweisungen enthält, um sich auch hierin durch eigene Beobachtung und eigene Präparation zu orientieren. Ferner sei auf die Arbeiten von R. Koch (Zschr. f. Hyg.) und Schaudinn (Arb. a. d. Kais. G. A.) an dieser Stelle besonders aufmerksam gemacht.

Was nun zunächst den Weg anbetrifft, der am besten für die **Untersuchung** auf Malaria einzuschlagen ist, so empfiehlt sich nach dem Urteil aller Malariaforscher an erster Stelle die Untersuchung des Blutes im gefärbten Präparat. Das frische Blut zu untersuchen, ist in den meisten Fällen mit größten Schwierigkeiten verknüpft und wohl höchstens im Krankenhaus durchzuführen.

Für die Untersuchung des frischen Blutes wird in einen Tropfen Kochsalzlösung (0,85 %), der auf einen Objektträger gebracht wird, eine Nadelspitze oder ganz kleine Öse des zu untersuchenden Blutes eingeführt und nach Vermischung mit der Kochsalzlösung ein Deckgläschen übergelegt. Will man die Präparate längere Zeit beobachten, so umzieht man sie mit Vaselin.

Bei der Herstellung von Deckglastrockenpräparaten verfährt man am einfachsten nach der von R. Koch angegebenen Weise. „Ein möglichst kleiner Tropfen Blut aus der Fingerspitze[1]), höchstens einen Stecknadelkopf groß, wird mit der Kante eines schräg aufgesetzten Deckglases auf einem zweiten Deckglase so dünn und gleichmäßig wie möglich ausgestrichen“. Selbstverständlich ist auch jede andere Methode, wenn nur die Blutkörperchen gleichmäßig und in einfacher Schicht ohne Bildung von Haufen und Rollen ausgebreitet werden, zu benutzen.

Sollten sich Malariaparasiten nicht finden, trotzdem man Grund hat, das Vorhandensein von Malaria anzunehmen, so kann man nach dem Vorschlage von Ruge in der Weise vorgehen, daß man einen größeren Blutstropfen in dichterer Schicht auf einem Objektträger ausbreitet und dann, nachdem er lufttrocken ist, das Präparat für einige Minuten in eine 2 proz. Formalinlösung, der 1 proz. Essigsäure zugesetzt ist, legt. Man fixiert dadurch und löst das Hämoglobin auf.

Oder man geht nach Roß in der Weise vor, daß man einen möglichst dicken Ausstrich macht und nun das Hämoglobin nicht fixiert, sondern mit destilliertem Wasser auswäscht. Ist so das Präparat entfärbt, wird in folgender Weise gefärbt: 1 Minute mit 1—2 Tropfen wäßriger Eosinlösung 1 : 1000, 15—30 Sekunden mit 1—2 Tropfen Methylenblaulösung (Methylenblau medizinale 10, Natriumkarbonat 5, Wasser 1000, einige Zeit am warmen Ort stehen lassen), dann etwa 1 Minute in schwachem Wasserstrahl gewaschen und getrocknet.

Meist wendet man den Roßschen dicken Tropfen und das Verfahren von Koch-Dempwolff an, d. h. das in dicken Tropfen auf den Objektträger aufgebrachte und getrocknete Blut wird unfixiert mit Giemsalösung gefärbt (das destillierte Wasser der Giemsalösung laugt die roten Blutkörperchen dabei aus), dann wird vorsichtig die Farbe abgegossen, vorsichtig im Wasserglas abgespült und an der Luft getrocknet.

Mühlens bringt einen dicken Tropfen auf den Objektträger und färbt mit Giemsalösung mit etwas Alkali.

Es empfiehlt sich stets bei Massenuntersuchungen, oder wenn sonst nicht jeder Zeit wieder Blut entnommen werden kann, neben einem kunstgerechten dünnen Ausstrich zur Untersuchung größerer Blutmengen nach irgend einem der angegebenen Verfahren ein dickes Blutpräparat herzustellen.

Sollen die lufttrockenen Präparate nicht sofort untersucht, sondern aufbewahrt werden, so empfiehlt es sich, dieselben in leere Deckglasschächtelchen, die man

---

1) Besser Ohrläppchen. Der Verf.

mit Etiquette versieht, zu verpacken. Für die Tropen ist dann noch die Vorsichtsmaßregel zu treffen, die Schächtelchen in Glasgefäßen mit weitem Hals, in die man ein Stück Chlorkalzium legt, zu konservieren. Versäumt man dies, so verschimmeln dieselben vollständig.

Die Fixierung der Präparate erfolgt in Alkohol-Aether $\overline{aa}$ oder in absolutem Alkohol 10—30 Minuten oder am besten in Methylalkohol 5 Minuten lang. Zur Färbung bedient man sich am besten der Methylenblaulösungen. Als solche kommt in Betracht:

Mansonsche Borax-Methylenblaulösung. Die Stammlösung ($2\,^0/_0$ Methylenblau, $5\,^0/_0$ Borax) wird nach R. Koch für die Färbung soweit verdünnt, daß eine Schicht von 1 com.Dicke (Reagenzglas) eben anfängt, durchscheinend zu werden. 5—10 Sekunden wird das Präparat hinein getaucht und dann im gewöhnlichem Wasser abgespült. Das Präparat sieht blaugrün aus, die roten Blutkörperchen erscheinen grünlich, die Kerne der Leukozyten und die Malariaparasiten sind kräftig blau gefärbt, das Pigment der Parasiten ist deutlich zu erkennen. Bedient man sich der unverdünnten Mansonschen Lösung, so muß man mit Essigsäure (1 Tropfen auf ein Glas Wasser) oder mit Methylal 2proz. differenzieren.

Ganz besondere Zwecke verfolgt die Färbung nach Romanowsky, da es mit dieser gelingt, das Chromatin zu differenzieren. Bei der gewöhnlichen Methylenblaufärbung erscheinen die Parasiten gleichmäßig blau, ohne daß chemisch und biologisch differente Teile seiner Leibessubstanz sich unterscheiden lassen. Bei der Färbung nach Romanowsky erscheint das Chromatin leuchtend rot, während die übrige Leibessubstanz sich blau färbt. Diese Färbung ist für die Diagnostik von großer Bedeutung, besonders dann, wenn nur sehr wenige Parasiten im Präparat sind. Da jeder Parasit zum mindesten ein leuchtend rotes Chromatinkorn enthält, ist das Auffinden derselben erheblich erleichtert. Besondere Dienste leistet es dann, wie wir noch sehen werden, bei der Differentialdiagnose der Tertiana und Quartana. Die Vorbedingung für das Zustandekommen der Färbung ist eine derartige Mischung zwischen Eosin und Methylenblau, welches durch Behandlung aus Alkali eine erhebliche Menge „Rot aus Methylenblau" enthält, daß eine Schwebefällung der färbenden Bestandteile zustande kommt. Die Vorschriften für die Herstellung der Färbeflüssigkeiten sind sehr zahlreiche.

Heutzutage wendet man diese komplizierten Färbemethoden bei einfachen diagnostischen Färbungen, die für uns einzig in Betracht kommen, nicht an, sondern man bedient sich zur Romanowskyfärbung der von Giemsa aus Azur II-Eosin, Azur II, Glyzerin und Methylalkohol dargestellten sogen. Giemsalösung (von Grübler zu beziehen). Von dieser Lösung wird ein Tropfen auf je 1 ccm Aq. dest. zugesetzt, die in Alkohol oder Alkoholäther (30 Min.) oder Methylalkohol (5 Min.) fixierten Präparate werden in die stets frisch zu bereitende Verdünnung der Giemsalösung eingelegt und 30—60 Minuten gefärbt. Man legt die Schichtseite dabei am besten nach unten, um niederschlagsfreie Präparate zu erhalten. Die Präparate werden dann scharf abgespült und zeigen prächtige Chromatinfärbung.

Viel wird jetzt auch die Giemsasche Schnellfärbung angewandt, zu der man sich die Giemsalösung mit dem gleichen Volumen reinen Methylalkohols verdünnen muß. Die Färbung verläuft dann wie folgt.

„Man legt den lufttrocknen, sehr dünnen Objektträgerausstrich (Schichtseite nach oben) in eine trockene Petrischale, tröpfelt aus einem Tropfgläschen so viel Farblösung (Giemsa + Methylalkohol ana) auf das Präparat, bis dieses hiermit völlig bedeckt ist (10—15 Tropfen) und läßt den Farbstoff eine halbe Minute lang einwirken. Darauf gießt man soviel destilliertes Wasser in die Schale, bis der Objektträger ganz von Flüssigkeit bedeckt ist (10—15 ccm), bewirkt durch Hin- und Herschwenken der Schale eine völlige homogene Durchmischung von Farblösung und Wasser, stellt das Gefäß bei Seite und beläßt das Präparat 3, wenn es sich um Trypanosomen oder Spirochäten handelt, 5 Minuten lang in dem Gemisch. Ein längeres Verweilen hierin ist nie von Nachteil, erhöht im Gegenteil die Intensität der Färbung. Man gießt die Farblösung fort, spült das Objekt im fließenden Wasser recht sorgfältig ab, trocknet es und untersucht es in Zedernöl."

In jüngster Zeit hat Giemsa diese Schnellmethode noch etwas variiert. Er hat eine alkoholische Farbstammlösung mit maximalem Gehalt an Farbstoff und geringem an Glyzerin hergestellt, die als „Farbfixierlösung nach Giemsa" von Grübler in den Handel gebracht wird. Leider erfordert sie ein von Zeiß zu beziehendes Farbwännchen.

Betrachten wir nun die Entwicklung der Parasiten im Blut, wie sie in gefärbten Präparaten zur Darstellung kommt. Vorausgeschickt sei, daß der Zerfall der Parasiten stets alsbald den eigentlichen Fieberanfall auslöst, so daß jede Generation einen Temperaturanstieg erzeugt.

1. Tertiana.

Fieber tritt jeden dritten Tag auf, d. h. die Entwicklung des Parasiten ist in 2×24 Stunden abgelaufen.

In Präparaten, die auf der Höhe des Fieberanfalles angefertigt sind, erblickt man zum Teil junge, frisch in die Blutkörperchen eingedrungene Parasiten, die eiförmig sind und $1/_6$ der Erythrozyten einnehmen, außerdem ein weiteres Entwicklungsstadium, die ringförmigen Parasiten. Dieselben sind größer als die eiförmigen und nehmen $1/_8$ bis $1/_2$ des Blutkörperchens ein, die Ringe haben oft an der einen Seite einen Knopf und auf der entgegengesetzten eine plattenförmige Verdickung, so daß sie dann treffend mit einem Siegelring verglichen werden können; diese Ringe heißen kleine Tertianringe.

24 Stunden nach dem Anfall ist das Bild ein charakteristisches geworden. Die Ringe sind weiter ausgewachsen, und gleichzeitig haben sich die befallenen Blutkörperchen bis auf das Doppelte vergrößert und sind abgeblaßt. Diese großen Tertianringe zeigen zahlreiche schwarze Körnchen, das Pigment. Hat man nach Romanowsky gefärbt, so weisen die infizierten roten Blutkörperchen eine zarte, rote bis rotschwarze Tüpfelung auf, auf die zuerst Maurer und Ruge hin-

gewiesen haben. Außer diesen Formen finden sich noch amöboide Parasiten in den Blutkörperchen. Da dieselben lebhaft beweglich sind, so findet man in gefärbten Präparaten Parasiten mit ganz unregelmäßigen und bizarren Formen, je nach dem Bewegungsstadium, in welchem er sich im Moment des Ausstrichs des Präparates grade befunden hat.

36 Stunden nach dem Anfall hat sich der Parasit konsolidiert, er erscheint als blaue runde Scheibe, die reichlich Pigment enthält. Die verblaßten Blutkörperchen sind auf das Doppelte vergrößert. Bis kurz vor dem Fieberanfall wächst er dann weiter, das Blutkörperchen fast vollständig ausfüllend. Dann geht eine plötzliche Veränderung mit ihm vor. Das Pigment, welches bis dahin verstreut war, ballt sich zusammen und tritt in die Mitte. Um diesen Klumpen gruppieren sich 15—25 eiförmige Teile, in welche der Parasit zerfällt. Dies sind die jungen Parasiten (Merozoiten). Mit dem Eintritt in dieses Stadium der Teilung wird der neue Fieberanfall ausgelöst, und das Spiel wiederholt sich.

Diese geschlechtslosen Formen des Parasiten werden als Schizonten bezeichnet im Gegensatz zu den Gameten. Dies sind große runde Scheiben bis zur doppelten Größe der Blutkörperchen, teils in solchen liegend, teils vollständig frei; sie sind sehr stark pigmentiert, aber das Pigment liegt nicht in Klumpen und Blöcken, sondern ist ganz zerstreut. Dieselben finden sich erst nach mehreren Anfällen und sind die geschlechtlichen Formen des Parasiten, welche ihre Entwicklung im Mückenmagen durchmachen. Bei frischen Präparaten läßt sich ein Teil dieser Entwicklung, das Heraustreten und Ausstoßen der Geißel, verfolgen. Für die Diagnose selbst haben diese biologisch äußerst interessanten Vorgänge keine besondere Bedeutung.

Man kann bei der Romanowskyfärbung zwei Arten von Gameten unterscheiden, nämlich solche, die viel Chromatin haben, Mikrogametozyten, und solche mit weniger Chromatin, Makrogameten. Aus den Mikrogametozyten treten die erwähnten Geißeln, die Mikrogameten, heraus, die die männlichen Parasiten sind, und die die weiblichen Makrogameten befruchten (s. S. 405).

2. Der Quartanparasit.

Der Quartanparasit steht dem der Tertiana zwar sehr nahe, ist aber wenigstens in den meisten Stadien deutlich von ihm zu unterscheiden. Die Entwicklung desselben vollzieht sich langsamer, nämlich in 3×24 Stunden.

Zu Beginn des Fieberanfalles ist die Entwicklung dieses Parasiten

und das Aussehen desselben vollständig gleich der des Tertianparasiten,
es finden sich auch hier kleine Parasiten und kleine Ringe, die hier
natürlich als Quartanringe bezeichnet werden.

24 Stunden nach dem Anfall ist mit Sicherheit eine Unterscheidung der Parasiten möglich. Der kleine Quartanring wächst nicht
wie der Tertianring zu einem großen Ring aus, sondern er streckt
sich und durchzieht als ein schmales, im Präparat blaugefärbtes Band,
welches Pigment enthält, das rote Blutkörperchen. Dieses ist niemals
vergrößert oder verblaßt und zeigt, nach Romanowsky gefärbt, nicht
die für die von dem Tertianparasiten befallenen Blutkörperchen charakteristische Tüpfelung.

Das Band wird breiter und nimmt 48 Stunden nach dem Anfall
$^3/_4$ und nach weiteren 12 Stunden die ganze Blutscheibe ein. Der
Parasit schickt sich dann zur Teilung an, zerfällt aber nicht in 15
bis 25, sondern meist nur in 8, höchstens in 12 junge Parasiten. Es
ist damit dann wieder der Beginn eines neuen Anfalles gegeben.

Selbstverständlich kommen auch beim Quartanparasiten geschlechtliche Formen, Gameten, vor.

3. Der Parasit der tropischen Malaria.

Die Parasiten des Tropenfiebers unterscheiden sich zunächst schon
dadurch von den beiden anderen, daß sie stets erheblich kleiner und
feiner sind. Während die ersteren gemeinsam als große Parasiten bezeichnet werden, wird der des Tropenfiebers als der kleine Malaria-
parasit angesprochen.

In Präparaten, die im Beginn der Fieberhöhe entnommen sind,
sieht man in den befallenen roten Blutkörperchen kleine haarfeine,
schwarzblaue Ringe, die nur $^1/_6$—$^1/_5$ des Blutkörperchens einnehmen.
Diese stets mit einem Knopf versehenen Ringe werden als Tropenringe
bezeichnet.

Auf der Fieberhöhe und gegen Ende desselben werden etwas
größere Formen, mittlere Tropenringe, gefunden, die $^1/_4$ des roten
Blutkörperchens einnehmen. Oft ist der Ring nicht geschlossen, sondern
die Parasiten erscheinen in Hufeisenform.

Niemals zeigen die roten Blutkörperchen die charakteristische
Tüpfelung der vom Tertianparasiten befallenen Blutzellen, aber häufig
werden an ihnen bei Romanowskyfärbung einzelne große runde Flecken
beobachtet.

Nähert sich das Fieber seinem Ende, so wird eine weitere Ent-
wicklungsform des Parasiten, der große Tropenring, sichtbar. Diese
Form wird auch im fieberfreien Stadium gefunden. Diese großen

Ringe nehmen $^1/_3$—$^1/_2$ der Blutkörperchen ein. Die bis dahin nur ganz feine Ringbildung hat sich zu einer mondsichelartigen Anschwellung verdickt, der gegenüber ein Knopf liegt. Sehr häufig finden sich von den Tropenringen zwei und noch mehr in einem Blutkörperchen. Überaus charakteristisch ist stets die haarscharfe Zeichnung der Parasiten.

Die Teilungsformen, wie wir sie bei der Quartana und Tertiana sehen, kommen hier nur ganz ausnahmsweise in das zirkulierende Blut, da diese Entwicklung im Knochenmark, in der Milz und im Gehirn verläuft. Diese Teilungsformen ähneln denen des Tertianparasiten. Auch der Tropenparasit zerfällt in eine große Anzahl, nämlich 15 bis 25 Parasiten. Sowohl die Teilungsform, wie diese jungen Parasiten, sind aber kleiner als die entsprechenden Formen der Tertiana.

Schließlich wären als überaus charakteristisch für die tropische Malaria die auch hier nur bei längerem Bestehen sich einstellenden Gameten zu berücksichtigen. Dieselben sind unter dem Namen „Halbmonde" bekannt. Diese Halbmonde können frei oder noch in den roten Blutkörperchen liegend gefunden werden. Aus diesen halbmondförmigen Gameten gehen auch runde Formen, Sphären, hervor, die sich nur durch geringere Größe von denen der großen Parasiten unterscheiden lassen.

Es sei aber noch besonders betont, daß die Entwicklung aller einzelnen Malariaparasiten nicht immer eine auf die Minute oder Stunde zusammenfallende ist. Man wird stets bei allen Formen der Malaria neben weiter entwickelten Parasiten noch zurückgebliebene finden, z. B. große Tertianringe neben kleinen. Eine Infektion mit 2 Generationen ist daraus durchaus noch nicht zu folgern. Mischinfektionen der einzelnen Formen kommen häufig vor und können durch die mikroskopische Untersuchung, wenn auch nicht beim ersten Mal, so doch bei öfterer Wiederholung festgestellt werden. Wir haben gesehen, daß, wenn auch in gewissen Stadien die einzelnen Parasiten sich ähneln oder wohl überhaupt nicht zu unterscheiden sind, so doch jeder Parasit einige ihm eigentümliche Formen aufweist, z. B. Halbmonde und Kleinringe der Febris tropica, große, Blutkörperchen an Größe übertreffende, erwachsene Formen der Tertiana usw. Die Mischinfektionen beschränken sich hauptsächlich auf gemeinschaftliches Vorkommen von Tropenparasiten mit Tertian- oder Quartanparasiten. Mischinfektion von Tertian- und Quartanparasiten sind sehr selten.

Wie aus allem Geschilderten hervorgeht, ist die Diagnostik für den mit dem Mikroskop vertrauten Arzt keine schwierige und läßt sich unter den dürftigsten Verhältnissen durchführen. Die mikroskopische Diagnostik der Malaria ist die einzig sichere und exakte, und von ganz besonderer Bedeutung für die Therapie, da das Chinin nur die Teilungsformen beeinflußt, in der Weise, daß das Zustandekommen der Merozoitenbildung verhindert wird. Nur die Kenntnis von dem Stadium, in welchem der Parasit sich befindet, läßt den nächsten Eintritt des Fiebers, d. h. den Beginn der Teilung, voraussagen. Es kann also in den meisten Fällen eine rechtzeitige und zweckmäßige Chiningabe nur auf Grund des mikroskopischen Blutbefundes verabfolgt werden.

Der Entwicklungsgang der Malariaparasiten.

In Kürze sei nun auf die Deutung des Besprochenen im zoologischen Sinne und auf die Entwicklung des Parasiten in der Mücke eingegangen. Grundlegend für unsere Auffassung ist die Darstellung, die der leider so früh verstorbene Schaudinn von der Entwicklung der Coccidien gegeben hat. Die Entwicklung der Malariaparasiten schließt sich in seinen Einzelheiten diesem Entwicklungskreise aufs engste an, und so waren es auch die grundlegenden Arbeiten Schaudinns, die, ganz abgesehen von seiner direkten Beteiligung am Malariaproblem, die Erforschung der Entwicklung des Malariaparasiten gefördert hatten.

Die Schaudinnsche Nomenklatur ist auch der folgenden Besprechung zugrunde gelegt.

Wie wir sahen, sind zwei Entwicklungskreise zu unterscheiden, von denen der eine, der im Menschen ungeschlechtlich verläuft **(Schizogonie)**, bei den einzelnen Formen in seinen Grundzügen geschildert worden ist. Wir sahen, wie nach Teilung der erwachsenen Form es zur Bildung von Merozoiten kam. Diese dringen in ein Blutkörperchen ein und werden zum Schizont. Der junge Schizont wächst heran, und es kommt zur Kernvermehrung, wodurch sich der Schizont zur Schizogonie vorbereitet. Durch Teilung zerfällt er in Merozoite, die denselben Entwicklungsgang wiederholen. Bei der Tertiana sind schon nach dem dritten Anfall Gebilde zu beobachten, die langsamer wachsen als die Schizonten, und die sich durch dichtere Struktur des Protoplasmas und reichlichere Anhäufung von Pigment auszeichnen. Ferner ist bei diesen Formen der Kern größer als bei den Schizonten und zeigt eine immer mehr zunehmende Auflockerung. Die lebhaften Bewegungen der Schizonten und die Ringbildung fehlen. Diese Formen sind Merozoite, aus denen die Geschlechtsformen, die Gameten, sich entwickeln. Man kann nun, wie erwähnt, zwei Arten von Gameten unterscheiden, die einen haben viel und stark aufgelockerte Kernsubstanz und ein Protoplasma, das sehr stark zurücktritt und sich nur schwach blau färbt, es sind die Mikrogametozyten (männliche Formen). Die anderen haben dichteren Kern und viel Protoplasma, es sind die Makrogameten (weibliche Formen). Werden nun die Gameten nicht von einer Mücke aufgenommen, so scheinen die Mikrogametozyten zugrunde zu gehen, während sich die Makrogameten unter Einbüßung eines Teils von Kern und Protoplasma zu Merozoiten zurückbilden. Durch diese von Schaudinn entdeckte Tatsache ist das Auftreten von Rezidiven verständlich geworden.

Zur Entwicklung gelangen die Geschlechtsformen erst im Magen der Mücke, und zwar, wie bisher bekannt ist, ausschließlich in dem von Anopheles-Arten. Es kommt im Anopheles zur geschlechtlichen Entwicklung, zur **Sporogonie.** Für die Entwicklung ist eine Temperatur von 15^0 C. für den Tertian- und Quartanparasiten und von 25^0 C für den Tropikaparasiten erforderlich. Aus den Mikrogametozyten treten die Mikrogameten aus und dringen in den Makrogameten, diesen befruchtend. Aus diesen wird durch den Befruchtungsvorgang der bewegliche Ookinet, der die Magenwand durchbohrt und sich an der Außenwand des Magens als Oozyste wiederfindet. Die Oozyste wächst nun erheblich, und es treten in ihr kleine Kugeln (Sporoblasten) auf, diese zerfallen wieder in zahllose Sporozoiten. Die Zysten platzen, die Sporozoiten gelangen in die freie Bauchhöhle und werden von dem Lymphstrom nach den Speicheldrüsen getragen, die sie ganz anfüllen. Beim Stich kommt der Sporozoit in das Blut, er dringt in ein rotes Blutkörperchen ein, und es beginnt seine Entwicklung zum Schizonten.

In neuerer Zeit ist dann auch Baß die **Kultur der Malariaparasiten** und zwar aller drei Formen gelungen. Über die Methode gibt Baß in seiner Arbeit mit Johns ganz genaue Anweisungen (die Methode ist auch in der Arbeit Pitschuagins im Zbl. f. Bakt. beschrieben). Das Wesentliche ist, daß die aus dem defibrinierten Blut auszentrifugierten Blutkörperchen eines Malariakranken nach Zusatz von Dextrose bei einer Temperatur von 40^0 gehalten werden. Bei niederen Temperaturen werden die Malariaparasiten im Serum sehr schnell abgetötet. Die Entwicklung erfolgt in den alleobersten Schichten der sedimentierten Blutkörperchen. Ist Weiterimpfung auf Blutserum - rote Blutkörperchen - Dextrose - Mischung beabsichtigt, so müssen die weißen Blutkörperchen entfernt werden. Die Angaben von Baß sind von mehreren Nachprüfern, ich nenne nur Ziemann und Pitschuagin, im vollen Umfange bestätigt worden. So hat z. B.

Pitschuagin vom Plasmodium vivax zwei vollständige und einen un-
vollständigen dritten Entwicklungszyklus erhalten.

Wenden wir uns nun zur **Prophylaxe** der Malaria. Für diese
war die Entdeckung, daß eine Mücke, Anopheles, der Vermittler der
Erkrankung ist, und daß ein Entstehen der Malaria auf irgend einem
anderen Wege ausgeschlossen werden kann, von ausschlaggebender
Bedeutung.

Die Folgerungen, die aus diesen Tatsachen zunächst für die allgemeine Prophylaxe gezogen wurden, sind verschieden. Italienische
Autoren, vor allem Grassi, di Mattei, Celli und andere, zeigten,
daß es tatsächlich möglich ist, in Malariagegenden Menschen vor
Malaria zu schützen, wenn man sie bei Eintritt der Dunkelheit, denn
vorzüglich abends fliegt Anopheles, in mückensicheren und mückenfreien Häusern wohnen läßt, oder wenn man durch zweckmäßige
Kleidung und Drahtgesichtsmasken dieselben vor Mückenstichen vollständig schützt.

Überall wird sich dies Verfahren nicht durchführen lassen, und
es wird auch nicht immer möglich sein, auf die Dauer Häuser
mückenfrei zu halten, ganz abgesehen davon, daß in den Tropen Gazefenster usw., die zum Fernhalten der Mücken dienen sollen, die
Temperatur recht unangenehm steigern.

Den Weg, den R. Koch einschlug, war der, der Malaria im
Menschen nachzugehen, die Malariarezidive in den mückenfreien Zeiten
zu heilen und so den Mücken die Möglichkeit sich selbst und dann
wieder Menschen zu infizieren, abzuschneiden. Als eine ganz besonders
wichtige Tatsache hat sich bei diesen zunächst von R. Koch in Neu-
Guinea im Großen angestellten Versuchen herausgestellt, daß unter der
eingeborenen Bevölkerung vorzüglich die Kinder die Träger der Gameten
sind. Die Erwachsenen sind immun und frei von Malariaparasiten.
Wie schon vorher R. Koch zu zeigen Gelegenheit hatte, tritt Immunität auch bei Malaria ein, oft schon nach dem Überstehen eines,
sicher aber nach dem eines zweiten Anfalles, wenn dieser nicht durch
Chinin unterbrochen wurde. Es ist selbstverständlich, daß unter den
Kindern der Eingeborenen häufig schwere Malaria und Malariakachexie
herrscht. Es ist also bei Blutuntersuchungen in Malariagegenden den
Kindern ganz besondere Aufmerksamkeit zu schenken und dann zu
beachten, daß bei manchen Völkerstämmen die Malaria oft nur recht
unbedeutende subjektive Symptome macht.

Durch rationelle Bekämpfung der Malaria bei Infizierten durch
Chinin und Verhütung von Rezidiven durch längere Zeit fortgesetzte
Chinindosen (1,0 Chinin jeden 10. und 11. Tag, bei Auftreten von

Fieber jeden 9. und 10. Tag) ist es R. Koch seiner Zeit gelungen, Stephansort, einen der gefürchtetsten Malariaorte, fieberfrei zu machen.

Über seine Methode äußert sich Koch folgendermaßen: „An und für sich ist dieses Verfahren, d. h. das Aufsuchen und Unschädlichmachen der einzelnen Krankheitsfälle nichts Neues. Es ist genau dasselbe, was bei Cholera, Pest, Typhus usw. schon häufig und mit Erfolg zur Anwendung gelangt ist. Neu ist nur, daß es auf die Malaria angewendet wird, die man bisher für eine miasmatische Krankheit und für derartige Maßregeln ganz unzugänglich hielt."

Daß es nach diesen Kochschen Grundsätzen tatsächlich gelingt, größere, für diese Bekämpfung geeignete Gebiete malariafrei zu machen ist durch Frosch und Bludau (Brionische Inseln), v. Vagedes (Franzfontein) und Ollwig (Dar es Salam) bewiesen. Allerdings müssen fortgesetzt alle Eingewanderten untersucht werden, wenn der errungene Vorteil nicht verloren gehen soll.

Offenbar ist das fast völlige Verschwinden der Malaria in Deutschland (in der Armee z. B. 1869 54,5%, 1878 27,2%, 1889 3,6%, 1897 0,45% der Kopfstärke) einzig und allein darauf zurückzuführen, daß diese Malariaprophylaxe durch den ganz allgemeinen Gebrauch des Chinins bei allen Erkrankungsfällen unbewußt durchgeführt worden ist. Der Anopheles befindet sich noch heute in großen Mengen in Deutschland, da er aber nicht Gelegenheit hat, an Malariakranken zu saugen, so kann sein Stich auch nicht infizieren.

Sobald aber Menschen kommen, die Malariaparasiten beherbergen, wird eine Malariaepidemie ausbrechen können. Das ist die Ursache, weshalb bei großen Erdarbeiten so oft eine Ausbreitung der Malaria in Gegenden, wo sie sonst unbekannt ist, beobachtet wird. Nicht das Aufwühlen der Erde erzeugt die Malaria, sondern unter den von auswärts gekommenen Arbeitern haben sich solche befunden, die Malariaparasiten in sich trugen.

Der dritte Weg der allgemeinen Prophylaxe ist der Kampf gegen die Mücken durch Vernichtung ihrer Brut (Übergießen von Teichen, Tümpeln usw. mit Petroleum, Insektenpulver und ähnlichem) und durch Entziehen von Brutplätzen. Durch Zuschütten von Gräben und Tümpeln, durch Abdecken von Brunnen ist es gelungen, wenigstens in nichttropischen Gegenden, Anopheles auszurotten und dadurch Malaria zum Verschwinden zu bringen. Dazu kommt noch das Abtöten (Abbrennen) von Anopheles im Winter in den Häusern, speziell in den Kellern, wohin sie sich zurückzuziehen pflegen.

Im allgemeinen wird man sich nicht auf eine einzige dieser geschilderten Methoden ausschließlich verlassen, sondern man geht so vor, daß man die Behandlung der Menschen, den Schutz vor dem Stich und vor allem den Kampf gegen die Mücken kombiniert. So ist es doch den italienischen Forschern, von denen in erster Linie neben vielen anderen Celli rühmlichst zu nennen wäre, gelungen, große Teile der Campagna bewohnbar zu machen.

Schließlich noch einige Worte über die persönliche Malariaprophylaxe. Da man nicht immer damit rechnen kann, daß die mechanische Prophylaxe (Moskitonetz, Gazefenster, Vermeiden des Verlassens des wirklich moskitofrei gehaltenen Hauses oder Zeltes gegen Abend und bei Dunkelheit) lückenlos durchzuführen ist, wird die Chininprophylaxe immer mit heranzuziehen sein.

Die ursprüngliche Grammprophylaxe (je 1 g jeden 8. und 9. Tag oder jeden 4. und 5. Tag oder nur jeden 4. Tag, teils auf einmal, teils in refracta dosi) hat für viele Menschen außerordentliche Unannehmlichkeiten, ja oft wird sogar auf die Dauer Chinin nicht vertragen, selbst wenn nur $\frac{1}{2}$ g als Dosis gegeben wird. Außerdem ist es sicher, daß ein absoluter Schutz weder mit der Gramm- noch $\frac{1}{2}$-Gramm-Prophylaxe erzielt wird. Da oft nur der manifeste Ausbruch der Malaria verhütet wird, kann sich die Malaria im Körper trotzdem festsetzen und gibt bei fortgesetzter Chinindarreichung dann Anlaß zum Schwarzwasserfieber. Besser und sicherer scheint die tägliche Verabfolgung von kleinen Chinindosen (0,2—0,3 g) zu wirken. Unter allen Umständen muß, wie Ruge betont, die Chininprophylaxe noch bis zu 6 Wochen nach Verlassen der Malariagegend fortgesetzt werden.

Da die Chininprophylaxe nicht nur im Interesse des Einzelnen liegt, sondern durch Reduzierung der Infektionsträger auch für die allgemeine Prophylaxe von Bedeutung ist, gehört auch sie in die Methoden, die bei der Bekämpfung und Ausrottung der Malaria angewandt werden sollen.

Fassen wir zusammen, so wird man sich bei dem Kampf gegen die Malaria wohl nie auf eine einzige Methode verlassen dürfen, sondern es ist unbedingt alles zu kombinieren, was uns an Kampfmitteln zu Gebote steht, d. h. sowohl der Mensch wie der Anopheles sind in gleicher Weise Objekte, denen nach den oben dargelegten Richtlinien vollste Aufmerksamkeit geschenkt werden muß. Daß dann der Kampf nicht vergeblich ist, das ist heutzutage bewiesen, und zwar nicht nur durch die schon angeführten Beispiele (Brionische Inseln usw.), bei denen ja ein Nörgler die Verhältnisse zu einfach finden könnte, sondern durch viele andere Beispiele in den Tropen und unseren Zonen. Von ersteren will ich nur die holländische Kolonialarmee nennen, die unter der europäischen Mannschaft 1886 80% Malariafälle hatte, und die durch Chinin und Moskitoschutz im Jahre 1909 die Erkrankungszahl auf 20% herabgedrückt hatte.

Eine ganz besonders großartige Organisation des Kampfes gegen die Malaria hat in Italien unter der Führung von Celli und vielen anderen Gelehrten und Volkswirtschaftlern eingesetzt. Eine umfangreiche Malariagesetzgebung und vor allem die durch Gesetz vom 23. 12. 1900 getroffene Bestimmung über das Staatschinin und dessen Abgabe haben auf das segensreichste gewirkt und z. B. Italien die so üppige, aber durch die furchtbare Malaria unbewohnbare Campagna wiedergewonnen. Aus der interessanten Zusammenstellung Lustigs sei nur soviel hier wiedergegeben, daß 1895 16464 Todesfälle an Malaria zu verzeichnen waren. 1902 wurde Chinin zuerst in größerer Menge vom Staat abgegeben (242 kg). Die Mortalität war nur noch 9008 Personen, 1910 war der Verbrauch an Staatschinin auf 30208 kg gestiegen und die Mortalität auf 3621 gesunken. Es ist also gelungen, die Mortalität in nicht 10 Jahren auf rund $^1/_5$ herabzusetzen. Wenn wir ferner bedenken, daß vorher die Zahl der Erkrankungen etwa 2 Millionen jährlich betragen hat, und daß auch diese Zahl sich entsprechend der Herabsetzung der Mortalität verkleinert hat, dann erst bekommt man einen rechten Begriff von dem, was hier die auf wissenschaftlicher Forschung sich aufbauende, von einer weitsichtigen Gesetzgebung unterstützte Prophylaxe erreicht hat.

Literatur.

Baß und Johns, Journ. of exp. med. 16. 1912. — Bludau, Zschr. f. Hyg. 43. 1903. — Celli, Zbl. f. Bakt. 28. 1900. — Frosch, Zschr. f. Hyg. 43. 1903. — Giemsa, Zbl. f. Bakt. 37. 1905; M.m.W. 1910; Zbl. f. Bakt. 73. 1914. — Grassi, Die Malaria. Studien eines Zoologen. 1901. — Koch, R., D.m.W. 1889. 1900; Zschr. f. Hyg. 32. 1899; Reiseberichte über Rinderpest usw., tropische Malaria, Schwarzwasserfieber usw. 1898; Ärztliche Beobachtungen in den Tropen. Deutsche Kolonial-Gesellsch. 1897/98. H. 7. — Laveran, Compt. rend. de l'Acad. 1880; Ann. Past. 1887. — Lustig, Hyg. Rdsch. 23. 1913. — Maurer, Zbl. f. Bakt. 28. 1900. — Nuttal (Zusammenfassendes Referat), Ebendaselbst. 27. 1900. — Ollwig, Zschr. f. Hyg. 45. 1903. — Pitschuagin, Zbl. f. Bakt. 73. 1914. — Ross, Ref. Zbl. f. Bakt. 36. 1905. — Ruge, Zschr. f. Hyg. 33. 1900; D.m.W. 1900. — Einführung in das Studium der Malariakrankheiten. 2. Aufl. 1906; Malariaparasiten in Kolle-Wassermanns Hb. d. pathog. Mikroorganismen (2). 7. 1913. — Schaudinn, Arb. a. d. Kais. Ges.-A. 19. 1902. — Vagedes, Zschr. f. Hyg. 1903. — Derselbe, Koch-Festschr. 1903. — Ziemann, Zbl. f. Bakt. 67. 1912; D.m.W. 1913.

XXVI. Kapitel.

Trypanosomen und Leishmanien.

Da es sich bei der Infektion mit Trypanosomen und Leishmanien um Krankheiten handelt, die als solche in unseren Breiten nicht vorkommen, soll hier nur eine kurze summarische Übersicht gegeben werden, die die wichtigsten Formen berücksichtigt. Im übrigen muß auf die diesbezüglichen Spezialarbeiten (siehe Kolle-Wassermann) verwiesen werden.

1. Trypanosomen.

Die Trypanosomen hatten längere Zeit schon eine große Rolle in der Veterinärmedizin gespielt, da man sie als die Erreger einer Reihe bösartigster Tierseuchen kennen gelernt hatte. Die Tsetsekrankheit (Nagana), die die Viehhaltung in manchen afrikanischen Gegenden unmöglich macht, die Surra in Indien, vielleicht identisch mit der Nagana, das Mal de Caderas in Südamerika und die Dourine, die Beschälseuche der Pferde, die früher auch in Europa herrschte, jetzt aber hauptsächlich auf Algier und Nordamerika beschränkt ist, sind die vorzüglichsten Vertreter der Trypanomiasis der Tiere.

1901 fand dann Dutton in dem Blut eines Kranken am Gambia Trypanosomen, die offenbar das bestehende remittierende Fieber, Febris gambiensis, auslösten. Castellani fand dann 1903 in der Spinalflüssigkeit von Schlafkranken, jener furchtbaren Krankheit, die schon über hundert Jahre bekannt, manche Teile Zentralafrikas entvölkert hat, Trypanosomen. Bruce bestätigte den Befund und erkannte klar, daß die Trypanosomen die Ursache der Schlafkrankheit seien.

Mit dieser Entdeckung wurde die Bedeutung der Trypanosomen auch für die menschliche Pathologie eine ganz hervorragende. Der Entdeckung Bruces über die Schlafkrankheit schlossen sich dann die Befunde von Leishman und Donovan und von Wright an, die auch bei der tropischen Splenomegalie und der Orientbeule Protozoen als Krankheitserreger feststellten. Chagas fand dann als Erreger einer in Brasilien heimischen endemischen Krankheit das Schizotrypanum Cruzi, Huntemüller bei der Jerichobeule das Plasmosoma Jerichoense.

Die **Trypanosomen** gehören zu den Flagellaten, und zwar zum Genus Trypanosoma, das Laveran und Mesnil (zitiert nach Nocht und Mayer) wie folgt charakterisieren.

„Trypanosoma, Sruby 1843 (Laveran und Mesnil 1901 emend.). Flagellaten mit spindelförmigem Körper seitlich mit einer undulierenden Membran versehen, deren verdickter Rand hinten in der zweiten Körperhälfte in eine Zentrosomamasse endet (deutlich differenziert als Kernstruktur) und sich gewöhnlich nach vorn in eine freie Geißel fortsetzt. Längs-Zweiteilung, gleich oder ungleich. Einzelne Arten machen ein Stadium ohne undulierende Membran durch. — Parasiten des Blutes der Wirbeltiere, in allen Klassen dieser. Eine große Anzahl von Arten bekannt.“

Die Trypanosomen haben fischähnliche Form, sind zwei- bis dreimal so lang wie ein rotes Blutkörperchen, tragen an einem Ende eine Geißel und sind an einer Seite mit einer undulierenden Membran versehen. Sie sind in frischem Zustande außerordentlich beweglich. Nach Romanowsky gefärbt, kann man im Zelleib einen ziemlich großen, rot gefärbten Kern unterscheiden, dann an dem der Geißel entgegengesetzten Ende einen kleinen roten Kern, von dem ein roter Faden, der die undulierende Membran umgrenzt, ausgeht, und der in die Geißel übergeht. Der kleine Kern, der in einem genetischen Zusammenhang mit dem großen Kern steht, ist der Blepharoplast, das kinetische Zentrum der Geißel. Aus diesem hat sich die Geißel, denn der die undulierende Membran umgrenzende rote Faden ist ein Teil der Geißel, entwickelt. Häufig sieht man noch Vakuolen und mannigfache Granula im Zelleib.

Die Entwicklung der Trypanosomen ist noch nicht mit Sicherheit in allen Stadien erforscht. Sie ist aber sicher wie bei den Malariaparasiten eine ungeschlechtliche und geschlechtliche. Die ungeschlechtliche im Menschen bzw. im Wirbeltier überhaupt findet durch Längsteilung oder multiple Teilung statt. Es kommen aber schon im Wirbeltier Mikrogametozyten (männliche Formen) und Makrogameten (weibliche Formen) vor.

Die geschlechtliche Entwicklung erfolgt in einer Stechmücke oder Stechfliege. Für Trypanosoma Lewisi, einer Trypanosome, die sich als harmloser Schmarotzer in der Ratte findet, ist der geschlechtliche Entwickelungszyklus im übertragenden Insekt durch v. Prowazek bewiesen worden. Gray und Bulloch haben dann in der Glossina palpalis eine Vermehrung des Trypanosoma gambiense beobachtet. R. Koch hat unabhängig von diesen Forschern in der Glossina morsitans und fusca, die die Parasiten der Tsetsekrankheit (Trypanosoma Brucei) übertragen, und in der Glossina palpalis Entwicklungsformen des Trypanosoma Brucei bzw. gambiense gefunden.

Kleine hat dann auf experimentellem Weg den definitiven Beweis der Entwicklung des Trypanosoma Brucei in der Glossina morsitans erbracht. Später gelang es Kleine und Taute und Bruce auch für das Trypanosoma gambiense die verschiedenen Entwicklungsstadien in der Glossina palpalis und die Übertragung auf Tiere nachzuweisen.

Die Kultur der Trypanosomen ist zuerst McNeal und Novi bei den Rattentrypanosomen und Tsetseparasiten (bei diesen recht schwierig) auf Kaninchen-Blutagar in Kondenswasser gelungen. Nach v. Schukmann und Wernicke geht es mit jedem Blut. Nocht und Mayer mischen gleiche Teile von defibriniertem Menschenblut und Agar.

Novi-McNeals Agar wird nach Nicolle wie folgt zubereitet: Aqu. dest. 900,0, Agar 14,0, NaCl 6,0. Nach Abkühlen auf 45° wird Kaninchenblut im Verhältnis 1:2 zugesetzt.

Nocht und Mayer setzen gleiche Mengen defibriniertes Menschenblut zu den verflüssigten und auf 50° abgekühlten Agarröhrchen und lassen schräg erstarren. Sie verschließen die Röhrchen mit Gummikappen, stellen sie auf 24 Stunden in den 37°-Brütschrank, wobei sie reichlich Kondenswasser bilden und die nicht sterilen auskeimen. Bei der Impfung nehmen sie den chloroformierten Ratten mit der Spritze Blut direkt aus dem Herzen, vermengen es mit wenig Kochsalzlösung und impfen in der 1. Generation mit 3 Tropfen, später mit 1—3 Ösen. McNeal und Novi konnten noch mit einer Kultur der 20. Passage Infektion erzielen. In der Kultur sind die Trypanosomen lange haltbar, so infizierte noch eine 38 Tage alte Kultur (Nocht und Mayer).

Bei der **Schlafkrankheit** finden sich die Trypanosomen im Blut, in der Zerebrospinalflüssigkeit und vor allem, wie Greig und Gray zeigten, und R. Koch bestätigte, in den geschwollenen Halslymphdrüsen.

Im Blut findet man die Trypanosomen in den fieberfreien Tagen meist überhaupt nicht. Mehr Aussicht hat man kurz vor dem Fieber, doch ist auch hier die Zahl der Trypanosomen meist recht gering. Zur Untersuchung bedeckt man ein Bluttröpfchen, so wie es ist, auf dem Objektträger mit einem Deckglas. Hat man viel Parasiten im Blut, was hier wohl kaum zutrifft, so verdünnt man sich zweckmäßig das Blut mit physiologischer Kochsalzlösung.

Im ungefärbten Präparat sieht man die Trypanosomen anfangs sehr lebhaft beweglich mit Hilfe ihrer undulierenden Membran durch das Gesichtsfeld schießen. Der Geübte mustert zweckmäßig, um schnell vorwärts zu kommen, mit ganz schwacher Vergrößerung (z. B. Zeiß-Okular 2, Objektiv A). Man erkennt dann die Stelle, wo sich Trypanosomen befinden, sehr gut an der Bewegung der Blutkörperchen, wenn man auch das sich bewegende Tier nicht unterscheiden kann. Nimmt man dann das starke Trockensystem und geht eventuell der Bewegung nach, so hat man sicher die Trypanosomen eingestellt. Sind sie unbeweglicher geworden, so muß man von vornherein das starke Trockensystem benutzen.

Gleichzeitig mache man sich Blutausstriche, um gefärbte Präparate durchmustern zu können, Die Trypanosomen lassen sich gut und schnell darstellen mit Boraxmethylenblau (s. S. 399) oder mit der Romanowskyfärbung. Dieser bedient man sich in der Regel, da sie ein genaues Studium der Parasiten gestattet. Man färbt dann nach Giemsa 20 Minuten lang oder bedient sich der Schnellfärbung Giemsas (Technik dieser Färbungen s. S. 399). Oft gelingt es weder im frischen Präparat, noch im Ausstrich Trypanosomen zu finden, trotzdem solche sicher vorhanden sind. Es kann dann das Blut wie bei der Untersuchung auf Syphilisspirochäten (s. S. 367) mit Essigsäure behandelt und zentrifugiert werden.

Am besten bedient man sich des Roßschen dicken Tropfens und des Koch-Dempwolffschen Färbeverfahrens, d. h. Färben des unfixierten Präparates mit Giemsalösung (s. S. 398).

In der Zerebrospinalflüssigkeit sind die Trypanosomen stets so spärlich, daß es nahezu aussichtslos ist, die Flüssigkeit direkt zu untersuchen. Es muß hier sofort zentrifugiert und das Sediment zur Untersuchung benutzt werden.

Drüsensaft wird aus den Halsdrüsen durch Punktion gewonnen und im ungefärbten und gefärbten Präparat untersucht. Da in Gegenden, wo Schlafkrankheit herrscht, 60% aller Menschen geschwollene Halsdrüsen haben und man in 80% dieser Drüsen Trypanosomen findet, ist die Untersuchung des Drüsensaftes auf Trypanosomen die aussichtsreichste und einfachste.

Eins der strittigsten Kapitel der Protozoenlehre ist das Gebiet der **Immunität.** Ich muß mich hier mit dem Hinweis begnügen, daß auch bei Trypanosomeninfektionen tatsächlich eine Immunität auf natürlichem oder künstlichem Wege eintreten kann. War mit dem lebenden Erreger gearbeitet, so bleiben aber nach Ablauf der Erkrankung bei dem infizierten Tier Trypanosomen zurück, die selbst gegen die im Serum nachweisbaren Antikörper fest geworden sind. Ein solches Tier ist in der Regel dann auch gegen eine Superinfektion geschützt, aber zugleich ist es eine Quelle der Weiterverbreitung der Krankheit. Die durch abgetötete Trypanosomen und Trypanosomenextrakte der mannigfachsten Art erzielte Immunität, hat zwar im Laboratorium an Laboratoriumstieren gute Erfolge gehabt, doch scheint sie bisher überall in der Praxis versagt zu haben.

Der **Kampf gegen die Trypanosomenkrankheiten** muß, wie bei der Malaria, dadurch geführt werden, daß versucht wird, die Kette Mensch-blutsaugendes Insekt an irgendeiner Stelle zu unterbrechen. Was nun die Schlafkrankheit anbetrifft, so ist eine Heilung derselben in allen Fällen trotz all der vielen mit dem Atoxyl beginnenden chemotherapeutischen Versuche bisher nicht sicher gelungen. Die Bekämpfung der Schlafkrankheit wird dann dadurch versucht, daß die Infizierten in Konzentrationslager sowohl für die Behandlung, wie für die Unschädlichmachung zusammengebracht werden, und daß man die gewöhnliche Überträgerin der Schlafkrankheit, die Glossina palpalis, die ihre Lebensbedingungen nur im feuchten Buschwerk findet, durch Abholzen der Seeufer zurückdrängt. Schwieriger ist aber das Problem der Bekämpfung der menschlichen Trypanosomiasis geworden, als sich herausstellte, daß ein anderes in seinen pathogenen Eigenschaften dem Trypanosoma gambiense sehr ähnliches, vielleicht sogar noch bösartigeres Trypanosom, das Trypanosoma rhodesiense, durch Glossina morsitans, die weit verbreitete Tsetsefliege übertragen wird, ja daß vielleicht auch diese Glossine hin und wieder für die Übertragung der Schlafkrankheit in Betracht kommt. Dazu kommt, daß außer dem Mensch, übrigens dem Verhalten beim Trypanosoma Brucei entsprechend, auch das Großwild ein Reservoir für das Trypanosoma rhodesiense ist, während das Trypanosoma gambiense offenbar nicht im afrikanischen Großwild vorkommt.

Was den Erreger der brasilianischen Trypanosomiasis, das Schizotrypanum Cruzi, anbetrifft, so wird dies durch Wanzen übertragen, was wohl seine Bekämpfung auch auf dem Weg der reinen Prophylaxe bedeutend erleichtern wird.

2. Leishmanien.

Die unter dem Namen Leishmania zusammengefaßten Parasiten werden von der Mehrzahl der Autoren den Trypanosomen nahe gestellt, während sie Laveran und Mesnil zu den Piroplasmen rechnen. Man nimmt 3 Parasiten an, von denen aber die ersten beiden zu erwähnenden ziemlich sicher identisch zu sein scheinen, vielleicht sind es sogar alle drei.

1. **Leishmania Donovani,** der Erreger der Kala-Azar oder tropischen Splenomegalie, der früher als Malariakachexie gedeuteten Krankheit. Die Krankheit ist weit verbreitet vor allem in Indien, Ceylon, Niederländisch Indien, China, Nord-Afrika, Unterägypten, Sudan, Madagaskar und Südafrika. Sie greift aber in Griechenland auch auf europäisches Gebiet über.

2. **Leishmania infantum,** der Erreger der Kindersplenomegalie, der Mittelmeer-Kala-Azar (Nicolle).

3. **Leishmania tropica s. furunculosa,** die Wright als Erreger der Orientbeule (auch Aleppo- und Dehlibeule benannt) fand. Auch diese Hautkrankheit ist nicht nur in Afrika und Asien, sondern auch im europäischen Küstengebiet des Mittelmeers und in der Krim heimisch.

Alle diese Parasiten erscheinen im ungefärbten Präparat als strukturlose, unbewegliche, ovale, starklichtbrechende Körperchen. Nach Giemsafärbung erscheinen in dem rötlich bis blau gefärbten, meist stark vakuolisierten Protoplasma zwei Kerne, von denen der eine größere rundlich ist und sich rot färbt, während der andere als ein kleines dunkelviolettes Stäbchen erscheint, das als Blepharoplast angesprochen wird.

Die Parasiten sind Zellschmarotzer, sie finden sich im Blut in Phagozyten und in den Organen in großen Monozyten oft zu 100 und mehr in einer Riesenzelle vereinigt. Im Ausstrich findet man natürlich stets viele freie Formen.

Huntemüller fand bei der Jerichobeule einen wohl in diese Gruppe gehörenden Parasiten, der aber nicht völlig mit den Leishmanien übereinstimmte, und dem er den Namen **Plasmosoma Jerichoense** gab.

Die **Kultur** gelingt. auf Novi-McNeal-Agar. Sie nehmen dort Flagellatenform an.

Der **Nachweis** wird bei der Splenomegalie am sichersten durch Untersuchung des durch Punktion gewonnenen Milz- oder Lebersafts geführt. Der Nachweis im Blut ist schwierig; es müssen meist viele Präparate zu verschiedenen Zeiten angefertigt und durchsucht werden.

Die **Übertragung** findet durch blutsaugende Insekten, vornehmlich Wanzen und Stegomyia calopus (Orientbeule), statt. Für die Leishmania infantum, mit der verbreitetsten Kinderkrankheit in Sizilien, ist es fast sichergestellt, daß die Übertragung durch Flöhe erfolgt und die Hunde als Zwischenwirte fungieren (Nicolle. Jemma).

Literatur.

Bruce, Journ. of Tropical Med. 1904; Reports of te Sleeping Sickness Commission. 1911. — Castellani, Zbl. f. Bakt. 34. 1904. — Donovan, Brit. med. Journ. 1903. — Dutton, Brit. med. Journ. 1902. — Derselbe und Todd, First report of the expedition to Senegambia. 1902. — Greig und Gray, Lancet 1904. — Huntemüller, Zbl. f. Bakt. 73. 1914. — Jemma, Mschr. f. Kindhk. 11. 1913. 12. 1914. — Kleine, D.m.W. 1909. — Derselbe und Taute, Arb. a. d. Kais. G.A. 32. 1911. — Koch, D.m.W. 1906. — Leishman, Brit. med. Journal. 1903. — Mayer, Trypanosomen als Krankheitserreger in Kolle-Wassermann, Hb. d. pathog. Mikroorganismen (2). 7. 1913. — Derselbe, Leishmania, Ebendas. — v. Prowazek, Arb. a. d. Kais. G.A. 20. 1903. — Schilling, Immunität bei Protozoen in Kolle-Wassermann, Hb. d. pathog. Mikroorganismen (2). 7. 1913. — v. Schuckmann und Wernicke, Zbl. f. Bakt. 68. 1913. — Wright, Journ. of med. research. 10. 1903.

XXVII. Kapitel.

Gelbfieber.

Der **Erreger des gelben Fiebers** ist zur Zeit noch unbekannt. Sicher ist es nicht der „Gelbfieberbazillus" (Bacillus icteroides) von Sanarelli, der nach den Untersuchungen von Reed und Carrol zur Gruppe der Hog-Cholera (Schweinepest) gehört.

Reed, Carrol, Agramonte und Lazeare haben 1900 die Gelbfieberfrage gelöst. Sie konnten die schon lange im Volk verbreitete, von einzelnen Ärzten ausgesprochene und von Carlos Finlay im Anfang der 80er Jahre durch Experimente begründete Ansicht bestätigen und sicher beweisen, daß das Gelbfieber durch eine Stechmücke, und zwar entsprechend der Annahme und den Versuchen Finlays, durch Stegomyia calopus (früher fasciata genannt), übertragen wird.

Alle späteren Untersucher, von denen nur Marchoux, Salimbeni und Simond, ferner Otto und Neumann genannt werden sollen, konnten diese Beobachtungen bestätigen.

Wir wissen heutzutage über den Erreger der Infektion folgendes: Der Erreger des Gelbfiebers scheint ein sehr winziges Gebilde zu sein, da es nicht gelingt, ihn selbst im Ultramikroskop darzustellen, und da er sogar durch Chamberlandkerzen filtriert.

Die Beobachtungen Seidelins, der nach Giemsafärbung Einschlüsse in den roten Blutkörperchen fand und als Parasiten („Paraplasma flavigenum") deutete, haben bisher keine Bestätigung gefunden. Die Deutung der Befunde scheint falsch zu sein.

Das Virus findet sich im kranken Menschen bis zum 3. Tage einschließlich der Krankheit im kreisenden Blut. Blut, welches in diesen Tagen entnommen, und dessen Serum Menschen injiziert wird, ruft wieder Gelbfieber hervor. Nach dem 3. Krankheitstage ist das Serum selbst in großen Dosen unwirksam. Das Virus ist recht hinfällig, denn 5—10 Minuten langes Erwärmen eines infektiösen Serums auf 55° genügt, um dieses von dem Erreger zu befreien. Im defibrinierten Blut hält sich der Parasit unter Vaselinöl bei einer Temperatur von 24°—30° dunkel aufbewahrt bis zu 5 Tagen. Infektiös wirkt nur das Blut der Kranken, sodaß die Übertragung durch Kontakt nicht stattfinden kann.

Die Übertragung geschieht ausschließlich durch eine Stegomyia, die an einem Gelbfieberkranken sich infiziert hat, direkt und vielleicht auch durch deren Brut. Hat Stegomyia gesogen, so vergeht eine Zeit von 12 Tagen, eine Temperatur von 22°—25° vorausgesetzt, um die Erreger zur Entwicklung und in die Speicheldrüsen zu bringen. Es scheint, als ob auch die nächste Generation infiziert wird, und daß dann das durch Vererbung infizierte Insekt, das zunächst 12—16 Tage zur Entwicklung vom Ei bis zum Insekt braucht, dann noch eine Zeit von 22 Tagen nötig hat, ehe es mit dem Speichel Gelbfiebererreger abgibt. Diese Art der Infektion durch Vererbung gehört offenbar zu den Ausnahmen. Die einmal infizierte Stegomyia bleibt für ihr ganzes Leben infektiös.

Eine gewisse **Immunität** läßt sich durch die Behandlung mit Krankenserum erzielen, dessen Erreger durch Erwärmen oder Stehenlassen abgetötet sind, doch ist der Immunitätsgrad nur ein schwacher, da große Dosen virulenten Serums dennoch die Krankheit bringen. Auch die Behandlung mit dem Serum von Menschen, die soeben Gelbfieber überstanden haben, gewährt keinen sicheren Schutz. Die durch Überstehen der natürlichen Erkrankung erworbene Immunität ist übrigens auch nur eine relative und bald wieder verschwindende.

Die **Prophylaxe** muß sich natürlich ganz und gar auf der Tatsache aufbauen, daß nur der Stich einer infizierten Stegomyia die Krankheit überträgt, sie muß also in Wirklichkeit eine Stegomyiaprophylaxe sein. So ist es denn auch z. B. in Havanna, in Rio de Janeiro und beim Bau des Panamakanals tatsächlich gelungen, auf das Wirksamste dem Gelbfieber gegenüber zu treten. Zunächst ist der Kranke bis zum 4. Tage seiner Krankheit absolut mückensicher unterzubringen. Dann ist der Kampf gegen Stegomyia in vollem Umfange aufzunehmen. Diese ist in Häusern durch Ausschwefeln zu vernichten. Die Kanäle sind mit dem Claytonapparat auszuräuchern, die Tümpel und Gräben sind trocken zu legen, die stehenden Wässer mit Petroleum zu begießen usw. (Es sei hier für alle Einzelheiten auf die Arbeit von Otto und Neumann und Otto in Kolle-Wassermann verwiesen).

Da die Stegomyia sich nur bei einer Temperatur von 23°—25° entwickeln kann und nur bei dieser Temperatur die Erreger in ihr zur Reife gelangen können, so erübrigt sich eine Prophylaxe in allen Ländern, die diese Temperatur nicht Tag und Nacht haben. In tropischen Gegenden dagegen wird man Schiffe, die Kranke haben und Stegomyia beherbergen können, ausräuchern, um letztere zu vernichten und Kranke, und Verdächtige mückensicher isolieren, bis jede Gefahr einer Infektionsmöglichkeit einheimischer Blutsauger ausgeschlossen ist.

Es ist selbstverständlich, daß Einfuhrverbote von Waren aus Gelbfiebergegenden nach dem nunmehrigen Stand unserer Kenntnisse zu verwerfen sind.

Literatur.

Marchoux, Salimbeni und Simond, Ann. Past. 1903. — Otto, Gelbfieber in Kolle-Wassermann, Hb. d. pathog. Mikroorganismen. (2). 8. 1913. —
Derselbe und Neumann, Zschr. f. Hyg. 51. 1905. — Reed, The journ. of
hyg. 2. 1902. — Reed, Carrol und Lazear, Reports of the Amer. publ. health
assoc. 26. 1900. — Reed und Carrol, Journ. of exd. med. 5. 1900. — Sei-
delin, B.kl.W. 1909.

XXVIII. Kapitel.

Akute Exantheme.

1. Pocken.

Der **Erreger der Pocken** ist heute noch nicht völlig bekannt.

Zahlreiche Befunde liegen vor, von denen ich zunächst hier die
von Siegel, Paschen, Volpino und Pröscher nennen will, die
kleinste Gebilde gefunden haben, die anscheinend unter einander
identisch sind und mindestens z. T. mit Sicherheit in Beziehungen zu
dem Pockenvirus stehen.

In letzter Zeit trat Fornet mit der Behauptung auf, daß ihm
die Kultur und dauernde Weiterimpfung des Pockenerregers gelungen
sei, und zwar aus Lymphe, die durch 20- und mehrstündiges Schütteln
mit Äther von anhaftenden fremden Keimen befreit war. Die Kulturen
(Zucker-Aszites-Bouillon anaërob) lassen makroskopisch keine Veränderungen erkennen, doch lassen sich bei Färbung mit heißem Karbolfuchsin, mit Giemsa oder mit Löfflerbeize kleinste runde Körperchen
nachweisen, die zu zweit von einem hellen Hof umgeben, zusammenliegen, und die Fornet Microsoma variolae s. Vaccinae nannte.

Rabinowitsch wies dann darauf hin, daß es sich hier um
Kulturen handelte, die er schon früher als Erreger der Pocken gezüchtet und beschrieben hatte. Er hatte die Mikroorganismen als
Streptodiplokokken bezeichnet. Gins, Seiffert und andere führten
dann gewichtige Gründe gegen die ätiologische Bedeutung der Fornetschen Kulturen an.

Man ist jetzt im allgemeinen auf Grund der Untersuchungen von
v. Prowazek und seinen Mitarbeitern der Ansicht, daß das Pockenvirus ein Mikroorganismus ist, der in die Gruppe der von v. Prowazek
aufgestellten Chlamydozoen gehört.

Die Chlamydozoen sind Parasiten, die im allgemeinen den
Protozoen näher stehen, wie den Bakterien, die so klein sind, daß
sie die gewöhnlichen Berkefeld-Bakterienfilter passieren (für das

Pockenvirus von Negri nachgewiesen), die in den Zellen schmarotzen, und die dort eingedrungen, eigentümliche Reaktionsprodukte auslösen, die für die Diagnostik wegen ihrer charakteristischen und spezifischen Form von unschätzbarem Wert sind.

Die Vorgänge, die sich nach Eindringen der Parasiten in eine Zelle abspielen, schildert Hartmann wie folgt:

„Zunächst trifft man in den infizierten Zellen größere Körner meist in der Nähe des Kerns (Initialkörperchen) (zuerst von Herzog und Lindner beschrieben), die sich hantelförmig teilen. Später werden diese Körner von Reaktionsprodukten (Nukleolarsubstanzen) umhüllt; durch fortgesetzte Vermehrung entsteht eine große Anzahl kleinerer Körnchen, die sogenannten Elementarkörperchen, die zusammen mit dem ausgeschiedenen Reaktionsprodukt des Kernes einen Einschlußkörper in der Zelle bilden, der meist dem Kern kappenartig aufsitzt. Wegen der Eigenschaften der als Parasiten anzusprechenden Elementarkörperchen durch ihr Eindringen in die Zelle dieselbe zur Ausscheidung eines die Parasiten mantelartig umhüllenden Reaktionsproduktes anzuregen, nannte v. Prowazek diese Parasiten „Chlamydozoen". Durch immer weitere Vermehrung der Elementarkörperchen zerfällt schließlich der Einschlußkörper, von dem nur noch einzelne Schollen übrig bleiben, und die ganze Zelle ist von den Elementarkörperchen dicht erfüllt". Bei den Elementarkörperchen wurden von Hartmann und Leber hantelförmige Teilungsbilder beobachtet.

Bei Vaccine wurden die Initialkörperchen zuerst von v. Prowazek in der Kaninchenkornea gesehen, was von Hartmann und Mühlens bald darauf bestätigt wurde. Paschen fand weiterhin in der klaren Lymphe eines geimpften Kindes kleinere Körperchen (Elementarkörperchen), und denselben Befund erhob Volpino in der Kuhlymphe.

Die von Guarneri 1892 entdeckten merkwürdigen Zelleinschlüsse (Guarnerische Körperchen), die sich in Variola und Vaccinepusteln finden, und die in den Zellen der Kaninchenkornea nach Impfung mit solchem Material nachzuweisen sind, sind demnach nicht, wie anfangs vielfach angenommen wurde, mit dem Erreger der Pocken zu identifizieren, sondern sie sind als Reaktionsprodukte um den in ihnen befindlichen Erreger aufzufassen. Da sie aber als solche ganz streng spezifisch sind, hat die Guarnerische Entdeckung durch diese andere Deutung in nichts an ihrem praktischen Wert verloren.

Am schönsten sind sie aus der geimpften Kaninchenkornea und zwar an Schnitten mit Kernfärbung darzustellen. In den Epithelzellen, vornehmlich um die Impfwunde herum, finden sich dem Kern anliegende, diesen meist etwas einbuchtende verschiedengeformte Körperchen (sphäroide Formen, Halbmonde, Sicheln usw.), die sich mit der Kernfarbe lebhaft färben und von einem hellen Hof umgeben sind.

Da sich diese Körperchen nur bei Variola und Vaccine, nie aber bei irgendwelchen anderen Affektionen, auch nicht bei Windpocken finden (oft schwierige Differentialdiagnose bei verdächtiger Erkrankung Schutzgeimpfter), so ist die Impfung der Kaninchenkornea mit verdächtigem Material zur Untersuchung auf das Auftreten der Guarnerischen Körperchen die für die Praxis in Betracht kommende **experimentelle Methode des Nachweises des Pockenvirus.** Da es sich um Schnelldiagnosen handelt, untersucht man natürlich nicht im Schnitt, sondern direkt das frische Präparat.

Für die Impfung geht man zunächst nach v. Wasilewski in der Weise vor, daß man mit tangential gehaltener Lanzette eine Tasche in der Kaninchen-Kornea erzeugt. War bei der Verletzung Pocken- oder Vaccinevirus an der Nadel, so ist nach 24 Stunden die Impfstelle vorgewölbt, nach 48 Stunden sind die Epithelien getrübt und verdickt, und es sind auch Epitheldefekte zu sehen. Dieser Erfolg macht die Diagnose schon wahrscheinlich. Läßt sich nun durch leichten Druck gegen die Hornhaut das Epithel in Ausdehnung von einigen Quadratmillimetern mühelos abheben, so ist die Diagnose noch wahrscheinlicher. Das abgelöste Epithel wird nun in der Weise verarbeitet, daß ein Teil flach ausgebreitet in verdünnter Essigsäure untersucht wird, während ein anderer Teil zunächst in eine feuchte Kammer kommt, um eventuell zur Weiterverimpfung benutzt zu werden. Mit schwacher Vergrößerung sucht man sich die Impfstelle auf und wird eventuell dann mit starkem Trockensystem neben den Kernen die stark lichtbrechenden Vaccinekörperchen sehen.

Gins bedient sich mit großem Vorteil einer vitalen Färbung. Er kratzt in Narkose die Kaninchenkornea ab, bringt das Material in einen Tropfen Ringerscher Lösung[1]) auf den Objektträger und bedeckt mit dem Deckglas. Dann wird die Farbe (etwas Azur II in Ringerscher Lösung) am Rand zugesetzt und mit Fließpapier durchgesaugt. Die meist rötlichen Vaccinekörperchen heben sich prachtvoll neben den dunkelblauen Zellkernen ab.

Von den **biologischen Eigenschaften** des Pockenvirus ist die wichtigste die, daß nach einmaliger Überimpfung auf das Rind eine mitigierte Form des Virus, das Vaccin entsteht, das auch bei Rückimpfung auf den Menschen nie wieder die ursprüngliche pathogene Eigenschaft wiedererlangt.

Die **Resistenz** des Virus ist gegen niedere Temperaturen recht groß, dagegen vernichten es Desinfizientien in verhältnismäßig kurzer Zeit. Die von Fornet behauptete große Widerstandsfähigkeit gegen

---

1) Ringersche Lösung besteht aus: Chlornatrium 0,8, doppeltkohlensaures Natrium 0,01, Chlorkalium 0,02, Chlorkalzium 0,02, Aqu. dest. 100,0.

Äther wird von Gins bestritten. Von großer praktischer Bedeutung ist die Widerstandsfähigkeit des Virus gegen Glyzerin, eine Eigenschaft, die es unter anderem mit dem Lyssavirus teilt. Aber diese Haltbarkeit in Glyzerin besteht leider nur bei niederen Temperaturen, in den Tropen wird Glyzerinlymphe schon in einem Monat unbrauchbar. Außerordentlich haltbar ist das Virus in getrocknetem Zustand, so daß Trockenlymphe (zu beziehen durch das Großherzoglich Sächsische Impfinstitut in Weimar) ein spezielles Tropenpräparat ist. Von großer Bedeutung wird vielleicht auch die Beobachtung von Friedberger und Mironescu werden, daß ultraviolettes Licht Pockenvirus nicht angreift, während es alle anderen Keime der Lymphe abtötet.

Über die **Verbreitung** des Virus **im Körper** liegen recht widersprechende Mitteilungen vor. Von der einen Seite wird angegeben, daß das Virus sich im infizierten Tier nicht nur in der Haut, sondern auch in inneren Organen vorfindet, da man mit jedem Organ Impfpusteln hervorrufen kann (L. Pfeiffer, Frosch u. a.). A. Neißer konnte beim Affen noch am 15. Tage nach der Impfung im Knochenmark Vaccineerreger nachweisen. Die besondere Affinität des Virus zum geschichteten Epithel ist durch die Versuche von Calmette und Guerin bewiesen, die Kaninchen intravenös Lymphe gaben und dann nach 24 Stunden die Haut rasierten. Es entstanden dann Impfpusteln.

Nach den Untersuchungen anderer, z.B. v. Prowazek und Yamamoto, verschwindet das in die Blutbahn oder intravenös injizierte Virus, wenigstens das Vaccinevirus, in wenigen Stunden aus dem Blut und den inneren Organen. Es ist dann in die Zellen der Haut übergegangen. Etwas anders verhält sich das Variolavirus, das sich meist auch im Blut und den inneren Organen nachweisen läßt.

Da die Praxis zeigte, daß das Überstehen der Pocken oder die Impfung mit Variola Immunität hinterläßt, so sind natürlich auch Versuche mit einer **Serumtherapie** der Pocken gemacht worden, Erfolge haben sie nicht gehabt. Immerhin hat das Studium der Immunitätserscheinungen einige interessante Tatsachen zutage gefördert. Die wichtigsten Ergebnisse sind die von Béclère, Chambon und Ménard, die zeigten, daß durch Immunisieren mit Vaccine ein virulizides Serum, wie wir jetzt sagen, tatsächlich erzeugt werden kann, daß aber ein solches Serum, übrigens auch wieder analoge Verhältnisse mit denen bei Lyssa, im Tierkörper diese Wirkungen nicht entfaltet, sondern höchstens schwach immunisierende Wirkungen aufweist. Spätere Untersucher bestätigten diese Ergebnisse.

Nach Béclère, Chambon und Ménard zeigt das Serum von Menschen, Kälbern und Pferden etwa 14 Tage nach der Impfung gleichgiltig, wie dieselbe erfolgt war, also auch nach subkutaner oder intravenöser Injektion der Vaccine, deutliche „antivirulente" Eigenschaften, d. h. Lymphe, die mit einem solchen Serum in Berührung gebracht wird, verliert die Fähigkeit, Pusteln und Immunität zu erzeugen. Dieselbe antivirulente Wirkung kommt auch dem Serum von Pockenrekonvaleszenten zu. Das Auftreten der Schutzstoffe im Blut fällt mit dem Moment zusammen, wo die Virulenz des Pustelinhalts erlischt. Die Immunität setzt sich aus zwei Phasen zusammen, aus der ersten, in welchem dem Serum antivirulente Eigenschaften zukommen und aus einer zweiten, in welcher das Serum wirkungslos ist, während die Haut einer Inokulation noch widersteht. In der ersten Periode passiert der antivirulente Stoff event. die Plazenta und macht den Fötus immun. Besonders merkwürdig ist die große Resistenz dieser Schutzstoffe, welche z. B. eine Temperatur von 100^0 während 30 Minuten vertragen.

Die **Pockenschutzimpfung** ist bekanntlich die erste und wirksamste Schutzimpfung, die von keiner der modernen in ihrer Bedeutung und ihren Erfolgen auch nur annähernd erreicht wird. Die Geschichte der Pocken und der Impfung ist für die Bibliothek v. Colerv. Schjerning von berufener Feder (Kübler, die Geschichte der Pocken und der Impfung) dargestellt. Wir müssen uns hier mit einem kurzen Überblick begnügen.

Am 15. Mai 1796 war es, als Jenner zum ersten Mal mit dem Inhalt einer Kuhpocke, den er von einer an der Kuhpocke erkrankten Viehmagd entnahm, impfte. Seit dieser Zeit hat die Jennersche Schutzpockenimpfung, in den Einzelheiten der Ausführung später modifiziert und modernisiert, ihren Siegeslauf durch die ganze Welt angetreten.

Auch schon vor Jenner waren übrigens Schutzimpfungen gegen die Blattern ausgeführt worden und zwar mit dem Blatternvirus selbst. Wir sehen hier analoge Verhältnisse, wie sie die moderne Wissenschaft z. B. für den Rauschbrand oder die Peripneumonie der Rinder ermittelt hat. Das künstlich eingeführte und an ungünstigen Stellen deponierte Virus ist in der Regel nicht imstande, eine allgemeine schwere Erkrankung zu erzeugen, sondern ruft nur leichte Krankheitserscheinungen und dann Immunität hervor. Leider war aber bei der Variolisation das Nichttödlicherkranken nur die Regel, aber eine Regel, die viele Ausnahmen hatte (3—5 $^0/_0$). Außerdem war das variolisierte Individuum selbstverständlich für seine Umgebung eine Quelle der Ansteckung.

Die Gewinnung des Impfmaterials für die Jennersche Schutzpockenimpfung geschah bis zum Kongreß zu Lyon im Jahre 1864 fast allgemein vom Menschen, und es wurde die Impfung direkt von Mensch zu Mensch ausgeführt. Diesem Verfahren haftet der allerdings sehr übertriebene Übelstand an, daß durch die Impfung Krankheiten, vornehmlich Lues, übertragen werden können. Auf dem Lyoner Kongreß wurde allgemein die Zweckmäßigkeit der Ausführung der Impfung unter Benutzung von Tier- bzw. Kälberlymphe anerkannt. Die Impfung mit Kälberlymphe ist heutzutage wohl allgemein. In

Deutschland darf bei öffentlichen Impfungen ausschließlich solche zur Anwendung kommen.

Für die Gewinnung der animalen Lymphe sind eine Reihe von Vorschriften zu befolgen, die meist in dem Bundesratsbeschluß vom 28. April 1887 niedergelegt sind. (In bezug auf alle technischen Einzelheiten verweise ich auf Tomarkin und Carrière in Kolle-Wassermann).

Die Kälber, welche zur Impfgewinnung kommen, müssen mindestens 3, besser 5 Wochen und darüber alt sein. Selbstverständlich ist es erforderlich, daß sie völlig gesund sind. Infolgedessen darf nur dann der gewonnene Impfstoff abgegeben werden, wenn die gleich nach der Impfabnahme erfolgte Schlachtung völliges Gesundsein des Tieres ergeben hat. Die Stallungen der Impfkälber müssen den höchsten Anforderungen der Sauberkeit entsprechen. Die Instrumente sind vor dem Ausführen der Impfung zu sterilisieren. Das Impffeld ist zu rasieren und mit Seife und warmem Wasser gründlich zu reinigen. Mit Sublimat, Karbol oder Lysol wird desinfiziert und mit sterilem Wasser nachgespült. Die Impfung wird meist mit kürzeren und längeren Schnitten oder mit Skarifikationen ausgeführt. Zur Impfung kann Menschenlymphe, Tierlymphe oder Tierpockeninhalt benutzt werden. Die Abnahme des Impfmaterials erfolgt vor dem Eitrigwerden des Blaseninhaltes, d.h. 3 bis 5mal 24 Stunden nach der Impfung. Es ist dabei die Impffläche sorgfältig mit warmem Wasser und Seife zu reinigen. Aus den gut entwickelten Blattern ist mit Hilfe eines Löffels der Impfstoff zu entnehmen. Als Impfstoff sind die flüssigen und festen Bestandteile der Blattern zu verwerten, die Borken sind auszuschließen. Als brauchbarste Impfkonserven haben sich Extrakte erwiesen, die nach Verreiben mit Glyzerin und Absetzenlassen der festen Bestandteile gewonnen werden. Der Vorteil dieser Konservierung ist noch der, daß bakterielle Verunreinigungen, die auch bei größter Sauberkeit sich nicht ganz ausschließen lassen, durch den Glyzerinzusatz im Laufe von Wochen und Monaten abgetötet werden. Die Erfolge der Impfung mit einer abgelagerten Glyzerinlymphe sind ebenso groß wie mit frischem Material.

Die Dauer der Immunität, die durch die Schutzimpfung hervorgerufen wird, läßt sich nicht ganz exakt angeben, da sie großen individuellen Schwankungen unterworfen ist. Im allgemeinen kann der vollständige Impfschutz auf 10 Jahre veranschlagt werden. Es empfiehlt sich demgemäß, entsprechend den deutschen Impfvorschriften, sich nicht mit einer einzigen Impfung in den ersten Lebensjahren zu begnügen, sondern derselben zum Mindesten noch eine nach etwa 10 Jahren folgen zu lassen. Spätere Impfungen sind obligatorisch unmöglich durchzuführen, doch gelingt es in Deutschland z. B. wenigstens einen großen Teil der männlichen Bevölkerung, nämlich beim Eintritt in das Heer, noch zum dritten Mal einer Impfung zu unterziehen. Der sehr bedeutende personelle Impferfolg bei diesen Rekrutenimpfungen läßt deutlich erkennen, wie nötig eine solche dritte Impfung ist.

Aber selbst nach Verlust des völligen Impfschutzes bleibt eine

sehr erhebliche Widerstandsfähigkeit übrig, die in der geringeren
Mortalität der früher Geimpften und dann Erkrankten zum Ausdruck
kommt, wie es die folgende Tabelle zeigt.

Tabelle XXIV.
Mortalität der Pockenerkrankten in
Deutschland 1906—1911.

Die Kranken waren	Zahl der		% der Sterblichkeit
	Erkrankungen	Todesfälle	
Geimpfte	641	53	8,3
Wiedergeimpfte . . .	642	36	5,6
Ungeimpfte	523	184	35,2

Im Gegensatz zu dem vorübergehenden Schutz der Impfung gewährt Überstehen der echten Pocken meist eine dauernde Immunität.
Immer ist dies allerdings nicht der Fall. Feistmantel zeigte, daß
10 Jahre nach Überstehen der ersten Infektion eine Neuinfektion vorkommen kann.

Die Schutzimpfung hat sich als die einzige prophylaktisch wirksame Maßregel erwiesen. Bei der kolossalen Tenazität
einerseits und Flüchtigkeit des Virus andererseits ist mit Desinfektionen
nicht gar zu weit zu kommen. Die Wege der Pockenübertragung sind
oft sehr verschlungen, und es sind Übertragungen durch Personen, die
selbst nicht mit Pockenkranken in Berührung gekommen waren, wohl
aber mit Personen, die Pockenkranke besucht hatten, durchaus nichts
Seltenes. Selbstverständlich sind die Wohnungen von Pockenkranken
auf das Sorgfältigste zu desinfizieren, gerade so wie die infizierten
Betten, Wäsche, Kleider usw. Alle diese Maßregeln sind aber nur
von einem ganz geringen Erfolg in einer nicht geimpften Bevölkerung.

Zu den wenigen Ländern, die nicht nur ein Impfgesetz haben,
sondern dasselbe auch auf das Strengste durchführen, gehört Deutschland. Die durch das Gesetz vom 8. April 1874 angeordnete Impfung
im 1. und Wiederimpfung im 12. Lebensjahr ist für Deutschland
von den segensreichsten Folgen gewesen. Es grenzt fast an Wahnsinn, wenn jemand, der die Verhältnisse in Deutschland vor und
nach der Zwangsimpfung kennt, oder über die Pockensterblichkeit in
anderen Ländern, die keine Zwangsimpfung haben, unterrichtet ist,
gegen die Zwangsimpfung ankämpft. Einzig und allein die zwangsweise durchgeführte Schutzimpfung ist in der Lage, ein Land von den
Pocken zu befreien.

Es würde zu weit führen, wenn ich an dieser Stelle auf die in

Deutschland, das früher als das Land der Intelligenz bezeichnet wurde, in geradezu betrübender Weise zunehmende Unwesen der Impfgegner eingehen wollte. Ich verweise hier auf die Denkschrift Kirchners, die nicht nur reichliches statistisches Material bringt, sondern auch viele „Fälle" der Impfgegner in ihrer ganzen Absurdität und Verlogenheit vor Augen führt, und auf die von der Medizinalabteilung des Königl. Preußischen Ministeriums des Innern herausgegebenen Schrift: Statistisches zur Wirkung des Reichs-Impfgesetzes (Berlin 1914, R. Scholtz).

Im übrigen ist es natürlich, daß nach der Impfung, wie nach jedem noch so kleinen chirurgischen Eingriff, Unglücksfälle vorkommen können. Ebenso gut, wie man auf der Eisenbahn verunglücken kann, kann man auch bei dem Eingriff der Impfung Schaden erleiden, nur, daß die Verunglückungschancen bei der Eisenbahnfahrt erheblich größer sind.

Aber selbst wenn die Verunglückungschancen der Impfung größer und nicht praktisch gleich Null wären, hätte dies meines Erachtens nichts zu bedeuten, denn die allgemeine Impfung bezweckt nicht den Schutz des Einzelindividuums sondern der Volksgemeinschaft, und das Wohl der Volksgemeinschaft steht so hoch, daß es mit dem Opfer einiger Einzelindividuen nie zu teuer erkauft ist, müssen ihm doch oft genug im Krieg Tausende geopfert werden!

Im folgenden noch einige wenige statistische Zahlen.

Wie aus der Denkschrift des Kaiserlichen Gesundheitsamtes hervorgeht, verlor in den 5 Jahren, 1889—93, Deutschland an Blattern 572 Menschen, „während daran in den französischen Städten (für das platte Land liegen Angaben nicht vor) 5670, in Belgien 7779, in Österreich 37037 und im Russischen Reich (in den 3 Jahren von 1891 bis 1893, für welche hier allein vergleichsfähige Nachrichten vorliegen) 288120 Personen starben. Von 1 Million Einwohnern erlagen den Blattern in Deutschland jährlich 2,3, dagegen in den vier genannten Nachbarländern unseres Reiches:

in den französischen Städten 147,6,
in Belgien 252,2,
in Österreich 313,3,
in Rußland . . . . 836,4.

Wäre die Blatternsterblichkeit bei uns so groß wie in den französischen Städten, Belgien, Österreich oder Rußland, so hätte unser Vaterland einen jährlichen Verlust von 7321, 12584, 15558 oder gar 41584 Menschenleben zu beklagen gehabt. Tatsächlich starben im Jahresdurchschnitt nur 115 an den Pocken."

Inzwischen ist die Zahl der Todesfälle noch weiter gesunken, **so starben 1913 im ganzen Deutschen Reiche nur 12 Personen an Pocken!**

Das allgemeine Sinken der Pockenmortalität tritt fast sofort nach Einführung der Impfung ein. In der preußischen Armee z. B. wurde dem Beispiel Württembergs folgend im Jahre 1834 die Impfung bzw. Wiederimpfung sämtlicher Rekruten angeordnet. In den vorhergehenden 5 Jahren waren, auf je 100000 Mann berechnet, 33, 27, 108, 96 und 108 Soldaten an den Pocken gestorben, 1834 starben noch 38, dann fiel die Zahl sofort 1835 auf 5, 1836 auf 9, 1837 auf 3, 1838 auf 7 und 1839 auf 2 Todesfälle für 100000 Mann. Diese geringe Mortalität läßt um so deutlicher den Nutzen der Schutzimpfung hervortreten, wenn man damit die Pockensterblichkeit in der Zivilbevölkerung vergleicht. Nur noch einmal erreichte in der Armee die Sterblichkeit einen etwas höheren Grad, nämlich in dem Krieg 1870/71. Die Mortalität betrug rund 30 Todesfälle auf 100000 Menschen, während in der Zivilbevölkerung rund 250 auf dieselbe Anzahl berechnet, erlagen. Die Tabelle, welche der schon erwähnten Denkschrift des Kaiserlichen Gesundheitsamtes entnommen ist, gibt hierüber und über die Wirkung der Impfung überhaupt einen genauen Überblick.

Literatur.

Béclère, Chambon et Ménard, Ann. Past. 1898. — Ber. über d. Tätigkeit d. im Deutschen Reich errichteten staatlichen Anstalten z. Gewinnung v. Tierlymphe 1895—1897. Med.-stat. Mitt. a. d. Kais. G. A. 3, 4, 5. — Blattern und Schutzpockenimpfung. Denkschrift. bearb. im Kais. G. A. 1896. — Calmette u. Guérin, Ann. Past. 1901. — Deutsch u. Feistmantel, Die Impfstoffe und Sera. Leipzig 1903. — Fornet, B.kl.W. 1913. — Friedberger u. Mironescu, D.m.W. 1914. — Frosch, Ber. d. Kommission z. Prüfung d. Impfstoffrage. Berlin 1891. — Gins, B.kl.W. 1914. — Hartmann, Zbl. f. Bakt. Ref. 47. 1910. — Kirchner, Schutzpockenimpfung und Impfgesetz. Berlin 1911. — Negri, Zbl. f. Bakt. Ref. 36. 1905; Zschr. f. Hyg. 54. 1906. — Paschen, M.m.W. 1906. — Peiper, Die Schutzpockenimpfung und ihre Ausführungsbestimmungen in Deutschland und Österreich. 1901. — Pröscher, International Clincs. 1913. B.kl.W. 1913. — v. Prowazek, Arb. a. d. Kais.G.A. 32. 1905; 33. 1906. — Derselbe und Yamamoto, M.m.W. 1909. — Rabinowitsch, B.kl.W. 1914. — Seiffert, D.m.W. 1914. — Siegel, Sitzungsbericht d. Kgl.Akad. d.Wissensch. 30. 1905. — Tomarkin und Carrière, Variola und Vaccine in Kolle-Wassermann, Hb. d. pathog. Mikroorganismen (2) 8. 1913. — Volpino, Zbl. f. Bakt. 49, 51. 1909. — v. Wasielewski, M.m.W. 1905.

---

2. Masern, Scharlach, Röteln und Windpocken.

Auch die Erreger dieser exanthematischen Krankheiten sind noch immer unbekannt. Selbstverständlich liegen zahlreiche Befunde über Parasitenfunde vor.

Masernerreger sind allerdings in der letzten Zeit wenig „entdeckt" worden. Zu erwähnen wäre nur der hämophile Bazillus (Influenza?) von Pacchioni und Francioni und die Mitteilungen Sittlers, der in einem Staphylococcus albus, den man stets im Rachen und der Konjunktiva von Masernerkrankungen findet, den Erreger sieht, und der das Exanthem durch Resorption seiner Toxine als anaphylaktische Reaktion auslösen soll, übrigens entsprechend der Annahme Pacchionis und Francionis.

Tierübertragungen der Masern sollen gelungen sein. So Anderson und Goldberger (zitiert nach Jurgelunas), die durch Blutinjektion Affen (Macaccus rhesus) infizieren konnten, und dann durch Kontakt auch weitere Affen zu infizieren vermochten. Auch Nicolle ist dies gelungen und anscheinend auch Jurgelunas bei einem Pavian.

Als **Scharlacherreger** sind vielfach Streptokokken angesprochen worden. Jedenfalls steht das fest, daß sich bei Scharlach in den Gaumenmandeln und nicht so selten im strömenden Blut und ziemlich häufig in der Leiche Streptokokken finden. Daß aber diese Streptokokken nicht die Erreger sein können, ist nach der Ansicht der meisten Autoren, auch der meisten, die therapeutisch und prophylaktisch mit Streptokokken und Streptokokkenserum arbeiten, ziemlich sicher. Sie werden dazu schon zu oft im Blut, auch schwer Scharlachkranker, intra vitam und post mortem vermißt. Viele der positiven Befunde können auch einer strengen Kritik nicht standhalten, so daß so ihr Vorkommen im Blut häufiger erscheint, als es tatsächlich der Fall ist. Von einwandfreiern Untersuchern will ich hier nur Klimenko erwähnen, der sie bei 523 Fällen bei 871 Untersuchungen nur in 2,1 $^0/_0$ der Fälle fand! Wenn Streptokokken aber auch nicht Scharlach erzeugen, so komplizieren sie als Mischinfektion das Bild. Vielleicht können die Untersuchungen Schleißners (siehe Tierübertragung) das Urteil in Verein mit den prophylaktischen Impferfolgen ändern.

Klimenko weist jetzt auf die Rolle hin, die offenbar der Bazillus fusiformis (s. S. 384) bei der Scharlachangina spielt. Da er ihn bei 6 Scharlachleichen dreimal aus der Leber und Milz züchten konnte, sind in dieser Richtung jedenfalls weitere Untersuchungen nötig.

Die Leukozyteneinschlüsse von Doehle scheinen überhaupt keine Parasiten zu sein. Doehle fand in den Leukozyten, nach Mansonfärbung sehr deutlich sichtbar, 1—2, oft aber auch bis 6 runde ovale Körner, die manchmal abgeplattet zu zweit aneinander liegen; gelegentlich werden auch größere stäbchenförmige Gebilde gesehen, auch außerhalb der Leukozyten werden die Körperchen hin und wieder gefunden. Das Vorkommen dieser Doehleschen Körperchen beim Scharlach ist von verschiedenen Seiten, ich nenne nur Kretschmer und Fraenken, bestätigt worden, aber auch daß sie sich — schon Doehle hatte das gefunden — auch bei anderen Infektionskrankheiten vorfinden. Da sie aber bei Scharlachkranken selten fehlen, nach Rosanoff in den ersten Tagen sogar immer gefunden werden, sonst aber oft vermißt werden, wird ihnen von mancher Seite insofern ein diagnostischer Wert zugesprochen, als ihr Fehlen gegen Scharlach spricht.

Erfolgreiche **Tierübertragungen** an Affen sind gelungen. Land-
steiner, Levaditi und Prasek injizierten subkutan Mandelbelag und
Blut oder pinselten damit den Rachen. Bernhardt impfte durch
Einreiben von Zungen- und Mandelbelag in die Mundschleimhaut der
Affen.

Von großer Bedeutung würden die Untersuchungen Schleißners
sein, wenn sie wirklich im Sinne einer Übertragung des Scharlachs gedeutet werden könnten. Es wäre ihm nämlich dann die Übertragung
auf Affen durch Impfen mit Scharlachstreptokokken gelungen.

Schleißner hat von 22 Affen 9 positive Resultate durch Versprayen der
Streptokokkenbouillonkulturen in den Rachen. Die Tiere erkrankten nach 5 tägiger
Inkubation mit hohem Fieber und follikulärer Angina, später trat Himbeerzunge
und Drüsenschwellung hinzu. Manchmal trat auch Exanthem auf, aber „ein typi-
sches Exanthem war nie deutlich ausgeprägt!" Schleißner ist übrigens selbst
vorsichtig in der Beurteilung.

Eine **Serumtherapie** des Scharlachs ist von zwei Gesichtspunkten
aus versucht worden. Zunächst mit Streptokokkenserum, das mit
„Scharlachstreptokokken" erzeugt war. Moser hat als erster ein
solches Serum hergestellt. Die Erfolge sind gute. Ich begnüge mich,
hier eine vergleichende Statistik von Pulauski zu geben, in der die
Erfolge des Serums (Bujwidserum) der gewöhnlichen Therapie gegenüber recht deutlich hervorgehen.

Tabelle XXV.

Jahr	Gesamtzahl der Fälle	Zahl der letalen Fälle	Zahl der-selben in %	Zahl der schweren Fälle	Zahl der-selben in %	Mortalität %	
1904—	48	20	41,6	28	58,0	71	Gewöhnliche Therapie
1907	69	10	14,5	35	50,7	28	Heilserumtherapie

Dann hat zuerst Weißbecker, dem dann bald Huber folgte,
versucht, mit Scharlachrekonvaleszenten-Serum zu heilen. Sie kamen
zu günstigen Resultaten. In neuerer Zeit sind diese Versuche in
größerem Maßstabe und mit größeren Dosen von Reiss und Jungmann
aufgenommen worden. Sie injizierten intravenös 50—100 ccm Rekonvaleszentenserum (Weißbecker 10—15 ccm), das in der 3.—4. Krankheitswoche abgenommen war. Es trat regelmäßig Temperatursturz
und Wendung zum Bessern ein. Koch hat diese Erfolge bestätigen
können. Er behandelte 28 ausschließlich sehr schwere Fälle, sah
übrigens oft auch bei kleinen Dosen (10—20 ccm) kritische Ent-
fieberung. Er meint, daß seine Kurven denen mit dem Moserschen

Serum sehr ähnlich seien. Er hat dann auch Kontrollen mit Normalserum angestellt und gefunden, daß der Temperatursturz auch hier eintritt, daß aber die sofort einsetzende Wendung zum Bessern eine Eigentümlichkeit des Rekonvaleszentenserums sei. Die folgende Statistik gibt seine interessanten vergleichenden Resultate wieder:

Tabelle XXVI.

Übersicht der vom 1. April 1912 bis 31. März 1913 aufgenommenen Scharlachfälle.

	Zahl der Fälle	Scharlachnephritis		Mortalität	
		absolut	%	absolut	%
Gesamtaufnahme auf die Scharlachabteilung 1. IV. 1912 bis 31. III. 1913 .	263	17	6,5	3	1,1
Mit Normalserum behandelt	12	2	16,7	1	8,3
Mit Scharlachrekonvaleszentenserum behandelt .	28 [1]	0	0	1 [2]	3,6

1) Zu den hier veröffentlichten Fällen kommen noch 6, die während des Abschlusses dieser Arbeit behandelt wurden.

2) Dieser eine Fall starb eine Stunde nach der Infusion, ehe die Serumwirkung sich entwickeln konnte.

Eine **Scharlachprophylaxe** wird besonders in Rußland in großem Maßstabe mit der von Gabritschewski inaugurierten Streptokokkenvaccination ausgeübt. Es liegen über diese Schutzimpfung von Langowoi angefangen eine geradezu ungeheure Anzahl von Mitteilungen vor, die fast alle darin gipfeln, daß eine einmalige Vaccination nach Gabritschewski das beste Mittel zur Bekämpfung des Scharlachs ist.

Selbstredend darf dabei eine Prophylaxe nach allgemein hygienischen Grundsätzen nicht vernachlässigt werden.

Von besonderem Interesse ist es, daß die Masern mit den Anlaß zu der ersten empirischen Schutzimpfung gegeben haben. Es war von Alters her schon Brauch, so wie auch heute noch, bei Masernepidemien von auffallend leichtem und mildem Charakter, von einer Isolierung der Erkrankten in der Familie nicht nur abzusehen, sondern sogar die Geschwister, welche noch nicht Masern überstanden hatten, mit den Kranken in möglichst nahe Berührung zu bringen. Erfahrungsgemäß gewährt das Überstehen auch einer leichten Erkrankung Schutz gegen spätere Infektionen. Wir sehen hier also tatsächlich einen ähnlichen Vorgang, wie z.B. in der Pasteurschen Milzbrandschutzimpfung mit abgeschwächtem Virus. Man bediente sich unbewußt des späteren Pasteurschen Prinzips der Infektion mit einem abgeschwächten und harmlosen Impfstoff, um nach Überstehen dieser milden Infektion doch volle Immunität zu erhalten.

<h3 style="text-align:center">Literatur.</h3>

Bernhardt, Zbl. f. Bakt. Ref. 50. 1911. — Doehle, Zbl. f. Bakt. 61. 65. 1912. — Fraenken, Zbl. f. Bakt. Ref. 54. 1912. — Gabritschewski, M.m.W. Ref. 1906. — Jurgelunas, Zbl. f. Bakt. 72. 1914. — Klimenko, Zbl. f. Bakt.

65. 1912. 74. 1914. — Koch, M.m.W. 1913. — Kretschmer, D.m.W. 1912; B.kl.W. 1912. — Landsteiner, Levaditi und Prasek, Ann. Past. 1911. — Langowoi, Ref. M.m.W. 1906. — Pacchioni und Francioni, Jb. f. Kinderkrkh. 68. 1909. — Pulawski, D.m.W. 1908. — Reiss, Therap. Mh. 1913. — Reiss und Jungmann, D.A.f.klin.M. 105. 1912. — Rosanoff, Arch. f. Kinderhlkd. 62. 1914. — Schleißner, M.m.W. 1913. — Weißbecker, Zschr. f. klin. M. 30. 1896.

3. Flecktyphus.

Als **Erreger des Flecktyphus** sind zahlreiche Mikroorganismen aus dem Bakterien- und Protozoenkreis beschrieben. Irgendeine Einigung hat nicht stattgefunden. Da es immerhin möglich, ja wahrscheinlich ist, daß einer der beschriebenen Mikroorganismen wirklich der Erreger ist, aber m. E. kein Mensch aus dem jetzt vorliegenden Material einen sicheren Schluß abgeben kann, sollen im folgenden alle Befunde der letzten Jahre unparteiisch referiert werden.

1. Gottschlich fand 1903 in 6 Fällen von Flecktyphus in den roten Blutkörperchen Gebilde, die lebhafte Eigenbewegung zeigten und bei Färbung mit Boraxmethylenblau und nach Romanowsky meist birnförmige Gestalt aufwiesen. Auf der Höhe des Fiebers fand er bei einem Kranken zystische Gebilde und bei vier Kranken spermatozoenähnliche Formen (Gameten?).

3. Krompecher, Goldzieher und Augyan untersuchten 1909 203 Fälle und machten 53 Sektionen. In tadellosen Präparaten fanden sie fast stets im Blut, im Knochenmark und in der Milz mit Mansonblau und vor allem nach Giemsafärbung sehr spärliche, in den roten Blutkörperchen aber auch extraglobulär gelegene Gebilde von ovaler, birnförmiger oder mehr länglicher Gestalt, die sie (vgl. Abbildung in der Arbeit) als Protozoen ansprachen. Im Blut fanden sie übrigens auch Streptokokken, Staphylokokken, Friedländer und den von Hlava beschriebenen Diplostreptokokkus.

3. Rabinowitsch züchtete 1909 aus 108 Leichen und 58 Kranken einen nach Gram färbbaren Diplobazillus, der auf Glyzerinagar kümmerlich, auf Aszitesagar gut wuchs, von dem Serum der Kranken anfangs in hohen Verdünnungen (1:2560), bei längerer Kultur wenig (1:160) agglutiniert wurde, und dessen Extrakte mit Krankenserum Komplementablenkung ergaben.

4. Predtjetschensky züchtete 1910 aus dem Blut (5 ccm Blut in 200 ccm Bouillon) ein gramnegatives Stäbchen, das oft Polfärbung zeigte, auf allen Nährböden gut wuchs, vom Krankenserum in der Verdünnung 1:40 agglutiniert wurde, und das er später auch im Sputum und Urin nachweisen konnte. Lewin untersuchte 1911 25 Fälle genau nach der Technik von Predtjetschensky, ohne es zu finden. Er hält das Stäbchen für einen Kokkus.

5. Potgsenko berichtete 1911 über den Micrococcus exanthematicus, der so klein sei, daß man ihn nur mit $2-3^1/_2$ tausendfacher Vergrößerung gut erkennen könne. Der Nachweis in Blut und Knochenmark gelingt stets nach dem Tuscheverfahren von Burri (!). Über die sehr schwer zu erlangende Kultur ist weiter nichts mitgeteilt.

6. 1912 werden die Untersuchungen des verstorbenen mexikanischen Forschers Ricketts veröffentlicht. Ricketts hat mikroskopisch im Blut der Kranken und in

Läusen, die an Kranken gesogen hatten, ein bipolares Stäbchen gefunden, dessen Kultur nicht gelang.

7. Klodnitzky teilte 1912 mit, daß er schon 1905 in Blutausstrichen kurze, schmale, sehr bewegliche Bazillen gefunden hätte, die auf den ersten Blick wie Diplokokken erschienen. Jetzt hat er diese Stäbchen aus dem Körper von 8 Wanzen, nachdem sie an Kranken gesogen hatten, und einer Maus, die mit solchen Wanzen injiziert war, gezüchtet. Wachstum auf Agar sehr dünn, gut in Bouillon. Das Stäbchen wurde vom Krankenserum manchmal in hohen Verdünnungen (1:2000), manchmal gar nicht agglutiniert. Es war von ganz ungeheurer Virulenz für Mäuse und Kaninchen, daher der Name Bacillus violentus.

8. Fuerth teilt 1912 ein Jahr vorher in Tsingtau erhobene Befunde mit. Er fand bei etwa $38\,{}^0/_0$ der Fälle im Blut und den Organen Mikroorganismen, die er als Diplobazillen bezeichnete, und die ähnlich wie Streptokokken wuchsen. Sie wurden vom Krankenserum im Verhältnis 1:160 agglutiniert.

9. Müller fand 1913 bei Flecktyphuskranken bei Giemsafärbung Diplokokken, Diplobazillen und isolierte Kokken. In 11 Fällen gelang die Kultur 5mal. Sie gleichen den von Fuerth beschriebenen Mikroorganismen. Sie sind sehr hinfällig, färben sich anfangs nach Gram, später entfärben sie sich.

10. Hegler und v. Provazek fanden 1913 in sämtlich von ihnen untersuchten 51 Fällen typische Veränderungen der polymorphkernigen neutrophilen Leukozyten. Nach Giemsafärbung treten sich rotfärbende, distinkte, längliche oder runde Körperchen nnd Doppelkörperchen auf. Zu Beginn der Krankheit sind noch viel Leukozyten frei, dann werden immer mehr befallen. Die Gebilde vermehren sich in Diploform. Oft findet sich zwischen zwei intensiv gefärbten Polkörperchen eine zarte Verbindungsbrücke, die zuweilen geknickt ist, „so daß die beiden Polkörperchen wie zwei Kirschen mit ihren Stielen zusammenhängen." Diese von den Autoren mit Vorbehalt den Strongyloplasmen zugezählten Gebilde finden sich auch im Blut infizierter Affen.

Wie diese Übersicht ergibt, sind wir von einer Klärung der Frage des Erregers noch weit entfernt, aber immerhin hat die Beschäftigung mit dem Flecktyphus auf experimentellem Wege unsere Erkenntnis in anderer Hinsicht gefördert.

Zunächst gelang Nicolle die Übertragung der Krankheit auf Schimpansen, dann gelang es auch, anfangs vom Schimpansen aus (Nicolle), dann direkt (Ricketts), niedere Affen zu infizieren, und schließlich ergaben die Versuche von Nicolle und seinen Mitarbeitern, Versuche, die allseitig bestätigt wurden, daß sich auch Meerschweinchen infizieren lassen.

Ricketts und andere stellten dann fest, daß das Virus nicht filtrierbar und wenig resistent gegen Erwärmen (15 Minuten $56\,{}^0$ tötet ab) und gegen Desinfizientien sei.

Von größter Wichtigkeit war dann der von Nicolle geführte Nachweis, daß die Übertragung durch Kleiderläuse erfolgt. Auch diese Untersuchungen sind allseits experimentell und im letzten serbischen Krieg durch Kaiser auch durch Beobachtungen am Krankenbett bestätigt worden. Selbstverständlich kann noch nicht behauptet werden, daß nicht auch noch andere Wege der Ansteckung gelegentlich vorkommen können.

Inzwischen hat die große japanische Epidemie bessere Gelegenheit als die Kriegsepidemie gegeben, diese Frage nachzuprüfen. Herr Prof. Shiga aus Tokio hatte die Freundlichkeit gehabt, mir hierüber folgendes mitzuteilen: „Wenn solche Ansteckungsweise (sc. durch Kleiderläuse) auch vorkommen würde, müssen wir doch noch eine andere, vielleicht noch wichtigere Infektionsweise annehmen, denn wir können uns sonst nicht erklären, wie die Epidemie in einer so kurzen Zeit einen so großen Umfang annehmen konnte. Innerhalb von drei Monaten erkrankten in allen Stadtteilen Tokios über 4000 Menschen!"

Immerhin kommt, auch nach japanischer Ansicht, wenn auch dort Affeninfektionen nicht geglückt sind, die Übertragung durch Läuse in Betracht, Dieser experimentell und klinisch sichergestellte Modus der Übertragungsweise des Flecktyphus würde dann auch die schon längst bekannten zur Massenverbreitung disponierenden Momente erklären. Wo Wohnungsnot, Schmutz und auch noch Hunger, der die Widerstandsfähigkeit bricht, herrscht, da findet der Flecktyphus einen günstigen Boden. So ist denn auch der Flecktyphus fast stets als Begleiterscheinung von Hungersnot und Kriegselend aufgetreten.

In dieser anfangs rein empirischen Erkenntnis wurzeln auch die rationellen **prophylaktischen Maßnahmen**. Wo es gelingt, bei einem Ausbruch von Flecktyphus die Lebensbedingungen zu verbessern, da ist, wenn Hand in Hand damit Isolierung und Reinigung der Kranken und Desinfektion der Kleider (Läusevernichtung) geht, auf ein Einschränken der Seuche zu rechnen. Das klassische oft angeführte Beispiel ist das Verhalten des Flecktyphus in der englischen und französischen Armee im Krimkrieg 1854/56.

In der französischen Armee lag das Sanitätswesen schwer im Argen, da den französischen Ärzten durch Reglements die Hände gebunden, und sie nicht in der Lage waren, die von ihnen als notwendig erkannten Maßnahmen zur Verbesserung der Unterkunft der Truppen und Kranken und der Pflege der letzteren durchzuführen. Ganz anders waren dagegen die Verhältnisse in der englischen Armee. Die Engländer wandten mit einem Kostenaufwand von rund 15 Millionen Franks alle Mittel der Wissenschaft an, um durch Verbesserung der hygienischen Verhältnisse der Seuche Herr zu werden.

Im Jahre 1854 kam der Flecktyphus zur seuchenhaften Ausbreitung. In der französischen Armee gingen im Dezember 1855 734, im Januar 1856 1523, im Februar 3402, im März 3457 Typhusfälle zu[1]). In diesen 4 Monaten also 11116

---

1) Die Zahlen sind entnommen aus: Knaak, Die Krankheiten im Kriege. Leipzig 1900.

gegen 588 in den entsprechenden Zeiten des Vorjahres. Im englischen Heer dagegen kam der Flecktyphus kaum vor, überschritt jedenfalls niemals die Zahl von 10 für den Monat!

Ganz besondere Opfer hat übrigens der Flecktyphus noch in dem russisch-türkischen Feldzuge 1877/78 gefordert. Es erkrankten damals von der Donauarmee an Flecktyphus 25088 Mann, von denen 287,2 von 1000 Kranken starben.

Für die persönliche Prophylaxe hat sich für den, der mit Flecktyphuskranken umzugehen hat, als bestes Mittel ein mäßiger und nüchterner Lebenswandel und das Vermeiden aller Exzesse erwiesen. Selbstverständlich muß man sich und das Wartepersonal vor Ungeziefer schützen.

Erwähnt sei noch, daß auch hier Versuche einer **Serumtherapie** gemacht worden sind, die ihre Begründung in der Tatsache fanden, daß nach Überstehen der Krankheit, auch der experimentell erzeugten, Immunität zurückbleibt. Man benutzte Rekonvaleszentenserum. Die damit gemeldeten Heilerfolge zerflossen aber bei der kritischen Nachprüfung der Ergebnisse durch Nicolle in Nichts.

L i t e r a t u r.

Fuerth, Zschr. f. Hyg. 70. 1912. — Gottschlich, D.m.W. 1906. — Hegler und v. Prowazek, B.kl.W. 1913. — Kaiser, M.m.W. 1914. — Klodnitzky, Zbl. f. Bakt. 67. 1912. — Krompecher, Goldzieher und Augian, Ebendas. 50. 1909. — Lewin, Ebendas. 60. 1911. — Müller, M.m.W. 1913. — Nicolle, Ann. Past. 25. 1910. — Derselbe, Conseil und Conor, Ebendas. 26. 1912. — Potgsenko, M.m.W. 1911. — Predtjetschensky, Zbl. f. Bakt. 55. 1910; 58. 1911. — Rabinowitsch, Arch. f. Hyg. 71. 1909; Zbl. f. Bakt. 52. 1909; D.m.W. 1912. — Ricketts, Zbl. f. Bakt. Ref. 51. 1912.

XXIX. Kapitel.

Poliomyelitis.

Der **Erreger der Poliomyelitis** ist, wie die Untersuchungen der letzten Jahre gezeigt haben, ein filtrierbares, schwer kultivierbares Virus. Mit dieser Erkenntnis sind alle älteren Berichte über verschiedene leicht sichtbare und ohne weiteres züchtbare bakterielle Erreger hinfällig geworden.

Erst die von Landsteiner gelegentlich der letzten Wiener Epidemie gefundene Möglichkeit der Übertragung der Poliomyelitis auf Affen ermöglichte das Studium dieser Infektionskrankheit.

Landsteiners erste Versuche, denen bald zahllose andere gelungene Übertragungen von allen Seiten (Knöpfelmacher, Levaditi, Flexner und Lewis, Leiner und v. Wiesner, Römer u. a.) folgten, ergaben, daß es mit großer Sicherheit gelingt, bei Affen (von den kleinen am besten Macacus cynomolgus) durch intrazerebrale und gleichzeitig intraperitoneale Injektion von Teilen des Zentralnervensystems von Kindern, die an Poliomyelitis zugrunde gegangen waren, und zwar durchschnittlich bei 95% der geimpften Tiere, ein klinisch und pathologisch-anatomisch der menschlichen Krankheit recht nahestehendes Krankheitsbild hervorzurufen. 76% der erkrankten Affen gehen zugrunde.

Da sich offenbar die einzelnen Teile des Zentralnervensystems in bezug auf Menge des Virus recht verschieden verhalten, geht Römer in der Weise vor, daß er sich in Kochsalzlösung eine 5proz. Emulsion von Teilen des Lumbal-, Dorsal- und Halsmarkes, ferner von der Medulla und Teilen des Gehirns (aus der Gegend der Zentralganglien und von der Rinde der Basalgegend) bereitet, von der er 0,5 ccm intrazerebral und 4—5 ccm intraperitoneal injiziert.

Geht die Infektion beim Affen an, so kann, wie Römer als erster nachwies, beliebig weiter auf Affen verimpft werden.

Andere Tiere als Affen sind gar nicht oder doch nur sehr wenig empfänglich. Daß Kaninchen infizierbar sind, wie es zuerst Krause und Meinecke und dann Lentz und Huntemüller behaupteten, war lange Zeit von fast allen Autoren abgestritten. Endgültig ist dies durch Marks bewiesen, der ganz junge Tiere infizieren konnte, und der dann, was erst den Beweis abgab, von diesen Kaninchen erfolgreich auf Affen weiter übertrug. Da das Krankheitsbild bei Kaninchen nicht typisch ist, da ferner Lähmungen bei diesen Tieren auch sonst häufig vorkommen, und da schließlich die charakteristischen Veränderungen im Zentralnervensystem nicht unzweideutig ausgeprägt sind, ist das Kaninchen auch unter den Kautelen, daß nur ganz kleine Tiere einer empfänglichen Rasse angewandt werden, nicht zu gebrauchen, da die endgültige Diagnose dann doch wieder durch Affenimpfung gestellt werden müsste.

Im Gegensatz zur Affenpoliomyelitis, bei der als Infektionsträger fast nur das Zentralnervensystem in Betracht kommt, da sich im Blut usw. nur selten Virus findet, ist bei Kaninchen, wie Krause und Meinecke nachwiesen und Marks bestätigte, auch Blut, Leber und Milz für die Weiterverimpfung geeignet.

Den pathologisch-anatomischen Befund bei den erkrankten Affen schildert Landsteiner wie folgt:

„Das histologische Bild des poliomyelitisch erkrankten Rückenmarks zeigt Hyperämie, Rundzelleninfiltrate der Meningen besonders vorne und im vorderen Medianspalt, mit vorwiegend mononukleären Formen, Rundzellenanhäufung längs der Gefäße der weißen und grauen Substanz, meist als förmliche Zellmäntel, die sich hauptsächlich in den intraadventitiellen, weniger in den perivaskulären Lymphräumen befinden. Am stärksten sind die Gefäße der Vorderhörner am Prozesse beteiligt, die Venen mehr als die Arterien. In der grauen Substanz findet man diffuse und herdförmige entzündliche Infiltrate, Hyperämie, nicht selten Hämorrhagien, Ödem und zwar in größerer Intensität in den Vorderhörnern, weniger in den Hinterhörnern, ferner schwere Veränderungen der Ganglienzellen,

besonders der motorischen, Zerstörung von Nervenfasern, Vermehrung der Rundzellen in den Gefäßen. Analog sind die Veränderungen bei der Erkrankung der
Medulla oblongata und des Pons, und biologische Bilder von meningealen und
längs der Gefäße in die Hirnsubstanz sich erstreckenden Infiltraten werden häufig
auch im Hirnstamm und in der Rinde gefunden, wenngleich die Intensität der
Veränderung hier geringer zu sein pflegt."

Einen wichtigen Schritt zur Erkenntnis der **Natur des poliomye-
litischen Virus** bedeuten die letzten sicher erfolgreichen **Kultur**versuche von Flexner und Noguchi, denen es gelang durch Verimpfung
von Gehirnteilen und von Filtraten beliebig fortzüchtbare Kulturen zu
erhalten, mit denen in allen Generationen wieder Poliomyelitis erzeugt
werden konnte.

Das Kulturverfahren lehnt sich an das Verfahren Noguchis zur Züchtung
der Spirochaeta pallida an (s. S. 365), nur mit dem Unterschied, daß in der ursprünglichen Kultur, die in Aszites mit Zusatz eines Stückchens Kaninchenniere
gewonnen wird, nicht so streng anaërobe Verhältnisse wie bei der Spirochaeta
pallida eingehalten werden müssen. Es genügt die Überschichtung mit Paraffinöl.
Für die Weiterimpfung wurde auch hier wieder Aszites + 2proz. Agar +
Kaninchenniere benutzt.

Amoss schlägt folgendes Verfahren der vorherigen Anreicherung ein: Die
Gehirnstückchen kommen zunächst für 10 Tage in Aszites, dem ein Stückchen
Kaninchenniere zugesetzt ist, und der dann mit Paraffin überschüttet wird. Die so
angereicherten Gehirnteilchen werden dann zerkleinert auf Noguchiagar verimpft.

Auf dem Aszitesagar erscheinen nach 48 Stunden, deutlich nach
72—99 Stunden, Opaleszenzen, aus denen sich dann kleinste, eben
sichtbare Körnchen entwickeln, die die Einzelkolonien sind. Im
Dunkelfeld und nach Gram- oder Giemsafärbung erkennt man, daß
man es hier mit kugelförmigen Körperchen zu tun hat, die zu Paaren,
in Haufen oder Ketten (im flüssigen Nährboden) zusammenliegen und
abgesehen von der Kleinheit große Ähnlichkeit mit Streptokokken
haben[1]).

Es sind diese Körperchen offenbar identisch mit denen, die Römer im virushaltigen Berkefeld-Filter-Filtrat im Dunkelfeld gesehen hat, und mit denen, die
Levaditi und Flexner und Lewis in primären Kulturen erhalten hatten, vielleicht auch mit den von Pröscher beschriebenen Mikroorganismen.

Ob und wie weit eventuell diese sicheren Parasiten mit den von Bonhof
nach Mannscher Färbung in den Gliazellen beobachteten eigentümlichen Zellein-
schlüssen in Beziehung stehen, ist noch fraglich.

Durch Affenpassagen wird die Virulenz bedeutend gesteigert,
so daß die Infektion nicht nur in allen Fällen, sondern sogar schon
mit 0,1 ccm der Verdünnung 0,001 des Berkefeld-Filtrates gelingt.

---

1) Die Reproduktionen in der B.kl.W., 1913, geben nur ein sehr schlechtes
Bild. Ich verweise auf die schönen Tafeln, die der Arbeit von Flexner und
Noguchi im Journ. of experim. Med., 17, 1913, S. 462 beigefügt sind.

Eine Virus-fixe-Bildung wie bei der Tollwut findet übrigens nicht statt, da die Virulenz auch wieder sinken kann (Flexner, Clark und Amoss).

Die **Widerstandsfähigkeit** des Virus gegen äußere Eingriffe ist z. T. recht beträchtlich. Ein gutes Konservierungsmittel ist Glyzerin, da es sich hier bei normaler Temperatur etwa 142 Tage und bei zirka 4° 25 Monate virulent erhält. Getrocknet bleibt es 15—20, bei niederen Temperaturen etwa 55, gefroren etwa 40 Tage infektiös. $\frac{1}{2}$ Stunde Erwärmung auf 45° schädigt zwar, aber erst 55° tötet sicher. Widerstandsfähig ist es gegen Karbol (0,5 proz. bei 4° bis zu 15 Monate lebend), dagegen wird es schnell durch Menthol, 1proz. Kaliumpermanganatlösung, 1proz. Wasserstoffsuperoxyd und durch Formalin vernichtet.

Die **Verbreitung des Virus im Tierkörper** ist bis zu einem gewissen Grade vom Infektionsmodus abhängig. Bei intrazerebraler Infektion wandert das Virus zunächst ins Gehirn, Rückenmark und die Meningen. Es treten dann auch Keime ins Blut über, ohne sich dort zu vermehren. In den Lymphspalten entlang den Geruchsnerven, die vom Bulbus olfactorius nach der Nasenschleimhaut hinziehen, wandert es dann in den Nasenrachenraum, um dort z. T. ausgeschieden, z. T. verschluckt zu werden. So kommt es, daß auch bei menschlicher Poliomyelitis Virus stets im Nasenrachenraum und auch in den Fäzes gefunden wird. Da nun das Virus auch den umgekehrten Weg gehen kann, sind Infektionen von der Nasenrachenschleimhaut und dem Darmkanal möglich, sie entsprechen den natürlichen Verhältnissen. Bei intraperitonealer und subkutaner Infektion scheint sich das Virus auf dem Wege der Lymphbahnen auszubreiten und wohl auch bei intraneuraler Injektion. Dafür spricht, daß die regionären Lymphdrüsen das Virus enthalten. Sie können sowohl auf dem Wege des Virus zum Gehirn wie auf dem umgekehrten Wege infiziert werden. Eine Wanderung auf dem Wege der Blutbahn findet in der Regel wohl nicht statt, wenn auch experimentell auf diesem Wege Poliomyelitis erzeugt werden kann.

Eine **Serumtherapie** der Poliomyelitis gibt es z. Zt. noch nicht, wenn auch auf verschiedenem Wege eine Immunisierung von Affen erreicht werden kann, so z. B. durch Vorbehandeln mit auf 50° erwärmtem Virus (Römer und Joseph). Das Serum immunisierter Tiere tötet im Reagenzglas Virus ab.

Die **Prophylaxe** muß natürlich von der Verbreitungsart des Virus und den Wegen der Infektion abhängig sein. Völlige Klarheit herrscht hier noch keineswegs. Wickers, der Mann, der in erster Linie die moderne Erkenntnis der Epidemiologie der Poliomyelitis auf Grund seiner Studien während der großen schwedischen Epidemie 1905 geschaffen hat, führt die Verbreitung der Krankheit auf Ansteckung durch Kranke, abortiv Kranke und gesunde Zwischenträger zurück. Nachdem Flexner und Lewis bei der experimentellen Poliomyelitis und dann Kling, Wernstedt und Peterson bei der menschlichen Erkrankung das Virus zunächst im Nasenrachenraum und die letzteren Autoren auch in den Darmausscheidungen nachgewiesen hatten, schien das Problem restlos gelöst. Die genannten schwedischen Autoren fanden dann auch, daß nicht nur das Nasensekret und die Darmausscheidungen der Kranken, sondern auch der gesunden Umgebung das Virus enthalten könnten. Sie fanden dann, daß das Virus bei Rekonvaleszenten sich bis zu 7 Monaten hielt, allerdings mit immer mehr abnehmender Virulenz. Schließlich wiesen es dann auch Neustätter und Thro im Staub der Krankenstuben und Josefson an einer Handarbeit nach, die von Kranken stammte.

Es wurde nun aber eingewandt, daß Erkrankungen von Geschwistern selten und solche von Pflegerinnen kaum vorkommen. Beides ist nicht ganz richtig. Es ist aber zu bedenken, daß die individuelle Empfänglichkeit der Kinder sehr verschieden sein muß, und daß Erkrankungen von Pflegerinnen bei einer ausgesprochenen Erkrankung des Kindesalters — vorgekommen sind eine ganze Reihe in Schweden — eigentlich kaum zu erwarten waren. Wenn also trotzdem solche vorgekommen sind, so sprechen sie für außerordentlich schwere Infektion, wie sie nur die Krankenpflege mit sich bringt.

Da nun die Poliomyelitis sicher auf dem Lande viel mehr ausgebreitet ist, wie in den Städten, so wurde von Bruno und anderen die Aufmerksamkeit auf das oft zu beobachtende gleichzeitige Vorkommen von Lähmungserkrankungen unter den Haustieren und von Poliomyelitis gelenkt. Durch Übertragungsversuche auf Affen eine Identität des Virus dieser Krankheiten und der menschlichen Poliomyelitis zu erweisen, ist bisher nicht geglückt (Lust und Rosenberger). Immerhin kann ein Zusammenhang hier bestehen, so daß weitere experimentelle Untersuchungen dringend nötig wären.

Auch der Verbreitung durch Insekten ist viel das Wort geredet worden. Ich will hier nur erwähnen, daß Rosenau auf dem Hygienekongreß in Washington (zitiert nach Landsteiner) über erfolgreiche Übertragungen durch den Wadenstecher, Stomoxys calcitrans, berichtete (Clark, Fraser und Amoss ist dies nicht geglückt), und daß gelegentlich der Diskussion über einen Vortrag Uffenheimers betreffend die Ergebnisse der bayrischen Sammelforschung in der Münchner Gesellschaft für Kinderheilkunde am 31. 10. 1913 Jamin über das massenhafte und auffallend frühzeitige Auftreten von Stomoxys in verseuchten Gegenden berichtete. Also auch hier sind noch weitere Forschungen notwendig. Howard und Clark fanden, daß sich in der Wanze, Cimex lectularius, die Virus mit Affenblut aufgenommen hat, das Virus für 7 Tage halten kann.

Z. Zt. müssen wir uns für die Prophylaxe in erster Linie an das halten, was sichergestellt ist, und das ist, daß der Kranke und Virusträger infizieren kann. Es ist also Isolierung der Kranken und Keimträger und Desinfektion der virushaltigen Nasenrachensekrete und Exkremente notwendig. Für die Behandlung des Nasenrachenraums käme wohl in erster Linie Menthollösung und Wasserstoffsuperoxyd in Betracht. Trumpp hat in der Praxis gute Erfolge mit Pyocyanase erzielt.

Literatur.

Amoss, Journ. of experiment. Med. 19. 1914. — Bonhoff, D.m.W. 1910. — Bruno, M.m.W. 1913. — Clark, Fraser, Amoss, Journ. of experim. Med. 19. 1914. — Flexner, Journ. of Americ. Med. Assoc. Chikago. 1912. — Derselbe, Clark, Harold und Amoss, Journ. of experiment. Med. 19. 1914. — Derselbe und Lewis, Ebendas. 12. 1910. — Derselbe und Noguchi, Ebendas. 18. 1913; B.kl.W. 1913. — Howard und Clark, Journ. of experiment. Med. 16. 1912. — Josefson, M.m.W. 1913. — Kling, Wernstedt und Petterson, Zschr. f. Immun. Forsch. 16. 1912. — Derselbe und Petterson, D.m.W. 1914. — Derselbe und Levaditi, Ann. Past. 1913. — Knöpfelmacher, Med. Klin. 1909. — Krause und Meinecke, D.m.W. 1909; 1910. — Landsteiner, Poliomyelitis acuta in Kolle-Wassermann. Hb. d. pathog. Mikroorganismen (2). 8. 1913. — Derselbe und Popper, Zschr. f. Immun. Forsch. 2. 1909. — Leiner und v. Wiesner, W.kl.W. 1909; 1910. — Lentz und Huntemüller, Zbl. f. Bakt. Ref. 47. 1910; Zschr. f. Hyg. 66. 1910. — Levaditi, Brit. med. Journ. 1911. — Lust und Rosenberger, M.m.W. 1914. — Marks, Journ. of experiment. Med. 14. 1911. — Meinecke, D.m.W. 1910. — Neustätter und Thro, D.m.W. 1912. — Pröscher, International Clinics. 1913. — Römer, M.m.W. 1909; 1910. — Derselbe und Joseph, M.m.W. 1910. — Trumpp, M.m.W. 1913. — Uffenheimer, M.m.W. 1913.

XXX. Kapitel.

Zoonosen.

1. Milzbrand.

Der **Milzbrandbazillus** ist für die Bakteriologie von ganz besonderem Interesse, da die Züchtung desselben durch R. Koch zum ersten Mal uns einen pathogenen Mikroorganismus in Reinkultur in die Hand gegeben hat, und das Studium des Milzbrandbazillus mit den Anstoß für den weiteren Ausbau der Bakteriologie gab.

Daß der Milzbrand eine infektiöse Krankheit sei, eine Krankheit, die durch Mikroorganismen und nicht durch ein unfaßbares Agens, wie es z. B. das Anthrazidin sein sollte, hervorgerufen wurde, war schon von Davaine vermutet worden, aber erst die Entdeckung von Koch machte diese Anschauung zu einer unumstößlichen. Was damals Koch fand, das waren Tatsachen, an denen nicht zu rütteln und zu deuteln war, Tatsachen, denen auch später die Bakteriologie mit ihren besseren und feineren Hilfsmitteln nichts Wesentliches hinzuzufügen vermochte.

Der Milzbrandbazillus ist ein Stäbchen, welches eine wohl charakterisierte Form besitzt. Die einzelnen Glieder, er ist auf künstlichem Nährboden stets in Kettenverbänden angeordnet, sind in gefärbtem Präparat scharf abgeschnitten und zeigen oft eine konkave Einziehung an den Enden. Im hängenden Tropfen erscheinen sie allerdings etwas anders; es sind da die Ecken meist abgerundet. Seine Länge übertrifft auf Nährböden gezüchtet stets seine Breite um etwa das dreifache, während im Tier diese Verhältnisse sich so verschieben können, daß nahezu quadratische Stäbchen entstehen. Häufig, aber auch nicht immer, sind die Enden angeschwollen, die Mitte eingezogen, so daß die Fäden ein bambusartiges Aussehen darbieten. Die Milzbrandbazillen sind unbeweglich, sie färben sich gut nach Gram.

Von ganz besonderer differential-diagnostischer Bedeutung ist die von Serafini entdeckte Tatsache, daß die Milzbrandbazillen im Tierkörper Kapseln erkennen lassen. In der Kultur gelang es anfangs nur im flüssigen Serum Bazillen mit Kapseln zu erhalten. Kodama erzielte dann auch Kapseln bei Kultivierung auf außerordentlich stark alkalischem Agar. Steinschneider ist der Ansicht, daß die Alkaleszenz mit der Kapselbildung nichts zu tun hat. Kodama verwandte auch Hühnereiweiß für seinen Agar und das Hühnereiweiß ist es, das die Kapselbildung veranlaßt. Optimal für Kapselbildung sei ein Nährboden aus gleichen Teilen Hühnereiweiß und 2,5proz. Agar.

Für die Kapselfärbung kommen vornehmlich zwei Verfahren in Betracht, das von Johne und das von Raebiger.

Die Vorschriften Johnes sind folgende:

1. Blut oder Milzsaft wird ausgestrichen und nach Lufttrockenwerden in der üblichen Weise durch Durchziehen durch die Flamme fixiert.

2. Die Präparate werden mit einer 2proz. wässerigen basischen Anilinfarbe, am besten Gentianaviolett, überschüttet und leicht erhitzt.

3. Die Präparate werden ganz kurz in reinem Wasser, dann 6—10 Sekunden in einem Schälchen mit 2proz. Essiglösung und schließlich gründlich in Wasser abgespült.

Die Untersuchung muß am im Wasser eingebetteten Präparat erfolgen. Es ist dann die rötlich-violett gefärbte Kapsel, welche den dunklen Bazillenleib umgibt, wundervoll sichtbar. Die Präparate verlieren ihre Kapsel, wenn sie getrocknet werden, so daß eine Einbettung in Balsam ausgeschlossen ist.

Wesentlich einfacher, wenn vielleicht auch nicht ganz so brillant, aber für praktische Zwecke vollständig ausreichend, ist das Verfahren Raebigers, welches als überaus bequem und praktisch empfohlen werden kann.

Raebiger löst 15 g Gentianaviolett in 100 g käuflichem Formalin, die Flüssigkeit bleibt 24 Stunden stehen und wird dann filtriert. Lufttrockene Präparate werden, ohne sie zu fixieren, einfach mit dieser Lösung übergossen, das Fixieren besorgt dabei das Formalin. Die in Wasser gründlich abgespülten Präparate werden in Balsam eingebettet, die Kapsel erscheint rötlich violett, der Bazillenleib tief dunkelviolett. Mir ist es übrigens nicht gelungen, mit dieser Originallösung eine brauchbare Kapselfärbung zu erhalten, wohl aber stets ganz prachtvoll mit einer Verdünnung der Originallösung mit 9 Formalin. Es ist eine kleine Arbeit, sich, wenn die Stammlösung zu stark färbt, ein für alle Mal den Verdünnungsgrad auszuprobieren, der schöne Resultate ergibt. Das Verfahren von Raebiger hat noch den Vorteil, daß es kaum Zeit in Anspruch nimmt, daß die gefärbten Präparate in Balsam eingebettet werden können, und daß diese schließlich anscheinend äußerst lange haltbar sind.

Es sei hier noch auf die schon längere Zeit bekannte Tatsache hingewiesen, daß Methylenblau, welches viel Rot aus Methylenblau enthält, gleichfalls die Kapsel färbt, und zwar rote Kapsel und blauen Leib ergibt. Heim konnte zeigen, daß bei Degeneration der Milzbrandbazillen die sich blau färbenden Partien immer mehr abnehmen und schließlich nur rosa gefärbte Schollen (aus Muzin bestehend) übrig bleiben. Dieser Autor ermittelte, daß neben den wohl erhaltenen, mit der gewöhnlichen Färbung einzig und allein sichtbar werdenden intakten Milzbrandbazillen in den Organen sich ungeheure Mengen Milzbrandrudimente vorfinden. Es würde zu weit führen, hier auf die interessanten Details dieser Arbeit einzugehen.

Der Milzbrandbazillus ist, und das bedingt seine große Widerstandsfähigkeit, ein Sporenbildner. Die Spore bildet sich stets in der Mitte des Stäbchens, die Vorbedingung für das Zustandekommen der Sporenbildung ist das Vorhandensein von Sauerstoff und eine gewisse Erschöpfung des Nährbodens. Aus diesen Gründen tritt in dem Tier niemals Sporenbildung ein, sondern dieselbe wird ausschließlich auf künstlichen Nährböden beobachtet. Die Sporenbildung stellt sich in Kulturen bereits nach kurzer Zeit ein, so daß 24 Stunden alte Kulturen schon reichliche Sporenmengen enthalten.

Die Bildung von Sporen ist dem Milzbrandbazillus übrigens auch abzugewöhnen, und es entsteht durch Züchten auf Nährböden, die z. B. Kaliumbichromat (1:2000) oder Phenol (1:1000) enthalten, allmählich ein Stamm, der nicht mehr Sporen bildet, sogenannter asporogener Milzbrand.

Daß die Bildung von Sporen aber nichts Essentielles ist, sondern eine Funktion, die von uns unbekannten Faktoren des Nährmediums abhängt, beweisen die Untersuchungen von Eisenberg, der zeigte, wie auf Glyzerin- und Traubenzuckeragar (10—15%) die Sporenbildung bei üppigstem Wachstum immer kümmerlicher wurde, und dann

vor allem der Fall von Müller. Müller züchtete aus einer an
Milzbrand gefallenen Kuh einen primär asporogenen Milzbrandbazillus, der
diese Eigenschaft auch noch 3 Jahr nach seiner Gewinnung beibehalten hatte. Die anfängliche Virulenz war im Lauf der Zeit verloren
gegangen.

Die **Resistenz der Milzbrandsporen** gegen äußere Einflüsse ist
sehr verschieden, ohne daß dafür Gründe gekannt sind, so tötet
5 proz. Karbolsäure Milzbrandsporen unter Umständen schon in 2 Tagen
ab, während andere Sporen noch nach 40 Tagen auskeimen. Strömender
Dampf vernichtet dieselben im Durchschnitt in 5 Minuten, es sind
aber gelegentlich auch solche beobachtet worden, die noch nach
22 Minuten langer Einwirkung am Leben waren.

Der Milzbrandsporen bedient man sich mit Vorliebe als Testobjekt zur Feststellung des Wertes eines Desinfektionsmittel. Man bereitet sich dazu Seidenfäden,
die mit Milzbrandsporen imprägniert werden. Zu diesem Zweck schmemmt man
48 stündige Agarkulturen oder noch besser Kartoffelkulturen, nachdem man sich
überzeugt hat, daß dieselben fast nur aus Sporen bestehen, mit sterilem Wasser
ab, tränkt damit kurzgeschnittene sterilisierte Seidenfäden und trocknet diese dann
unter einer Glasglocke. Notwendig ist es aber, die Resistenz der Sporen vor der
Benutzung der Fäden genau zu ermitteln.

Der Milzbrandbazillus **wächst auf allen Nährböden,** besonders
charakteristisch ist sein Wachstum sowohl auf der Gelatine- wie auf
der Agarplatte durch die zarten Locken, die aus Bazillenfäden bestehen,
welche aus den Kolonien nach 48 stündigem Wachstum in das Nährmedium wachsen. Auch die Kolonien selbst bestehen aus feinsten
Fäden. Die dunkel kompakten Fadenmassen der Kolonien, die fein
aufgebauschten Locken, die sie umgeben, erwecken unwillkürlich das
Bild einer modernen Damenfrisur. Auch im Stich wächst er in feinen
wellenförmigen Zöpfen und Ausläufern von dem Stichkanal aus in das
Nährmedium. Auf der Kartoffel und in schrägen Agarröhrchen bildet
er weiße, saftige und glänzende Beläge, deren Ränder stets die Zopf-
bildung erkennen lassen. Gelatine verflüssigt er, wenn auch langsam,
Bouillon wird nicht getrübt, sondern die Bakterien liegen als flockig
schleimiger Bodensatz auf dem Boden.

Die Pathogenität des Milzbrandes für Versuchstiere ist bei alten
Laboratoriumskulturen eine sehr schwankende und unter Umständen
fast völlig erloschene. Frisch aus dem Organismus gezüchteter Milzbrand ist fast stets für die üblichen Laboratoriumstiere, wenn auch
im verschiedenen Grad, ganz besonders für Mäuse und Meerschweinchen, pathogen. Die Verbreitung im Tier ist mit wenigen Ausnahmen
(Mesenterialdrüsenmilzbrand der Schweine) eine ganz allgemeine, da
wenigstens bei den Laboratoriumstieren, Ratten ausgenommen, immer eine

echte Septikämie eintritt. Die kleinen Gefäße sind geradezu vollgestopft, und in den großen finden sich ungeheure Mengen von Bakterien.

Ob der Milzbrandbazillus ein Gift produziert, ist noch zweifelhaft, und jedenfalls ist es angesichts der Ausbreitung desselben im Organismus zur Erklärung seiner pathogenen Wirkung nicht absolut nötig, ein solches anzunehmen.

Die Existenz der anfangs bezweifelten von Sobernheim und v. Wunschheim zuerst nachgewiesenen Milzbrandhämolysine scheint jetzt sicher gestellt zu sein (von Krogh). Anderen Autoren (z. B. Bierbaum und Boehnke) gelang dann die Abspaltung anaphylaktischer Gifte, was aber meines Erachtens wenig beweist. Was sonst an Toxinen und Endotoxinen gefunden sein soll, hält der Kritik nicht stand (Conradi).

Der experimentelle Nachweis der Milzbrandbazillen aus lebendem Material oder aus dem frischtoten Kadaver bzw. Leiche ist im allgemeinen kein schwieriger. Die Differentialdiagnose kann nach dem Geschilderten keine Schwierigkeiten machen, und es gestattet schon das Deckglaspräparat, nach dem Ausfall der Kapselfärbung die Diagnose mit einem hohen Grad von Wahrscheinlichkeit zu stellen.

Handelt es sich bei der Untersuchung um eine Pustula maligna, so gelingt es fast stets im Eiter, der dem Grund der Pustel entnommen ist, Milzbrandbazillen mit Sicherheit nachzuweisen.

Differentialdiagnostisch kommen allerdings, besonders in der Tierpathologie, Pseudoanthraxbazillen in Betracht, die aber erst, soweit mir bekannt, in 2 tödlich verlaufenden Fällen beim Menschen gefunden sind (J. Koch, Lange). Im allgemeinen sind diese Pseudoanthraxbazillen nur wenig virulent für Mäuse, dann ist ein Teil derselben, besonders in ganz jungen, 4—5 Stunden alten Kulturen, schwach beweglich. Auch auf der Platte sind sie meist dadurch vom echten Milzbrand zu unterscheiden, daß die fädigen Ausläufer der Kolonien nicht, ein Lockenwerk bildend, wieder zur Kolonie zurückstreben, sondern sich von der Kolonie entfernen. Steinschneider will die Kapselbildung in seinem Hühnereiweißagar (s. S. 439) für die Differentialdiagnose verwerten können. Immerhin kann die Diagnose oft außerordentlich schwierig sein.

Unter allen Umständen muß die Diagnose durch die Kultur den Tierversuch und eventuell durch die Ascolische Präzipitinreaktion gesichert werden. Für die Kultur ist es gleichgiltig, ob man sich Gelatine oder Agarplatten anlegen will. Das Kulturverfahren führt oft noch zum Ziel, wenn in dem Untersuchungsmaterial nur so verschwindend geringe Mengen Milzbrandbazillen vorhanden sind, daß diese nicht ausreichen ein Tier zu töten. Auf der Platte kommen sie aber sicher zum Auskeimen.

Für die Tierimpfung bedient man sich entweder weißer Mäuse, denen das Untersuchungsmaterial subkutan eingespritzt wird, oder, besonders wenn das Ausgangsmaterial stark mit anderen Mikroorganismen verunreinigt ist, der Meerschweinchen, indem man ihnen das Untersuchungsmaterial in Ohrwunden einreibt.

Die Untersuchung des Blutes von Milzbrandkranken auf Milzbrand erfolgt nach Abnahme desselben durch den Schröpfkopf oder Punktion der Vene und Abscheidenlassen des Serums in analoger Weise. Der Nachweis von Milzbrandbazillen im Blut muß immer als ein Zeichen mali ominis angesehen werden.

Für die Untersuchung von menschlichen Leichen kommt nach Eppinger ganz besonders die Gehirnventrikelflüssigkeit in Betracht. Bei der rasch eintretenden und überhandnehmenden Fäulnis der Milzbrandleichen ist bei etwas später Sektion das Gewinnen einer Reinkultur aus dem Blut oder der Milz oft schwierig, während es aus den Ventrikelflüssigkeiten leicht gelingt. Bei Untersuchung von Leichenmaterial soll man sich übrigens stets der kutanen und nicht der subkutanen Impfung wegen der meist zahlreich vorhandenen Fäulnismikroben bedienen. Da diese den Milzbrandbazillen oft täuschend ähnlich schen, ist der rein mikroskopische Nachweis hier von vornherein unmöglich.

Für die Versendung von milzbrandhaltigem Material empfehlen sich die Verfahren von Olt und Forster.

Olt tropft auf die Schnittfläche einer gekochten Kartoffel etwas Milzsaft und legt dann die beiden Hälften wieder eng aneinander. In dieser Weise versandt hält sich der Milzbrand ohne jede Virulenzveränderung sehr schön. Gleichzeitig empfiehlt es sich, wenn der Transport nicht zu weit und das Material einer noch frischen Leiche entnommen werden kann, die Einsendungen von großen Stücken Milz in sterilen Gefäßen und kleiner Stückchen in Alkohol und in Formalin 1 : 10. Nebenher verfertige man sofort Deckglaspräparate von Hirnventrikelflüssigkeit und der Milz.

Größter Beliebtheit erfreuen sich die Forsterschen (Straßburger) Gipsstäbchen, die durch Drahtstückchen verstärkt nach Art der Diphtherieentnahmeapparate in dickwandigen Reagenzgläsern nach vorheriger Befeuchtung mit Bouillon sterilisiert werden. Der kurz befeuchtete Stab wird an einem frischen Venen- oder Gewebsschnitt so abgestrichen, daß er mit einer dünnen Blut- oder Gewebsschicht überzogen ist. Vom Gipsstab wird dann, wenn nötig nach vorheriger Anfeuchtung, etwas Material in Bouillon abgeschabt und davon werden dann nach Bebrütung Platten angelegt. Werden keine Milzbrandbazillen gefunden, so wird diese Prozedur bei dem inzwischen bei 18°—22° aufgehobenen Stab wiederholt und gleichzeitig eine Maus mit Abschabsel subkutan geimpft. (Vgl. in Bezug auf Einzelheiten Jakobsthal und Pfersdorff.)

Von großer Bedeutung für die Veterinärmedizin ist der Nachweis mittels der **Ascolischen Präzipitinmethode**. Alle beschriebenen Verfahren gelingen fast nie, wenn es sich um stark faule, oder gar um in irgend einer Weise konservierte oder verarbeitete (Wurst) Organe handelt. Aber selbst in solchen Fällen, führt noch oft die Ascolische Präzipitationsmethode zum Ziel. Diese beruht darauf, daß das Serum von milzbrandimmunisierten Tieren oft reichlich Präzipitine enthält, d. h. Stoffe, die aus Milzbrandbazillen stammendes Eiweiß auszufällen im stande sind. Die Methode versagt selten, sie ist aber manchmal auch bei milzbrandähnlichen Bazillen positiv, die allerdings nicht so reichlich Antigen, wie die Milzbrandbazillen selbst bilden, so daß bei Extrakten aus Reinkulturen durch Titrierung große Differenzen gefunden werden können (Poppe).

Man bedient sich mit großem Vorteil der von Ascoli angegebenen Hülfsmittel (Standgefäß und Apparat zur Filtrierung des Extraktes und automatischen Schichtung), wenn diese natürlich auch nicht notwendig sind.

Das Wesentliche der Methode ist, daß man eine Verdünnung 1 : 10—1 : 100 des klaren Extraktes des zu untersuchenden Materials mit einem nicht zu hochwertigen präzipitierenden Milzbrandserum (ein jedes präzipitiert nicht und zu hochwertige präzipitieren zu leicht auch Milzbrandähnliche) unterschichtet, wobei eine Mischung von Extrakt und Serum vermieden werden muß. Enthält der Extrakt präzipitogene Substanzen, so bildet sich momentan an der Berührungsstelle der beiden Flüssigkeiten ein Ring, dessen Dichte natürlich von der Masse der präzipitierbaren Substanz abhängig ist. Die Reaktion wird in dünnen Röhrchen (etwa 7 mm im Durchmesser) mit je 1 ccm Flüssigkeit angestellt, die Unterschichtung geschieht eventuell mit einer Kapillare.

Extrakt aus Organen gewinnt man durch Ausziehen mit kaltem Wasser oder schneller und besser durch Kochen (kurzes Kochen mit 5—10 facher Menge Kochsalzlösung) oder durch Chloroformfällung nach Pfeiler oder Profé (haselnußgroßes Organstück eventuell mit Sand verrieben, mit reichlich Chloroform 10 Minuten im Reagenzglas geschüttelt, Chloroform abgegossen, Kochsalzlösung zugefügt, $^1/_2$ bis 1 Stunde im Wasserbad auf 50⁰ erhitzt, nach Abkühlen durch Kieselgur bis zum völligen Klarwerden filtriert). Der Extrakt muß absolut klar filtriert werden, was oft nur durch Asbestfilter zu erreichen ist.

Es sind stets Kontrollproben mit einem sicheren Milzbrandextrakt eines entsprechenden normalen Organs usw. anzusetzen.

Sehr schwierig ist oft der Nachweis von Milzbrandbazillen auf unbelebten Objekten, wie Fellen, Borsten, Lumpen usw. Einmal sind Milzbrandbazillen dort oft nur sehr spärlich, dann aber auch in

Konkurrenz mit anderen pathogenen Bakterien, vornehmlich mit denen des malignen Ödems, vorhanden. Oft, so besonders bei Felluntersuchungen, wird aber auch hier das Ascolische Verfahren eintreten können.

Gruber empfiehlt ein Verfahren, ähnlich dem der Tetanuszüchtung von Kitasato. Zunächst wird das Material aufgeschwemmt und eine Stunde bei 60⁰ bis 70⁰ gehalten. Man hat dadurch oft schon so viel erreicht, daß man direkt impfen kann. Sollten Sporen des malignen Ödems vorhanden sein, so bringt man Bouillonaufschwemmungen unter streng anaërobe Bedingungen. Die Ödembazillen keimen aus, man kann die vegetativen Formen dann durch einstündiges Erwärmen auf 60⁰—70⁰ abtöten und so die Milzbrandsporen nahezu rein erhalten.

Besonders für den Nachweis in Futtermehlen und auch in Nährpräparaten aus Fischmehl (Mießner), die oft mit Milzbrand verunreinigt sind, empfiehlt Jaenisch Kultur auf einem modifizierten Endoschen Nährboden.

Der Endo erhält für diese Zwecke 10⁰/₀ Pepton und 4⁰/₀ Agar, Fuchsin muß reduziert werden. Von dem Untersuchungsmaterial werden etwa 30 g mit der gleichen bis vierfachen Menge Kochsalzlösung aufgeschwemmt, die Aufschwemmung wird dann 25 Minuten im Wasserbad auf 85⁰—90⁰ erhitzt, und er wird dann mit dem Sediment in der üblichen Weise geimpft. Milzbrandbazillen wachsen auf dem modifizierten Endo in typischer Form, während die meisten anderen Bakterien entweder garnicht auskeimen oder nur Stecknadelkopfgröße erreichen.

Es ist das Verdienst Sclavos und Marchoux', die Frage der **Serumtherapie** des Milzbrandes auf diesem Gebiet in Fluß gebracht zu haben. Sclavo, Sobernheim und Mendez haben dann diesen Gegenstand in erster Linie weiter bearbeitet. Aus all den Arbeiten über Milzbrandserum geht hervor, daß es gelingt, durch systematische Impfungen von Hammeln ein Serum zu erhalten, welches gegen nicht allzu virulenten Milzbrand Kaninchen schützt und sogar in verhältnismäßig kleinen Dosen bis zu 24 Stunden nach der Infektion zu heilen imstande ist. Sehr schwierig ist es aber, so hochwertige Sera zu erzielen, daß diese auch gegen die virulentesten Milzbrandstämme Kaninchen zu schützen vermögen, doch ist dies sowohl Sclavo wie Sobernheim gelungen. Von beiden Autoren sind praktisch bedeutsame Versuche mit Glück an Schafen ausgeführt worden.

Da so die wissenschaftliche Grundlage für eine Serumtherapie des Milzbrandes gegeben war, stand der Übertragung dieser Laboratoriumsexperimente, um solche handelte es sich ja vorzüglich, an das Krankenbett nichts entgegen.

Sclavo in Italien und Mendez in Argentinien haben zuerst das Serum am Krankenbett angewandt. Sclavo hat (zitiert nach Sobernheim) bei den injizierten Fällen 6,09⁰/₀ gegen früher 24,16⁰/₀ Mortalität, Mendez sogar noch bessere Erfolge.

In Deutschland verfügen wir über ein von Merck nach den Angaben Sobernheims dargestelltes und ein Höchster Milzbrandserum. Merkwürdigerweise ist diesem Serum in unser serumübereifrigen Zeit nur verhältnismäßig wenig Interesse entgegengebracht worden, trotzdem schon 1905 Wilms über einen verzweifelten, offensichtlich nur durch Sobernheims Serum geretteten Fall berichtete. Aber auch die neueren Mitteilungen, z. B. von Läwen, Kölsch und Becker, sollten doch dringend zu dieser Therapie raten. So berichtet Becker über 24 Milzbrandfälle. Bei 12 wurden Bakterien im strömenden Blut nachgewiesen, nach allen Erfahrungen also verlorene Fälle, es starben auch alle mit einer einzigen Ausnahme, und dieser war mit Sobernheims Serum behandelt worden.

Meines Erachtens ist jeder Milzbrandfall mit Serum (30—40 ccm möglichst intravenös) zu behandeln. Schaden kann man nicht, der Erfolg wird aber meist nicht ausbleiben.

Der **Prophylaxe** des menschlichen Milzbrandes stellen sich erhebliche Schwierigkeiten in manchen Punkten entgegen, da derselbe in erster Linie eine Gewerbekrankheit ist und vielfach eine absolute Prophylaxe ohne schwere Schädigung gewisser Fabrikationszweige nicht durchführbar wäre.

Zunächst sind Fleischer, Abdecker und Gerber gefährdet. Diese erwerben meist Milzbrandpusteln. Durch Wunden oder Schrunden findet das Virus seinen Eingang.

Weit gefährlicher ist der Inhalationsmilzbrand, der vorzüglich beim Sortieren von Lumpen, Hadern, Haaren, Borsten usw. erworben wird.

Selbstverständlich werden auch in diesen Gewerben lokale Milzbrandaffektionen beobachtet, diese werden aber bei weitem übertroffen von dem Inhalationsmilzbrand, der als primärer Lungenmilzbrand in die Erscheinung tritt. Die als Hadernerkrankung bekannte Lungenerkrankung ist durch die Untersuchungen von Eppinger definitiv als Milzbrand erkannt worden. Eppinger ist der Ansicht, daß es sich hier stets um eine primäre Erkrankung der Lunge handelt, während dagegen v. Baumgarten die Lungen für refraktär hält und die Tonsillen als Eintrittspforte der inhalierten Milzbrandbazillen ansieht. Jedenfalls ist es unter Umständen, wie es z. B. ein von Schottmüller beobachteter Fall zeigte, möglich, auch in vivo im Sputum Milzbrandbazillen nachzuweisen.

Fütterungsmilzbrand ist beim Menschen selten, tritt solcher auf, so handelt es sich gewöhnlich um eine Massenepidemie, hervorgerufen durch Genuß von Fleisch von milzbrandkranken Tieren.

Die für Prophylaxe notwendigen Maßnahmen liegen auf der Hand. Milzbrandkrankes Vieh soll und muß nach den gesetzlichen Bestimmungen vernichtet werden, und es ist selbstverständlich unzulässig und durch Gesetz verboten, die Felle usw. noch weiter zu verarbeiten. Für schnellste Beseitigung aller Abfallstoffe ist zu sorgen, da durch Fliegen (für Stomoxys durch Schuberg und Böing experimentell bewiesen) Milzbrand übertragen werden kann. Hadern, Haare, Borsten und anderes milzbrandverdächtiges Material müßte grundsätzlich sterilisiert werden.

Diesbezügliche Untersuchungen im Reichs-Gesundheitsamt haben gezeigt, daß $^1/_2$ stündiges Einwirken von gesättigtem Wasserdampf bei 0,15 Atmosphären Überdruck zur völligen Sterilisierung ausreicht. Nach Kübler stößt dies Verfahren für Roßhaarspinnereien nicht auf Schwierigkeiten. Wo es, wie es in der Pinsel- und Bürstenfabrikation, nicht überall wegen der Beschädigung der Rohstoffe angewandt werden kann, empfiehlt sich ein mehrstündiges Kochen oder ein Bleichverfahren mit kochender Kaliumpermanganatlösung ($2^0/_0$ $^1/_4$ Stunde) und schwefeliger Säure ($3—4^0/_0$).

Im allgemeinen wird heute bei der Fellbereitung wohl nur mit der Schattenfrohschen Pickelbeize gearbeitet, die in einer Lösung von $1^0/_0$ Salzsäure und $8^0/_0$ Kochsalzlösung besteht, in die die Felle für 6 Stunden bei 40° kommen. (Nach Hailer besser 2proz. HCl + 10proz. NaCl 20 Minuten 40°). Die Säure wird durch Auswaschen in Sodalösung wieder entfernt. Auch die empfindlichsten Felle leiden bei diesem Verfahren nicht.

Es sei nun schließlich noch mit einigen Worten auf die **Schutzimpfung** des Viehes gegen Milzbrand hingewiesen.

Das Vieh holt sich den Milzbrand in erster Linie auf der Weide. Ein saprophytisches Fortleben des Milzbrandes ist wohl sicher ausgeschlossen. Milzbrandsporen, einmal am Orte verstreut, können sich aber sehr lange halten, und es scheint so, als ob sie unter Umständen, wohl durch die Tätigkeit der Regenwürmer, auch aus der Tiefe an die Oberfläche gebracht werden können. Im blutigen Milzbrandkot können Milzbrandbazillen unter günstigen Temperaturverhältnissen zum Sporulieren kommen, und so kann durch ein milzbrandkrankes Tier eine ziemlich ausgedehnte Verseuchung der Weide stattfinden. In den meisten Fällen wird es sich beim Vieh um einen hämatogenen Milzbrand handeln, hervorgerufen durch Eindringen von Sporen in Wunden im Maul, da zum primären Darmmilzbrand sehr beträchtliche Mengen von Sporen gehören. Inhalationsmilzbrand beim Vieh ist wohl ausgeschlossen. An der Verbreitung unter den Viehbeständen scheinen aber auch chronisch kranke Tiere (Schweine, Ratten), die Milzbrandbazillen mit dem Kot ausscheiden, viel Schuld zu haben (Zwick).

Es ist nun gelungen, gegen Milzbrand die Tiere schutzzuimpfen und zwar zunächst dadurch, daß dieselben zuerst mit Milzbrandkulturen von abgeschwächter Virulenz vorbehandelt werden, um dann später durch das Einverleiben virulenterer Kulturen die Immunität möglichst hoch zu treiben.

Toussaint war der erste, der eine derartige Schutzimpfung einführte, er impfte mit defibriniertem Milzbrandblut, welches er 10—15 Minuten auf einer

Temperatur von 50^0—55^0 hielt. Bedeutung gewann die Milzbrandimpfung erst durch die Arbeiten von Pasteur. Auch Pasteur bediente sich der Wärme zum Abschwächen, er impfte aber nicht einmal, sondern zweimal mit Kulturen von verschiedenem Virulenzgrade. Die Schutzimpfung von Pasteur wird heutzutage in ihrer ursprünglichen Form noch in großem Umfange angewandt und hat sich fraglos besonders für Rinder bewährt, während über die Erfolge der Schutzimpfung an Schafen die Ansichten nicht ganz einheitliche sind.

Pasteur stellte sich ein sogenanntes Premier-Vaccin dar, welches aus Milzbrand, der 24 Tage lang bei 42^0—43^0 gezüchtet wurde, besteht. 14 Tage nach der Impfung mit diesem Impfstoff wird das Second-Vaccin verabfolgt, welches aus Milzbrandkulturen besteht, die nur 12 Tage bei diesen hohen Temperaturen gezüchtet worden waren.

Viele andere Methoden der Abschwächung der Milzbrandbazillen sind aufgetaucht und haben in der Praxis ihre Verwendung gefunden. In jüngster Zeit gaben, um nur ein anderes Verfahren zu erwähnen, Leclainche und Vallée an, daß es ihnen gelungen sei, eine sicher abgeschwächte Milzbrandkultur herzustellen, die sich in hervorragendem Maße für die Schutzimpfung eigne. Es seien mit dieser Kultur in den Jahren 1910—13 in Frankreich, Deutschland, Algier, Argentinien usw. 345844 Impfungen mit bestem Erfolg ausgeführt worden. Ihre Methode sei die einfachste und unschädlichste und in den Erfolgen sicherste.

Die Arbeiten zur Erlangung eines wirksamen Milzbrandserums von Sclavo und Sobernheim haben dann auch zur Ausarbeitung einer im größten Maßstabe mit glänzendstem Erfolg durchgeführten kombinierten Impfung mit Serum und Kultur, einer sogenannten Simultanschutzimpfung geführt.

Sobernheim geht in der Weise vor, daß er den Tieren (Pferden, Rindern und Schafen) gleichzeitig subkutan Serum und Kultur gibt. Selbstverständlich sind beide Impfstoffe von der Fabrik (Hallenser Filiale E. Merck, Darmstadt) genau einzustellen. Vor allem sind in Argentinien und Uruguay durch Sobernheim und dessen Vertretern mehr als 200000 Rinder mit einem Impfverlust von $0,1^0/_{00}$ geimpft worden. Bei den letzten 50000 Impfungen sind überhaupt keine Verluste eingetreten. Die Seuche, die einmal ausgebrochen ist, kann durch die Impfung sofort zum Stillstand gebracht werden, und das fernere Auftreten von Milzbrand wird für die Zukunft vermieden, da der Impfschutz ein sehr langdauernder ist.

Da es sich bei dieser und der Pasteurschen Schutzimpfung um solche mit lebenden, wenn auch abgeschwächten Kulturen handelt, ist es selbstverständlich, daß von derselben für den Menschen kein Gebrauch gemacht werden kann, wohl aber kann das Serum allein in geeigneten Fällen prophylaktisch verwandt werden.

Literatur.

Ascoli, Zbl. f. Bakt. 59. 1911. — Becker, M.m.W. 1912. — Bierbaum und Boehnke, Zschr. f. Hyg. d. Haustiere. 12. 1912. — Conradi, Zschr. f. Hyg. 31. 1899. — Eisenberg, Zbl. f. Bakt. 47. 1908. — Eppinger, Die Hadernkrankheit, eine typische Inhalationsmilzbrandinfektion beim Menschen usw. 1894. — Forster, Zbl. f. Bakt. 40. 1906. — Hailer, Arbeit. a. d. Kais. G.A.

47. 1914. — Heim, Arch. f. Hyg. 40. 1901; M.m.W. 1903. — Jakobsthal und Pfersdorff, Zschr. f. Hyg. d. Haustiere. 1. 1906. — Johne, Zschr. f. Tiermed. 19. 1893. — Koch, Zbl. f. Bakt. Ref. 57. 1913. — Kodana, Zbl. f. Bakt. 62. 1912. — Koelsch, M.m.W. 1910. — von Krogh, Zbl. f. Bakt. 54. 1910. — Lange, Zbl. f. Bakt. Ref. 57. 1913. — Läwen, Deutsche Zschr. f. Chirurg. 45. 1908. — Leclainche und Vallée, Acad. d. sciences. 31. 3. 1913; Ref. M.m.W. 1913. — Marchoux, Ann. Pasteur. 1895. — Mendez, Zbl. f. Bakt. 24. 1898; 26. 1899. — Mießner, Zbl. f. Bakt. Ref. 57. 1913. — M. Müller, Zbl. f. Bakt. 66. 1913. — Zschr. f. Milchhyg. 1899. — Poppe, Zbl. f. Bakt. Ref. 57. 1913. — Raebiger, Olt, D. tierärztl. W. 1900. — Schuberg und Böing, Zbl. f. Bakt. Ref. 57. 1913. — Sclavo, Ref. Baumgartens Jb. 1898; B.kl.W. 1901. — Sobernheim, Zschr. f. Hyg. 25. 1897, 31. 1899; B.kl.W. 1897, 1899 u. 1902. — Derselbe, Milzbrand. Kolle-Wassermann, Hb. d. pathog. Mikroorganismen (2). 3. 1913. — Steinschneider, Hyg. Rdsch. 1913. — Wilms, M.m.W. 1905. — Zwick, Zbl. f. Bakt. Ref. 57. 1913.

2. Rotz.

Die von Löffler entdeckten **Rotzbazillen** sind sehr kleine feine Stäbchen, welche eine gewisse morphologische Ähnlichkeit mit Tuberkelbazillen besitzen, von denen sie sich jedoch durch den Mangel der Säureresistenz unterscheiden. In alten Kulturen erscheinen die Stäbchen, welche unter ungünstigen Entwicklungsbedingungen zu Fäden, die oft verzweigt sind und Kolbenformen zeigen, auswachsen, eigentümlich segmentiert, so daß gefärbte Scheiben mit ungefärbten abwechseln. Letztere sind übrigens nicht als Sporen aufzufassen. Die Rotzbazillen sind unbeweglich, zeigen aber sehr starke Molekularbewegung. Farben nehmen sie schlecht an, besser, wenn eine Beize hinzukommt, wie z. B. Karbol.

Die Züchtung der aëroben Rotzbazillen macht keine Schwierigkeiten. Dieselben wachsen am besten bei Brüttemperatur, doch auch schon bei 25° auf allen gebräuchlichen neutralen oder höchstens schwach alkalischen Nährböden. Am besten sagt ihnen jedoch Glyzerinagar (4—5 % Glyzerin) zu. Sie bilden hier weiße feuchtglänzende, koliähnliche Beläge, die einzelne Kolonie bleibt klein und läßt unter dem Mikroskop wellenförmige Erhebungen erkennen. Auf Blutserum wachsen sie mit durchscheinenden tropfenähnlichen Kolonien, die zu einem gelblichen, weißen Überzug, ohne das Serum zu verflüssigen, konfluieren. Auf Bouillon, am besten leicht saurer Glyzerinbouillon, wachsen die Rotzbazillen äußerst üppig und zeigen an eingelegten Korkstücken das unter anderen auch den Pestbazillen eigentümliche Wachstum in Stalaktitenform.

Charakteristisch ist einzig und allein das Wachstum auf der

Kartoffel, auf welcher die Rotzbazillen einen schönen rötlich-braunen Farbstoff produzieren.

Kitt beschreibt dasselbe mit folgenden Worten: „War das Aussaatmaterial rein, so kommen dann in etwa 3—5 Tagen hell bernsteingelbe oder gelbe Flecke auf der Kartoffeloberfläche zum Vorschein, die zu einem prominenten, gewöhnlich scharf abgerundeten Rasen konfluieren, der immer mehr nachdunkelt und vom 10.—30. Tage des Entstehens ein rötlich-braunes Kolorit besitzt, welches der als ungebrannte Terra di Siena bezeichneten Aquarellfarbe gleicht".

Diese wichtige Reaktion findet aber nur statt, wenn die Kartoffel nicht zu sauer ist. Die Azidität einer Kartoffelscheibe von 1—1^1/$_4$ cm Dicke soll etwa 0,1—0,3 ccm ^{1}/$_{10}$ proz. Normalnatronlauge entsprechen (Kreßling nach Wladimiroff). Da die Kartoffel meist zu sauer ist, empfiehlt daher Kreßling, die gut ausgewaschenen Scheiben vor dem Sterilisieren eine Stunde in eine 0,5—0,7 proz. Natriumbikarbonatlösung zu legen.

Die **Resistenz** der Rotzbakterien ist eine recht geringe. In völlig getrockneten Zustande gehen sie in 10 Tagen zugrunde. Temperaturen von 60° töten sie in 5 Minuten bis 2 Stunden ab. 1 prom. Sublimat vernichtet sie in 15 Minuten, 5 proz. Karbol in 30 Minuten.

Die **Tierpathogenität** der Rotzbazillen ist eine beschränkte. Unter den Haustieren kommt der Rotz vorzüglich bei Pferden, Eseln, Ziegen und Schafen vor, Schweine und Rinder sind dagegen anscheinend völlig unempfänglich. Von Laboratoriumstieren sind zu infizieren Meerschweinchen, außerdem Katzen, Igel, Feldmäuse und Kaninchen.

Der Rotz verläuft bei Meerschweinchen nach kutaner Impfung meist chronisch. Es treten Hautgeschwüre, Verkäsung der Lymphdrüsen, Rotzknoten in den inneren Organen, vorzüglich in Milz und Lunge, auf. Ganz besonders wichtig ist es, daß bei männlichen Tieren nach intraperitonealer Infektion als primäres Symptom Entzündung der Testikularhüllen und damit leicht äußerlich erkennbare Rötung und Schwellung des Hodensackes auftritt, die sogenannte Straußsche Reaktion. Dann verkleben die beiden Blätter der Tunica vaginalis, es kommt zur Bildung eines dicken, rahmigen Eiters und, falls der Tod nicht früher eintritt, zum Eiterdurchbruch nach Außen. Die Hoden sind von Rotzknoten durchsetzt, die häufig zur Abszedierung im Hoden führen. Bei der Sektion findet sich generalisierter Rotz, d. h. Rotzknoten in allen Organen.

Das **Vorkommen des Rotzes bei Menschen** ist glücklicherweise weniger häufig, als nach der Ausbreitung unter den Pferden angenommen werden sollte. Offenbar ist die Empfänglichkeit der Menschen für Rotz eine relativ geringe. Der Verlauf ist manchmal ein chronischer, sehr häufig aber ein akuter in 3 Tagen zu Tode führender. Letzteres scheint bei Laboratoriumsinfektionen, die leider gar nicht so sehr selten sind, die Regel zu sein. Bei den Spontaninfektionen kommt es, falls diese chronisch verlaufen, zu Rotzgeschwüren, in welchen sich Rotzbazillen finden.

Die **experimentelle Diagnostik** darf nicht nur mit dem Präparat allein arbeiten wollen, da den Rotzbazillen morphologische Eigenschaften, die ihnen ausschließlich zukommen, fehlen.

Zur Darstellung im Präparat bedient man sich entweder eines alkalischen Methylenblaues oder der folgenden von Kitt angegebenen Färbung: Anilingentianaviolett wird zu gleichen Teilen mit Kalilösung 1:10000 oder $^1/_2$ proz. Lösung von Liquor Ammon. caust. gemischt. Von dieser Mischung wird auf das Deckglaspräparat für 5 Minuten aufgegossen. Dann Abspülen in essigsaurem Wasser (1:100), welchem einige Tropfen Tropaeolin(00)lösung bis zur rheinweingelben Färbung zugegeben wird. Nochmals Abspülen im Wasser. Für die Schnittfärbung empfiehlt sich die Weigertsche Färbung.

Unerläßlich ist die Anlage der Kultur, vorzüglich die Impfung von Kartoffeln. Ferner ist das Tierexperiment heranzuziehen und der Agglutinationsversuch.

Es ist das Verfahren der Straußschen Rotzdiagnose einzuschlagen. Verdächtiges Material (Organ- oder Kulturaufschwemmung in nicht zu kleiner Menge) wird männlichen Meerschweinchen in die Bauchhöhle gespritzt. Der Rotz verläuft dann in 8—10 Tagen, aber schon nach 2—3 Tagen treten die charakteristischen Schwellungen der Hoden auf, und es gelingt dann meist, schon aus dem inzidierten Hoden Rotzbazillen zu züchten. Außerdem ist eine Reihe anderer Tiere kutan zu impfen, da bei Verunreinigung der Rotzgeschwüre mit anderen Bakterien die intraperitoneal geimpften Tiere an Peritonitis zugrunde gehen können. Um eine schnelle Vereiterung der Lymphdrüsen zu erhalten, empfiehlt es sich, am Bauch zu infizieren. Aus den geschwürigen Herden oder Lymphdrüsen sind die Rotzbazillen zu züchten und durch Kartoffelkultur der vorläufige Nachweis der Identität der gefundenen Bazillen mit Rotzbazillen zu erbringen. Niemals darf die Diagnose auf Grund der Hodenschwellung allein gestellt werden, da auch andere Mikroben und zwar rotzähnliche (Kutscher) diese Erscheinung hervorrufen können.

Die endgültige Diagnose soll nur mit Hilfe der Agglutination gestellt werden, ganz besonders wegen solcher rotzähnlichen Stäbchen. Allerdings eignen sich nach Klein die Rotzbazillen ohne Vorbehandlung nicht zur Anstellung der Reaktion, da sie spontan ausfallen, so daß man sie besonders präparieren muß.

Klein ging in der Weise vor, daß er 3—4 gut gewachsene Agarkulturen bei 60⁰ abtötete. „Dann gießt man je 2 ccm Phenolkochsalzlösung, 0,5 proz. Phenol und 0,85 proz. Chlornatrium, darauf und kratzt die Bazillen mit einer Platinöse ab. Die Aufschwemmungen gießt man zusammen in einen Meßzylinder und füllt mit Phenolkochsalzlösung so weit auf, bis die Flüssigkeit nur noch einen schwachmilchigen Farbenton hat. Auf eine Agarkultur werden 40—50 ccm Phenolkochsalzlösung gerechnet. Um gröbere Partikelchen zu entfernen, wird rasch durch ein dünnes Filter filtriert; dann ist die „Testflüssigkeit" zum Gebrauch fertig und wird mit dem bezüglichen Serum versetzt. Beim Anlegen der einzelnen Verdünnungen hat man darauf zu achten, daß jedes Reagenzglas nicht mehr als höchstens 3 ccm Flüssigkeit enthält, da sonst die Deutlichkeit der Agglutination bzw. Präzipitation leicht Schaden leidet."

Alle Arbeiten mit Rotz erfordern wegen der Infektionsgefahr größte Sorgfalt. Sie dürfen nur in eigens dafür ausgestatteten und genehmigten Laboratorien ausgeführt werden.

Es ist dann versucht worden, für die Diagnose des menschlichen Rotzes das Mallein in gleicher Weise wie in der Veterinärmedizin mit heranzuziehen (Babes). Bei dem seltenen Vorkommen des menschlichen Rotzes liegen genügende Erfahrungen hierüber nicht vor.

Die Veterinärmedizin bedient sich außer dem geschilderten kulturellen Nachweis der Rotzbakterien noch einer ganzen Reihe anderer Verfahren zum Nachweise des Rotzes, auf die hier nicht näher eingegangen werden kann, auf die aber doch wenigstens mit einigen Worten hingewiesen werden soll.

Das Mallein ist schon erwähnt. Es entspricht dem Tuberkulin. Die Darstellung des ursprünglichen von Roux und Nocard angegebenen Präparates entsprach der Darstellung des Alttuberkulins. Es wird subkutan injiziert. Eine Temperatursteigerung von 2^0 beim Pferd ist beweisend. Mit ganz vereinzelten Ausnahmen ist es in der Veterinärmedizin als vorzügliches Diagnostikum anerkannt. Entsprechend den Wandlungen der Tuberkulindarstellung kamen dann auch andere Präparate, Bakterienextrakte usw. in den Gebrauch, auch bediente man sich anstelle der subkutanen Injektion der Ophthalmo- und Kutanreaktion.

Sehr viel verwendet die Veterinärmedizin heutzutage serodiagnostische Untersuchungsmethoden. Zunächst die Agglutinationsreaktion. Sie verläuft sehr langsam, bis zu 2 Tagen, kann aber, wie es Müller zeigte, durch Zentrifugieren beschleunigt werden. Als zweifelhafte Zone gilt bei allen Pferden die Verdünnung 1 : 400—1000. Vorhergehende Malleininjektion löst oft Titer von 1 : 1000—1500 aus. Die Ausführung der Reaktion erfordert also sehr viel Kautelen und genaues Austitrieren bis zur Grenze, event. Wiederholung nach einigen Tagen.

Sehr gute Resultate hat die Komplementbindung gegeben. Die Vorschriften von Schütz und Schubert hat das Preußische Landwirtschaftsministerium akzeptiert. Von vielen Seiten wird die Präzipitationsreaktion (vgl. Ascolis Verfahren der Milzbranddiagnostik S. 444) vorgezogen. Einen Vergleich der verschiedenen Verfahren gibt Mießner.

In jüngster Zeit ist dann die Konglutininreaktion von Peiler und Weber mit gutem Erfolg angewandt worden. Diese Reaktion beruht darauf, daß die roten Blutkörperchen von Schafen durch die gemeinsame Einwirkung von Rinder- und Pferdeserum konglutiniert werden, d. h. aus einer Suspension fallen sie nicht einfach aus, sondern sie werden zu einem fest zusammenhängenden Koagulum zusammengeballt. Wird nun inaktiviertes Serum des zu untersuchenden Pferdes, das später durch Zusatz von frischem Serum eines gesunden Pferdes aktiviert wird, mit Rotzbazillenextrakt (Peiler und Weber) oder Mallein (Michin) vorbehandelt, so wird, falls das Serum von einem rotzigen Tier stammte, der

Ambozeptor gebunden, so daß bei Verwendung dieses Serums die Konglutinin-reaktion ausbleibt, und es nur zur Sedimentierung der Blutkörperchen kommt. Werden die Röhrchen, in denen die Reaktion angesetzt war, geschüttelt, so werden in diesem Fall die nicht zusammengeballten Blutkörperchen aufgewirbelt und trüben diffus. Im anderen Fall, also beim Fehlen von Rotzantikörperchen, können die Blutkörperchen nur als ein zusammenhängendes Koagulum aufgewirbelt werden. Die Reaktion scheint an Exaktheit der Komplementablenkung zu entsprechen, vor der sie den Vorzug der Einfachheit und Schnelligkeit hat, da sie bereits nach drei Stunden abgelaufen ist.

Versuche zur Darstellung eines **Heilserums,** welche von den ver-schiedensten Autoren, die sich mit der Serumtherapie beschäftigen, angestellt worden sind, sind bis jetzt als völlig ergebnislos verlaufend anzusehen.

Es treten sowohl im Serum von rotzkranken Tieren wie im Serum von Tieren, die mit Rotz zum Zweck der Immunisierung behandelt wurden, Antistoffe und zwar, wie schon erwähnt, Agglutinine auf. Wladimiroff war wohl der erste, der diese Tatsache beobachtete und deren Bedeutung für die Rotzdiagnose hervorhob. Klein konnte nun zeigen, daß Seris, die durch intravenöse Injektionen an Ziegen gewonnen waren und die im Verhältnis 1 : 20000 noch agglutinierten, nicht einmal ein Schutzwert, geschweige denn ein Heilwert zukam.

Wohl aber haben die Versuche von Klein ergeben, wie not-wendig die Prüfung von Rotzkulturen mit einem solchen Serum ist, da angebliche Rotzbazillen sich als Verunreinigungen erwiesen. Dieser Umstand macht wohl auch die Resultate anderer Autoren, die im Experiment Heilerfolge mit Immunserum gehabt haben wollen, ver-ständlich.

Die **Rotzprophylaxe,** soweit sie den Menschen angeht, besteht in Sauberkeit beim Umgang mit rotzkranken Tieren und Menschen. Es ist selbstverständlich, daß Rotzkranke auf das strengste isoliert werden müssen und daß alles, was mit denselben in Berührung gekommen ist, der gründlichsten Desinfektion unterworfen werden muß. Arbeiten mit Rotz sind in bakteriologischen Untersuchungsstellen, die innerhalb von Lazaretten z. B. liegen, nur in dem äußersten Notfalle und auch dann nur, soweit es zur Diagnostik unvermeidlich ist, vorzunehmen. Daß die Kadaver der Versuchstiere, die Käfige mit Mist und allem sofort durch Auskochen bzw. Verbrennen zu sterilisieren sind, ist selbstverständlich.

Eine Schutzimpfung ist noch nicht gelungen und wird wohl auch nicht gelingen, so lange es nicht möglich ist, echten Rotz ab-zuschwächen.

Literatur.

Kitt, Bakterienkunde und pathologische Mikroskopie. 1899. — Kleine, Zschr. f. Hyg. 44. 1903. — Kutscher, Ebendas. 21. 1895. — Loeffler, Arb. a. d. Kais. G.-A. 1. 1886. — Derselbe und Schütz, D.m.W. 1882. — Michin, Zbl. f. Bakt. 73. 1914. — Miessner, Ebendas. 63. 1912. — Müller, Ebend. 61. 1912. — Peiler und Weber, B. tierärztl. W. 1912. — Schubert, Arch. f. wiss. u. prakt. Tierhlk. 36. 1910. Suppl.-B. — Schütz und Schubert, Ebendas. 35. 1909. — Strauß, Ref. Zbl. f. Bakt. 11. 1892. — Wladimiroff, Recueil de méd. vét. 1897. — Derselbe, Malleus in Kollé-Wassermanns Hb. d. path. Mikroorganismen. (2). 5. 1913.

---

3. Tollwut.

Die bisher noch vielfach gehegten Zweifel, ob die Negrischen Körperchen als die **Erreger der Wut** oder nur als Zellreaktionen aufzufassen seien, in denen vielleicht einzelne Teile Parasiten wären, sind m. E. durch die gelungenen Kulturversuche Noguchis endgiltig widerlegt.

Die Versuche, die Wuterreger zu finden, datieren aus der Zeit der ersten Pasteurschen Untersuchungen über die Tollwut her.

Lange hatte es gedauert, ehe man überhaupt zu der Überzeugung kam, daß die Lyssa eine Infektionskrankheit im strengsten Sinne des Wortes sei. Daß der Biß eines tollen Hundes unter Umständen infizierte, das wußte und fürchtete man seit Alters her (die Lyssa ist eine uralte Krankheit), aber bis auf die jüngste Zeit hin nahm man für den Hund auch ein spontanes Entstehen derselben durch Hitze, Durst, unterdrückten Geschlechtstrieb usw. an.

Auf eine ganz neue und günstige Basis stellte erst Pasteur die Untersuchungen über Lyssa, als er nachwies, daß das Virus der Rabies in gewissen Organen wie in einer Reinkultur sich vorfindet. Untersuchungen mit Speichel, wie man sie vor Pasteur vorzüglich anstellte, konnten niemals exakte Resultate ergeben, da einmal im Speichel stets eine große Menge anderer Mikroben vorhanden ist und dann die früheren Impfmethoden, subkutane Einspritzung oder Einreiben in Schnittwunden, nichts weniger als sicher sind.

Pasteur stellte zunächst fest, daß Gehirn und Rückenmark, vorzüglich die Medulla oblongata, das Virus der Lyssa enthielten. Da demnach also in allen Fällen von Infektion mit Lyssa das Virus von der peripheren Wunde, an der später das Virus meist nicht mehr zu finden ist, nach dem Zentralnervensystem hinwandert, so gründete hierauf Pasteur seine Infektionsmethode: er infizierte durch subdurale Einspritzung von Gehirnemulsionen. Wenn nun auch durch diese Untersuchungen Pasteurs die Forschungen nach dem Erreger günstig gestellt zu sein schienen, so hatten sie doch zunächst darin nichts gebracht, wenn auch die Zahl der entdeckten „Wutmikroben" eine recht stattliche wurde, denn Bazillen, Kokken, Protozoen und Hefen sind als Wuterreger angesprochen worden.

Erst die Untersuchungen Negris brachten einen sicheren Fortschritt, der durch die kulturelle Bestätigung der Bedeutung dieser an sich allseits bestätigten Befunde durch Noguchi einen gewissen Abschluß gefunden hat.

Über die im März 1903 bekanntgegebenen **Negrischen Körperchen** existiert heute eine übergroße Literatur. Überall sind die Angaben von Negri in vollem Umfange bestätigt worden. In der grauen Substanz des Ammonshorns vornehmlich, aber auch in den Spinalganglien des Kleinhirns und in der Hirnrinde fand Negri im Impfpräparat und bei der Färbung nach Mann (Eosin-Methylenblau s. S. 458) eigentümliche Gebilde. Bei der Mannschen Färbung nehmen diese Negrischen Körperchen schöne eosinrote Farbe an, die sie deutlich von dem bläulichen Untergrund des Präparates abhebt. Sie finden sich mit fast absoluter Sicherheit in großer Zahl bei der Straßenwut (siehe S. 466) und zwar ganz besonders schön und zahlreich beim Hund und Rind, doch werden sie auch bei anderen Tieren und beim Menschen nicht vermißt. Spärlichere und kleinere Formen werden bei den mit Virus fixe geimpften Kaninchen gefunden. Sie sitzen meist in größeren Ganglienzellen, entweder dicht am Kern oder sich bis in die Zellverlängerungen von ihm entfernend. Die Durchmesser dieser Gebilde schwanken zwischen 1—27 μ, doch sind mittlere Formen um 5 μ herum am häufigsten. Die Form dieser Gebilde ist rundlich, oval, elliptisch oder auch grob dreieckig mit abgerundeten Ecken. In ihrem Innern finden sich kleinere Gebilde, die sich im Schnitt schwächer färben und durch ein glänzendes Aussehen auffallen.

Die Negrischen Körperchen kommen ausschließlich im Gehirn an Wut zugrunde gegangener Tiere und Menschen vor, wie es unzählige Untersuchungen mit absoluter Sicherheit ergeben haben.

Die feinere Struktur dieser Gebilde, deren Kenntnis für die Beurteilung ihrer Bedeutung ausschlaggebend ist, konnte Negri nur in Zupfpräparaten und in nach Giemsa vor allem gefärbten Ausstrichen feststellen. Negri vertrat von vornherein den Standpunkt, daß die Körperchen Parasiten seien und zwar Parasiten aus dem Kreise der Protozoen. Diese Annahme wurde viel bestritten. Daß die Negrischen Körperchen absolut pathognomonisch seien, wurde bald allgemein anerkannt, aber viele, ich nenne nur unseren besten Kenner der Tollwut Babes, halten daran fest, daß es sich bei den Körperchen um eigentümliche Reaktionsprodukte der Zellen handelt, als das Resultat einer starken lokalen Reaktion der durch die Invasion der Parasiten gereizten Zelle, die eine Einkapselung und Sequestration der Parasiten durch die Zelle bedingt. Die Parasiten selbst werden von den meisten in die Gruppe der Prowazekschen Chlamydozoen gestellt, d. h. Parasiten, die den Protozoen nahestehen, außerordentlich klein sind, so daß sie die Filter passieren; sie sind Zellschmarotzer, die Reaktionsprodukte, besonders von Seiten des Kerns auslösen, die den

Parasiten dann in einer eigentümlichen Weise einhüllen (s. Pocken S. 418).

Eine biologische Bestätigung dieser Anschauung findet Babes, abgesehen von den anatomischen Gründen, auch darin, daß die Negrischen Körperchen sich gerade in den Zellen finden, die nicht im engsten Zusammenhang mit den ersten Zeichen der Wut stehen, also wohl als die widerstandsfähigsten angesehen werden müssen, und in dem Hinweise von Nitsch, daß gerade das Ammonshorn weniger virulent ist als die Großhirnrinde. In bezug auf die vielen Einwände, die gegen Negris Deutung seiner Körperchen als solcher als Wutparasiten erhoben werden können, verweise ich den Interessenten auf die so ausgezeichnete Monographie von Babes, Traité de la Rage (Paris 1912). Ich möchte hier nur erwähnen, daß es sich nach der Anschauung Negris bei den Körperchen, wie sie sich im Ammonshorn darstellen, um bestimmte Formen eines in seiner Größe und seinem Entwicklungsstadium außerordentlich schwankenden Parasiten handelt. Es scheint mir wohl möglich, daß er diese typische Form eben nur in ganz bestimmten Zellterritorien erreichen kann.

Bei der außerordentlichen Bedeutung der Negrischen Arbeiten kann ich es mir nicht versagen, hier die Worte des leider so früh verstorbenen trefflichen Forschers wiederzugeben, mit denen er zunächst die feinere, im ungefärbten Präparat erkennbare Struktur der Körperchen schildert und dann die Beobachtungen zusammenfaßt, die bei Chromatinfärbungen erhalten werden und die ihn dazu veranlaßten, einen Entwicklungszyklus des von Calkin mit dem Namen Neuroryctes hydrophobiae belegten Parasiten aufzustellen.

„Die endozellulären Stadien des Mikroorganismus zeigen sich in der großen Mehrzahl der Fälle als gut individualisierte Körper mit sehr scharfen, regelmäßigen Umrissen.

Sie bestehen aus einer „Grundmasse", worin — bei jederlei Größe, Gestalt und Lage des Parasiten — stets durchsichtige, farblose, gewöhnlich rundliche bzw. eiförmige Körperchen anzutreffen sind.

Diese zuweilen kleinen, sämtlich gleich großen Körper („Innenformationen"), zeigen nun aber andere Male im Innern des Protozoon verschiedene Dimensionen. In diesem Falle finden sich die größeren gewöhnlich im zentralen, die kleineren hingegen im peripherischen Teil des Körpers des Mikroorganismus angeordnet.

Neben diesen — im Nervensystem wutkranker Tiere am häufigsten vorkommenden Formen — finden sich noch andere gleichförmig feinkörnige; ein solches Aussehen ist dem Vorhandensein äußerst zahlreicher, den ganzen Körper des Protozoon ausfüllender lichtbrechender Gebilde zu verdanken. Von diesen letzteren Parasiten zeigen einige noch scharfe, steife Umrisse; andere hingegen sind wegen ihrer Zartheit nur an gefärbten Schnitten zu diagnostizieren."

Mit den folgenden Worten schildert Negri die Ergebnisse der Studien über
die Kernveränderungen seiner Parasiten:

„Immerhin ist man zur Annahme berechtigt, daß der Kern anfangs ein ein-
heitlicher ist. Mit der Größe des Parasiten nimmt auch der Kern zu und zerfällt
in — wegen der winzigen Kleinheit der Bilder — bisher noch nicht genau auf-
geklärter Weise in Klumpen, die im Körper des Protozoons sich gleichmäßig verteilen. Eine oder mehrere dieser Kernmassen können eine bedeutende bzw. auf-
fälligere Ausbildung erreichen. Infolgedessen zeigt der Parasit anscheinend das
verschiedenartigste Aussehen, doch bleibt hierbei der allgemeine Strukturplan
stets der nämliche und ein unveränderter.

Kommen nun jene unbekannten Faktoren zur Geltung, welche den Parasiten
zur Sporenbildung veranlassen, gleichviel welche Größe derselbe erreicht hat, so
erfährt das Chromatin, das sich entsprechend einem jeden Haufen der helleren
Kernsubstanz (wahrscheinlich in der am meisten peripher gelegenen Partie der
einzelnen Haufen) in Klümpchen verteilt hat, eine Anzahl nach bestimmten Gesetzen wiederholt vor sich gehender Teilungsvorgänge, bis es schließlich in toto
zu kleinen gleichgroßen Körnchen reduziert ist.

Von diesem Stadium, wo das Chromatin zu winzig kleinen, teilweise noch
in den schwächer gefärbten Klumpen enthaltenen Körnchen verwandelt ist, geht
es sodann zu anderen Entwicklungsstufen des Parasiten über, wo die Chromatinkörnchen im Protoplasma umhergestreut liegen; wie dies zustande kommt, wüßte
ich für den Augenblick nicht genau anzugeben.

Wie dem auch sein mag, ist nun einmal die Teilung des ganzen Chromatins —
oder nahezu des ganzen — in Form von winzig kleinen gleichförmigen Körnchen
erfolgt, teilt sich das Protoplasma um ein jedes derselben herum. Der Mikroorganismus verwandelt sich nämlich in einen Haufen sehr kleiner Körperchen
(Sporen), von denen jedes als ein von einer deutlich individualisierten, aus einer
hellen, wenig färbbaren, anscheinend homogenen Substanz bestehenden Kapsel
oder Hülle umgebenes Chromatinkörnchen sich darstellt.

Die Sporen sind anfangs zu einer einzigen kompakten Masse vereinigt; ihre
Zusammenfügung wird dann allmählich eine mehr lockere; auch können dieselben
unter Umständen sich von einander entfernen und zu selbständigen neuen Wesen
werden."

Für die Darstellung der Negrischen Körperchen, die nicht
die Erkenntnis der feineren Struktur, sondern nur das sichere Erkennen derselben, in erster Linie aus diagnostischen Gründen, zum
Ziel hat, ist die Mannsche Färbung, die auch Negri für die erste
färberische Darstellung der Körperchen benutzt hat, anzuwenden, wenn
diese auch für spezielle Zwecke, besonders auch die Schnellfärbung,
in Einzelheiten verschiedentlich modifiziert ist.

Am schnellsten kommt man zum Ziel (Bohne), wenn man nach Henke und
Zeller fixiert. Man läßt kleine Stückchen solange in reinem Aceton bei 37°, bis
diese die Härte von alkoholfixierten Präparaten angenommen haben (30—45 Minuten),
bringt sie dann in Paraffin von etwa 55° und hält sie $1\frac{1}{2}$ Stunden bei 60°. Dann
Einbetten, Schneiden, Auffangen der Schnitte in kaltem Wasser mit etwas Gummi-
arabicum und Antrocknen am Objektträger.

Man färbt dann die Schnitte nach Mann, indem man sie 1—4 Minuten in die Eosinmethylenblaulösung legt (35 ccm 1 proz. wässerige Methylenblaulösung, 35 ccm 1 proz. wässerige Eosinlösung, 100 ccm Aqua dest.). Man spült schnell in Wasser und Alkohol. absol. ab und überführt die Schnitte für 15—20 Minuten in Alkohol. absol., dem auf 30 ccm 5 Tropfen einer 1 proz. Lösung von Natronlauge in Alkohol. absol. zugesetzt sind. Dann Abspülen in reinem Alkohol, 1 Minute in Wasser, 1—2 Minuten in mit Essigsäure leicht angesäuertem Wasser, schnelle Entwässerung und Einbetten in Balsam.

Die Modifikation der Mannschen Färbung von Lentz ergibt, wie allseits anerkannt ist, sowohl für Schnitte, wie für Ausstriche, vorzügliche Präparate.

Die Herrichtung der Schnitte zur Färbung erfolgt in der oben geschilderten Weise, Ausstriche werden am besten so präpariert, daß man zunächst die graue Substanz aus dem Ammonshorn isoliert. „Es genügt einen ziemlich dicken, durch zwei zueinander parallel geführte Schnitte gewonnenen Frontalabschnitt des Ammonshorns zwischen zwei Objektträger zu bringen und dabei schwach zusammen zu drücken. Dadurch treten die verschiedenen Schichten deutlich hervor, und es ist dann nach Auseinanderbringung der Gläschen nicht schwer, die graue Substanz zu isolieren und hierauf zum Ausstreichen überzugehen“ (Negri). Negri streicht dann mit der breiten Kante eines Objektträgers aus, andere (Koch) quetschen zwischen 2 Objektträger und ziehen in der üblichen Weise ab. Die Fixierung erfolgt für die Lentzsche Färbung am besten feucht in Methylalkohol (3—5 Minuten) mit folgender Abspülung in absolutem Alkohol.

Schnitte und Ausstriche kommen direkt aus dem absoluten Alkohol in:
1. Eosinlösung (Eosin Extra B. Höchst 0,5 in 60 proz. Alkohol 100,0), 1 Minute.
2. Abspülen in Wasser.
3. Löfflers Methylenblau, 1 Minute.
4. Abspülen in Wasser, Trocknen mit Fließpapier (vorsichtig!).
5. Differenzieren in Alkohol absol. 30,0 + 5 Tropfen Natr. caust. 1 proz. bis zur schwachrosa Färbung.
6. Differenzieren in Alkohol absol. 30,0 + 1 Tropfen Essigsäure 50 proz. (Ausstriche: dünne Stellen nicht mehr blau. Schnitte: Ganglienzellenzüge noch als schwachblaue Linie erkenntlich.)
7. Kurzes Abspülen in Alkohol absol.

Schnitte werden dann durch Xylol in Balsam überführt, Ausstriche werden getrocknet und ohne Deckglas mit Ölimmersion untersucht.

Die Negrischen Körperchen erscheinen karmoisinrot mit blau gefärbten Innenkörperchen, die Gliasubstanz blaurosa, die Ganglienzellen und deren Kerne blau, ihre Kernkörperchen ebenso wie die Kerne der Gliazellen, die Leukozyten und die Zellen der Kapillarwände schwarzblau, die Erythrozyten zinnoberrot.

Eine noch nicht gelöste Frage ist es, ob mit den Negrischen Parasiten nicht von anderer Seite beschriebene, sich nur bei der Wut vorfindende kokkenähnliche sehr feine Gebilde in direkten Beziehungen stehen. Die 1886 von Babes, dann 1910 von Koch und 1911 von Pröscher beschriebenen feinen Körnchen scheinen untereinander alle identisch zu sein. Dafür, daß sie in irgendeiner Weise mit den Negrischen Parasiten in Beziehung stehen, scheinen mir jetzt auch

die Ergebnisse der **Kultur des Wuterregers** zu sprechen, die Noguchi
geglückt ist.

Noguchi züchtete nach seiner Methode auf Aszites mit Zusatz
von steriler Kaninchenniere, und zwar primär mit Gehirnteilchen.
Innerhalb von 18 Monaten hatte er 50 Serienimpfungen von primären
Kulturen angelegt.

Makroskopisch bleiben die Kulturröhrchen ganz unverändert, aber mikroskopisch werden zahlreiche granuläre Chromatinkörperchen von verschiedener
Größe gefunden, neben denen auch kleinste pleomorphe chromatoide Körperchen
vorkommen. 4mal entwickelten sich in den Kulturen daraus Körperchen, die mit
den Negrischen Körperchen absolut übereinstimmten. In solchen Kulturen fanden
sich dann auch aus feinsten Chromatingranulis bestehende Gebilde, die zweifellos
mit den Negrischen Sporulationsstadien identisch waren. „Übertragung von
Kulturen, welche granuläre Körperchen oder granuläre und einkernige Formen enthielten, auf Kaninchen, Meerschweinchen und Hunden erzeugte typische Tollwut,
die durch weitere Übertragung des Gehirns auf Tiere symptomatologisch und pathologisch-anatomisch charakterisiert war." (Vgl. die schönen Abbildungen im Journ.
of experiment. Med.)

In vollem Einklang mit diesen Befunden steht es auch, daß das
Virus der Tollwut filtrierbar ist (Schüder, Remlinger und
Riffat-Bey).

Diese Forschungen Noguchis scheinen im vollen Umfang Negris
Untersuchungen und die von ihm gegebene Deutung seiner Wut-
körperchen zu bestätigen, wenn anders man aus den Untersuchungen
eines Mannes, die bisher noch nicht nachgeprüft und bestätigt sind,
so weit gehende Schlüsse ziehen will. Mir persönlich genügt nun
zwar die Autorität Noguchis, aber streng objektiv wird man nur
sagen können, daß zwar die Anschauung Negris, daß die Wut-
körperchen als solche Parasiten sind und nicht Reaktionsprodukte der
Zellen auf eingedrungene Parasiten, nun wesentlich gestützt ist, daß
aber der endgültige Beweis auch jetzt noch nicht erbracht ist[1]).

Da, wie gesagt, Nachprüfungen bisher noch ausstehen, so beziehen sich alle weiteren Notizen über den Wuterreger natürlich nur
auf das Verhalten desselben im Zentralnervensystem, denn man war

---

1) **Anmerkung bei der Korrektur.** Kraus und Barbarà (D.m.W.
1914. Nr. 30) bestätigten die mikroskopischen Befunde Noguchis, zeigten dann
aber — durch Abbildungen belegt —, daß sie ebenso wie Volpino auch in
Präparaten aus den Kontrollaszites-Niere-Röhrchen analoge Gebilde finden konnten.
Weder ihnen noch Volpino gelang die Wutübertragung von den Kulturen.

Vielleicht müssen diese Untersuchungen die morphologische Seite der Arbeiten
Noguchis in anderem Licht erscheinen lassen, aber an den positiven Impfungen
und damit an dem Erfolg der Kultur überhaupt ist trotzdem nicht zu zweifeln.

ja bis jetzt darauf angewiesen mit diesem Material, gleichwie mit einer Reinkultur, die es ja tatsächlich ist, zu arbeiten.

Die **Resistenz des Virus** ist eine recht erhebliche ganz besonders auch, und das ist praktisch wichtig, Fäulniserregern gegenüber. So erweist sich Gehirn von Tieren, die 2 bis 4 Wochen in der Erde gelegen haben, und bei denen das Gehirn schon in die stinkendste Fäulnis übergegangen ist, meist noch virulent.

Neuere Untersuchungen Konradis haben folgende Daten ergeben: Sicher widersteht das Wutvirus: in trocknem schwarzen lehmigen Boden in Tiefe von 1 m 5 Wochen, an der Erdoberfläche bei $+2^0$ und $+16^0$ C. 3 Monate, zwischen $+16^0$ und $+25^0$ C. 67 Tage, bei $+7^0$ und -17^0 C. 78 Tage usw.

Auch gegen Desinfizientien ist das Wutvirus im allgemeinen sehr widerstandsfähig. 5 proz. Karbolsäure tötet das Virus z. B. erst nach 50 Minuten ab. 1 proz. Karbolsäure wirkt gelegentlich schon innerhalb 3 Stunden abtötend, meist konnte ich aber noch nach 24 stündiger Einwirkung das Vorhandensein des Virus in Gehirnemulsionen, die mit 1 proz. Karbollösung hergestellt waren, nachweisen. Sublimat 1:1000 tötet erst nach zirka 3 Stunden ab und Formalindämpfe in 15 bis 45 Minuten. Magensaft schwächt das Virus nach 13 Stunden ab und vernichtet es in 24 Stunden (Centanni). Glyzerin ist, wie Roux seinerzeit feststellte, ein ausgezeichnetes Konservierungsmittel für das Virus und erhält Wutgehirn monatelang virulent. Der stärkste Feind des Virus ist das direkte Sonnenlicht, durch welches es in kurzer Zeit vernichtet wird.

Wichtig ist, daß das Virus bei langsamer Trocknung rasch zugrunde geht (darauf beruht die Impfmethode Pasteurs), während es, wie Vansteenberghe zeigte, bei schneller Trocknung in luftleeren Raum nicht geschädigt wird.

Wärme wirkt in Gegenwart von Luft und im Dunkeln wie folgt:

Die Virulenz hält sich (nach Heim) bei

$$25^0 \ . \ . \ . \ 28{-}33 \text{ Tage}$$
$$35^0 \ . \ . \ . \ 20{-}22 \quad \text{,,}$$

sie erlischt aber bei

$$45^0 \ . \ . \ . \ \text{in 24 Stunden}$$
$$50^0 \ . \ . \ . \ \text{,,} \ 1 \quad \text{,,}$$
$$52^0{-}58^0 \ \text{,,} \ {}^1/_2 \quad \text{,,}$$
$$60^0 \ \text{sehr schnell.}$$

Das **Vorkommen des Virus** im Organismus beschränkt sich nicht nur auf das Zentralnervensystem, sondern es ist dann noch selbstverständlich in den Speicheldrüsen vorhanden, ferner, nicht immer, aber oft in den Milchdrüsen, den Nebennieren, Tränendrüsen, Glaskörper, Harn- und Hodensekreten und Lymphe und selten im Blut und Milz. Für die experimentelle Diagnostik spielt nur der Sitz desselben im Zentralnervensystem eine Rolle.

Aber auch im Gehirn, dem Hauptsitz des Virus, ist es nicht gleichmäßig verbreitet. Wie schon erwähnt, ist zunächst nur die graue Substanz virulent. Am virulentesten ist der Stirnlappen, die hinteren Teile der Hirnrinde werden immer weniger virulent. Relativ gering ist die Virulenz des Kleinhirns und die der intrazerebralen Ganglien. Weniger virulent sind dann Ammonshorn, Vierhügel, Riechlappen und noch weniger virulent ist die Brücke.

Die **Ausbreitung des Virus** vom Ort der Infektion erfolgt unter natürlichen Verhältnissen sicher in erster Linie durch Nervenleitung, erst in zweiter Linie kommt Transport auf dem Wege der Blut- und Lymphbahnen in Betracht.

Nach den Experimenten von di Vestea und Zagari ist der Nerv die Bahn, auf welcher das Lyssavirus sich fortbewegt, und welcher dasselbe zum Zentralnervensystem erst hinführt. Deshalb läßt sich z. B. bei Impfung in den Ischiadikus durch Resektion eines zentral gelegenen Stückes desselben und Kauterisation der Wundflächen der Ausbruch der Lyssa verhüten. So sehen wir denn auch, daß die anatomischen Veränderungen des Rückenmarks, je nachdem die infizierende Verletzung an der unteren oder oberen Extremität stattgefunden hat, am stärksten in der Lumbal- oder Halsanschwellung sind.

Dieser Anschauung über den Transport des Virus auf dem Wege der Nervenbahnen ist von verschiedenen Seiten widersprochen worden. Es ist von Hoegyes u. a. neben diesem Weg auch die Leitung auf dem Wege der Blutbahn angenommen worden. Schüder schrieb der Blutbahn die größte Bedeutung für den Transport zu. Ebenso haben sich Kasparek und Tenner und Konrádi den Autoren angeschlossen, die die Anschauungen di Vesteas und Zagaris in ihrer Allgemeinheit für nicht richtig halten.

Einzelne Fälle (Koch), bei denen nur Transport auf dem Wege der Blutbahn, die Lokalisation der Wutsymptome erklärt, können gegen die allgemeine Richtigkeit der Nervenleitung, die natürlich auch die Fortpflanzung in den lymphatischen Bahnen des Nerven in sich schließt, nichts beweisen, sie bedeuten eben nur das Selbstverständliche, daß die Natur unter Umständen auch andere, als die gewöhnlichen Wege gehen kann. Daß an und für sich auf dem Wege der Blutbahn infiziert werden kann, ist sicher, wenn dies auch bei Herbivoren nur sehr selten gelingt, übrigens eine weitere Unterstützung der Annahme, daß dieser Weg kaum der regelmäßige sein kann.

Die **pathologisch-anatomischen Veränderungen** im Zentralnervensystem sind viel studiert worden. Vorzüglich sind die Untersuchungen von Schäffer, Babes und van Gehuchten von praktischem Interesse.

Die pathologisch-anatomischen Veränderungen im Rückenmark von an Lyssa zugrunde gegangenen Menschen und Tieren lassen sich zum Teil schon mit bloßem Auge erkennen. Deutlich sind Erweichungsherde, besonders in den Vorder- und Hinterhörnern, und zwar vorzüglich an den Zervikal- oder Lumbalanschwellungen desselben, je nach der Bißstelle kenntlich, auch sind kleine Hämorrhagien mit bloßem Auge sichtbar. Auf Schnitten treten dann die Babesschen Wutknötchen in ganz markanter Weise zutage. Dieselben werden dadurch hervorgerufen, daß es im Laufe der Erkrankung zu einer Leukozytenauswanderung um die Kapillaren kommt. Diese umgebend, entstehen vollständige, ausschließlich aus leukozytären Elementen bestehende Knötchen, denen Babes auch jetzt eine ausschlaggebende diagnostische Bedeutung vindiziert, da sie immer, auch in den seltenen Fällen, in denen Negrische Körperchen nicht gefunden werden, nachweisbar sind.

Es lenkte dann van Gehuchten die Aufmerksamkeit auf pathologische Veränderungen, die sich in den Spinal- und Zervikalganglien abspielen. Er zeigte, daß Tiere, die an Tollwut zugrunde gegangen waren, in den Ganglienzellen stets eine schwere Schädigung der nervösen Elemente erkennen ließen. Das spezifisch veränderte Ganglion zeigt nun zunächst eine erhebliche Abnahme der nervösen Elemente; es sind an Stelle der zugrunde gegangenen Zellen kleine Häufchen runder Zellen, die sich gegen die Nachbarschaft mehr oder weniger scharf abgrenzen, getreten. Die noch vorhandenen Ganglienzellen sind mehr oder weniger geschädigt und durch leukozytäre Zellen von ihrer Kapsel zum Teil abgedrängt. Sind die nervösen Zellen vollständig vernichtet, so ist die Trennung der einzelnen Knötchen nicht zu erkennen, und es besteht das ganze Ganglion ausschließlich aus dem Gewebe der Neubildung.

Es wäre dann noch zu erwähnen, daß, wie Marinesco zeigte, in den Ganglienzellen Zerstörungen des Chromatins eintreten, die sich nach der Nisslschen Färbung in der typischen Weise darstellen lassen. Dies ist allerdings eine Veränderung, die nicht für die Wut charakteristisch ist, sondern bekanntlich auch bei vielen anderen Infektionskrankheiten und Intoxikationen auftritt, so z. B. bei Tetanus und Botulismus.

Der **Nachweis der Tollwut** eines Tieres wurde früher nur auf dem Wege des Experiments, d. h. der künstlichen Erzeugung der Wut, erbracht. Heutzutage kann das Experiment durch den Nachweis der Negrischen Körperchen ersetzt werden. Fehlen aber diese bzw. sind sie nicht nachgewiesen, so muß der Impfversuch am Kaninchen die endgültige Entscheidung bringen. Es empfiehlt sich immer, dann mindestens 3 Kaninchen anzusetzen, um unter allen Umständen zu einem Schluß zu kommen.

Charakteristische grob makroskopische Obduktionsbefunde existieren beim Menschen überhaupt nicht.

Einigermaßen charakteristische Obduktionsbefunde werden bei Tieren, ganz besonders bei Hunden gefunden werden. In den seltensten Fällen fehlen hier mehr oder weniger ausgedehnte Blutungen in die Schleimhaut des Magens und des Darmes. Vorzüglich charakteristisch ist dann das Fehlen normalen Nahrungsbreies in dem Intestinaltraktus. Statt dessen werden in der Regel unverdauliche Gegenstände, wie Holz, Steine, Knochen, und meist eine große Menge von Haaren anderer Hunde gefunden. Ein derartiger Obduktionsbefund zusammen mit der Anamnese gestatten mit einem recht erheblichen Grad von Sicherheit in diesem Falle die Stellung der Diagnose „Wut".

Die endgültige Diagnose darf nur beim Nachweis der Negrischen Körperchen oder nach positivem Ausfall der Uebertragung auf das Tier gestellt werden.

Das klassische Tier für alle **Tierexperimente** ist das Kaninchen, seitdem im Jahre 1879 Galtier entdeckte, daß es in so hervorragender Weise für die Tollwut empfänglich ist.

Diagnostische Impfungen an Meerschweinchen sind nicht zu empfehlen, weil zunächst die Empfänglichkeit dieses Tieres geringer ist, wie die des Kaninchens, weil ferner die Impfung technisch schwieriger ist, und weil schließlich lyssakranke

Meerschweinchen in der Regel in ganz unangenehmer Weise beißen, was bei Kaninchen nur sehr selten vorkommt.

Als Material für die diagnostische Impfung kommt nach dem oben Ausgeführten ausschließlich das Zentralnervensystem der verdächtigen Tiere in Betracht. In ganz besonders hohem Maße ist die Medulla oblongata der Sitz des Virus, doch kann auch jede beliebige Partie der grauen Substanz des Hirns genommen werden.

Ein bohnengroßes Stück wird zunächst in einem Glas mit einem Glasstab zerstampft. Erst nachdem so ein Brei hergestellt ist, füge man tropfenweise etwas Bouillon oder 0,85proz. Kochsalzlösung hinzu, immer emulgierend. 5—10 ccm Bouillon sind ausreichend, um eine sehr konzentrierte, aber immerhin noch so dünne Emulsion zu erhalten, daß dieselbe ohne Schwierigkeit, vorausgesetzt, daß gut verrieben war, die Kanüle einer Spritze passieren kann. Sind zu grobe Flocken vorhanden, so filtriere man durch ein Drahtnetz.

Für die Praxis kommen vornehmlich folgende Impfmethoden in Betracht: 1. Die subdurale Impfung, 2. die intrazerebrale, 3. die intraspinale, 4. die intraokulare, 5. die intramuskuläre Injektion.

Am sichersten ist die **subdurale (alte Pasteursche) und intrazerebrale Impfung**. Die Ausführung ist spielend einfach, wenn man sich zum Trepanieren nicht eines komplizierten Apparates, sondern einer ganz einfachen Handtrephine von 6—7 mm Durchmesser bedient. Die Trepanationsstelle ist zwischen Auge und Ohr etwas neben der Scheitellinie zu wählen. Nach der Trepanation injiziert man einige Tropfen der Emulsion unter die Dura mater (gebogene Kanüle an der Spritze) oder man sticht direkt in das Gehirn und injiziert 0,1 bis 0,2 ccm ohne Schaden. Wählt man die intrazerebrale Injektion, kann die Trephine durch einen gewöhnlichen Drillbohrer ersetzt werden. Es ist nicht schwierig, nach einiger Übung zu merken, wann die Schädeldecke bis auf die Lamina interna, welche man mit der Kanüle durchsticht, durchbohrt ist. Fährt man übrigens aus Versehen mit dem Bohrer tief ins Gehirn, so schadet es den Kaninchen meist auch nichts. Oshida spritzt das Lyssavirus durch das Foramen opticum in die Hirnbasis. Diese drei Methoden haben unstreitig den Vorzug, mit absoluter Sicherheit zu arbeiten. An Sicherheit ihnen nahezu gleich kommt die **intravertebrale Injektion**. Dieselbe ist aber dadurch kompliziert, daß leicht Lähmungen sich einstellen. Die Injektion ist zwischen den Kreuzbeinwirbeln auszuführen.

Fast ebenso sicher wie diese ist die **intramuskuläre Injektion**, vorausgesetzt, daß große Quantitäten, 5 ccm Emulsion und noch mehr, eingespritzt werden. Es empfiehlt sich, die Injektion an zwei Stellen zu beiden Seiten der Wirbelsäule in die lange Rückenmuskulatur zu verteilen.

Die **Impfung in die vordere Augenkammer** wird von manchen Autoren (Johne) als sehr sicher empfohlen. Mit virus fixe hatte ich und auch andere im Gegensatz zu Pfeiler und Kapfberger schlechte Erfolge, mit Straßenwut sollen sie aber in der Tat sehr gut sein.

Schwierig sind die Verhältnisse, wenn es sich, wie es leider bei diagnostischen Impfungen oft der Fall ist, darum handelt, mit einem verfaulten Gehirn zu arbeiten. Die zerebrale Impfung ist da nicht auszuführen, da die Tiere vor Erkranken an Wut meist an Meningitis zu Grunde gehen.

Ich pflegte dann in der Weise vorzugehen, daß ich das Gehirn statt mit Bouillon mit 1 proz. Karbollösung verrieb. Man läßt die Emulsion 2—24 Stunden im Eisschrank stehen und injiziert dann mehreren Tieren 5—10 ccm an verschiedenen Stellen intramuskulär. Auf diese Weise gelingt es oft, die Tiere vor Septikämie zu bewahren und später Lyssa zu erhalten.

Nicolle legt faule Gehirne für 48 Stunden in Glyzerin und impft dann intraokulär oder subdural. Das Verfahren, über Nachprüfungen ist nichts berichtet, erscheint sehr praktisch und plausibel. Remlinger empfiehlt die Filtration, von der ich doch abraten möchte. Anscheinend ist im faulen Gehirn das Virus stets schon in der Abnahme. Für die Filtration muß man nun stark verdünnen und man weiß, daß auch dann nur ein Teil des Virus die Kerze passiert.

Die Inkubationszeit der Lyssa schwankt bei Kaninchen sehr. Nach subduraler und zerebraler Impfung treten die Erscheinungen gewöhnlich nach 10—14 Tagen auf, nach den anderen Methoden verzögert sich der Ausbruch der Krankheit bis zu 3 und 4 Wochen. Handelt es sich um faules Gehirn, in dem schon viel Wutvirus zu Grunde gegangen war, kann die Inkubation gelegentlich auch 6—12 Wochen und noch mehr betragen.

Die Schwankungen der Inkubationszeit werden einmal durch die Menge des Impfmaterials bedingt, dann aber wie Schüder hervorhebt, was meines Wissens als selbstverständlich nie bestritten ist, durch die verschieden starke Virulenz des Erregers. Es wäre unerfindlich, weshalb beim Wuterreger nicht dieselben Schwankungen auftreten sollen, wie bei jedem lebenden Virus. Solche Schwankungen erklären ja auch in erster Linie die so stark differierende Mortalität der gebissenen Nichtbehandelten in verschiedenen Jahren.

Eine **Serumtherapie** der Wut gibt es nicht, wenn es auch nicht nur möglich ist, aktiv zu immunisieren, sondern auch mit Hilfe des Serums eines immunisierten Tieres andere Tiere zu schützen, wie es schon 1889 Babes und Lepp nachgewiesen hatten. Babes vornehmlich und Tizzoni waren es, die viele Jahre lang erfolglos an dem Problem der Serumtherapie gearbeitet haben. Wenn aber auch dieses Ziel zu erreichen, nicht gelungen ist, so haben doch die Arbeiten von Babes über Lyssa-Immunität insofern praktischen Nutzen getragen, als sie ihm die Ausarbeitung seiner rumänischen Impfmethode gestatteten, die die Verwendung von Immunserum mit einschließt.

Einem Serum, das durch Immunisieren gewonnen ist, kommen sogen. rabizide Wirkungen zu, d. h. es ist imstande, mit Emulsionen von Wutgehirn vermischt den Rabieserreger abzutöten. Daß derartige rabizide Stoffe auch beim nach Pasteur behandelten Menschen auftreten, ist durch die Arbeiten von Kraus und seinen Mitarbeitern Keller und Clairmont bewiesen.

Die **Prophylaxe** der Tollwut besteht vor allen Dingen darin, daß die Möglichkeit, von tollen Tieren gebissen zu werden, ausgeschlossen wird, und daß man dann versucht, solange dies nicht zu erreichen ist, bei den Gebissenen dem Ausbruch der Wut vorzubeugen.

Der Träger und Verbreiter der Lyssa ist in erster Linie der
Hund, der Wolf und vielleicht auch der Fuchs. Diese Tiere sind es
erst, die durch Biß andere Tiere, wie Katzen, Pferde, Rinder usw.,
die natürlich auch wieder imstande sind, Menschen durch Biß zu verletzen, infizieren. Die Bekämpfung der Tollwut hat sich in den
meisten Ländern also fast ausschließlich mit der Bekämpfung der
Tollwut unter den Hunden zu beschäftigen.

Das erste Bestreben war es immer und muß es sein, die absolute Hundezahl
herunter zu setzen; das beste Mittel, um dies zu erreichen, ist die Hundesteuer.
Schon ganz geringe Steuern sind, besonders auf dem platten Lande, von recht erheblicher Wirksamkeit für die Verminderung der Hunde. Je höher die Steuer, um
so günstiger die Wirkung. Ganz besonders kann in Städten die Hundesteuer garnicht hoch genug sein. Als in Berlin z. B. die Steuer von 10 auf 20 Mark pro
Jahr für den Hund erhöht wurde, sind sofort fast 50% der gehaltenen Hunde ab-
geschafft, d. h. vergiftet worden. Der Einführung und auch der Durchführung der
Steuer auf dem Lande stehen oft große Schwierigkeiten entgegen, und es liegt besonders im Osten Deutschlands noch vieles sehr im Argen.

Ferner kommt noch der Maulkorbzwang in Betracht, der sich z. B. in Berlin
glänzend bewährt hat. Seit der 1853 erfolgten Einführung desselben nahm die
vorher viele Opfer fordernde Lyssa beständig ab, bis vom Jahre 1871 ab, die
letzten Jahre ausgenommen, die Tollwut in Berlin verschwunden war.

Die Tollwutprophylaxe wird durch das Reichs-Seuchengesetz vom 23. Juli 1881
und 1. Mai 1894 geregelt. Es wurde vor allem durch diese Gesetze die Anzeigepflicht für jeden an der Tollwut erkrankten, verendeten oder getöteten Hund eingeführt. Ist durch kreistierärztliches Gutachten Tollwut als erwiesen anzunehmen
oder besteht dringender Tollwutverdacht, so ist Hundesperre in den gefährdeten
Orten zu verhängen, und zwar werden als gefährdet angesehen die Ortschaften,
wo der tolle Hund gesehen, und 4 km im Umkreis davon alle Orte und Ge-
markungen. Die Hundesperre besteht darin, daß alle Hunde festgelegt bzw. nur
an der Leine ausgeführt werden dürfen. Die Dauer der Sperre ist 3 Monate. Ferner
sind alle Katzen und Hunde, die gebissen sind, zu töten; Haustiere, die verletzt
wurden, sind zu isolieren und zu beobachten. Während 3—4 Wochen, je nachdem es sich um Schafe, Rinder usw. handelt, darf solches Vieh nicht verkauft
werden.

Die hier in großen Zügen geschilderten Maßnahmen, welche sich auf die
Verminderung der Infektionsgefahr beziehen, sind von vielen Seiten als völlig ausreichend bezeichnet worden. In der Tat war durch systematische Durchführung
der Seuchengesetze in Deutschland, besonders auch im Vergleich zu anderen
Ländern, die keine oder nur mangelhafte Tollwutprophylaxe ausüben, wie z. B.
Frankreich, Rußland und Österreich, das Zurückgehen der Tollwut unter den
Hunden ein ganz enormes. Die Folge war das Zurückgehen der Tollwut unter
den ·Menschen. Im Anfang des 19. Jahrhunderts starben in Preußen durchschnittlich 250 Menschen an der Wut. 1886—96 nur 5 Menschen pro Jahr, dann
begann wieder ein dauerndes Steigen der Mortalität.

Einen durchschlagenden Erfolg im Bestreben, die Tollwut des
Menschen durch Ausrotten der Wut unter den Hunden zu erzielen,
kann aber nur ein Land haben, daß, wie England, dank seiner insu-

laren Lage von den Grenzen aus nicht verseucht werden kann, wenn es sich nur vor importierten Hunden zu schützen weiß. Jedes kontinentale Land ist aber als ultima ratio zur Durchführung der **Tollwutschutzimpfung** gezwungen.

Die Erklärung des Wesens und der Ausführung der Schutzimpfung zwingt uns, weit ausholend mit den Pasteurschen Forschungen wieder zu beginnen.

Jm Jahre 1881 entdeckte, wie wir schon erwähnt hatten, Pasteur, daß im Zentralnervensystem der tollen Tiere das Virus sich gewissermaßen in Reinkultur befindet, und daß die Wut durch subdurale Impfung von Tier zu Tier fortgepflanzt werden kann. Pasteur suchte nun zur Ausführung einer Schutzimpfung ein abgeschwächtes Virus darzustellen. Schickte er das Virus durch Affen, so wurde die Inkubationszeit immer länger, um nach 5—6 Passagen überhaupt gänzlich zu erlöschen. Mit einem Virus, welches auf diese Weise abgeschwächt war, d. h. mit dem Rückenmark von Kaninchen, die mit dem Gebirn von an protrahierter Wut zugrundegegangenen Affen, geimpft worden waren, konnte Pasteur Hunde immunisieren. Diese Methode war natürlich in der Praxis nicht durchzuführen.

Pasteur stellte nun ferner Folgendes fest. Impft man Kaninchen subdural mit dem Gehirn eines tollen Hundes, so erkranken dieselben nach etwa 14 Tagen. Dies primär aus dem Hund gezüchtete Virus wird als das der Straßenwut bezeichnet. Impft man von dem an Straßenwut zugrunde gegangenen Kaninchen ein anderes Kaninchen und dann immer weiter, so wird die Inkubationszeit immer kürzer, bis sie schließlich auf 7 Tage, bei ganz jungen Tieren auch auf 6 zurückgeht. Diese Inkubationszeit läßt sich nicht mehr verkürzen, sie ist eine feststehende, fixe, Pasteur nannte deshalb dies durch Kaninchenpassagen veränderte Virus das Virus fixe.

Pasteur zeigte nun ferner, daß, wenn man einem Kaninchen, welches an Virus fixe zugrunde gegangen ist, das Rückenmark herausnimmt und dieses bei etwa 20° über Ätzkali trocknet, es dann bei der Trocknung immer mehr an Virulenz verliert. Ein Mark, welches 1 Tag lang getrocknet ist, sogenanntes eintägiges Mark, ist noch vollvirulent. Zweitägiges von großen Kaninchen stammend, mit dickem Rückenmark, meist auch noch. Von da ab treten Verzögerungen des Wutausbruches bei Kaninchen, die mit dem Mark geimpft werden, ein. Endlich vom 6.—8. Tage ab, je nach der Dicke des Markes, ist die Virulenz völlig erloschen.

Auf diesen Untersuchungen basiert die ganze segensreiche Schutzimpfung Pasteurs. Die Pasteursche Schutzimpfung ist tatsächlich eine solche und nicht eine Heilimpfung. Sie bezweckt ausschließlich die Immunisierung des Gebissenen. Im Gegensatz zu anderen Krankheiten ist es bei der Tollwut noch möglich, nach der Infektion mit einer Schutzimpfung zurechtzukommen, da in der Regel die Inkubationszeit eine sehr lange ist, selten weniger wie 6 Wochen, meist noch mehr, bis zu $3/4$ Jahren, betragend.

Es sind aber auch Fälle von enorm langer Inkubationszeit bekannt. Die längst bekannte betrug 584 Tage. Bei Frauen ist die

Inkubationszeit durchschnittlich 15 Tage kürzer als beim Mann (Nitsch). Sicher ist sie auch bei Kindern kürzer als bei Erwachsenen.

Es gelingt so noch nach der Infektion vor Ausbruch der Krankheit durch die Schutzimpfung den Menschen immun zu machen. Die Länge der Inkubation richtet sich, abgesehen von individuellen Verschiedenheiten der Empfänglichkeit nach der Virulenz des Virus, und der Stärke und dem Ort der Infektion.

Von der großen Reihe der verschiedenen Verfahren seien hier nur die besprochen, welche allgemeine Verwendung gefunden haben, oder besonders interessant sind.

1. Impfung nach Pasteur mit abgeschwächtem bis virulentem Material.

Die Schutzimpfung nach Pasteur wird in der Weise ausgeführt, daß von den verschiedenen getrockneten Marken nach einem bestimmten Turnus dem Impfling verabfolgt wird.

Die Zubereitung der Impfflüssigkeit geschieht im allgemeinen in der Weise, daß je 1 cm Mark mit 5 ccm Bouillon oder Kochsalzlösung fein zerrieben wird. Von einer solchen Emulsion werden dem Impfling 2—3 ccm, je nach Virulenz des Markes und Alter des Betreffenden, subkutan injiziert. Als Injektionsstelle wird allgemein nach Pasteurs Vorgang die Bauchhaut genommen, da hier die Möglichkeit, Nerven zu verletzen, am allergeringsten ist. Die Injektionen werden meist gut vertragen und machen nur bei wenigen Menschen lokale Infiltrationen.

Von großer Bedeutung ist natürlich die Reihenfolge, in welcher das Mark vom abgeschwächten bis zum virulenten gegeben wird. Es gibt eine ganze Reihe von Schematas, welche hier angewandt werden. Die ursprünglichen Pasteurschen, sind folgende:

I. Für leichte Verletzungen fern vom Zentralnervensystem.

Tag der Injektion	1	2	3	4	5	6	7	8	9
Alter des Markes	14. 13	12. 11	10. 9	8. 7	6. 6	5	5	4	3

Tag der Injektion	10	11	12	13	14	15
Alter des Markes	5	5	4	4	3	3

II. Für Kopfwunden usw.

Tag der Injektion	1	2	3	4	5	6	7	8	9
Alter des Markes	14. 13. 12. 11	10. 9. 8. 7	6. 6	5	5	4	3	4	3

Tag der Injektion	10	11	12	13	14	15
Alter des Markes	5	5	4	4	3	3
Tag der Injektion	16	17	18	19	20	21
Alter des Markes	5	4	3	5	4	3

Aus der ursprünglichen Pasteurschen Methode haben sich im Lauf der Zeit einerseits eine große Reihe anderer Methoden entwickelt, andererseits ist sie dort, wo sie als solche beibehalten ist, modifiziert, da man allmählich immer früher mit der Injektion virulenteren Markes begonnen hat und auch früher zur Injektion von vollvirulentem Mark übergegangen ist. Dieser Übergang vollzog sich immer allgemeiner und rascher, nachdem die Marxsche Theorie der Lyssaimmunität allgemeine Anerkennung gefunden hat, und nachdem weitere Untersuchungen diese Anschauungen voll bestätigten.

Die Möglichkeit der Immunisierung nach den Schutzimpfungsverfahren mit Virus fixe, mit Straßenwut kann man nicht immunisieren, sind zunächst nur so zu erklären, daß man anerkennt, daß das Virus fixe eine Modifikation des Wutvirus ist, die sich in ganz wesentlichen Punkten von dem der Straßenwut unterscheidet. Es ist nicht etwa nur eine virulentere Straßenwut. Die Unterschiede sind folgende:

„1. Das Virus fixe produziert reichlicher oder ein stärkeres Gift als das der Straße.

2. Die Fortpflanzungs- bzw. Vermehrungsgeschwindigkeit des Virus fixe ist größer als die des Straßenvirus.

3. Das Virus fixe ist bei rein subkutaner Injektion für die Menschen ganz unschädlich und anscheinend für Tiere erheblich weniger infektiös, als das der Straße usw. Dies Verhalten kann nur dadurch erklärt werden, daß es den normalen keimvernichtenden Kräften des lebenden Organismus unter gleichen Bedingungen leichter erliegt, als das der Straße." (Marx.)

Die mit der Virus fixe-Emulsion lebend injizierten Wutparasiten verfallen der Auflösung und ihr Zellinhalt wirkt in derselben Weise immunisierend, wie wir es bei Immunisierung mit anderen Zellen z. B. Typhus- oder Cholerabakterien kennen.

Die Ungefährlichkeit des Virus fixe bei anderer Applikation der ins Nervensystem selbst für den Menschen, die ich aus meinen Experimenten und den Erfahrungen der Praxis schloß, ist dann zunächst am Menschen im Selbstversuch durch Nitsche bestätigt worden, der subkutan injizierte große Dosen Virus fixe-Emulsion anstandslos vertragen hatte. Pröscher ging dann noch weiter, er injizierte im Vertrauen auf die wohlbegründete Annahme der Unschädlichkeit des Virus fixe für den Menschen 2 Personen intramuskulär je ein ganzes Gehirn eines an Virus fixe verendeten Kaninchens.

Die Folge dieser Anschauung war, daß die Institute, die sich der Pasteurschen Originalmethode bedienten, diese allmählich immer mehr verstärkten, indem sie mit weniger lang getrocknetem Mark anfingen und sehr schnell zu vollvirulenten Marken übergingen. Als Beispiel dieser modernisierten verstärkten Schemata gebe ich hier das z. Zt. im Berliner Institut angewandte.

Tag der Injektion	1	2	3	4	5	6	7	8	9	10	11	12	13	14	15	16	17	18	19	20	21
Alter des Markes	3	2	1	1	3	2	1	1	3	2	1	1	3	2	1	1	3	2	1	1	1

2. Impfung nur mit vollvirulentem Mark.

Seit 1894 bediente sich Ferran einer Methode, die auf Grund der Mitteilungen von Ferran von allen als eine solche Methode bezeichnet wurde; jetzt ist mir dies mehr wie zweifelhaft geworden.

Ferran verreibt frisches Virus fixe-Gehirn zunächst mit Glas und emulsioniert dann in einer Flüssigkeit, deren Zusammensetzung ängstlich geheim gehalten wird. In einem jetzt für die Veröffentlichung bestimmten Brief an Simon (siehe Simon) wird nun in einer Fußnote von dieser Flüssigkeit gesagt: „Diese Flüssigkeit ist die Lösung eines Quecksilbersalzes, welches dazu dient bei Bereitung der Emulsion Quecksilberalbuminat zu bilden." Nach dieser Note bin ich nicht mehr in der Lage ohne weiteres anzuerkennen, daß Ferran unverändertes Virus injiziert. Daß dieses mysteriöse Quecksilbersalz nicht abschwächend und keimtötend wirkt, müßte erst bewiesen werden. Die Zweifel sind um so gerechtfertigter, wenn man die absolut falsche Begründung seiner Methode liest (z. B. In Muskel injiziertes Virus fixe tötet stets! usw.)

Unzweifelhait arbeitet z. Zt. Pröscher in Philadelphia mit frischem unverändertem Virus, das er in großen Dosen injiziert. Unter den ersten von ihm publizierten 92 Fällen war kein Todesfall oder gar Fall von Impfwut zu verzeichnen.

3. Impfung mit verdünntem frischem Virus.

Högyes behandelte nicht mit Mark, dessen Keimzahl durch Trocknen herabgesetzt war, sondern erreichte diese Virusverminderung durch mehr oder weniger starkes Verdünnen der Emulsionen von frischem Mark. Die schwächste Konzentration war eine Verdünnung 1:10000, die stärkste 1:100. Man hat auch in Ungarn den modernen Anschauungem durch Verstärkung und frühzeitigere Gabe größerer Dosen Rechnung getragen (Murillo).

4. Rumänische Methode.

Bei der rumänischen Methode von Babes, wird einmal sehr schnell (am 1. Tag) schon vollvirulentes Mark gegeben, dann ferner durch Erwärmen von den Mikroben befreite aber toxische Emulsionen und schließlich rabizides Serum in den Intervallen. Die Erfolge waren derartig, daß die Mortalität der prognostisch stets so überaus ungünstigen Wolfsbisse von 60% auf etwa 6% sank. Die Behandlung dauert 21 Tage, es werden dreimal 20 ccm rabiziden Serums gegeben.

Von großer praktischer Bedeutung ist schließlich das zuerst in französischen Provinzialinstituten angewandte Verfahren Calmettes, bei geringer Frequenz nicht jeden Tag ein oder mehrere wutkranke Tiere zur Entnahme des Markes in Präsenz zu haben, sondern sich frisches bzw. eine bestimmte Anzahl von Tagen getrocknetes Mark in Glyzerin vorrätig zu halten. Auf diese Weise ist es natürlich auch möglich von einem Zentralinstitut andere kleine Institute mit Impfstoff zu versorgen und so die Behandlung der Verletzten in ihrer Heimat zu ermöglichen.

Die Erfolge der Schutzimpfung sind recht verschieden. Von einer vergleichenden Statistik muß ich hier absehen (vgl. Babes). Die Mortalität der Behandelten schwankt zwischen $0\%-1,0\%$ gegen etwa 10% der Unbehandelten.

Eine wichtige Frage ist es, ob die Lähmungen, die im Verlauf der Impfung auftreten können, als toxische Symptome oder als abortive Wut und zwar Straßenwut oder Virus fixe-Wut aufzufassen sind. In der Literatur ist über 103 Lähmungen bei 20 774 Behandelten $= 0,48\%_{00}$ berichtet (Simon). Von diesen sind 65 $= 77,42\%$ geheilt und 19 $= 22,6\%$ gestorben. In der Regel ist der toxische

Charakter der Lähmungen sicher. Koch vor allem vertritt auf Grund selbstbeobachteter Fälle die Anschauung, daß aber auch abortive Impfwut vorkommen kann; auch Kozewalow berichtete kürzlich über einen solchen Fall. Da Injektion in einen Nerven bei der Impfung nicht gerade zu den Unmöglichkeiten gehört, halte ich theoretisch Impfwut bei jeder Methode für möglich. Sicher bewiesen, wenigstens über jede Kritik erhaben, ist vielleicht noch kein Fall. Ich verweise hier auf die Kontroverse Babes contra Koch.

Schließlich wäre als erste persönliche prophylaktische Maßnahme noch die sofortige Behandlung der Wunde zu erwähnen, welche in gründlichem Auswaschen und womöglich darauf folgendem Ausbrennen mit dem Glüheisen zu bestehen hat. Greift man zu Ätzmitteln, so bediene man sich nicht des Höllensteins, welcher meist nur eine oberflächliche Verschorfung hervorruft, sondern solcher, die tiefer ätzen, wie z. B. rauchende Salpetersäure. Die Behandlung hat sichern Erfolg nur in den ersten Minuten, kann aber nach Stunden und Tagen noch günstig wirken, da durch teilweise Vernichtung des Virus die Infektion abgeschwächt, damit die Inkubation verlängert, und die Aussicht des Erfolges der Schutzimpfung infolgedessen erhöht wird.

Literatur.

Babes, B. tierärzt. W. 1891; Ann. Past. 1892; D.m.W. 1892. Ann. de l'Inst. de Bucarest. 6. 1894. 1895; v. Leyden-Festschr. 1902; Zschr. f. Hyg. 47. 1904; 58. 1908; 65. 1910; 69. 1911. — Derselbe, Traité de la Rage. Paris 1912. — Derselbe und Lepp, Ann. Past. 1889. — Bohne, Zschr. f. Hyg. 52. 1905. — Centanni, Riform. med. 1892. — van Gehuchten und Nelis, Ref. B. tierärztl. W. 1900. — Hein, Hyg. Rdsch. 1902. — Heller und Rothermundt, Wutschutzimpfung und Wutimmunität in Kolle-Wassermann, Hb. d. pathog. Mikroorganismen (2). 8. 1913. — Högyes, Lyssa. Nothnagel, Spez. Pathol. und Therap. 5. 1897. — Kasparek u. Tenner, B.kl.W. 1902. — Koch, Zbl. f. Bakt. 64. 1912. Zschr. f. Hyg. 64. 1907; 65. 66. 67. 1910. — Derselbe, Lyssa, in Kolle-Wassermann. Hb. d. pathog. Mikroorganismen (2). 8. 1913. — Konrádi, Zbl. f. Bakt. 68. 1913. — Kozewalow, Zbl. f. Bakt. 73. 1914. — Kraus, Keller und Clairmont, Zschr. f. Hyg. 41. 1902. — Kraus und Kreißl, Zbl. f. Bakt. 32. 1902. — Lentz, Zbl. f. Bakt. 44. 1907. — Marx, Zbl. f. Bakt. 20. 1896. Klin. Jahrb. 1898. 1899. D.m.W. 1899 u. 1900. — Derselbe, Lyssaimmunität in Kolle-Wassermann, Hb. d. pathog. Mikroorganismen (1) 4. 1904. — Murillo, Zbl. f. Bakt. 62. 1912. — Negri, Zschr. f. Hyg. 43. 44. 1903; 63. 1909. — Nicolle, Compt. rend. de la soc. de biol. 1904. — Nitsch, Bull. de l'Acad. de Cracovie. 1904, 1905, 1906. W.m.W. 1904. Zbl. f. Bakt. 42. 1906; 43 1907. — Noguchi, Journ. of. exp. Med. 18. 1913. B.kl.W. 1913. — Oshida, Zbl. f. Bakt. 29. 1901. — Pasteur, Compt. rend. de l'Acad. 1886. — Pfeiler und Kapfberger, Zbl. f. Bakt. 69. 1913. — Pröscher, New York med. Journal. 1909, 1911. Archives of internat. Med. 1911. B.kl.W. 1913. — Roux, Ann. Past. 1887. — Schaffer, Zieglers Beitr. 7. 1890. —

Schüder, Zschr. f. Hyg. 42. 1903. D.m.W. 1903. — Simon, Zbl. f. Bakt. 65. 68. 1912. 1913. — Tizzoni und Centanni, B.kl.W. 1894. — Van Gieson, Zbl. f. Bakt. 43. 1907. — Vanstenberghe, Compt. rend. de la soc. de biol. 1903. — di Vestea u. Zagari, Fortschr. d. Med. 1889.

XXXI. Kapitel.

Aktinomykose und Streptothrixinfektion.

1. Aktinomyces.

Der **Aktinomyces bovis** benannte Strahlenpilz kommt in erster Linie bei Rindern vor, doch hat sich nach der ersten eingehenden Publikation von J. Israel im Jahre 1878 herausgestellt, daß auch sein Vorkommen bei Menschen nicht ein allzu seltenes ist.

Der Aktinomyces ist ein Fadenpilz, der vorzüglich in Verbänden, in sogenannten Drusen auftritt. Diese Drusen entstehen dadurch, daß die Fäden eine große Tendenz haben, kolbige Anschwellungen zu bilden, welche aber nicht als Fruktifikationsorgane, sondern als Degenerationszeichen aufzufassen sind. Diese Kolben sitzen dicht gedrängt in drusenartiger Anordnung einer zentralen aus Fäden bestehenden Masse auf. Die einzelnen Drusen im Aktinomyceseiter imponieren als die charakteristischen Aktinomyceskörner. Die jungen Körner haben das Aussehen von gallertartigen Schleimklümpchen, die älteren nehmen gelbgrüne bis grünlich-schwarze Farbe an, noch ältere sind verkalkt. Die makroskopisch sichtbaren Körner sind bis hirsekorngroß. Die Fäden des Aktinomyces haben, wie die der Fadenpilze überhaupt, die Tendenz zu zerfallen und täuschen so häufig Bakterien oder Kokken vor. Der Aktinomyces färbt sich nach Gram.

Daß übrigens nicht alles, was als Zerfallsprodukt der Fäden imponiert, auch ein solches ist, beweisen die Mitteilungen von Klinger, der in 10 Fällen von Aktinomyces, bei den er mit Leichtigkeit anaërob Aktinomyces züchten konnte, verschiedene Mikroorganismen als Begleitbakterien fand. Es handelte sich um Kokken, Bacillus fusiformis und zwei neue Bakterienspezies, den anaëroben nur auf Nährböden mit Serumzusatz wachsenden Coccobacillus mucosus anaërob. und das Bact. (vgl. S. 294) actinomycetem comitans, ein in Kokken- und Stäbchenform auftretendes Bacterium.

Es gibt viele Varietäten, von denen aber nur wenige menschenpathogen sind. Von diesen ist die eine aërob (Bostroem) und die andere anaërob (Wolf und Israel).

Auf Glyzerinagar und auch auf gewöhnlichem Agar entstehen kleine Kolonien, die dem Nährboden äußerst fest anhaften. Auf Blutserum nehmen dieselbe eine ockergelbe bis gelblichrötliche Farbe an. Meist fließen die Kolonien zusammen und sind nach längerem Wachstum mit einem feinen weißlichen Flaum, der aus Luftfäden besteht, bedeckt, so daß sie wie mit Kalk bestäubt aussehen. In Bouillon kommt es zunächst zur Bildung isolierter kleiner Körnchen, die anfangs an der Wand des Glases haften, dann sich loslösen und einen schleimigen Bodensatz bilden; die Bouillon bleibt stets klar. Gelatine wird langsam verflüssigt, Milch peptonisiert. Wie Bostroem nachwies, kann der Aktinomyces auch im sterilen Wasser wachsen.

Die Resistenz dieses Pilzes ist gering. So wird er durch 5-minutenlanges Erwärmen auf 60° sicher abgetötet. Eintrocknen widersteht er sehr lange, bis zu einem Jahr.

Die mikroskopische **Diagnose** ist, wenn man frisches Material zur Verfügung hat, meist nicht schwierig. Fischt man die drusenähnlichen Körper aus Eiter, und findet man im Präparat die charakteristische Anordnung der Kolben und das Fadengewirr im Zentrum, so kann kein Zweifel bestehen, daß Aktinomyces vorliegt.

Es empfiehlt sich, in erster Linie im ungefärbten Präparat zu untersuchen.

Die Körnchen werden auf dem Objektträger in 30proz. Kalilauge gebracht, da sie meist von epitheloiden oder Riesenzellen umgeben sind, die die Erkennung der Struktur sehr erschweren. Sind die Körnchen verkalkt, was oft der Fall ist, so werden sie mit unverdünnter Essig- oder Salzsäure behandelt. Mit der schwachen Vergrößerung ist die charakteristische Struktur gut zu erkennen. Will, man mit stärkerer Vergrößerung untersuchen, so zerquetscht man die Körnchen vorsichtig durch Verschieben des aufgelegten Deckglases.

Trockenpräparate empfiehlt Silberschmidt nach Weigert oder Gram zu färben. Es ist notwendig, etwas stärker als gewöhnlich zu färben und nicht zu stark zu entfärben. Es empfiehlt sich, mit sauren Anilinfarben (Safranin, Pikrokarmin, Eosin) nachzufärben, da die Kolben diese Farben gut annehmen.

Für die Untersuchung im Schnitt empfiehlt sich die Färbung nach Gram und Vorfärbung mit Karmin, es erscheinen dann die Fäden bläulich, die Kolben rot, oder die Färbung nach Schlegel.

„Nachdem die Schnitte in starker alkoholischer Eosinlösung 4—5 oder mehr Stunden im Thermostaten gefärbt worden sind, überträgt man dieselben nach kurzem Abspülen in 96proz. Alkohol in gewöhnlicher Hämatoxylinlösung (5 bis 10 Min.); hierauf sollen die Schnitte weder zu stark ausgewaschen noch zu langsam auf dem Objektträger aufgelegt werden, damit nicht die Keulen Zeit gewinnen, zuviel Farbe (Eosin) abzugeben“.

Mischinfektionen mit Kokken sind nicht selten. Da aber die Fäden, wie schon erwähnt, in kokkenähnliche Gebilde zerfallen, ist es nur statthaft, auf Grund einer kulturellen Untersuchung die Diagnose auf Mischinfektion zu stellen.

Sehr schwierig ist oft die primäre **Kultivierung** des Aktinomyces, die häufig mißlingt. Bostroem empfiehlt das Anlegen von sehr vielen Kulturen auf Serum- oder Ascitesagar auf einmal, aber auch diesem Autor ist es passiert, daß von 85 Röhrchen alle steril blieben.

Silberschmidt hatte oft Erfolg, wenn er den Eiter in auf 40° abgekühlten Glyzerinagar oder in Traubenzuckerbouillon brachte. Die Kolonien ähneln sehr dem Diphtheriebazillus, doch unterscheidet sie das langsame Wachstum sofort von diesem.

Das Impfmaterial muß steril sein und ist durch sorgfältiges Verreiben im Achtatmörser vorzubereiten. Unter allen Umständen müssen aërobe und anaërobe Kulturen angelegt werden.

Die **Verbreitung des Aktinomyces** erfolgt offenbar nicht nur beim Tier, sondern auch beim Menschen durch Getreidegrannen, an welchen Aktinomyces anhaftete. Beim Rind sind Grannenbefunde in den aktinomykotischen Abszessen der Zunge und des Unterkiefers sehr häufig erhoben worden. Beim Menschen bilden wohl sicher meist kariöse Zähne die Eintrittspforte.

2. Streptothrix Madurae.

Dieser Fadenpilz unterscheidet sich ebenso, wie alle anderen dadurch von dem Aktinomyces, daß ihm keine ausgesprochene Kolbenbildung zukommt, im übrigen lassen sich aber die Streptotricheen botanisch vom Aktinomyces nicht trennen. Eigentliche Kolben finden sich nur ganz im Anfang, sie sind nur sehr schwer färbbar.

Der Madurafuß, dessen parasitäre Natur zuerst Carter erkannt hatte, ist nicht nur in Madura sondern in ganz Vorderindien zu Haus, außerdem ist er in Amerika, Nordafrika und Italien beobachtet worden. In Rumänien konnte Babes zwei Infektionen mit einem dem Erreger der sogenannten schwarzen Varietät entsprechenden Pilz feststellen.

Man unterscheidet zwei Varietäten, eine gelbe und eine seltenere schwarze, je nach der Farbe der Pilzkörner, die sich im Eiter finden.

Die Kultur der gelben Varietät ist nicht schwierig, besonders, wenn dem Nährboden Heu- oder Strohinfus und Glyzerin zugesetzt werden. Er bildet auf festen Nährböden harte Kolonien, die anfangs gelbweiß sind, dann einen rötlichen Rand erhalten, um schließlich lebhaft rot zu werden.

Sein Aussehen bietet nichts Charakteristisches dar und entspricht ganz und gar einem gewöhnlichen Fadenpilz.

Über die schwarze Varietät sind wir noch nicht genügend unterrichtet.

Oppenheim und Babes sind im Gegensatz zu Kanthack der Ansicht, daß die sogenannte schwarze Varietät ein ganz anderer Pilz ist. Babes möchte ihn eher für einen Mucor oder Aspergillus ansprechen, auch Oppenheim rechnet ihn zu den Schimmelpilzen (Oidium lactis).

3. Streptothrix Eppinger und andere.

Eppinger war der erste, dem es gelang, eine pathogene Streptothrix zu züchten. In einem Hirnabszeß und in den Bronchial- und Supraklavikulardrüsen desselben Falles konnte er eine Streptothrix nachweisen und erhielt mit Leichtigkeit eine Reinkultur derselben.

Treffend charakterisiert Caminiti in Kürze die Streptothrixarten wie folgt:

„Die Streptothrixarten zeichnen sich dagegen durch lange, ganz feine Fäden aus, die von allen die dünnsten und wie ein Rasen oder ein Haarbüschel innig miteinander verflochten sind. Die Fäden zeigen wahre Verzweigungen, ein Umstand, der sie von den anderen oben erwähnten Formen unterscheidet (Leptothrix, Beggiatoen, Cladothrix, Crenothrix). Diese Fäden zerfallen im Organismus oder in alten Kulturen zu Stäbchenformen, Erscheinungen, welche übrigens auch einige der oben erwähnten Fäden zeigen können. Die Fortpflanzung aller dieser Individuen geschieht durch Körperchen, die den Wert von Sporen, aber von verschiedener Modalität, haben."

Eppingers Streptothrix wuchs auf allen Nährböden, am besten bei Zusatz von Traubenzucker. Auf Traubenzucker bildete er Rasen mit gerunzelter Oberfläche, die anfangs weiß waren und nach und nach ockergelbe Farbe annahmen. Er färbte sich wie alle Fadenpilze nach Gram.

Seit diesem ersten Befunde Eppingers sind Streptothricheen in einer ganzen Reihe von Fällen, so z. B. von Buchholz, Petruschky, Rullmann, Aoyama und Miyamoto, Löhlein, Schottmüller und Fraenkel u. a. gefunden worden. Diese sämtlichen Streptothricheen erwiesen sich, soweit es versucht wurde, als überaus leicht züchtbar. Gewisse Verschiedenheiten zwischen den einzelnen Befunden liegen vor, doch sind sie meist geringfügig, und wir sind wenigstens heutzutage noch nicht in der Lage, mit Sicherheit die einzelnen Streptothricheen von einander scharf zu unterscheiden.

Jedenfalls handelt es sich hier um eine recht artenreiche Familie, wenn auch eine exakte Nachprüfung manchen Stamm als mehrfach beschrieben und benannt ergeben würde. 1907 vermochte Caminiti schon 41 Streptothricheen aus der Literatur zusammenzustellen!

Die meisten Befunde intra vitam stammen aus dem Sputum, postmortal aus den Lungen, der gewöhnlichen Eintrittspforte offenbar, und aus dem Gehirn. Einzig dastehend ist der Befund von Schottmüller und Fraenkel, die bei einem in Genesung übergehenden Fall (Infektion durch Rattenbiß) den Pilz 8-Mal aus dem Blut züchten konnten. Die pathologische Anatomie und dieser Befund beweisen, daß es sich immer um eine Streptothrix-Sepsis handelt.

Das Wachstum der Streptothricheen auf Agar ist durch die oben zitierten Befunde Eppingers genügend charakterisiert. Zu erwähnen wäre noch, daß meist Traubenzuckerzusatz nicht nötig ist, wenn dieser auch ebenso wie Glyzerin das Wachstum begünstigt. In der Farbe variieren die meisten Stämme von weiß bis gelbrot. Auch auf flüssigen Nährböden wachsen die Streptothrixpilze, meist Körnchenkolonien bildend, ähnlich wie der Aktinomyces. Wie diese sind sie nach den Mitteilungen von Aoyama und Miyamoto imstande, auf sterilem Wasser zu wachsen. Wachstum auf Gelatine tritt gleichfalls ein. Einige Stämme verflüssigen dieselbe.

Tierpathogenität ist vorhanden; es rufen diese menschenpathogenen Pilze an Kaninchen und Meerschweinchen multiple Abszesse in allen Organen hervor, ins Blut eingeführt verschwinden sie dort sehr schnell, da das Blut ihnen offenbar keinen günstigen Nährboden bietet. (Caminiti).

Erwähnt sei hier noch die Angina leptothricia, die durch eine Verwandte der Streptothrix, die im Mund schmarotzende Leptothrix buccalis, erzeugt wird. Wie schon erwähnt, kommt den Leptothrixarten keine echte Verzweigung zu, im übrigen ähneln sie den Streptothrixarten außerordentlich.

Der bakteriologische Nachweis, meist wird es sich um Untersuchung von Sputum handeln, ist nicht schwierig, wenn auch durch die Neigung der Fäden, in Stäbchen und kokkenähnliche Gebilde zu zerfallen, leicht auf den ersten Blick eine Täuschung hervorgerufen werden kann. Bei genauerem Zusehen wird man aber stets einige typische Pilzfäden finden, welche auf die wahre Natur der Krankheit hinweisen. Die Anlage von Kulturen ist gleichfalls, wie schon bemerkt, nicht schwierig. Man wähle von vornherein Glyzerin- und Traubenzuckeragar, da diese die besten Nährböden für die Streptothricheen sind.

Für die Untersuchung im Schnitt bediene man sich der Gramschen Färbung. Doch auch mit dieser gelingt es nicht, wie Buchholz nachwies, alle Fäden darzustellen, wenn man nicht gewisse Vorsichtsmaßregeln innehält. Die eine besteht darin, daß man nur mit Anilinöl, nicht mit Alkohol entfärbt und dann, daß man sehr kräftig violett färbt.

Buchholz stellte sich ein kräftig färbendes Violett folgendermaßen dar: „Ich wende eine gesättigte Lösung von Kristallviolett in Alkohol an, welchem ich vorher $20\,^0/_0$ Anilin und nach dem Vorschlag von Kutscher noch Phenol (ebenfalls $20\,^0/_0$) zugesetzt habe. Diese Stammlösung, welche sich recht lange aufbewahren läßt, verdünne ich zum jedesmaligen Gebrauch mit 5—10 Teilen Wasser und färbe möglichst lange (20—30 Minuten). Ein längeres Verweilen der Farbflüssigkeit verdirbt nichts".

Für die **Prophylaxe** sind die Bemerkungen nicht ohne Interesse, die Lange an einen Fall von Streptothrixerkrankung der Speiseröhre knüpft. Er wirft die Frage auf, ob nicht auch hier, wie beim Aktinomyces die Übertragung durch Getreidegrannen usw. zustande kommt. Er macht darauf aufmerksam, daß die Bäcker die frisch aus dem Ofen gekommenen Brötchen mit Wischen bestreichen, die aus Ähren gedroschenen Roggenstrohs hergestellt sind.

Literatur.

Israel, J., Virchows Arch. 74. 1878. — Klinger, Zbl. f. Bakt. 62. 1912. — Kruse, Aus Flügge: Die Mikroorganismen. 1896. — Schlegel, Aktinomykose in Kolle-Wassermann, Hb. d. pathog. Mikroorganismen. (2). 5. 1913.

Babes, Der Madurafuss. Ebendas. 5. 1913. — Oppenheim, Arch. f. Dermat. u. Syph. 71. 1904.

Aoyoma und Myamoto, Mitt. d. m. Fakultät d. Kais. Japan. Universität zu Tokio. 4. 1900. — Buchholz, Zschr. f. Hyg. 24. 1897. — Caminiti, Zbl. f. Bakt. 44. 1907; 65. 1912. — Petruschky, Die pathog. Trichomyceten und Trichobakterien. Streptothrix, Cladothrix, Leptothrix in Kolle-Wassermann, Hb. d. pathog. Mikroorganismen. (2). 5. 1913. — Schottmüller und Fraenkel, M.m.W. 1912.

XXXII. Kapitel.

Wertbemessung und staatliche Kontrolle des Diphtherie- und Tetanusserums.

1. Diphtherieserum.

Die staatliche Kontrolle des Diphtherieserums ist infolge der Kaiserlichen Verordnung vom 31. Dezember 1894, die das Diphtherieserum dem freien Verkehr entzog, eingeführt worden. Es ist in

Deutschland nur erlaubt, Diphtheriesera in den Handel zu bringen, die der Kontrolle des Königlichen Institutes für experimentelle Therapie zu Frankfurt a. M., der amtlichen Prüfungsstelle für das Reich, unterlegen haben. Die Apotheken dürfen nur staatlich geprüfte Sera führen.

Die Kontrolle setzt natürlich in den Fabrikationsstätten ein, zunächst dafür sorgend, daß nur gesunde Pferde zur Serumproduktion benutzt werden; über die Tiere, die Toxininjektionen und die Blutabnahme sind amtlich vorgeschriebene Bücher zu führen, die den Medizinalbeamten auf Verlangen vorzulegen sind.

Hat die Fabrikationsstätte[1]) mehrere Liter (3—10) Serum zusammen, dessen Prüfung gewünscht wird, so übergibt sie dies Quantum einem staatlichen Beamten (Abnahmebeamten) am Orte der Fabrikation gleichzeitig mit genauen Daten über die Herkunft des betreffenden Serums. Der Beamte entnimmt von dem ihm übergebenen Serum eine kleine Quantität, mit der er 6—8 Fläschchen zu 3—5 ccm füllt und diese unter Plombenverschluß mit den nötigen Notizen versehen dem Prüfungsinstitut zusendet. Die an Ort und Stelle bleibende Serummenge wird von dem Beamten unter staatlichen Verschluß genommen und bis auf weiteres der Fabrikationsstätte entzogen.

Das Prüfungsinstitut hat festzustellen, ob das Serum zum mindesten den von der Fabrik angegebenen Wert an Immunitätseinheiten hat, ferner ob das Serum keimfrei ist, ob der Zusatz von Desinfizientien, ein solcher ist in Deutschland vorgeschrieben, nicht zu hoch ist, d. h. bei Karbolzusatz nicht $0,5\%$, bei Metakresol nicht $0,3\%$ übersteigt, ob größere Mengen Serums nicht Toxine, ganz besonders Tetanustoxin, enthalten, und ob schließlich der Antitoxingehalt nicht durch Eindicken künstlich erhöht ist.

Wenden wir uns nun zunächst zu der in Deutschland üblichen Methode der Bestimmung des Antitoxingehaltes der Diphtheriesera (Ehrlichsche oder deutsche Methode).

Für die Beurteilung war es natürlich zunächst nötig, einen Maßstab, der der Wertbemessung zugrunde gelegt werden konnte, aufzustellen. Man bezeichnete das hierfür gewählte Maß als Immunitätseinheit (I.-E.) oder Antitoxineinheit (A.-E.).   v. Behring und Ehrlich bezeichneten anfangs diejenige Menge Antitoxin, d. h. Diphtherieserum, welche von einem Diphtheriegift die 100fach tödliche Dosis für ein Meerschweinchen von 250 g neutralisierte, als eine Einheit. Die Prüfung

---

1) Das Serum wird in Deutschland in folgenden Fabriken produziert: Farbwerke Höchst a. M., Schering-Berlin, E. Merck-Darmstadt, Ruete u. Enoch-Hamburg, Sächsische Serumwerke-Dresden.

wurde nach dem Ehrlichschen Vorgange in der Weise vorgenommen, daß die zehnfach tödliche Dosis einer bestimmten Menge Serum zugesetzt und dann dies Serumgiftgemisch einem Meerschweinchen subkutan injiziert wurde. Blieb das Meerschweinchen am Leben, so enthielt die verwendete Serummenge zum mindesten 0,1 I.-E.

Es stellte sich nun heraus, daß das Verhältnis von Antitoxin und Toxin nicht immer ein gleiches war, so daß zur Neutralisation von 10 tödlichen Dosen bei verschiedenen Giften ganz verschiedene Mengen von Antitoxin gebraucht wurden. Die Erklärung für diese Erscheinung und zugleich die Abhilfe für die dadurch entstandenen Schwierigkeiten und Schwankungen in der Prüfung gaben die grundlegenden Untersuchungen Ehrlichs über die Konstitution des Diphtheriegiftes.

Es würde zu weit führen, hier in extenso auf jene Untersuchungen einzugehen. Es sei nur daran erinnert, daß der Diphtheriebazillus nach diesen Untersuchungen zunächst primär 2 Gifte sezerniert, die Toxine und die nur schwer von Antitoxin zu beeinflussenden Toxone. Die Toxine sind aber nichts absolut Beständiges, sondern sie werden durch molekulare Umlagerungen in Toxoide übergeführt. Für uns kommen hier hauptsächlich die Toxine und die Toxoide in Betracht.

Die Toxine sind giftig und binden Antitoxin. Die giftigen Toxine zerfallen nun nach dem Grade ihrer Avidität zum Antitoxin in drei Gruppen, die Proto-, Deutero- und Tritotoxine. Jede dieser Toxingruppen kann ganz oder teilweise in Toxoide übergeführt werden, die dann zwar ungiftig sind, aber denselben Aviditätsgrad für das Antitoxin haben wie die Toxine, aus welchen sie hervorgegangen sind. Sie werden demgemäß auch als Proto-, Deutero- und Tritotoxoide bezeichnet.

Besitzt man 2 Gifte, welche in den gleichen Dosen töten, von welchen aber, um einen krassen Fall zu konstruieren, beim einen das Prototoxin, beim andern das Tritotoxin sich in Toxoid umgewandelt hat, so ist es ohne weiteres klar, daß zur Neutralisierung der gleichen tödlichen Dose im ersteren Falle mehr Serum gebraucht werden müßte als im zweiten. Ein Serum also, welches an diesen beiden Giften geprüft würde, würde ganz verschieden bewertet werden.

Durch diese Entdeckung wurde klar, .daß das Diphtheriegift als Träger der Maßeinheit verlassen werden mußte. Die neue Prüfungsmethode, die nun Ehrlich ausarbeitete, sucht den Maßstab für die Bewertung im Serum festzustellen und dies gelang durch Konservierung eines Serums von genau bestimmtem Wert, d. h. durch die Einführung eines sogen. Standardserums.

Zu diesem Zweck wird ein festes Serum in Ehrlichsche Vakuumapparate (siehe Otto, Die staatliche Prüfung usw.) eingeschlossen und vor Licht geschützt unter Ausschluß von Wasser und Luft aufbewahrt. Ein so konserviertes Serum ist absolut unveränderlich. Zum Gebrauch wird es in bestimmten Mengen 66proz. Glyzerinwassers gelöst. Ein solches flüssiges Standardserum, dessen Antitoxingehalt genau bekannt ist, ist 2—3 Monate, kühl und dunkel aufbewahrt, haltbar und kann als Vergleichsobjekt für die Bemessung dienen. Dem ersten Standardserum wurde natürlich ein gewisser Gehalt an Immunitätseinheiten ziemlich willkürlich zugeschrieben, so daß heutzutage die Frage nach der Immunitätseinheit, die den Diphtherieserumprüfungen zugrunde liegt, so definiert werden muß: die Immunitätseinheit ist ein willkürlicher Maßstab, der dauernd im Königl. Institut für experimentelle Therapie aufbewahrt wird. Ein Vergleich mit dieser Originaleinheit läßt den Wert anderer Präparate erkennen.

Die Beschaffenheit des Prüfungsgiftes ist also heutzutage eine bis zum gewissen Grade ganz gleichgiltige, da durch das Standardserum die jeweilige von einer Immunitätseinheit neutralisierte Giftmenge sich ermitteln läßt. Ehrlich stellte 2 Grenzwerte (Limes = L.) auf und zwar L. 0 (0 = glatt) und L. + (+ = tot). L. 0 ist diejenige Giftdosis, welche mit 1 I.-E. abgesättigt bei der Obduktion des 48 Stunden nach der subkutanen Einspritzung getöteten Tieres eine noch gerade sichtbare Reaktion an der Injektionsstelle erkennen läßt. L. + ist diejenige kleinste Dosis Gift, welche durch 1 I.-E. soweit neutralisiert wird, daß gerade eine tödliche Dosis ungesättigt bleibt, das Tier also am 4. Tage stirbt.

Als Prüfungsdosis wählte man anfangs die L. 0 Dose, dann die L + Dose, um jedes subjektive Ermessen auszuschließen. Man ermittelt zunächst an einem alten abgelagerten Gift, bei welchem die Toxoidbildung zum Abschluß gekommen ist, mit Hilfe 1 I.-E. des Standardserums diese Dose, und es ist klar, daß von einem zu prüfenden Serum diejenige Menge, welche die L. + Dose gleichfalls bis auf eine tödliche Dosis absättigt, eine I.-E. sein muß. Wenn z. B. von einem Serum $^1/_{100}$ ccm plus L. + Dose des Giftes die Tiere erst am 4. Tage sterben läßt, so entspricht 1/100 ccm einer I.-E. Das Serum enthält also in 1 ccm 100 I.-E., ist also ein Hundertfaches. Bemerkt sei, daß durch die nach der Ehrlichschen Methode ermittelte Fähigkeit eines Serums, Gift zu neutralisieren, auch die schützende und heilende Wirkung des Serums ermittelt ist. Wie ich nachwies, gehen diese 3 Faktoren, die Fähigkeit, Gift zu neutralisieren und die zu heilen und zu schützen, Hand in Hand, so daß es sich erübrigt, wie es in Frankreich üblich ist, diese Werte, deren Ermittelung eine umständliche ist, besonders festzustellen.

Später sind dann von Kraus und Schwoner dieselben Einwände gegen die Ehrlichsche Prüfungsmethode erhoben worden, die dann aber auch wieder von Berghaus widerlegt werden konnten.

Das Prüfungsinstitut stellt bei den zur staatlichen Prüfung eingesandten Seris nicht den genauen Antitoxingehalt fest, sondern ermittelt nur mit Hilfe der L. $+$ Dosis des Prüfungsgiftes, ob das Serum zum mindesten den von der Fabrik angegebenen Wert hat.

Die Sterilitätsprüfung der Sera geschieht nach den üblichen bakteriologischen Regeln durch Anlegen von aëroben und anëroben Agarkulturen und Beimpfung von Bouillon mit Serum. Als Maßstab für die Beurteilung des Gehaltes an Desinfizientien dient das Verhalten von weißen Mäusen einer subkutanen Einspritzung von 0,5 ccm des Serums gegenüber. Karbollösungen von mehr als 0,5 % rufen mit Sicherheit in diesen Mengen den Tod der Tiere hervor. Dann müssen Meerschweinchen nach einer Injektion von 10 ccm Serum dauernd gesund bleiben. Die chemische Untersuchung gibt Aufschluß über den Eiweißgehalt. Beträgt er mehr als 12 %, so gilt das Serum als konzentriert und wird beanstandet.

Hat die staatliche Prüfung ergeben, daß das Serum allen Anforderungen genügt, so wird die Zulassung ausgesprochen, und das Serum ist sofort nach Eintreffen dieser Nachricht in Gegenwart des staatlichen Abnahmebeamten abzufüllen. Dieser hat jedes Fläschchen mit der Plombe zu versehen; seiner Kontrolle untersteht die Prozedur des Abfüllens, und er ist für die richtige Bezeichnung der in den Handel kommenden Flaschen verantwortlich.

Eine weitere Kontrolle wird noch dadurch ausgeübt, daß von jeder Prüfungsnummer im Prüfungsinstitut 6 und 24 Monate nach der Zulassung nochmals festgestellt wird, ob der abgegebene Wert noch vorhanden und nicht etwa eine Abschwächung eingetreten ist. Ferner sind eine Reihe von Krankenhäusern beauftragt, fortlaufend die von ihnen benutzten Serumfläschchen auf Sterilität zu prüfen. Sera, die sich abgeschwächt haben oder bakterielle Zersetzung aufweisen, werden dem Verkehr entzogen.

Ich hatte zeigen können, daß Abschwächungen bei Seris, die abgelagert sind, sehr selten eintreten. So waren 5 und 6 Jahre alte Sera noch vollwertig. Boehnke fand später, daß sogar noch 10 Jahre alte Sera unveränderten Antitoxingehalt hatten. Es steht also der Verwendung älterer Sera kein Bedenken gegenüber; in der Praxis kommen solche Sera allerdings kaum vor, da die Gewährsdauer des Diphtherieserums jetzt auf 3 Jahre festgesetzt ist. Das trübe Aussehen solcher Sera beruht auf Eiweißfällungen, hervorgerufen durch den Karbolzusatz.

Otto zeigte, daß auch die Tropen keinen abschwächenden Einfluß auf flüssiges Diphtherieserum haben.

2. Tetanusserum.

Die Prüfung des Tetanusserums ist ebenfalls obligatorisch.

Für die Prüfung des Tetanusserums gelten dieselben Gesichtspunkte, wie für die des Diphtherieserums. Ein Serum, welches von der Kontrollstation zugelassen wird, hat zum mindesten den angegebenen Wert und ist völlig steril. Das gilt nicht nur für die flüssigen, sondern auch für die in den Handel kommenden festen Tetanussera. Die Prüfung ist hier schwieriger, da das Tetanusgift in Lösungen nicht die Haltbarkeit besitzt, wie ein abgelagertes Diphtheriegift, so daß man schließlich mit festen Giften arbeiten muß. Dieselben sind zu jeder Wertbemessung frisch zu lösen, und es ist der Wert derselben bei der Prüfung gleichzeitig mit zu bestimmen.

Zur Feststellung der Maßeinheit dient auch hier ein festes Antitoxin, welches gleichfalls, wie das Standarddiphtherieserum, in Ehrlichschen Vakuumapparaten konserviert werden muß. Die Prüfung selbst wird an weißen Mäusen ausgeführt und erfordert eine ganze Reihe von Tieren. Man geht in der Weise vor, daß man 2 Prüfungsreihen ansetzt. Die Mäuse der ersten Reihe erhalten je $^1/_{1000}$ A.-E. Standardserum und steigende Mengen der Giftlösungen, die Mäuse der 2. Reihe erhalten von dem zu prüfenden Serum diejenigen Mengen, welche nach Angabe der Fabrik $^1/_{1000}$ A.-E. enthalten müßten und dieselben Giftdosen wie die der 1. Reihe. Gift und Antitoxin werden gemischt und müssen $^1/_2$ Stunde bei Zimmertemperatur vor der Injektion stehen bleiben, da die Vereinigung der beiden Komponenten hier eine langsamere als beim Diphtherietoxin und Antitoxin ist.

Die Giftdosen müssen so gewählt sein — ungefähr muß man natürlich über den Giftwert orientiert sein — daß in der Reihe mit $^1/_{1000}$ A.-E. Standardserum sowohl Mäuse fallen, welche gesund, als auch solche, die leicht erkranken usw. bis schließlich zu solchen, die ganz akut am 2. oder 3. Tage sterben. Der Vergleich der beiden Reihen ergibt dann ohne weiteres, ob die in der 2. Reihe gegebene Serummenge tatsächlich $^1/_{1000}$ A.-E. ist. Stand ein Serum z. B. zur Prüfung, welches 10fach sein sollte, so müßte $^1/_{10\,000}$ ccm $^1/_{1000}$ A.-E. enthalten, es müßte also die Gift neutralisierende Wirkung dieser Serummenge sich vollständig mit der decken, wie sie die Standardserumreihe für die einzelnen Giftdosen erkennen läßt. Verschiebt sich das Verhältnis zu gunsten des zu prüfenden Serums, d. h. bleiben Tiere mit Giftdosen gesund, die in der Standardserumreihe erkranken usw., so ist ohne weiteres ersichtlich, daß das Serum tatsächlich einen größeren Antitoxingehalt hat als 10 A.-E. in 1 ccm. Mit derselben Leichtigkeit ist bei der Prüfung nach dieser Methode, die den Untersucher von Schwankungen des Giftwertes unabhängig macht, zu erkennen, wenn ein Serum in seinem Antitoxingehalt hinter den Angaben zurückbleibt.

<hr>

Literatur.

v. Behring, D.m.W. 1900. — Berghaus, Zbl. f. Bakt. 48. 49. 50. 1909. — Boehnke, Arb. a. d. Kgl. Inst. f. experim. Therapie. H. 5. 1913. — Derselbe, Die Serumprüfung und ihre theoretischen Grundlagen in Paul Ehrlich: Eine Darstellung seines wissenschaftlichen Wirkens. Jena 1914. — Dönitz, Klin. Jb. 7. 1899. — Ehrlich, B.kl.W. 1896; Klin. Jb. 6. 1897; D.m.W. 1898. — Derselbe, Kossel und Wassermann, D.m.W. 1894. — Kraus und Schwoner, Zbl. f. Bakt. 47. 1908. — Marx, Zschr. f. Hyg. 38. 1901; Koch, Festschrift. Jena 1903. — Otto, Die staatliche Prüfung der Heilsera. Jena 1906. — Derselbe, Arch. f. Schiffs- u. Tropenhyg. 10. 1906. — Wernicke, Diphtherie in Kolle-Wassermann, Hb. d. pathog. Mikroorganismen (2). 1912.

Sachregister.

Druck von L. Schumacher in Berlin N. 4.